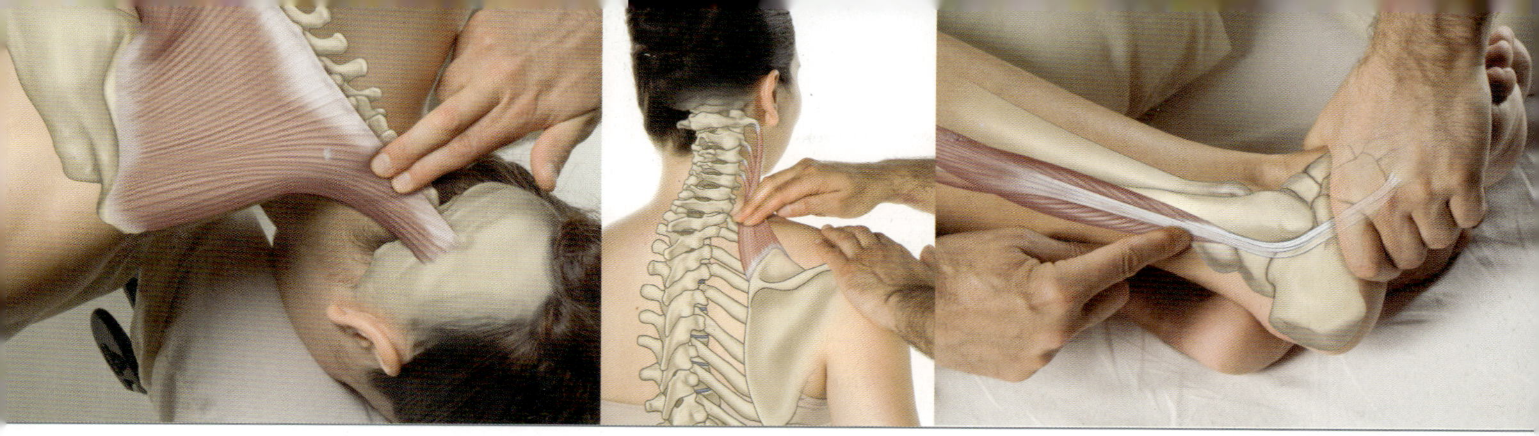

*The*

*Third Edition*

# The MUSCLE *and* BONE PALPATION MANUAL

*with Trigger Points, Referral Patterns and Stretching*

**JOSEPH E. MUSCOLINO, DC**
Instructor
Purchase College, State University of New York (SUNY)
Owner, The Art and Science of Kinesiology
Stamford, Connecticut

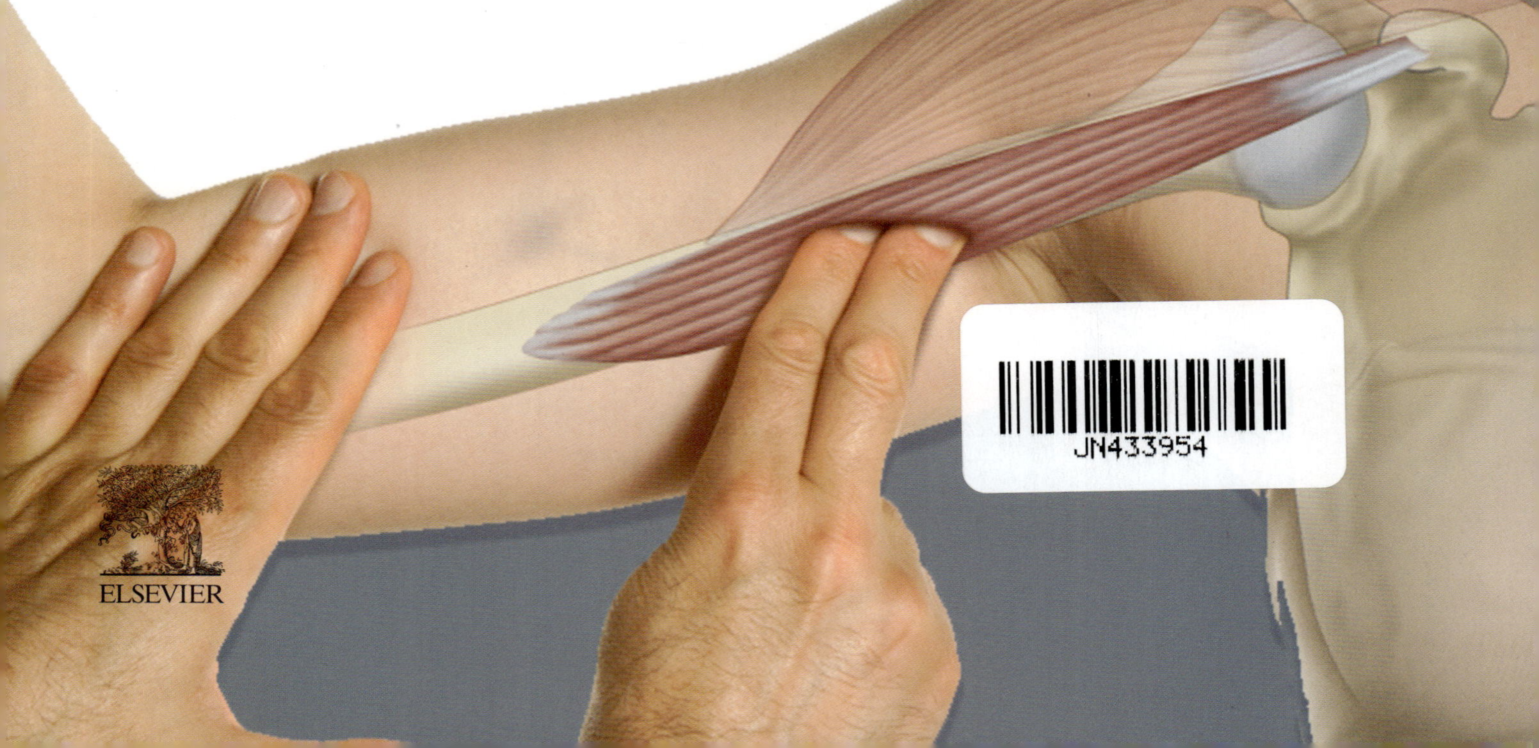



ELSEVIER

ELSEVIER

The Muscle and Bone Palpation Manual with Trigger Points, Referral Patterns and Stretching, 3rd edition
Copyright © 2023 Elsevier Inc. All rights reserved.
ISBN 978-0-323-76136-9

This **Korean** edition of ***The Muscle and Bone Palpation Manual with Trigger Points, Referral Patterns and Stretching, Third edition***, **by Joseph E. Muscolino** is published by arrangement with Elsevier Inc.



**통증 유발점, 연관통, 스트레칭으로 알아보는 근골격계 촉진법 제3판, 이미경 외 역**
Korean ISBN 979-11-7133-060-7
Korean Translation Copyright © 2024 DaehanNarae Publishing, Inc.

The Muscle and Bone Palpation Manual with Trigger Points, Referral Patterns and Stretching, 3rd edition, by Joseph E. Muscolino의 한국어판은 엘스비어와의 계약에 의해 **대한나래출판사**에서 발행합니다.



Printed in Korea

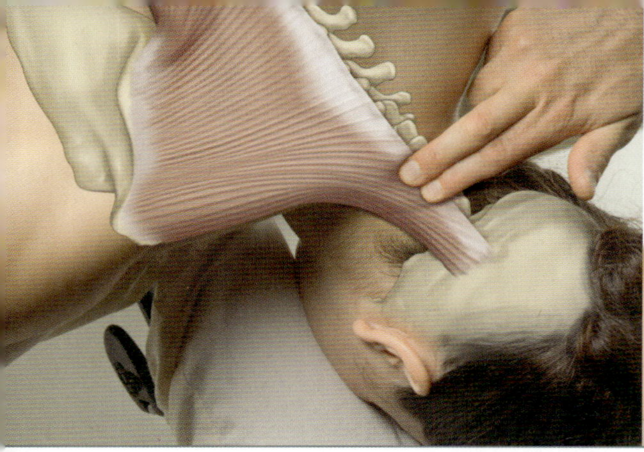

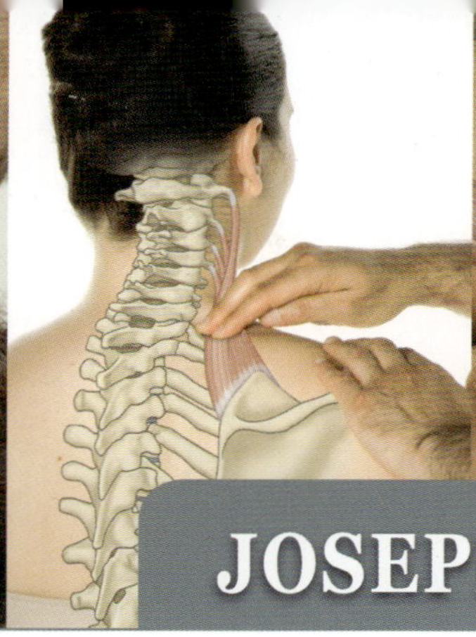

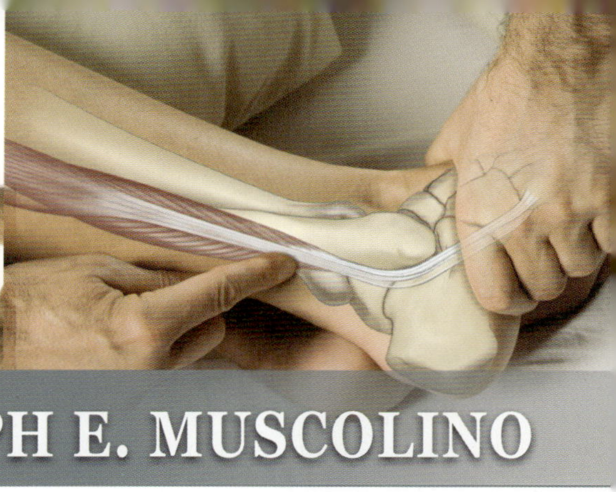

JOSEPH E. MUSCOLINO

통증 유발점, 연관통, 스트레칭으로 알아보는

# 근골격계 촉진법

# The MUSCLE and BONE PALPATION MANUAL

*with Trigger Points, Referral Patterns, and Stretching*

**Third Edition**

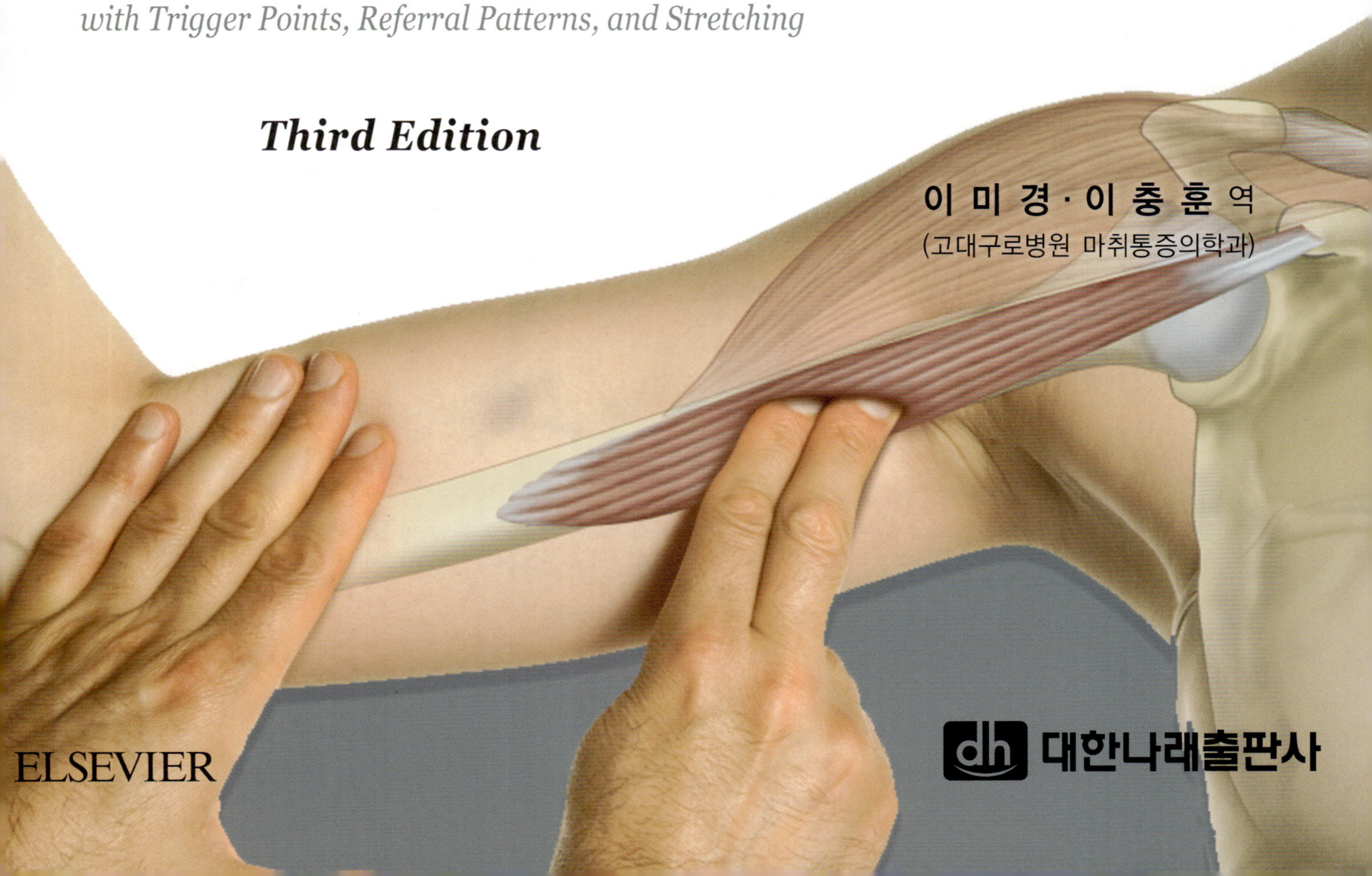

이 미 경 · 이 충 훈 역
(고대구로병원 마취통증의학과)

ELSEVIER

dh 대한나래출판사

**DaehanNarae Publishing, Inc.**

SK V1 Tower 1507
Younmujang 5 gagil 25, Sungdong-gu,
Seoul 04782, Korea
TEL: +82-2-922-7080
FAX: +82-2-922-0841
E-mail: nrpub@naver.com
Website: www.nrbooks.kr

통증 유발점, 연관통,
스트레칭으로 알아보는 **근골격계 촉진법 제3판**
The Muscle and Bone Palpation Manual with Trigger Points, Referral Patterns and Stretching

발행일　2024년 1월 5일
저자　Joseph E. Muscolino
역자　이미경, 이충훈
발행인　최용원
편집디자인　이은의
표지디자인　이은의
교정·교열　장지연
발행처　**대한나래출판사** (등록 제2012-000051호/1994.6.10)
주소　서울시 성동구 연무장 5가길 25, 성수역 SK V1 Tower 1507호
전화　(02) 922-7080
팩스　(02) 922-0841
이메일　nrpub@naver.com
홈페이지　www.nrbooks.kr



ISBN 979-11-7133-060-7

**정가 65,000원**

Printed in Korea

## Dedication

이 책을 과거, 현재, 미래의 모든 학생들에게 헌정합니다.
교육을 통해 필자의 학문과 인생은 발전하였고 성숙해졌습니다.
이 책은 필자의 인생에 있어 큰 선물과 같습니다.
해부학, 생리학, 운동역학, 근육의 촉진 및 치료의 여러 분야를
그림을 통해 알게 되는 것은 물론,
이 책을 통해 간접적으로 여러 분야를 살펴볼 수 있을 것입니다.
필자는 여러분과 함께 연구한 교실에서 많은 것을 배웠으며,
학문적 성과와 보람을 찾을 수 있었습니다.
여러분 모두에게 진심으로 감사의 말씀을 드립니다.

## Special Dedication

이 책을 Diane C. Schwartz에게 사랑을 담아 헌정합니다.
인생, 배움, 사랑에 대한 그녀의 용기, 정신, 열정은
언제나 저에게 많은 영감을 주었으며,
모든 사람의 인생에 감동을 주었습니다.

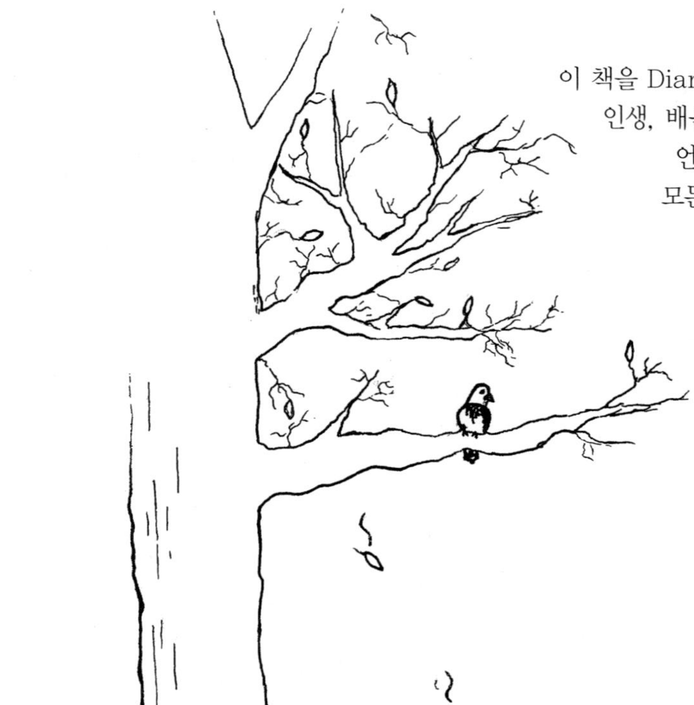

# First Edition Contributors and DVD Presenters

Sandra K. Anderson, BA, NCTMB

Leon Chaitow, ND, DO

Judith DeLany, LMT

Neal Delaporta, NCTMB

Mike Dixon, RMT

Sandy Fritz, MS, NCTMB

Beverley Giroud, LMT, NCTMB

Gil Hedley, PhD

Glenn M. Hymel, EdD, LMT

Bob King, LMT, NCTMB

George Kousaleos, BA, LMT, NCTMB

Whitney Lowe, LMT

Bob McAtee, NCTMB, CSCS, CPT

Thomas Myers, LMT, NCTMB, ARP

Fiona Rattray, RMT

Monica J. Reno, LMT, NCTMB

Susan G. Salvo, BEd, LMT, NCTMB

Diana L. Thompson, LMP

Benny Vaughn, LMT, ATC, CSCS, NCTMB

Tracy Walton, MS, LMT

Ruth Werner, LMP, NCTMB

# 저자 소개

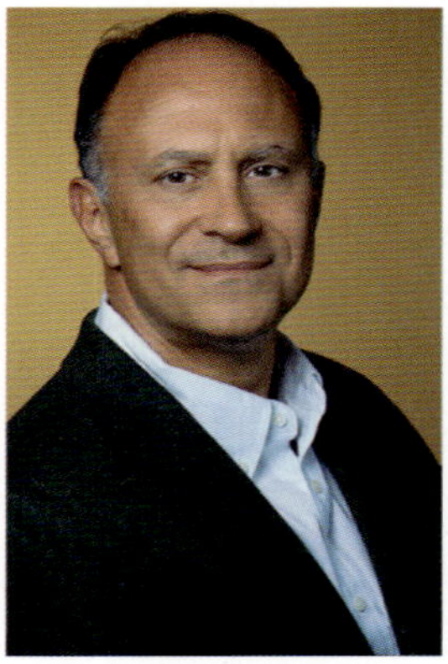

Dr. Joe Muscolino는 35년 이상 근골격계 및 자율신경계 해부학, 생리학, 운동역학, 신경과학과 병리학을 가르쳐 왔다. 그는 Elsevier를 통해 다음과 같은 책을 출판하였다. “The Muscular System Manual: The Skeletal Muscles of the Human Body, 5th Edition”, “Kinesiology: The Skeletal System and Muscle Function, 4th Edition”, “Musculoskeletal Anatomy Coloring Book, 3rd Edition”, “Know the Body, along with its companion Workbook”, “Musculoskeletal Anatomy Flashcards”, “Manual Therapy for the Low Back and Pelvis: A Clinical Orthopedic Approach”와 “Advanced Treatment Techniques for the Manual Therapist: Neck”

Dr. Muscolino는 “Massage Therapy Journal”, “Journal of Bodywork and Movement Therapies” 등 미국을 포함한 여러 나라의 여러 저널에 90편 이상의 논문을 게재하였다. 또한 운동치료사를 위한 다수의 DVD를 발행하였으며, 핵심 커리큘럼 해부학 및 생리학뿐만 아니라 도수치료 및 운동치료의 지속적인 교육을 위한 온라인 학습 플랫폼도 보유하고 있다. Dr. Muscolino는 세계적인 강연자이자 교육자이기도 하며, 마사지 치료 및 스트레칭 교육 워크숍을 계속 진행하고 있다. 워크숍의 주제는 근육 촉진 및 정형외과 평가, 도수치료 및 운동치료 기술, 신체 역학, 해부학 실습, 기본적인 생체역학 및 운동역학 등이다. COMT(Clinical Orthopedic Manual Therapy) 증서도 발급하고 있다. 그는 NCBTMB에서 승인받은 공인 교육자로서 마사지 치료사 자격증 갱신을 위한 교육 증서인 CEU를 발급하고 있다.

빙엄턴에 있는 뉴욕주립대학교 하퍼 칼리지에서 생물학 학사학위를, 오리건주 포틀랜드에 있는 웨스턴 주립 카이로프랙틱 칼리지에서 카이로프랙틱 박사학위를 취득하였다. 그리고 코네티컷, 뉴욕, 캘리포니아에서 면허를 취득하였다. Dr. Joe Muscolino는 35년 동안 코네티컷에서 개인 치료를 하면서 연부조직 마사지를 카이로프랙틱에 접목하여 환자들에게 시술하였다.

위에 제시한 출판물뿐만 아니라 더 많은 정보 또는 자료가 필요하거나, 강사인 경우 PPT 슬라이드, 시험 문제, Teach Instructor Resources와 같이 Elsevier에서 사용할 수 있는 다양한 자료에 대한 정보가 필요하다면, http://www.us.elsevierhealth.com을 방문하기 바란다. 그리고 직접 Dr. Muscolino와 연락하기 원한다면 그의 개인 웹사이트(www.learnmuscles.com)를 통해 연락하기 바란다.

# 제2판 추천사

2008년 여름 "근골격계 촉진법" 초판의 추천사를 쓰게 된 것은 영광이었다. 보기 좋은 일러스트와 함께 가독성 높은 텍스트와 실용적인 레이아웃이 마음에 들었다. 수년이 지난 지금도 여전히 감동적이며, 이 텍스트가 어떻게 발전하여 오늘날 학생들의 요구를 충족시키고 성장했는지 알기에 감격스럽고 앞으로도 기대하고 있다.

필자는 솔직히 지금 공부를 시작하는 학생들이 부럽다. 교육 환경은 다양해지고 학생들이 접하는 기술력은 필자가 125시간 동안 공부했던 학습 수준보다 훨씬 더 광범위하다. 무엇보다도 현재 마사지 학교에 입학하는 학생들은 특별하게 개발된 텍스트와 학습 도구를 갖게 된다. 필자가 공부하던 시대에는 이러한 도구들이 존재하지 않았다(우리가 눈 오는 날씨에 맨발로 학교에서 책상을 옮기거나 오르막길을 오르던 시간에 여러분은 쉽게 아이디어를 얻을 수 있게 되었다). 1980년대 초, 우리에게는 운동역학 학습을 도와줄 근골격계에 관한 책이 없었다. 또한 인체기능에 대한 기초적인 이해와 인식을 개발할 시간이 거의 없었다. 임상에서 사용할 수 있는 상당수의 지식들은 필자를 포함한 많은 이들이 개발한 것이다.

대부분의 초보 치료사들은 근육 해부학을 배울 때 근육의 기시, 부착, 기능이 적힌 긴 목록을 보고 걱정부터 하게 된다. 주제는 추상적이고 언어는 낯설어 이해하기 어려워 보이기 때문이다. 훌륭한 교육자라면 관련 정보를 생동감 있게 전달할 수 있지만, 이러한 일이 쉬운 일은 아니다. 따라서 근육 해부학의 개념을 분명하고 상세하며 현실감 있게 해설하고 구성해 놓은 책이 더욱더 필요한 것이다.

"근골격계 촉진법, 제2판"은 이러한 개념을 직접적으로 임상에 적용할 수 있는 부분이 추가되어 현재의 마사지 교육의 기술과 역량 개발에 더욱 중점을 두어 구성되었다. 치료사 보조 스트레칭과 환자 스스로 하는 자가 관리 스트레칭을 그림으로 설명하고, 각 장마다 결론 부분에 사례 연구를 넣어 이러한 내용을 잘 이해할 수 있도록 하였다. 이 책을 배우는 학생들은 졸업 후에도 이 부분이 필수적이라는 것을 알 수 있을 것이다. 그 이유는 이 책이 초보자만을 위한 것이 아니라 이 분야에서 오랫동안 일을 하고 있는 전문가에게도 유용하기 때문이다.

"근골격계 촉진법, 제2판"은 치료사들과 학생들을 위하여 내용을 쉽게 풀어썼으며, 다양한 인체를 묘사한 그림과 함께 이러한 지식이 마사지를 할 때 어떻게 적용되어야 하는지에 초점이 맞추어져 있다. 정확하고 자세한 주의사항을 수록하여 신경을 쓴 점도 페이지마다 뚜렷하게 보인다. 따라서 치료사와 연부조직 전문가뿐만 아니라 다른 보건의료 서비스 제공자와 이야기할 때도 환자들을 위해 최선의 결과를 얻기 위한 의사소통 매개체로서 유용한 책이 될 것이다.

필자는 이 책이 초보 치료사들이 전문지식을 습득하여 성장할 수 있게 도와주는 가이드 역할을 잘할 것이라고 기대한다. 따라서 이 책의 출판을 누구보다 반갑고 기쁘게 생각한다. 이러한 책들이 마사지 교육에 있어 하나의 기준점이 될 것이며, 모든 치료사들에게 동기 부여는 물론, 지식의 습득과 실전 치료 향상에 큰 도움을 줄 것이다.

**Ruth Werner, BCTMB**
**Waldport, Oregon**
**May, 2014**

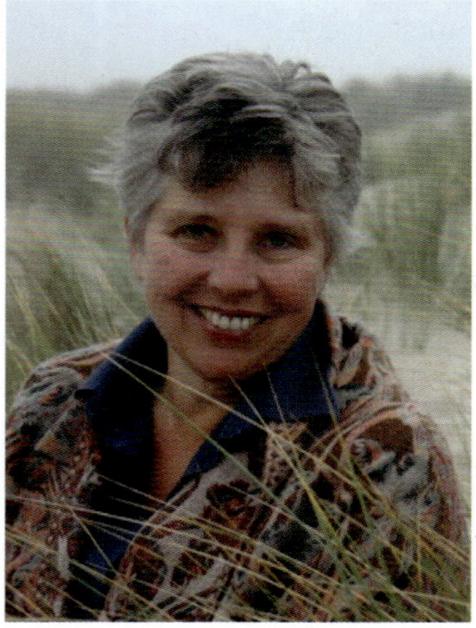

Ruth Werner는 건강에 어려움을 겪고 있는 사람들을 위한 마사지 치료의 역할에 열정적인 관심을 갖고 있는 작가이자 수상 경력이 있는 교육자이다. 저서인 "A Massage Therapist's Guide to Pathology"는 제5판까지 출간되어 전 세계 마사지 학교에서 사용되고, 필자는 "Body and Bodywork"에 기고를 하며 전 세계의 실시간 및 온라인 교육 워크숍을 진행한다. 또한 'Massage Therapy Foundation'의 전 회장이며 마사지치료 교육 분야의 열렬한 자원 봉사자이다.

# 서문

## 구성

"근골격계 촉진법"은 4개의 부로 구성되어 있다.

제1부에서는 평가 기법을 다룬다. 2개의 장에서는 촉진하는 방법의 기술과 과학적 근거에 대한 설명을 제시하여 효과적이고 자신감 있는 촉진자가 되는 데 도움이 되는 지침을 간단하고 명확하게 설명하고 있다. 이번 제3판에 새로 추가된 제3장에서는 정형외과 평가 검사를 다룬다.

제2부에서는 치료 기법을 다룬다. 기초 마사지 기법 및 마사지를 위한 덮는 방법의 아틀라스를 제공한다. 또한 통증 유발점이 무엇이며 어떻게 생성되고, 허혈성/지속성 압박보다 나은 치료 방법이 무엇인지 살펴본다. 신체 근육에 대한 스트레칭을 추론하는 방법, 고유수용성 신경근 촉진(proprioceptive neuromuscular facilitation; PNF) 스트레칭이라고도 하는 수축 이완(contract relax; CR) 스트레칭과 작용근 수축(agonist contract; AC) 스트레칭과 같은 고급 스트레칭에 대해서도 설명한다. 그리고 신체 역학의 결정적인 중요성을 감안해 볼 때, 일의 효율성을 향상시킬 수 있는 10개의 지침도 제공한다.

제3부는 뼈의 촉진 및 기준점, 몸의 관절과 인대를 설명하는 3개의 장으로 구성되어 있다. 뼈의 기준점 및 효과적인 촉진은 근육의 촉진을 다루기 전에 알아야 할 중요한 첫 번째 단계이다. 관절을 효과적으로 촉진하는 것도 환자를 평가하는 데 필수적인 기술이다. 제3부의 각 장에는 신체의 인대를 묘사하는 앞쪽, 뒤쪽, 가쪽 그림이 상세히 제시되어 있다.

제4부는 이 책의 핵심 부분이라고 할 수 있다. 총 11개의 장에서 신체의 골격근 촉진에 대해 다루고 있으며, 각 장에서 몸의 각 부분별 근육에 대해 상세히 소개하고 있다. 각 근육에 대한 단계별 촉진을 설명하면서 촉진 과정을 쉽고 이해하고 기억할 수 있도록 각 단계에 대한 추론을 제공한다. 실제 인물의 사진 위에 뼈와 근육을 그린 일러스트를 수록하여 근육을 정확하게 촉진할 수 있도록 구성되어 있다. 또한 자가 관리 및 치료사 보조 스트레칭을 위한 고유한 근육 스트레칭을 묘사한 그림이 모든 근육에 대해 제공되며, 모든 근육에 대한 통증 유발점과 연관통이 생길 수 있는 부위에 대한 정보 및 그림도 제시되어 있다.

## 특징

- 적절한 상황에 맞는 대안 촉진 자세를 그림과 함께 제시한다.
- 근육 부착, 동작 및 개별 근육의 그림을 비롯한 일반적인 근육 정보를 제공한다.
- 컬러로 그려진 근골격계 그림은 근육과 뼈를 촉진했을 때 나타나는 모습을 그대로 정확하게 묘사하여 조직과 기준점을 확실하게 찾을 수 있도록 도와준다. 자세한 촉진 단계를 통해 설명하고 시작 자세의 사진을 제시하여 설명을 보완한다.
- 각 근육에 포함되어 있는 통증 유발점, 연관통 패턴, 자가 관리 및 치료사 보조 스트레칭을 통해 추가적인 환자 평가 및 치료를 위한 지침에 편하게 접근하도록 해 준다.
- 각 부위별 주요 근육에는 포함되지 않았지만 함께 알아야 할 인접 근육에 대해서도 다루고 있으며, 해당 근육의 촉진 및 통증 유발점에 대해 간략히 설명하고 있다.
- 각 근육의 촉진에 관한 '촉진 시 주의사항'과 '촉진 시 핵심 포인트'는 촉진 지식을 강화할 수 있는, 깊이 있는 정보를 주며 기억 회상을 유발하는 흥미로운 메모를 제공한다.
- 제8장부터 제10장까지는 뼈의 포괄적인 내용, 뼈와 기준점을 촉진하는 법을 다루고 있다. 이 부분에서는 치료사가 환자의 뼈를 촉진하는 모습을 피부 밑으로 뼈가 보이는 그림과 함께 설명하여 이해를 돕고 있다.
- 각 장은 '개요', '학습 내용', '학습목표', '주요 용어'로 시작한다.
- Evolve 웹사이트에서는 학생들을 위한 독특한 대화형 근육 프로그램과 다양한 학습 도구뿐만 아니라 신체의 근육을 정확히 촉진하는 것을 동영상으로 보여 준다. 또한 제8장부터 제10장까지의 내용을 설명한 Dr. Joe Muscolino의 동영상 강의 프레젠테이션도 제공한다.

이 책에는 다음 사항도 포함된다.

- 각 장의 끝부분에 있는 '검토 질문'은 학생들이 개념을 토론하고 그 장의 정보를 종합할 수 있게 해 준다.
- '깊이 생각해야 할 점'은 학생들을 적극적으로 참여시키고 추론 능력을 향상시킬 수 있도록 한다.
- 사례 연구를 다루는 'Case study'는 학생들에게 통합적이고 임상적인 추론을 할 수 있는 기회를 제공한다.
- 치료사 보조 스트레칭 그림은 위생 천으로 덮인 테이블에 있는 환자를 보여 준다. 이러한 스트레칭 그림은 기존의 자가 관리 스트레칭 그림과 함께 사용자에게 스트레칭에 대한 포괄적인 시각을 제공한다.
- Evolve 웹사이트에서 사용할 수 있는 독특한 대화형 근육 프로그램에서는 신체의 각 주요 부위에 기본 그림이 그려진 골격을 표시한다. 해당 부위의 모든 근육 목록이 표시되고 사용자는 근육을 그림에 조합하여 선택할 수 있다. 이 흥미로운 프로그램은 사용자가 근육 부착 부위를 보고 해당 부

위의 근육들 사이의 관계를 볼 수 있으며, 근육의 모든 조합을 선택할 수 있다.

- Evolve 웹사이트에서 환자를 위한 자가 관리 스트레칭의 사용자 지정 양식을 사용하여 환자들의 자가 관리 프로그램 템플릿에 자가 관리 스트레칭 그림을 끌어다 놓을 수도 있다.

## 강사를 위한 EVOLVE 자료

이 책의 내용에 대한 명확하고 단순하지만 실용적인 접근 외에도, 이 책을 교과과정에 채택한 학교에는 Evolve 강의 자료가 무료로 제공된다(역자 주: 영문 원서를 교재로 채택한 미국 교육기관에 제한된 서비스이다). 강사는 학습목표, 비판적 추론 질문, 교실 활동 등과 함께 전체 수업 계획에 따라 파워포인트 프레젠테이션에 접근할 수 있다. 책에 있는 모든 일러스트, 600개 문항의 문제은행, 검토 질문 및 사례 연구에 대한 답변, 보너스 영상 등도 이용할 수 있다.

## 학생과 치료사를 위한 EVOLVE 자료

새로운 책을 구입하는 학생과 치료사는 Evolve 웹사이트의 학생 및 치료사 자료에 무료로 접근할 수 있다(역자 주: 무료로 접근할 수 있는 액세스 코드는 영문 원서에만 포함되어 있다. 하지만 영문 원서가 없더라도 Evolve 웹사이트에서 해당 자료를 유료로 구매하여 이용할 수 있다). 여기에는 독특한 대화형 근육 프로그램, 연습, 새로운 신체 안내서, 환자를 위한 새로운 자가 관리 스트레칭 사용자 지정 양식 등이 있다. 그리고 제3부와 제4부에 수록된 근육 촉진 일러스트와 텍스트에 대한 이해를 향상시키기 위해 17시간이 넘는 Dr. Muscolino의 근육 촉진 동영상이 있다. 이 동영상에는 Tom Myers, Leon Chaitow, Whitney Lowe, Bob King, Gil Hedley 등 마사지 치료 교육 분야에서 유명한 사람들이 카메오로 출연한다.

## 마지막으로

어떠한 책도 "근골격계 촉진법"만큼 많은 것을 제공하지 않는다. 이 책은 최고 품질의 그림과 함께 철저하고 명확한 촉진법을 제시한다. 또한 풍부한 학습 보조 자료가 포함된 Evolve 웹사이트도 있다. 더불어 신체의 뼈대근육에 대한 완벽한 스트레칭 및 통증 유발점을 그린 일러스트를 제공한다. 근육 촉진법과 스트레칭 방법, 정형외과 평가 검사, 통증 유발점의 이해, 전반적인 인대에 관한 설명, 주요 마사지 기법 및 덮는 방법의 요약, 신체 역학까지 다루고 있는 "근골격계 촉진법"은 독자들의 서재에 필요한 서너 권의 책을 대신할 수 있을 것이다.

**Joseph E. Muscolino**
**December 2021**

# 감사의 글

글을 쓰는 시간이 길어질수록, 한 권의 책은 수많은 사람들의 막대한 기여 없이는 나올 수 없다는 사실을 깨닫게 된다. 이 지면을 통해 이 책을 만드는 데 도움을 주신 모든 분들에게 공개적으로 감사 인사를 할 기회가 주어져서 정말 기쁘다.

첫째, 필자는 미국과 해외 모두에서 과거와 현재의 모든 학생들에게 빚을 졌다. 소수의 사람들은 알고 있겠지만, 똑똑하고 동기 부여가 강한 학생들 앞에서 가르치는 것이 학문을 배우는 가장 좋은 방법이다. 학생이 필자의 프레젠테이션 내용에 의문을 제기할 때마다 이후의 발표에서 가장 잘 표현하고 발표하는 방법을 연마하는 데 도움이 되었으며, 이를 통해 필자는 교수와 저자로서 더욱 발전할 수 있게 되었다.

많은 학생들이 제8장에서 제10장까지 일러스트의 기초가 된 사진을 찍을 수 있도록 모델이 되어 많은 도움을 주었다. 이 책의 '치료사 보조 스트레칭' 그림을 그리게 도와준 마사지 치료사 Ania Kazimierczuk와 Amy Van Buren에게도 감사드린다. 언제나처럼 책 쓰기에 대한 관심을 처음으로 불러일으킨 학생인 William Courtland에게 특별히 감사의 말을 전한다. 그는 수년 전에 "선생님은 책을 쓰셔야 해요"라는 말을 하면서 처음 필자에게 작가의 길을 걷도록 하였다.

수년 전 필자를 가르치신 교수님은 우리 모두가 우리 앞에 오신 분들의 어깨에 서 있다고 말씀하셨다. 이것은 정말 진실이다. 근골격 해부학, 생리학, 운동역학, 촉진, 평가 및 치료에 관한 과거의 현재의 책을 쓴 모든 저자들에게 감사드린다. 우리 모두는 서로에게 배우고 있으며, 이 책을 구입한 학생, 치료사, 훈련자, 강사들에게 최선의 내용을 제공해야 한다.

이 책의 특징이자 탁월한 부분 중 하나는 '그림'이다. 사실 대부분의 경우 필자가 쓴 글은 작품에 대한 부록에 더 가깝다. Jeanne Robertson 덕분에 제1, 2부에 또렷하고 깨끗한 그림을 실을 수 있었다. 또 제4부의 통증 유발점과 스트레칭 그림을 그려 준 캐나다 출신의 Lightbox Visuals의 Ken Vanderstoep에게도 감사의 말을 전하고 싶다. 제4부에 실린 모델 사진 위에 겹쳐서 예술적인 근육 그림을 그려 준 Colorado의 Frank Forney와 Dave Carlson, Lightbox Visuals의 Giovanni Rimasti에게 심심한 감사를 표한다. 그들의 훌륭한 일러스트 덕분에 이 책이 빛날 수 있는 것이다. 또한 함께 일할 수 있었던 Lightbox Visuals의 Jodie Bernard에게도 깊은 감사의 마음을 전한다. 그녀는 정말 뛰어난 능력을 지니고 있으며, 필자가 필요할 때마다 항상 즐겁게 응원해 주어, 같이 일하는 것이 즐거웠다. 그리고 Special Dedication의 일러스트를 그려 준 아들 JC에게도 고마움을 전한다.

이 책 전반에 걸친 사진뿐만 아니라 제3부에 수록한 일러스트의 기본이 된 아름다운 사진을 찍어 준 캐나다의 Yanik Chauvin에게 다시 한번 감사드린다. Yanik는 훌륭한 사진작가이며 함께 일하는 것이 정말 즐거웠다.

Elsevier의 초판 출판팀, 디자인팀, 제작팀의 Laura Loveall, Ellen Kunkelmann, Linda McKinley, Julia Dummitt, April Falast, Linda Duncan, Kellie White에게 특별히 감사드린다. 항상 그렇듯이 초판 집필 당시 필자의 파트너였던 Developmental Editor인 Jeannifer Watrous에게 감사의 말을 전하고 싶다. 그녀보다 더 나은 파트너는 없을 것이다. 그리고 제2판을 제작한 Elsevier 팀인 Pat Costigan, Rachel McMullen, Julia Dummitt에게도 감사드린다. 제2판을 작업하는 동안 필자의 파트너였던 Shelly Stringer에게 가장 큰 감사를 전한다. 그리고 마지막으로 제3판을 제작한 Elesvier 팀인 Melissa Rawe와 Gayathri S에게 깊이 감사드린다.

마사지 기법과 덮는 방법의 주요 부분을 써 준 Sandy Fritz와 Susan Salvo에게 특별한 감사의 말을 전한다. Evolve 웹사이트에 있는 이 책의 강의 동영상에 수많은 카메오들이 출연한다. 필자는 이 과제의 일부가 되기 위해 귀중한 시간을 내준 마사지 치료 교육자들에게 감사하며 매우 영광으로 생각한다. 또한 이 책의 추천사를 써 준 필자의 좋은 친구인 Ruth Werner에게도 고마움을 전한다.

이 책과 Evolve 웹사이트의 일러스트를 위해 모델이 되어 준 모든 사람들에게도 감사의 뜻을 전한다. 그중 많은 모델을 찾는 데 도움을 준 Betsyann Baron에게 특별히 감사드린다. 동영상 촬영을 효율적이고 재미있게 만들어 준 Visionary Production의 Chuck과 동영상 팀에게도 감사드린다. Top Graphics의 Steve와 Louis의 빠르고 훌륭한 일 처리에 감사드린다. 그리고 개인적으로 알지 못하는 이 과제에 참여했던 모든 사람들에게도 감사의 말을 전한다. 여러분 모두와 이 책의 성공을 공유하겠다.

마지막으로 필자의 가족, 특히 아내이자 천사 같은 Simona Ciprini에게 고맙다는 말을 하고 싶다. 필자가 이 책을 완성하기 위해 쏟아 부은 모든 시간 동안 가족들이 보여 준 인내심, 이해, 지원에 감사한다. 필자는 가족 모두를 사랑하며, 이 과제가 마침내 끝난 지금 가족들과 더 많은 시간을 보낼 수 있기를 기대한다!

그리고 필자에게 준 모든 사랑과 지지, 매일 필자의 삶에 지속적으로 영감을 준 Diane에게 감사의 말을 전하고 싶다.

# 역자 서문

임상에서 환자를 대하다 보면 많은 통증의 원인이 근골격계와 관련이 있다는 것을 알게 됩니다. 이 책은 근골격계에 관한 책으로 각 근육의 부착 부위와 작용을 살펴보고, 근육과 뼈의 촉진을 컬러 사진 위에 그려진 그림으로 보여 줌으로써 학생들이 쉽게 이해하고 임상적으로 접근하는 법을 제시하고 있습니다.

근육 촉진을 다루기 전에 먼저 뼈의 촉진, 뼈의 기준점, 몸의 인대와 관절을 알아야 합니다. 관절운동학의 기초가 되는 근육의 작용, 신체 역학, 생리적 기능, 근육과 관절의 상호 역학 관계 등도 광범위하게 다루고 있어 임상적으로 많은 도움을 받을 수 있을 것입니다.

어깨, 머리부터 몸통, 다리, 발까지의 근육 촉진을 순차적으로 기술해 놓아 촉진 방법을 쉽게 익힐 수 있으며, 임상 진료에 도움이 되는 실전적인 술기들을 자연스럽게 습득할 수 있습니다. 몸의 근육을 스트레칭하는 방법(자가 관리 스트레칭과 치료사 보조 스트레칭)과 통증 유발점, 연관통이 생길 수 있는 부위에 대한 정보를 그림과 함께 제시하여 환자 평가와 치료를 위한 지침을 제공하고 있습니다. 제2판에 추가된 '검토 질문', '깊이 생각해야 할 점'은 개념을 토론하고 추론 능력을 활용하여 각 장에서 제공하는 정보를 정확히 파악할 수 있게 해 주며, 이번 제3판에 새로 추가된 정형외과 평가 검사는 환자에 대한 신체검사를 할 때 익숙해야 할 근골격 평가의 주요 영역이라 할 수 있습니다.

한 권의 책이 완성되기까지는 기나긴 각고의 노력과 시간이 요구됩니다. 그동안 도움을 주신 분들께 감사의 말씀을 드립니다. 편집부터 출판까지 애써 주신 대한나래출판사 관계자분들께 깊은 감사의 마음을 전하고 싶습니다.

대표역자<br>**이 미 경** MD

# 목차


**제 1 부** 평가

**제 1 장** 촉진에 대한 서론 1

**제 2 장** 근육 촉진의 술기와 과학 6

**제 3 장** 정형외과 평가 검사 19

**제 2 부** 치료 기법

**제 4 장** 덮는 방법과 기초 마사지 기법 49

**제 5 장** 통증 유발점의 해부학, 생리학 및 치료 58

**제 6 장** 스트레칭 73

**제 7 장** 도수치료사를 위한 신체 역학 86

**제 3 부** 뼈의 촉진과 인대

**제 8 장** 팔뼈의 촉진과 인대 102

**제 9 장** 몸통뼈대의 촉진과 인대 123

**제10장** 다리뼈의 촉진과 인대 140

**제 4 부** 근육의 촉진

**제11장** Tour #1 어깨이음대근육의 촉진 161

**제12장** Tour #2 목근육의 촉진 211

**제13장** Tour #3 머리근육의 촉진 251

**제14장** Tour #4 위팔근육의 촉진 290

**제15장** Tour #5 아래팔근육의 촉진 315

**제16장** Tour #6 손의 안쪽 근육의 촉진 356

**제17장** Tour #7 몸통근육의 촉진 389

**제18장** Tour #8 골반근육의 촉진 438

**제19장** Tour #9 넙다리근육의 촉진 462

**제20장** Tour #10 다리근육의 촉진 501

**제21장** Tour #11 발의 안쪽 근육의 촉진 539

찾아보기 569

제 1 장

# 촉진에 대한 서론
# (Introduction to Palpation)

## 개요(Overview)

이 장에서는 촉진의 일반적 원리에 대해 소개한다. 촉진의 두 가지 주요 목적인 목표구조(target structure)의 위치와 평가를 먼저 논의하고, 촉진하는 방법을 설명하는 일반적 원칙을 제시한다. 촉진의 중요성은 환자 진찰 시뿐만 아니라 치료 시에도 강조된다. 이 장은 촉진 기술을 발전시키는 데 도움이 되는 연습 방법과 촉진하는 손이 환자에게 닿을 때마다 촉진 기술의 연습을 적용하는 것을 권장하고 있다.

참고: 이 장에서는 제8~10장에서 소개하는 뼈와 골격의 뼈 기준점(landmark)을 촉진할 수 있도록 그 개론에 대해 알기 쉽게 설명해 놓았다. 골격의 기준점은 신체의 많은 부드러운 조직에 의해 둘러싸여 있는 단단한 조직이기 때문에 상대적으로 촉진하기 쉽다. 따라서 결절(tubercles), 골간(shafts), 오목(fossas), 관절돌기(condyles) 같은 많은 특징이 주변 조직 사이에서 두드러진다. 하지만 근육의 촉진은 더욱 미묘하고 어려울 수 있다. 이러한 이유로 '제2장: 근육 촉진의 술기와 과학'을 제11~21장에서 다루게 될 근육 촉진을 시도하기 전에 먼저 읽을 것을 추천한다. 제2장에서는 촉진을 더 깊게 탐구하고 근육 촉진에 직접 적용할 수 있는 보다 정교한 방법 및 지침을 제공한다.

## 학습 내용(Chapter outline)

촉진이란 무엇인가?
촉진의 목적: 위치와 평가
촉진 방법
언제 촉진해야 하는가?
촉진을 배우는 방법

## 학습목표(Chapter objectives)

*이 장을 마치고 나면 학생/치료사는 다음과 같은 사항을 수행할 수 있어야 한다.*

1. 주요 용어를 정의한다.
2. 주의를 기울여서 하는 촉진이 어떻게 치료사의 손과 마음 모두를 통합시키는지 토론한다.
3. 촉진의 두 가지 주요 목적의 중요성을 기술하고 토론한다.
4. 촉진 시 느리게 움직이는 것이 왜 중요한지에 대해 기술한다.
5. 촉진 시 적당한 압력을 사용하는 것이 왜 중요한지 토론한다.
6. 조직 장벽의 중요성과 그것이 촉진과 어떻게 연관되는지를 토론한다.
7. 촉진하는 질에 대한 중요성을 토론한다.
8. 환자 진찰 시뿐만 아니라 치료 시 촉진의 중요성에 대해 토론한다.
9. 촉진 기술을 증진시킬 수 있는 한 가지 운동을 설명한다.
10. 촉진 기술을 꾸준히 연습하는 것이 왜 중요한지 설명한다.

## 주요 용어(Key terms)

목표구조(Target structure)
목표근육(Target muscle)
적절한 압력(Appropriate pressure)
조직 장벽(Tissue barrier)
주의 깊은 의도(Mindful intent)
주의 깊은 촉진(Mindful touch)
촉진 능력(Palpatory literacy)
촉진(Palpation)

1

## 촉진이란 무엇인가?(What is palpation?)

촉진(palpation)은 다양한 방법으로 정의할 수 있다. 촉진이란 단어 자체는 촉지를 의미하는 라틴어 palpatio에서 기원한다. 하지만 촉진에는 더 많은 것들이 포함되어 있기 때문에 단순히 만지는 것이라고 볼 수는 없다. 촉진이라는 용어의 본질은 단순히 만지는 것이 아니라 만져진 부위를 느끼고 감지하는 행위가 포함된다. 성공적인 촉진이란 촉진하는 이의 손가락뿐만 아니라 머리와 마음을 통해 느낄 수 있어야 한다. 촉진 시 치료사는 주의 깊은 의도(mindful intent)로 집중해야 한다. 다시 말해 치료사의 마음이 치료사 자신의 손에 있어야 한다. 치료사의 관련된 모든 해부학 지식은 치료사의 손가락이 환자의 신체에서 뽑아내 뇌로 보내는 감각에 통합해야 한다. 치료사의 마음은 환자로부터 받는 감각에 대해 열려 있어야 하지만, 동시에 정보에 근거한 마음을 가지고 이러한 감각을 해석해야 한다(그림 1-1). 진찰과 치료에 주의 깊은 의도를 통합하면 주의 깊은 촉진(mindful touch)을 할 수 있다.

**BOX 1-1**

치료사는 손가락이나 손 이상의 것으로 환자를 만지고 촉진할 수 있다. 때로는 아래팔(forearm), 팔꿈치(elbow) 또는 발을 사용하여 환자를 촉진할 수 있다. 일반적으로 이 책에서는 환자에 대한 치료사의 접촉을 언급할 때 손가락이나 손을 나타낸다.

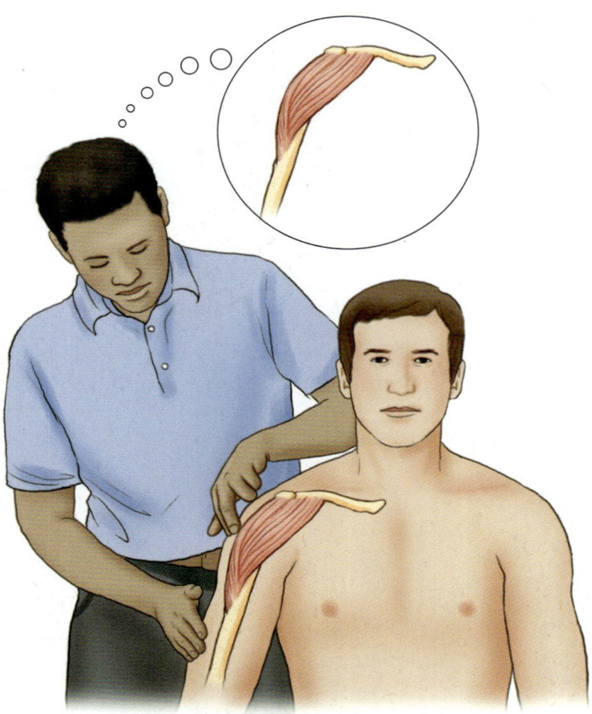

**그림 1-1.** 촉진은 촉진하는 손가락 동작만큼의 마음의 동작이다. 치료사의 손을 통해 들어가는 감각 자극은 해부학적 기초 지식과 서로 관련되어 있어야 한다.

## 촉진의 목적: 위치와 평가(Objectives of palpation: location and assessment)

촉진 시 다음과 같은 두 가지 주요 목적이 있다. 첫 단계는 목표구조를 찾는 것이고, 두 번째 단계는 목표구조를 평가하는 것이다.

**BOX 1-2**

목표구조(target structure)라는 용어는 치료사가 촉진을 목표로 하는 신체의 특정 구조를 가리키는 데 사용된다. 목표구조가 근육이나 근육군이라면 그것을 목표근육(target muscle)이라고 한다.

실제로 시행하는 초보 치료사의 첫 번째 목적은 촉진할 목표구조를 정하는 것이다. 하지만 이를 성취하기란 쉽지 않다. 단순히 환자의 조직을 만지는 경우가 있는데, 조직을 단순히 만지는 것과 주변의 모든 조직으로부터 목표구조를 구별할 수 있는 것과는 전적으로 다르다. 이것은 치료사가 구조의 모든 경계를 위쪽, 아래쪽, 안쪽, 옆쪽, 심지어 얕은 부위나 깊은 부위까지 찾을 수 있도록 요구한다. 만약 목표구조가 피부에 바로 인접해 있다면 그다지 어렵지 않을 수도 있다. 실제로 자뼈(척골, ulna)의 팔꿈치머리돌기(주두돌기, olecranon process)와 잘 발달된 어깨세모근(삼각근, deltoid)은 환자의 몸을 만지지 않고도 외관상으로 명백하게 볼 수 있다. 하지만 목표구조가 환자 몸의 깊은 부위에 있다면, 그 구조의 위치를 파악하기란 쉽지 않을 것이다.

**BOX 1-3**

일반적으로 촉진을 시작하기 전에 먼저 촉진할 부분을 시각적으로 면밀히 살피는 것이 가장 중요하다. 일단 촉진하는 손을 환자에게 놓으면 존재할 수 있는 모든 시각적 정보를 차단하게 된다. 이에 대한 더 많은 정보를 참고하려면 '제2장: 근육 촉진의 술기와 과학'을 보기 바란다.

위치 결정을 목적으로 하는 촉진은 기본적으로 보이지만, 구조의 위치를 정확하게 찾아내지 못하면 정확한 평가를 할 수 없기 때문에 가장 중요한 첫 번째 단계이다. 일단 목표구조가 확인되면 평가 단계가 시작된다. 평가는 촉진하는 손가락이 목표구조에서 포착되는 감각의 해석을 요구한다. 여기에는 목표구조의 특성, 즉 크기, 모양 그리고 다른 특징들을 인식하는 것을 포함한다. 그것이 부드러운지, 부풀어 있는지, 팽팽하거나 단단한지 등 목표구조의 상태를 평가할 때 이 모든 요소를 고려해야 한다.

첨단기술의 진단 및 평가 장비가 서양의학에서 계속 개발됨에 따라 촉진하는 손이 도수치료사의 주요 평가 도구로 남아 있다는 점은 주목할 가치가 있다. 도수치료사에게 있어 만지는 것을 통해 정보를 모으는 행위, 즉 촉진은 실제로 평가의 핵심이라고 할 수 있다. 목표구조의 정확한 위치와 세심한 촉진을 통해 목표구조의 상태에 대한 정확한 평가로 무장한 도수치료사는 자신 있게 수행할 수 있는 효과적인 치료 계획을 개발할 수 있다.

**BOX 1-4**

촉진이 평가에 중요한 만큼, 촉진은 여전히 성공적인 평가 과정의 일부일 뿐이다. 육안 관찰, 병력, 특정 정형외과적 평가 과정의 결과, 치료 접근 방식에 대한 환자의 반응 역시 정확한 환자 평가를 위해 고려해야 한다.

## 촉진 방법(How to palpate)

### 천천히 움직인다(Move slowly)

촉진이 치료사의 손과 마음 사이의 협력적인 노력임을 감안할 때, 치료사의 마음은 촉진하는 손을 통해 들어오는 감각 자극을 해석하고 이해할 수 있는 충분한 시간을 갖는 것이 중요하다. 이를 위해서는 촉진이 천천히 수행되어야 한다. 촉진하는 손이 너무 빨리 움직이거나 환자의 몸 주위를 미친 듯이 뛰어다니는 것은 효과적이고 주의 깊은 촉진을 허용하지 않는다.

### 적절한 압력을 사용한다(Use appropriate pressure)

촉진하는 방법을 탐구할 때 생기는 다음 질문은 '얼마만큼의 압력을 사용하는가'이다. 즉, '**적절한 압력(appropriate pressure)**이란 무엇인가'이다. 촉진은 감각 운동이기 때문에 치료사의 손가락이 그 밑에 있는 환자의 조직에 민감해야 한다. 그러나 촉진 압력을 정량화하는 것은 어렵다. 권장되는 촉진 압력의 정도는 5g에서부터 4kg까지 다양하다. 이 두 수치 간의 차이는 800배이다! 가벼운 압력을 측정하는 데 권장하는 한 가지 방법은 눈꺼풀을 누르는 것이다. 어떤 압력이든 편안하다고 느낀다면 가볍게 촉진할 때 적절한 압력으로 간주된다. 그렇다면 깊은 압력으로 촉진할 때 얼마만큼의 압력이 과도한 것인가? 이를 위한 좋은 측정 방법은 촉진하는 손가락의 손톱을 관찰하여 하얀 부분을 찾는 것이다. 손톱들이 하얗게 되면 민감도는 거의 잃어버린 것이 된다.

**BOX 1-5**

너무 많은 압력이 얼마나 비효율적인지 알아보기 위해서는 단단한 표면을 엄지손가락으로 5~10초 동안 세게 누르는 것이다. 그 직후에 환자의 몸을 만져 보고 민감도가 얼마나 상실되었는지 확인한다.

일반적으로 대부분의 초보 치료사들은 환자를 다치게 하는 것이 두려워 너무 적은 압력을 사용한다. 환자의 피부 아래에 어떤 구조가 있고 어디에 위치하는지 정확히 알지 못하기 때문에 치료사는 조직을 손상시키고 환자를 다치게 하는 것을 두려워한다. 이것은 어두운 방에 들어가는 것으로 비유할 수 있다. 우리는 그 방에서 물체를 볼 수 없기 때문에 들어가서 탐험하는 것을 두려워하게 된다. 그러나 등을 켜고 방을 비추게 되면 우리는 쉽게 그 방을 통과할 수 있음을 알게 된다. 해부학을 잘 배우는 것은 등을 켜는 것과 같다. 더 많은 실제 경험과 함께 기본 해부학에 대한 강력한 지식 기반을 갖추면 두려움이 사라지고 명확성과 자신감으로 대체된다.

이와 반대로 너무 많은 압력을 사용하는 등 환자의 편안함은 염두에 두지 않는 치료사들도 있다. 만약 치료사가 촉진한 압력이 환자에게 통증을 유발해 근육조직을 조이게 한다면 결국 근육이 긴장되어 정확한 평가가 불가능해진다. 이 압력은 너무 과한 것으로 간주된다.

**BOX 1-6**

촉진하는 압력이 환자를 편안하게 만드는 여러 방법들이 있다. 일반적으로 환자에게 숨을 깊고 편히 쉬라고 말하면서 조직을 천천히 누른다면, 조직을 깊게 촉진하더라도 환자는 편안함을 계속 느낄 수 있다. 이와 같은 기술과 지침은 '제2장: 근육 촉진의 술기와 과학'에서 더 자세하게 살펴본다.

최적의 사용 압력은 압력이 어느 정도이든지 간에 그 상황에 맞는 적절한 압력을 말한다. 어떤 환자의 경우 강한 압력은 아프기 때문에 불편해하는 반면, 어떤 환자의 경우는 강한 압력을 더 선호한다. 어떤 환자들은 매우 약한 압력을 주면 피부 밑 조직까지 진입되지 않기 때문에 피부를 간지럽게 하거나 눌리는 느낌이 들어 약한 압력을 불편해한다. 반면에 다른 환자의 경우에는 약한 압력을 더 선호한다. 같은 환자라도 어떤 신체 부위에서는 약한 압력을 선호하고, 다른 부위에서는 더 강한 압력을 선호할 수도 있다.

치료사는 물론 환자의 건강과 편안함을 염두에 두어야 하지만, 촉진의 주요 목적이 환자의 신체 구조 위치를 잘 찾아 평가해야 하는 것임을 기억해야 한다. 환자의 조직을 누를 때 촉진하고 있는 손가락들은 대개 **조직 장벽(tissue barrier)**이 느껴질 때까지 깊숙하게 누른다. 조직 장벽은 환자의 조직이 치료사의 손가락 압력에 대해 증가된 저항성을 줄 때 느껴진다. 장벽을 제공하는 조직은 위치를 찾아서 평가하는 데 중요한 조직이다. 이 조직 장벽을 맹목적으로 밀어붙이는 것이 아니라 이 조직의 저항에 맞춰 더 충분히 탐구하는 것이 중요하다. 그러므로 환자의 조직을 촉진하는 데 사용되는 적절한 압력은 보통 어느 정도의 압력이든 조직 장벽을 제공하는 그 조직에 도달하고 탐구하는 데 필요한 압력을 말한다.

구조가 세 겹 아래에 위치한다면, 더 깊은 압력을 사용하지 않는 한 촉진하는 것은 불가능할지도 모른다. 예를 들면, 배골반강(abdominopelvic cavity) 안에 있는 큰허리근(대요근, psoas major muscle)을 평가할 때는 꽤 강한 압력이 필요하다. 이것은 치료사가 환자를 거칠게 다루어야 한다는 것을 의미하지 않으나, 충분한 압력이 사용되지 않으면 근육에 도달할 수 없으므로 촉진하기 어렵고, 평가도 할 수 없게 된다. 임상적으로 환자를 대할 때 일시적으로 환자를 조금 불편하게 할지 모르는 더 깊은 압력으로 환자의 구조와 상태를 정확하게 평가하는 것이 중요하다. 즉, 정확한 평가 없이는 환자의 상태를 개선시키거나 나아지도록 치료할 수 없다. 더 가벼운 압력을 사용할 수 있을 때는 가벼운 압력을 사용해야 한다. 예를 들면, 안쪽 및 가쪽위팔뼈(상완골, humerus) 위관절융기(상과, epicondyle)를 촉진한다면, 이 구조들은 표면에 위치하고 있기 때문에 약한 압력 이상으로 누를 필요가 없다(그림 1-2). 신체의 얇은 표면 근육도 이와 마찬가지이다.

### 촉진의 질(Quality of palpation touch)

여기에서 꼭 다루어야 할 촉진의 다른 면은 촉진의 질이다. 촉진의 질적인 면에서 중요한 점은 환자에게 편안함을 주어야 한다는 것이다. 일반적으로 촉진은 치료사가 손가락을 사용함으로써 가장 잘 수행된다. 손가락으로 촉진 시, 손가락 끝이 아니라 손가락 패드(finger pads)를 사용하는 것이 이상적이다. 손가락 끝으로 하는 촉진은 마치 환자가 촉진이 아닌 찔림을 당하는 것처럼 느낄 수 있다. 치료사의 관점에서 볼 때, 손가락 패드 촉진은 손가락 끝보다 훨씬 더 민감하고 환자의 신체에 미묘한 촉진 실마리를 더 잘 잡아내기 때문에 더욱 바람직하다고 할 수 있다.

## 언제 촉진해야 하는가?(When do we palpation?)

항상 촉진해야 한다. 우리는 환자를 진료하고 있을 때마다 촉진하고 있어야 한다. 이것은 환자의 평가 단계뿐만 아니라 치료 단계에서도 마찬가지이다. 너무 많은 치료사들이 촉진과 치료를 한 세션 내에 분리된 과정으로 생각한다. 치료사는 종종 세션의 첫 부분을 촉진하고 평가를 위해 감각적 정보를 모으는 데 보낸다. 이 촉진 평가 단계에서 모은 정보를 사용하여 치료 계획이 결정되고, 치료사는 환자 조직에 대한 압력을 출력하여 치료 계획을 수행하는 데 세션의 나머지 시간을 보내게 된다. 이러한 방식으로 엄밀히 보면 촉진과 치료는 각각 하나의 과정으로 보일지도 모른다. 촉진은 환자로부터 오는 감각적 정보이고, 치료는 환자에게 보내는 운동 압력이다. 이 관점의 문제는 우리가 치료하는 동안에도 귀중한 평가 정보를 얻을 수 있다는 것이다.

치료는 환자 조직에게 주는 운동 압력일 뿐만 아니라 환자의 신체 조직으로부터 오는 지속적인 감각 정보를 포함하는 양방향 과정이어야 한다(그림 1-3). 치료사는 환자 조직에 대해 압력을 가하는 동안 그 조직의 상태와 압력에 대한 반응 또한 감지한다. 이러한 새로운 정보가 환자에 대한 치료를 변경하거나 미세 조정할 수도 있다. 그러므로 치료사가 촉진하는 동안에 다음 동작(stroke)의 속도, 깊이 및 방향을 안내하는 정보를 모으면서 계속 평가한다. 이상적으로 어떤 동작도 자동 조종 장치처럼 수행되는 요리책 방식으로 수행되

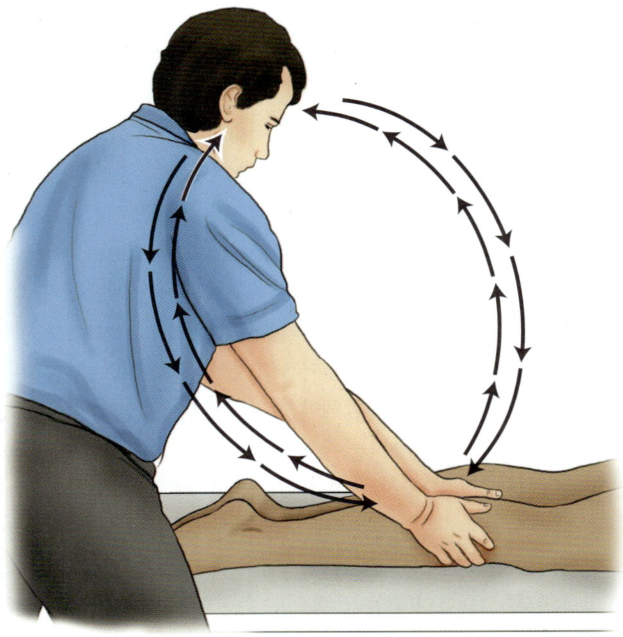

**그림 1-3.** 치료사가 환자에게 접촉할 때는 언제나(치료적 동작을 시행할 때조차도) 촉진을 행해야 한다는 개념을 설명하고 있다.

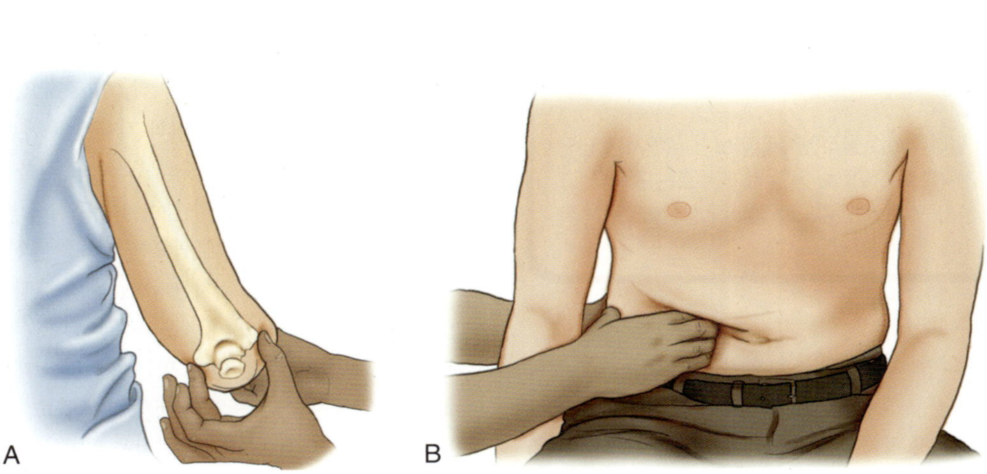


**그림 1-2.** 촉진되는 구조에 적당한 압력을 사용하는 개념에 대해 설명한다. **A,** 안쪽 및 가쪽위팔뼈 위관절융기를 촉진할 때는 적은 압력만 필요하다. **B,** 반면에 큰허리근을 촉진할 때는 더 깊은 압력이 요구된다.

어서는 안 된다. 치료는 역동적 과정이다. 각 동작의 중간과 끝이 어떻게 진행되는가는 촉진에 대한 환자의 반응에서 결정되어야 한다. 이것이 진단과 치료 사이에서 유동적인 상호작용을 갖는 주의 깊은 촉진의 본질이다. 평가는 치료에 정보를 제공하고 치료는 평가에 정보를 제공하여 환자를 위한 최적의 치료를 이루게 된다.

## 촉진을 배우는 방법(How to learn palpation)

촉진을 배우는 장시간의 연습은 머리카락 한 가닥을 뽑아 그것을 어디에다 두었는지 보지 않고 교재의 한 페이지 아래에 그것을 두는 것이다. 눈을 감고 한 페이지 아래에 있는 머리카락의 모양을 추적할 때까지 그 머리카락을 촉진한다. 일단 찾았으면 이번엔 그 머리카락을 두 페이지 아래에 놓고 찾아내며 추적과 촉진을 계속한다. 페이지 수를 늘리면서 머리카락을 발견할 수 없을 때까지 계속한다. 이 연습이 반복되면 머리카락의 위치를 파악하고 추적할 수 있는 페이지 수가 점차 증가할 것이고 민감도가 향상될 것이다.

교재로 촉진 연습을 하는 것보다 중요한 것은 환자에게 직접 적용하는 것이다. 동료 학생들이나 진료 시 환자를 대할 때 해부학, 생리학 그리고 운동학 시간에 배운 것에 대한 구조를 계속 느끼려고 노력해 보자. 환자의 피부 위로 손이 움직이고 있을 때 외부로부터의 감각 자극이 들어오지 못하도록 눈을 감고 손이 지나가는 곳의 모든 피부 밑에 있는 구조물들을 마음속으로 그려 본다. 밑에 있는 구조를 머릿속에서 더욱 잘 그릴수록 촉진하는 손과 마음으로 그것을 더욱 잘 느낄 수 있을 것이다. 일단 느꼈다면 정확한 위치를 알아내고, 그 조직의 상태를 평가하는 데 집중할 수 있다.

모든 손 기술의 기초가 환자의 신체가 제공하는 단서와 징후를 읽는 촉진적 능력에 달려 있다는 점을 감안할 때, 우리는 이 기술을 연마할수록 더 높은 **촉진 능력(palpatory literacy)**을 얻게 된다. 촉진 능력을 완성하는 것은 현재 진행되는 작업이고 끝없는 여행이라고 할 수 있다. 치료사가 기술을 완전하게 익힐수록 치료능력과 잠재력이 늘어나게 되어 결과적으로 환자에게 큰 이익이 된다. 이 책은 촉진의 방법에 대한 지침과 체계를 제공한다. 결론적으로 촉진은 운동 기술이므로 운동학적 방법으로 배워야 한다. 다시 말하자면 '촉진은 읽고 듣는 것만으로는 배울 수 없으며, 반드시 촉진에 의해서만 배울 수 있다.'[1]

### 검토 질문(Review questions)

1. 촉진이라는 용어는 무엇을 의미하는가?
2. 주의 깊은 의도의 개념은 무엇을 포함하나?
3. 검사와 치료 과정에 주의 깊은 의도를 포함시키는 것을 설명하기 위해 사용하는 용어로는 무엇이 있는가?
4. 촉진 시 두 가지 주요 목적을 열거해 보자.
5. 목표구조를 정확히 위치시키는 능력이 없으면 어떤 문제가 생기는가?
6. 촉진 시 치료사의 속도의 중요성은 무엇인가?
7. 치료사의 경험이나 환자의 편안함을 떠나서 무엇이 가장 적절한 촉진 압력을 설명하는가?
8. 조직 장벽이란 용어는 무엇을 의미하는가?
9. 촉진할 때 손가락의 어느 부분이 사용되어야 하나? 그리고 그 이유는 무엇인가?
10. 한 세션 동안 치료사는 언제 환자의 몸을 촉진하여야 하나?
11. 치료사는 어떻게 촉진 능력을 증가시킬 수 있는가?

### 깊이 생각해야 할 점(Deeper thoughts)

교재 여러 페이지 밑에 놓인 머리카락을 촉진하는 예 이외에 치료사가 다른 어떤 방법으로 민감도를 증가시킬 수 있을까?

### 참고문헌

1. Frymann V.M.: Palpation, its study in the workshop, AAO Yearbook: 16–31, 1963.

# 제 2 장

# 근육 촉진의 술기와 과학 (The Art and Science of Muscle Palpation)

**개요(Overview)**

이 장에서는 제1장에서 다룬 촉진의 원리를 확장하여 신체의 뼈대근육에 적용되는 촉진에 대해 논의하고자 한다. 근육 촉진의 술기와 과학을 포함하는 20가지 지침이 논의된다. *근육 촉진의 과학*으로 설명되는 가장 기본적인 두 가지 지침은 목표근육의 부착과 작용을 아는 것이고, 18가지 추가 지침은 *근육 촉진 술기*의 시작에서 완성까지의 방법을 설명한다. 이 지침들은 모두 신체 근육의 촉진 능력을 높이는 데 도움이 될 수 있다.

**학습 내용(Chapter outline)**

서론
근육 촉진 지침 목록
근육 촉진의 과학
근육 촉진 술기 시작하기
근육 촉진 술기 완성하기
결론

**학습목표(Chapter objectives)**

*이 장을 마치고 나면 학생/치료사는 다음과 같은 사항을 수행할 수 있어야 한다.*

1. 이 장의 주요 용어를 정의한다.
2. 근육 부착을 아는 것이 왜 촉진에 유용한지, 어떻게 그것을 잘 알 수 있는지를 설명한다.
3. 근육의 기능을 아는 것이 왜 촉진에 유용한지, 어떻게 그것을 잘 알 수 있는지를 설명한다.
4. 목표근육의 수축을 분리하기 위해 최선의 작용을 선택하는 것의 중요성에 대해 논의하고 예를 들어 본다.
5. 촉진 과정을 외우는 대신, 근육을 촉진하는 법을 알아내기 위해 비판적인 추론을 사용하는 아이디어에 대해 논의하고 예를 든다.
6. 환자의 목표근육 수축에 대한 저항성의 가치에 대해 토론하고 그 목표근육의 수축에 저항성을 더하는 방법을 설명한다.
7. 목표근육의 수축에 저항성을 더했을 때 다른 관절이 교차되면 안 되는 이유를 설명하고 예를 든다.
8. 환자에게 촉진하는 손을 놓기 전에 목표근육을 찾는 것이 가장 좋은 이유를 설명한다.
9. 가장 쉽게 촉진할 수 있는 위치에 목표근육을 놓는 것이 가장 좋은 이유를 설명한다.
10. 목표근육의 힘줄이나 힘살을 따라서 수직으로 퉁기면서 두드리는 것을 보여 주고 그 가치를 토론한다.
11. 근육을 촉진할 때 기초 단계법부터 사용하는 촉진 방법의 가치를 설명한다.
12. 목표근육을 교대로 수축하고 이완시키는 중요성을 논의한다.
13. 연결된 동작에 대한 지식이 어깨돌림근(견갑회전근, scapular rotator)의 촉진에 어떻게 도움이 될 수 있는지 예를 들어 설명한다.
14. 목표근육의 촉진 시 상호 저항을 어떻게 사용하는지를 예를 들어 설명한다.
15. 적절한 압력을 사용하는 것의 중요성을 설명하고, 가벼운 압력을 사용하는 것과 깊은 압력을 사용하는 것이 바람직한 예를 각각 들어 본다.
16. 심부 근육을 촉진할 때 환자의 호흡과 천천히 하는 촉진의 중요성을 논의한다.
17. 다른 근육을 찾고 촉진하기 위해 한 근육을 기준점으로 사용하는 것을 예를 들어 설명한다.
18. 뼈 부착 부위를 촉진할 때 목표근육을 이완하고 수동적으로 느슨하게 하는 것이 왜 중요한지 논의한다.
19. 촉진할 때 치료사가 눈을 감는 것이 왜 도움이 되는지 설명한다.
20. 치료사가 환자의 피부 밑 조직을 마음속 이미지로 그려 보는 것이 왜 도움이 되는지 설명한다.
21. 간지럼을 타는 환자의 민감성을 감소시키기 위해 가능한 접근법을 기술한다.
22. 치료사의 손톱이 왜 짧고 매끈해야 하는지 그 중요성을 설명한다.
23. 목표근육 촉진을 위해 최적의 환자 위치를 사용하는 것과 환자를 치료하는 것 사이의 관계에 대해 논의한다.

### 주요 용어(Key terms)

교대로 수축하고 이완하기(Alternately contract and relax)
근육 촉진의 과학(Science of muscle palpation)
근육 촉진의 술기(Art of muscle palpation)
기초 단계법(Baby steps)
목표구조(Target structure)
목표근육(Target muscle)
보조하는 손(Stabilization hand)
분리된 수축(Isolated contraction)
상호 억제(Reciprocal inhibition)
수직으로 퉁기면서 두드리기(Strumming perpendicularly)
시각적 관찰(Visual observation)
신경 억제(Neural inhibition)
연결된 근육 동작(Coupled actions)
저항 추가(Add resistance)
적절한 압력(Appropriate pressure)
촉진하기 전에 관찰하기(Look before you touch)
촉진하는 손(Palpation hand)
최적의 촉진 자세(Optimal palpation position)

## 서론(Introduction)

제1장에서 설명한 대로 환자 신체의 촉진은 목표구조(target structure)라고 명명되는 구조의 위치를 찾고 평가하는 것을 포함한다. 촉진의 첫 단계는 목표구조의 위치를 정확히 찾아내는 것이다. 일단 위치를 파악하고 나면, 두 번째 단계는 목표구조 건강 상태를 평가하는 것이다. 목표구조가 뼈나 뼈 기준점일 때 촉진 과정은 그 골격이 연부조직으로 둘러싸인 경조직이기 때문에 비교적 쉽다. 따라서 뼈나 뼈 기준점은 두드러지게 나타난다. 그러나 목표구조가 근육일 때는 촉진하기가 더 어렵다. 이는 근육이 보통 다른 연부조직으로 둘러싸인 연부조직이기 때문이다. 이것은 인접한 모든 근육과 다른 연조직에서 하나의 근육을 식별하는 것을 더 어렵게 만든다.

마사지 치료사와 많은 도수치료사들이 주로 근막 조직에 대해 다룬다는 점을 고려할 때 근육조직의 정확한 촉진이 가장 중요하다. 이것은 임상적으로 일할 때 특히 그러하다. 이 장에서는 근육 촉진의 첫 단계를 수행하는 방법, 즉 목표근육(target muscle)의 위치를 찾는 방법을 배우는 것이 강조된다. 우리가 근육 촉진에 대해 말할 때는 대체로 근육의 위치를 찾는 것을 의미한다. 끝으로 이 장에서는 20가지 지침이 제공되는데, 이는 신체 근육조직의 촉진 능력을 향상시키도록 도울 것이다. 이 지침들의 목록과 각 지침에 대한 설명이 자세하게 기술되어 있다. 제11장부터 제21장에 걸쳐서 다뤄지는 뼈대근육 촉진을 시도하기 전에 이 장을 먼저 읽기를 권한다.

## 근육 촉진 지침 목록 (List of muscle palpation guidelines)

다음 각 근육 촉진 지침은 이 장에서 논의된다. 20가지 모두 여기에 목록 형식으로 요약해 놓았다.

1. 손을 어디에 두어야 할지 알기 위해 목표근육의 부착 부위에 대해 숙지한다.
2. 목표근육의 작용을 알아야 한다. 환자는 인접한 근육조직과 구별될 수 있도록 목표근육을 수축시키기 위해 그중 하나를 수행하도록 요청받을 것이다(환자에게 너무 오랫동안 수축을 유지하지 말도록 한다. 목표근육이 피로해져서 환자가 불편함을 느낄 수 있다).
3. 목표근육의 관절운동 중 정확히 어떤 운동이 그 근육의 수축을 가장 잘 시키는지 깊이 생각한다.
4. 필요하다면 목표근육의 수축에 저항을 추가한다(저항이 더해질 때 교차할 필요가 없는 관절은 교차하지 말고, 오직 목표근육의 작용만 저항하도록 한다).
5. 환자를 촉진하기 전에 살펴보고 관찰한다(이는 얕은 근육을 촉진할 때 특히 중요하다).
6. 먼저 가장 쉬운 곳에서 목표근육을 찾고 촉진한다.
7. 목표근육의 힘살 또는 힘줄을 수직으로 튕겨 본다.
8. 일단 위치가 확인되면 단계적 기초 원칙에 따라 목표근육의 경로를 따른다.
9. 촉진의 각 기초 단계에서 환자가 목표근육을 교대로 수축하고 이완시켜 보고, 근육이 이완되고 부드러운 상태에서 수축되고 단단해진 상태로, 또는 이완되고 부드러운 상태로 변할 때 조직의 질감 변화를 느껴 본다.
10. 어깨뼈 돌림자인 목표근육을 촉진하기 위해 연결 동작에 대한 지식을 이용한다.
11. 목표근육의 촉진을 돕기 위해 필요할 때마다 다른 근육의 상호 억제를 이용한다(상호 억제가 이용될 때 환자는 목표근육을 너무 강제적으로 수축시키지 않도록 한다. 그렇지 않으면 상호적으로 억제되고 있는 근육이 포함될 가능성이 있다).
12. 적당한 압력을 사용한다. 적당한 압력이란 너무 강하지도 너무 약하지도 않은 압력이다.
13. 깊은 촉진 압력 사용 시 환자가 천천히 고르게 숨을 쉼에 따라 환자의 조직 쪽으로 천천히 누르면서 들어간다.
14. 일단 한 근육의 촉진을 숙지했다면 그것은 다른 근육의 위치를 파악하는 데 기준점으로 사용될 수 있다.
15. 뼈 부착 부위에서 목표근육을 촉진할 때 목표근육을 이완시키고 수동적으로 완화시킨다.
16. 촉진할 때 촉진하는 손가락에 집중하기 위해 눈을 감는다.
17. 촉진 시 환자의 피부 아래 해부도를 머릿속에 떠올린다.
18. 환자가 간지럼을 탄다면 강한 압력을 사용하고 환자의 손이 치료사의 촉진하는 손 위에 위치하도록 한다.
19. 손톱은 매우 짧고 부드러워야 한다.
20. 환자가 근육 촉진에 적합한 자세를 취하도록 한다.

ⓔ 근육 촉진법을 보려면 http://evolve.elsevier.com/Muscolino/palpation을 참고한다.

## 근육 촉진의 과학 (The science of muscle palpation)

### 지침 #1: 목표근육의 부착점을 인지한다

목표근육이 표면에 위치할 때 촉진하는 것은 일반적으로 어렵지 않다. 만약 치료사가 그것이 어디에 위치하는지 안다면 단순히 손을 그곳에 두고 느낄 수 있다. 환자의 피부와 얇은 섬유근막과는 별개로 그 신체 부위에 많은 양의 피하지방이 있지 않는 한 치료사는 바로 그 근육 위에 손을 위치할 수 있다. 그러므로 근육 촉진의 첫 단계는 먼저 목표근육의 부착 부위를 아는 것이다. 예를 들어 어깨세모근(삼각근, deltoid)이 가쪽빗장뼈(쇄골, clavicle), 봉우리돌기(견봉돌기, acromion process), 어깨뼈가시(spine of deltoid)로부터 위팔뼈(humerus)의 세모근거친면(deltoid tuberosity)으로 부착되어 있다는 것을 알고 있다면 치료사는 해당 근육을 느끼기 위해 촉진하는 손을 단순히 그 부위에 놓아야 한다(그림 2-1).

### 지침 #2: 목표근육의 작용을 안다

종종 목표근육이 표면적으로 위치하더라도 근육의 경계를 구분하기 어려울 수 있다. 목표근육이 다른 근육에 깊숙하게 있다면 얕은 근육과 다른 인접 근육을 촉진하고 구분하는 것이 훨씬 더 어려울 수 있다. 목표근육을 모든 인접 근육과 다른 연부조직들과 더욱 잘 구분하기 위해서 환자에게 하나 이상의 작용으로 목표근육을 수축하도록 하는 것이 도움이 된다. 목표근육이 수축한다면 더 단단해지는 것을 확실히 느낄 것이다. 모든 인접 근육들이 이완(relaxation)된 상태를 유지하고 있어 부드럽게 느껴진다면, 단단한 목표근육과 부드러운 인접 근육 사이의 조직 감촉의 차이점이 명백할 것이다. 필자는 수축된 근육을 '연부조직의 바다 속에 있는 유일한 단단한 연조직'이라고 말하고 싶다. 이것은 목표근육의 위치 파악을 정확하게 결정하도록 해 준다. 따라서 근육 촉진의 두 번째 단계는 목표근육의 작용을 아는 것이다(그림 2-2).

근육 촉진의 지침 1과 2는 목표근육의 '과학(science)'을 아는 것이 필요하다. 다시 말해 신체의 근육을 처음 배울 때 근육의 부착부위(attachments)와 작용들을 배우게 된다. 이 지식으로 무장한다면 대부분의 근육 촉진을 암기하는 대신 추론할 수 있다. 목표근육을 촉진하기 위해 부착 부위와 작용들을 이용하는 것이 이른바 **근육 촉진의 과학(science of muscle palpation)**이라고 생각할 수 있다.

## 근육 촉진 술기 시작하기 (Beginning the art of muscle palpation)

### 지침 #3: 목표근육이 수축되도록 만드는 가장 좋은 작용을 선택한다

목표근육의 부착 부위와 작용에 관한 지식을 적용하는 것은 촉진 능력을 위한 기반이 된다. 그러나 효과적인 촉진은 목표근육을 수축시킬 뿐만 아니라 목표근육의 **분리된 수축(isolated contraction)**을 발생시켜야 한다. 이것은 목표근육이 수축하는 유일한 근육이어야 하고 목표근육 주변에 있는 모든 근육들은 이완된 상태로 유지되어야 함을 의미한다. 불행히도 인접 근육들은 종종 목표근육과 같은 관절 활동을 공유하기 때문에, 단순히 손을 목표근육 위치에 두

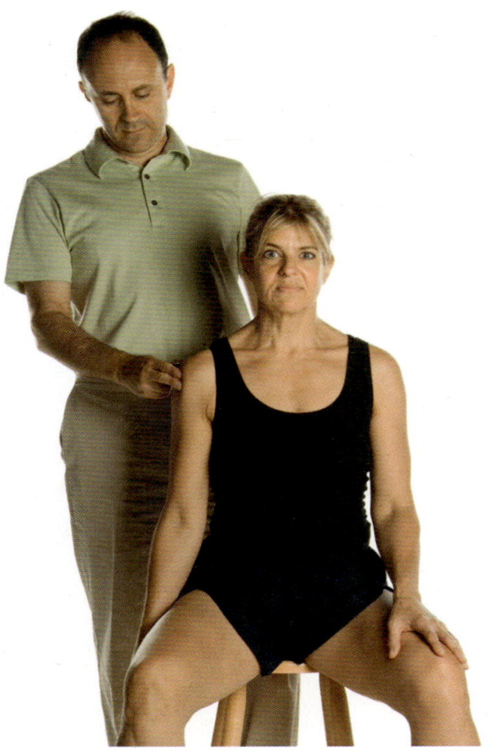

**그림 2-1.** 삼각근은 표면에 위치한 근육이며 부착 부위 사이의 근육에 촉진하는 손을 놓기만 하면 촉진할 수 있다.

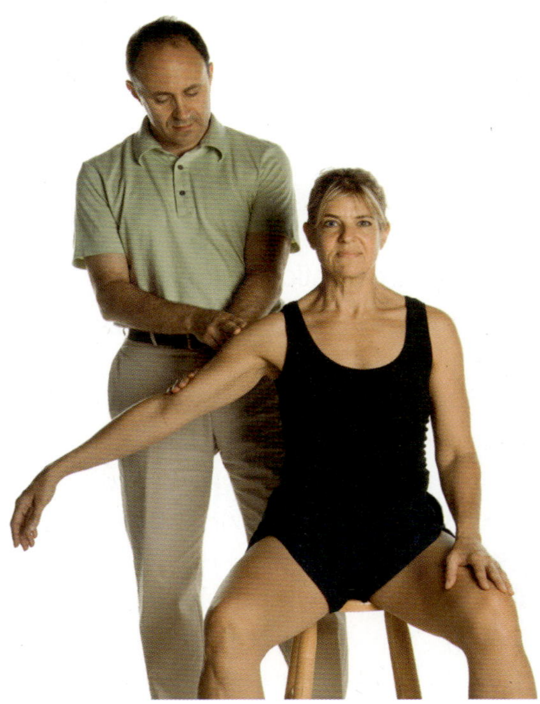

**그림 2-2.** 삼각근의 정확한 위치는 삼각근이 수축할 때 더욱 쉽게 촉진된다. 이 그림에서 환자는 중력에 저항하여 어깨에서 팔(상완관절, glenohumeral)을 벌리도록 한다.

고 목표근육을 수축시키기 위해 한 가지 운동을 선택하는 것은 쉽지 않다. 만약 선택한 근육 운동이 인접 근육과 공유된다면 인접 근육 또한 수축할 것이며, 이것이 목표근육과 주변 근육을 구분하는 것을 어렵게 만들 것이다.

이러한 이유로 어떤 관절 활동을 환자가 수행해야 하는지를 아는 것은 치료사가 창조적이고 비판적으로 생각할 필요가 있는 부분이다. 이 부분부터 근육 촉진의 술기가 시작된다. 근육 촉진에는 목표근육의 작용뿐만 아니라 모든 인접 근육의 작용에 대한 지식이 필요하다. 이 지식으로 환자에게 목표근육의 촉진을 위해 가장 좋은 관절 운동을 하도록 요청할 수 있다. 이 관절 운동이 일반적인 인접 근육의 관절 운동과 가장 다른 것이 될 것이다.

**BOX 2-1**

목표근육이 수축하도록 유도하는 목적은 목표근육만 분리되어 수축하도록 하는 것이다. 이것은 목표근육이 수축하는 유일한 근육이어야 하며 다른 모든 근육은 이완된 상태로 유지되어야 한다는 것을 의미한다. 물론 이것이 이상적이기는 하지만 수행하기 쉬운 일은 아니다.

**BOX 2-2**

환자가 치료사가 요청하는 동작만 수행할 수 없는 경우가 있다. 이것은 특히 발가락의 동작에 해당된다. 우리는 일반적으로 특정 발가락의 동작을 분리하는 데 필요한 조정(coordination)을 개발하지 않기 때문이다. 예를 들어 목표근육이 긴발가락폄근(장지신근, extensor digitorum longus; EDL)인 경우 환자에게 발허리발가락관절(중족지관절, metatarsophalangeal)과 발가락뼈사이관절(지절간관절, interphalangeal joint)에서 두 번째부터 다섯 번째 발가락을 펴면서 이 근육을 사용하도록 한다면, 환자는 엄지발가락을 동시에 펴지 않고서는 이 발가락들을 펼 수 없을지도 모른다. 이는 엄지발가락을 펴는 동작이 긴엄지폄근(extensor hallucis longus; EHL) 또한 포함시키기 때문에 문제를 일으킬 수 있다. 이런 일이 발생하면 엄지발가락이 펴지지 않도록 환자의 엄지발가락을 아래로 굽히면 두 번째에서 다섯 번째 발가락까지 펴는 동작이 될 수 있다. 목표근육을 구분하는 목적은 목표근육이 수축하는 유일한 근육이 되는 데 있다. 이 시나리오에서 엄지발가락이 아래로 굽힌 채 있다면 엄지발가락이 움직이지 않더라도 긴엄지폄근(EHL)은 여전히 수축하고 있게 된다. 즉 이것은 집중적으로(concentrically) 수축하는 대신에 정적으로 수축(운동이 몸 전체를 움직이지 않고 근육을 움직이게 하는 수축, isometric)하는 것이다. 이로 인해 여전히 긴엄지폄근이 수축하고 굳어져 긴발가락폄근을 촉진하고 식별하기가 더 어려워진다. 이러한 이유로 환자가 해서는 안 되는 근육을 수축할 때마다 환자의 신체 일부가 움직이지 않도록 하는 것은 촉진에 도움이 되지 않는다. 바람직하지 않은 것은 목표근육 이외의 다른 근육의 수축이지 환자의 신체 부위의 움직임이 아니다.

예를 들어 손목굽힘근군의 노쪽손목굽힘근(요측수근굴근, flexor carpi radialis; FCR)이 목표근육이라면, 환자에게 손목관절에 있는 손을 굽히게 하면 노쪽손목굽힘근(FCR)과 더불어 다른 2개의 손목굽힘근군 근육, 긴손바닥근(장장근, palmaris longus; PL)과 자쪽손목굽힘근(척측수근굴근, flexor carpi ulnaris; FCU)도 움직이는 것을 포함할 것이다. 이때 인접한 긴손바닥근 및 자쪽손목굽힘근(FCU)으로부터 노쪽손목굽힘근을 구별하여 촉진하기 위해 환자에게 손목관절을 구부리는 것 대신에 손목을 요측 변위(radial deviation)하라고 해야 한다. 이것이 노쪽손목굽힘근을 더 잘 수축하여 분리할 것이다. 이는 손으로 만질 때 이완되어 더 부드러워진 긴손바닥근과 자쪽손목굽힘근보다 노쪽손목굽힘근이 더 딱딱하게 되어 촉진하고 위치를 파악하는 것이 용이해진다(그림 2-3).

## 근육 촉진 술기 완성하기 (Perfecting the art of muscle palpation)

목표근육의 부착 부위와 작용을 아는 것은 근육 촉진 과학을 배우는 처음 두 단계이다. 어떤 관절 활동을 환자가 수행하도록 할지를 결정하는 것은 **근육 촉진 술기(art of muscle palpation)** 습

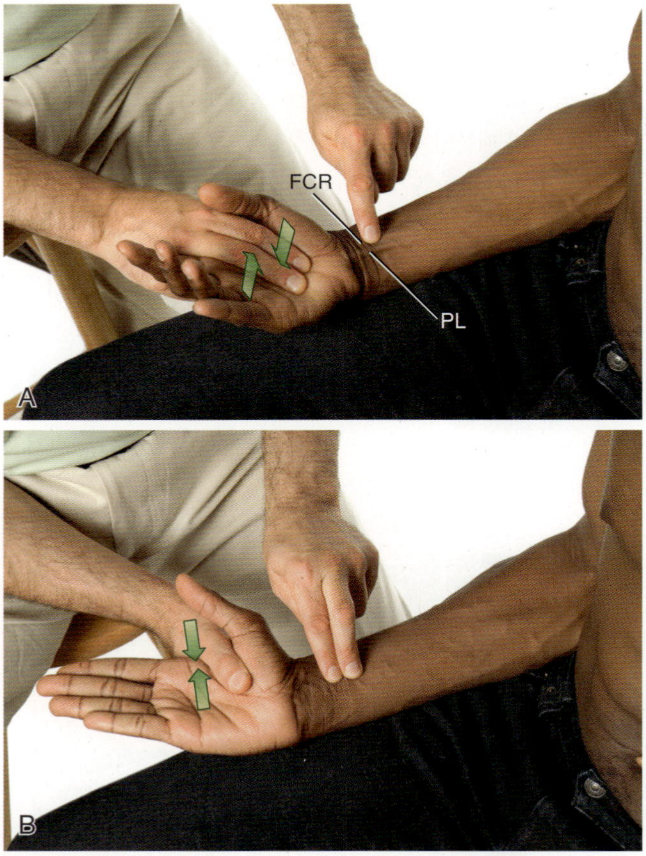


**그림 2-3.** 노쪽손목굽힘근(flexor carpi radialis; FCR)을 촉진하고 있는 그림이다. 환자가 A에서 보여 주는 것과 같이 손목을 구부리게 하면 노쪽손목굽힘근이 수축할 것이나 근접한 긴손바닥근(장장근, palmaris longus; PL) 또한 수축할 것이다. 그러나 환자가 B에서처럼 요측으로 변위하게 하면 노쪽손목굽힘근이 분리되어 수축되고 긴손바닥근은 이완된 상태로 있게 된다.

득의 시작이 된다. 그러나 근육 촉진 술기를 완성하기 위해서는 더 많은 지침에 대한 지식과 적용이 필요하다. 이 부가적인 지침은 다음에 소개한다. 총 20개의 근육 촉진 지침의 요약 목록은 이미 제시하였다. 이렇게 긴 목록을 암기하는 것은 불가능하지는 않더라도 어려운 일이다. 오히려 이 지침들은 이 책의 제4부 제11~21장에서 다루므로 신체 뼈대근육 촉진을 직접 사용하면서 배워야 한다. 실습을 통해 이 지침들이 익숙해지면 근육 촉진 기술의 술기와 과학이 향상될 것이다.

## 지침 #4: 목표근육 수축에 대한 저항을 추가시킨다

환자의 목표근육을 수축시키고 단단하게 하여 두드러지게 하기 위해서 목표근육의 관절 운동 중 하나를 하도록 환자에게 요구할 때, 이 수축이 강하지 않아 쉽게 촉진할 수 없는 경우가 있다. 이는 관절 운동이 큰 신체 부위를 움직일 필요가 없는 경우, 또는 움직이는 신체 부위가 중력에 대항해 움직이지 않는 경우에 특히 그렇다. 환자의 목표근육의 수축이 충분히 강하지 않다면, 치료사는 목표근육을 더 단단하게 수축하고 더욱 두드러지게 나타나도록 하기 위해 저항 추가(add resistance)를 할 수 있다. 한 가지 좋은 예는 목표근육이 원엎침근(원회내근, pronator teres)일 때, 환자에게 노자관절(요척관절, radioulnar joint)에서 아래팔을 엎침(회내, pronate)하라고 요청한다. 아래팔은 신체의 매우 큰 부분이 아니며, 엎침작용(pronation)은 중력에 저항하여 일어나는 것이 아니기 때문에 원엎침근은 수축할 것이다. 그러나 쉽게 촉진할 만큼 수축이 충분히 강하지는 않기 때문에 치료사는 엎침작용 동안 아래팔을 저항하게 함으로써 환자의 수축에 대해 저항을 추가시킬 수 있다. 원엎침근을 더욱 쉽게 촉진하고 인접 근육조직으로부터 구별하기 위해서는 원엎침근의 더 강한 수축을 필요로 한다(그림 2-4).

환자의 목표근육 수축에 저항하는 것은 치료사와 환자 사이에서 누가 더 강한지를 알아보는 싸움이 아니다. 치료사의 역할은 환자를 이기려는 것이 아니라 단순하게 환자의 근육 수축의 힘에 대항하는 것이다. 환자에게 요구되는 근육 수축의 정도는 달라질 수 있다. 이상적으로는 촉진이 되도록 목표근육의 수축을 일으키기 위해서 필요한 힘의 양이 최소가 되어야 한다. 만약에 목표근육이 같은 작용을 하는 더 큰 근육의 심부에 있는 작은 근육이라면 특히 그러하다. 예를 들면 큰볼기근(대둔근, gluteus maximus) 심부에 있는 궁둥구멍근(이상근, piriformis)이 그러하다. 이 두 근육은 엉덩관절에서 넓적다리(thigh)의 가쪽돌림근(lateral rotators)이다. 일반적으로 부드럽게 가쪽으로 회전 수축하면 더 크고 표면에 있는 큰볼기근을 쓰지 않고 더 작고 더 심부에 있는 궁둥구멍근을 사용한다. 큰볼기근의 수축 없이, 촉진을 막는 것 없이 궁둥구멍근의 수축을 구별해 낼 수 있다. 이상적으로 우리는 궁둥구멍근이 '튀는' 느낌이 들 정도로 충분한 수축을 원한다. 즉, 큰볼기군은 이완하여 부드러운 상태로 유지되는 동안 목표근육의 수축을 느끼기 위해 더 강력한 수축이 필요할 때가 있다. 좋은 지침은 치료사가 목표근육을 촉진하려고 시도할 때 부드러운 저항으로 시작하는 것이다. 성공하지 못하면, 필요에 따라 점차적으로 저항력을 증가시킨다.

> **BOX 2-3**
>
> 촉진 시 환자의 목표근육을 촉진하고 있는 치료사의 손은 촉진하는 손(palpation hand)이라고 하고, 저항력을 가하고 있는 다른 손은 보조하는 손(stabilization hand)이라고 한다.

환자의 목표근육 수축에 저항이 가해질 때마다 치료사의 보조하는 손이 다른 추가적인 관절을 교차하지 않도록 두는 것이 매우 중요하다. 촉진 시 환자의 목표근육을 수축시키는 목적은 수축을 목표근육에 제한시키기 위함이다. 이런 방법으로 목표근육만 촉진할 수 있을 정도로 단단해져서 다른 이완된 인접 근육과 부드러운 근

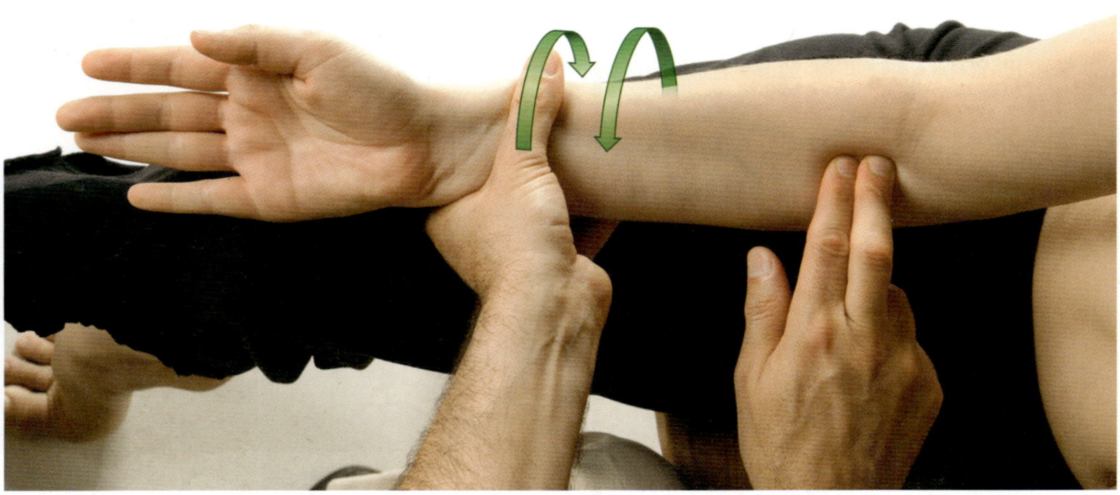

**그림 2-4.** 원엎침근의 강력한 수축을 만들어 내기 위해 치료사는 환자의 아래팔 말단을 잡고 노자관절(radioulnar joints)에서 아래팔 엎침에 저항할 수 있다. 아래팔 엎침에 저항하는 보조하는 손은 아래팔 말단에 위치하고 환자의 손을 잡기 위해 손목관절을 교차해서는 안 된다는 것을 명심해야 한다.

**BOX 2-4**

환자에게 목표근육을 수축하라고 요청하거나 촉진하는 동안 치료사의 저항에 대응해 수축하라고 요구할 때, 몇 초마다 환자에게 휴식을 취하도록 해야 한다. 지속적인 등척성 수축을 유지하는 것은 불편하고 고통스러울 수 있다. 환자가 지속적으로 등척성(isometric) 수축을 유지하는 대신에 교대로 목표근육을 수축하고 이완하도록 요청한다면, 환자는 더욱 편안함을 느낄 수 있고, 촉진하는 과정에도 도움이 많이 된다(목표근육을 교대로 수축 및 이완시키는 방법에 대한 자세한 내용은 지침 #9를 참조하기 바란다).

육과 구분될 수 있다. 그러나 치료사의 보조하는 손이 목표근육을 고립되게 수축시키는 것을 실패하게 만들 것이다.

예를 들면, 원엎침근(pronator teres) 촉진 시 아래팔 엎침(회내, pronation)에 대하여 저항이 추가될 때 치료사의 보조하는 손이 손목관절을 가로질러 환자의 손을 잡지 않는 것이 중요하다. 만약 보조하는 손이 환자의 손을 잡는다면, 손목관절에서 손을 움직이게 하는 손목굽힘근군의 근육이나 손가락굽힘근 같이 손목관절을 가로지르는 다른 근육들 또한 수축하기가 쉬워질 것이며, 이것이 원엎침근과 인접 근육들을 구분하기 어렵게 만든다. 따라서 저항하는 손은 환자의 아래팔에 위치해야 한다(그림 2–4 참조). 이상적으로는 저항하는 손을 아래팔 말단에 두어야 치료사가 힘을 덜 들일 수 있는 가장 좋은 지렛대력을 제공하게 된다.

일반적으로 치료사가 어깨관절에서 팔의 운동에 저항하는 경우 치료사의 보조하는 손은 환자의 아래팔을 잡기 위해 팔꿉관절을 가로지르지 않고 팔꿉관절 바로 옆에 두어야 한다. 치료사가 팔꿉관절에서 아래팔의 움직임에 저항한다면, 치료사의 보조하는 손은 아래팔 말단에 놓고 환자의 손을 잡기 위해 손목관절을 가로지르면 안 된다. 만약 치료사가 손목관절에서 손의 움직임에 저항하고 있다면 치료사의 보조하는 손은 환자의 손바닥에 위치해야 하며, 환자의 손가락을 잡기 위해 손허리손가락관절을 가로지르지 말아야 한다. 이와 같은 이론은 다리(하지, lower limb)와 축방향 몸통(the axial body)에 적용될 수 있다.

저항을 줄 때 고려해야 할 다른 점은 저항이 가해질 때 환자 관절의 각도이다. 원칙적으로 먼저 환자가 교차되는 관절을 약간 움직일 수 있도록 한 다음 저항을 주기 위해 환자에 접촉한다. 예를 들면 촉진할 근육이 손목굽힘근육(wrist flexor muscle)이면 환자의 손이 먼저 손목관절에서 약간 구부러지도록 하고 손목 굽힘에 저항을 가해 준다(그림 2–5). 환자가 치료사의 접촉에 대항하여 밀려고 움직이는 방향이 저항이 주어지고 있는 관절에 집중하기 때문에 이것이 목표근육의 고립화된 수축을 더 잘 만들어 낸다. 예를 들어 손목굽힘근육을 다시 보면, 만약에 환자가 손목관절에서 손을 중립 위치에 두고 치료사가 가한 저항에 대항하여 수축하도록 한다면 그 수축은 손목관절 대신 팔목관절에서 비롯된다. 왜냐하면 팔목관절굽힘근육의 수축은 그림 2–5A에서 볼 수 있듯이 치료사의 저항에 대항하여 밀어내기 때문이다. 그러나 만약 환자의 손이 먼저 약간 구부러져 있다면, 팔목관절을 구부리는 힘의 작용선이 그림 2–5B에서 볼 수 있듯이 손목관절을 구부리는 힘의 작용선과 다르기 때문에 환자의 힘의 각도가 팔꿉관절에서 발생할 가능성이 적다.

### 지침 #5: 촉진하기 전에 자세히 살펴본다

촉진이란 만져서 행해지는 것이지만 시각적 관찰(visual observation)은 목표근육의 위치를 파악하기 위한 귀중한 수단이 된다. 특히 근육이 표면에 얕게 위치하여 근육의 윤곽을 피부를 통해 볼

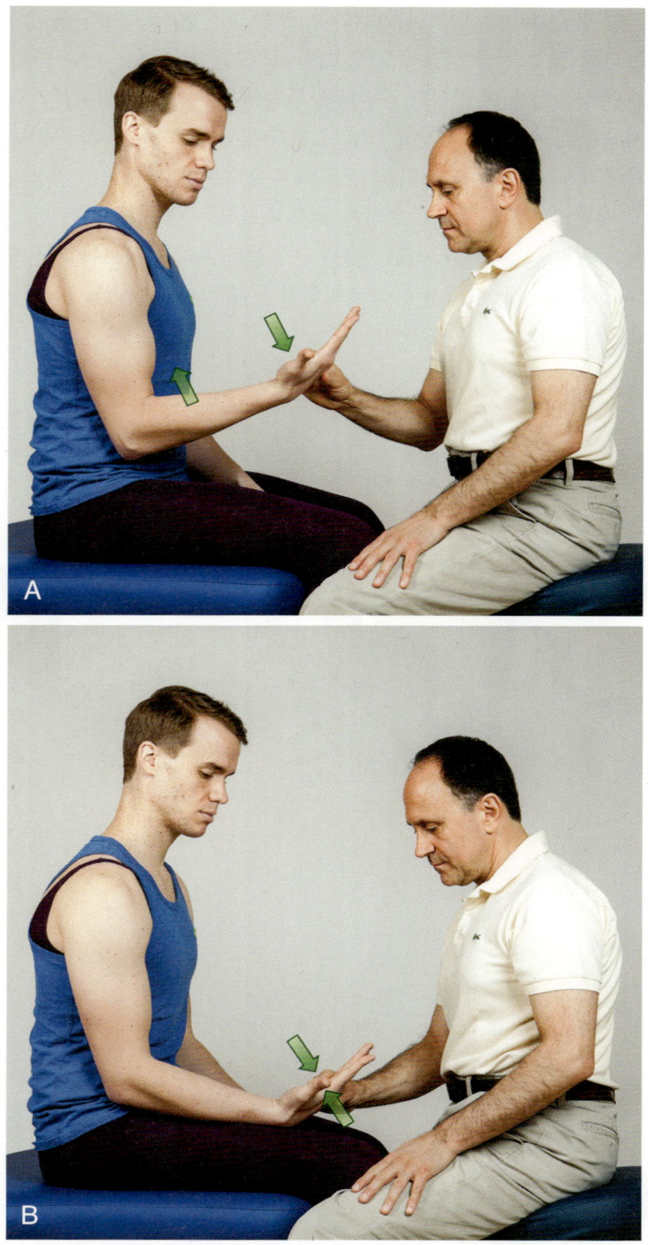


그림 2–5. 구부림에 저항을 줄 때 환자의 손목관절의 각을 적절하게 하는 것이 중요하다. A, 손목관절이 중립 위치에 있다. B, 손목관절이 먼저 약간 구부러져 있다.

수 있을 때 그렇다. 매우 자주 목표근육이 시각적으로 "내가 여기 있다" 하고 외쳐도 치료사는 촉진하고 있는 손이 가로막고 있기 때문에 그것을 보지 못한다. 이는 목표근육이 이완되어 있을 때일지도 모른다. 하지만 수축되어 있을 때는 더욱 그렇다(특히 목표근육이 증가된 저항으로 더 단단하게 수축된다면). 이는 목표근육이 수축하고 단단해질 때 시각적으로 잘 나타나기 때문이다. 이러한 이유로 목표근육을 촉진하려고 할 때마다 먼저 살펴보아야 한다. 그러고 나서 촉진하는 손을 근육 위에 올려 두고 근육을 느껴야 한다.

예를 들면, 손목굽힘근군의 긴손바닥근(장장근, PL)과 자쪽손목굽힘근(척측수근굴근, FCR) 촉진 시, 환자의 앞쪽 아래팔에 촉진할 손을 두기 전, 손목관절 가까이의 앞쪽 아래팔에서 이 두 근육의 말단 힘줄을 먼저 살펴보아야 한다. 말단 힘줄은 치료사가 촉진하는 것을 도울 만큼 선명히 눈에 보일지도 모른다(그림 2-6A). 만약 말단 힘줄이 눈에 보이지 않는다면 환자에게 손목관절을 구부리고 저항을 가하라고 요구한다. 그리고 환자에게 촉진하는 손을 올려놓기 전에 다시 한 번 관찰한다. 근육이 수축하면 말단 힘줄이 긴장되고 시각적으로 튀어나와 위치를 찾고 촉진하는 데 도움이 될 가능성이 훨씬 높다(그림 2-6B). 많은 근육들의 시각적 정보는 촉진하는 것을 돕는다. 따라서 항상 **촉진하기 전에 관찰하기(look before you touch)**는 좋은 습관이다.

**BOX 2-5**

많은 사람들에게서 긴손바닥근(장장근, PL)은 한쪽으로 혹은 양쪽으로 놓치기 쉬우므로 주의해야 한다.

## 지침 #6: 먼저 가능한 한 가장 쉬운 곳에서 목표근육을 찾는다

일단 목표근육이 발견되면 처음부터 위치를 파악하는 것보다 계속해서 촉진을 하는 것이 훨씬 쉽다. 이러한 이유로 좋은 촉진 지침은 항상 가장 먼저 찾기 쉬운 곳에서 목표근육을 느끼는 것이다. 일단 위치를 파악했다면, 부착 부위 중 하나 또는 둘 모두를 향해 계속 촉진할 수 있다. 자쪽손목굽힘근(FCR)을 한 예로 든다면, 말단 힘줄이 시각적으로 분명히 보이는 경우(그림 2-6) 그곳에서 촉진을 시작한다. 일단 명확하게 느껴지면 위팔뼈의 안쪽위관절융기(medial epicondyle)에 있는 몸쪽 부착을 향해 계속 촉진한다.

## 지침 #7: 목표근육을 수직으로 가볍게 두드린다

처음에 목표근육의 위치를 파악할 때나 이미 발견한 목표근육을 따라갈 때 목표근육의 힘살이나 힘줄을 수직으로 가로질러 퉁기면

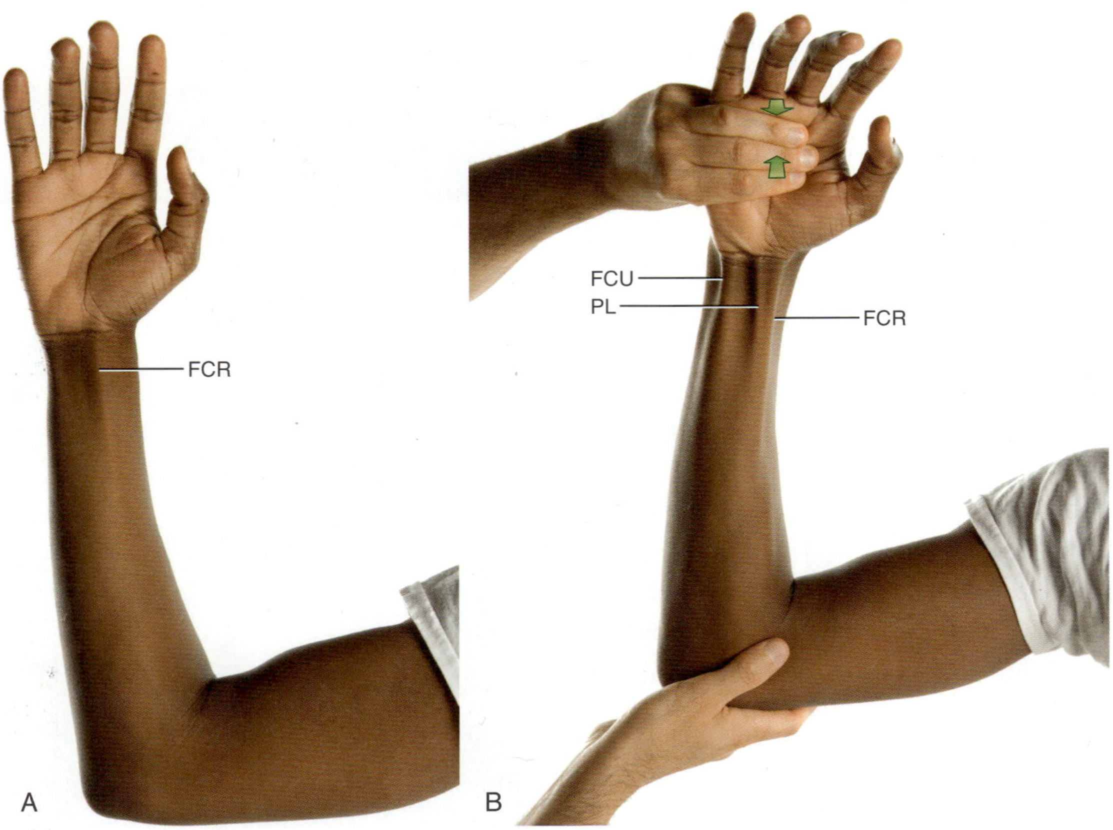


**그림 2-6.** **A,** 자쪽손목굽힘근(FCR)이 이완된 경우에도 먼쪽 힘줄이 보일 수 있음을 보여 준다. **B,** 수축되었을 때(이 경우 저항에 대해) 말단 힘줄이 긴장하여 시각적으로 더 명확해짐을 보여 준다. 참고: 긴손바닥근(PL)과 노쪽손목굽힘근(flexor carpi ulnaris; FCU) 힘줄도 볼 수 있다.

서 두드리는 것이 가장 좋다. 근육의 힘살이나 힘줄을 **수직으로 퉁기면서 두드리기(strumming perpendicularly)**는 기타 줄을 치거나 '윙' 하고 울리는 것과 같다. 즉, 힘살이나 힘줄의 한쪽에서 시작하여 그 돌출부 위로 올라갔다가 다른 쪽으로 떨어진다. 이러한 윤곽의 변화는 촉진하는 손가락이 단순히 목표근육을 따라 세로로 미끄러지는 것보다 훨씬 더 눈에 띄게 촉진할 수 있다(세로로 근육을 따라 미끄러지면서 촉진하는 것은 형태의 변화를 거의 주지 않고 목표근육의 위치를 파악하는 데 도움을 주지 않는다).

근육의 힘살이나 힘줄을 수직으로 가로질러 퉁길 때, 촉진 손가락의 움직임이 짧은 진동의 움직임이 아니라는 점에 유의하는 것이 중요하다. 오히려 목표근육의 한쪽에서 시작하여 위로 올라가서 목표근육을 가로질러서 반대쪽으로 끝낼 정도로 충분히 커야 한다. 이는 손가락을 두드리는 동작의 이동 길이가 상당히 길어야 함을 의미한다. 그림 2-7은 수직으로 튕기는 원엎침근(pronator teres)의 힘살을 보여 준다.

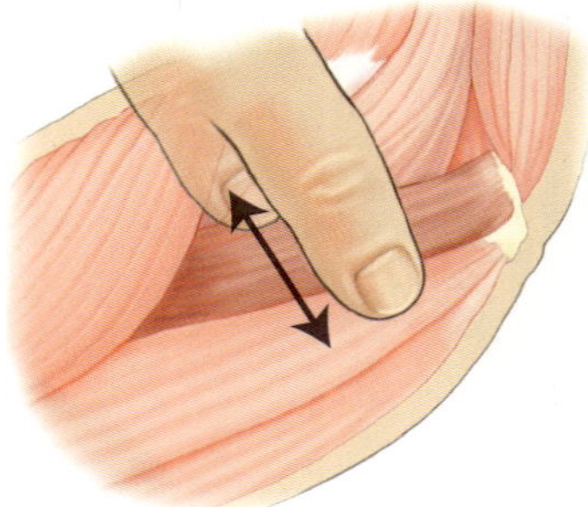

**그림 2-7.** 원엎침근은 힘살을 수직으로 튕김으로써 촉진된다. (Muscolino JE: Kinesiology: the skeletal system and muscle function, 2nd ed., St Louis, 2011, Mosby.)

## 지침 #8: 목표근육을 따라가기 위한 기초 단계법을 사용한다

일단 목표근육과 직각을 이루도록 퉁기면서 두드려 목표근육이 가능한 한 가장 쉬운 곳에서 발견되면, 부착 부위까지 따라가야 한다. 이것은 **기초 단계법(baby steps)**으로 행해야 한다. 기초 단계법을 사용하여 한 근육을 따라간다는 것은 근육의 윤곽 위치를 놓치지 않기 위해 이전의 근육 느낌 뒤에 연속적인 근육의 느낌이 있어야 한다는 것을 의미한다. 만약에 한 지점에서 목표근육을 느낀다면, 다시 그것을 느끼기 위해 그 근육 아래로 몇 인치 건너뛰어서는 안 된다. 더 멀리 건너뛸수록 여러분은 목표근육 위에 있지 않고, 촉진 과정을 잃게 될 것이다. 그림 2-8은 일단 목표근육의 위치를 파악하면 부착 부위들을 향해 기초 단계법들이 실행되어야 함을 설명하고 있다.

**BOX 2-6**

기초 단계법에 따라 목표근육의 경로를 따를 때, 그것은 촉진의 각 단계가 올바른 방향에 있고 목표근육 위에 머무르도록 하기 위해 목표근육의 위치에 대한 명확한 그림을 그리도록 도와준다.

## 지침 #9: 목표근육을 번갈아 가면서 수축하고 이완시킨다

촉진 시 환자 목표근육의 지속적인 수축(등척성 수축, isometric contraction)을 유지시키는 것을 불편하게 여길 수 있다고 이미 언급한 바 있다. 따라서 교대로 목표근육을 수축하고 이완시키는 것이 환자를 더욱 편안하게 만든다. 게다가 치료사가 초기 단계로 과정을 실행하는 동안 환자가 목표근육을 **교대로 수축하고 이완시키는 것(alternately contract and relax)**은 성공적인 촉진을 돕는다. 촉진 과정의 각 초기 단계에서 만약 목표근육이 교대로 수축하고 이완한다면, 치료사는 이완 시 근육의 질감이 부드러워지는 것

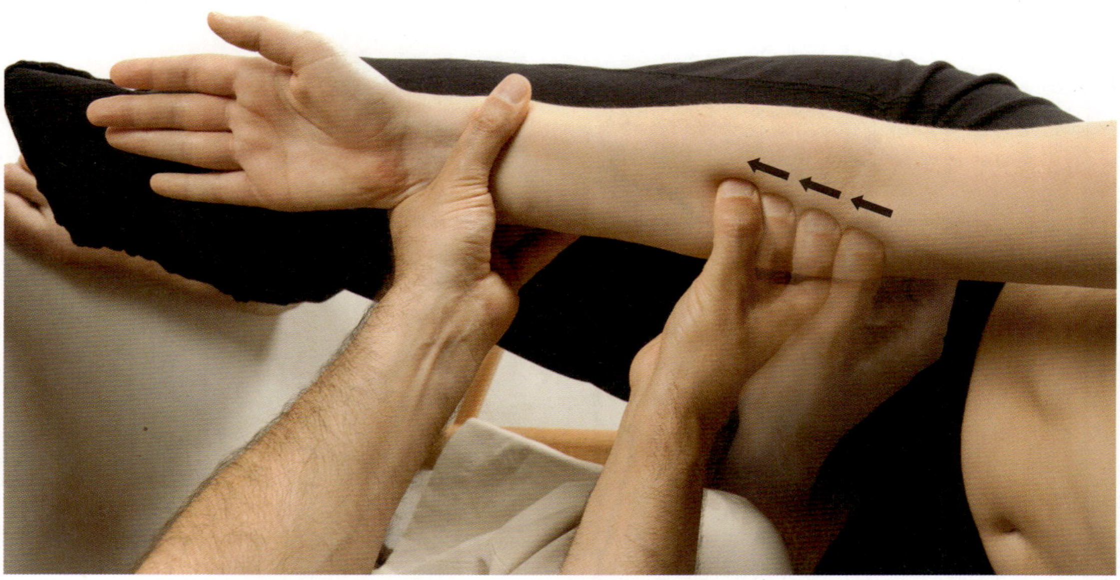

**그림 2-8.** 원엎침근은 먼쪽 부착 부위를 향하여 '기초 단계법'으로 촉진된다.

2

에서부터 수축 시 딱딱해지고 다시 이완 시 부드러워지는 것과 같은 변화를 느낄 수 있다. 이것은 치료사가 여전히 목표근육 위에 있음을 확신시켜 준다. 만약 치료사가 우연히 다른 근육 위에서 목표근육을 이탈한다면, 부드러움에서 딱딱함, 그리고 다시 부드러움으로 바뀌는(목표근육이 수축하고 다시 이완됨에 따라) 근육 질감의 변화가 느껴지지 않기 때문에 명확해질 것이다.

치료사가 행로를 벗어날 때 촉진 손가락은 목표근육이 명확하게 느껴졌던 마지막 지점에 다시 놓고 다음에는 환자에게 다시 교대로 수축하고 이완하도록 하여 목표근육의 행로를 다시 파악하기 위해 약간 다른 방향으로 다음 단계를 실시해야 한다.

### 지침 #10: 적절하게 연결된 근육 동작을 적용한다

연결된 근육 동작(coupled actions)에 대한 지식이 목표근육의 촉진을 용이하게 하기 위해 목표근육을 구별되게 수축하도록 도와줄 수 있는 경우가 있다. 이 경우 대부분 어깨뼈갈비관절(scapulocostal joint)에서 어깨뼈의 돌림을 포함한다. 왜냐하면 어깨뼈 돌림은 스스로 일어날 수 없기 때문이다. 오히려 팔이 어깨(shoulder, glenohumoral)관절에서 움직여질 때만 어깨뼈가 돌림(회전, rotation)할 수 있다. 예를 들면 촉진할 목표근육이 작은가슴근(소흉근, pectoralis minor)이라면, 그것을 수축시키기 위해 사용할 수 있는 몇 가지 동작이 있을지라도 대부분의 동작은 위에 가로 놓여 있는 큰가슴근(대흉근, pectoralis major)도 수축시켜 작은가슴근의 촉진을 차단시키게 된다. 앞가슴에 있는 작은가슴근의 수축을 분리시킬 유일하고 효과적인 동작은 어깨뼈를 아래쪽으로 돌림하는 것이다. 하지만 이 돌림은 어깨관절에서 어깨의 폄(extension), 또는 모음(adduction)과 관련해서만 일어날 것이다. 따라서 작은가슴근을 포함하기 위해 어깨뼈를 아래로 돌리게 하기 위해서는 환자에게 어깨관절에서 팔을 펴고 모으도록 요청한다. 이는 환자가 먼저 등허리(small of the back)에 손을 내려놓게 하고 작은가슴근을 연결하기 위해 자신의 등허리로부터 뒤쪽으로 멀리 손을 움직여 팔을 더 뻗도록 한다. 이 동작이 작은가슴근에 즉시 연결되어 큰가슴근(대흉근, pectoralis major)을 통해 쉽게 촉진될 수 있다(그림 2-9). 중간등세모근(승모근, middle trapezius)을 통해 마름근(능형근, rhomboid)을 촉진할 때도 이와 같은 과정이 사용될 수 있다 (그림 11-15, 11-16 참조).

**BOX 2-7**

목표근육을 촉진하기 위해 연결된 근육 동작에 대한 지식이 신경(상호) 억제와 함께 사용될 수 있다. 예를 들면 어깨올림근(levator scapulae)을 촉진할 때 손을 등에 둠으로써 어깨관절에서 환자의 팔은 쭉 뻗고(extended) 모음(adducted)된다. 이것은 어깨갈비뼈관절에서 어깨뼈를 아래로 돌림시키는 연결된 근육 동작을 필요로 한다. 이 작용은 위등세모근(upper trapezius)을 상호적으로 억제하고 이완시킨다(이는 어깨뼈의 위쪽돌림근 때문임). 이완된 위등세모근으로 어깨올림근이 촉진된다. 이에 대한 더 자세한 설명은 지침 #11의 상호 억제 작용에 대한 내용을 참조한다.

### 지침 #11: 적절하게 상호(신경) 억제를 이용한다

상호 억제(reciprocal inhibition)는 길항근(antagonist muscle)이 능동적으로 수축할 때마다 근육의 신경 억제(neural inhibition), 즉 이완을 일으키는 신경학적 반사이다. 이 신경학적 반사는 특정 목표근육을 촉진할 때 큰 이점으로 사용될 수 있다. 예를 들어 목표근육이 위팔근(상완근, brachialis)이고 이것을 수축시켜 단단하게 만들어 더 촉진하기 쉽게 만들고 싶다면, 환자에게 팔꿉관절을 굽히라고 요구할 수 있다. 왜냐하면 이 작용이 위팔근의 유일한 작용이기 때문이다. 이것의 문제점은 만약 환자가 위팔근을 수축하기 위해 팔꿉관절에서 아래팔을 구부리면 위팔두갈래근(상완이두근, biceps brachii) 또한 수축한다는 것이다. 이는 위팔두갈래근이 앞팔의 위팔근(brachialis) 위에 놓여 있기 때문에 위팔근 촉진을 더욱 어렵게 만든다. 목표근육의 분리된 수축을 하게 하는 것이 근육 촉진의 목표라는 것을 고려할 때(이 경우에는 치료사는 위팔근만 수축하길 원함), 위팔두갈래근은 이완된 상태를 유

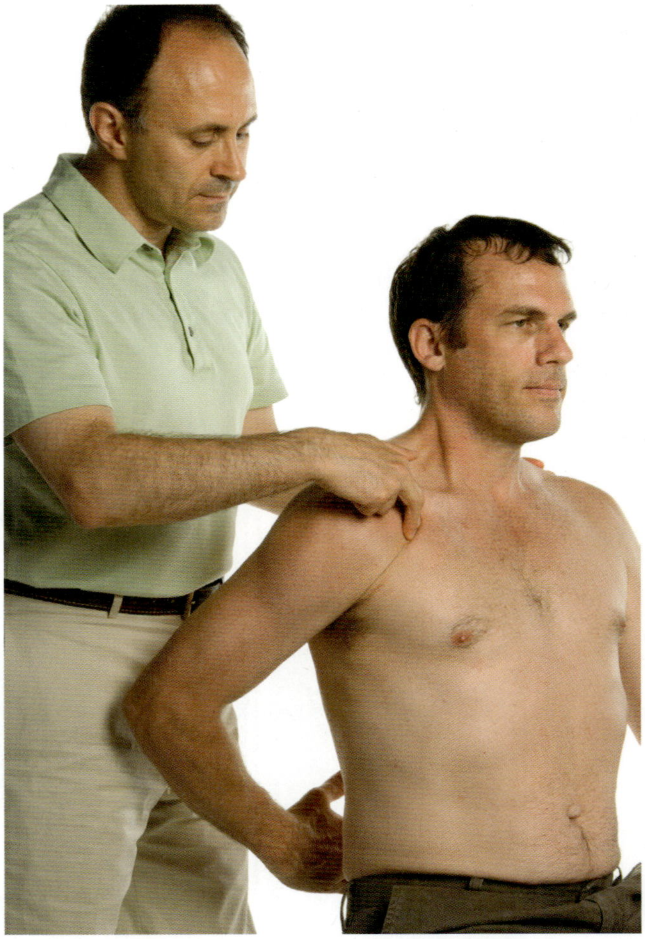

**그림 2-9.** 환자가 손을 등허리 부분에서 뒤쪽으로 움직일 때, 팔은 펴는 동작(extension)이 된다. 이것은 어깨뼈갈비관절에서 어깨뼈가 아래쪽으로 돌림하는 연합된 근육 작용을 필요로 하며, 이 동작이 작은가슴근과 연합되어 작용하므로 큰가슴근을 통해 작은가슴근을 쉽게 촉진할 수 있게 된다.

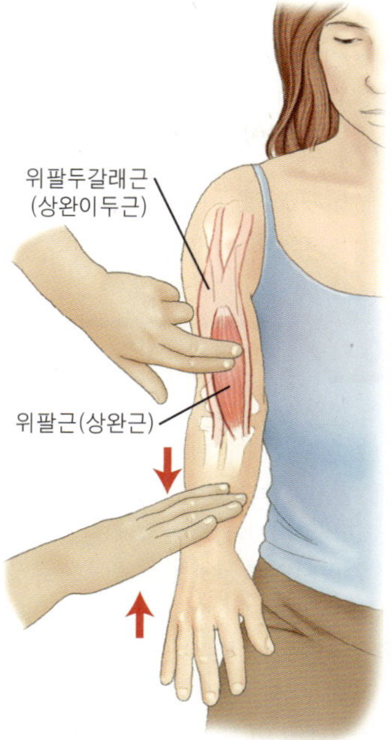


**그림 2-10.** 아래팔의 뒤침근인 위팔두갈래근은 아래팔이 엎침 동작을 하기 때문에(아래팔이 굽혀짐에 따라) 상호적으로 억제되어 위팔근 촉진이 용이해진다. (Muscolino JE: Kinesiology: the skeletal system and muscle function, 2nd ed., St Louis, 2011, Mosby.)

지해야 한다. 위팔근의 유일한 운동(팔꿉관절 굽힘)이 위팔두갈래근의 작용이라 할지라도 치료사가 상호 억제의 원칙을 사용하여 위팔두갈래근을 신경적으로 억제할 수 있다면 이것을 하는 것이 가능하다(그림 2-10). 이를 위해서 환자에게 팔꿉관절에서 아래팔을 완전히 엎침(회내, pronation)시키는 자세를 요구하면서 아래팔을 구부리도록 한다. 위팔두갈래근은 또한 아래팔의 손뒤침근(회외근, supinator)이기 때문에 아래팔을 엎침시키면 신경적으로 위팔두갈래근이 수축하는 것을 억제하므로 팔꿉관절에서 아래팔을 구부려서 위팔근이 수축하여도 위팔두갈래근은 이완된 상태를 유지한다. 따라서 목표근육인 위팔근만 분리된 수축을 할 수 있다.

목표근육을 분리하여 수축시키기 위해 상호 억제 원칙을 사용하는 또 다른 예는 어깨올림근(견갑거근, levator scapulae)의 어깨뼈 부착 부위를 촉진하는 것이다. 만약 환자의 어깨올림근을 수축시켜 촉진할 수 있을 정도로 단단하게 만들기 위해서 환자에게 어깨뼈를 올리라고 한다면, 위등세모근 또한 같이 수축되어 단단해져서 위등세모근 안에 깊숙이 어깨뼈 부착 부위에 있는 어깨올림근의 촉진을 불가능하게 한다. 위등세모근이 수축하는 것을 막기 위해선 환자에게 손을 등허리에 대라고 요청해야 한다. 이러한 위팔뼈의 폄(extension)과 모음(adduction)의 자세는 어깨갈비뼈관절(견갑골늑골관절, scapulocostal joint)에서 어깨뼈(scapula)를 아래로 돌림시키는 것을 필요로 한다. 위등세모근은 어깨뼈의 위쪽돌림근이기 때문에 그것이 억제되고 이완된 채로 머무를 것이다. 이것은 환자가 어깨뼈를 올리도록 요청받았을 때 어깨올림근이 유일하게 수축하여 성공적인 촉진을 가능하게 한다(그림 2-11).

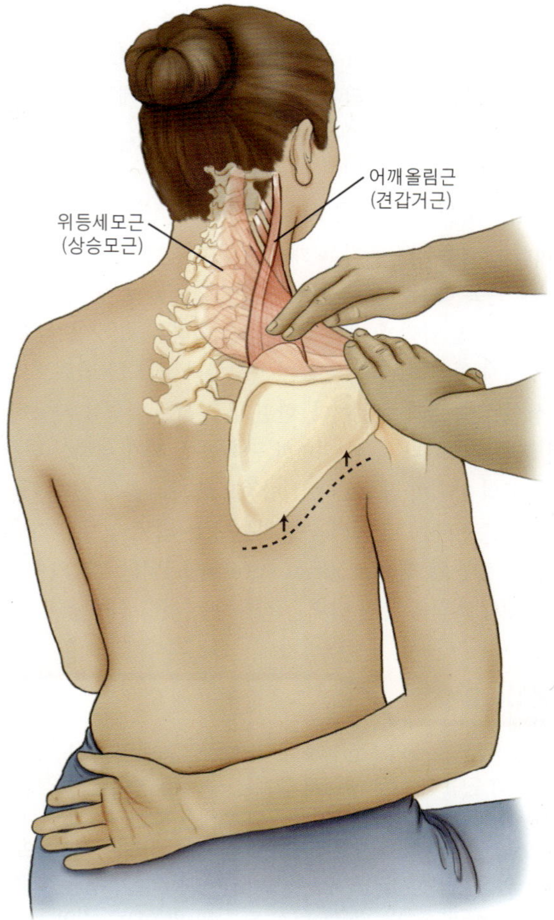


**그림 2-11.** 어깨뼈의 위쪽돌림근(rotator)인 위등세모근은 손을 등허리에 놓는 자세로 인해 어깨뼈가 아래 방향으로 돌림되기 때문에(어깨뼈가 올라가므로) 신경적으로 억제된다. 이것이 어깨올림근의 촉진을 용이하게 한다.

**BOX 2-8**

어깨올림근 촉진 시 어깨갈비뼈관절에서 어깨뼈를 아래 방향으로 회전하는 것은 위등세모근을 상호적으로 억제하여 어깨올림근 촉진을 도울 뿐만 아니라 어깨올림근 수축력을 증가시킨다. 어깨뼈를 아래 방향으로 회전시키는 것은 어깨올림근의 또 다른 작용이기 때문이다.

근육 촉진을 위해 상호 억제의 원칙을 사용할 때 주의해야 할 한 가지 사항이 있다. 환자에게 목표근육을 수축하는 것이 요구될 때 수축하는 힘은 적어야 한다. 만약 수축이 강하면, 환자의 뇌는 관절 활동을 위해 가능한 한 많은 근육을 동원하기 위해 신경 억제 반사(neural inhibition reflex)를 무시하게 된다. 이것은 억제되고 이완되어야 하는 근육의 수축을 초래한다. 일단 다른 근육이 수축하면 목표근육의 성공적인 촉진은 어려워질 가능성이 크다. 예를 들면, 위팔근을 촉진할 때 팔꿉관절에서 아래팔 굽힘이 강하게 수행된다면 위팔두갈래근이 동원되어, 위팔근 촉진을 어렵게 하거나 불

2

가능하게 만든다. 또 다른 예로 어깨올림근을 촉진할 때 어깨갈비뼈관절(scapulocostal joint)에서 어깨뼈 올리기를 강하게 수행한다면 위등세모근이 동원되어, 어깨뼈 부착 부위에서 어깨올림근의 촉진을 어렵게 하거나 불가능하게 만든다.

### 지침 #12: 적절한 압력을 사용한다

적절한 압력을 사용한다는 개념은 이미 제1장에서 다룬 바 있지만, 이는 근육 촉진에 있어 매우 중요하기 때문에 여기에서 반복하는 것이다(촉진 압력에 대한 더 자세한 설명은 제1장을 참고한다). 너무 무겁지 않게 손을 대는 것이 중요하다. 과도한 압력으로 민감성이 상실될 수 있기 때문이다. 한편 너무 적은 압력을 사용하지 않는 것 또한 중요하다. 깊이 위치한 근육을 느끼기 위해선 중간에서 강한 정도의 압력이 필요하다. 일반적으로 대부분의 신입생들이 목표근육을 촉진하는 데 어려움을 겪는 것은 압력이 너무 가볍기 때문이다. **적절한 압력(appropriate pressure)**이란 각각의 목표근육 촉진을 위해 최적의 촉진 압력을 적용하는 것을 의미한다.

**BOX 2-9**

때때로 깊은 근육의 촉진이 매우 가벼운 압력에 의해서도 가능하다. 만약 근육이 너무 깊어서 경계를 느낄 수 없다면, 조직을 통한 수축의 진동을 감지하여 근육의 위치를 결정해야 한다. 이것은 아주 가벼운 접촉으로만 느껴질 수 있다. 이러한 접근법의 한 예는 앞정강근(전경골근, tibialis anterior)과 긴발가락폄근(장지신근, extensor digitorum longus; EDL)의 안쪽으로 깊이 위치한 긴엄지폄근(장무지신근, extensor hallucis longus; EHL)을 촉진하는 것이다.

### 지침 #13: 깊은 촉진을 위해 환자를 심호흡하게 하고, 천천히 조직 쪽으로 깊숙하게 촉진한다

깊이 위치한 모든 근육은 천천히 촉진해야 한다. 비록 깊은 압력은 많은 환자를 불편하게 할 수 있지만 촉진 시 치료사가 환자와 함께 움직인다면 상당히 쉽게 성취할 수 있다. 이것은 환자의 조직 쪽으로 천천히 누르고, 느리고 리드미컬한 방법으로 촉진 과정에 맞춰 환자가 호흡하도록 함으로써 수행할 수 있다. 이것의 좋은 예는 배골반강(복부골반강, abdominopelvic cavity)에서 큰허리근(대요근, psoas major)을 촉진하는 것이다. 이것은 큰허리근이 척추 앞에 놓여 있고 후복벽의 일부를 형성하고 있기 때문에 복부 내장을 통해 도달하기 위해 탄탄하고 강한 압력이 필요하다. 환자가 편안함을 유지하려면, 치료사는 환자가 천천히, 고르게 숨을 쉴 때 환자의 조직 쪽으로 매우 천천히 촉진해 들어갈 필요가 있다. 촉진을 시작하기 위해 환자에게 중간에서 깊은 정도로 숨을 깊이 들이마시라고 요청한 뒤에 환자가 천천히 숨을 내쉴 때, 천천히 큰허리근을 향해 누른다. 환자의 첫 번째 날숨이 끝날 때 큰허리근에 도달할 필요는 없다. 대신 가하고 있는 압력을 약간 줄이고, 환자에게 적당한 크기의 숨을 들이마시도록 요구한다. 그런 다음, 환자가 다시 천천히 숨을 내쉼에 따라 계속해서 천천히 더 깊게 눌러 들어간다. 이 과정은 큰허리근에 도달하기 위해 세 번 정도 반복될 필요가 있을 수도 있다. 깊은 근육은 보통 이와 같은 방법으로 환자의 두세 번의 호흡으로 접근할 수 있다. 이때 기억해야 할 가장 중요한 사실은 견고하고 깊은 압력은 천천히 적용하여야 한다는 것이다.

**BOX 2-10**

치료사가 하나의 깊은 부위 근육에 접근하기 위하여 환자의 조직으로 천천히 그리고 깊숙하게 들어가면서 환자에게 촉진에 맞춰 숨을 쉬게 할 때, 환자가 숨을 빠르고 얕은 숨을 쉬지 않도록 하는 것이 중요하다. 그러나 환자가 매우 깊게 숨을 쉴 필요는 없다. 매우 깊은 호흡은 치료사의 촉진하는 손을 밖으로 밀어낼지도 모른다. 특히 치료사가 복부를 촉진하고 있다면 말이다. 이때 숨의 깊이보다 더 중요한 것은 숨 쉬는 속도이다. 환자의 호흡은 느리고, 리드미컬하고, 이완되어야 한다. 치료사가 비슷한 방법으로 숨을 쉰다면 환자의 입장에서 이 호흡은 쉬워진다.

### 지침 #14: 근육들을 기준점으로 사용한다

뼈대와 뼈 기준점들이 파악되면 목표근육의 위치를 파악하고 촉진하는 것을 돕기 위해 뼈의 기준점을 이용하는 것이 보편적이다. 그러나 한 근육의 촉진이 습득되면, 이는 다른 인접 근육의 위치를 파악하기 위한 유용한 기준점이 될 수 있다. 예를 들어, 목빗근(흉쇄유돌근, sternocleidomastoid muscle; SCM)의 촉진이 숙달된다면 목갈비근육(사각근, scalene)을 촉진하는 것은 간단하다. 필요한 모든 것은 목빗근(SCM)의 빗장갈래 가쪽 경계의 위치를 파악한 다음, 즉시 그것을 비껴서 촉진하면 목갈비근육 위에 있을 것이다. 이것은 처음에 목뼈의 가로돌기(횡돌기, transverse process) 앞결절(전결절, anterior tubercle)을 촉진하려고 시도하는 것보다 목갈비근의 위치를 파악하기에 훨씬 더 쉬운 방법이다. 비슷하게 목빗근 역시 긴목근(경장근, longus colli)의 위치를 파악하고 촉진하기 위해 사용될 수 있다. 먼저 목빗근의 복장뼈머리(흉골두, sternal head)의 안쪽 경계를 찾은 다음 안쪽으로 비껴 촉진하면서(drop off) 척추를 향해 누르면, 긴목근을 촉진할 수 있다. 한 근육의 위치에 대한 지식이 치료사가 찾기 더 어려울 수 있는 다른 근육을 찾는 데 도움이 될 수 있는 무수한 다른 예들이 있다.

### 지침 #15: 뼈 부착 부위 촉진 시 목표근육을 이완시키고 수동적으로 느슨하게 한다

가능한 한 목표근육을 많이 촉진해 보는 것이 바람직하다. 가급적 한쪽 뼈 부착 부위부터 다른 쪽의 뼈 부착 부위에 이르기까지 모든 부위를 촉진할 수 있어야 한다. 그러나 목표근육을 뼈 부착 부위까지 따라가는 것이 어려울 때가 있다. 이것은 환자의 목표근육이 수축한 상태라면 더욱 그렇다. 이는 목표근육의 힘줄을 긴장시키고 단단단하게 하여 뼈 부착 부위와 구별하기 어렵게 만들기 때문이다. 역설적이게도 목표근육을 수축하는 것은 근육의 힘살을 단단하게 하고, 그 근육의 힘줄이 긴장되고 단단해지기 때문에 인접한 연부조직과 힘살의 구분을 쉽게 할 수 있게 하지만, 그것이 오히려 힘줄과 근육의 부착부위인 인접한 단단한 뼈 조직의 구분을 어렵게 만든다. 즉 목표근육을 수축하는 것은 인접 연부조직들과 구분하는 것은 돕지만, 뼈 부착 부위와 같은 단단한 인접 조직들과의 구분은 더 어렵게 만든다. 따라서 치료사가 목표근육에서 뼈 부착 부위까지 이르는 모든 경로를 따라갈 수 있도록 도울 수 있는 한 가지 지침은 치료사가 뼈 부착 부위에 도달해 감에 따라 환자가 목표근육을 이완시키고 수동적으로 느슨하게 하는 것이다. 이 지침을 사용하는 예들은 골반의 아래앞엉덩뼈가시(전하장골극, anterior inferior iliac spine; AIIS)에서 넙다리곧은근(대퇴직근, rectus femoris)의 몸쪽 부착(proximal attachment)을 촉진하는 것(그림 19-30 참조), 그리고 위팔뼈의 작은결절(소결절, lesser tubercle)에서 어깨밑근(견갑하근, subscapularis muscle)의 먼쪽 부착(distal attachment)을 촉진하는 것이다(그림 11-60 참조).

연부조직을 느슨하게 하는 개념이 인접 근육과 다른 연부조직에 적용될 수 있으며 깊이 있는 목표근육을 촉진할 때 도움이 된다. 예를 들면 목 앞쪽에서 목갈비근육이 가로돌기에 부착되는 것을 촉진하고자 한다면 우리는 위에 놓여 있는 목빗근을 느슨하게 하여야 한다. 이것은 환자의 목을 가쪽으로 구부리고 반대쪽으로 돌림으로써 이루어진다. 우리는 목갈비근육의 가로돌기 부착 부위에 접근하기 위해 촉진하는 손가락을 느슨해진 목빗근에 깊숙이 부드럽게 밀 수 있다. 비슷하게 목갈비근육의 갈비뼈 부착 부위를 촉진하기 위해 환자의 빗장뼈 깊숙이 도달해야 한다. 이것은 목을 구부리고 같은쪽으로 구부려서 목 앞쪽 조직을 느슨하게 했을 때 가장 잘 촉진된다.

### 지침 #16: 촉진 시에는 눈을 감는다

목표근육 촉진을 시작할 때 촉진 부위를 육안으로 살피는 것이 중요하지만(지침 #5 참조), 육안 검사가 완료되면 치료사가 촉진을 계속하면서 환자의 몸을 계속 관찰할 필요가 없다. 사실 촉진 시 치료사가 눈을 감으면 매우 유익할 수 있다. 눈을 감음으로써 촉진 손가락에서 느껴지는 것을 산만하게 할 수 있는 외부 감각 자극을 차단할 수 있기 때문이다. 눈을 감으면 치료사가 촉진 손가락에 모든 주의를 집중할 수 있으므로 감각적 예민함을 증가시킨다.

### 지침 #17: 촉진 시 환자의 피부 아래에 있는 해부도를 마음속으로 그려 본다

치료사가 촉진 시 눈을 감고 있을 때 환자의 피부 아래쪽에 있는 목표근육과 다른 인접한 해부학적 구조를 마음속에 그리는 것이 매우 유익할 수 있다. 환자의 피부 아래 해부도를 그리면 목표근육의 초기 위치 파악을 용이하게 하고, 목표근육의 부착 부위를 향해 따라가면서 기초 단계를 쉽게 사용할 수 있다.

### 지침 #18: 환자가 간지럼을 탄다면 촉진하고 있는 치료사의 손 위에 환자의 손을 얹도록 한다

불행히도 환자가 간지럼을 느낄 때는 촉진하면 환자가 멀어지기 때문에 촉진하는 것이 불가능하지 않지만 어려운 경우가 많다. 특히 환자를 가볍게 만질 경우에 더욱 그렇다. 따라서 간지러워하는 환자는 강한 압력으로 촉진하는 것이 최상이다. 그러나 일부 환자의 경우에는 가볍게 촉진하든 강하게 촉진하든 간에 극도로 간지럼을 타게 되면, 이것이 촉진 평가와 치료 또한 방해할 수 있다. 간지럼을 타는 환자의 민감성을 줄일 수 있는 한 가지 방법은 치료사의 촉진하는 손 위에 환자의 손을 두게 하는 것이다. 간지럼은 다른 개인이 자신의 공간을 침범하는 것으로 감지된다. 이는 사람이 자기 자신을 간지럽힐 수 없는 이유이다. 따라서 환자의 손이 촉진하는 손 위에 놓인다면 환자는 무의식적으로 이 공간을 통제하고 있다는 느낌을 받고 덜 간지럽게 되는 경향이 있다. 이 지침을 사용하는 것이 모든 상황에서 모두에게 적용되지는 않으나, 대개 성공적이며 시도해 볼 만한 가치가 있다.

### 지침 #19: 손톱을 짧고 매끈하게 관리한다

일부 근육 촉진 시 치료사의 손톱은 매우 짧아야 할 필요가 있다(그림 2-12A). 이것은 더 깊게 촉진할 때 더욱 그렇다. 예를 들어 어깨밑근(견갑하근, subscapularis), 허리네모근(요방형근, quadratus lumborum) 또는 목갈비근(사각근, scalenes)의 척추 부착 부위를 촉진할 때이다. 유감스럽게도 모든 사람이 손톱 길이에 관해 다른 의견을 가지고 있다. 그래서 일부 치료사들은 손톱이 너무 길어져도 허용한다. 결과적으로 그들은 일부 근육들을 편안하게 촉진할 수 없고 통증을 유발하고 손톱자국을 남기거나, 혹시나 긴 손톱 때문에 환자를 아프게 하는 것이 두려워 치료가 필요한 근육조직을 적절히 촉진하거나 치료하는 것을 피하게 된다. 필요한 정확한 손톱 길이는 촉진마다 다르다. 적당한 손톱 길이를 확인하는 좋은 방법은 촉진하는 손의 손가락 패드를 멀리 두고 다른 손의 손톱으로 촉진하는 손의 손톱을 잡으려고 시도하는 것이다(그림 2-12B). 만약 잡을 수 있다면 손톱이 너무 길다는 것이고, 잡을 수 없다면 손톱 길이가 충분히 짧아서 깊게 촉진할 수 있다.

손톱이 부드러운 것 역시 중요하다(즉, 손톱의 가장자리는 날카롭지 않아야 한다). 손톱을 다듬을 때는 손톱의 가장자리를 다듬어 매끈해지도록 마무리하는 것이 중요하다. 날카롭고 짧은 손톱은 긴 손톱만큼 환자를 불편하게 하거나 고통을 줄 수 있다.

### 지침 #20: 최적의 촉진 자세를 취한다

**최적의 촉진 자세(optimal palpation position)**란 단순히 특정 목표근육을 촉진하기에 가장 효과적인 환자의 자세를 말한다. 하나의 특정 목표근육 촉진을 위한 최적의 자세가 환자의 근육이 치료될 때 취하는 자세가 아닐 수 있음을 인식하는 것이 중요하다. 환자들은 보통 엎드린 자세나 바로 누운 자세로 치료받는다. 하지만 어떤 근육들은 환자가 옆으로 눕거나 서 있을 때 또는 앉아 있을 때 가

2

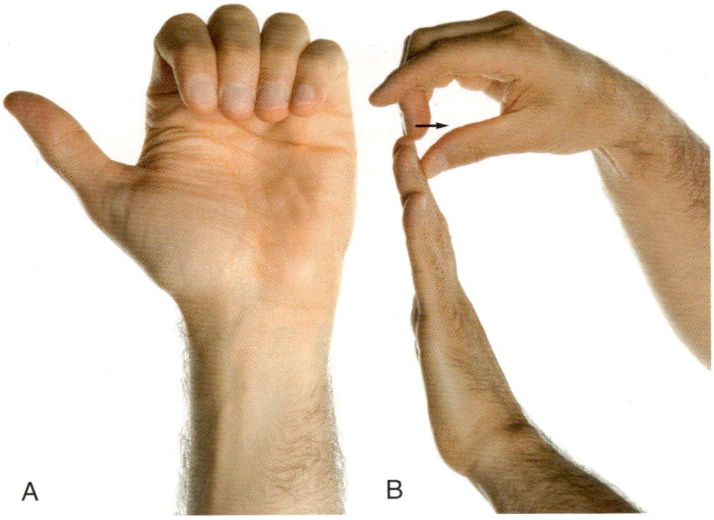


**그림 2-12.** **A,** 깊이 촉진하여 치료할 때 적당한 길이의 손톱을 보여 준다. **B,** 더 깊은 촉진을 하기 위해 손톱 길이가 충분히 짧다는 것을 체크하는 쉬운 방법을 보여 준다. 다른 손의 손톱으로 촉진하는 손의 손톱을 잡을 수 있는지 살펴본다. 만약 잡을 수 있다면 손톱이 매우 길다고 할 수 있다.

장 잘 촉진된다. 예를 들면 작은가슴근(pectoralis minor)은 대부분 환자가 바로 누운 자세를 취할 때 치료된다. 그러나 작은가슴근을 촉진하기 위해 환자가 취하는 가장 바람직한 자세는 보통 앉은 자세다. 앉은 자세는 먼저 환자가 등에 손을 얹은 다음, 손을 등에서 뒤쪽으로 움직이는 것을 더 쉽게 한다(작은가슴근을 포함하기 위해 어깨근을 아래쪽으로 돌림한다)(그림 11-80 참조). 이런 이유로 환자가 치료 중에 자세를 바꾸지 않는 것이 바람직하지만 정확한 촉진이 환자의 평가와 치료에 중요하다면 그렇게 해야 할 필요가 있다. 치료 과정의 흐름을 방해하지 않기 위해 치료사는 치료 시작 전 과정 초기에 모든 촉진 평가를 하도록 선택할 수도 있다.

**BOX 2-11**

종종 특정 목표근육을 촉진하기 위해 환자는 한 가지 이상의 자세를 취할 수 있다. 비록 한 자세가 목표근육 촉진에 적합하다고 여겨지더라도 어떤 치료사들은 다른 자세를 선호할 수도 있다. 그러나 어떤 환자 자세와 촉진 과정이 가장 선호하는 접근법일지라도 다른 환자에게는 다른 위치와 촉진 과정이 더 효과적일 수 있다. 이러한 이유 때문에 근육 촉진 시 창의적이고 유연하게 생각하는 것이 바람직하다. 치료사가 더 많은 촉진 자세와 방법을 개선하여 편안함을 느낄수록 환자를 더욱 성공적으로 치료할 수 있다. 이 책의 제4부에는 각 근육의 촉진에 대해 적용 가능성이 있는 여러 자세가 제공되고, 다른 촉진 방법 역시 제시된다.

## 결론(Conclusion)

비록 근육 촉진의 과학이 목표근육의 부착 부위와 작용에 대한 확실한 지식으로 시작하지만 촉진을 기술로 전환하려면 훨씬 더 많은 것이 필요하다. 근육 촉진의 기술은 여기에 나열된 많은 지침뿐만 아니라 목표근육과 모든 인접 근육조직의 부착 부위와 작용에 대한 전문 지식, 목표근육이 인접 근육들과 구별되도록 하는 통합적 진단법으로 접근되는 방법들을 포함한다. 종합적으로 필요한 것은 민감한 손과 비판적 사고 및 창조적 의지이다.

## 검토 질문(Review questions)

1. 뼈와 뼈 기준점을 촉진하는 것과 연부조직을 촉진하는 것 사이의 차이점은 무엇인가?
2. 근육 부착을 아는 것이 치료사에게 어떤 이점을 주는가?
3. 목표근육의 분리된 수축의 중요성은 무엇인가?
4. 촉감 이외에 어떤 다른 감각이 촉진하는 치료사에게 귀중한 수단이 될 수 있는가?
5. 목표근육의 수축에 저항을 추가하는 것에 대한 중요한 세부 사항 세 가지를 기술해 보자.
6. 목표근육은 어떤 방법으로 촉진해야만 하는가? 세로로 혹은 수직으로? 그 이유는?
7. 깊은 촉진 과정을 기술해 보자.
8. 적절한 촉진 자세를 기술해 보자. 이것이 치료와 어떤 관계가 있는가?
9. 상호적인 억제는 무엇이며 촉진하는 동안 어떻게 사용될 수 있는가?
10. 근육의 뼈 부착 부위에 접근할 때, 치료사가 어떻게 더 쉽게 촉진할 수 있을까?

### 깊이 생각해야 할 점(Deeper thoughts)

이 장에 있는 촉진의 모든 지침 중에서 가장 도전이 되는 지침은 무엇인가? 그 어려움을 극복하기 위해 어떤 단계를 거쳐야 하나?

제 3 장

# 정형외과 평가 검사
## (Orthopedic Assessment Testing)

**개요(Overview)**

이 책의 주요 초점은 촉진 평가를 탐색하는 것이지만 정형외과 평가 검사는 모든 도수 및 운동치료사, 개업의가 환자에 대한 신체검사를 할 때 익숙해야 할 근골격 평가의 또 다른 주요 영역이다. 이 장은 신체검사 과정의 필수 요소로 시작하며, 일반 정형외과 평가 검사의 세 가지 주요 유형인 능동운동범위, 수동운동범위, 도수저항 등에 대해 설명한다. 그런 다음 신체에 대한 주요 특수 정형외과 평가 검사를 다루며, 부위별로 몸통에서 시작하여 다리, 팔을 다룬다. 각 검사별로 세 가지 주요 측면을 다루는데, 검사의 목적, 검사 수행 방식, 긍정적인 검사를 결정하는 객관적 또는 주관적 결과이다. 검사가 어떻게 수행되는지 보여 주기 위해 고품질 사진도 제공된다. 일부 검사에 대한 대체 명칭 및 추가 메모도 포함된다.

**학습 내용(Chapter outline)**

서론
일반 정형외과 평가 검사
능동운동범위(AROM)
수동운동범위(PROM)
도수저항(MR)
평가하기
AROM 수행
PROM 수행
가동근육에 대한 MR 수행
PROM을 통한 통증 위치 결정 및 길항근에 대한 MR 수행
종합하기
특수 정형외과 평가 검사
목
등뼈
엉치엉덩관절(SIJ)
허리뼈
엉덩관절/허벅지
무릎관절
발목관절/발
어깨관절
팔꿉관절
손목관절/손

**학습목표(Chapter objectives)**

*이 장을 마치고 나면 학생/치료사는 다음과 같은 사항을 수행할 수 있어야 한다.*

1. 신체검사 과정의 주요 측면을 나열한다.
2. 능동운동범위 검사를 설명하고 시연한다.
3. 수동운동범위 검사를 설명하고 시연한다.
4. 도수저항 검사를 설명하고 시연한다.
5. 이 장에서 다루는 특수 정형외과 평가 검사의 명칭, 목표, 역학, 양성 검사 결과의 지침을 명시한다.

* 이 장의 삽화는 달리 명시되지 않는 한, Art & Science of Kinesiology에 저작권이 있으며 서면 허가 없이 복제할 수 없다. 이 장은 또한 Muscolino JE: Body mechanics: orthopedic assessment of strains and sprains, Massage Ther J. Summer:74-80, 2012의 내용을 포함한다.

3

## 주요 용어(Key terms)

가쪽곁인대 검사(외측측부인대 검사, Lateral collateral ligament test)
갠슬렌 검사(Gaenslen's test)
교차 검사(Cross over test)
궁둥구멍근(이상근) 증후군 검사(Piriformis syndrome test)
기도 검사(Prayer test)
기침 검사(Cough test)
깡통 비우기 검사(Empty can test)
나클라스 검사(Nachlas test)
노블 압박 검사(Noble compression test)
노쪽굴증후군(요측관증후군)/뒤뼈사이신경(후골간신경) 증후군 평가[Radial tunnel syndrome/posterior interosseous nerve(PIN) syndrome assessment]
능동운동범위(Active range of motion; AROM)
능동적 뻗은다리올림(하지직거상) 검사[Active straight leg raise(ASLR) test]
도수저항(Manual resistance; MR)
돌기사이관절(후관절) 증후군을 위한 허리 폄(Lumbar extension for facet syndrome)
뒤쪽 밀기 검사(후방 서랍 검사, Posterior drawer test)
드롭 암 검사(Drop-arm test)
라이트 검사(Wright's Test)
모튼의 (압박/압축) 검사[Morton's (compression/squeeze) test]
목말뼈(거골) 기울기 검사(Talar tilt test)
목뼈 당김 검사(경추 견인 검사, Cervical distraction test)
무릎넙다리(슬개대퇴) 운동성 검사(Patellofemoral mobility test)
무릎넙다리(슬개대퇴) 증후군 검사[Patellofemoral syndrome(클라크 검사, Clarke's test)]
묶인 정중신경 스트레스 검사(Tethered median nerve stress test)
발가락 사이 압박 검사(Interdigital squeeze test)
발등굽힘 외반 검사(Dorsiflexion eversion test)
발목 앞쪽 당김 검사(발목 전방 서랍 검사, Ankle anterior drawer)
발목에서의 티넬 징후(Tinel's sign at the ankle)
발살바 검사/수기(Valsalva test/maneuver)
발허리뼈머리(중족골두) 평가(Metatarsal head assessment)
봉우리밑주머니염(견봉하활액낭염) 벌림(외전) ROM 검사(Subacromial bursitis abduction ROM test)
속도 검사(Speed's test)
손목에서의 티넬 징후(Tinel's sign at the wrist)
수동운동범위(Passive range of motion; PROM)
수동적 뻗은다리올림(하지직거상) 검사[Passive straight leg raise(PSLR) test]
슬럼프 검사(Slump test)
아킬레스건 핀치 검사(Achilles tendon pinch test)
안쪽곁인대 검사(내측측부인대 검사, Medial collateral ligament test)
애드슨 검사(Adson's test)
애플리 긁기 검사(Apley's scratch test)
애플리 당김 검사(Apley's distraction test)
애플리 압박 검사(Apley's compression test)
엉치엉덩관절(천장관절) 압박 검사(SIJ compression tests)
에덴 검사(Eden's test, military brace position: 군인 자세 검사)
오버 검사(Ober's test)
한쪽 다리 허리 폄 검사(One leg lumbar extension test)
요만 검사(Yeoman's test)
위팔신경얼기(상완신경총) 긴장 검사(Brachial plexus tension test; BPTT) – 노신경(요골신경, radial nerve)
위팔신경얼기(상완신경총) 긴장 검사(Brachial plexus tension test; BPTT) – 자신경(척골신경, ulnar nerve)
위팔신경얼기(상완신경총) 긴장 검사(Brachial plexus tension test; BPTT) – 정중신경(median nerve)
앞쪽 당김 검사(Anterior draw test)
척추동맥 기능 검사(Vertebral artery competency test)
척추사이구멍(추간공) 압박 검사, 스펄링 검사(Foraminal compression test, Spurling's test)
최대 척추사이구멍(추간공) 압박 검사(Maximal foraminal compression test)
토마스 검사(Thomas test)
팔렌 검사(Phalen's test)
패트릭 페이버 검사(Patrick FABER test)
페이스 벌림 검사(Pace abduction test)
프롬트 징후(Froment's sign)
핀치 그립 검사(Pinch grip test)
핀켈스타인 검사(Finklestein's test)
호킨스-케네디 충돌 검사(Hawkins-Kennedy impingement test)
활시위 검사(Bowstring test)

## 서론(Introduction)

이 책의 주요 초점은 촉진 평가이다. 실제로 촉진은 도수치료사를 위한 주요 평가 도구이다. 그러나 정형외과 평가 검사는 신체검사 과정 중에 촉진을 동반해야 한다. 촉진 및 정형외과 평가는 정확하고 철저한 신체검사의 두 가지 주요 구성 요소이다.

이 장에서는 일반 정형외과 평가 검사와 도수치료사가 진료에 사용해야 하는 주요 특수 정형외과 평가 검사에 대한 비판적인 사고 탐색을 제공한다.

### 일반 정형외과 평가 검사

a. 능동운동범위(active range of motion; AROM) – 근육 긴장, 인대 염좌 및 근육 경련에 양성(positive)
b. 수동운동범위(passive range of motion; PROM) – 인대 염좌 및 근육 경련에 양성
c. 도수저항(manual resistance; MR) – 근육 긴장 및 근육 경련에 양성

## 일반 정형외과 평가 검사 (General orthopedic assessment tests)

의학계에는 "진단 없이 치료하지 말라"는 말이 있다. 이 개념은 임상 정형외과 도수치료(clinical orthopedic manual therapy; COMT)의 세계관에 맞게 "정확한 평가 없이 치료하지 마십시오"라고 수정할 수 있다. COMT의 본질은 치료가 일반적인 건강을 지향하는 것이 아니라 특정 근막 문제를 치료하기 위해 수행된다는 것이다. 이를 위해서는 정확한 평가가 필요하다.

배울 수 있는 특수 정형외과 평가 검사가 많이 있으며 가능한 한 많이 아는 것이 좋다. 실제로 이 장에서는 주요 내용을 살펴본다. 그러나 임상 정형외과 치료를 위해 오는 대부분의 환자들은 근육계의 과도긴장 및 긴장 또는 인대 복합체(인대/관절낭/근막) 염좌가 있으며, '일반 정형외과 평가 검사'라고 설명되는 세 가지 주요 정형외과 검사로 평가할 수 있다. 이 세 가지 검사는 능동운동범위(AROM), 수동운동범위(PROM) 및 도수저항(MR)이다.

AROM은 대상 관절의 근육을 수축하여 동작 범위를 통해 대상 관절을 능동적으로 움직이도록 환자에게 요청함으로써 수행된다(그림 3-1). PROM인 경우, 치료사가 환자의 관절을 운동범위를 통

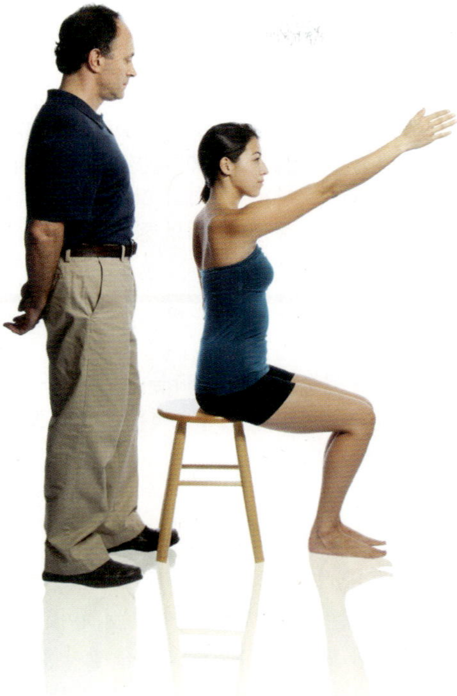

**그림 3-1.** GH관절의 굽힘 AROM.

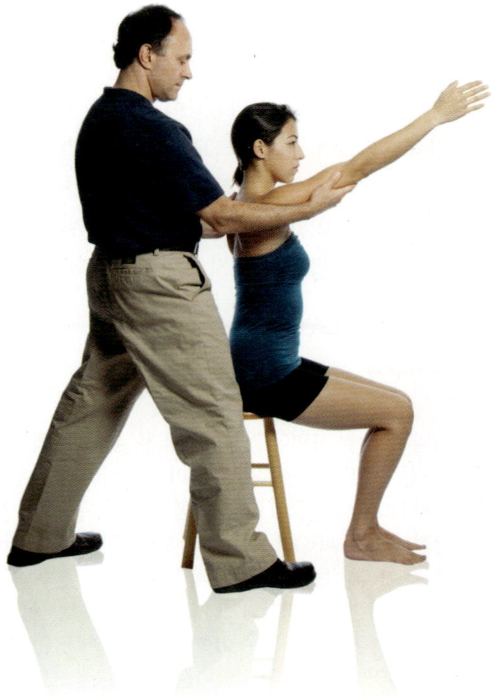

**그림 3-2.** GH관절의 굽힘 PROM.

해 가져올 때 환자는 편안한 상태를 유지한다(그림 3-2). MR은 환자에게 가동범위를 통해 관절을 움직이도록 요청하는데, 환자가 관절을 움직이는 데 성공하지 못하도록 손으로 저항을 가하는 방식으로 수행된다(그림 3-3). 각각의 경우에 검사는 신체의 특정 조직에 물리적 스트레스를 가함으로써 그것을 평가한다. 조직이 건강하면 통증/불쾌감을 느끼지 않으며, 검사 결과는 음성이다. 조직이 건강하지 않으면 환자는 통증/불쾌감을 경험할 것이며 검사 결과는 양성이다. 각 평가 검사에서 어떤 조직이 스트레스를 받는지 이해하면 치료사는 환자의 상태를 비판적으로 추론하고 정확하게 결정할 수 있다. 이것이 보다 효율적이고 효과적인 치료가 가능하게 한다. 참고: 통증에 대한 각 환자의 민감도와 통증을 보고하는 시기는 다양하므로 정형외과 평가 검사가 항상 100% 정확한 것은 아니라는 점을 명심해야 한다.

## 능동운동범위(Active range of motion; AROM)

AROM은 환자에게 근육을 집중적으로 수축하도록 요청함으로써 환자의 움직이는 근육계에 부하를 주거나 평가한다. 움직이는 근육이 어떤 식으로든 긴장, 경련 또는 부상을 입으면 통증이 느껴질 것이다. 또한 관절이 운동범위를 통해 움직이도록 요청한다. 이것은 인대 복합체를 움직이고 스트레칭함으로써 그것에 부하를 주거나 평가하게 된다. 따라서 인대 복합체가 삐거나 다치면 통증을 유발하게 된다. 그리고 관절이 운동범위를 통해 움직일 때 길항근이 늘어나거나 스트레칭되기 때문에 길항근에 부하를 주거나 길항근을

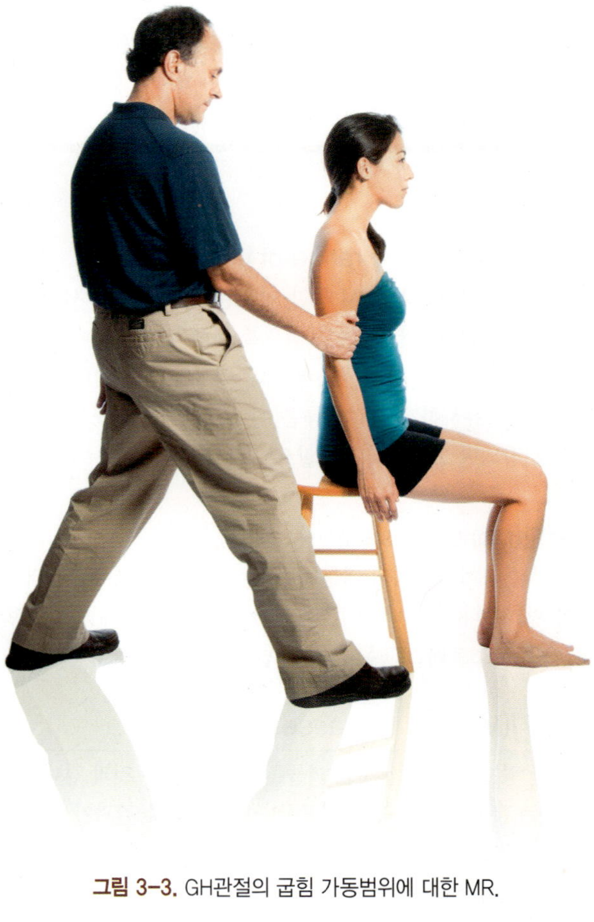

**그림 3-3.** GH관절의 굽힘 가동범위에 대한 MR.

평가하게 된다. 따라서 길항근이 긴장, 연축, 손상되면 통증이 유발된다. 만약 환자가 움직이는 근육긴장, 인대 복합체 염좌 또는 길항근 긴장이 있는 경우 AROM은 양성으로 표시된다. 이러한 이유로 AROM이 가장 먼저 시행하는 선별검사이다. 만약 음성이면 환자는 긴장이나 염좌가 없으며, 이론적으로 다른 두 평가 검사는 수행할 필요가 없다. 그러나 양성이면 우리는 환자가 좌상(strain), 염좌(sprain) 또는 둘 다 가지고 있음을 알 수 있다. 그런 다음 PROM 및 MR을 수행하여 환자가 어떤 상태인지 정확히 결정한다(Box 3-1).

**BOX 3-1**

**관절 표면**

관절을 움직일 때 관절 표면이 건강하지 않은 경우(예: 퇴행성 관절 질환, 퇴행성 관절증/뼈관절염) 통증이 나타나며 평가 검사는 양성으로 간주된다. 뼈 관절의 건강을 평가할 때 고려해야 한다. 병리학적 관절 표면은 AROM 및 PROM에서 양성으로 나타나지만 일반적으로 MR에서는 그렇지 않다(관절 표면이 움직이지 않기 때문에). 이와 관련하여 염좌의 표현과 유사하다. 뼈 관절 표면과 인대 복합체를 구별하는 것은 어렵지만 가능하다. 인대 염좌는 일반적으로 늘어나면 통증이 나타나는 반면, 관절 표면은 압축될 때 통증이 나타난다는 점을 염두에 두어 이러한 식별을 수행할 수 있다. 따라서 관절에 압박을 가하면 인대 복합체가 아닌 관절 표면에 양성을 나타내는 반면, 관절 한쪽의 연조직을 늘리면 관절이 아닌 인대 복합체에 양성을 나타낸다. 예를 들어 경추를 오른쪽 측면으로 구부리면, 오른쪽 후관절을 압박하고 왼쪽 후관절 인대 복합체를 늘린다. 오른쪽 후관절이 건강하지 않은 경우, 환자는 오른쪽에 통증을 경험하고, 왼쪽에 인대 염좌가 있는 경우, 환자는 왼쪽에 통증을 경험하게 된다.

## 수동운동범위(Passive range of motion; PROM)

움직이는 근육계는 PROM 동안 이완된 상태를 유지하므로 평가되지 않는다. 그러나 관절이 운동범위를 통해 움직이기 때문에 인대 복합체에 스트레스가 가해진다. 따라서 염좌가 있는 인대는 양성으로 표시된다. 유사하게 관절운동은 길항근이 늘어나도록 한다. 그러므로 긴장되면 고통스러워 보일 것이다.

## 도수저항(Manual resistance; MR)

등척성 수축이 필요하기 때문에 MR은 가동 근육계에 스트레스를 주거나 평가한다. 그러나 관절이 움직이지 않기 때문에 인대 복합체나 길항근은 스트레스 또는 평가를 받지 않는다(Box 3-2).

## 평가하기(Making the assessment)

정확한 평가를 한다는 것은 퍼즐 조각을 맞추는 것과 같다. 각 검사 결과는 우리에게 조각을 제공한다. 핵심은 각 결과가 의미하는 바를 비판적으로 생각하고 추론할 수 있도록 각 검사가 수행하는 것을 이해해야 한다. 사실상 우리는 환자의 상태를 파악하기 위해

**BOX 3-2**

**도수저항**

MR은 다른 조직이 아닌 수축이 요구되는 근육계에만 스트레스를 주고 평가하기 위한 것이다. 따라서 정확한 MR 평가를 위해서는 관절이 움직이지 않도록 저항이 충분히 강한 것이 매우 중요하다. 만약 관절이 움직이면, 인대와 길항근이 늘어나 스트레스를 받고 평가되어, 수축하는 근육의 명확한 평가를 결정하기가 더 어려워진다.

이 조각들을 퍼즐에 넣는 형사이다. 다음은 이러한 평가 검사를 수행하여 얻을 수 있는 결론이다. 그림 3-4는 이 정보를 순서도(flow chart) 형식으로 나타낸다.

### AROM 수행

AROM이 음성이면, 모든 조직이 평가되었는데 통증이 보고되지 않았기 때문에 환자는 좌상이나 염좌가 없는 것이다. 만약 AROM이 양성이면, 이러한 모든 조직이 스트레스를 받아 평가되었기 때문에 환자는 가동근육(mover musculature)의 좌상, 인대 복합체의 염좌, 길항근의 좌상 혹은 이러한 조건들의 병합을 갖고 있다고 본다. 이제 이러한 조건들을 식별하기 위해 PROM을 수행해야 한다.

### PROM 수행

만약 PROM이 음성이면, 환자는 인대 염좌나 길항근 좌상이 없는 것이다. 이 검사는 모든 조직에 스트레스를 주었는데, 통증이 없기 때문이다. 환자가 인대 염좌나 길항근 좌상이 없는 경우에는 오직 가동근육의 좌상만 있는 것이다. PROM이 양성이면 환자는 인대 복합체의 염좌 또는 길항근의 좌상을 가지고 있다는 것을 알 수 있다. 이는 이러한 조직들이 늘어나고 평가되었기 때문이다. 환자는 또한 가동근육의 좌상을 가질 수 있음을 명심해야 한다.

### 가동근육에 대한 MR 수행

가동근육(mover musculature)에 좌상이 있는지 확인하려면 MR을 수행한다. 이로 인해 수축되고 스트레스를 받으며 평가한다. 만약 음성이면 가동근육의 좌상이 없는 것이고, 양성이면 가동근육의 좌상이 있는 것이다. 이제 양성 PROM이 인대 염좌, 길항근 좌상 또는 둘 다에 의한 것인지 결정해야 한다.

### PROM을 통한 통증 위치 결정 및 길항근에 대한 MR 수행

인대 염좌와 길항근 좌상(혹은 둘 다 존재하는지 확인하기 위해)을 구별하기 위해 두 가지 작업을 수행할 수 있다. 먼저 PROM 동안 통증의 위치를 결정한다. 움직임이 발생했을 때 통증이 관절의 같은 쪽인지, 반대쪽인지, 아니면 둘 다인지를 결정한다.

- 통증이 관절 양쪽에 있는 경우, 환자는 인대 염좌 및 길항근 좌상을 갖고 있는 것이다.

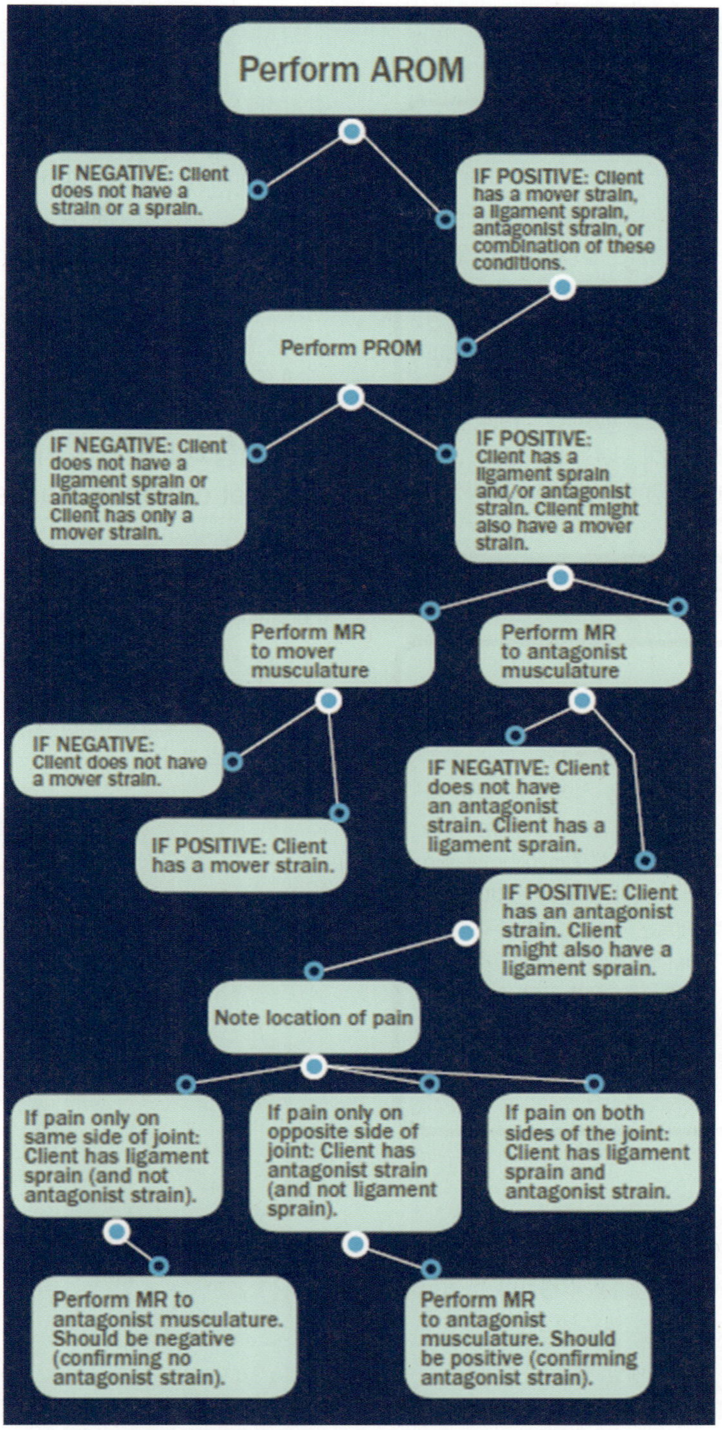


**그림 3-4.** AROM, PROM, MR 결과 분석 순서도. (Used with permission from: Muscolino JE: Body mechanics: orthopedic assessment of strains and sprains, Massage Ther J. Summer:74-80, 2012)

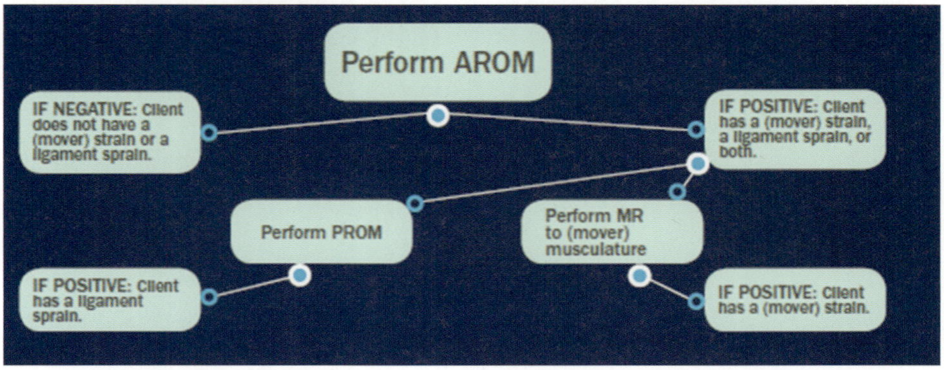


**그림 3-5.** 길항근을 고려하지 않은 AROM, PROM, MR 분석 순서도. (Used with permission from: Muscolino JE: Body mechanics: orthopedic assessment of strains and sprains, Massage Ther J. Summer:74-80, 2012)

3

**BOX 3-3**

**더 간단한 접근 방식**

AROM, PROM 및 MR에 대한 논의는 종종 길항근에 대한 고려를 포함하지 않는다. 이 간단한 평가 방법은 길항근의 좌상을 놓치고 인대 염좌가 될 수 있기 때문에 잠재적으로 오류를 유발할 수 있다. 따라서 이 평가 방법은 정확하지 않을 수 있지만 훨씬 간단하다. AROM은 가동근육과 인대 복합체에 스트레스를 주거나 평가한다. PROM은 인대 복합체에만 스트레스를 주거나 평가한다. MR은 가동근육만 스트레스를 주거나 평가한다. 그러므로 양성 AROM은 환자가 스트레스 및 염좌가 있음을 알려 준다. 그런 다음 양성 PROM은 염좌가 있는지 알려 주고 양성 MR은 좌상이 있는지 알려 준다(그림 3-5).

**BOX 3-4**

**수축성 및 비수축성 조직**

수축성 조직(contractile tissues)과 비수축성 조직(noncontractile tissues)이라는 용어는 신체의 연조직을 설명할 때 자주 사용된다. 고전적으로 근육조직은 수축성이고 인대 복합체는 수축성이 없다고 알려져 있다. 그러나 근섬유모세포(myofibroblastic cells)의 발달과 존재로 인해 근막이 수축할 수 있다는 것이 현재 이해되고 있다. 근막 수축에 대한 새로운 이해는 근막 수축이 자발적이지 않기 때문에 AROM, PROM 및 MR 평가를 사용한 검사에 영향을 미치지 않으므로 AROM 및 MR 동안 근막 수축을 사용하지 않는다. 근막 수축은 신경계 대신 국소 조직 요인을 통해 매개되며 참여하는 데 매우 느려서 몇 분이 소요되는 반면, 신경계를 통한 근육 수축은 순간적이다.

- 통증이 관절의 같은 쪽에만 있으면 길항근 좌상이 아니라 인대 염좌가 있는 것이다. 이제 길항근에 MR을 수행한다. 그것이 음성이면 환자는 길항근 좌상은 없다는 것이 확인된다.
- 통증이 길항근에 있어 관절 반대쪽에만 있는 경우, 환자는 길항근 좌상이 있고 인대 염좌는 없는 것이다. 이제 길항근에 MR을 수행한다. 환자가 길항근 좌상이 있다면 그것은 양성이어야 한다.

## 종합하기

운동근, 길항근 및 인대 복합체에 대한 AROM, PROM 및 MR 평가 검사는 간단하고 쉽지만, 이러한 검사에 대한 양성 및 음성 결과의 조합은 약간 복잡할 수 있다. 그러나 각각의 검사에서 스트레스를 받고 평가되는 것이 무엇인지 결과를 통해 이유를 이해한다면, 환자가 제시하는 근육 긴장 및 인대 염좌에 대한 정확하고 완전한 평가를 할 수 있다. 이는 철저하고 효과적인 임상 정형외과 도수치료를 가능하게 한다(Box 3-3, 3-4).

## 특수 정형외과 평가 검사 (Special orthopedic assessment tests)

### 목(Neck)

**척추사이구멍(추간공) 압박 검사**
**(Foraminal compression test, Spurling's test)**

- 목표: 공간-점유 병변[척추사이구멍(IVFs)에서 척추신경을 압박하기 위해]
- 역학: 머리 누르기
- 양성: 팔로 전이

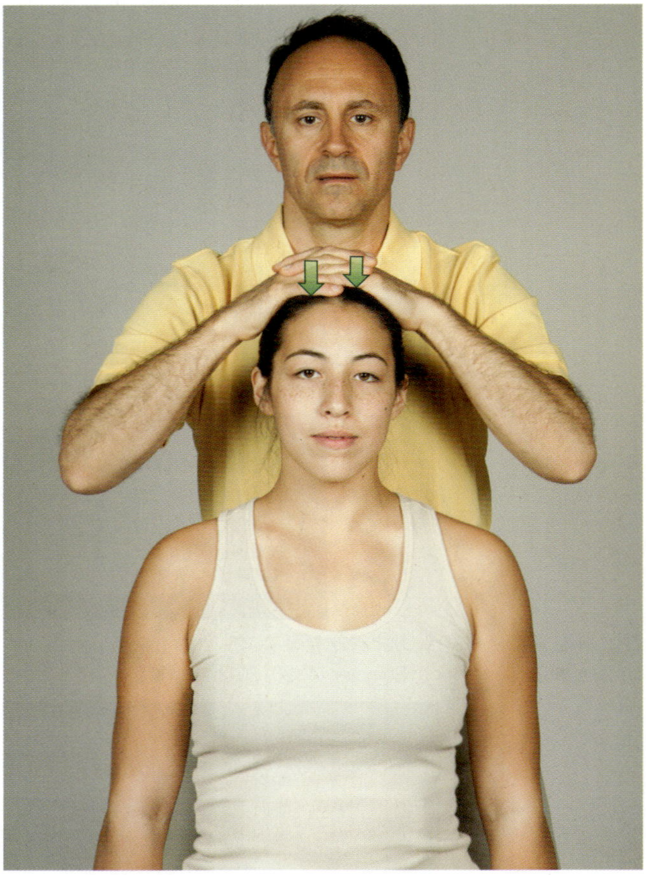

### 최대 척추사이구멍(추간공) 압박 검사 (Maximal foraminal compression test)

- 목표: 공간–점유 병변
- 역학: 환자의 머리/목을 같은쪽으로 가쪽 굽힘 및 돌림, 척추사이구멍 압박과 동일
- 양성: 팔로 전이

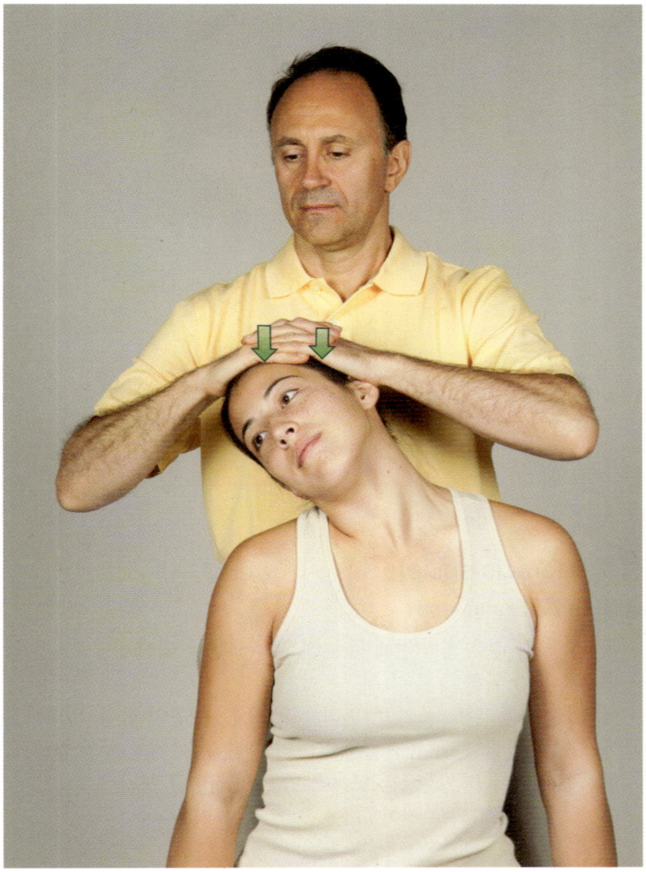

### 목뼈(경추) 당김 검사(Cervical distraction test)

- 목표: 공간–점유 병변에 대한 척추사이구멍에서 척추신경을 감압하기 위해
- 역학: 머리 당김
- 양성: 팔로의 전이 증상 감소



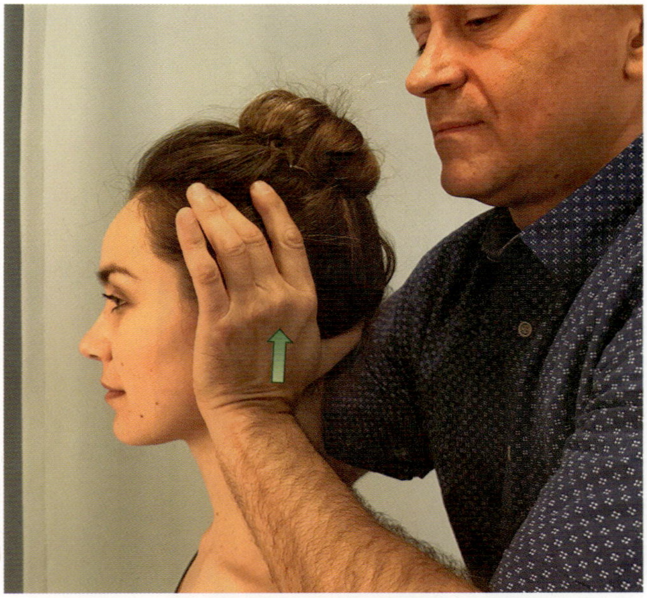

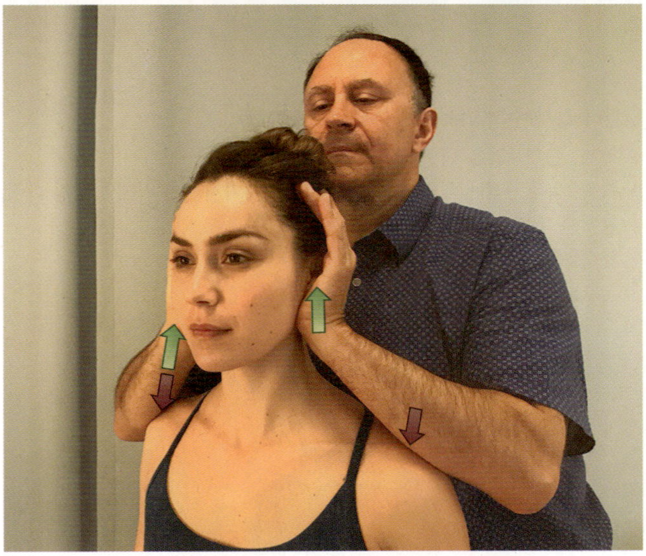

### 기침 검사(Cough test)

- 목표: 공간-점유 병변
- 역학: 척추신경에 대하여 척수강내압을 높이기 위한 강한 기침
- 양성: 팔(또는 다리)로 전이

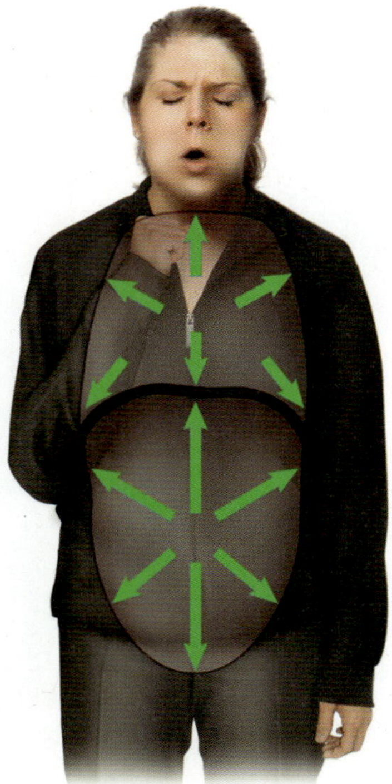

### 발살바 검사/수기(Valsalva test/maneuver)

- 목표: 공간-점유 병변(척추 전체)
- 역학: 척추신경에 대하여 척수강내압을 증가시키기 위해 환자가 화장실에서 대변을 보는 것처럼 몸을 숙임
- 양성: 팔(또는 다리)로 전이

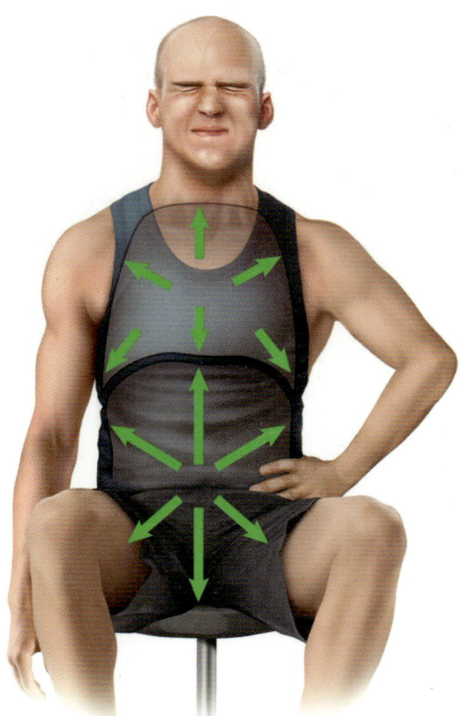

### 척추동맥 기능 검사(Vertebral artery competency test)

- 목표: 척추동맥의 기능을 확인하기 위해
- 역학: 반대쪽으로 가쪽 굽힘과 폄을 하면서 한쪽으로 돌림
- 양성: 현기증, 약간 어지러움(light-headedness), 귀울림, 메스꺼움, 안구진탕증(신경 증상)

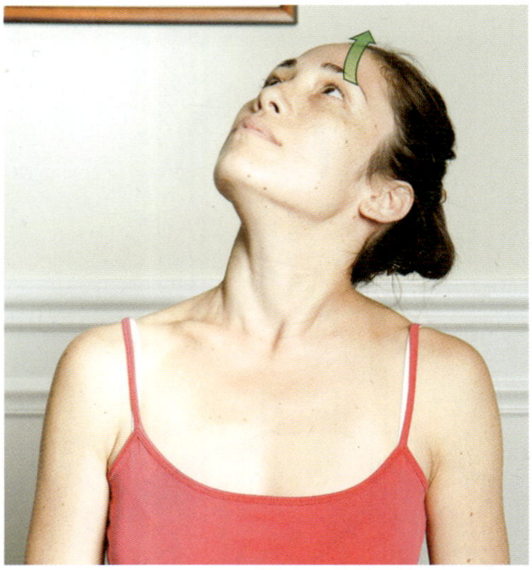

## 등뼈(Thoracic spine)

### 슬럼프 검사(Slump test)

- 목표: 공간-점유 병변(전체 척수 및 궁둥신경)에 대해 신경조직을 팽팽하게 하기 위해
- 역학: 손을 등 뒤로 움켜쥠, 머리/목의 굽힘, 몸통의 굽힘, 엉덩관절에서 허벅지 굽힘, 무릎관절에서 다리의 폄, 발목에서 발의 발등 굽힘, 치료사는 머리/목 굽힘 또는 발의 발등 굽힘을 보강
- 양성: 팔 또는 다리로 전이

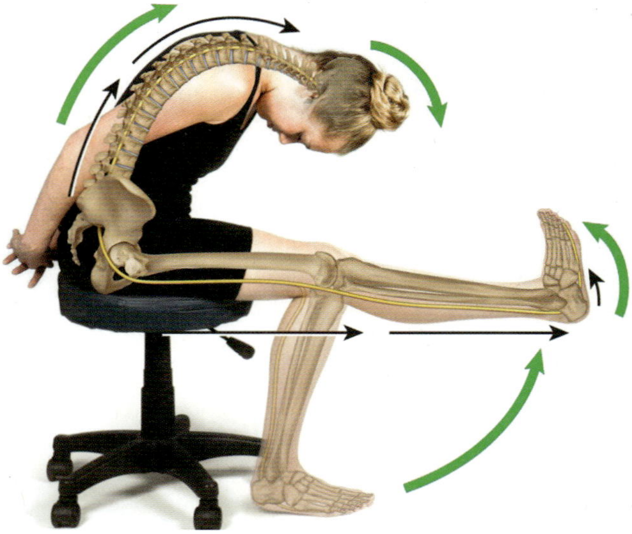

### 애드슨 검사(Adson's test)

- 목표: 가슴우리출구증후군(흉곽출구증후군, thoracic outlet syndrome; TOS) – 전방 목갈비근(사각근) 증후근
- 역학: 반대쪽 가쪽 굽힘 및 폄 상태에서 한쪽으로 목 돌림, 노뼈(요골) 맥박 모니터링
- 양성: 맥박의 강도 감소(또는 전이 증상의 증가)
- 참고: 할스테드 검사(Halstead test, 아래 사진)는 반대쪽 돌림을 제외하고 유사함

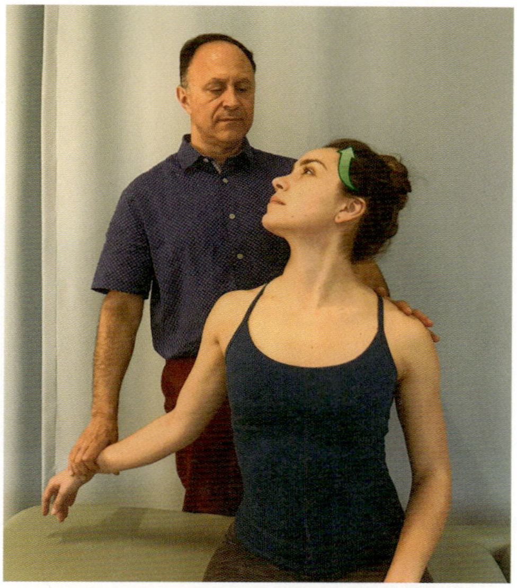

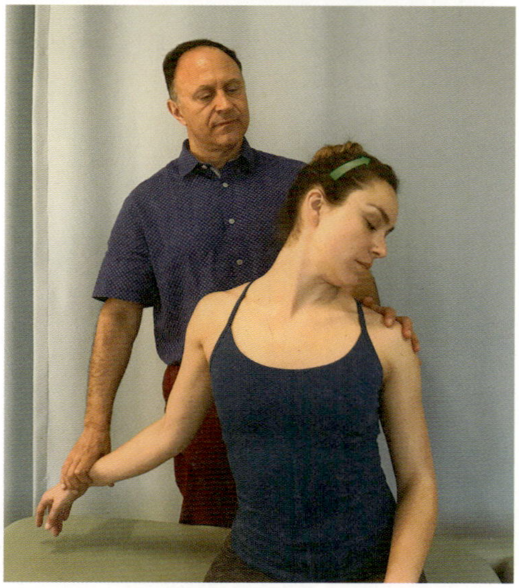

### 에덴 검사(Eden's test, military brace position)

- 목표: 가슴우리출구증후군(TOS) – 갈비빗장증후군(늑쇄골증후군, costoclavicular syndrome)
- 역학: 환자가 가슴을 밖으로 밀고 어깨를 뒤로 당김(마치 명령하는 장교 앞에 있는 것처럼), 노뼈 맥박 모니터링
- 양성: 맥박의 강도 감소(또는 전이 증상 증가)

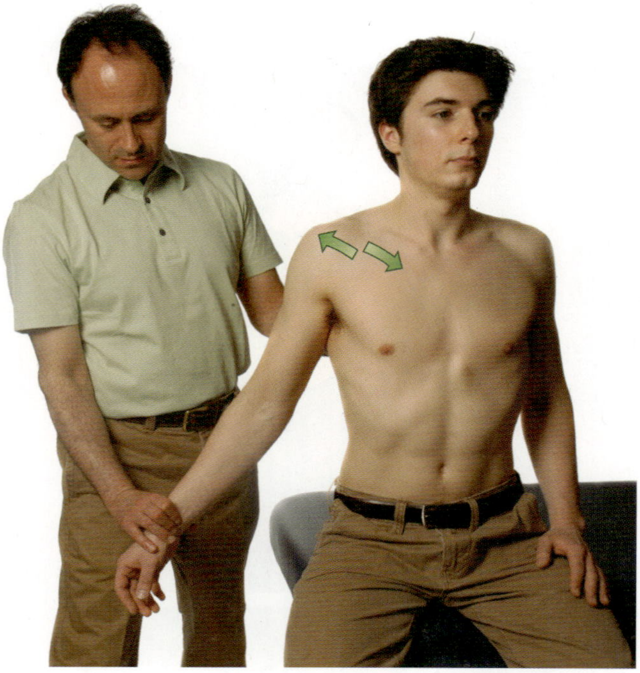

### 라이트 검사(Wright's test)

- 목표: 가슴우리출구증후군(TOS) – 작은가슴근증후군(소흉근증후군, pectoralis minor syndrome)
- 역학: 버전 1(위 사진): 팔을 벌림(약 145°) 및 폄(수평으로 폄), 노뼈 맥박 모니터링
- 역학: 버전 2(아래 사진): 환자의 손을 머리 위로 가져옴, 노뼈 맥박 모니터링
- 양성: 맥박의 강도 감소(또는 전이 증상 증가)

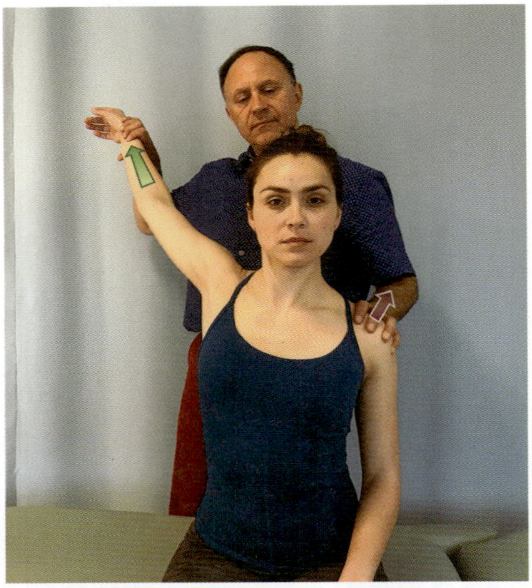

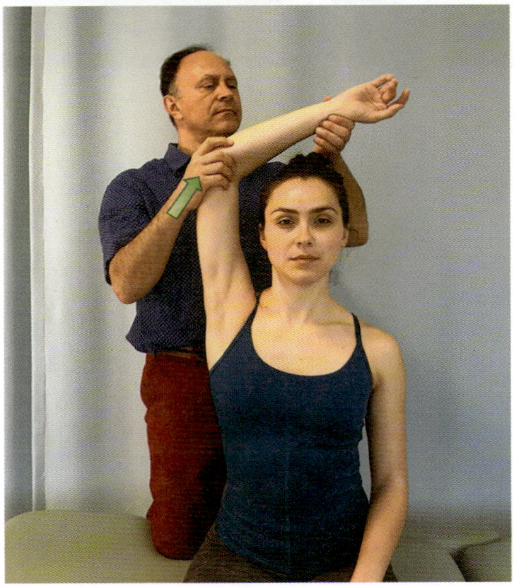

### 위팔신경얼기(상완신경총) 긴장 검사 (Brachial plexus tension test; BPTT) – 정중신경(median nerve)

- 목표: 정중신경 압박
- 역학: 머리/목을 반대쪽으로 가쪽 굽힘하여 정중신경을 스트레칭, 어깨이음대의 함몰, 팔의 벌림, 팔꿉관절 폄, 아래팔 뒤침(회외), 손목 폄, 손가락 폄
- 양성: 정중신경 분포로 전이

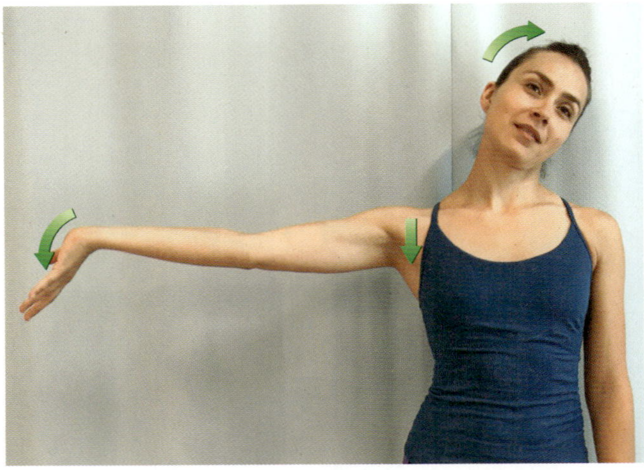

### 위팔신경얼기(상완신경총) 긴장 검사(Brachial plexus tension test; BPTT) – 자신경(척골신경, ulnar nerve)

- 목표: 자신경 압박
- 역학: 머리/목을 반대쪽으로 가쪽 굽힘하여 자신경을 스트레칭, 어깨이음대의 함몰, 팔의 벌림, 팔꿉관절 굽힘, 아래팔 엎침(회내), 손목 폄, 손가락 폄
- 양성: 자신경 분포로 전이

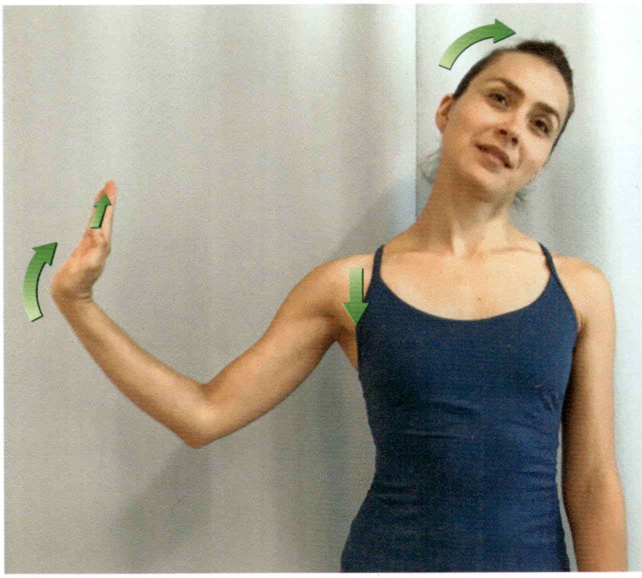

### 위팔신경얼기(상완신경총) 긴장 검사(Brachial plexus tension test; BPTT) – 노신경(요골신경, radial nerve)

- 목표: 노신경 압박
- 역학: 머리/목을 반대쪽으로 가쪽 굽힘하여 노신경을 스트레칭, 어깨이음대의 함몰, 팔의 벌림, 팔꿉관절 폄, 아래팔 엎침(회내), 손목 굽힘, 손가락 굽힘
- 양성: 노신경 분포로 전이

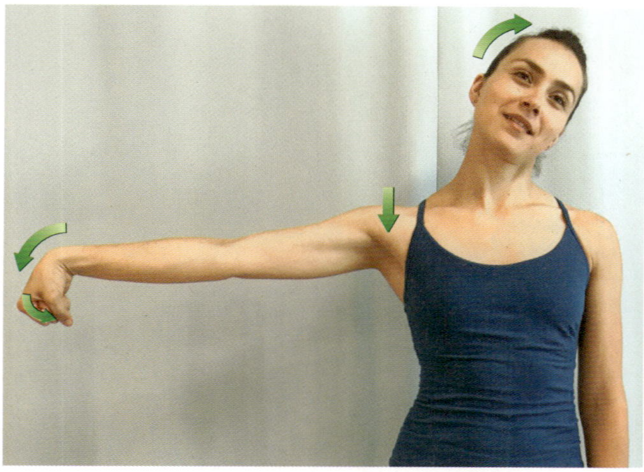

## 엉치엉덩관절(천장관절, Sacroiliac joint; SIJ)

### 나클라스 검사(Nachlas test)

- 목표: 엉치엉덩관절 염좌/염증
- 역학: 환자의 발뒤꿈치를 엉덩이로 가져옴
- 양성: 엉치엉덩관절[또는 허리엉치(LS)]의 통증
- 참고: Prone knee bend test라고도 함

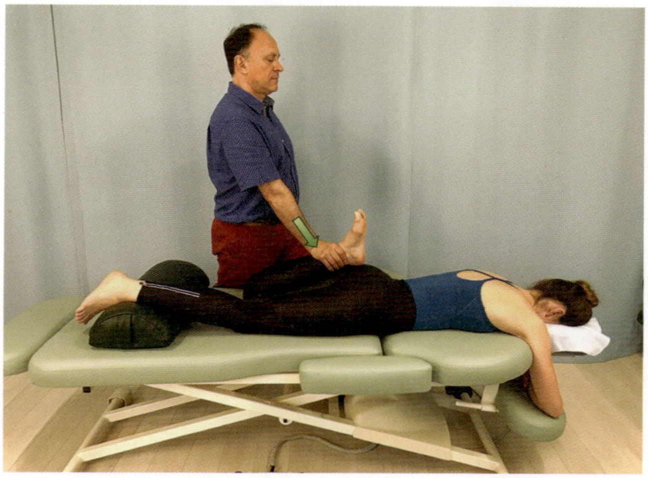

### 요만 검사(Yeoman's test)

- 목표: 엉치엉덩관절 염좌/염증
- 역학: 같은쪽 PSIS를 안정화하면서 환자의 허벅지를 폄
- 양성: 엉치엉덩관절[또는 허리엉치(LS)]의 통증

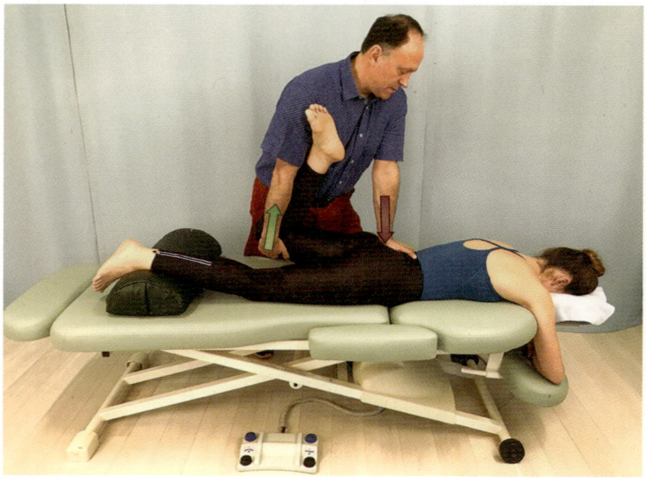

### 혼합 엉치엉덩관절 압박 검사(Medley of SIJ compression tests)

- 목표: 엉치엉덩관절 염좌/염증
- 역학: 검사 1(아래 두 사진 모두): 환자가 엎드린 상태에서 PSIS 압박

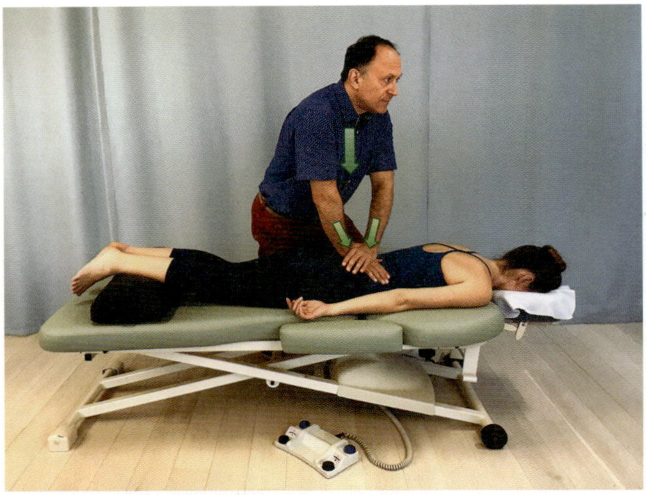

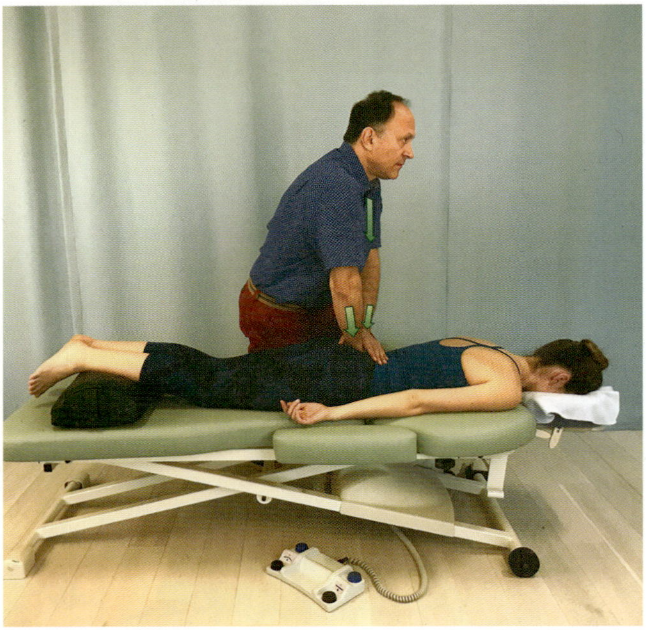

- 역학: 검사 2(아래 두 사진 모두): 환자가 옆으로 누운 상태에서 엉덩뼈능선(장골능선, iliac crest) 압박
- 참고: 쿠션 사용 가능(하단 사진)

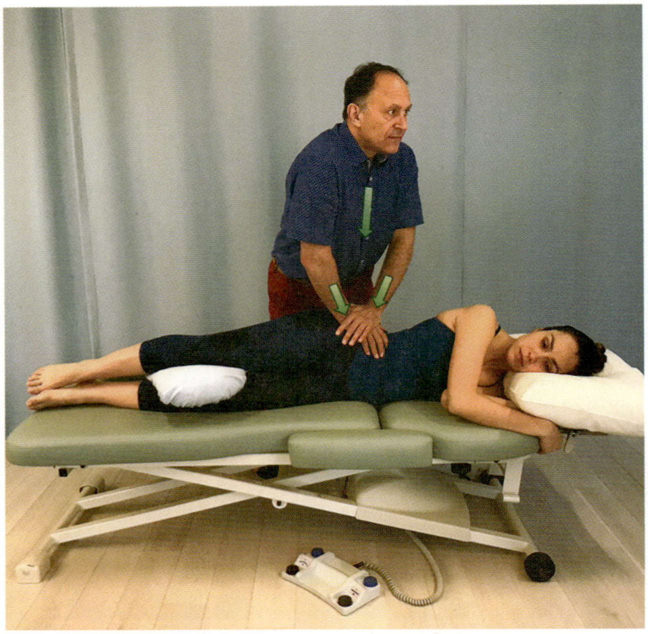

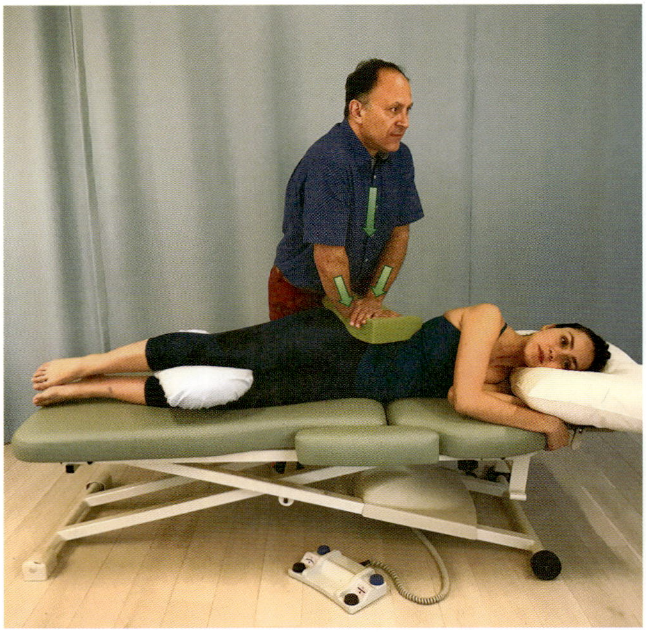

- 역학: 검사 3(아래 두 사진 모두): 환자가 바로 누운 상태에서 양쪽 ASIS 압박

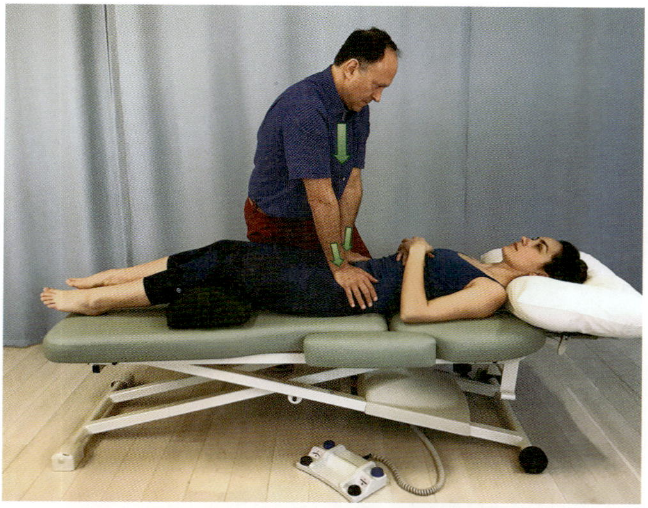

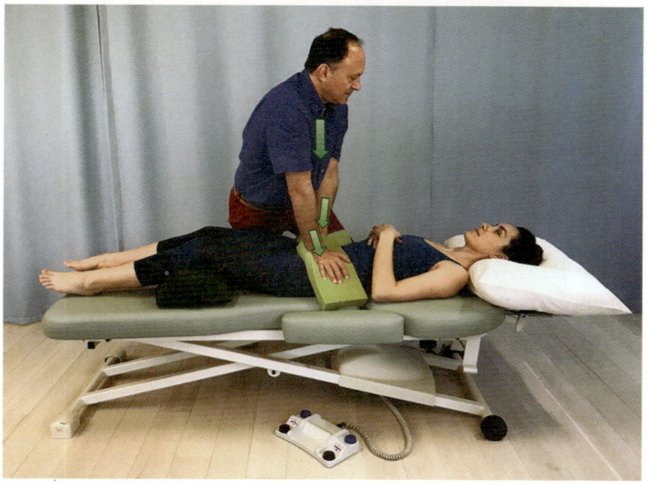

- 역학: 검사 4: 환자가 바로 누운 상태에서 허벅지를 90°로 구부리고 넙다리뼈(대퇴골)를 절구(관골구, acetabulum)로 압박
- 양성: 엉치엉덩관절의 통증

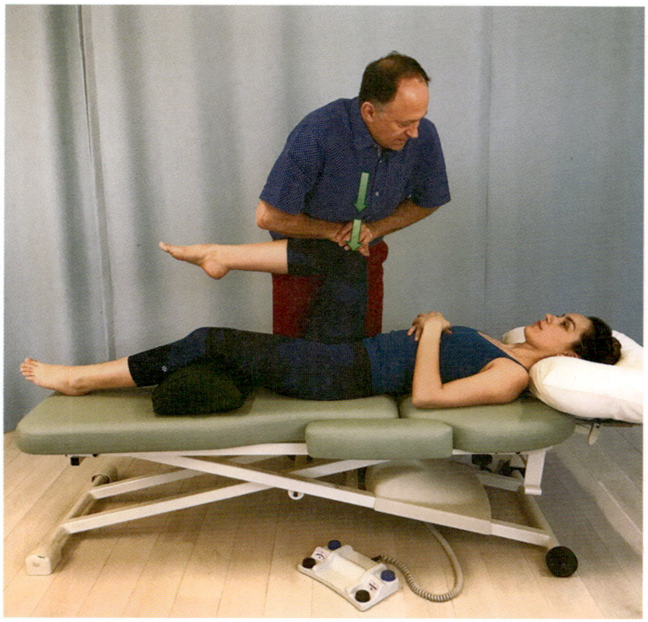

### 갠슬렌 검사(Gaenslen's test)

- 목표: 엉치엉덩관절 염좌/염증
- 역학: 환자가 바로 누운 상태에서 허벅지를 테이블에서 떨어뜨려 뻗음. 반대쪽 ASIS에서 안정화
- 양성: 엉치엉덩관절[또는 허리엉치(LS)]의 통증
- 참고: 원래 갠슬렌 검사는 옆으로 누워서 수행



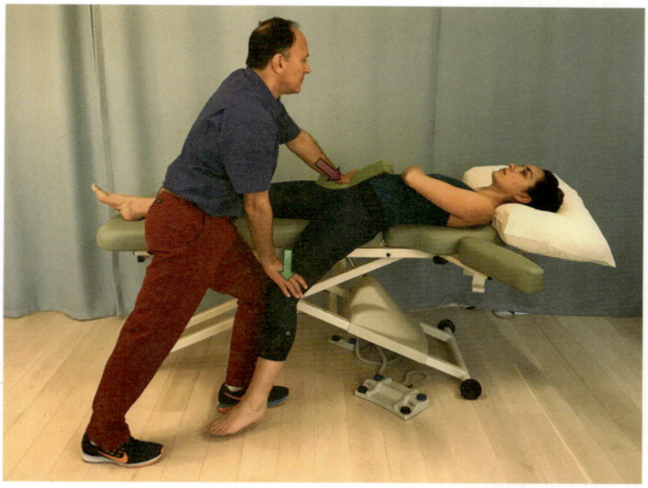

### 패트릭 페이버 검사(Patrick FABER test)

- 목표: 엉치엉덩관절 염좌/염증[또는 엉덩관절낭(capsule) 염좌 및 모음근/안쪽돌림근 근육 긴장]
- 역학: 환자의 허벅지를 굽힘, 벌림 및 가쪽돌림, 무릎관절을 굽힌 발목/발을 반대쪽 전방 허벅지의 말단에 놓음. 환자의 무릎이 바닥을 향하도록 하고 압력을 가함. 반대쪽 ASIS는 안정화시킴
  - 양성: 엉치엉덩관절(또는 엉덩관절낭 염좌 및 모음근/안쪽돌림근)의 통증
  - 참고: 사실상 '숫자 4' 자세
  - 참고: FABER는 flexion(굽힘), abduction(벌림), external rotation(가쪽돌림)을 의미

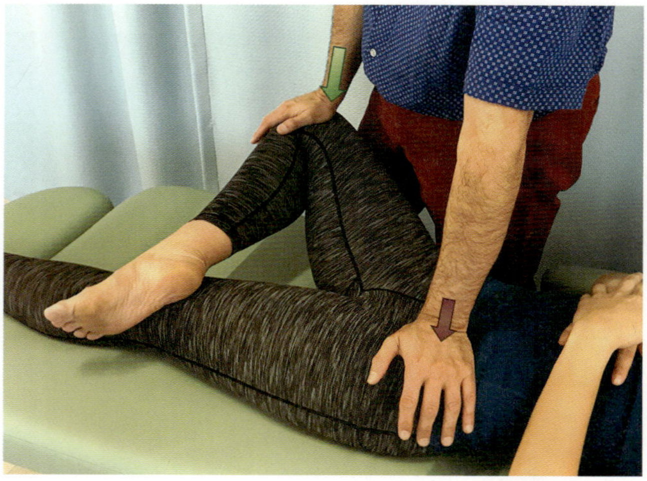

3

## 허리뼈(Lumbar spine)

### 능동적 뻗은다리올림(하지직거상) 검사
### (Active straight leg raise test; ASLR test)

- 목표: 공간점유병변(space occupying lesion), 허리/엉치엉덩관절 긴장 또는 염좌(또는 근육 경련)
- 역학: 무릎관절 폄과 함께 허벅지 굽힘(발목관절 발등굽힘이 추가될 수 있음)
- 양성: 다리로 전이(공간점유병변) 또는 허리/엉치엉덩관절의 통증(긴장 또는 염좌 및 근육경련)

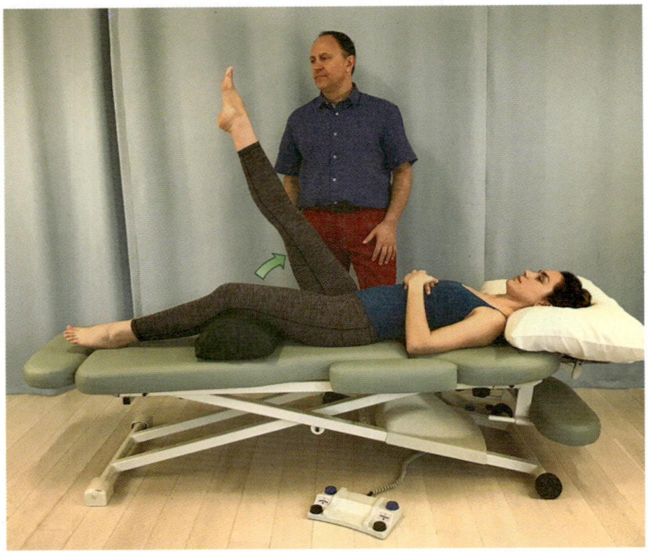

### 수동적 뻗은다리올림(하지직거상) 검사
### (Passive straight leg raise test; PSLR test)

- 목표: 공간점유병변, 허리/엉치엉덩관절 염좌(또는 근육 경련)
- 역학: 무릎관절 폄과 함께 허벅지 굽힘(발목관절 발등굽힘이 추가될 수 있음)
- 양성: 다리로 전이(공간점유병변) 또는 허리/엉치엉덩관절의 통증(염좌 또는 근육 경련)

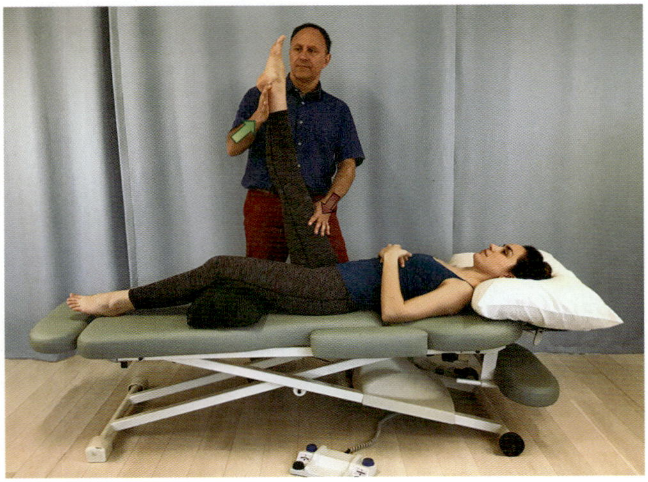

### 도수저항(Manual resistance; MR)

- 목표: 허리/엉치엉덩관절 긴장
- 역학: 허벅지 굽힘근의 등척성 수축
- 양성: 허리/엉치엉덩관절의 통증

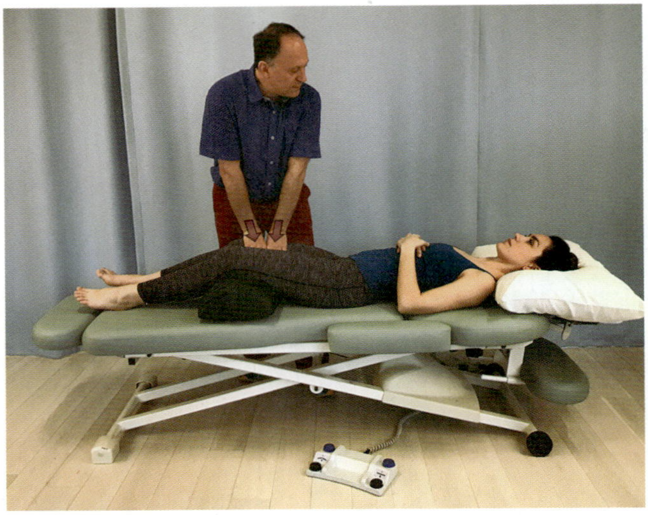

### 기침 검사(Cough test)
### 발살바 검사/수기(Valsalva test/maneuver)
### 슬럼프 검사(Slump test)

### 돌기사이관절(후관절) 증후군을 위한 허리 폄
### (Lumbar extension for Facet syndrome)

- 목표: 돌기사이관절 증후군
- 역학: 돌기사이관절에 접근하여 하중을 가하기 위해 허리를 폄
- 양성: 허리 통증

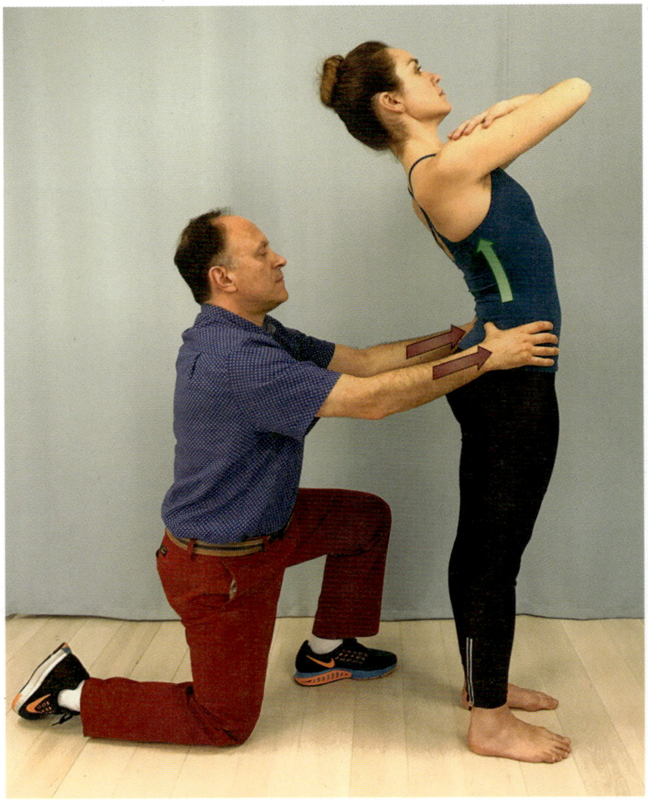

### 한쪽 다리 허리 폄 검사(One-leg lumbar extension test)

- 목표: 척추분리증(spondylolysis, pars fracture), 척추전방전위증(spondylolisthesis)(미끄러짐, slippage), 돌기사이관절 증후군
- 역학: 한 다리로 서서 허리를 폄
- 양성: 허리 통증
- 참고: 반대쪽도 반복

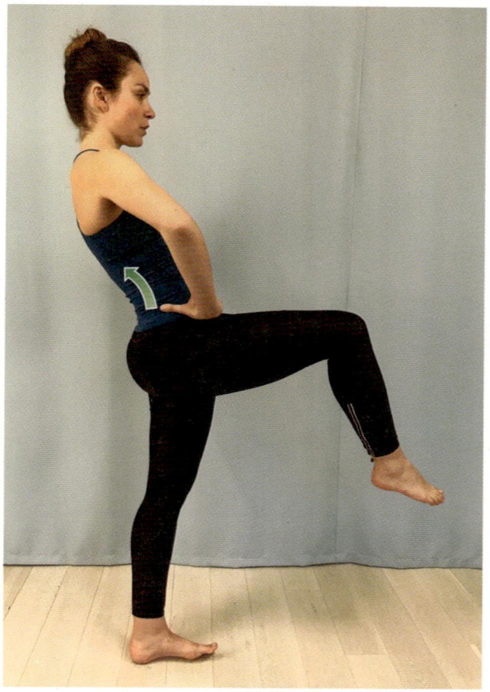

### 활시위 검사(Bowstring test)

- 목표: 궁둥뼈(좌골) 신경통(긴장된 햄스트링을 식별하기 위해)
- 역학: 수동적 SLR을 수행한 다음 통증이 없을 때까지 무릎관절을 굽힘하여 긴장에서 물러난 다음 오금(슬와) 부위로 밀어 넣음
- 양성: 다리로 전이
- 참고: 햄스트링이 느슨해졌기 때문에 다리 연관통증은 궁둥뼈 신경통을 나타낼 수 있음

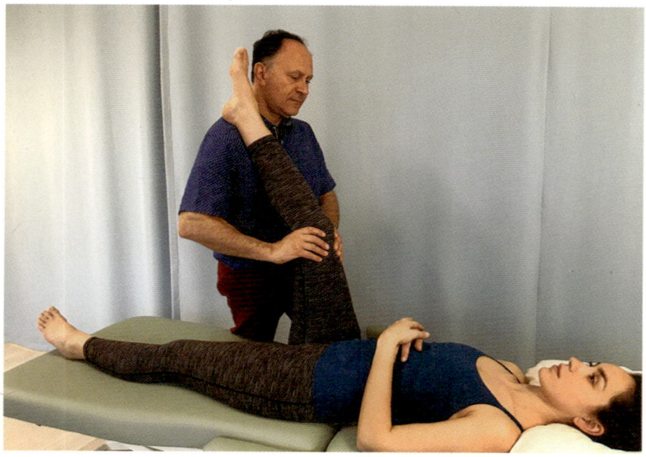

## 엉덩관절(고관절)/허벅지(Hip joint/thigh)

### (수정된) 토마스 검사[Thomas test(modified)]

- 목표: 엉덩관절 굽힘근 조임(아마도 큰허리근)
- 역학: 테이블 끝에 바로 누운 자세로 한쪽 허벅지를 가슴에 붙임. 다른 허벅지의 높이를 확인
- 양성: 허벅지의 높이가 테이블/수평 위에 있음(아래 사진)
- 참고: 어떤 엉덩관절 굽힘근이 허벅지 폄을 제한하고 있는가?
- 참고: 원래 토마스 검사는 환자가 전신을 테이블에 바로 누운 상태에서 수행

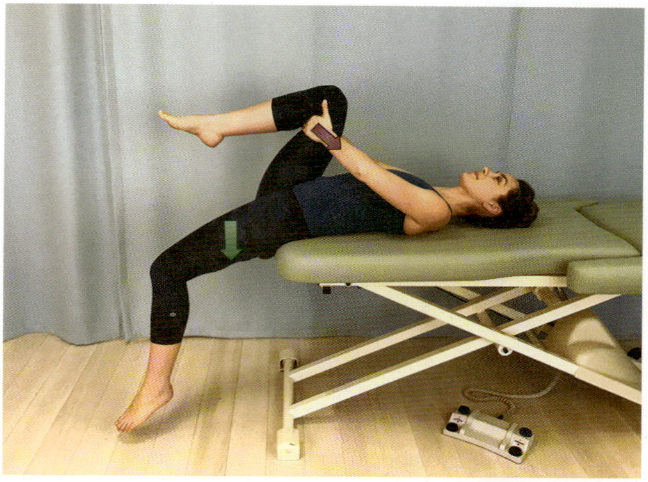

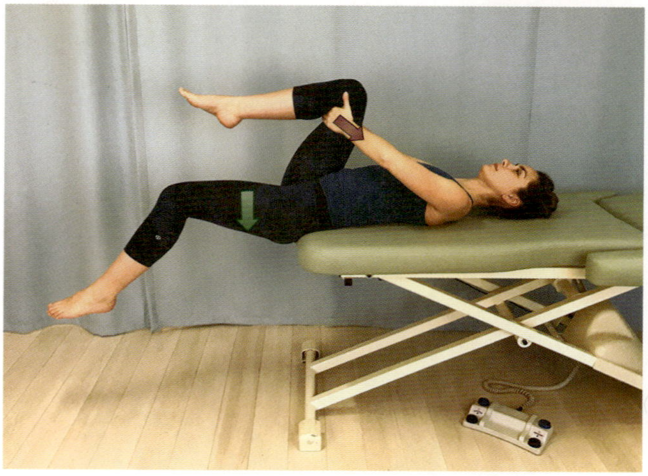

3

3

### 궁둥구멍근(이상근) 증후군 검사(Piriformis syndrome test)

- 목표: 궁둥구멍근 증후군
- 역학: 엉덩관절에서 허벅지를 수평으로 모음
- 양성: 다리로의 연관통증/증상
- 참고: FAIR 검사라고도 함(굽힘, 모음, 안쪽돌림 – 하지만 안쪽돌림은 거의 또는 전혀 없을 수 있음)

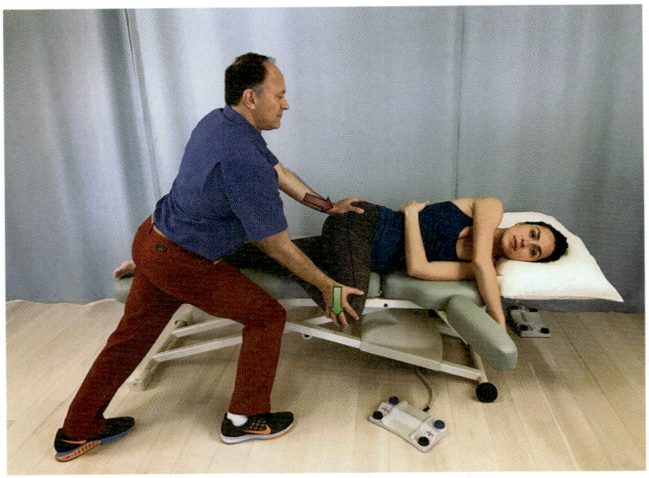

### 페이스 벌림 검사(Pace abduction test)

- 목표: 궁둥구멍근 증후군, 엉치엉덩관절 염좌
- 역학: 환자는 앉은 상태, 엉덩관절에서 허벅지의 수평 벌림에 저항(양쪽으로)
- 양성: 궁둥구멍근 증후군에 대한 다리로의 연관통증/증상, 엉치엉덩관절 염좌에 대한 엉치엉덩관절의 통증

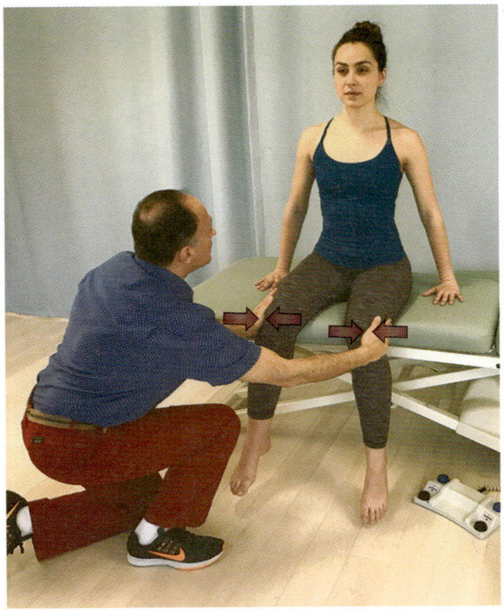

### 패트릭 페이버 검사(Patrick FABER test)

### 오버 검사(Ober's test)

- 목표: 엉덩관절 벌림근/엉덩정강근막띠(넙다리근막긴장근/큰볼기근) 압박
- 역학: 환자가 테이블 뒤쪽에서 허벅지를 뻗은 상태로 옆으로 누움
- 양성: 수평 위 허벅지 높이
- 참고: 원래 오버 검사에서는 무릎관절이 90°까지 구부러져 있었음

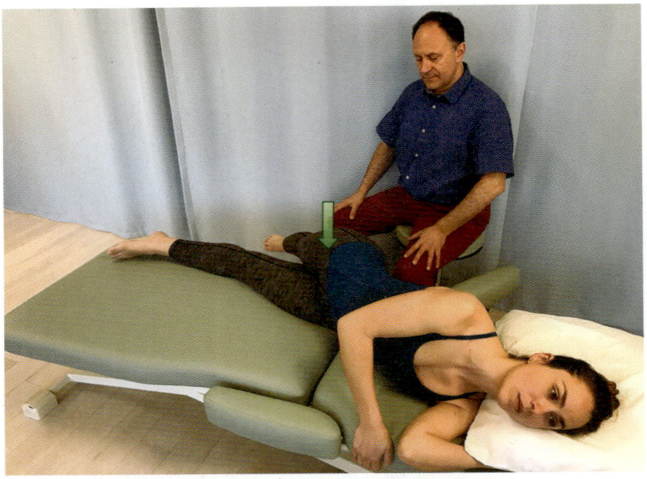

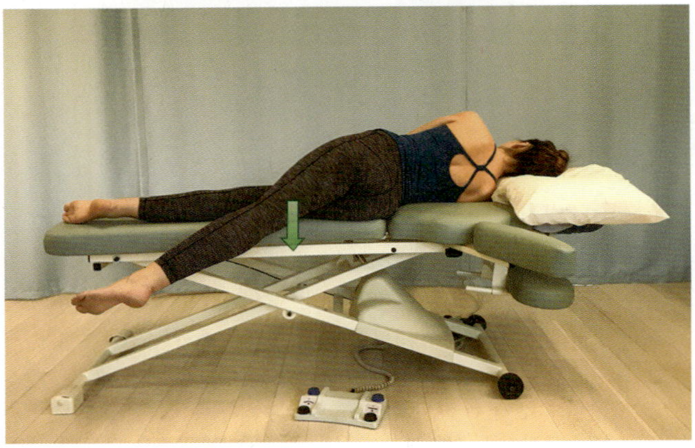

### 노블 압박 검사(Noble compression test)

- 목표: 엉덩정강근막띠(ITB) 마찰 증후군
- 역학: 환자는 엉덩관절이 굽힘되고 무릎관절이 폄된 상태로 바로 누운 자세를 취함. 치료사는 가쪽 넙다리 위관절융기(상과) 바로 위쪽 ITB를 압박함. 환자는 다리를 천천히 구부림
- 양성: 약 30° 굽힘 시 통증
- 참고: 무릎관절을 완전히 폈을 때 ITB는 가쪽 위관절융기 앞쪽에 있음. 약 30°의 굽힘에서 ITB는 위관절융기(마찰 유발)를 통과하여 뒤쪽으로 이동함

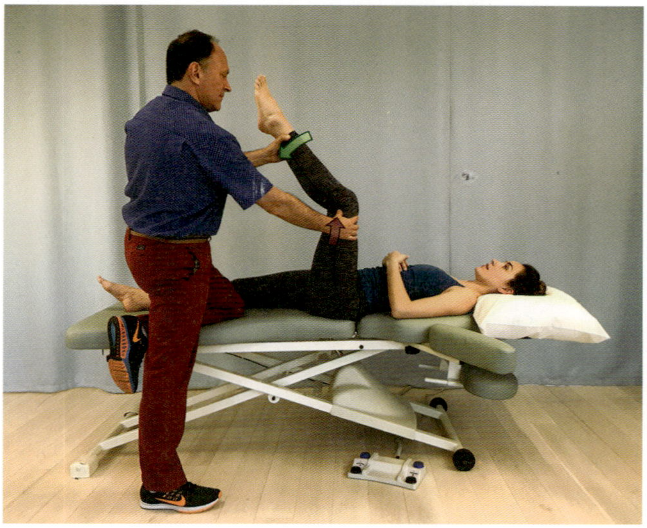

## 무릎관절(Knee joint)

### 앞쪽 당김 검사(Anterior draw test)

- 목표: 전방십자인대 파열(anterior cruciate ligament tear)
- 역학: 환자는 엉덩관절과 무릎을 구부린 상태로 앉음. 치료사는 환자의 발에 앉음. 뒤쪽 몸쪽 다리를 잡고 앞쪽으로 당김
- 양성: 정강뼈(경골)의 과도한 전방 병진 운동(translation)
- 참고: 라크만 검사(Lachman test, 아래 사진)는 단단한 햄스트링을 배제/식별하기 위한 대안 자세(환자가 무릎을 완전히 펴거나 부분적으로 굽힌 상태로 바로 누운 자세를 취함. 먼쪽 앞쪽 허벅지를 안정화시킴. 뒤쪽 몸쪽 다리와 정강뼈를 앞쪽으로 당김)

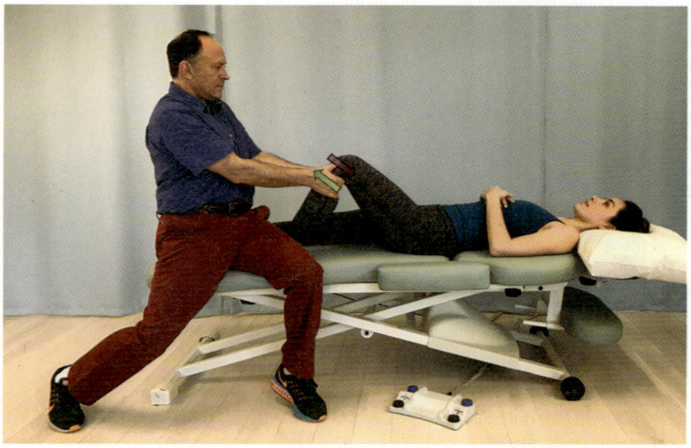

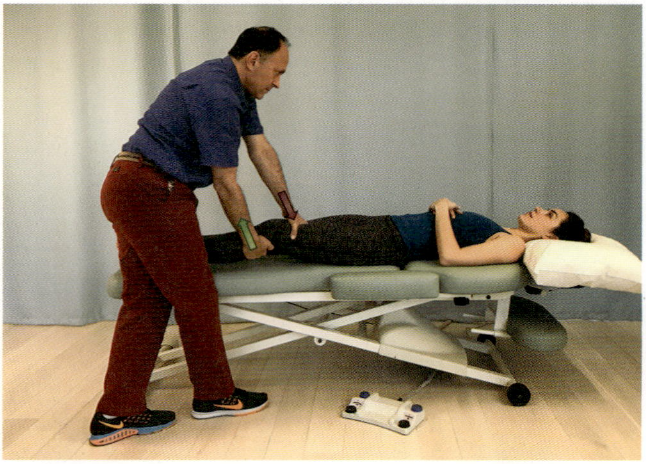

3

### 뒤쪽 밀기 검사(후방 서랍 검사, Posterior drawer test)

- 목표: 후방십자인대 파열(posterior cruciate ligament tear)
- 역학: 환자는 엉덩관절과 무릎을 구부린 상태로 앉음. 치료사는 환자의 발에 앉음. 몸쪽 다리/정강뼈를 뒤쪽으로 밈
- 양성: 정강뼈의 과도한 후방 병진 운동

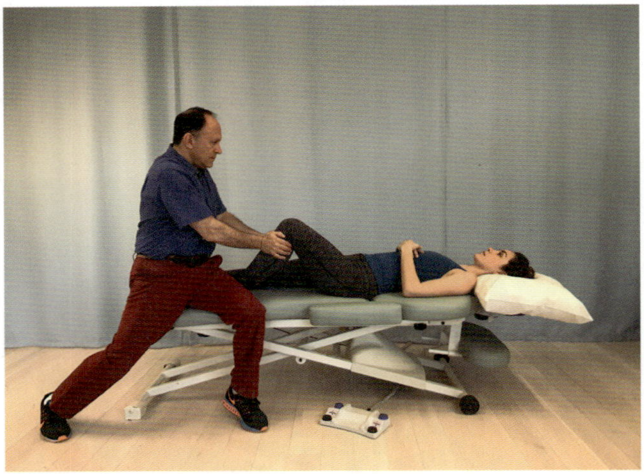

### 안쪽곁인대(내측측부인대) 검사(Medial collateral ligament test)

- 목표: 정강뼈 안쪽곁인대 파열
- 역학: 환자는 바로 누운 자세를 취함. 무릎관절은 약 10~15° 굽힘, 외반슬 힘(gunu valgum force)을 가함(먼쪽 안쪽 다리가 가쪽으로 당겨질 때 먼쪽 가쪽 허벅지를 안정화시킴)
- 양성: (과도한) 무릎관절 외반 운동

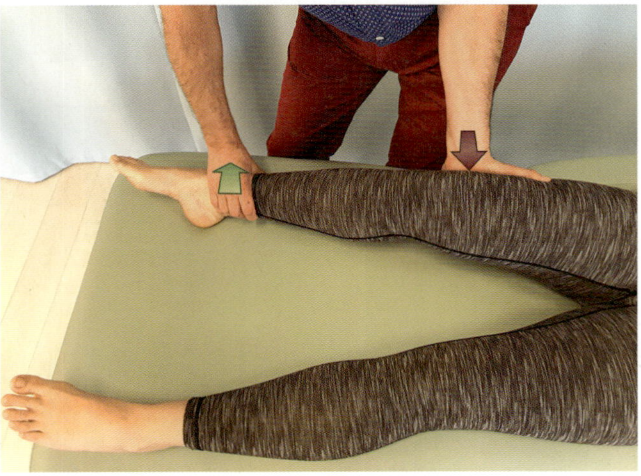

### 가쪽곁인대(외측측부인대) 검사(Lateral collateral ligament test)

- 목표: 종아리뼈(비골) 가쪽곁인대 파열
- 역학: 환자는 바로 누운 자세를 취함. 무릎관절은 약 10~15° 굽힘, 내반슬 힘(gunu varum force)을 가함(먼쪽 가쪽 다리가 안쪽으로 당겨질 때 먼쪽 안쪽 허벅지를 안정화시킴)
- 양성: (과도한) 무릎관절 내반 운동
- 참고: 약간 굽힘된 무릎관절을 지지하기 위해 무릎 아래에 작은 지지대를 사용할 수 있음
- 참고: 이 검사는 아래와 같이 반대 방향으로 수행할 수 있음

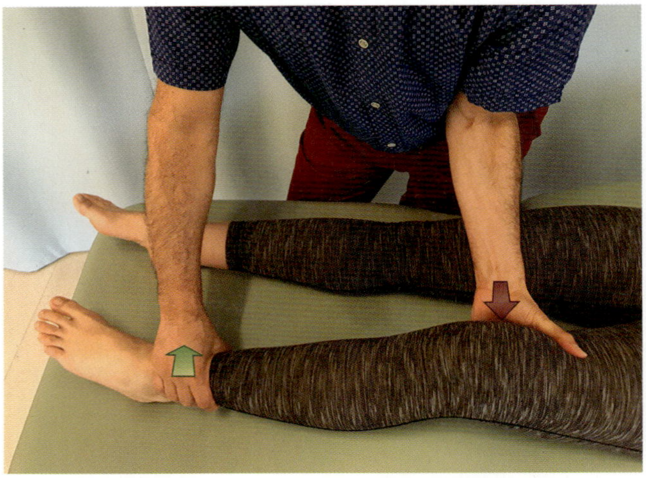

### 애플리 압박 검사(Apley's compression test)

- 목표: 반월판(meniscus) 파열 (및 인대 염좌)
- 역학: 환자는 엎드린 자세를 취하고 무릎관절을 90°로 구부림. 아래 방향으로 압박력을 가하고 무릎관절에서 다리를 회전시킴
- 양성: 무릎관절의 통증
- 참고: 다리를 약 135°로 구부리면 후반월판에 우선적으로 스트레스가 가해짐
- 참고: 압박만으로는 인대에 크게 스트레스를 주지 않음. 다리 회전은 인대에 대한 스트레스를 증가시킴(다리 회전은 또한 반월판에 대한 스트레스를 증가시킴)

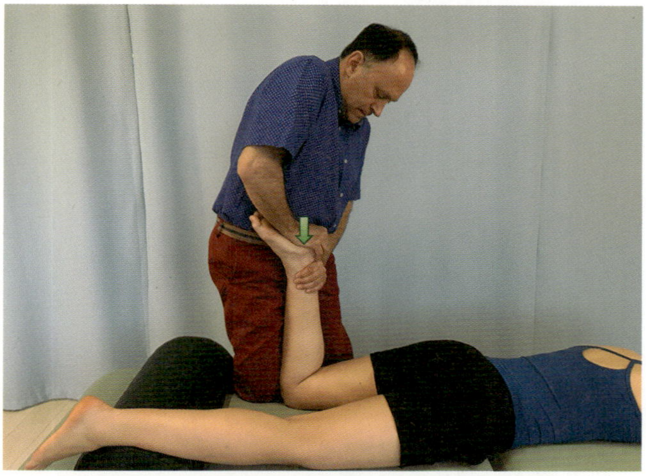

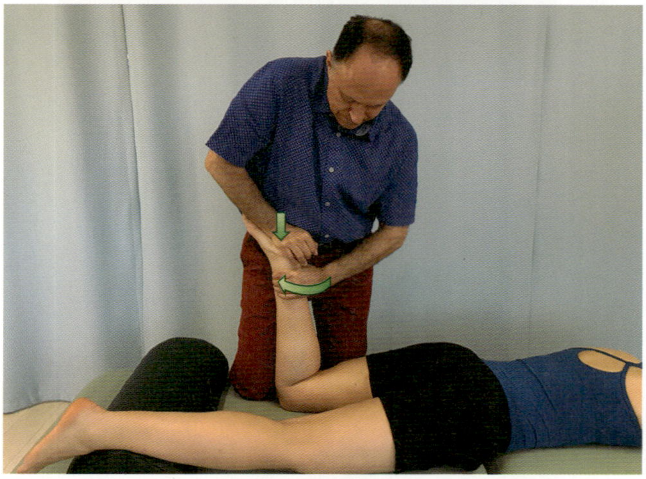

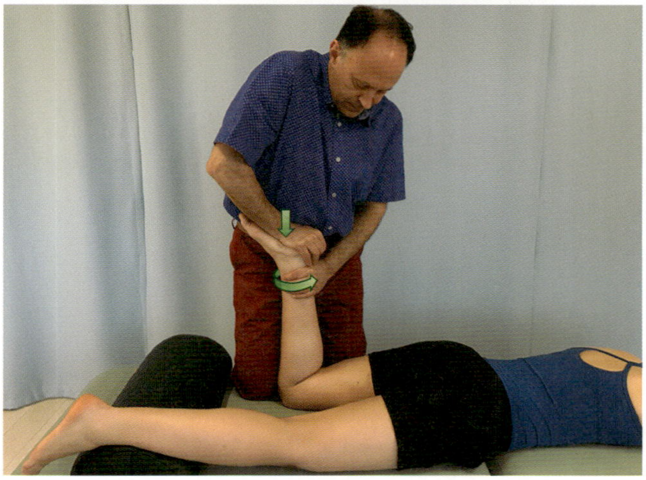

### 애플리 당김 검사(Apley's distraction test)

- 목표: 인대 염좌
- 역학: 애플리 압박 검사와 같은 자세지만 말단 후방 허벅지가 안정화되고 정강뼈가 무릎관절에서 멀리 견인됨
- 양성: 무릎관절의 통증

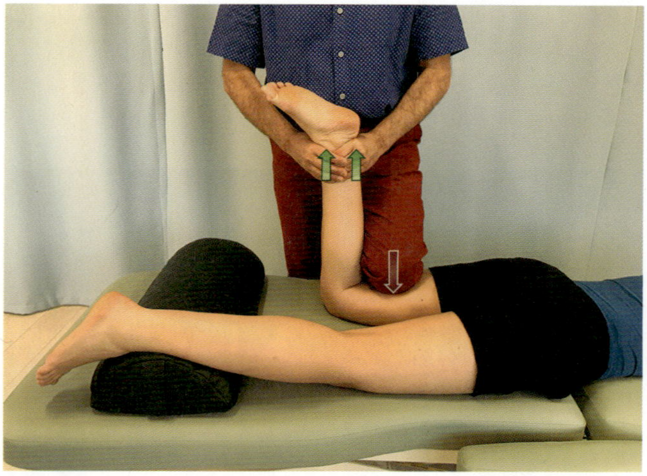

### 무릎넙다리(슬개대퇴) 증후군 검사 [Patellofemoral syndrome test(클라크 검사, Clarke's test)]

- 목표: 무릎넙다리 증후군(무릎뼈 연골연화증, chondromalacia patella)
- 역학: 환자는 바로 누운 자세를 취함. 치료사는 환자의 무릎뼈 위쪽극 부분에 엄지손가락의 갈퀴막공간을 위치시키고, 환자는 넙다리네갈래근(대퇴사두근)을 수축함
- 양성: 무릎관절의 통증 및 마찰음(crepitus)
- 참고: 주의: 저항의 정도를 점차적으로 증가시키면서 수행해야 함. 통증/마찰음이 느껴지면 더 이상 반복하지 않음

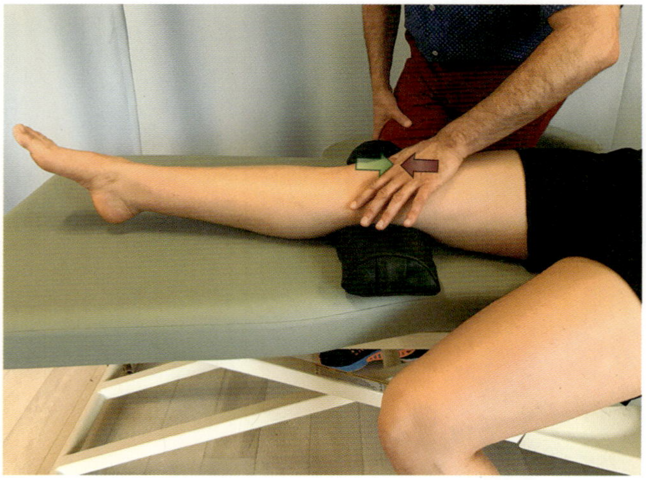

### 무릎넙다리(슬개대퇴) 운동성 검사(Patellofemoral mobility test)

- 목표: 무릎넙다리 증후군(무릎뼈 연골연화증) 및 무릎뼈 운동의 제한
- 역학: 환자는 바로 누운 자세를 취함. 가쪽에서 안쪽으로, 안쪽에서 가쪽으로 무릎뼈에 압력을 가함
- 양성: 통증 및 마찰음(무릎넙다리 증후군) 또는 운동 제한[안쪽 방향으로 무릎뼈 너비의 1/4에서 1/2 미만은 가쪽무릎지지띠섬유/가쪽넓은근(외측광근, vastus lateralis)이 팽팽함을 나타냄]
- 참고: 무릎뼈를 가쪽에서 안쪽으로, 다시 가쪽으로 이동시킴

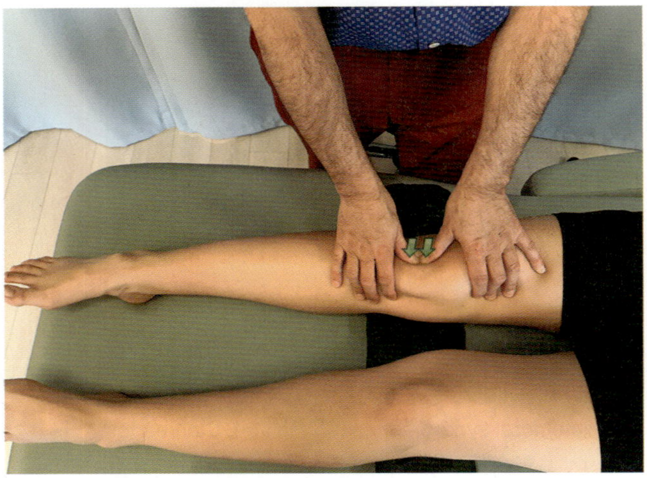

## 발목관절/발(Ankle joint/foot)

### 발허리뼈머리(중족골두) 평가(Metatarsal head assessment)

- 목표: 모튼의 발(Morton's foot)
- 역학: MTP 및 IP관절에서 발가락을 구부림
- 양성: 엄지발가락의 발허리뼈(중족골)보다 더 먼쪽으로 돌출된 둘째 발허리뼈의 시각화(아래 사진)
- 참고: 엄지발가락에 상대적인 둘째발가락 길이의 단순한 시각화(위 사진)는 실제 발허리뼈 길이를 나타내지 않을 수 있으므로 모튼의 발임

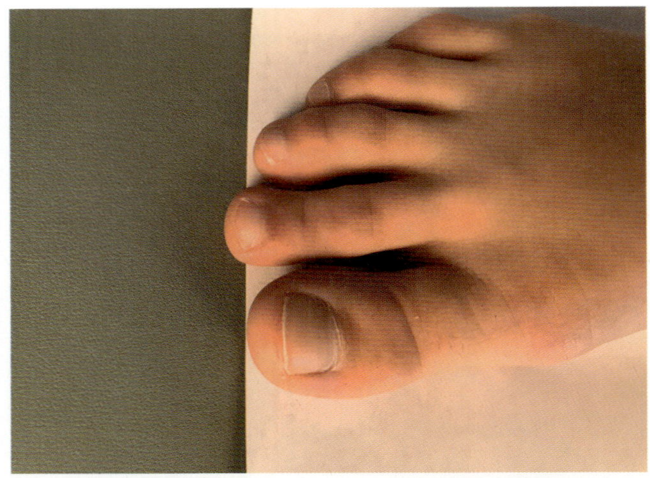

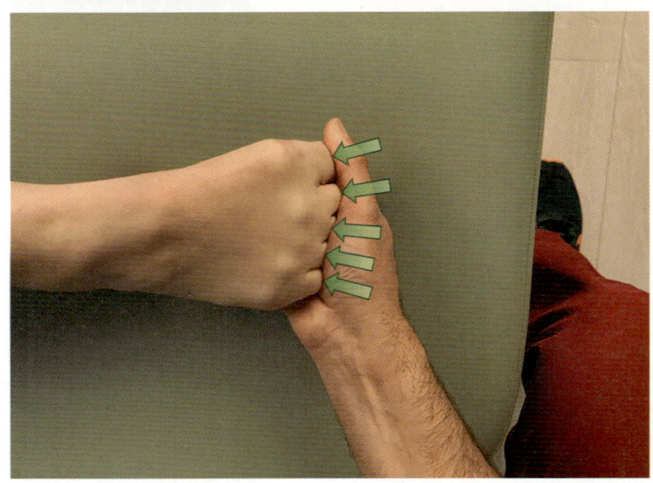

### 아킬레스건 핀치 검사(Achilles tendon pinch test)

- 목표: 아킬레스건염
- 역학: 치료사가 아킬레스건을 꼬집어 힘줄만 누르도록 하고 윤활낭의 깊은 부위와 앞쪽은 누르지 않도록 함(건염과 활액낭염을 구별하기 위해)
- 양성: 아킬레스건 통증

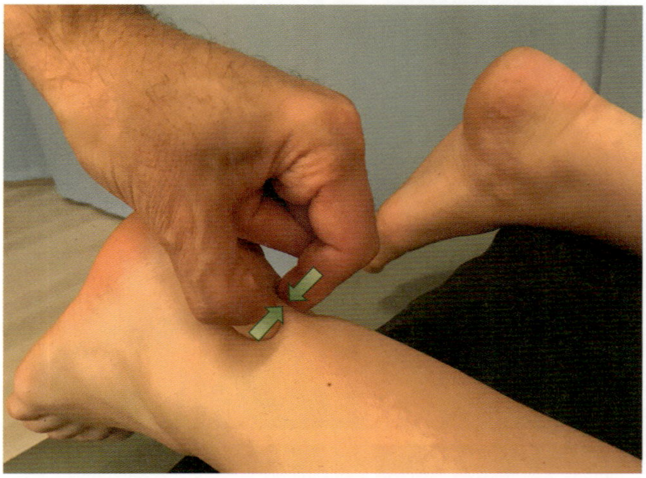

### 모튼의 (압박/압축) 검사(Morton's compression/squeeze test)

- 목표: 모튼 신경종(Morton's neuroma)
- 역학: 발허리뼈머리를 함께 압박
- 양성: 발허리뼈사이(일반적으로 #3~#4)의 통증
- 참고: 발허리뼈를 서로 직접 압박하고 가로 아치(transverse arch)를 단순히 늘리지 않도록 함(발등에 엄지손가락을 대는 것이 도움이 될 수 있음)

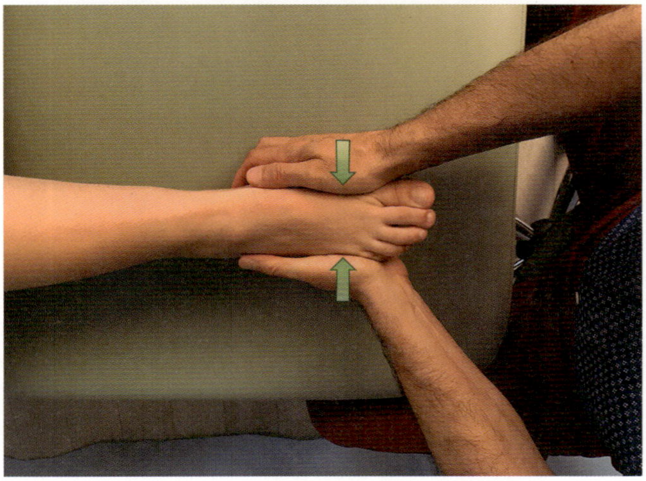

### 발가락 사이 압박 검사(Interdigital squeeze test)

- 목표: 모튼 신경종(Morton's neuroma)
- 역학: 발허리뼈머리 사이(특히 #3~#4) 발허리뼈사이 공간 압박/압축
- 양성: 발허리뼈사이(머리) 공간의 통증

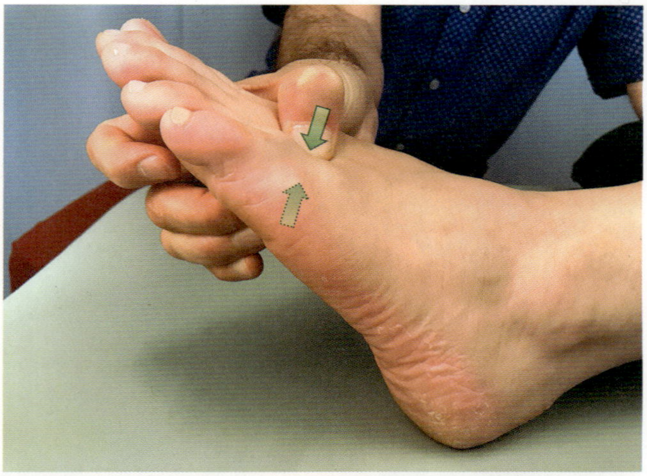

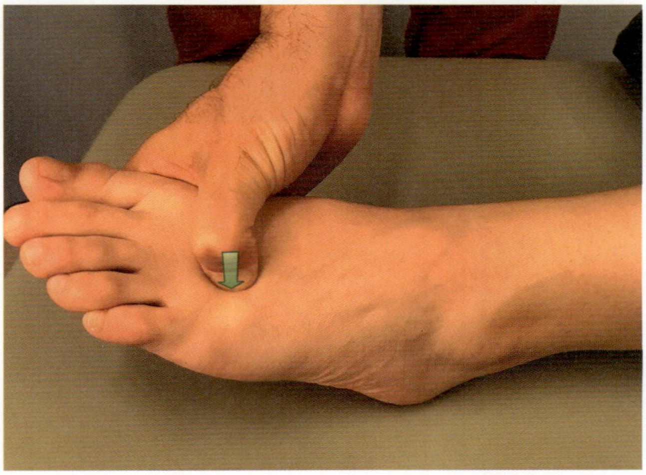

### 발등굽힘 외반 검사(Dorsiflexion eversion test)

- 목표: 발목굴증후군(족근관증후군, tarsal tunnel syndrome)(정강신경 압박)
- 역학: 치료사는 발가락을 완전히 뻗은 상태에서 환자의 발을 발등굽힘(dorsiflexion) 및 외반(eversion)으로 밀어내 안쪽 복사뼈의 뒤쪽에 있는 발목굴(tarsa tunnel)에서 정강신경을 최대로 늘림
- 양성: 안쪽 발목 또는 발바닥의 신경 증상(예: 날카로운 쏘는 듯한 통증, 따끔거리고 저림)

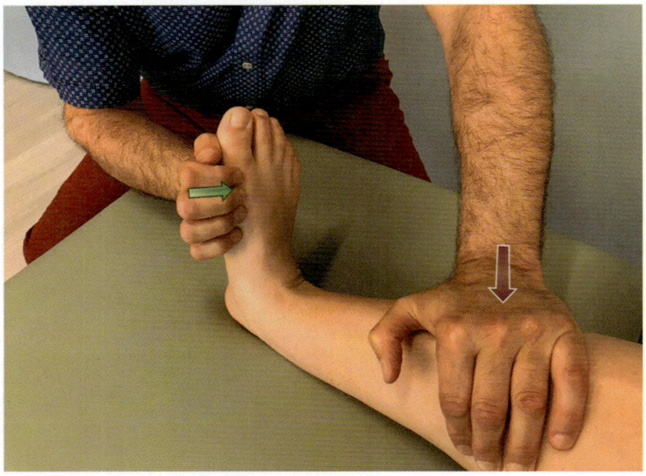

### 발목에서의 티넬 징후(Tinel's sign at the ankle)

- 목표: 발목굴증후군
- 역학: 치료사가 발목굴에 있는 정강신경을 직접 두드림
- 양성: 안쪽 발목 또는 발바닥의 신경 증상(예: 날카로운 쏘는 듯한 통증, 따끔거리고 저림)

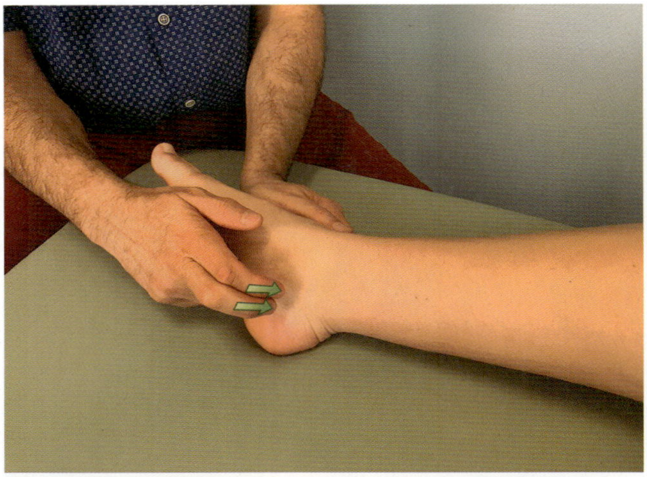

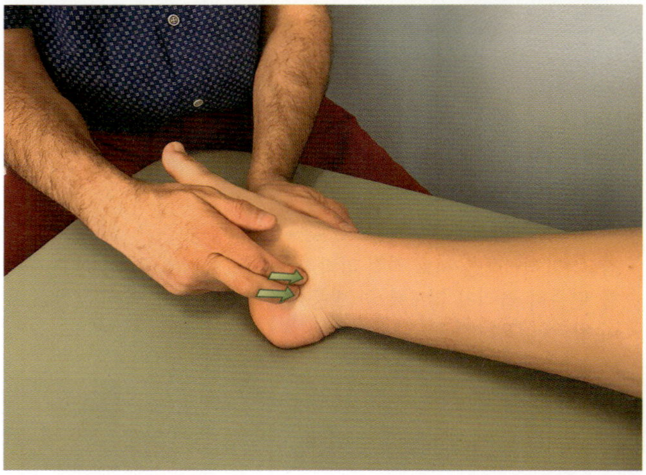

### 발목 앞쪽 당김 검사(Ankle anterior drawer test)

- 목표: 앞목말종아리인대(전거비인대) 염좌(anterior talofibular ligament sprain)
- 역학: 환자는 테이블 끝에서 다리를 떼고 앉음. 치료사는 앞쪽 먼쪽 다리를 고정하고 발꿈치뼈(종골) 뒤쪽을 잡고 앞으로 당김
- 양성: 과도한 움직임
- 참고: 앞목말종아리인대는 발목다리(거퇴, talocrural)/발목관절에서 목말뼈(거골)의 앞쪽 당김/병진운동에 저항

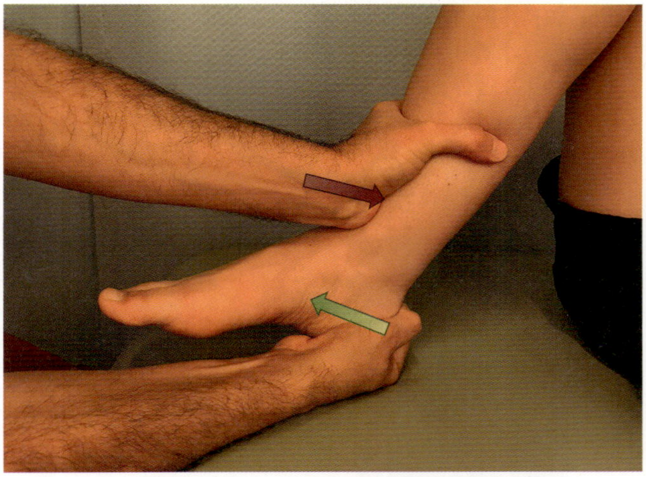

### 목말뼈(거골) 기울기 검사(Talar tilt test)

- 목표: 발꿈치종아리인대(종골비골인대) 염좌(calcaneofibular ligament sprain)
- 역학: 환자는 옆으로 누움. 치료사는 목말밑관절(거골하관절)에서 발을 뒤집음(이를 달성하기 위한 두 가지 접촉이 아래 나와 있음)
- 양성: 과도한 움직임
- 참고: 발꿈치종아리인대는 순수 안쪽번짐(내번)에 저항함

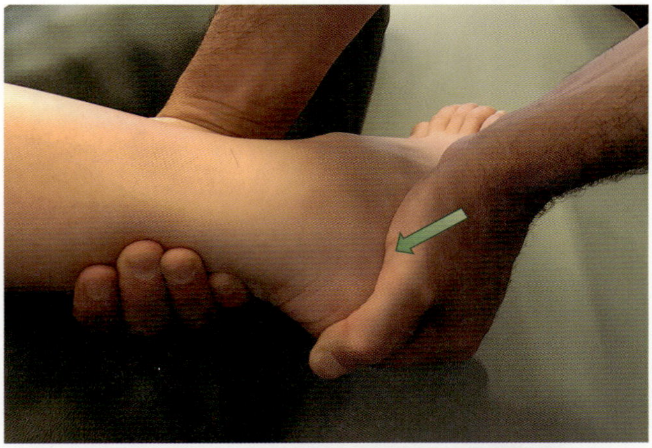

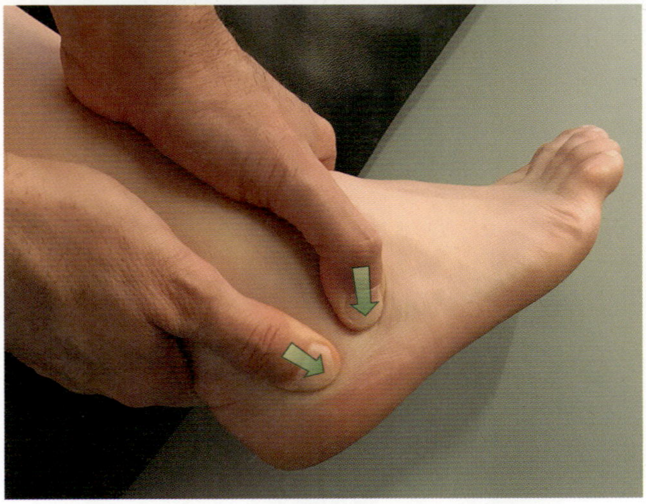

3

## 어깨관절(견관절, Shoulder joint)

### 애플리 긁기 검사(Apley's scratch test)

- 목표: 어깨위팔(견갑상완)관절 ROM/오십견(frozen shoulder)
- 역학: 상단: 벌림 및 바깥돌림
- 역학: 하부: 모음 및 안쪽돌림
- 양성: 제한된 ROM
- 참고: 위 사진은 팽팽한 모음근/안쪽돌림근(더 일반적인)을 나타내는 감소된 벌림/바깥돌림을 가리킴
- 참고: 아래 사진은 팽팽한 벌림근/바깥돌림근을 나타내는 감소된 모음/안쪽돌림을 가리킴
- 참고: 양쪽으로 수행

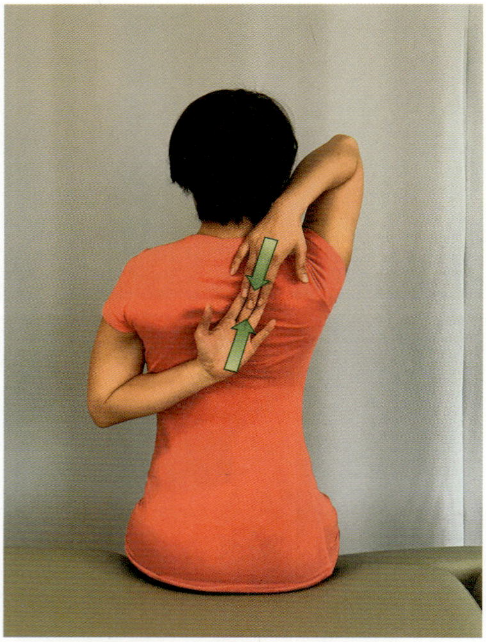

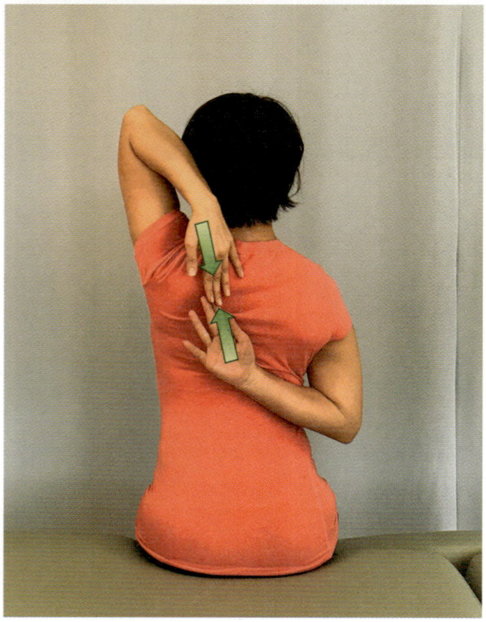

### 드롭 암 검사(팔 떨어뜨리기 검사, Drop arm test)

- 목표: 가시위근(극상근) 파열(충돌, impingement/건염, tendinitis)
- 역학: 환자가 팔을 벌림하여 90° 올린 다음, 이 위치에서 팔을 잡고 천천히 팔을 다시 내림
- 양성: 가시위근 통증 또는 원활하게 움직일 수 없음 또는 환자가 팔을 떨어뜨림(신경학적 억제로 인해)
- 참고: 스캡션(scaption; 시상면에서 굽힘을 향해 약 30° 기울어진 벌림 경사면)에서의 움직임이 더 효과적일 수 있음
- 참고: 치료사는 저항을 추가할 수 있음(그림에서와 같이). 저항이 있으면 드롭 암 검사는 깡통 비우기 검사(empty can test)와 비슷해짐. 차이점은 깡통 비우기 검사는 충돌을 증가시키기 위해 GH관절 안쪽돌림을 포함한다는 것임
- 참고: 저항이 없는 드롭 암 검사는 일반적으로 가시위근 파열이 중등도에서 중증인 경우에만 양성임

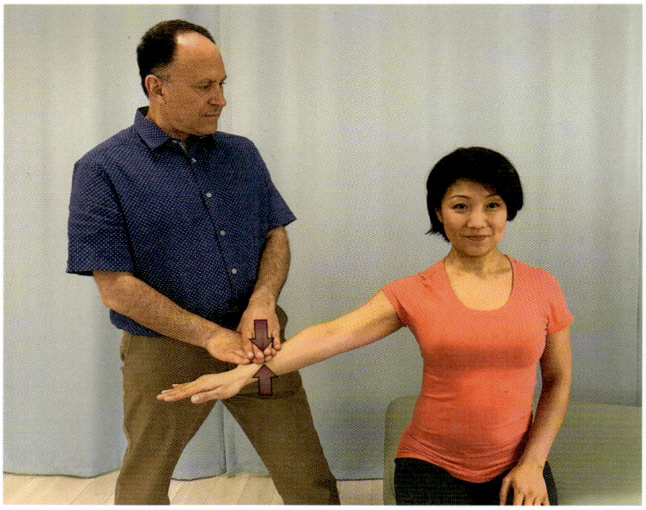

### 깡통 비우기 검사(Empty can test)

- 목표: 어깨 충돌(특히 가시위근 먼쪽 힘줄 충돌)
- 역학: 환자가 팔을 약 90° 벌리고 약 30° 굽힘(scaption)함. 그런 다음 팔을 회전시킴('캔을 비운다'고 표현). Part 2: 치료사가 바닥을 향해 아래쪽으로 중등도에서 강한 저항을 추가할 수 있음
- 양성: 어깨관절 통증
- 참고: 검사의 저항 단계에서만 통증이 느껴진다면 가시위근 힘줄의 충돌이 나타날 가능성이 더 큼
- 참고: 이 검사는 다른 쪽과 비교하기 위해 종종 양쪽(아래 참조)으로 수행됨

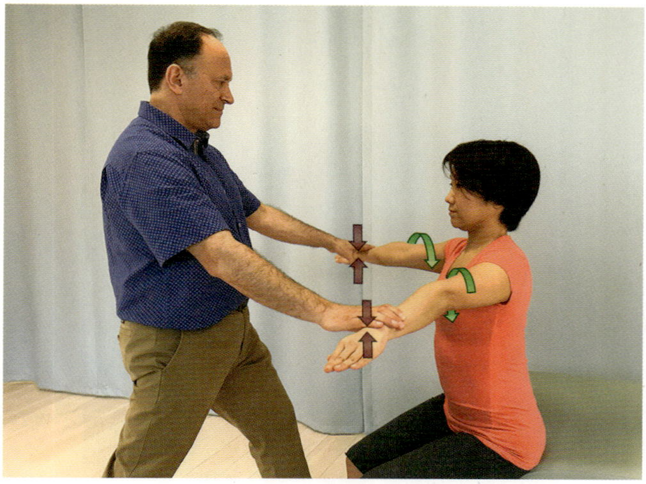

### 호킨스-케네디 충돌 검사(Hawkins-Kennedy impingement test)

- 목표: 어깨충돌증후군
- 역학: 환자의 어깨 및 팔꿉관절이 수동적으로 90°로 구부러짐. 그런 다음 치료사는 어깨관절에서 팔을 수동적으로 안쪽돌림시킴(큰 결절로 봉우리돌기에 근접하게 함)
- 양성: 어깨관절 통증
- 참고: 충돌된 조직은 가시위근 먼쪽 힘줄, 봉우리밑점액낭(견봉하점액낭), 위팔두갈래근(상완이두근)의 긴머리, 부리위팔인대(오훼상완인대, coracohumeral ligament)일 수 있음

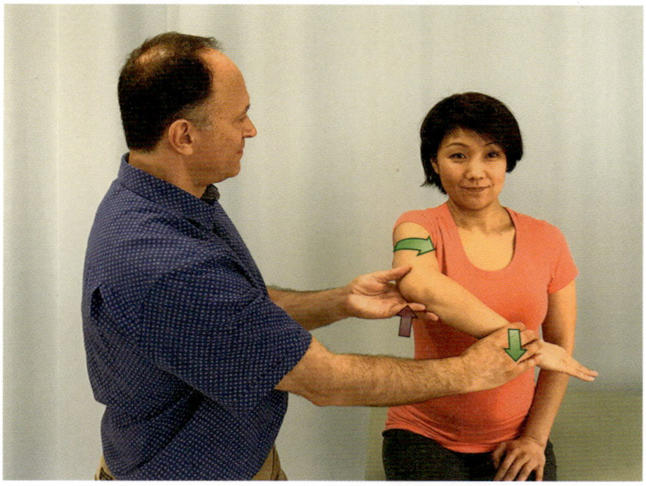

### 봉우리밑윤활낭염(견봉하윤활낭염) 벌림 ROM 검사 (Subacromial bursitis abduction ROM test)

- 목표: 어깨충돌증후군/봉우리밑윤활낭염(충돌)
- 역학: 환자는 해부학적 위치에서 시작하여 135° 이상에서 끝나는 GH 관절에서 능동적으로 팔을 벌림함. 움직임의 바깥돌림 활(arc)을 하는 동안 팔을 안쪽돌림시켜서 이 검사의 민감도를 증가시킴
- 양성: 약 135° 이상에서 가라앉는 벌림 중 통증
- 참고: 약 135°의 벌림에서 봉우리밑점액낭이 봉우리에 대해 깊숙이 들어가 위팔뼈머리와 봉우리 사이에서 더 이상 충돌/압박되지 않음

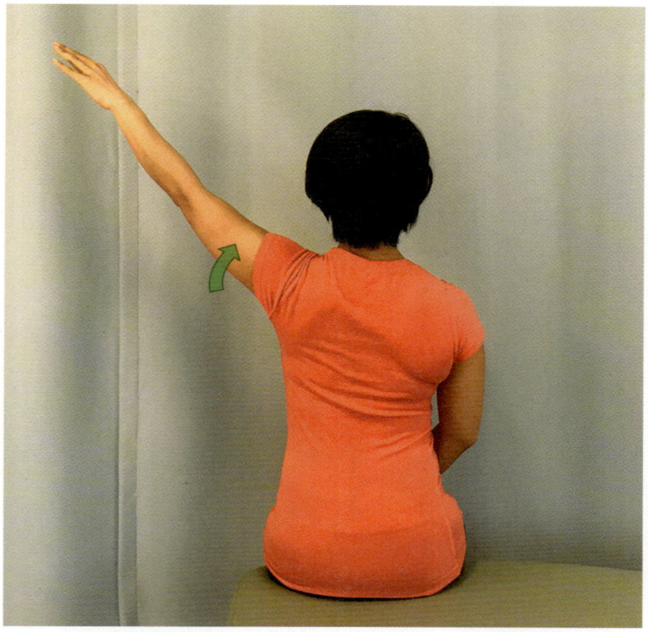

3

3

### 속도 검사(Speed's test)

- 목표: 위팔두갈래근 병리(건염/건활막염/열상)
- 역학: 환자는 90°의 GH관절 굽힘, 완전한 팔꿉관절 폄 및 완전한 아래팔의 벌림 위치에 있음. 그런 다음 치료사는 환자가 이 자세를 유지하려고 시도할 때 아래 방향으로 저항을 추가함
- 양성: 위팔두갈래근의 통증
- 참고: 굽힘에 추가된 일부 GH 벌림(아래 사진)은 위팔두갈래근긴머리(상완이두근장두)에 대한 스트레스를 증가시킴
- 참고: 대체역학은 치료사가 환자의 팔을 내리려고 할 때 환자가 저항하게 함으로써 위팔두갈래근의 편심 수축(eccentric contraction)을 생성하도록 하는 것임

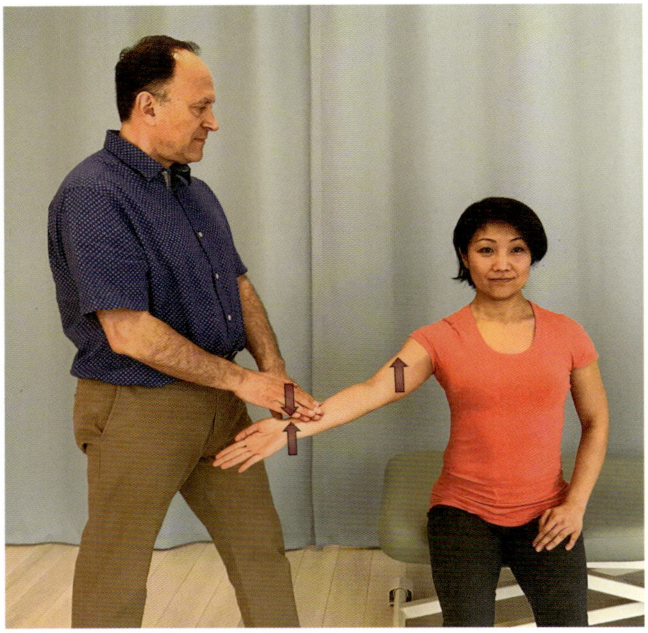

### 교차 검사(Cross over test)

- 목표: 봉우리빗장관절[견봉쇄골관절, acromioclavicular(AC) joint]/인대 염좌 또는 부리빗장인대[오훼쇄골인대, coracoclavicular(CC) ligament] 염좌
- 역학: 수동적으로 환자의 팔을 완전한 수평 굽힘/모음(팔꿉관절이 굽힌된 상태)으로 가져옴
- 양성: AC관절/인대 또는 CC인대의 통증
- 참고: 완전한 수평굽힘/모음은 봉우리에 대해 빗장의 먼쪽/가쪽 끝을 밀고 AC 및 CC인대에 긴장 스트레스를 가하여 부수적인(과도한) 움직임을 방지함

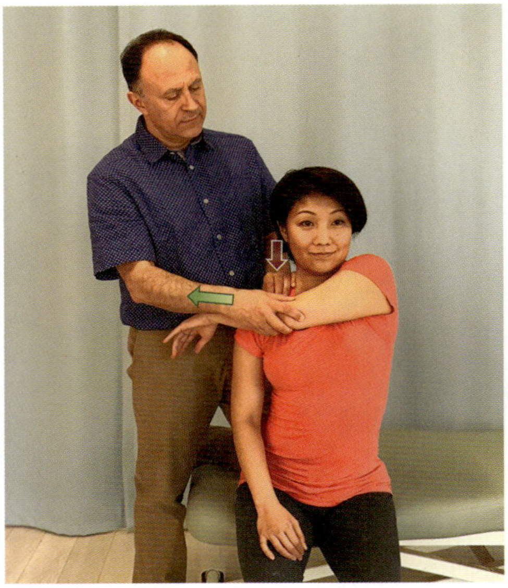

## 팔꿉관절(Elbow joint)

### 노쪽굴증후군(요측관증후군)/뒤뼈사이신경(후골간신경) 증후군 평가 [Radial tunnel syndrome/posterior interosseus nerve(PIN) syndrome assessment]

- 목표: 노쪽굴증후군 – PIN 증후군(압박) 평가
- 역학: 버전 1(아래): 촉진: 뒤침근(회외근, supinator) 촉진, 가쪽 위관절융기(상과) 아래

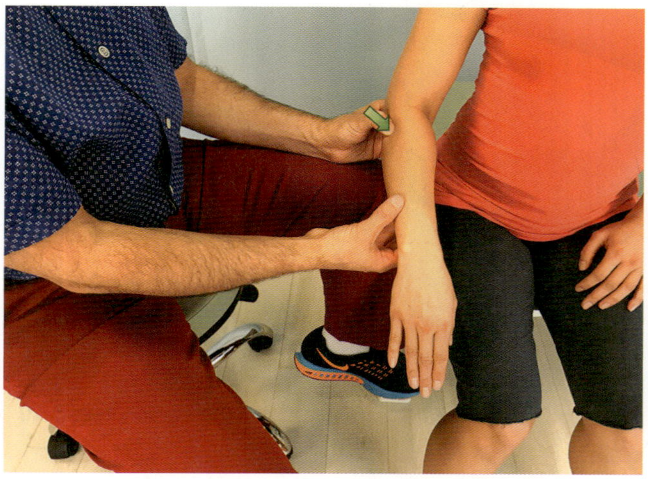

- 역학: 버전 2(아래): 뒤침근 수축에 대한 도수저항(MR)

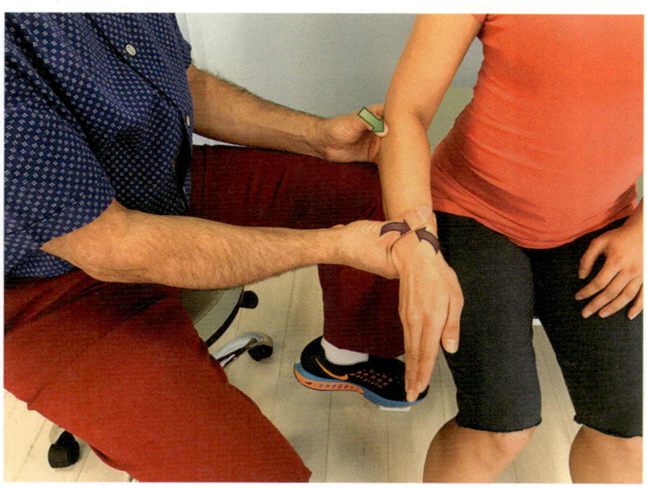

- 역학: 버전 3(아래): 아래팔을 완전히 엎침(회내, pronation)하여 뒤침근(supinator)을 늘림
- 양성: (모든 버전에 대해): 가쪽 위관절융기 근처 또는 앞가쪽 아래팔 먼쪽부분에 감각이상(paresthesia)
- 참고: 노신경(요골신경)의 가지인 PIN(대부분 운동섬유로 구성되어 있지만 감각섬유를 일부 포함하여 감각이상을 일으킬 수 있음)은 뒤침근의 두 머리 사이를 지나가며 arcade of Frohse라고 하는 섬유조직 밴드에 깊숙이 포착될 수도 있음. 또는 근육 과긴장성/근막 통증 유발점으로 인해 압박될 수도 있음
- 참고: BPTT – 노신경 검사에서도 이 상태에 대해 양성으로 나타날 수 있음
- 참고: 노쪽굴증후군/뒤뼈사이신경 증후군은 테니스팔꿈치(tennis elbow)와 다르게 평가해야 함

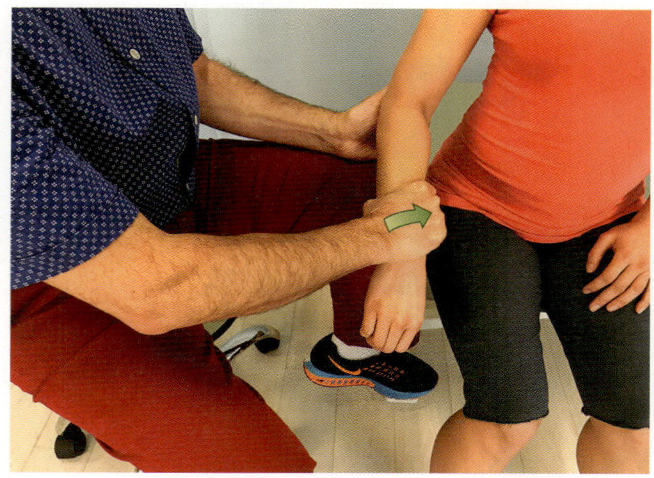

3

3

## 손목관절/손(Wrist joint/hand)

### 팔렌 검사(Phalen's test)

- 목표: 손목굴증후군(수근관증후군)
- 역학: 환자는 약 30초 이상 동안 손을 완전히(90°) 굽힘(손목굴 내용물 압박)
- 양성: 손의 정중신경 분포로 전이

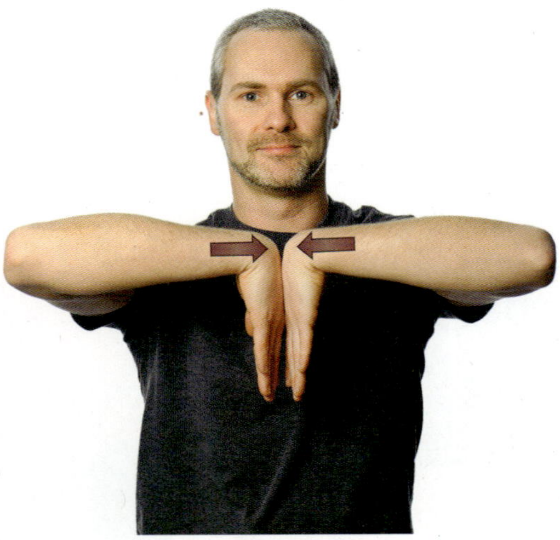

### 기도 검사(Prayer test)

- 목표: 손목굴증후군
- 역학: 환자는 약 30초 이상 동안 손을 완전히(90°) 폄(손목굴 내용물 압박)
- 양성: 손의 정중신경 분포로 전이

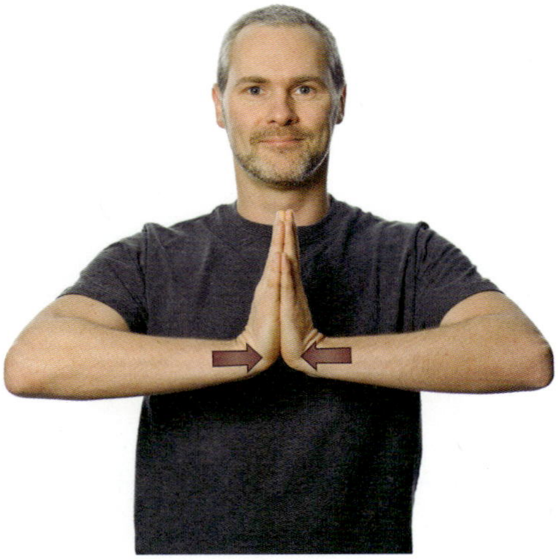

### 손목에서의 티넬 징후(Tinel's sign at the wrist)

- 목표: 손목굴증후군
- 역학: 치료사가 손목굴의 정중신경을 두드림
- 양성: 손의 정중신경 분포로 전이

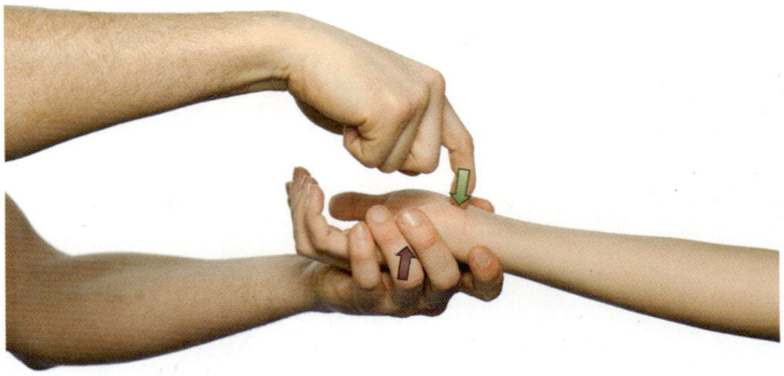

### 묶인 정중신경 스트레스 검사(Tethered median nerve stress test)

- 목표: 손목굴증후군
- 역학: 환자의 손과 검지를 수동적으로 완전히 펴고 약 30초 이상 유지
- 양성: 손의 정중신경 분포로 전이
- 참고: 이 검사가 손목굴의 정중신경 압박에 대해 구체적이려면 환자의 팔꿉관절을 구부려 손목굴의 몸쪽부분 정중신경의 긴장을 완화해야 함

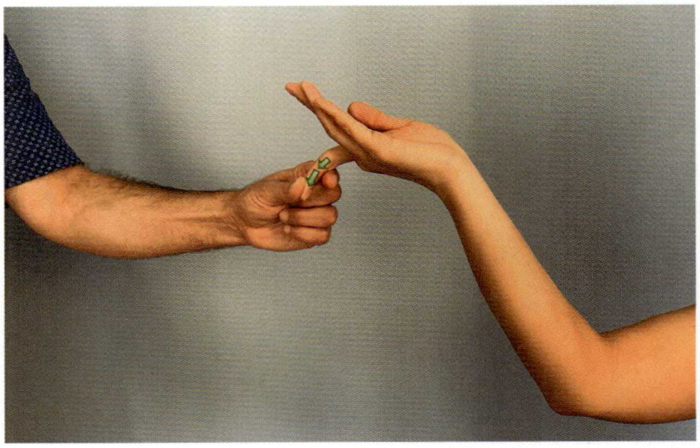

### 핀켈스타인 검사(Finklestein's test)

- 목표: 드퀘르뱅 증후군(deQuervain's syndrome)
- 역학: 환자는 다른 손가락 아래에서 엄지손가락을 구부린 다음 손목관절에서 손을 자쪽(척골측)으로 편향시킴
- 양성: 노뼈(요골)의 붓돌기(경상돌기, styloid process) 또는 그 부근의 통증
- 참고: 이 검사는 긴엄지벌림근(장무지외전근)과 짧은엄지폄근(단무지신근)을 스트레칭시킴
- 참고: 드퀘르뱅 증후군은 드퀘르뱅 건초염/드퀘르뱅 질병으로도 알려져 있음

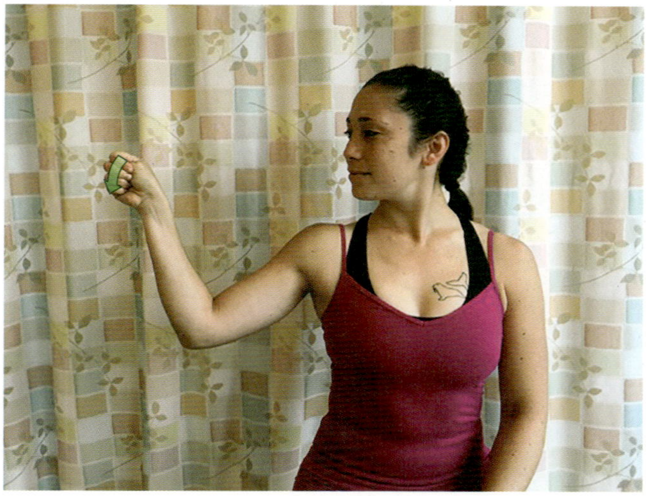

### 핀치 그립 검사(Pinch grip test)

- 목표: 원엎침근(원회내근) 증후군(pronator teres syndrome)/앞뼈사이신경(전골간신경, anterior interosseus nerve; AIN)
- 역학: 환자가 엄지와 검지의 말단지골을 서로 꼬집거나 잡음
- 양성: 검지의 DIP(distal interphalangeal)관절이 젖힘(과신전)되는 것을 방지할 수 없음
- 참고: 정중신경의 분지인 AIN(원엎침근의 두 머리 사이에서 정중신경에서 분지됨)이 DIP관절을 굽힘시키는 깊은손가락굽힘근(심지굴근, flexor digitorum profundus)을 지배함
- 참고: 양성은 원엎침근 이외의 정중신경 압박 때문일 수 있음

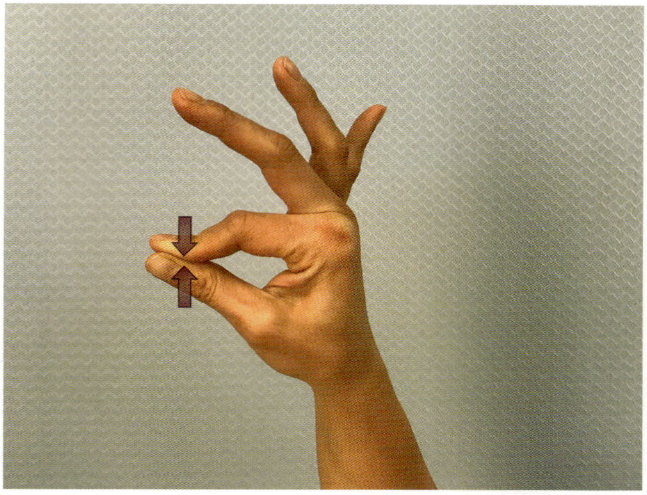

### 프롬트 징후(Froment's sign)

- 목표: 가이온터널증후근(척골관증후군, Guyon's canal syndrome)(자신경 압박)
- 역학: 치료사는 환자가 엄지와 검지의 기저부(근위지골) 사이에 들고 있는 종잇조각을 당기려고 시도함
- 양성: 환자가 종잇조각을 붙잡을 수 없음
- 참고: 이 검사는 자신경의 지배를 받는 엄지모음근(무지내전근)에 도전함
- 참고: 양성은 가이온터널 이외의 자신경 압박 때문일 수 있음

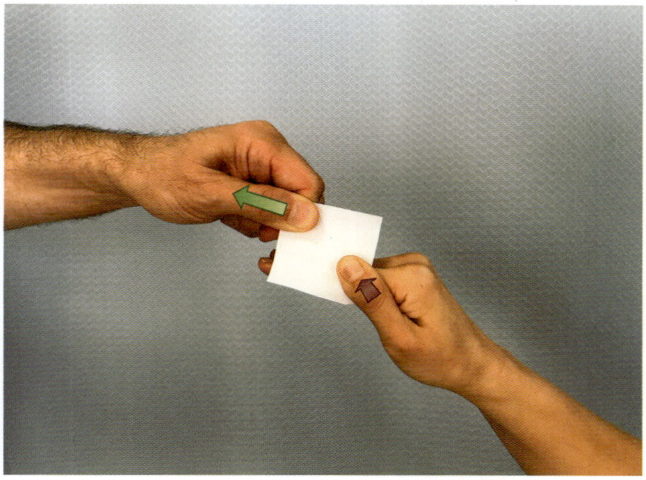

3

## 검토 질문(Review questions)

1. 세 가지 일반 정형외과 평가 검사는 무엇인가?
2. 능동운동범위 검사로 평가되는 구조는 무엇인가?
3. 수동운동범위 검사로 평가되는 구조는 무엇인가?
4. 도수저항 검사로 평가되는 구조는 무엇인가?
5. 척추사이구멍 압박 검사의 목적은 무엇인가?
6. 목뼈 당김 검사를 수행하기 위한 역학을 설명해 보자.
7. 가슴우리출구증후군에 대한 평가 검사 중에 모니터링되는 맥박은 무엇인가?
8. 손목굴증후군을 평가하기 위해 어떤 정형외과 평가 검사를 사용할 수 있는가?
9. 세 가지 위팔신경얼기 장력 검사는 무엇인가?
10. 나클라스 검사와 요먼 검사에서는 어떤 관절을 평가하나?
11. 혼합 엉치엉덩관절 평가 검사에서 환자는 어떤 자세를 취해야 하는가?
12. 허리뼈의 돌기사이관절 증후군을 평가하는 자세를 설명해 보자.
13. 토마스 검사는 어떤 기능적 근육군의 긴장도를 평가하나?
14. 엉덩관절 벌림근의 긴장도를 평가하는 검사는 무엇인가?
15. 무릎의 십자인대 손상을 평가하는 두 가지 검사는 무엇인가?
16. 애플리 압박 검사의 목적은 무엇인가?
17. 발의 모든 신경종을 평가하는 검사는 무엇인가?
18. 오십견에 대해 평가하는 정형외과 검사는 무엇인가?
19. 깡통 비우기 검사는 어떤 조건의 존재를 평가하나?
20. 드퀘르뱅 증후군을 평가하는 정형외과 검사는 무엇인가?

### 깊이 생각해야 할 점(Deeper thoughts)

환자가 신체의 '허리부위'에 통증이 있다고 진술하는 경우 치료사가 수행하는 신체검사 구성 요소의 순서는 무엇인가? 또한 근육 결림(strain), 인대 염좌 및 근육 긴장을 구별하기 위해 세 가지 일반 정형외과 평가 검사를 어떻게 사용하는가? 그리고 환자의 통증 패턴에 기여하는 근막골격(myofascioskeletal) 상태를 용인 또는 배제하기 위해 어떤 특수 정형외과 평가 검사를 사용할 수 있는가?

제 4 장

# 덮는 방법과 기초 마사지 기법

## (Draping and Basic Massage Strokes)

*Sandy Fritz, Susan Salvo*
*and Joseph E. Muscolino*

### 개요(Overview)

이 장에서는 덮는 방법과 마사지 기법의 두 가지 주제를 다룬다. 전반부는 덮기의 원리를 논의하는 것으로 시작된다. 그런 다음 각 주요 신체 부위를 덮는(drape) 방법에 대해 기술하고 덮기 기술의 개요가 제공된다. 이 장의 후반부에서는 마사지 기법에 대해 설명한다. 모든 마사지 기법의 기초가 되는 터치의 기본 특징을 먼저 설명하고, 주요 마사지 기법을 그림으로 정의하고 설명한다.

### 학습 내용(Chapter outline)

소독포 덮기
소독포 덮는 방법
덮기 기술 개론
마사지 기법
터치의 특징
마사지 기법 개론

### 학습목표(Chapter objectives)

*이 장을 마치고 나면 학생/치료사는 다음과 같은 사항을 수행할 수 있어야 한다.*

1. 주요 용어를 정의한다.
2. 소독포 덮기의 목적과 원리를 설명한다.
3. 두 가지 중요한 덮는 방법을 설명한다.
4. 각각의 주요 신체 부위를 덮는 방법을 설명한다.
5. 터치의 일곱 가지 특징을 나열하고 설명한다.
6. 여섯 가지 마사지 기법을 나열하고 설명한다.

### 주요 용어(Key terms)

경타법(Tapotement, 가볍게 두드리는 법)
끌기(Drag)
리듬(Rhythm)
마찰(Friction)
미끄러짐(Gliding)
방향(Direction)
빈도(Frequency)
소독포 덮기(Draping)
속도(Speed)
압력의 깊이(Depth of pressure)
압박(Compression)
에플러라지(Effleurage, rhythmic strokes, 경찰법, 리드믹 기법)
윤곽에 따라 덮기(Contoured draping)
주무름(Kneading)
지속시간(Duration)
진동(Oscillation)
진동(Vibration)
타진(Percussion)
페트리사지(Petrissage)
편평하게 덮기(Flat draping)

4

## 소독포 덮기(Draping)

### 덮기의 개요(Introduction to draping)

덮기(draping)는 본래 천으로 몸을 덮는 것을 말한다. 환자는 마사지를 받는 동안에는 탈의된 상태이므로 다음과 같이 덮개를 사용하는 두 가지 주요 목적이 있다. 첫 번째는 환자의 사생활과 안정감을 유지시키기 위한 것이고, 두 번째는 보온 효과를 제공하기 위한 것이다. 가장 자주 사용되는 덮기 재료는 시트와 수건이다.

### 덮기의 원리(Principles of draping)

덮는 방법에는 여러 가지가 있는데, 그중에서 다음과 같은 원리들이 지속적으로 적용된다.

- 재사용이 가능한 모든 덮기 재료들은 환자들을 위해 깨끗하게 세탁되어야 한다. 특히 일회용 린넨은 각 환자를 위하여 깨끗하게 유지해야 하고, 사용 후에는 적절히 폐기하여야 한다.
- 마사지를 받는 부위만 노출시키고 대부분의 경우 덮개 시트를 움직여서 마사지할 부위를 노출시킨 후 덮개는 그 위치에 그대로 둔다.
- 항상 환자의 아래에 있는 아래덮개(소독포나 시트)를 사용한다.
- 덮개는 환자의 몸 아래로 밀어 넣어 고정시킨다.
- 위치에 맞게 덮개를 놓아도 환자가 불편하게 느낀다면, 특히 몸 밑이나 몸 주위로 덮개를 집어넣는 경우 환자의 단정함을 유지하도록 덮개를 놓도록 한다.
- 앉은 자세를 포함한 모든 자세에서 환자를 잘 덮도록 덮개를 놓아야 한다.
- 생식기 부위는 반드시 가려야 한다.
- 여성의 가슴 부위는 일상적인 웰빙 마사지를 받는 동안 가려야 하는 부분이다. 면허가 있는 의사의 감독하에 시행되는 특정 가슴 마사지는 특별한 덮는 절차가 필요한 경우도 있다.

## 소독포 덮는 방법(Draping methods)

소독포 덮기의 두 가지 기초 유형은 편평하게 덮기(flat draping)와 윤곽 따라 덮기(contoured draping)이다.

### 편평하게 덮는 방법(Flat draping methods)

**편평하게 덮기(flat draping)**는 위덮개(top drape), 보통 시트를 환자 위에 놓는다. 위덮개, 때로는 아래덮개를 다양한 방식으로 움직여 마사지할 부분을 덮거나 노출시킨다.

### 윤곽에 따라 덮는 방법(Contoured draping)

**윤곽에 따라 덮기(contoured draping)**는 두 개의 수건 또는 시트 한 개와 수건 한 개로 시행할 수 있다(베갯잇을 수건을 대신하여 사용할 수 있다). 이 덮개로 환자의 주위를 감싸고 모양을 만든다. 이런 종류의 덮기 방식은 생식기 부위 및 엉덩이를 확실하게 가리고 보호하는 데 매우 효과적이다. 여성의 경우 복부에 접근할 때 별도의 가슴 덮개(보통 수건이나 베갯잇)를 사용하여 가슴 부위를 덮을 수 있다.

**표 4-1. 덮기 기술** *(계속)*

| 자세 | 설명 |
|---|---|
| 엎드린 자세에서 등 치료 (prone back) | 환자는 엎드린 자세를 취하고 상단 시트는 등을 노출시키기 위해 접어서 사용한다(그림 4-1). |
| 엎드린 자세에서 엉덩이와 다리 치료(prone buttock and lower extremity) | 엎드린 자세에서 상단 시트를 접어 올려 다리 안쪽 주위로 집어넣고 마사지할 다리 밑에 고정한다. 바닥의 편평한 시트는 보온성을 유지하기 위해 접어서 추가로 덮을 수 있다(그림 4-2). |

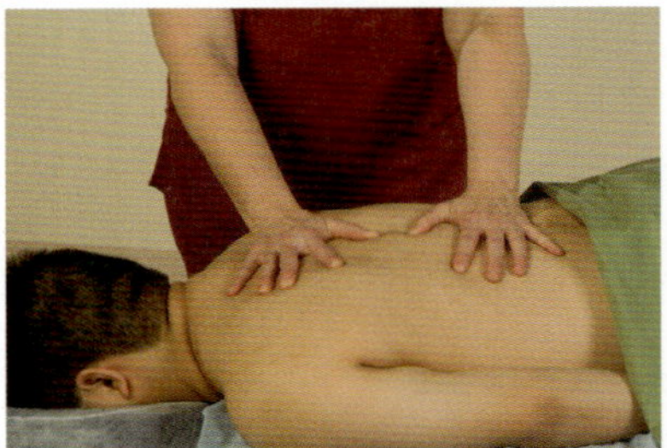
그림 4-1

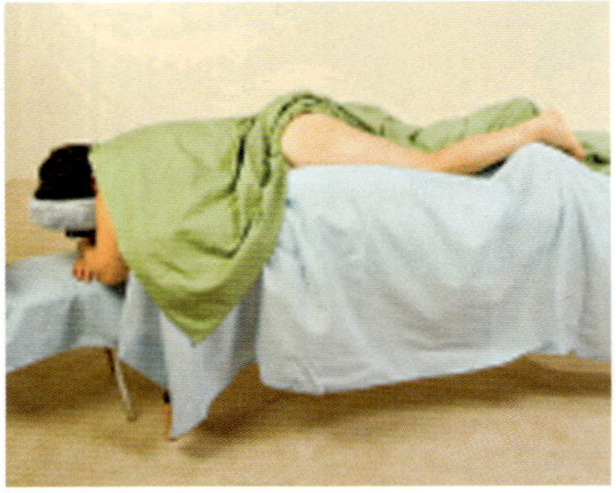
그림 4-2

## 덮기의 대체 방법(Alternative to draping)

덮기의 대체 방법으로 환자는 수영복이나 반바지 및 느슨한 셔츠를 착용할 수 있다. 아래덮개(시트)는 테이블이나 매트 위에 놓고, 위덮개는 환자가 마사지를 받는 중에 오한을 느끼는 경우 사용한다.

## 덮기 기술 개론 (Compendium of draping techniques)

표 4-1에 덮기 기술 개론을 정리해 놓았다. 각 주요 신체 부위를 덮는 방법에 대한 설명과 사진을 제공한다.

**표 4-1. *(계속)* 덮기 기술**

| 자세 | 설명 | |
|---|---|---|
| 엎드린 자세에서 팔 치료 (prone upper extremity) | 엎드린 자세에서 팔에 접근할 수 있도록 상단의 편평한 시트를 대각선으로 접는다(그림 4-3). | 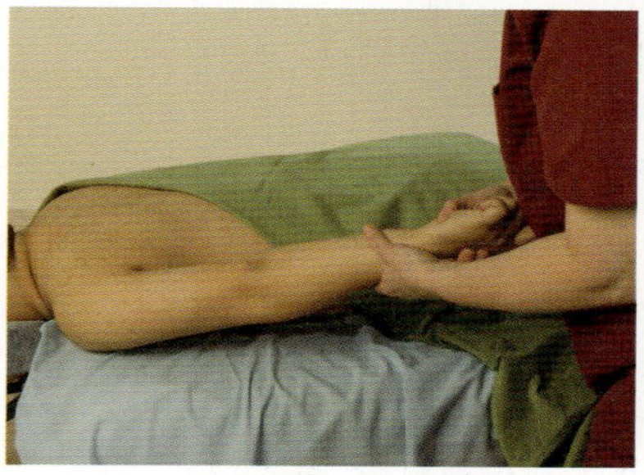 그림 4-3 |
| 바로 누운 자세에서 다리 치료 (supine lower extremity) | 바로 누운 자세에서 상단 시트를 다리 위로 접어 올리고 다리 안쪽 주위로 감아서 집어넣어 다리를 노출시킨다(그림 4-4A).<br>사타구니 부위를 고정하기 위해 상단 시트를 허벅지 둘레와 엉덩이 위아래로 윤곽을 잡아 둘러싼다(그림 4-4B). | 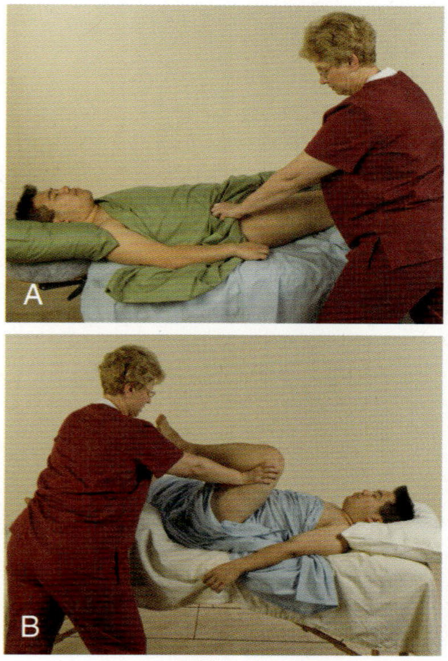  그림 4-4 |
| 바로 누운 자세에서 팔 치료 (supine upper extremity) | 바로 누운 자세에서 팔을 상단 시트 위로 들어 올려 빼낸 후 그 위에 올려 노출시킨다(그림 4-5). | 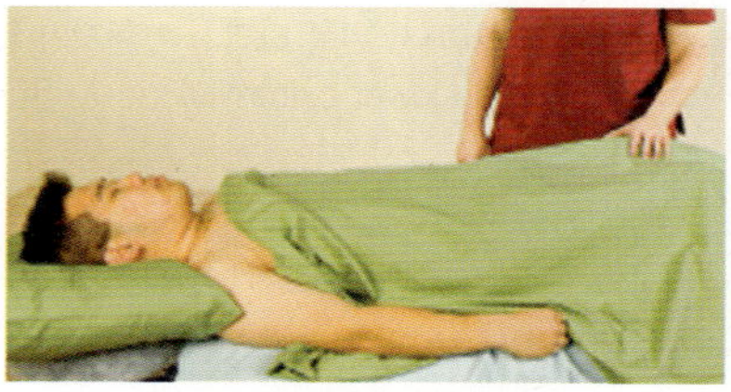 그림 4-5 |
| 바로 누운 자세에서 복부 치료 (supine abdomen) | 바로 누운 자세에서 여성 환자의 복부가 노출되는 경우 치료사는 수건이나 베갯잇(킹사이즈가 적합할 수 있음)을 수평으로 접어 비키니 탑으로 사용한다. 이 그림에서 하체 위를 덮는 시트는 위앞엉덩뼈가시(전상장골극, anterior superior iliac spine; ASIS)까지 오게 한다(그림 4-6). | 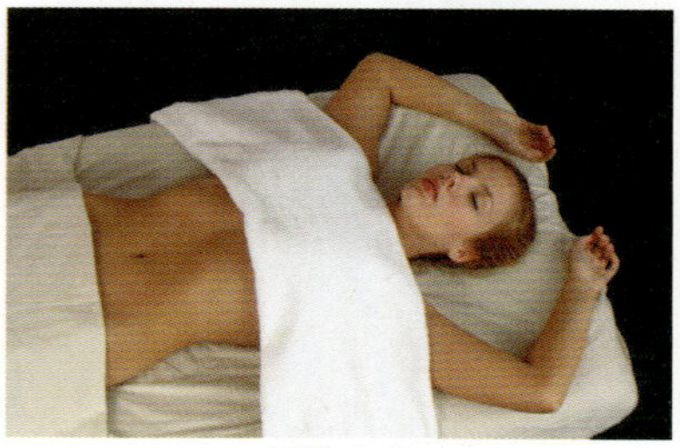 그림 4-6 |

〈계속〉

4

**표 4-1. *(계속)* 덮기 기술**

| 자세 | 설명 |
|---|---|
| 바로 누운 자세에서 목과 어깨 치료 (supine neck and shoulder) | 목빗근(흉쇄유돌근, sternocleidomastoid muscles)의 아래쪽 부착 부위를 노출시키고 여성 환자의 가슴을 덮기 위해 상단 시트를 빗장뼈 바로 아래로 접어 넣는다. 참고: 이 그림에서 치료사는 반대쪽 손으로 머리뼈 기저부를 지지하면서 목빗근의 통증 유발점을 다루기 위해 이 덮는 방법을 활용하고 있다(그림 4-7). 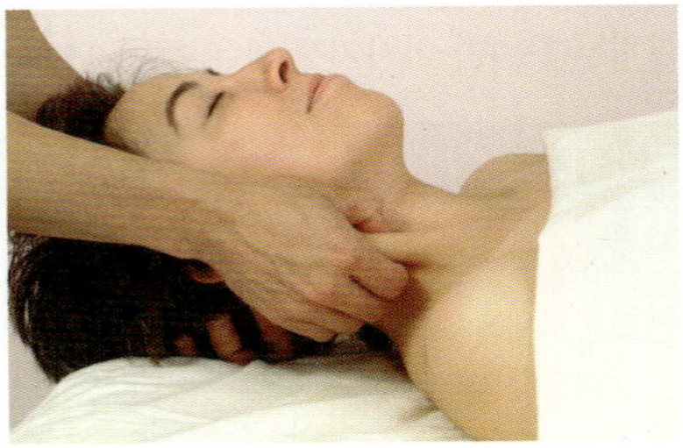 그림 4-7 |
| 옆으로 누운 자세에서 등 치료 (side lying back) | 옆으로 누운 여성 환자의 등을 노출시키기 위해 치료사는 윤곽을 따라 덮는 방법을 사용한다. 시트를 제자리에 유지하고 여성의 가슴을 가리기 위해 치료사는 수평으로 접은 수건을 이용하여 시트의 상단 가장자리를 고정한다. 쿠션이나 말아 올린 수건을 머리 아래에 놓고 척추를 중립 배열상태로 유지한다. 환자는 몸 앞에 베개를 놓고 안는 자세를 취할 수 있는데, 이는 안정감을 제공하고 사생활 보호를 유지할 수 있게 한다(그림 4-8). 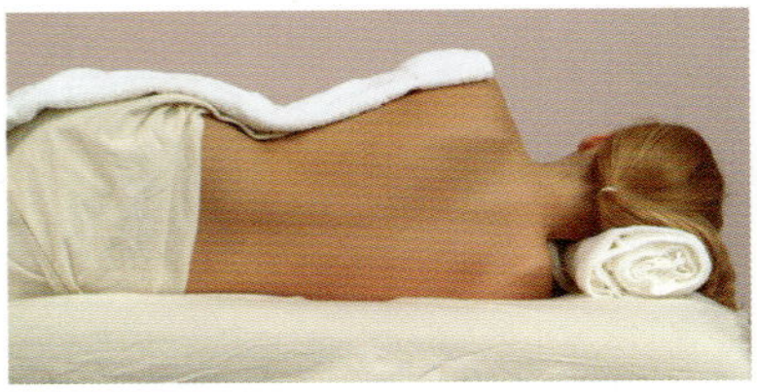 그림 4-8 |
| 옆으로 누운 자세에서 팔 치료 (side lying upper extremity) | 옆으로 누운 여성 환자의 팔을 치료하기 위해 시트 아래에서 팔을 잡아당겨 노출시키고 가슴을 가리기 위해 시트를 정돈한다. 환자가 편안함을 느낄 수 있도록 노출된 팔은 쿠션 위에 놓을 수 있다. 척추가 중립에 놓이도록 목에 쿠션을 받치는 것이 좋다(그림 4-9). 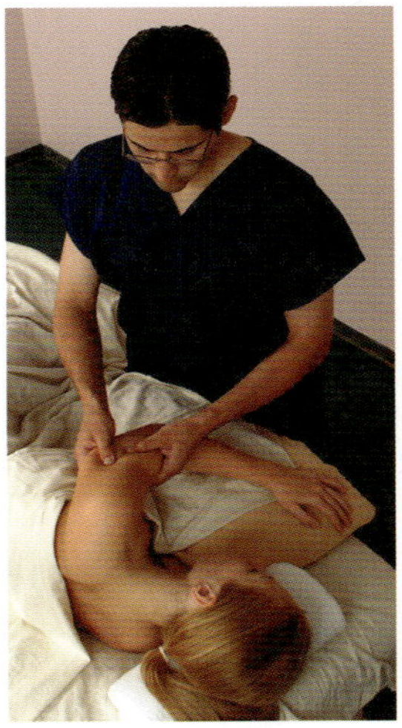 그림 4-9 |
| 옆으로 누운 자세에서 위쪽 다리 치료(side lying lower extremity) | 환자가 옆으로 누운 자세에서 위쪽 다리를 치료하기 위해 해당 부위를 덮지 말고 천을 모아 허벅지 위쪽에 감는다. 무릎관절은 90° 정도 굽혀야 한다. 환자가 편안함을 느낄 수 있도록 치료할 다리에 쿠션을 받쳐 준다(그림 4-10). 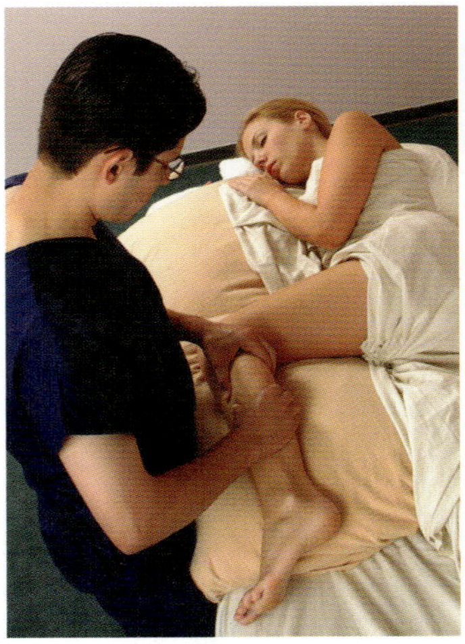 그림 4-10 |

표 4-1. *(계속)* 덮기 기술

| 자세 | 설명 |
|---|---|
| 옆으로 누운 자세에서 아래쪽 다리 치료(side lying lower extremity) | 환자가 옆으로 누운 자세에서 아래쪽 다리를 치료하기 위해 해당 부위를 덮지 말고 천을 모아 허벅지 위쪽을 덮어 준다. 무릎관절은 약간 구부린다. 환자가 편안함을 느낄 수 있도록 둥글게 만 수건으로 발목 아래를 받친다. 이때 다른 쪽 다리는 시트를 덮고 쿠션을 받쳐 준다(그림 4-11). 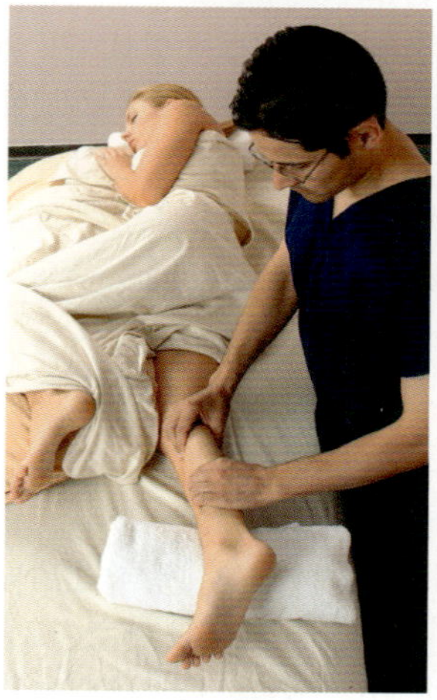 그림 4-11 |



## 마사지 기법(Massage strokes)

### 마사지 기법의 개요(Introduction to massage strokes)

마사지 적용은 연부조직을 조작하고, 체액의 움직임에 영향을 미치며, 신경내분비 반응을 자극하기 위해 신체를 만지는 것을 포함한다. 마사지를 하는 동안, 많은 다른 기법이 종종 사용된다. 그러나 기법의 터치 특성이 기법 자체보다 더 근본적인 것이다. 다음은 마사지 기법의 선구자인 Gertrude Beard에 의한 마사지 분류와 치료적 마사지의 현재 경향이다. 마사지 기법의 터치는 다음의 일곱 가지 특징을 지니고 있다. 압력의 깊이, 끌기, 방향, 속도, 리듬, 빈도 및 지속시간이다. 그 특징들의 설명에 이어 마사지 치료에 사용되는 주요 치료 기법에 대한 개론을 각 기법의 간략한 설명 및 사진과 함께 제공한다.

## 터치의 특징(Characteristics of touch)

### 압력의 깊이(Depth of pressure)

압력의 깊이(depth of pressure)나 마사지의 압축력은 얕거나, 적당하거나, 깊을 수 있다.

대부분 신체 부위는 네 개의 주요 조직층, 즉 피부, 얕은 근막, 근육 조직층, 다양한 근막집(근막초, fascia sheaths)으로 구성된다. 연부조직 기능장애는 이 층들의 일부 또는 모든 층에서 나타날 수 있다. 기능장애가 더 표면적일 때, 압력의 깊이는 일반적으로 가볍다. 기능장애가 더 깊은 층에서 있을 때는 일반적으로 더 깊은 압력이 필요하다. 압력은 각 층을 통해 전달되어야 하며 얕은 조직에 대한 손상 및 불쾌함 없이 더욱 깊은 층에 도달해야 한다. 압력이 깊을수록 신체 표면에 필요한 접촉면은 더 넓어지고 치료사는 환자의 조직에 더 천천히 접근해야 한다. 통증 유발점이나 연축과 같은 연부조직의 기능장애를 치료하기 위해 치료사는 기능장애 부위에 도달하기 위해 적당한 수준의 압력을 가한다. 압축된 조직 때문에 압력은 조직을 압축함으로써 신체 내 체액 순환(circulation of fluids)도 변화시킨다는 점에 유의해야 한다.

### 끌기(Drag)

끌기(drag)는 조직에서 잡아당기는 정도를 말한다. 끌기는 결합조직 마사지의 구성 요소로, 조직의 한 층이 인접한 층을 따라 끌고 당겨져서 유착 패턴을 깨뜨리는 데 도움이 된다. 끌기는 또한 다양한 연조직 기능장애의 촉진 평가 중에 조직 내에서 용이한 부위를 파악하고 결합하는 데 사용된다. 용이한(ease) 느낌은 조직이 자유롭고 쉽게 움직일 때 발생한다. 그리고 결합(bind)은 조직이 달라붙거나 가죽처럼 두껍게 느껴질 때 발생한다.

### 방향(Direction)

방향(direction)은 신체의 중심에서 바깥쪽으로(원심성, centrifugal), 사지에서 신체의 중심을 향해(구심성, centripetal) 움직인다. 또한 방향은 섬유의 방향을 따라 근육을 따라 세로로(longitudinally) 진행될 수 있다. 섬유 방향에 가로질러서(transversely), 혹은 원형으로(circularly) 진행할 수 있다. 방향은 연조직 기능장애를 포함하는 조직을 확장 및 연장하거나 혈액과 림프액의 이동에 영향을 미치는 방법의 한 요소이다.

### 속도(Speed)

속도(speed)는 마사지 방법이 적용되는 속도를 말한다. 마사지 기법의 속도는 다루는 조직의 요구 및 환자의 상태에 따라 빠르거나 느리거나 다양하게 변할 수 있다(자극이 요구되는 상황에서는 더 빠르고 활기차게, 진정이 필요한 상황에서는 더 느리고 리드미컬하게 한다).

### 리듬(Rhythm)

**리듬(rhythm)**은 기술 적용의 규칙성을 나타낸다. 만약 규칙적인 간격으로 이 방법이 적용되면 이것을 균일하고 리드미컬한 것으로 간주한다. 방법이 연결되지 않거나 불규칙하면, 고르지 않거나 리드미컬하지 않은 것으로 여긴다. 리드믹 기법(rhythmic stroking)은 특히 천천히 약한 압력부터 중간 정도의 압력으로 적용하면 더 진정되는 경향이 있다. 비규칙적인 기법, 특히 비율동적으로 밀기(arrhythmic joistling) 및 떨림(shaking)은 더 자극적인 경향이 있다.

### 빈도(Frequency)

**빈도(frequency)**는 주어진 단위 시간 안에서 치료 방법이 반복되는 횟수이다. 다시 말하면 압박(compression)이나 미끄러짐 기법(gliding stroke)과 같은 치료가 얼마나 많이 반복되는가와 연관되어 있다. 일반적으로 마사지 치료사는 다음 기법으로 가거나 전환하기 전에 각 기법을 3~5회 정도 반복한다. 비록 모든 기법의 적용이 치료를 위한 것일지라도 치료사는 마사지 기법으로 치료되는 환자 조직의 건강 상태를 먼저 평가해야 한다. 만약 마지막 기법이 기능장애를 나타내면 빈도를 증가시키고 해당 조직에 더 많은 기법을 수행할 수 있다.

### 지속시간(Duration)

**지속시간(duration)**은 두 가지 측면을 지니는데, 하나는 세션이 지속되는 시간의 길이를 의미하고, 또 하나는 특정한 기법(stroke)이나 스트레칭 같은 치료가 동일한 위치에 적용된 시간의 길이를 의미한다. 대체로 특정 치료가 적용되는 시간은 약 30~60초 정도이고, 다른 치료시간에 대한 프로토콜은 더 짧거나 더 긴 시간이 필요할 수 있다.

## 마사지 기법 개론 (Compendium of massage strokes)

다음은 여섯 가지 주요 마사지 치료 기법인 미끄러짐(gliding), 주무름(kneading), 압박(compression), 마찰(friction), 타진(percussion), 진동(vibration)에 대한 설명이다.

### 미끄러짐(Gliding)

**미끄러짐(gliding)** 기법[과거에 **에플러라지(경찰법, effleurage)**로 알려짐]은 보통 근섬유의 방향을 따라 적용되는 길고 넓게 행해지는 기법이다. 이것은 또한 근섬유를 가로질러 적용될 수 있는데, 이 방법으로 치료 시 기법(stroking)이라 불린다.

미끄러짐의 예(그림 4-12)에서 치료사는 환자의 등 윗부분에서 시작해 엉치뼈(천골, sacrum)에 도달할 때까지 가시돌기(극돌기, spinous process)의 양옆으로 손바닥을 이용해 압력을 가한다. 그런 다음 손을 분리하여 등 위쪽을 향해 손의 무게를 이용해 미끄러뜨린다. 밀기에서 당기기, 반복 사이에 이동할 때 환자의 피부와의 접촉이 유지된다.

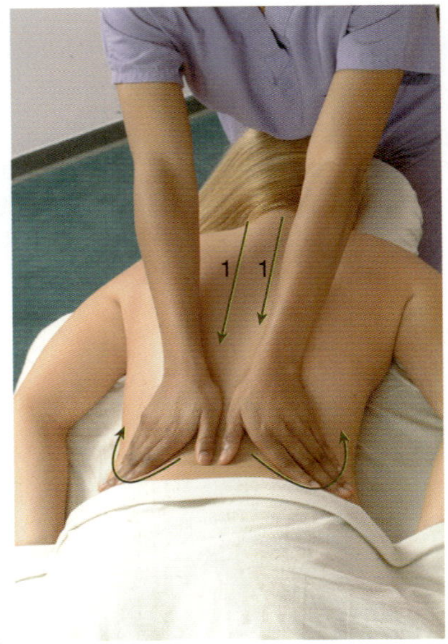


**그림 4-12.** 미끄러짐 기법의 예 #1: 등을 따라 길게 미끄러지는 기법(long stroke gliding)

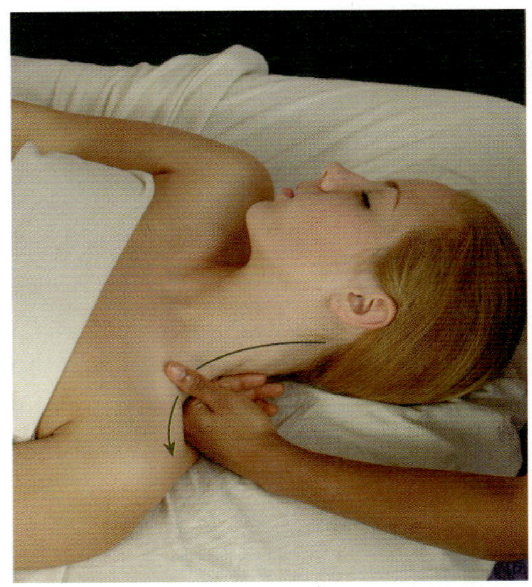

**그림 4-13.** 미끄러짐 기법의 예 #2: 목과 어깨를 따라 미끄러지는 기법

그림 4-13에서 환자는 머리와 목을 한쪽으로 돌려 바로 누운 자세를 취한다. 주먹으로 뒤통수(후두부, occiput)에서 봉우리돌기(견봉돌기, acromion process)까지 압력을 가한 다음 다시 뒤통수로 돌아와 압력을 가한다. 목뼈에 있는 동안 압력은 층고랑(laminar groove)에 집중된다. 어깨의 위쪽에 있는 동안에는 위쪽등세모근(승모근, trapezius)의 가장 두꺼운 부위에 압력이 집중된다.

### 주무름(Kneading)

**주무름(kneading)** 기법[과거에 **페트리사지(유날법, petrissage)**로 알려짐]은 조직을 들어 올려 손 전체로 주무르듯이 움켜잡

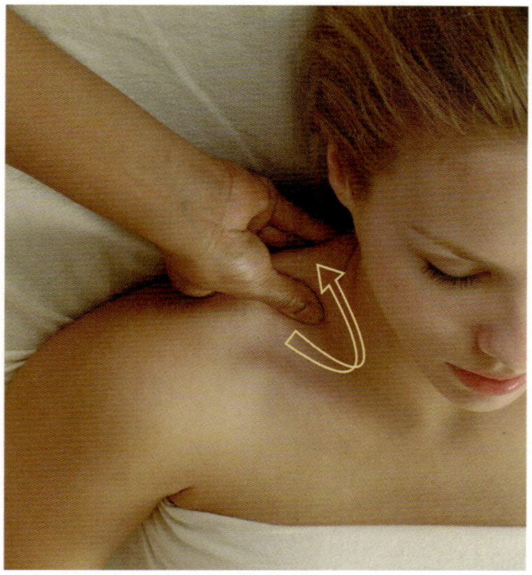

그림 4-14. 주무름 기법의 예 #1: 위쪽등세모근을 한 손으로 주무른다.

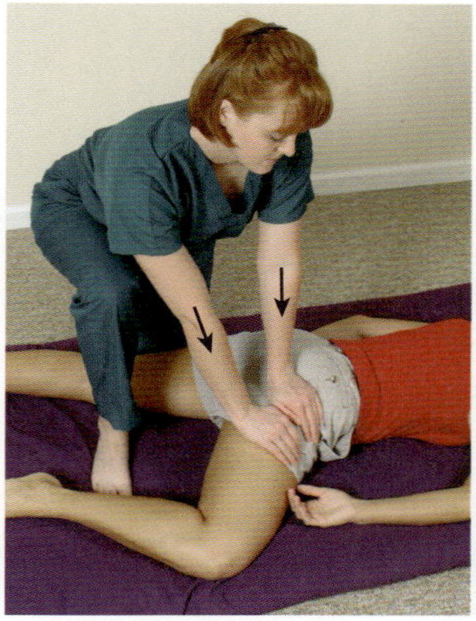

그림 4-16. 압박법의 예 #1: 두 손으로 볼기부분(둔부, gluteal)을 압박한다.

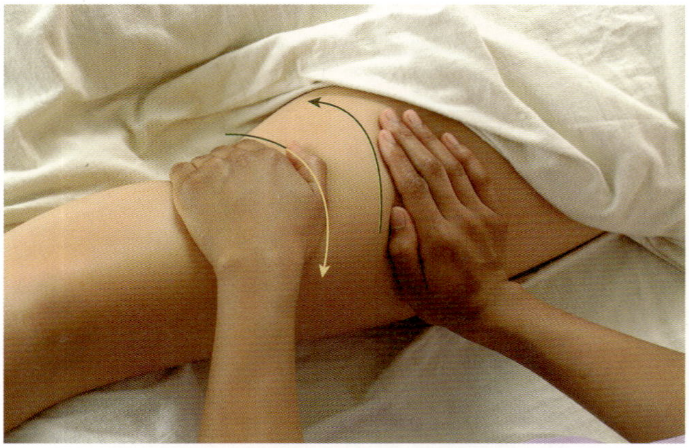

그림 4-15. 주무름 기법의 예 #2: 앞쪽 허벅지를 두 손으로 주무른다.

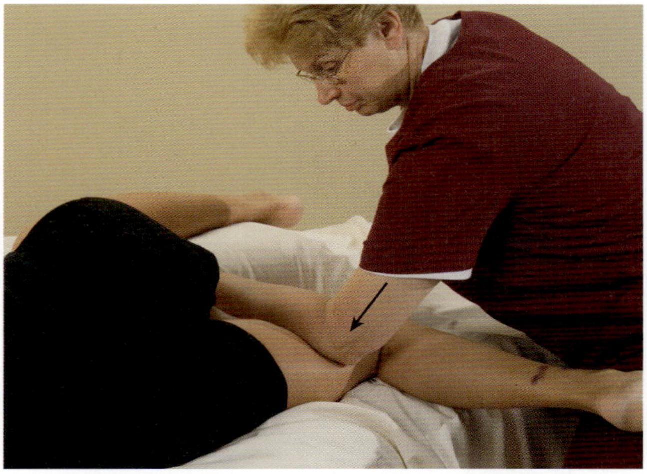

그림 4-17. 압박법의 예 #2: 허벅지 안쪽을 아래팔로 압박한다.

아 돌림시키듯이 압축하고 다른 손은 추가 조직을 들어 올릴 준비를 하고 이 과정을 반복한다. 피부 굴리기(rolling)는 주무름 기법의 변이 동작이다.

치료사는 환자의 머리와 어깨 사이에 위치한다. 이는 치료사의 손목관절을 곧게 유지시켜 준다. 위쪽등세모근을 압박하여 가볍게 집어올리고, 그 다음엔 이완시킨다(그림 4-14).

그림 4-15에서 환자가 바로 누운 자세에서 치료사는 환자의 왼쪽 넙다리를 주무른다. 손은 서로 반대 방향으로 움직인다. 한 손은 앞쪽으로 힘을 가하는 반면 다른 손은 뒤쪽으로 당긴다. 치료사의 손 아래 조직을 압박하고, 가볍게 비틀고 쥐어짜듯이 주무른다. 두 손은 주무르는 동작 중에 서로 교차한다.

## 압박(Compression)

압박(compression) 기법은 작용하고 있는 신체 부위의 표면 윤곽에 대해 90° 각도로 조직에 아래 방향으로 압력을 가하는 것이다(그림 4-16). 압박은 조직의 표면층을 확산시키거나 변위시킨다. 압박이 가해짐에 따라 압력이 점차 증가하는 '펌핑' 동작과 함께 종종 적용된다.

압박은 동시에 움직이는 두 손에 의해 가해질 수 있다. 이 예에서 환자는 옷을 입은 상태로 소독포로 덮인 바닥 매트에 엎드려 눕는다. 환자의 오른쪽 고관절은 목표근육을 줄이기 위해 옆으로 회전한다. 치료사는 환자 위쪽으로 자세를 취해 자신의 몸무게를 이용한다. 치료사는 둔부근육에 손을 놓고 근육을 넓히기 위해 리드미컬한 압박 기법을 적용한다.

그림 4-17에서 90° 각도로 안쪽 허벅지 근육에 압박을 가한다. 치료사는 앞쪽으로 몸을 기울이고 아래팔의 압력을 근육 조직에 사용한다.

## 마찰(Friction)

마찰(friction) 기법은 피부 아래 조직을 움직인다. 마찰은 중간

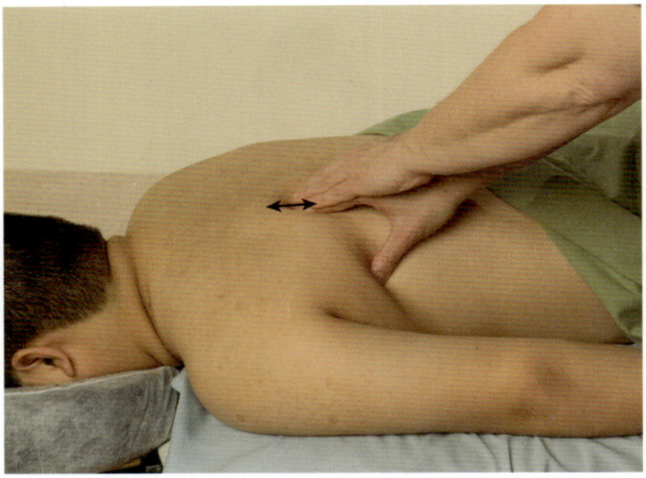

**그림 4-18.** 마찰법의 예 #1: 이중지지 손으로 접촉하며, 등을 마찰한다.

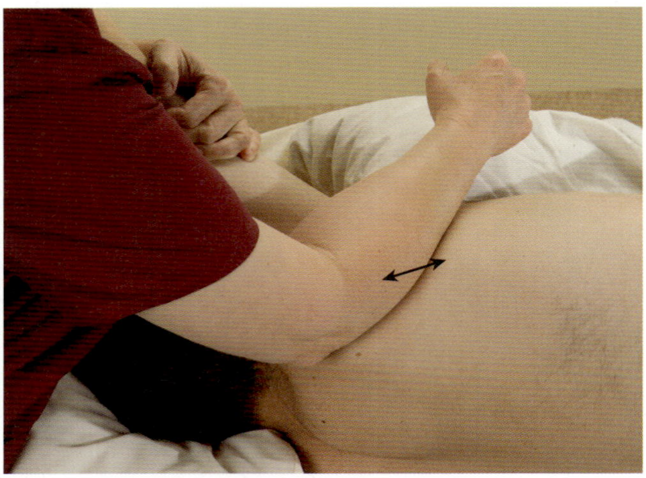

**그림 4-19.** 마찰법의 예 #2: 아래팔로 접촉하며 등 부위를 마찰한다.

에서 깊은 정도의 특이한 압박을 시작하면서 나타난다. 표면 조직은 횡단 또는 교차섬유 마찰을 위해 더 깊은 조직의 섬유를 교차하여 앞뒤로 움직인다. 또는 원형 마찰을 생성하기 위해 원으로 움직인다.

그림 4-18에서 치료사는 손가락 패드를 고정(이중지지)하고 어깨뼈(견갑골, scapula) 안쪽 경계 부위 조직에 마찰을 가한다.

그림 4-19에서 마찰은 더 광범위하게 여전히 집중된 접촉으로 적용된다. 치료사는 아래팔의 자뼈쪽을 사용하고 있다. 환자는 옆으로 누운 자세에서 넓은등근(광배근, latissimus dorsi)에 마찰이 가해지고 있다.

## 타진(Percussion)

**타진(percussion)** 기법[과거에 **경타법(tapotement)**으로 알려짐]은 손목을 앞뒤로 퉁기면서 손이 환자의 조직을 때릴 때 팔이나 아래팔의 절제된 흔들기(flailing)로 만드는 것이다. 여기에는 철썩 때리기(slapping), 가볍게 두드리기(tapping), 부딪치듯 두드리기

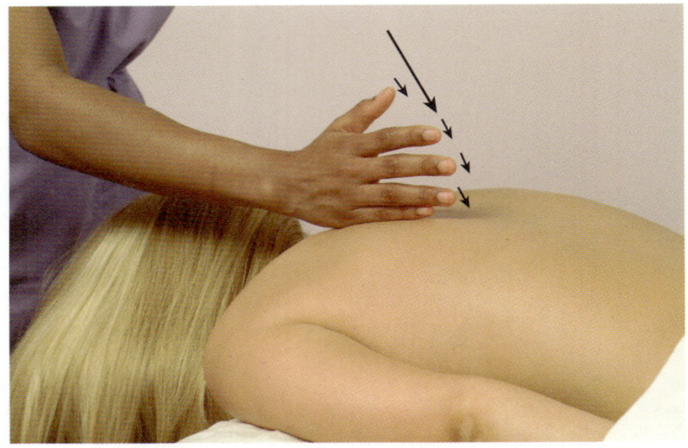

**그림 4-20.** 타진법의 예 #1: 위쪽 등을 부딪치듯 두드린다(hacking).

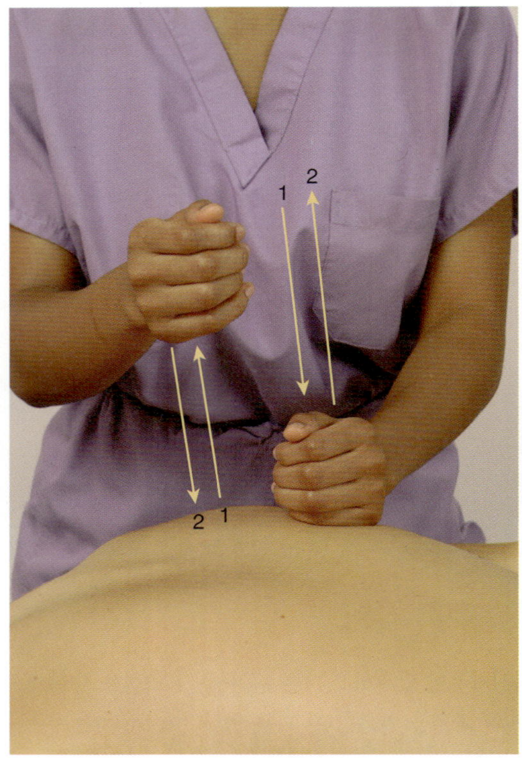


**그림 4-21.** 타진법의 예 #2: 위쪽 등 부위를 가볍게 쥔 주먹으로 타진한다.

(hacking), 주먹으로 쿵쿵 치기(pounding) 및 때리듯이 두드리기(beating)와 같은 다양한 방법들이 있다. 타진은 또한 **진동(oscillation)** 운동으로 분류될 수 있다.

그림 4-20에서 한 손의 자뼈 면(ulnar surface)이 환자의 등 윗부분을 치고 있는 것이 보인다. 들어 올린 상태에서 손가락을 약간 벌린다. 접촉 시 스트로크 운동량으로 인해 각 손가락이 위에 있는 손가락에 닿아 약간의 진동 효과가 생성된다. 한 손 대신에 양손으로도 할 수 있다.

그림 4-21에서 치료사는 엎드린 환자의 옆에 서서 느슨하게 쥔

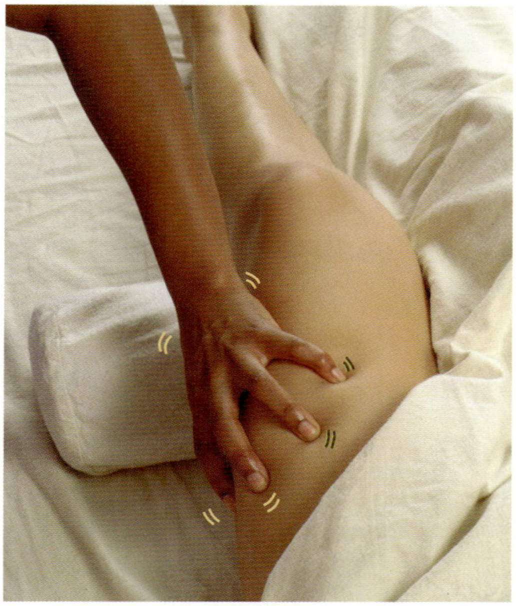

그림 4-22. 진동 기법의 예 #1: 허벅지 진동 기법

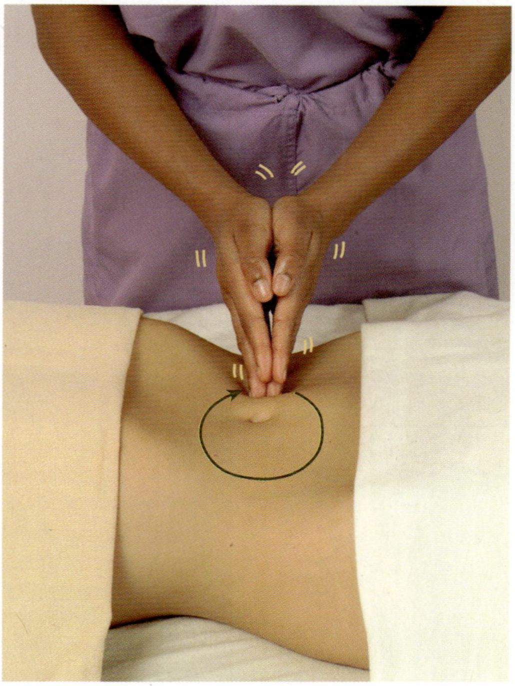

그림 4-23. 진동 기법의 예 #2: 복부 진동 기법

두 주먹의 자뼈 옆쪽을 사용하여 환자의 등 위쪽을 두드린다. 이때 가볍게 쥔 주먹의 손가락관절(knuckles)로 등을 타진할 수 있다.

## 진동(Vibration)

진동(vibration) 기법은 압박으로 시작한다. 압력의 깊이에 도달하면 손이 떨리거나 진동하여 주변 조직에 작용을 전달한다. 흔들기(shaking)는 진동보다 더 크고 더 갑작스런 움직임이며, 보통 환자의 팔다리에 적용된다. 진동은 또한 진동 운동(oscillation movement)으로 분류될 수 있다.

그림 4-22에서 환자는 바로 누운 자세를 취하고, 무릎관절 아래에 베개 받침(draped bolster)을 놓는다. 반복되는 진동의 흔들기 운동(vibratory shaking movements)은 허벅지근육을 이완시키기 위해 사용된다. 치료사는 흔들기 동작의 진동 기법을 시작하기 전에 손바닥 전체 면으로 환자의 조직을 가볍게 압박하고 들어 올린다.

그림 4-23에서 환자는 바로 누운 자세를 하고 치료사는 환자 옆에 선다. 복부에 접근하기 위해 환자의 아래쪽 몸을 시트로 덮고 수평으로 접은 베갯잇으로 환자의 가슴 부위를 덮는다. 진동 운동(vibratory movement)은 치료사의 팔에서 시작되어 마지막 세 손가락 끝을 통해 환자의 조직으로 전달된다. 복부에 대한 진동은 장의 연동 운동을 자극하는 데 도움이 될 수 있다.

이 장에 있는 사진들은 Salvo S: Massage therapy: principles and practice, ed 3, St Louis, 2008, Saunders, and Fritz S: Mosby fundamentals of therapeutic massage, ed 4, St Louis, 2009, Mosby에서 발췌한 것이다.

### 검토 질문(Review questions)

1. 소독포 덮기의 주된 목적은 무엇인가?
2. 소독포 덮기의 두 가지 기초 유형을 간단히 기술해 보자.
3. 마사지하는 동안 압력의 깊이를 조정하는 것은 어떤 네 개의 주요 조직층에 도달하기 위함인가?
4. 편안한(ease) 느낌과 결합(bind)은 어떤 마사지 기법이 기술되었을 때 사용되는 용어인가? 이러한 맥락에서 이 용어들은 무엇을 의미하는가?
5. 마사지는 어떤 다섯 가지 방향으로 하는가?
6. 마사지 기법의 속도는 환자에게 어떻게 영향을 줄 수 있나?
7. 주어진 시간 안에서 치료가 반복되는 횟수를 뜻하는 용어는 무엇인가?
8. 지속시간의 두 가지 측면을 나열하고 기술해 보자.
9. 마사지 기법의 여섯 가지 주요 유형을 나열해 보자.
10. 주무름 기법을 기술해 보자.
11. 압박 기법을 기술해 보자.

### 깊이 생각해야 할 점(Deeper thoughts)

마사지를 하는 동안 소독포 덮기와 마시지 기법 선택 사이에서 상호작용하는 어떤 면이 가장 문제가 되는가? 이러한 문제점들을 극복하기 위해 어떤 방법을 생각할 수 있나?

# 제 5 장

# 통증 유발점의 해부학, 생리학 및 치료
## (Anatomy, Physiology, and Treatment of TrPs)

### 개요(Overview)

이 장에서는 통증 유발점(trigger points; TrPs)을 정의한 다음, 기초 해부학, 생리학 그리고 근막 통증 유발점(myofascial TrPs)의 병리를 다룬다. 통증 유발점이 어떻게 발생되는지에 관한 기전을 이해하기 위해 근육원섬유마디(근절, sarcomere)의 구조와 슬라이딩 필라멘트 기전(sliding filament mechanism)을 복습한다. 그런 다음 통증 유발점 발생을 위한 두 가지 주요 가설, *에너지 위기 가설(energy crisis hypothesis)*과 *기능장애 종판 가설(dysfunctional endplate hypothesis)*에 대해 살펴보고, 그들이 융합되어 만들어진 *통합 통증 유발점 가설(integrated trigger point hypothesis)*도 알아본다. *통증-경련-통증 주기(pain-spasm-pain cycle)*와 *수축-허혈 주기(contraction-ischemia cycle)* 관계는 또한 통증 유발점의 발생과 연관되어 있다. 중심성 통증 유발점과 부착형 통증 유발점 사이의 관련성, 핵심 통증 유발점과 위성 통증 유발점 사이의 관계를 논의하고, 통증 유발점을 유발하는 일반적인 요소에 대해 알아본다. 그리고 통증 유발점의 영향과 개념, 통증 유발점이 통증을 나타내는 기전에 대해 설명한다. 이 장에서는 임상적으로 통증 유발점의 위치를 찾는 방법과 통증 유발점을 치료하기 위해 도수치료사, 운동치료사들이 사용하는 주된 방법, 지속적인 압박 방법과 깊이 눌러 주는 마사지 방법의 상대적 효능을 분석한다. 참고로 개별 근육 통증 유발점의 일반적인 패턴과 상응하는 연관된 지역은 이 책의 제4부에서 논의한다.

### 학습 내용(Chapter outline)

통증 유발점이란 무엇인가?
근육원섬유마디의 구조
슬라이딩 필라멘트 기전
통증 유발점의 발생: 에너지 위기 가설
중심성 통증 유발점: 에너지 위기 가설과 기능장애 종판 가설을 통합하여 통합 통증 유발점 가설 만들기
중심성 통증 유발점, 단단한 근육띠, 부착형 통증 유발점
통증 유발점이 발생하는 일반적인 요인
통증 유발점의 영향
위성 통증 유발점을 형성하는 핵심 통증 유발점
통증 유발점 연관 패턴
통증 유발점의 위치와 치료

### 학습목표(Chapter objectives)

*이 장을 마치고 나면 학생/치료사는 다음과 같은 사항을 수행할 수 있어야 한다.*

1. 이 장의 주요 용어를 정의한다.
2. 통증 유발점의 다양한 형태를 제시한다.
3. 활동성과 잠재성 통증 유발점의 유사점과 차이점을 설명한다.
4. 근육원섬유마디의 구조를 묘사하고 슬라이딩 필라멘트 기전이 어떻게 작용하는지 설명한다.
5. 슬라이딩 필라멘트 기전과 에너지 위기 가설 그리고 유발점의 발생 관계에 대해 설명한다.
6. 통증-경련-통증 주기, 수축-허혈 주기, 통증-경련-허혈 주기가 어떻게 통증 유발점의 발생과 관련이 있는지 설명한다.
7. 기능장애 종판 가설에 대해 설명한다.
8. 에너지 위기 가설, 기능장애 종판 가설, 통합 통증 유발점 가설의 연관 작용을 논의한다.
9. 중심성과 부착형 통증 유발점의 관계와 부착 부위 병증의 역할에 대해 설명한다.
10. 통증 유발점을 발생시키는 것으로 알려진 일반적인 인자들을 나열하고 설명한다.
11. 통증 유발점의 효과를 설명한다.
12. 주요 핵심 통증 유발점과 위성 통증 유발점의 관계에 대해 설명한다.
13. 통증 유발점 연관 패턴의 두 가지 형태와 통증 유발점의 연관 통증을 만드는 기전에 대해 설명한다.
14. 환자의 통증 유발점의 위치를 아는 방법과 원리들을 설명한다.
15. 통증 유발점 치료의 다양한 방법과 그 효과를 나타내는 기전에 대하여 제시하고, 각 방법의 이점을 다른 방법과 비교하여 설명한다.

### 주요 용어(Key terms)

구축(Contracture)
근막 통증 유발점(Myofascial TrP)
근육원섬유마디(근절, Sarcomere)
기능장애 종판 가설(Dysfunctional endplate hypothesis)
깊은 타격 마사지(Deep-stroking massage)
단단한 띠(Taut band)
박리성 마사지(Stripping massage)
부착 부위 병증(Enthesopathy)
부착형 통증 유발점(Attachment TrP)
뼈분절 연관통(Sclerotogenous referred pain)
수축-허혈 주기(Contraction-ischemia cycle)
슬라이딩 필라멘트 기전(Sliding filament mechanism)

에너지 위기 가설(Energy crisis hypothesis)
연축 반응(Twitch response)
운동점(Motor point)
위성 통증 유발점(Satellite TrP)
이차성 연관 지역(Secondary referral zone)
일차성 연관 지역(Primary referral zone)
잠재성 통증 유발점(Latent TrP)
장기 연관통(Visceral referred pain)
적응성 단축(Adaptively shorten)
중심성 통증 유발점(Central TrP)
지속적 압박(Sustained compression)
집게처럼 집기(Pincer grip)
수렴-투사 이론(Convergence-projection theory)
단축된 활동성 부전(Shortened active insufficiency)
척추 넘침 이론(Cord spillover theory)
통증 유발점 압력 해제(TrP pressure release)
통증 유발점(Trigger point; TrP)
통증-경련-통증 주기(Pain-spasm-pain cycle)
통증-경련-허혈 주기(Pain-spasm-ischemia cycle)
통합 통증 유발점 가설(Integrated TrP hypothesis)
파급 연관 지역(Spillover referral zone)
필수 연관 지역(Essential referral zone)
핵심 통증 유발점(Key TrP)
허혈(Ischemia)
허혈성 압박(Ischemic compression)
활동성 통증 유발점(Active TrP)



## 통증 유발점이란 무엇인가? (What is a trigger point?)

통증 유발점(TrP)은 압력에 국소적으로 민감한 과민성 부위이며 증상(대개의 경우 통증)을 신체의 다른 영역에 나타낼 수 있다. 통증 유발점은 근육, 근막(fascia), 뼈막(골막, periosteum), 인대, 피부를 포함한 신체의 거의 모든 연부조직에 존재하는 것으로 알려져 있다. 근막 통증 유발점(myofascial TrP)이라는 용어는 뼈대근육이나 뼈대근막[일반적으로 근육의 힘줄(건)이나 널힘줄(건막, aponeurosis)] 내에 존재하는 통증 유발점을 설명하는 데 사용된다. 이 장에서는 신체에서 발견되는 가장 일반적인 유형의 통증 유발점인 근막 통증 유발점에 국한하여 논의한다.

**BOX 5-1**

설명의 편의를 위해 문맥이 달리 명확하지 않은 한 *통증 유발점(TrP)*이라는 용어는 이 텍스트 전체에서 근막 통증 유발점을 나타내는 데 사용된다.

간단히 말하면, 뼈대근육 통증 유발점은 일반적으로 팽팽하고 통증이 있는 근육의 매듭이라고 부르는 것이다. 보다 구체적으로, 뼈대근육 조직 통증 유발점은 뼈대근육 조직의 단단한 띠(taut band)에 위치하는 근육의 과긴장된(긴장성) 국소적인 과민성 영역이다. 또한 모든 통증 유발점과 마찬가지로 국소적으로 누르는 힘에 민감하고 잠재적으로 신체의 먼 부위에 통증이나 다른 증상을 나타낼 수 있다.

모든 통증 유발점은 두 가지 종류, 활동성 통증 유발점(active TrPs)과 잠재성 통증 유발점(latent TrPs)으로 구분할 수 있다. 정의들이 전부 일치하는 것은 아니지만, 일반적으로 잠재성 통증 유발점은 먼저 압박되지 않으면 국소적이거나 연관통을 일으키지 않는 반면, 활동성 통증 유발점은 압박되지 않아도 국소적이거나 연관통을 일으킬 수 있다는 데 동의한다. 잠재성 통증 유발점은 활동성 통증 유발점보다 덜 심한 상태이다. 치료받지 않고 방치하면 잠재성 통증 유발점은 종종 활동성 통증 유발점으로 발전한다.

또한 근막 통증 유발점은 중심성 통증 유발점(central TrPs)과 부착형 통증 유발점(attachment TrPs)으로 나뉜다. 이름에서 유추할 수 있듯이 중심성 통증 유발점은 근육의 중심 부위(더 정확하게 말하면 근육섬유의 중심 부위)에 위치하고, 부착형 통증 유발점은 근육의 부착된 부위에 위치한다.

**BOX 5-2**

만약 근육의 모든 근섬유가 근육의 한 부착 부위에서 시작해서 다른 부착 부위에서 끝난다면, 근육의 중심은 모든 섬유의 중심이 된다. 그러나 모든 근육이 구조적으로 이러한 방식으로 설계된 섬유를 가지고 있는 것은 아니다. 예를 들어 깃털 모양의 근육(pennate muscle)은 정의상 그 섬유들이 부착 부위에서 다른 부착 부위로 진행하지 않는다. 또한 방추형 근육(fusiform muscle)조차도 근육의 모든 섬유들이 항상 그 근육의 전체 길이로 가지 않는다. 이러한 이유로 근육의 중심이 항상 섬유의 중심과 같지는 않다.

근막통증증후군을 가진 환자를 효과적으로 치료하기 위해서는 먼저 통증 유발점이 어떻게 형성되는지와 통증 유발점의 본질적인 기전이 무엇인지 이해해야 한다. 이를 이해하기 위해서는 근육원섬유마디(근절, sarcomere) 구조와 근수축의 슬라이딩 필라멘트 기전(sliding filament mechanism)을 먼저 이해해야 한다. 이러한 이유로, 통증 유발점에 관한 논의를 계속하기 전에 이러한 주제를 검토할 필요가 있다.

## 근육원섬유마디의 구조(Sarcomere structure)

근육은 수천 개의 근섬유로 이루어진 기관이다. 각 근섬유(muscle fiber)는 근섬유의 길이를 진행하는 수천 개의 근원섬유(myofibril)로 구성되어 있는데, 각 근원섬유는 수천 개의 근육원섬유마디(sarcomeres)가 연결된 구조로 이루어져 있다(end to end, or side to side).

각 근육원섬유마디의 양쪽 끝은 Z선(Z-line)으로 경계가 되어 있다. 근육원섬유마디에는 액틴과 미오신의 두 가지 유형의 필라멘트가 있다. 가는 액틴 필라멘트는 근육원섬유마디의 양쪽에 위치하고 2개의 Z선에 부착되어 있으며, 굵은 미오신 필라멘트는 근육원섬유마디의 중심에 있다. 미오신 필라멘트는 액틴 필라멘트에 도달하여 부착할 수 있는 *미오신머리(heads)*라고 하는 돌기를 가지고 있다(그림 5-1). 또한 주목해야 할 중요한 점은 근섬유의 근세포체그물(근소포체, sarcoplasmic reticulum)이 그 안에 칼슘이온을 함유하고 있다는 것이다.

**BOX 5-3**

*근섬유(muscle fiber)*는 *근육세포(muscle cell)*와 동의어이다.



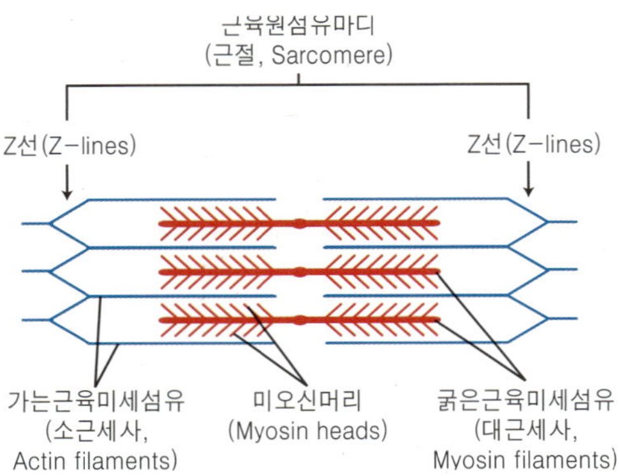


**그림 5-1.** 근육원섬유마디는 양쪽이 Z선으로 경계를 이루고 있다. 얇은 액틴 필라멘트가 양쪽에서 Z선에 부착되어 있다. 굵은 미오신 필라멘트는 근육원섬유마디의 중앙에 위치해 있고 *미오신머리(heads)*라고 불리는 돌기를 포함한다. (From Muscolino JE: Kinesiology: the skeletal system and muscle function, enhanced edition, St Louis, 2007, Mosby.)

근육의 수축은 신경계에 의해 수축하라고 명령을 받았기 때문에 일어나는 것이다. 근육원섬유마디가 근육의 기본적인 구조 단위인 점을 고려할 때, 근육 수축을 이해하려면 먼저 근육원섬유마디의 기능과 신경계에 의한 시작에 대해 이해하는 것이 필요하다. 근육원섬유마디 기능을 설명하는 과정을 *슬라이딩 필라멘트 기전(sliding filament mechanism)*이라고 한다.

## 슬라이딩 필라멘트 기전 (Sliding filament mechanism)

다음은 슬라이딩 필라멘트 기전의 단계이다.

1. 근육을 수축할 때 이것을 지시하는 메시지가 뇌에서 발생한다. 이 메시지는 중추신경계를 통해 전기적 자극으로 전달된다.
2. 이 전기적 자극은 말초신경의 운동뉴런(신경세포)을 따라 말초로 이동해서 근골격계로 가게 된다. 운동뉴런이 개별 근섬유를 만나는 곳을 **운동점(motor point)**이라고 하며, 일반적으로 근섬유의 대략 중간점(중심)에 위치한다.
3. 자극이 운동뉴런의 끝에 도달하면 그 운동뉴런은 신경근 접합부의 연접틈새(synaptic cleft)로 신경전달물질(아세틸콜린)을 분비한다(그림 5-2).
4. 이 신경전달물질은 연접틈새를 가로질러 떠다니며 근섬유의 운동종말판(motor endplate)에 결합한다.
5. 이러한 신경전달물질이 운동종말판에 결합하면 근섬유에 전기자극을 일으켜서 그 자극이 근섬유의 바깥쪽 세포막을 따라 흐르게 된다. 이러한 전기 자극은 가로세관(transverse tubules)에 의해 근섬유 내부로 전달된다(그림 5-3).

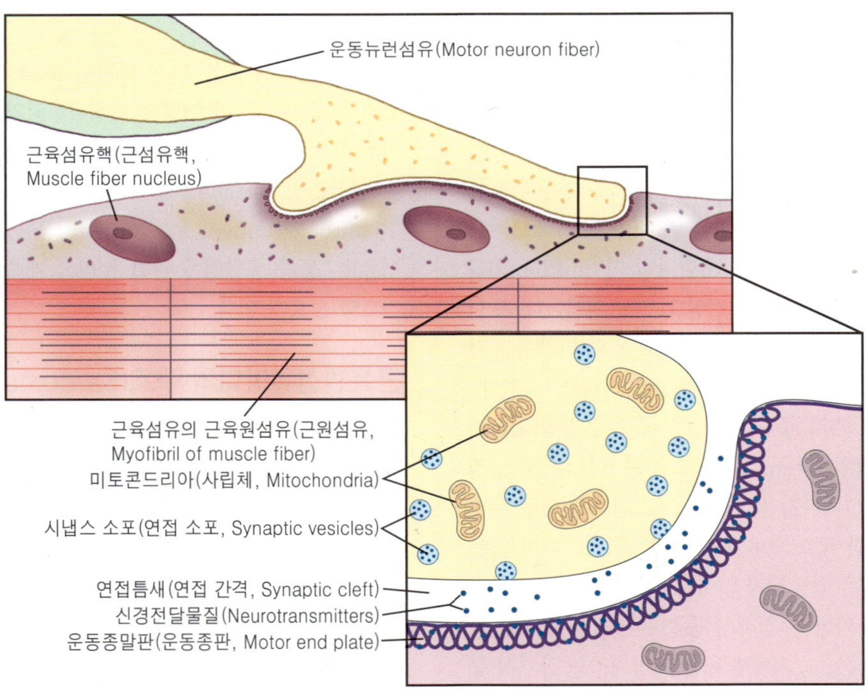


**그림 5-2.** 신경근 접합부(참고: 삽입 상자 확대 제공). (From Muscolino JE: Kinesiology: the skeletal system and muscle function, enhanced edition, St Louis, 2007, Mosby.)

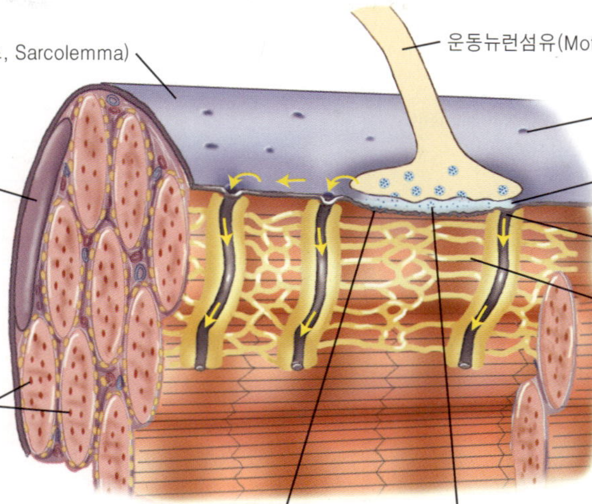


**그림 5-3.** 신경전달물질이 근섬유막의 종판에 결합하면 전체 근섬유의 외막(sarcolemma)을 따라 이동하는 전기 자극이 시작된다. 이 전기 자극은 근섬유의 가로세관(T tubules)에 의하여 근섬유의 내부로 전달된다. (From Muscolino JE: Kinesiology: the skeletal system and muscle function, enhanced edition, St Louis, 2007, Mosby.)

6. 이 전기 자극이 내부에 도달하게 되면, 근섬유의 근세포체그물(근소포체, sarcoplasmic reticulum)은 저장된 칼슘이온을 근형질(sarcoplasm)에 방출한다.
7. 이 칼슘이온은 액틴 필라멘트에 결합하여 구조적 변화를 일으켜 액틴 필라멘트의 결합 부위를 미오신머리에 노출시킨다.
8. 미오신 필라멘트의 머리는 액틴 필라멘트의 결합 부위에 부착되어 미오신–액틴 교차–결합을 형성한다.
9. 이러한 교차–결합이 구부러져서 액틴 필라멘트를 근육원섬유마디 중심 쪽으로 당긴다(그림 5–4).

**BOX 5-4**

여기에 제시된 단계들은 근육원섬유마디(즉, 전체 근육)가 수축하고 짧아질(구심성 수축) 수 있을 때의 슬라이딩 필라멘트 기전을 보여 준다. 이것은 근육 수축력이 근육이 짧아지는 것에 대한 저항력을 극복할 때 일어난다. 또는 근육이 수축하면서 동일한 길이로 있을 수도 있고(등척성 수축), 수축하면서 늘어날 수도 있다(원심성 수축). 수축 유형에 관계없이 근육 수축의 특징을 정의하자면 미오신–액틴 교차–결합과 그것이 생성하는 당기는 힘이다.

10. 만약 ATP(adenosine triphosphate) 분자가 없다면 이러한 교차–결합은 제자리에 가만히 있게 되고(따라서 수축이 지속됨) 더 이상의 필라멘트의 미끄러짐이 일어나지 않는다.
11. ATP가 있을 경우 다음의 일들이 순서대로 일어난다. ATP 분자 에너지의 소비를 통해 미오신–액틴 필라멘트 사이의 교차–결합은 깨져서 미오신머리가 액틴 필라멘트의 다음 결합 부위에 붙고 새로운 교차–결합을 형성하게 된다. 이러한 새로운 교차–결합은 구부러져서 액틴 필라멘트를 근육원섬유마디의 중심 부위를 향해 더 많이 끌어당기게 된다.
12. 11번에 있는 이 과정은 깨짐을 시작할 정도로 ATP 분자가 있는 한, 그리고 다음 교차–결합이 형성되어 액틴 필라멘트를 근육원섬유마디의 중심 주위를 향해 더 끌어당길 수 있도록 액틴 필라멘트 결합 부위를 노출시킬 수 있을 정도로 칼슘이온이 있는 한 반복될 것이다.
13. 이러한 방법으로 신경이 분포된 근섬유의 근육원섬유마디는 능력의 100%까지 수축할 것이다.
14. 수축에 대한 신경계 메시지가 더 이상 전송되지 않으면, 신경전달물질이 더 이상 시냅스로 분비되지 않는다. 존재하는 신경전달물질은 운동뉴런에 의해 분해되거나 재흡수된다.

**BOX 5-5**

ATP 분자는 결합 부위에 에너지를 저장하고 있기 때문에 배터리에 비유될 수 있다. 근섬유 안에서 ATP의 에너지는 미오신–액틴 교차–결합을 깨는 것과 칼슘이온이 근세포체그물로 재흡수하는 데 필요한 에너지를 제공하는 데 사용된다.

15. 시냅스에 신경전달물질이 존재하지 않는다면, 자극(impulse)은 근섬유의 안쪽으로 전달되지 않고, 칼슘이온은 근세포체그물(sarcoplasmic reticulum)로부터 더 이상 분비되지 않는다.
16. 근형질(sarcoplasm)에 존재하는 칼슘이온은 ATP 분자에 의한 에너지 소비에 의해 근세포체그물로 재흡수된다.
17. 근형질에 칼슘이온이 존재하지 않으면 액틴 필라멘트의 결합 부

5

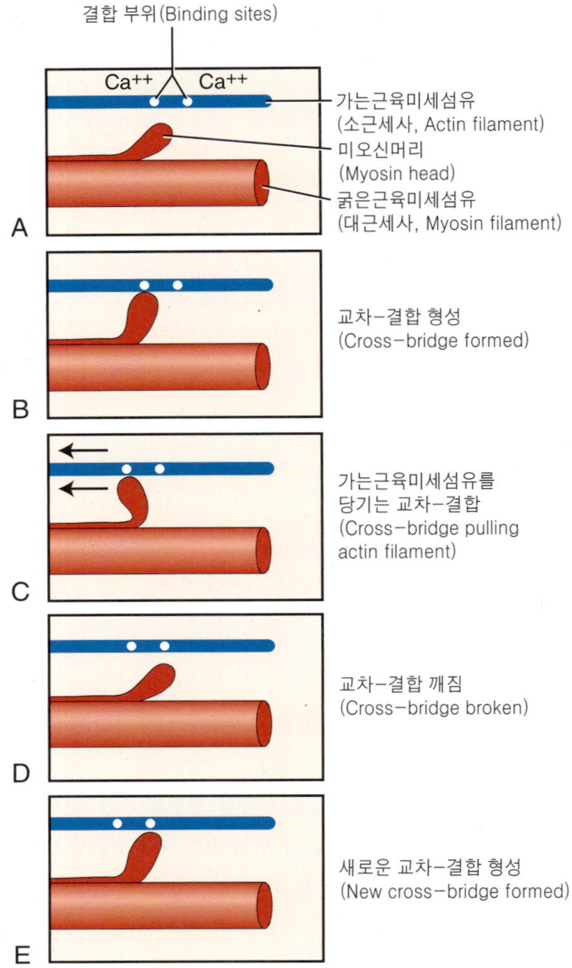


**그림 5-4.** 슬라이딩 필라멘트 기전의 단계. **A,** 결합 부위는 근세포체그물에 의해 분비된 칼슘이온($Ca^{++}$)의 존재로 인해 노출된다. **B,** 미오신머리는 액틴의 결합 부위 중 하나에 결합해서 교차-결합(cross-bridge)을 형성한다. **C,** 미오신머리가 구부러져서 액틴 필라멘트를 근육원섬유마디의 중심 부위로 당긴다. **D,** 미오신 교차-결합이 끊어진다. **E,** 이 과정은 미오신머리가 다른 액틴 결합 부위에 부착할 때 다시 시작된다. (From Muscolino JE: Kinesiology: the skeletal system and muscle function, enhanced edition, St Louis, 2007, Mosby.)

위가 더 이상 노출되지 않으므로 새로운 미오신-액틴 교차-결합이 더 이상 형성될 수 없다. 오래된 교차-결합이 해제된다고 가정하면(ATP 존재 때문, 단계 11번 참조) 근육의 수축이 중지된다.

18. 이 과정의 요점은 액틴 필라멘트가 미오신 필라멘트를 따라 근육원섬유마디의 중심을 향해 미끄러지면 액틴 필라멘트가 부착된 Z선이 근육원섬유마디의 중심을 향해 당겨지고 근육원섬유마디가 단축된다(그림 5-5).
19. 근원섬유(myofibril)의 근육원섬유마디가 짧아지면 근원섬유도 짧아져서 그것의 부착된 끝부분을 잡아당기게 된다.
20. 근섬유의 근원섬유가 짧아지면 근섬유도 짧아지게 된다.
21. 근섬유가 충분히 짧아질 때, 근육이 짧아지고 근육의 2개의 부착점을 서로 더 가까워지게 한다.

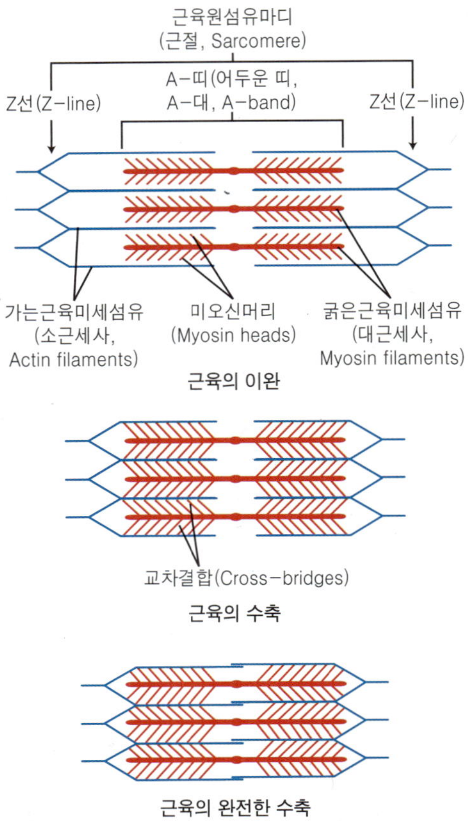


**그림 5-5.** 슬라이딩 필라멘트 기전이 근육원섬유마디의 길이 변화를 초래하는 방법에 대한 그림. (From Muscolino JE: Kinesiology: the skeletal system and muscle function, enhanced edition, St Louis, 2007, Mosby.)

## 통증 유발점의 발생: 에너지 위기 가설 (Genesis of TrP: energy crisis hypothesis)

정상적인 근육 수축을 이해하면 통증 유발점이 어떻게 생성되는지 이해하는 것은 어렵지 않다. 가장 두드러지는 통증 유발점 발생과 관련된 가설은 **에너지 위기 가설(energy crisis hypothesis)**이다. 에너지 위기 가설을 이해하기 위해서는 ATP 분자가 슬라이딩 필라멘트 기전 내에서 하는 역할을 알 필요가 있다. ATP 분자는 슬라이딩 필라멘트 기전을 포함하여 세포의 기능을 수행하는 데 필요한 에너지를 제공한다. 특히 슬라이딩 필라멘트 기전 내에는 ATP 분자로부터의 에너지 유입이 필요한 두 단계가 있다. ATP 분자는 미오신-액틴 교차-결합을 끊는 데 필요하고(앞의 11단계 참조), 근육원섬유마디 수축이 완료되었을 때 근세포체그물에 의한 칼슘이온의 재흡수에 필요하다(앞의 16단계 참조). 어떤 이유로든 ATP 분자가 11단계 동안 존재하지 않으면 미오신-액틴 교차-결합이 끊어지지 않고 영향을 받은 근육원섬유마디가 이완되지 못하여, 통증 유발점을 형성한다. 또한 16단계 동안 ATP 분자가 없다면, 칼슘이온이 근세포체그물(근소포체, sarcoplasmic reticulum) 안으로 재흡수되지 못한다. 칼슘이온이 있는 한, 액틴 분자의 활성화된 부분이 노출된 상태로 있게 되고, 미오신-액틴 교차-결합이 잔존하여 수축을 계속하게 되면, 결과적으로 통증 유발점이 발생한다.

본질적으로 에너지 위기 가설은 슬라이딩 필라멘트 기전에 ATP 분자가 결핍되면 에너지 부족으로 인한 위기가 발생하고 근육원섬유마디 수축이 계속되어 통증 유발점이 형성되기 때문에 명명된다. ATP 분자가 부족한 기저 원인은 근육 자체가 단단해지면서 영향을 받는 근육원섬유마디 부위에 대한 **허혈(동맥혈 소실, ischemia)**이다. 근육이 수축하면 축지될 정도로 더 단단해지고 그 안에 있는 혈관을 수축시켜 혈류를 제한하는 능력이 있다. 최고치의 약 30~50% 정도만 근육 수축이 되어도 그 안에 있는 동맥혈관을 폐쇄하기에 충분하다. 동맥혈관이 이러한 방식으로 닫히게 되면 국소적인 근육 조직은 혈류 공급을 상실하여 ATP 분자를 만드는 데 필요한 영양소를 비롯한 영양소가 손실된다. 더욱이 ATP 분자의 이러한 손실은 근육에 의해 대사 요구가 증가하는 시기에 발생한다. 왜냐하면 근육의 수축은 액틴 필라멘트의 다른 활성 부위에서 재형성하기 위해 교차-결합이 깨질 때마다 ATP를 요구하기 때문이다. 이것은 **수축-허혈 주기(contraction-ischemia cycle)**라고 하는 악순환의 고리를 시작하게 만든다. 근육의 수축이 허혈을 만들고, 결과적으로 ATP 부족을 일으키게 된다. ATP가 없으면 근육조직은 이완할 수 없어 수축된 상태로 존재하게 된다. 그 수축은 지속적으로 동맥혈류 공급을 끊어서 허혈을 심하게 하고 계속 반복된다(그림 5-6A). 이러한 이유로 한 번 통증 유발점이 형성되면, 치료적 중재가 없는 경우 통증 유발점은 계속 지속된다.

또 다른 악화 요인은 정맥혈관 역시 근육 수축(spasm)에 의해 닫히게 된다는 것이다. 대사의 부산물 등을 제거하는 역할을 정맥혈관이 담당하기 때문에 정맥이 닫히면 대사 부산물은 조직 내에 잔존하게 된다. 불행하게도 이러한 대사 부산물은 산성이고 국소 근육 조직을 자극하여 해당 부위에 통증을, 통증 유발점이 나타내는 압통을 초래한다. 아이러니하게도 이러한 부산물에 의해 발생한 통증은 **통증-경련-통증 주기(pain-spasm-pain cycle)**에 따라 더 많은 경련이 오게 하여(그림 5-6B) 허혈을 증가시킨다는 점이다. 따라서 우리는 근육 조직으로 둘러싸인 통증 유발점과 함께 **통증-경련-허혈 주기(pain-spasm-ischemia cycle)**를 갖게 된다.

에너지 위기 가설을 이해하면 통증 유발점의 발생 과정을 시작하는 데 필요한 것은 국소적인 근육 조직에서 *에너지 위기(energy crisis)*를 일으킬 만큼 충분히 길게 근육이 수축하는 것임을 알 수 있다. 이를 감안할 때, 통증 유발점이 신체에 왜 그렇게 흔한지를 알 수 있다. 실제로 통증 유발점이 왜 발생하는지보다 더 흔하게 나타나지 않는지 의문이 생길 수 있다. 이에 대한 답은 국소적인 근육 수축이 에너지 위기를 만들 정도로 충분한 시간 동안 허혈이 일어날 만큼 지속되어야 한다는 것이다. 대개의 경우 우리는 근육을 간헐적으로 수축시키며, 그 사이 사이에 휴식기를 갖는다. 이 휴식기는 근육 조직에서 ATP 분자를 만드는 데 사용할 수 있는 새로운 영양분의 흐름을 허용한다. 그러나 자세 근육은 휴식기 없이 오랜 기간 동안 등척성으로 매우 자주 수축해서 허혈과 이로 인한 ATP 부족이 통증 유발점을 생성하기에 충분하다. 이는 통증 유발점이 자세 근육들에서 자주 발견되는 이유 중 하나이다. 대표적인 예로 등세모근(승모근, trapezius)과 목빗근(흉쇄유돌근, sternocleidomastoid)이 있다.

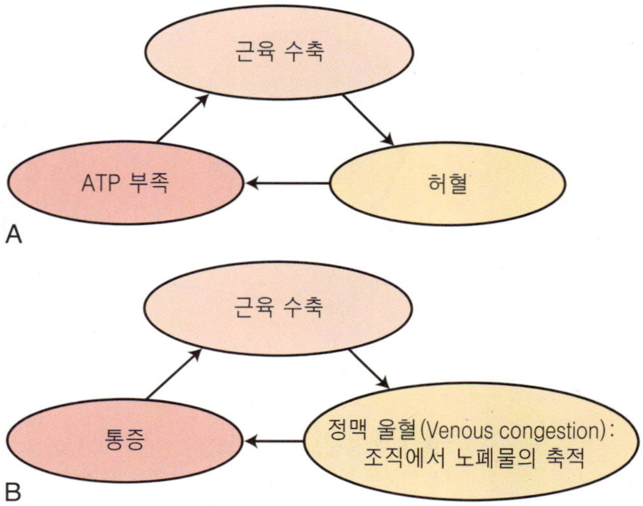


**그림 5-6.** 수축-허혈 및 통증-경련-통증 주기에 대한 그림. **A**, 수축-허혈 주기. **B**, 통증-경련-통증 주기.

근육의 특정 부위에 대한 자극이나 손상은 통증 유발점 형성에 관련된 또 다른 요인이다. 근육의 특정 부위가 손상되면 매우 자극적인 화학 물질들이 방출되어 해당 부위의 민감성과 압통을 직접적으로 증가시키고, 국소적인 부종을 만든다. 이러한 국소적인 부종은 신경을 압박하여 더 많은 통증을 유발시킬 수 있다. 또한 동맥혈관을 압박하여 허혈을 유발할 수도 있다. 더욱이 자극적인 화학물질과 부종으로 오는 압박에 의한 통증은 통증-경련-통증 주기를 초래할 수 있다.

**BOX 5-6**

통증 유발점이 국소적인 현상이라는 사실은 중요한 특징이다. 왜냐하면 전체 근육이나 근육의 전반적으로 넓은 부분이 단단할 때, 중추신경계의 감마 운동계에 의해 근육의 방추체 반사(spindle reflex)를 통하여 지시되어 단단하게 되는 패턴 때문이다. 그러므로 전체적으로 단단한 근육은 중추신경계 활동 때문에 단단한 반면, 근육의 국소적인 단단함은 통증 유발점으로 인해 발생한다. 어떤 자료에 따르면, 전체적으로 단단한 근육은 과도한 수축 때문에 일어나는 반면, 통증 유발점은 **구축(contracture)** 때문에 일어난다고 기술함으로써 구별하고자 한다. 이러한 의미에서 구축 *(contracture)*이라는 용어는 통증 유발점의 기전이 중추신경계에 의해 매개 및 조절되지 않는 것을 강조하는 데 사용되는 반면, 수축*(contraction)*은 조절이 중추신경계에 의한 것임을 나타낸다.

결과적으로 통증 유발점은 휴식기 없이 오랜 시간 동안 수축한 근육 영역 혹은 자극되거나 손상된 근육 영역 내에서 형성되는 경향이 있다. 일단 통증 유발점이 형성되면 이는 국소적인 현상이라는 점을 기억해야 한다. 사람이 중추신경계에 의해 통증 유발점이 수축되도록 하기 때문에 지속되는 것이 아니라, 통증 유발점 자체가 가지고

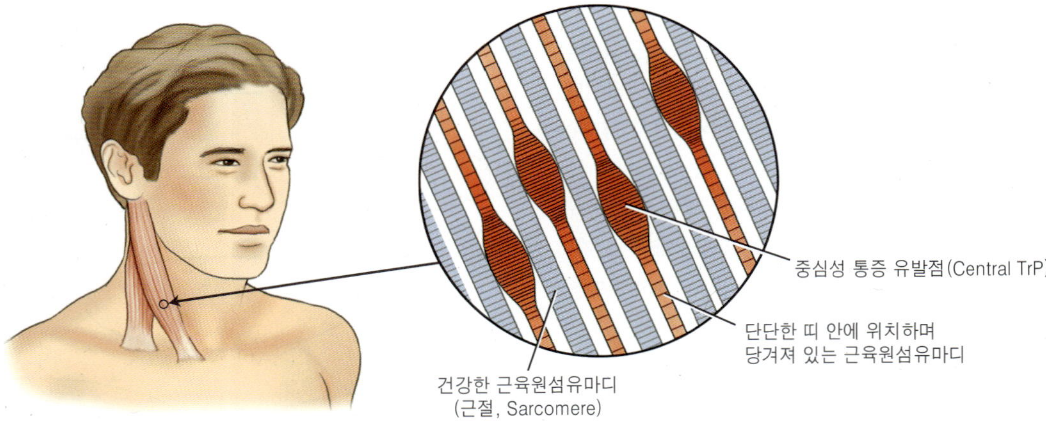


**그림 5-7.** 중심성 통증 유발점은 단단한 띠 안에 위치한다. 통증 유발점의 근육원섬유마디가 짧아진 것을 볼 수 있다. 이것은 통증 유발점이 위치해 있는 근원섬유를 당겨서 근육섬유 내에 남아 있는 근원섬유의 나머지 근육원섬유마디를 스트레칭하게 한다. (Reprinted with permission by New Harbinger Publications, Inc. Modified from Davies C: The trigger point therapy workbook: your self-treatment guide for pain relief, ed 2, Oakland, CA, 2004, New Harbinger. www.newharbinger.com)

있는 그 근육 조직의 국부적 요인들에 의해 지속된다.

## 중심성 통증 유발점: 에너지 위기 가설과 기능장애 종판 가설을 통합하여 통합 통증 유발점 가설 만들기 (Central TrPs: linking the energy crisis and dysfunctional endplate hypotheses to form the integrated TrP hypothesis)

통증 유발점은 근육의 어느 부위에서나 형성될 수 있지만, 일반적으로 근육의 중심에 위치하는 근육의 운동점(motor point)에서 가장 자주 형성되며, 여기서 운동뉴런은 근육섬유와 시냅스를 이룬다. 통증 유발점이 주로 운동점에서 발생하는 이유를 설명하기 위하여 제안된 가설을 **기능장애 종판 가설(dysfunctional endplate hypothesis)**이라고 한다. 이 가설은 운동뉴런이 지속적으로 수축하라는 명령을 근육섬유에 전달할 때 기능장애를 일으키고 과도한 양의 아세틸콜린을 시냅스로 분비시켜 근육섬유의 운동종말판이 과도한 수의 활동전위(action potential)를 생성하도록 하는 것으로 가정한다. 이것은 운동종말판의 지속적인 부분 탈분극을 초래하고, 이는 근육섬유에 의한 ATP에 대한 국소적인 대사 요구를 증가시킨다.

근육섬유막의 운동종말판에 의해 증가된 ATP 사용은 운동종말판 지역의 사용 가능한 ATP를 더욱 고갈시키며, 이는 운동종말판에 가장 가깝게 위치한 근육원섬유마디에 대한 에너지 위기를 증가시킨다. 그러므로 기능장애 종판 가설은 사실상 통증 유발점 발생의 에너지 위기 가설에 공헌하는 또 다른 기전이다. 그러므로 운동종말판 가장 가까이에 있는 근육원섬유마디는 근육의 다른 영역에 위치한 근육원섬유마디보다 통증 유발점이 더 쉽게 형성되는 경향이 있다. 에너지 위기 가설을 기능장애 종판 가설과 연결하여 **통합 통증 유발점 가설(integrated TrP hypothesis)**이라고 한다. 근육의 운동점이 주로 근육섬유의 중심 부위에 위치하기 때문에 대부분의 통증 유발점은 중심성 통증 유발점이라고 한다.

## 중심성 통증 유발점, 단단한 띠, 부착형 통증 유발점 (Central TrPs, taut bands, and attachment TrPs)

중심성 통증 유발점이 만들어지고 나면, 그것의 근육원섬유마디는 수축하고 짧아져서 그들의 중심으로 끌어당기게 된다. 이것은 영향을 받은 근원섬유(myofibril)의 남은 근육원섬유마디에 일정한 끌어당김을 만들게 된다. 이러한 끌어당김은 근육원섬유마디를 늘려 근육 조직의 단단한 띠(taut band)를 만들게 된다(그림 5-7). 이러한 이유로 중심성 통증 유발점은 일반적으로 단단한 띠 내에서 발견된다.

만약 중심성 통증 유발점의 끌어당기는 힘이 충분히 강하면, 길어진 영향을 받는 근원섬유에 인접한 근육원섬유마디는 중심성 통증 유발점의 전체 끌어당기는 힘을 분산시킬 수 없으며, 그 당기는 힘이 뼈에 붙는 근원섬유의 끝부분으로 전달된다. 불행하게도 끌어당기는 힘은 근원섬유가 뼈에 붙는 지점이나 그 주변을 자극하게 된다. **골부착 부위 병증(enthesopathy)**이라는 용어는 근육의 부착 부위를 지속적으로 자극하여 초래되는 상황을 묘사하기 위해 사용되며, 부착 부위 근처의 골격근 조직의 근육원섬유마디에 통증 유발점을 형성하거나, 근육 부착 부위의 근육 힘줄이나 뼈의 골막 내에 통증 유발점이 생기도록 한다. 골격근 조직에 생겼든, 관련된 근막 조직 내에 생겼든 간에 중심성 통증 유발점의 끌어당기는 힘에 의한 골부착 부위 병증에 의해 발생된 이 통증 유발점을 *부착형 통증 유발점(attachment TrP)*이라고 한다. 따라서 일단 중심성 통증 유발점이 발생되면 그들은 단단한 띠를 만들고, 다시 골부착 부위 병증을 만든다. 그리고 이것은 다시 부착형 통증 유발점을 만들게 된다.

## 통증 유발점이 발생하는 일반적인 요인 (General factors that create TrPs)

언급한 바와 같이 에너지 위기 가설을 통해 통증 유발점은 근육이 과도한 시간 동안 수축될 때 발생하는 경향이 있다. 이러한 시나

리오를 만드는 데는 여러 요인이 있다. 다음은 통증 유발점의 형성으로 이어질 수 있는 이러한 공통 요인의 목록이다.

1. 과도한 근육 수축: 확실한 통증 유발점 발생의 주요 요인이다. 장기간 수축하는 근육, 특히 오랫동안 지속된 등척성 수축은 근육 조직에 혈류 공급을 차단하는 경향이 있어 에너지 위기 가설을 통해 허혈 및 통증 유발점 형성을 초래한다. 더욱이 근육 수축의 잡아당기는 힘은 근육 조직 내에 긴장을 유발한다. 수축이 과도하면(너무 강력하거나 너무 오래 유지되는 경우) 근육 조직에 손상을 줄 수 있으며, 이는 통증 유발점 발생의 추가 요인이 될 수 있다(요인 #2 참조)
2. 자극/손상/외상: 근육이 물리적으로 자극을 받거나 손상을 입을 때마다 자극적인 화학물질이 국소 근육 조직으로 분비된다. 이러한 화학물질들은 근육 조직에 부종을 일으켜 혈관을 압박하여 허혈을 만들고 통증 유발점을 발생시킨다. 또한 통증–경련–통증 및 수축–허혈 주기를 시작할 수 있는 국소적인 통증과 압통을 유발시킬 수 있으며, 이는 추가로 통증 유발점 형성으로 이어질 수 있다.
3. 인지된 통증: 통증이 신체의 다른 곳으로부터 연관된 통증이라 할지라도 근육에 있는 것으로 인식되는 모든 통증은 통증–경련–통증 주기를 통해 근육이 조여지는 결과를 초래할 수 있다. 이 조임은 근육을 통증 유발점 형성에 취약하게 만든다.
4. 근육 부목: 인접 조직, 특히 인접 관절에 통증이나 손상이 있는 경우, 신체의 해당 부위에 있는 근육이 해당 부위를 부목하는 보호 기전으로 조이는 경향이 있다. 해당 부위를 부목하면 움직임이 감소한다. 따라서 추가 부상의 가능성이 줄어든다. 그러나 근육의 이러한 부목 수축은 통증 유발점의 형성을 선호한다.
5. 연장된 단축: 근육은 장기간 단축된 상태로 있을 때마다 **단축 상태에 적응(adaptively shorten)**하게 된다. 단축 상태에 적응한 근육은 조이는 경향이 있으며(즉, 수축 증가), 이러한 증가된 긴장은 통증 유발점을 쉽게 발생시킨다.
6. 장기 스트레칭: 근육을 포함한 연부조직을 스트레칭하는 것은 이론적으로 좋지만, 만약 근육이 과도하게 당겨지거나 너무 갑자기 당겨지면 근육방추반사(spindle reflex)가 시작되어 근육이 단단해질 수 있다. 이는 근육이 쉽게 통증 유발점을 발생시키도록 한다. 더욱이 과도한 근육 수축과 마찬가지로 스트레칭 또한 근육 조직에 장력을 가한다. 만약 이 스트레칭 힘이 과도하다면 근육 조직에 손상을 줄 수 있으며, 이는 통증 유발점 생성의 추가 요인이 될 수 있다(요인 #2 참조).

## 통증 유발점의 영향(Effects of a TrP)

근육 내에 통증 유발점이 있을 경우에는 국소적으로 아프고 연관통 양상이 나타날 수 있다. 이 밖에도 통증 유발점은 일반적으로 촉지 시 단단하고, 누르면 아픈 단단한 띠에 위치하는 경향이 있다.

그러나 근육에 통증 유발점이 있으면, 전체 근육에 영향을 미치는 다른 결과들이 나타날 수 있다. 통증 유발점이 위치한 곳에 단단한 띠가 발생할 수 있다는 점을 감안할 때, 근육 조직의 단단한 띠는 스트레칭에 저항하고, 스트레칭을 시도하면 통증이 발생할 수 있다. 이러한 이유로 통증 유발점이 있는 근육은 흔히 그 근육이 교차하는 관절의 운동범위를 감소시키는 경우가 많다. 더욱이 근육이 늘어나지 않고 단축된 상태로 유지되는 경우, 그 근육은 단축된 상태에 적응하게 된다. 이러한 적응은 기능적일 수 있고 구조적일 수 있다. 기능적으로 그 근육은 짧아지는 데 적응할 수 있다. 신경계는 통증이나 근육 파열을 두려워하여 근육을 늘리는 신체 움직임을 피하는 경향이 있기 때문이다. 구조적으로 근육은 섬유 유착이 근육 내에 축적되는 경향이 있어 짧아지는 데 적응할 수 있으며, 이로 인해 근육이 길어지거나 늘어나는 능력이 더욱 감소한다. 또한 *길이 긴장 관계 곡선(length tension relationship curve)*이라는 원리에 의해 과도하게 단단하고 짧아진 근육은 약해지게 된다.

**BOX 5-7**

단단해지고 단축된 근육이 약해지는 현상을 **단축된 근육의 활동성 부전(shortened active insufficiency)**이라고 부른다. 근육원섬유마디가 짧아지면 액틴 필라멘트가 중첩되어 미오신–액틴 교차–결합을 형성하는 데 필요한 활동성 결합 부위의 일부를 덮고 접근할 수 없게 된다. 교차–결합이 적게 형성되면 수축의 강도도 약해지고, 결과적으로 약한 근육이 된다.

따라서 근육이 하나 이상의 통증 유발점을 가지고 있는 경우, 국소적이거나 연관통 외에도 근육 전체에 영향을 미치는 경우가 많다. 통증 유발점이 있는 근육은 더 단단해지고 약해지는 경향이 있다. 물론 한 근육이 기능적으로 손상되면 다른 근육들이 기능장애 근육을 보상하려고 하기 때문에 신체 내에서 스트레스가 발생한다. 이러한 이유로 첫 번째 통증 유발점이 있는 경우 이를 흔히 **핵심 통증 유발점(key TrP)**이라 부르며, 이것이 **위성 통증 유발점(satellite TrPs)**이라고 하는 다른 통증 유발점을 만들 수 있다.

**BOX 5-8**

근육에 적응성 단축(adaptive shortening)이 발생하는 이유를 이해하는 가장 쉬운 방법은 엉덩관절(고관절) 굽힘근의 예를 살펴보는 것이다. 오랜 시간 동안 앉아 있을 때, 앉은 자세는 엉덩관절에서 허벅지를 90° 굽힘시키기 때문에 엉덩관절 굽힘근이 짧아지고 느슨해진다. 문제는 만약 이 자세에서 허벅지를 더 많이 굽히려고 하면 엉덩관절의 굽힘근이 수축할 때 움직임을 유발하는 데 즉시 반응하지 않는다는 것이다. 왜냐하면 어떠한 수축도 일단 근육 안에 있는 느슨함(slack)을 먼저 몰아내야 하기 때문이다. 이러한 이유로 뇌의 감마 운동계는 앉았을 때 굽힘근의 단축된 길이에 맞게 긴장을 증가시켜 근육들을 짧아지게 하는 데 적응한다. 지금은 예전보다 짧지 않지만 증가된 긴장이 근육의 느슨함을 제거하였다. 만약 지금 그들이 수축하도록 명령받는다면 더 빠르게 반응하고, 엉덩관절에서 허벅지의 추가 굽힘을 더 빨리 만들 수 있다. 이러한

5

이유로 인해 우리가 어떤 근육이나 근육군이 짧아지고 느슨해진 자세로 장기간 유지할 때마다, 그 근육들의 휴지기 긴장도가 단축된 상태에 서서히 적응할 것이다.

근육이 짧아진 데 적응한 근육들의 증가된 긴장은 통증 유발점이 발생하기 쉬운 조건을 만든다. 근육이 항상 짧아진 상태를 유지하고 절대 늘어나지 않으면 근막 유착이 근육 내부와 근육 주위에 생길 것이다. 시간이 지나면 이러한 유착은 근육이 늘어나고 스트레칭하기 훨씬 더 어렵게 만들 것이다.



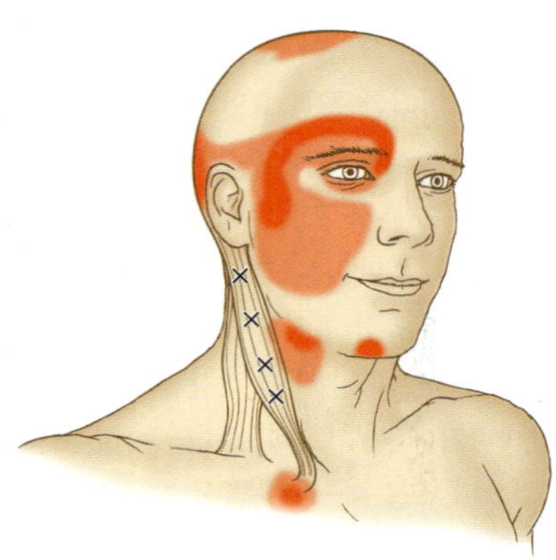

**그림 5-8.** 'x'로 표기된 4개의 통증 유발점은 목빗근의 복장뼈머리 부분에 그려져 있다. 통증의 일차성 연관 부위는 *짙은 빨강*으로 표시되어 있다. 더 심할 경우 목빗근의 복장뼈머리 통증 유발점은 통증을 *옅은 빨강*으로 표시되는 이차성 연관 지역으로 보낼 수도 있다.

## 위성 통증 유발점을 형성하는 핵심 통증 유발점 (Key TrPs creating satellite TrPs)

핵심 통증 유발점이 일단 발생하면 동일한 근육 또는 신체의 다른 근육 내에서 위성 통증 유발점을 생성하는 것이 일반적이다.

1. 중심성과 부착형 통증 유발점(central and attachment TrPs): 핵심 중심성 통증 유발점은 흔히 근육의 단단한 띠 내에 위성 부착형 통증 유발점을 생성한다. 앞서 설명하였듯이, 부착형 통증 유발점은 중심성 통증 유발점의 단단한 띠의 끌어당김에 의해 형성된 부착 부위 병증(자극, enthesopathy)에 의해 생성된다.
2. 기능적 작용근육군(functional muscular mover group): 한 근육 내의 핵심 통증 유발점은 종종 동일한 기능적 작용근육군의 다른 근육에 위성 통증 유발점을 생성한다. 통증 유발점이 통증 유발점이 있는 근육을 더 단단하고 약하게 할 뿐만 아니라 아프게 만든다는 점을 고려할 때 신체는 동일한 관절 작용을 공유하는 다른 근육을 대신 사용하여 보상하는 경향이 있다. 시간이 지나면 이러한 다른 근육들은 과로하게 되어 수축하고 통증이 와서 위성 통증 유발점이 발생하게 된다.
3. 길항근(antagonist muscles): 한 근육 내의 핵심 통증 유발점은 종종 길항근군의 근육에 위성 통증 유발점을 생성한다. 통증 유발점이 있는 근육들이 대부분 단단해지는 경향이 있다는 점을 감안할 때, 길항근은 통증 유발점이 있는 단단한 근육들이 관절을 비대칭으로 끌어당겨서 뼈(결과적으로 몸)가 비대칭적 자세를 만들지 않도록 공유 관절을 가로질러 당겨지도록 수축을 증가시켜야 한다.
4. 통증의 연관 지역(referral zones of pain): 핵심 통증 유발점은 위성 통증 유발점이 연관통 지역 내에 위치한 근육 내에 형성되도록 한다. 핵심 통증 유발점의 연관 지역에 발생하는 통증이 연관 지역의 외상이나 조직 손상을 나타내지 않지만 신경계는 이 통증을 연관 지역이 외상이나 손상을 겪고 있는 것처럼 인지한다. 결과적으로 통증-경련-통증 주기가 시작되어 연관 지역에 있는 근육이 단단해지고, 이것이 그 부위의 통증 유발점(연관통) 발생에 기여하게 된다.

## 통증 유발점의 연관 패턴(TrP referral patterns)

통증 유발점에서 가장 불가사의한 측면은 연관 패턴일 것이다. 각 근육의 통증 유발점은 충분히 단단하거나 압박된 경우, 통증 유발점 자체로부터 국소적으로 또는 멀리 떨어져 느껴질 수 있는 특징적인 연관통(referral pain) 패턴을 갖는 경향이 있다. 일반적으로 통증은 **일차성 연관 지역(primary referral zone)**[또는 **필수 연관 지역(essential referral zone)**이라고도 함]으로 옮겨가게 된다. 그러나 통증이 더 심한 경우, 통증 유발점은 통증을 일차성 연관 지역뿐만 아니라 **이차성 연관 지역(secondary referral zone, spillover referral zone)**으로 옮겨간다. 이 책에서는 일차성 연관 지역은 *짙은 빨간색*으로, 이차성 연관 지역은 *옅은 빨간색*(그림 5-8)으로 표시하였다. 비록 전형적인 통증 유발점의 위치와 연관 패턴이 신체의 대부분의 근육에 대해 자세히 표시되어 있지만, 이것이 통증 유발점이 이 책의 그림에 표시된 부위에만 제한되어 발생하거나 연관 지역이 항상 여기서 보여주는 패턴을 따라야 한다는 것을 의미하지 않는다. 일반적인 통증 유발점 위치와 연관 패턴이 알려져 있지만 통증 유발점은 근육의 어느 부위에도 생길 수 있고, 그 연관 패턴도 여기에 제시된 부위에만 국한되지 않는다.

**BOX 5-9**

통증 유발점은 일반적으로 연관통을 만들고, 때때로 저리거나 따끔거림과 같은 다른 증상을 나타낸다.

통증의 통증 유발점 연관 패턴은 마치 통증 유발점이 신경을 가두어(entrapped) 그 경로를 따라 통증의 투영을 일으키는 것처럼 말초신경의 경로를 따르지 않는다[허리원반탈출(lumbar disc herniation)이 궁둥신경(sciatic nerve)을 압박하여 통증이 궁둥신경을 따라 나타나는 것과 유사]. 오히려 통증 유발점의 연관은 심근경색에 의해 나타나는 연관통과 비슷한 양상이다. 통증 유발점의 경우, 내부 장기의 통증이 신체의 피부에 연관통을 나타나는 대신(심근경

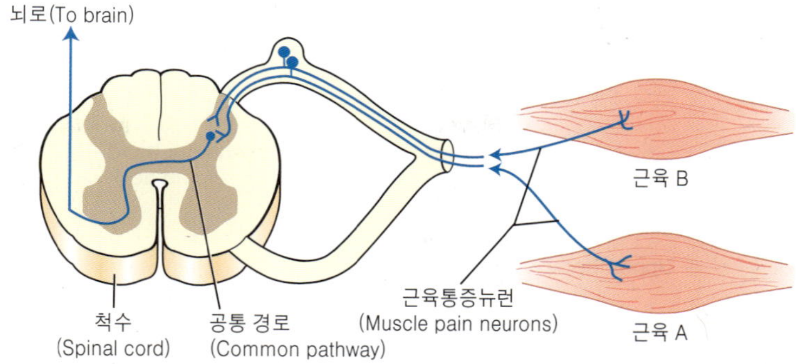


**그림 5-9.** 통증 유발점 연관의 수렴-투사 이론. 수렴-투사 이론은 서로 다른 근육으로부터 오는 감각통증뉴런이 척수에서 수렴되어 공통의 경로(척수시상로, spinothalamic tract)를 따라 뇌로 정보를 전달하고 뇌는 통증의 원인을 잘못 파악할 수 있다고 가정한다. (Modified from Mense S, Simons DG, Russell IJ: Muscle pain: understanding its nature, diagnosis, and treatment, Baltimore, 2000, Lippincott, Williams & Wilkins.)

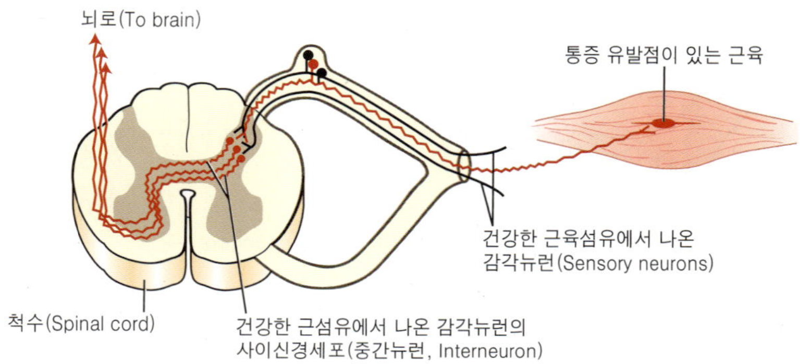


**그림 5-10.** 통증 유발점의 연관에 대한 척수 넘침 이론(cord spillover theory). 척수 넘침 이론은 강한 통증 신호가 통증 유발점이 있는 근육의 감각뉴런으로부터 척수에 도달한 경우, 전기적 활성이 흘러 넘쳐서 통증을 유발하는 통증 유발점이 없는 다른 근육의 경로의 일부인 인접한 중간뉴런 내에서 활성을 유발할 수 있다고 가정한다.

색 시 어깨와 가슴 부위로 통증이 나타남), 근육 내 통증 유발점은 통증을 근육의 다른 부분이나 신체의 완전히 다른 근육에 나타낸다.

근막 통증 유발점이 어떻게 연관통을 나타내는지에 관한 우세한 이론은 수렴-투사 이론(convergence-projection theory)이다. 이 이론에 따르면, 한 근육에서 감각과 통증을 감지하는 감각뉴런은 신체의 다른 근육에서 오는 감각뉴런과 함께 수렴된다(그림 5-9). 예를 들어 만약 근육 A, B로부터 오는 감각뉴런이 척수에서 수렴된다면 근육 A에서 통증 유발점(TrP)에 의해 통증이 생기면 이 신호는 척수로 들어가는 감각뉴런 내를 이동하여 근육 B로부터 오는 감각뉴런과 만나게 된다. 이러한 통증 신호들이 근육 A, B로부터 오는 통합 경로를 따라 뇌에 도달하면, 뇌는 이 통증이 근육 A에서 왔는지 B에서 왔는지 알 수 없다. 결과적으로 통증은 근육 B로 투사된다(또는 근육 B로부터 온 것으로 오인된다고도 말할 수 있다). 이런 식으로 뇌는 근육 A에 위치한 통증 유발점으로부터 생겨난 통증을 근육 B에는 통증 유발점이 없음에도 불구하고 근육 B로부터 온 것으로 인지할 수 있다.

**BOX 5-10**

통증 유발점 연관 패턴이 어떻게 발생하는지 설명하기 위해 때때로 제공되는 또 다른 설명이 있다. 경화성 연관통(sclerotogenous referred pain)(인대와 관절주머니에서 유래)과 내장성 연관통(visceral referred pain)(내장 기관에서 발생)과 유사하게, 많은 통증 유발점(근육에서 유래)의 연관통 패턴은 통증 유발점이 있는 위치와 동일한 발생학적 기원을 갖는 신체의 여러 부위에서 나타난다. 다른 말로 표현하면, 통증 유발점과 그 연관 지역(referral zone)의 위치가 같은 발생학적 기원으로부터 유래하였다는 것이다. 그러므로 공통적인 발생학적 기원을 고려할 때, 뇌는 신체 내에서 지리적으로 떨어져 있는 이러한 영역들을 계속해서 연결하는 매핑(mapping)을 가질 수 있다고 제안된다. 따라서 신체의 한 부위의 통증 유발점은 발생학적으로 연관되었던 다른 부위에 통증을 나타낼 수 있다.

만약 이 이론이 통증 유발점의 연관 현상을 설명하는 단 하나의 이론이라면, 모든 통증 유발점의 연관통 패턴과 이를 유발한 통증 유발점이 같은 감각뉴런에 의해 신경지배되어야 함을 의미한다. 이것은 일부 통증 유발점의 광범위한 연관 패턴을 고려해 볼 때 가능

5

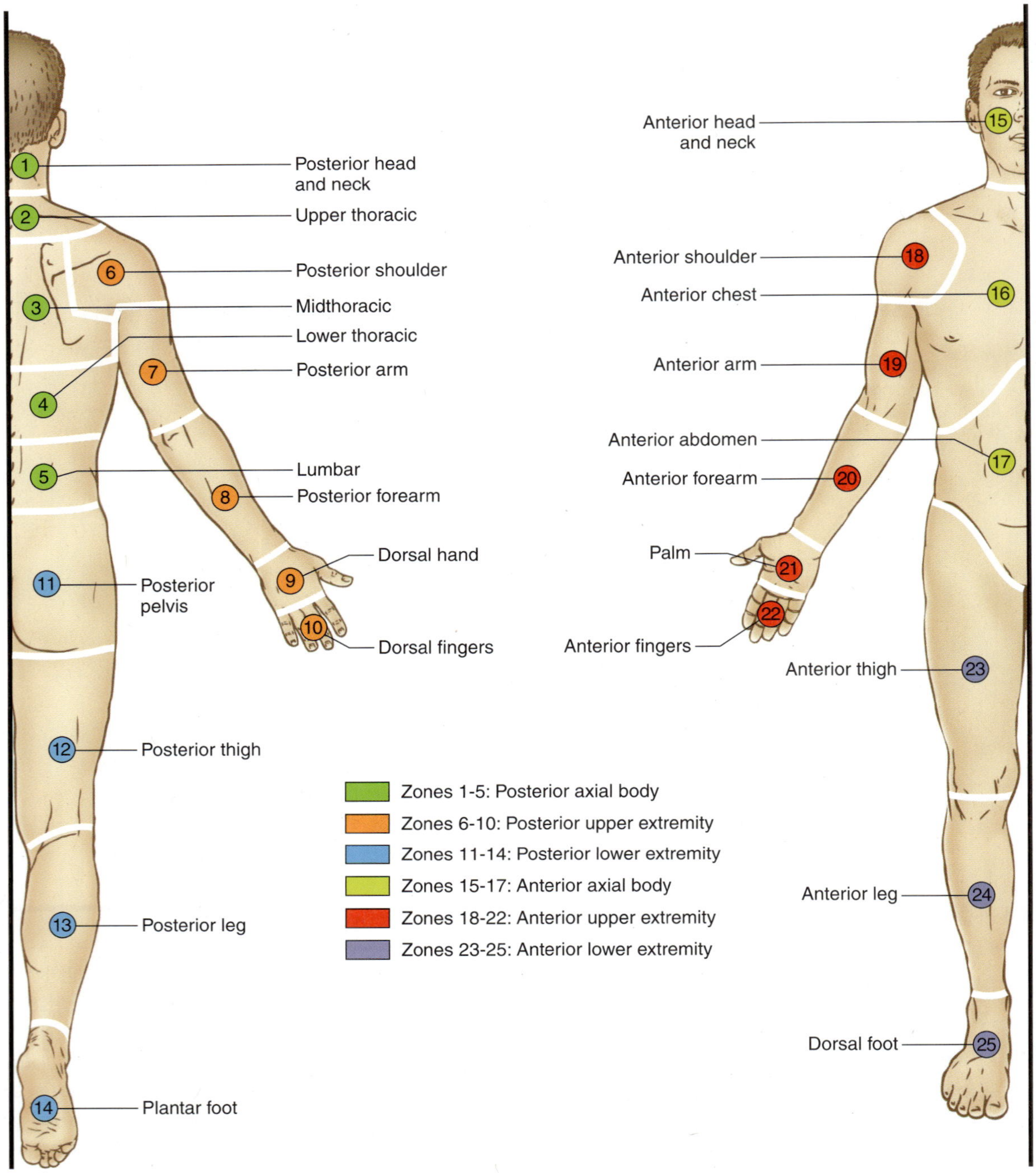


**그림 5-11.** 통증 유발점 연관 지역. *(계속)*

**Posterior axial body**

Zone 1: 두힘살근, 어깨올림근, 가장긴근, 뭇갈래근(경추부), 뒤통수이마근, 돌림근(경추부), 등반가시근, 머리반가시근, 머리널판근, 뒤통수밑근육, 관자근, 등세모근(아래), 등세모근(중간), 등세모근(위)

Zone 2: 어깨올림근, 돌림근(경추부), 등반가시, 목널판근, 등세모근(위)

Zone 3: 척추세움근(엉덩갈비근), 가시아래근, 넓은등근, 어깨올림근, 뭇갈래근(흉추부), 마름모근, 목갈비근, 등반가시근, 앞톱니근, 위뒤톱니근, 가로돌기가시근(뭇갈래근과 돌림근), 등세모근(중간)

Zone 4: 척추세움근(엉덩갈비근), 엉덩허리근, 넓은등근, 배곧은근, 앞톱니근, 아래뒤톱니근, 가로돌기가시근(뭇갈래근과 돌림근)

Zone 5: 척추세움근(엉덩갈비근), 척추세움근(가장긴근), 엉덩허리근, 아래뒤톱니근, 가로돌기가시근(뭇갈래근과 돌림근)

**Posterior upper extremity**

Zone 6: 세모근(중간), 세모근(뒤), 가시아래근, 어깨올림근, 등반가시근, 위뒤톱니근, 어깨밑근, 가시위근, 큰원근, 작은원근, 등세모근(아래), 등세모근(중간), 등세모근(위), 위팔세갈래근(긴쪽과 옆쪽)

Zone 7: 위팔노근, 부리위팔근, 긴노쪽손목폄근, 손가락폄근, 목갈비근, 가시위근, 위팔세갈래근(긴쪽과 옆쪽)

Zone 8: 팔꿈치근, 부리위팔근, 자쪽손목폄근, 위뒤톱니근, 빗장밑근, 어깨밑근, 손뒤침근, 위팔세갈래근(긴쪽과 옆쪽)

Zone 9: 엄지모음근, 위팔근, 위팔노근, 부리위팔근, 짧은노쪽손목폄근, 자쪽손목폄근, 집게폄근, 목갈비근, 위뒤톱니근, 손뒤침근

Zone 10: 새끼손가락벌림근, 손의 등쪽뼈사이근, 새끼폄근, 손가락폄근, 벌레근, 손바닥쪽뼈사이근, 목갈비근

**Posterior lower extremity**

Zone 11: 척추세움근(엉덩갈비근), 척추세움근(가장긴근), 큰볼기근, 중간볼기근, 작은볼기근, 엉덩허리근, 궁둥구멍근, 허리네모근, 배곧은근, 반막양근, 반힘줄근, 넙치근, 가로돌기가시근(뭇갈래근과 돌림근), 가쪽넓은근

Zone 12: 넙다리두갈래근, 장딴지근의 안쪽과 가쪽머리, 작은볼기근, 장딴지빗근, 오금근, 허리네모근, 반막모양근, 반힘줄근, 가쪽넓은근

Zone 13: 넙다리두갈래근, 장딴지근의 안쪽과 가쪽 머리, 작은볼기근, 장딴지빗근, 오금근, 가자미근, 뒤정강근, 가쪽넓은근

Zone 14: 새끼발가락 벌림근 및 굽힘근, 엄지벌림근, 엄지모음근, 긴모음근, 짧은발가락굽힘근, 긴발가락굽힘근, 긴엄지발가락굽힘근, 장딴지근 안쪽, 발의 뼈사이근, 발바닥네모근, 가자미근, 뒤정강근

**Anterior axial body**

Zone 15: 볼근, 두힘살근, 가쪽날개근, 위입술올림근, 저작근, 안쪽날개근, 뒤통수이마근, 눈둘레근, 넓은목근, 머리반가시근, 머리널판근, 목널판근, 목빗근, 뒤통수밑근, 관자근, 등세모근(위), 큰광대근

Zone 16: 배속빗근, 배바깥빗근, 가로막, 갈비사이근, 큰가슴근(복장머리), 목갈비근, 목빗근, 빗장밑근, 배가로근

Zone 17: 배속빗근, 배바깥빗근, 배곧은근, 배가로근

**Anterior upper extremity**

Zone 18: 위팔두갈래근, 부리위팔근, 세모근(앞쪽), 세모근(중간), 가로막, 가시아래근, 큰가슴근(쇄골쪽), 작은가슴근, 목갈비근, 가시위근

Zone 19: 위팔두갈래근, 가시아래근, 큰가슴근흉늑쪽), 목갈비근, 빗장밑근, 손뒤침근, 위팔세갈래근(안쪽)

Zone 20: 엄지맞섬근, 큰가슴근(복장머리), 원엎침근

Zone 21: 엄지모음근, 노쪽손목굽힘근, 자쪽손목굽힘근, 긴엄지손가락굽힘근, 엄지맞섬근, 긴손바닥근

Zone 22: 깊은손가락굽힘근, 얕은손가락굽힘근

**Anterior lower extremity**

Zone 23: 배속빗근, 배바깥빗근, 긴모음근, 큰모음근, 두덩정강근, 엉덩허리근, 두덩근, 넙다리곧은근, 넙다리빗근, 넙다리근막긴장근, 중간넓은근, 안쪽넓은근

Zone 24: 넙다리곧은근, 안쪽넓은근

Zone 25: 긴발가락폄근, 짧은발가락폄근, 긴엄지폄근, 짧은엄지폄근, 긴종아리근, 짧은종아리근, 제삼비골근, 짧은엄지굽힘근, 뼈사이근, 앞정강근

**그림 5-11.** *(계속)* 통증 유발점 연관 지역.

성이 낮다. 통증 유발점의 연관 패턴을 설명하기 위한 또 다른 이론은 **척추 넘침 이론(cord spillover theory)**이다. 과도한 통증 신호가 강하게 활동하는 통증 유발점으로부터 척수로 들어갈 때 통증 유발점을 가지고 있는 근육에서 오는 감각뉴런으로부터 척수에 온 이 전기적인 신호가 통증 유발점을 가지고 있지 않은 다른 근육으로부터 온 중간뉴런(interneurons)으로 넘쳐흐르게(spillover) 된다(그림 5-10). 이러한 파급 효과는 다른 중간뉴런이 통증 신호를 뇌로 전달하도록 하여 통증을 유발하는 병변이 없음에도 불구하고 이러한 다른 근육에 통증이 있음을 뇌에 알린다. 실제로 통증은 통증 유발점이 있는 근육으로부터 통증 유발점이 없는 근육으로 전달된다.

아마도 두 이론은 모두 사실일 것이며, 둘을 통합하면 이제까지 알려진 대부분의 전형적인 통증 유발점의 연관 패턴을 형성하게 된다. 그러나 통증 유발점 연관 패턴이 이 책이나 다른 책에서 볼 수 있는, 가장 흔하게 정형화된 연관 패턴을 항상 따르는 것은 아니라는 점을 명심해야 한다. 그림 5-11은 신체를 부위별로 구분한 후 부위별로 어떤 근육이 통증 유발점 관련 증상을 느끼는지 나열한 것이다. 신체의 각 근육마다 일차성, 이차성 통증 유발점 연관 패턴이 어떻게 나타나는지 세분화한 그림은 이 책의 제4부를 참조하기 바란다.

## 통증 유발점의 위치와 치료 (Locating and treating TrPs)

통증 유발점을 치료하려면 먼저 통증 유발점을 찾아야 한다. 통증 유발점은 근육 내 어느 곳에나 있을 수 있지만, 특정 근육 내의 특정 지점에서 발생하는 경향이 있다. 일반적으로 통증 유발점은 근육섬유의 중심에 위치한다. 만약 모든 근육이 방추형(방추상, fusiform)이고 모든 섬유가 근육의 총 길이를 달리고 있다면 모든 중심성 통증 유발점은 근육의 중간에 위치해야 한다. 하지만 항상 그렇지는 않다. 근육의 총 길이를 달리는 섬유가 없는 깃털 모양의 근육(pennate muscle)과 방추형 근육은 근육 내 데드 센터(dead center) 이외의 위치에 중심성 통증 유발점을 가질 수 있다. 이러한 이유로 각 근육의 섬유 구조를 아는 것이 많은 도움이 된다. 신체의 각 근육에 대해 일반적으로 알려진 통증 유발점 위치가 있으며 이 책의 제4부 제11~21장에 있는 근육 촉진 파트에 나와 있다.

**BOX 5-11**

환자의 연부조직에서 촉지되는 둥근 결절들이 전부 통증 유발점은 아니다. 통증 유발점은 지방종이나 림프절과 잘 구분해야 한다. 지방종은 양성인 연부조직 종양으로 부드럽고 피부 밑에 삽입된 젤 캐플렛(gel caplet) 같은 느낌의 밀도를 가진다. 누를 때 부드러울 수도 있고 그렇지 않을 수도 있다. 림프절/림프샘은 부어오르면 통증 유발점과 비슷하게 느껴질 수 있는데, 신체의 비슷한 부위에 염증이 있을 경우에는 더욱 그럴 수 있다. 부어오른 림프절은 압박하면 부드럽게 되고, 통증 유발점만큼 단단하지는 않다. 그러나 오랫동안 부은 림프절은 시간이 지나면 석회화되어 결국 촉진 시 통증 유발점과 유사하게 느껴질 수 있다. 촉진 질을 평가하는 것 외에도 통증 유발점을 지방종이나 림프절과 구분하는 다른 방법은 압박 시 연관통이 나타나는지를 확인하는 것이다. 모든 통증 유발점이 먼 지역으로 연관통을 나타내지는 않지만 많은 통증 유발점들이 대개 통증을 유발한다. 반면 지방종과 림프절은 압박 시 연관통을 나타내지 않는다.

촉지하는 손가락이 통증 유발점의 정확한 위치에 놓이면, 근육조직 내에 묻힌 작고 단단한 매듭이나 구슬 같은 느낌이 드는지 만져야 한다. 이 통증 유발점들은 손가락을 가로질러서(직각 방향으로) 튕기거나 울릴 수 있는 **단단한 띠(taut band)** 안에 위치한다. 만약 단단한 띠들이 충분히 팽팽하면 퉁길 때 이 단단한 띠가 불수의적으로 수축하는 **연축반응(twitch response)**이 일어날 수 있다. 물론 통증 유발점과 그들과 관련된 단단한 띠는 일반적으로 만질 때에는 부드럽다. 통증 유발점의 위치를 파악하는 데 필요한 근육 촉진 방법에 대해서는 '제2장: 근육 촉진의 술기와 과학'을 참조하기 바란다.

중심성과 부착형 통증 유발점의 발생과 활동성 통증 유발점의 기전을 이해하면 근막 통증 유발점 증후군이 있는 환자를 위한 최상의 치료 접근 방식을 추론할 수 있다.

수년 동안, 통증 유발점을 치료하는 데 권장되는 접근법은 **허혈성 압박(ischemic compression)**으로 알려진 기술이다. 허혈성 압박은 환자의 통증 유발점에 직접 깊은 압박을 가하고, 일정 시간 동안 압박을 지속하고 유지하는 것이다(약 10초 이상). 허혈성 압박의 전제는 통증 유발점에 허혈을 유발하고, 치료사가 압박을 제거하면 통증 유발점에 혈류가 파도처럼 밀려오게 된다는 것이다. 이 치료의 문제는 권장된 깊은 압박이 대부분의 환자들에게 있어 매우 불편한 방법이라는 점 외에도 통증 유발점이 이미 허혈성으로 인한 것인데 치료로 허혈을 유발하면 도움이 될 것인가에 대한 문제가 있다. 그러나 이는 통증 유발점 치료의 많은 권위자들에 의해 이미 인정되었다. 결과적으로 허혈성 압박 기술은 변형되었으며 새로운 이름이 붙게 되었는데, 이는 **지속적 압박(sustained compression)**과 **통증 유발점 압력 해제(TrP pressure release)**라고 불린다. 그러나 새로운 이름에 관계없이, 통증 유발점에 지속적인 압박을 주는 본질적인 치료법은 기본적으로 바뀌지 않았다(유일한 실질적인 변화는 더 적은 압력이 권장되어 환자를 덜 고통스럽게 만드는 것이다). 허혈성 압박이나 지속적인 압박 또는 통증 유발점 압력 해제 기술의 가치는 주로 압박이 해제되었을 때 통증 유발점에 새로운 혈류를 다량 공급하는 것이다. 이 논리를 사용하여 통증 유발점을 다루는 보다 더 나은 치료적 접근 방법이 고안될 수 있었다.

이를 위해 통증 유발점의 이론과 치료의 권위자들에 의해 **깊은 타격 마사지(deep-stroking massage, stripping massage)** 기술이 제안되었다. David Simons는 "이 방법은 직접 수동 접근을 사용할 때 중심성 통증 유발점을 비활성화하는 가장 효과적인 방법이며, 과도한 관절 움직임을 일으키지 않고 통증 유발점을 치료하는 데 사용될 수 있다. 그 근거는 명확하다"라고 하였다.[1] 또한 Clair와 Amber Davies가 저술한 "통증 유발점 실전지도서(The Trigger Point Therapy Workbook)"에서도 선호하는 방법이다.[2]

깊은 타격 마사지는 통증 유발점 위에 직접적으로 중등도(그러나 과도하지 않게)의 깊은 압력을 이용하는 짧은 타격으로 행해진다. 깊은 타격은 어떤 방향으로든 할 수 있지만, 최소한 몇 번의 타

**BOX 5-12**

이 장에서 언급된 통증 유발점의 치료는 손을 이용한 근막 접근법이다. 통증 유발점 치료에 사용되는 다른 두 가지 일반적인 방법은 스프레이와 스트레칭 및 통증 유발점 주사 방법이다. 스프레이와 스트레칭은 통증 유발점 부위에 냉각제를 분사한 후 즉시 통증 유발점이 있는 근육을 스트레칭하는 것이다. 통증 유발점 주사는 통증 유발점에 직접 생리식염수나 국소마취제 또는 스테로이드(프레드니졸론)가 들어 있는 용액을 주입하는 것이다. 이 치료는 면허가 있는 의사만 수행한다. 물론 스트레칭, 침술, 물리치료법 등 다른 치료 방법이 있다. 이들 중 스트레칭은 도수·운동치료사에 의해 가장 많이 사용되는 방법이다. 통증 유발점이 사실상 근육의 국소 부위의 단단해짐이라는 것을 감안할 때 스트레칭이 유익한 것은 당연하다. 근육을 스트레칭할 때 사용할 수 있는 많은 기술이 있다. 이 기술에 대한 논의는 제6장을 참조한다.

격은 통증 유발점을 지닌 단단한 띠를 따라서 수행해야 한다. 약 30~60회의 짧고 깊은 타격을 타격당 1~2초의 속도로 연속적으로 행해야 하며, 총 치료 시간은 대략 하나의 통증 유발점당 1분 정도가 되어야 한다.

단단한 띠를 따라 근육 부착 부위까지 깊은 타격을 계속하는 것도 도움이 된다. 깊은 타격의 목적은 두 가지이다. 첫 번째 목적은 언급한 대로 압력이 해제될 때마다 통증 유발점으로 혈액이 흘러 들어가게 하는 것이다. 30~60회 정도 연속적으로 깊은 타격 마사지를 하는 것이 기존에 권장하던 2~3회의 지속적인 압박에 비해 큰 장점이 있다. 이 기술의 치료적 측면은 압력 해제 시 새로운 혈류가 들어온다는 점을 고려할 때 더 많은 타격은 보다 많은 압력 해제를 의미하며, 통증 유발점으로의 혈액 순환을 더 좋게 해 준다. 통증 유발점을 생성하는 병리적 기전이 허혈이므로 새로운 혈류 공급은 통증 유발점에 영양분이 들어와서 ATP 분자가 만들어지고 '에너지 위기'를 제거할 수 있다.

단단한 띠의 방향을 따라서 깊은 타격 마사지가 행해졌을 때 통증 유발점 내에서 짧아진 근육원섬유마디를 스트레칭하여, 기계적인 힘으로 미오신-액틴 교차 결합을 끊는 데 도움이 되는 이점이 있다. 또한 짧아진 근육원섬유마디의 스트레칭을 추가로 돕기 위해 스트레칭 중인 근육에 수동 치료를 수행하는 것이 권장된다.

**BOX 5-13**

에너지 위기 가설에 따르면, 통증 유발점의 교차 결합을 끊기 위해 기계적으로 통증 유발점을 변형하는 방법에 의존하는 통증 유발점 치료 기술은 궁극적으로 비효율적인 것으로 보인다. 만약 국소적인 허혈이 제거되지 않으면 모든 미오신 액틴 교차 결합이 끊어졌다고 해도 칼슘이온을 근세포체그물로 재흡수하도록 하는 ATP 분자가 없으면, 근형질에 지속적으로 있는 칼슘이온이 액틴 필라멘트의 활성화 부위를 계속 노출시켜서 새로운 교차 결합이 즉시 형성되어 통증 유발점을 지속시킬 것이다.

만약 통증 유발점이 지속되면 섬유성 유착의 발생이 증가할 것이다. 깊은 타격 마사지의 미세 스트레칭(microstretching)은 특히 근육섬유를 따라 마사지하는 경우, 스트레칭하고 있는 근육에 시행하는 경우, 이러한 유착들이 더 진행되어 구조적으로 견고해지기 전에 유착 패턴을 깨뜨리는 데 도움을 줄 수 있다. 또한 대부분의 깊은 조직의 작업 유형은 통증 유발점에 존재하는 정맥 울혈로 인해 축적된 독소를 배출하는 데 도움이 되는 이점이 있다.

**BOX 5-14**

대부분의 통증 유발점은 치료사의 손가락, 엄지, 손, 팔꿈치로 편평하게 누르는 압력으로 치료되지만, 집게처럼 집기(pincer grip)가 추천되는 경우가 있다. 집게처럼 집는 방법은 통증 유발점을 엄지와 다른 손가락(보통 검지 또는 중지)으로 집는 것 그리고 그것들 사이에 끼어서 꼬집거나 쥐어짜는 것을 포함한다. 이 방법은 통증 유발점에 편평한 압력을 깊게 주는 것이 바람직하지 않을 때 자주 사용된다. 예를 들어 목빗근에 통증 유발점이 있는 경우 편평한 압력을 가하는 것은 이 근육 바로 깊숙한 곳에 경동맥이 있기 때문에 종종 금기이다. 이 부위에서는 집게처럼 집는 방법이 안전하게 사용될 수 있다. 집게처럼 집는 방법은 근육이 2개의 치료하는 손가락 사이에 끼어서 눌릴 수 있기 때문에 통증 유발점에 대한 압력을 증가시킬 수 있다. 이 방법의 단점은 집게처럼 집는 동작이 환자에게 불편함을 줄 수 있다는 것이다.

그러나 근육 조직의 부착형 통증 유발점은 일단 한 번 생성된 경우에는 수축을 유발하는 허혈, 추가 허혈 등을 유발하는 자체적인 허혈의 악순환을 초래할 수 있다. 게다가 일단 이 주기가 시작되면, 부착형 통증 유발점에 의해 나타난 통증이 통증-경련-통증 주기를 통해 근육의 추가 수축을 유발할 수 있다. 물론 정맥 울혈로 축적된 독소가 자극적인 특성에 따라 통증 유발점의 존재를 지속시키는 경향이 있다. 이러한 모든 이유로 중심성 통증 유발점을 먼저 치료하는 것이 가장 현명하고 효과적일 수 있지만, 만약 중심성 통증 유발점의 치료가 부착형 통증 유발점을 쉽게 해결하지 못한 경우에는 직접 부착형 통증 유발점을 치료하는 것이 권고된다.

**BOX 5-15**

부착형 통증 유발점보다 중심성 통증 유발점을 먼저 치료하는 데 사용되는 근거는 위성 통증 유발점보다 핵심 통증 유발점을 먼저 치료하는 데에도 적용될 수 있다. 핵심 통증 유발점이 존재하기 때문에 위성 통증 유발점이 발생하므로 핵심 통증 유발점 치료의 시작은 위성 통증 유발점 치료의 필요성을 더욱 명확히 할 것이다. 어떤 통증 유발점이 핵심 통증 유발점이고, 어떤 것이 위성 통증 유발점인지 구분하기는 어렵다. 물론 핵심 통증 유발점과 위성 통증 유발점이 결정된 후일지라도(예: 중심성 통증 유발점이 주로 핵심이고 부착형 통증 유발점이 보통 위성임), 일단 형성되면 위성 통증 유발점은 자체적인 허혈의 악순환을 만들어 직접적으로 치료하지 않으면 사라지지 않을 수도 있다.

5

5

## 검토 질문(Review questions)

1. 통증 유발점은 어떻게 정의할 수 있는가? 통증 유발점의 두 가지 분류는 무엇인가?
2. 근육의 구성에 대해 기술해 보자.
3. 신경 분포된 근육섬유의 근육원섬유마디는 백분율로 나타낼 때 어느 정도까지 수축하는가?
4. 근육 수축에서 ATP의 역할은 무엇인가?
5. 에너지 위기 가설에서 ATP의 부족을 초래하는 원인은 무엇인가?
6. 근육 수축의 길이와 빈도, 그리고 통증 유발점의 형성 사이에는 어떤 관계가 있는가?
7. 에너지 위기 가설과 기능장애 종판 가설의 관계는 무엇인가?
8. 통증 유발점을 발생시키는 네 가지 일반적인 요인은 무엇인가?
9. 척추 넘침 이론을 간단하게 설명해 보자.
10. 통증 유발점 치료에서 선호되는 방법은 무엇이고, 어떻게 하는 것인가?

### 깊이 생각해야 할 점(Deeper thoughts)

통증 유발점은 근육 어디에서나 발견될 수 있고 핵심 통증 유발점은 위성 통증 유발점을 발생시킬 수 있다. 그렇다면 치료사는 이것을 어떻게 구별할 수 있는가? 이 거미줄에 어떤 패턴이 있는가? 많은 통증 유발점을 가진 환자를 어디부터 치료할 것인가?

## 참고문헌

1. Simons D.G., Travell J.G., Simons L.S.: Myofascial pain and dysfunction: the trigger point manual, ed 2, vol 1. Baltimore, 1999, Lippincott Williams & Wilkins. 41.
2. Davies C.: The trigger point therapy workbook: your self-treatment guide for pain relief, ed 3, Oakland, CA, 2001, New Harbinger.

제 6 장

# 스트레칭
## (Stretching)

**개요(Overview)**

이 장에서는 스트레칭의 치료 도구에 대해 살펴볼 것이다. 환자를 스트레칭할 때 치료사와 트레이너가 이용할 수 있는 몇 가지 선택에 대한 설명으로 시작한다. 그런 다음 치료사들이 스트레칭을 실제 치료에 적용하는 방법을 더 잘 이해할 수 있도록 스트레칭과 관련된 기본 질문을 제기하고 그에 대한 답변을 제시한다. 그리고 정적 스트레칭(static stretching)과 동적 스트레칭(dynamic stretching)의 두 가지 기본적인 스트레칭 기술에 대해 설명하고 대조하며, 각 방법이 가장 잘 적용되는 경우를 설명한다. 이어서 고정과 스트레칭 기술을 다룬다. 이 장은 수축 이완 스트레칭[contract relax(CR) stretching](주로 *'PNF 스트레칭'*으로 알려짐) 및 작용근 수축 스트레칭[agonist contract(AC) stretching]으로 알려진 고급 신경 억제 스트레칭 기술에 대한 논의로 마무리한다.

**학습 내용(Chapter outline)**

서론
기본적인 스트레칭 기술: 정적 스트레칭과 동적 스트레칭
고정과 스트레칭 기술
고급 스트레칭 기술: 신경 억제 스트레칭
결론

**학습목표(Chapter objectives)**

*이 장을 마치고 나면 학생/치료사는 다음과 같은 사항을 수행할 수 있어야 한다.*

1. 이 장의 주요 용어를 정의한다.
2. 장력과 스트레칭의 관계를 기술한다.
3. 스트레칭의 이점과 목적에 대해 논의하고 스트레칭을 왜 시행하는지 기술한다.
4. 스트레칭에 대해 기억해 내는 대신에 추론하여 설명한다.
5. 통증-경련-통증 주기와 스트레칭을 하는 동안 가해지는 힘에 대한 근육방추반사의 관계에 대해 설명한다.
6. 스트레칭이 언제 시행되는지, 특히 정해진 운동과 관련하여 논의한다.
7. 동적 스트레칭과 정적 스트레칭을 비교, 대조한다.
8. 고정과 스트레칭 기술이 왜, 어떻게 행해지는지 논의한다.
9. 수축 이완, 작용근 수축, 수축 이완 작용근 수축 스트레칭 기술이 어떻게 행해지는지 기술한다.
10. 수축 이완 스트레칭과 작용근 수축 스트레칭의 유사점과 차이점을 논의한다.

**주요 용어(Key terms)**

가동화(Mobilization)
'가장 짧은 끈(The shortest rope)'
고유수용성 신경근 촉진 스트레칭[Proprioceptive neuromuscular facilitation(PNF) stretching]
근육방추반사(Muscle spindle reflex)
근섬유모세포(근섬유아세포, Myofibroblast)
능동 스트레칭(Active stretch)
능동 장력(Active tension)
다중 평면 스트레칭(Multiplane stretch)
동적 스트레칭(Dynamic stretching)
등척성후 이완 스트레칭(Postisometric relaxation stretching; PIR stretching)
상호 억제(Reciprocal inhibition)
수동 스트레칭(Passive stretch)
수동 장력(Passive tension)
수축 이완 스트레칭(Contract relax stretching; CR)
수축 이완 작용근 수축 스트레칭(Contract relax agonist contract stretching; CRAC stretching)
스트레칭(Stretching)
신경 억제 스트레칭(Neural inhibition stretching)
안정화(Stabilization)
작용근 수축 스트레칭(Agonist contract stretching; AC)
장력(Tension)
장력선(Line of tension)
정적 스트레칭(Static stretching)
조직 장력(Tissue tension)
좋은 통증(Good pain)
통증-경련-통증 주기(Pain-spasm-pain cycle)
표적근육(Target muscle)
표적조직(Target tissue)
고정과 스트레칭(Pin and stretch)
힘줄방추반사(Golgi tendon organ reflex; GTO reflex)

## 서론(Introduction)

스트레칭(stretching)은 환자들의 건강을 증진시키기 위해 도수치료사와 운동 트레이너들에게 유용한 강력한 치료법이다. 스트레칭의 이점에 대해서 부정적인 사람은 매우 적지만, 스트레칭을 어떻게 해야 하는지에 대해서는 상당한 의견 차이가 있다. 스트레칭에는 다양한 선택지가 있다. 스트레칭은 정적 또는 동적으로 수행할 수 있다. 3회(반복)를 수행할 수 있으며 각 반복은 약 10초나 20초 유지되거나 10회 반복 수행할 수 있다. 또한 각 반복은 약 2~3초 동안 유지된다. 핀 및 스트레칭(pin and stretching)이라는 기술을 수행하거나 스트레칭을 용이하게 하기 위해 신경학적 반사를 사용하는 수축 이완 스트레칭(contract relax stretching; CR)과 작용근 수축 스트레칭(agonist contract stretching; AC) 같은 스트레칭을 수행할 수 있다. 스트레칭을 가장 하기 좋은 시기와 관련된 선택 사항도 있다. 스트레칭은 강화 운동 전이나 후에 할 수 있다.

6

환자의 최적의 건강을 위해 임상적으로 적용할 수 있도록 스트레칭을 잘 이해하기 위해 먼저 다음 5가지 질문을 제기하고 답변하면서 스트레칭의 기본적인 기반을 살펴보자. 스트레칭이란 무엇인가? 스트레칭은 왜 시행하는가? 근육을 스트레칭시키는 방법을 어떻게 알아낼 것인가? 어느 정도의 힘으로 스트레칭을 시행해야 하는가? 스트레칭은 언제 시행하는가? 그런 다음 환자와 치료사/트레이너들에게 유용한 스트레칭 기술의 유형을 조사할 수 있다.

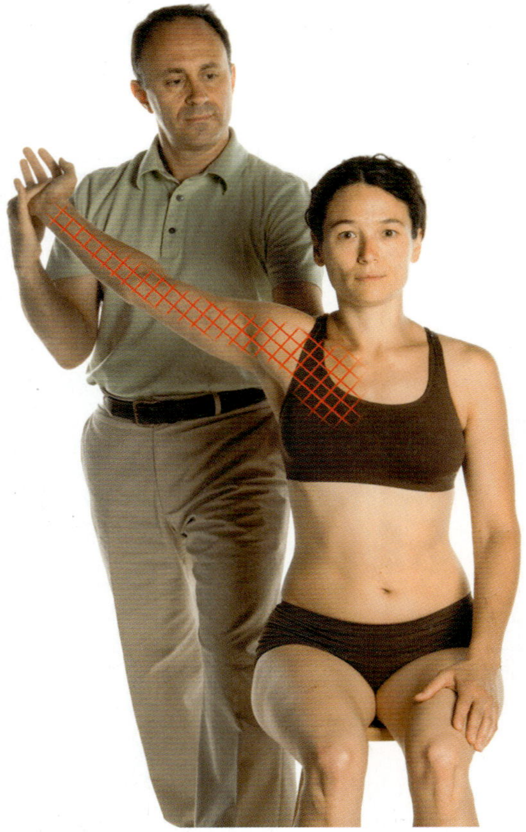

그림 6-1. 환자의 오른쪽 팔을 스트레칭한다. 이 스트레칭에 의해 생성된 장력선은 해치 마크(십자 무늬)로 표시된다. 스트레칭의 장력선을 따라 모든 조직에 스트레칭이 이루어진다.

### 1. 스트레칭이란 무엇인가?

간단히 정의하면, **스트레칭(stretching)**이란 연부조직을 가지런히 하여 길이를 늘려 주는 물리적 운동의 한 방법이다. 이러한 연부조직은 근육과 그 힘줄(합쳐서 근막 단위라고 부름), 인대, 관절낭 또는 조직의 다른 근막 면일 수 있다. 환자에게 스트레칭을 수행할 때는 스트레칭하려는 조직을 기술하기 위해 **표적조직(target tissue)**이라는 용어를 사용한다[또는 근육과 근육군(group)의 스트레칭을 특히 원할 때는 **표적근육(target muscle)**이라고 한다]. 스트레칭을 하기 위해 표적조직에 스트레칭이 가해지도록, 표적조직을 당기는 **장력선(line of tension)**을 만드는 위치로 환자의 몸을 움직이도록 한다(그림 6-1). 만약 스트레칭이 효과적이라면 조직들이 길어질 것이다.

### 2. 스트레칭은 왜 시행하는가?

스트레칭은 연부조직의 장력이 증가되어 짧아지고 수축되기 때문에 시행한다. 짧아지고 수축된 연부조직은 길이가 늘어나는 것에 저항하고 연부조직이 가로지르는 관절의 움직임을 제한한다. 제한된 특정 관절 운동은 단단한 조직의 위치와 반대 방향에 있는 신체부위(관절에서)의 운동일 것이다. 예를 들어, 만약 단단한 조직이 관절의 뒤쪽에 위치한다면 해당 관절에서 신체부위의 전방 운동이 제한되고, 단단한 조직이 관절의 앞쪽에 위치하면 신체의 후방 운동이 제한된다(그림 6-2).

언급한 바와 같이 짧아지고 수축된 조직은 더 큰 **장력(tension)**을 가지고 있다고 말할 수 있다. 두 가지 종류의 조직 장력이 있는데, 수동 장력과 능동 장력이다. 모든 연부조직은 증가된 수동 장력을 나타낼 수 있다. **수동 장력(passive tension)**은 시간이 지남에 따라 축적되는 근막 유착으로 인해 발생한다.

또한 근육은 증가된 능동 장력을 보일 수 있다. **능동 장력(active tension)**은 근육의 수축 요소(액틴과 미오신 필라멘트)가 슬라이딩 필라멘트 기전을 통해 수축할 때 근육의 중심부로 당기는 힘을 생성할 때 발생한다. 연부조직이 수동 장력을 증가시켰든 능동 장력을 증가시켰든, 이 증가된 장력은 조직이 늘어나는 성질에 더욱 저항하게 된다. 따라서 이러한 조직을 늘려 주고 일렬로 정렬시키기 위해 스트레칭하여 신체의 전체 가동 범위와 유연성을 회복할 수 있다.

**BOX 6-1**

조직의 장력은 스트레칭에 대한 저항으로 정의할 수 있다.

### 3. 근육을 스트레칭하는 방법을 어떻게 알 수 있는가?

스트레칭을 하고자 하는 표적조직이 근육이라면, 문제는 '표적근육이나 근육군을 효과적으로 스트레칭하기 위해 환자의 신체가 어

## BOX 6-2

근육은 전통적으로 능동 장력을 나타낼 수 있는 유일한 조직으로 간주되었다. 그러나 최근 연구에 따르면 섬유성 결합조직에는 일반적으로 섬유모세포(fibroblast)에서 진화하는 근섬유모세포(myofibroblast)라는 세포가 종종 포함되어 있다고 한다. 근섬유모세포는 능동적으로 수축할 수 있는 수축성 단백질을 포함한다. 근육조직이 포함하는 것과 동일한 수로 존재하지 않지만, 결합조직의 근섬유모세포는 해당 결합조직의 장력을 평가할 때 생체역학적으로 유의할 만큼 충분한 수로 존재할 수 있다.

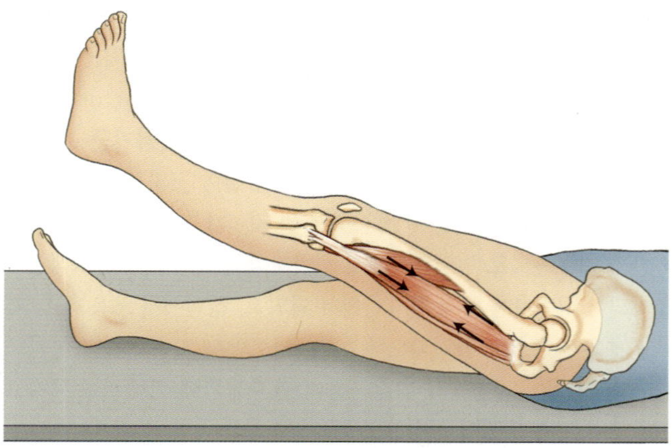

A

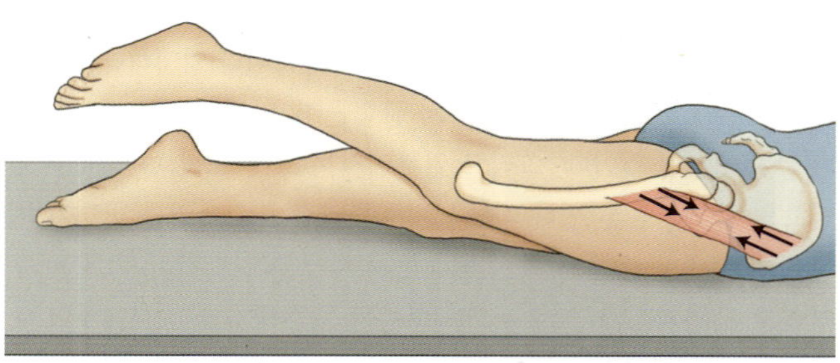

B

그림 6-2. 관절의 한쪽 편에 있는 조직이 팽팽하게 긴장하면 반대쪽의 관절 움직임은 제한될 것이다. A, 엉덩관절 뒤쪽 부위의 단단하게 뭉친(taut) 조직과 팽팽하게 긴장된 넙다리근(hamstrings)으로 인해 엉덩관절의 굽힘이 감소한다는 것을 보여 준다. B, 전방 엉덩관절 조직 앞쪽 엉덩관절조직[특히 이 그림에서 볼 수 있는 넙다리근막긴장근(TFL)과 같은 엉덩관절의 굽힘근]이 단단하게 긴장되면 엉덩관절 폄의 감소가 발생한다.

떤 위치에 있어야 하는지를 어떻게 알 수 있는가'이다. 확실히 특정 근육 스트레칭을 배울 수 있는 좋은 책들이 많이 있다. 실제로 이 책의 제4부에서 다루는 각각의 근육과 근육조직에 대한 특정 스트레칭이 제공된다. 하지만 반드시 외워야 하는 스트레칭 루틴을 알려주는 책이나 다른 권위자들에게 의지하기보다는 환자들이 정말로 필요로 하는 스트레칭이 무엇인가를 알아내는 것이 더 중요하다.

근육을 스트레칭하는 방법을 알아내는 것은 실제로 매우 간단하다. 표적근육에 대해 학습한 동작을 간단히 회상한 다음, 하나 이상의 동작과 반대되는 동작을 수행한다. 근육의 움직임은 그 근육이 짧아질 때 하는 것이기 때문에 근육의 스트레칭과 늘이기는 그 근육의 움직임과 반대되는 방향으로 환자에게 시행하면 된다. 기본적으로 근육이 관절을 구부리면 해당 관절이 펴짐으로써 근육이 스트레칭되는 것이다. 만약 근육이 관절을 벌리면 해당 관절의 모음으로 관절이 늘어난다. 근육이 관절을 안쪽으로 돌림시키면 해당 관절을 바깥쪽으로 돌림시킴으로써 관절이 늘어난다. 근육이 하나 이상의 동작을 수행할 경우 최적의 스트레칭은 그것과 반대되는 모든 동작을 고려한다.

6

## BOX 6-3

**'가장 짧은 끈'**

엉덩관절에서 허벅지의 굽힘근과 같은 기능적 근육군에 스트레칭 힘(장력)을 가하면 해당 군에 있는 모든 근육이 스트레칭되지 않는다. 실제로 해당 군 안에 있는 한 근육만 스트레칭된다. 이것을 이해하기 위해 **'가장 짧은 끈(the shortest rope)'**이라는 비유를 사용할 수 있다. 만약 각각 10인치, 20인치, 30인치, 40인치, 50인치 길이의 5개의 끈을 잡고 한 손에는 5개의 모든 끈의 끝을, 다른 손에는 5개의 모든 끈의 다른 끝을 잡은 다음, 손을 벌리고 밧줄을 늘이고, 가장 짧은 끈이 뻗기를 멈출 때까지 끈을 늘린다. 그러면 가장 짧은 끈만 실제로 늘어난다. 다른 끈에는 장력이 가해지지 않는다. 왜냐하면 가장 짧은 끈이 다른 끈들이 충분히 늘어나기 전에 스트레칭을 중지하기 때문이다. 예를 들어 이 개념을 엉덩관절 폄에 적용하여 엉덩관절 굽힘근 기능군을 스트레칭하면, 엉덩관절이 펴지면서 가장 단단한 근육(즉, 가장 짧은 엉덩굽힘근)이 스트레칭을 멈출 때까지 관절의 폄은 계속된다.

예를 들어 만약 스트레칭하고 있는 표적근육이 오른쪽 위등세모근(상승모근, upper trapezius)이라면, 근육의 움직임은 척추관절에서 목과 머리를 펴고 오른쪽 가쪽으로 굽히고 왼쪽으로 돌림시키는 것이다. 그렇다면 스트레칭하기 위해서는 척추관절에서 목과 머리를 왼쪽 가쪽으로 굽히고, 오른쪽으로 돌림시키는 것이 모두 필요할 것이다.

근육이 많이 움직일 때 항상 그 움직임과 반대되는 모든 방향으로 스트레칭을 해야 하는 것은 아니다. 하지만 이러한 스트레칭이 때때로 요구되거나 필요할 수도 있다. 만약 오른쪽 위등세모근이 충분히 경직되어 있는 경우에는 단순히 시상면(sagittal plane)으로 굽히는 것만으로 충분히 스트레칭될 수도 있다. 스트레칭이 더 필요하다면, 그림 6-3과 같이 정면(frontal plane)에서 왼쪽 측면으로 굽히고, 횡단면(transverse plane)에서 오른쪽 회전이 추가될 수 있다. 움직임을 유발할 수 있는 각 기본 평면에서 표적근육의 움직임을 고려하는 것을 **다중 평면 스트레칭(multiplane stretching)**이라고 부른다.

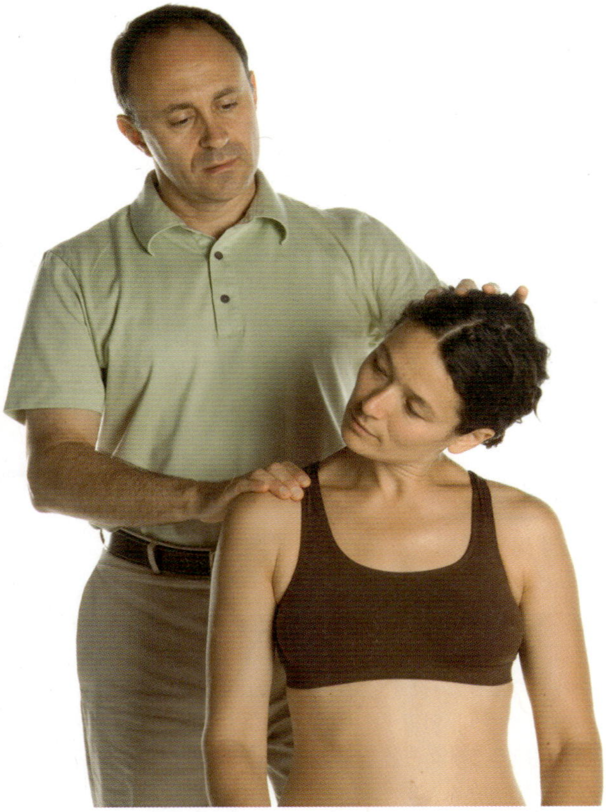

**그림 6-3.** 오른쪽 위등세모근은 세 방향 모든 면에서 스트레칭되고 있다. 환자의 머리와 목은 시상면에서 굽히고, 정면에서는 왼쪽 옆으로 굽히며, 가로면에서는 오른쪽으로 회전한다.

6

모든 동작 평면이 스트레칭에 사용되는 것은 아니지만 모든 근육의 움직임을 인식하는 것은 여전히 중요하다. 만약 그렇지 않으면 스트레칭에 실수가 발생할 수 있다. 예를 들어, 환자의 머리와 목을 왼쪽 측면으로 굽혀서 오른쪽 위등세모근이 스트레칭되고 있는 경우, 환자의 머리와 목이 왼쪽으로 회전하지 않도록 하는 것이 중요하다. 이렇게 하면 오른쪽 위등세모근이 횡단면에서 느슨해지고 스트레칭 장력이 손실된다. 또한 다른 부착부에서 표적근육의 작용을 고려하는 것도 중요하다. 이 다른 부착부위가 움직이도록 허용되면 스트레칭 장력이 손실될 수 있기 때문이다. 오른쪽 위등세모근은 어깨갈비관절에서 오른쪽 어깨뼈를 들어올린다(또한 이를 수축하고 위쪽으로 회전시킨다). 따라서 오른쪽 어깨뼈가 안정화되고 스트레칭하는 동안 올라가지 않게 하는 것이 중요하다. 표적근육의 다른 쪽 끝의 안정화(stabilization)는 매우 중요하며 종종 스트레칭을 수행하는 데 있어 더 어려운 측면이다. 그렇지 않으면 스트레칭의 장력을 잃어버리게 되기 때문이다.

특정 표적근육이 늘어나도록 스트레칭을 분리하는 것은 매우 어려울 수 있다. 스트레칭이 수행될 때 스트레칭은 근육의 전체 기능군에 행해진다. 예를 들어 환자의 허벅지가 시상면에서 엉덩관절이 폄되도록 스트레칭은 시상면 엉덩관절 굽힘근의 전체 기능군에 행해진다. 엉덩관절 굽힘근 중 하나를 분리하려면 일반적으로 원하는

**BOX 6-4**

엉덩관절의 기능적인 굽힘근은 넙다리근막긴장근, 중간볼기근과 작은볼기근의 앞쪽 섬유, 넙다리빗근(봉공근, sartorius), 넙다리곧은근(대퇴직근, rectus femoris), 엉덩근(장근, iliacus), 큰허리근(대요근, psoas major), 두덩근(pectineus), 긴모음근(장내전근, adductor longus), 두덩정강근(박근, gracilis), 짧은모음근(단내전근, adductor brevis)이다.

결과를 얻기 위해 스트레칭을 미세 조정해야 한다. 만약 스트레칭이 시상면에서는 폄으로, 정면에서는 모음(내전, adduction)으로 이루어진다면, 정면 모음근인 모든 엉덩관절 굽힘근이 모음으로 인해 느슨해지고 이완되며, 스트레칭은 넙다리근막긴장근(대퇴근막장근, tensor fasciae latae; TFL), 넙다리빗근(봉공근, sartorius) 그리고 중간볼기근(중둔근, gluteus medius)과 작은볼기근(소둔근, gluteus minimus)의 앞쪽 섬유들과 같은 벌림근(외전근, abductors)인 엉덩관절 굽힘근에 집중하게 될 것이다.

만약 가로면으로 엉덩관절에서 허벅지의 안쪽돌림이 스트레칭에 추가되어 허벅지가 이제 시상면에서 폄되고, 정면에서 모음되고, 가로면에서 안쪽으로 돌림되도록 하면, 가로방향 안쪽 회전자이기도 한 모든 엉덩이 굽힘근과 벌림근들이 안쪽돌림에 의해 느슨해지고 이완되며, 스트레칭이 엉덩관절에서 허벅지를 굽힘, 벌림 및 바깥돌림을 하는 근육에 집중될 것이다. 이 경우 넙다리빗근은 엉덩관절에서 허벅지를 바깥으로 회전시키는 유일한 엉덩관절의 굽힘근 및 벌림근이기 때문에 스트레칭되는 주요 표적근육이다[엉덩허리근(장요근, iliopsoas) 역시 엉덩관절에서 굽힘근 및 바깥 회전자이기 때문에 스트레칭될 것이다. 그리고 일부에서는 그것 또한 벌림될 수 있다고 말한다]. 물론 넙다리빗근은 무릎관절에서 다리를 굽히기 때문에 스트레칭 중에 무릎관절이 펴지는 것은 필수적이다. 또는 구부러진 무릎관절에 의해 넙다리빗근이 느슨해지고 스트레칭의 효과가 손실될 것이다.

엉덩관절에서 허벅지의 바깥돌림이 안쪽돌림 대신에 세 번째 가로면 구성요소로 추가된다면 바깥 회전자인 넙다리빗근이 느슨해질 것이고 안쪽 회전자인 넙다리근막긴장근(대퇴근막장근, TFL) 또는 중간볼기근과 작은볼기근의 앞쪽 섬유들이 대신 스트레칭될 것이다. 그런 다음 넙다리근막긴장근(TFL) 또는 중간볼기근과 작은볼기근의 앞쪽 섬유들만 스트레칭을 분리하는 것은 불가능하지는 않지만 매우 어렵다. 왜냐하면 이러한 근육들은 세 평면(plane) 모두에서 동일한 엉덩관절 운동을 공유하므로, 동일한 관절 위치에 의해 스트레칭되기 때문이다.

따라서 환자의 신체 일부가 한 방향, 즉 한 평면으로 스트레칭되어 움직일 때마다, 관절의 다른 쪽에 위치한 근육의 전체 기능군에는 스트레칭 힘이 가해진다. 그런 다음 운동을 유발할 수 있는 각 기본 평면에서 표적근육의 작용을 고려해 본다면, 기능군의 근육 중 하나 또는 몇 개만 스트레칭을 미세 조정하고 분리하는 것이 필요

**BOX 6-5**

만약 스트레칭을 할 표적조직이 근육이 아니라 인대, 관절낭 또는 해당 부위의 기타 근막 조직인 경우, 그 스트레칭은 암기하는 대신 추론할 수 있다. 이를 수행하는 한 가지 방법은 인대 또는 관절낭의 영역을 근육처럼 생각하는 것이다. 만약 근육이라면 그 작용이 어떨지 파악한 다음 그 작용과 반대되는 행동을 한다. 더 간단하게, 관절낭의 영역이나 인대가 위치한 관절의 측면에서 멀어지는 방향으로 관절에서 환자의 신체 부위를 이동한다. 예를 들어 표적조직이 어깨갈비관절 앞쪽에 위치한 인대라면 환자의 팔을 어깨위팔관절에서 후방으로 움직이게 하여 간단히 스트레칭시킬 수 있다. 이렇게 하면 가로면에서 수평으로 위치한 것들을 제외하고, 대부분의 인대와 관절낭 관절 섬유에 효과가 있다. 이것을 스트레칭하기 위해서는 가로면 돌림 운동이 필요하다.

하다. 스트레칭을 최적화한다는 것은 표적근육이 하나 이상의 관절을 가로지른다면(즉, 다관절근육) 다른 관절에 스트레칭을 추가하는 것 또한 포함할 수 있다.

표적근육을 분리하기 위해 스트레칭을 미세 조정하는 방법을 정확히 파악하는 것은 관련된 근육의 관절 운동에 대한 확실한 기초 지식에 달려 있다. 일단 이 지식이 얻어지면 그것을 적용하면 수십 또는 수백 개의 스트레칭을 외울 필요가 없다. 암기 대신 환자를 적절하게 치료하는 데 필요한 스트레칭을 파악하는 데 필요한 단계를 통해 비판적으로 추론할 수 있는 능력이 생긴다.

## 4. 스트레칭을 시행할 때 얼마나 힘을 가해야 하는가?

스트레칭은 절대 아프지 않아야 한다. 스트레칭이 통증을 유발한다면, 표적조직 근처의 표적근육이나 근육이 **통증-경련-통증 주기(pain-spasm-pain cycle)**를 통해 통증에 반응하여 조여질 가능성이 있다. 게다가 표적근육이 너무 빨리 또는 너무 세게 스트레칭되면, **근육방추반사(muscle spindle reflex)**가 작용하게 되어 표적근육이 조여질 수 있다. 스트레칭이 조직을 이완시키고 늘려야 한다는 점을 감안할 때, 근육 조직을 조이게 하는 스트레칭은 스트레칭의 목적을 이룰 수 없게 한다.

이러한 이유로 스트레칭은 너무 빨리 해서는 안 된다. 스트레칭은 천천히 리듬 있게 시행해야 한다. 또한 치료사는 환자가 스트레칭을 얼마나 하는지에 대해 신중하고 현명하게 해야 한다. 치료사는 **조직 장력(tissue tension)**에 도달할 때까지 환자를 스트레칭해야 하며 그 다음에는 약간 더 힘을 가해야 한다. 스트레칭은 통증을 유발해서는 안 된다. 이론적으로 스트레칭은 가능한 한 강하게 할 수 있지만 통증이 없어야 한다. 스트레칭의 속도와 강도를 조절하여 유지하는 것이 최선이다. 표적조직을 느슨하게 하는 목적에 안전하게 도달하기 위해서는 수차례에 걸쳐 스트레칭을 천천히 부드럽게 시행하는 것이 더 현명하다. 더 많은 세션이 필요할 수 있지만 긍정적인 결과가 기본적으로 보장된다. 경솔한 스트레칭은 환자의 치료 프로그램의 진행을 지연시킬 뿐만 아니라 회복하기 어려운 연부조직 손상과 부상을 유발할 수 있다.

## 5. 스트레칭은 언제 시행해야 하는가?

스트레칭은 표적조직이 스트레칭을 가장 잘 받아들일 때 시행하여야 한다. 즉, 표적조직이 이미 따뜻해졌을 때이다. 차가운 조직은 스트레칭에 저항하여 효과가 거의 없을 뿐만 아니라 스트레칭 시 부상을 입을 가능성이 더 크다. 이러한 이유로 스트레칭이 신체적 운동과 연결되어 있다면 스트레칭은 운동 전 조직이 차가울 때가 아니라, 운동 후 조직이 따뜻할 때 시행해야 한다. 만약 스트레칭의 종류가 *정적 스트레칭(static stretching)*이라 불리는 전통적인 스트레칭이라면 이러한 일반 원칙이 사실이다. 그 대신 *동적 스트레칭(dynamic stretching)*을 시행한다면 운동 전 조직이 차가울 때 스트레칭하는 것이 안전하고 적절하다. 왜냐하면 동적 스트레칭은 조직을 스트레칭하는 동시에 따뜻하게 하는 방법이기 때문이다. 정적 스트레칭과 동적 스트레칭에 대한 자세한 설명은 다음 섹션을 참조한다.

**BOX 6-6**

환자는 종종 스트레칭이 고통스럽다고 말하지만 계속해서 통증 때문에 기분이 좋다고 말한다. 이러한 이유로 환자가 종종 **좋은 통증(good pain)**이라고 말하는 것과 진정한 통증(또는 나쁜 통증이라고 말할 수 있는 것)을 구별하여야 한다. 좋은 통증은 환자가 스트레칭되는 느낌을 설명하는 방식이다. 따라서 스트레칭의 결과로 좋은 통증을 유발하는 것은 괜찮다. 그러나 스트레칭이 진짜 통증을 유발한다면(즉, 환자가 스트레칭에 대해 움츠리거나 저항하거나 싸우는 것) 스트레칭의 강도를 줄여야 한다. 그렇지 않으면 스트레칭이 효과가 없을 뿐만 아니라 부상을 입을 수 있다. 스트레칭은 절대 강요해서는 안 된다.

만약 환자가 스트레칭을 원하지만 표적조직을 따뜻하게 하기 위한 신체 운동을 할 기회가 없다면 습열을 가하여 조직을 따뜻하게 할 수 있다. 이를 수행하는 방법에는 여러 가지가 있다. 뜨거운 샤워나 목욕을 하거나, 월풀을 사용하거나 또는 표적조직에 습열 패드나 찜질팩(hydrocollator pad)을 놓는 것은 스트레칭 전에 표적조직을 따뜻하게 하는 효과적인 방법이다. 이 방법들 중 가장 효과적인 것은 뜨거운 물로 샤워하는 것이다. 그 이유는 조직을 따뜻하게 할 뿐 아니라 피부에 물리적으로 닿는 물의 압력이 해당 부위의 근육을 이완시키는 데 도움이 되는 마사지를 하기 때문이다.

**BOX 6-7**

신체의 연부조직을 따뜻하게 하거나 열을 가하면 스트레칭이 용이해지는 두 가지 이유가 있다. 첫째, 열은 근육의 이완을 돕는 중추신경 억제제이며, 둘째, 근막이 따뜻할 때 더욱 쉽게 스트레칭 되기 때문이다.

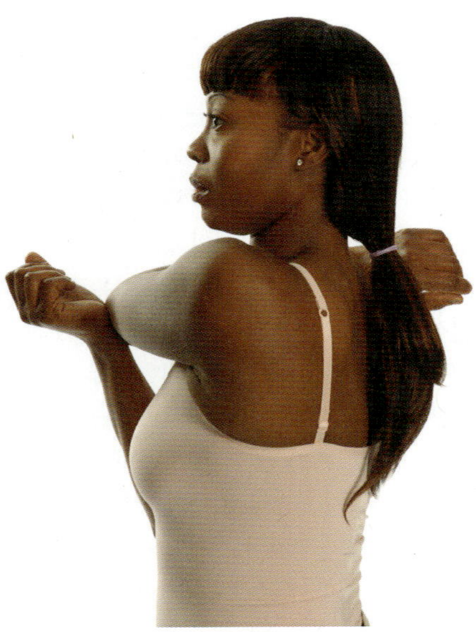

**그림 6-4.** 환자가 왼팔과 어깨뼈 부위를 스트레칭하고 있다. 이 (또는 모든) 스트레칭은 정적 또는 동적으로 수행할 수 있다. (From Muscolino JE: Stretch your way to better health, Massage Ther J 45[3]:167–171, 2006. Photo by Yanik Chauvin.)

6

## 기본적인 스트레칭 기술: 정적 스트레칭과 동적 스트레칭(Basic stretching techniques: static stretching versus dynamic stretching)

고전적으로 스트레칭은 **정적 스트레칭(static stretching)**이라고 불리는 것인데, 이는 스트레칭 자세를 취하고 일정 시간 동안 움직임 없이 그 자세를 유지하는 것을 말한다. 움직임 없이 스트레칭을 유지하는 시간은 전통적으로 10~30초 사이였으며, 일반적으로 3회 반복이 권장되었다. 그러나 이 '고전적인' 스트레칭 기술에 대한 의문점이 최근 들어 제기되었다.

정적 스트레칭의 대체 방법은 **동적 스트레칭(dynamic stretching)** 또는 **가동화(mobilization)**로 알려져 있다. 동적 스트레칭은 이름에 함축되어 있듯 더 역동적이다. 스트레칭 자세를 오랫동안 정적으로 유지하는 대신에 스트레칭 끝 자세를 몇 초간 유지하다 풀어주고 이것을 수차례, 대략 10회 정도 반복한다(그림 6-4). 동적 스트레칭은 환자의 신체를 더 많이 움직이게 하기 때문에 스트레칭일 뿐만 아니라 해당 부위를 따뜻하게 하는 효과적인 수단이기도 하다.

고려해야 할 또 다른 점은 스트레칭이 능동적인지, 수동적인지이다. **능동 스트레칭(active stretch)**은 관절을 스트레칭하기 위해 움직이는 관절의 근육을 환자가 능동적으로 수축시키는 것을 말한다. **수동 스트레칭(passive stretch)**은 스트레칭되는 관절의 근육이 이완될 때 발생한다. 대부분의 경우 수동 스트레칭은 치료사/트레이너에 의해 수행된다. 그러나 환자는 다른 사람의 도움 없이도 수동 스트레칭을 시행할 수 있다. 그림 6-5A는 환자의 목이 능동적으로 스트레칭되는 것을 보여 준다. 그림 6-5B는 같은 동작을 치료사의 도움으로 수동적으로 스트레칭하는 것을 보여 준다. 그림 6-5C는 같은 동작을 치료사의 도움 없이 환자가 수동적으로 스트레칭하는 것을 보여 준다. 전형적으로 정적 스트레칭은 수동적으로 수행되고, 동적 스트레칭은 능동적으로 수행되지만, 반드시 그럴 필요는 없다.

스트레칭이 정적이든 동적이든, 능동적이든 수동적이든 상관없이 관절이 어떤 방향으로 움직일 때마다 관절의 반대쪽 조직은 스트레칭된다는 전제가 따른다. 그림 6-2의 예에 따라 엉덩관절을 굽힌다면(엉덩관절에서 허벅지를 굽히는 일반적인 움직임이든 엉덩관절에서 골반을 앞쪽으로 기울이는 움직임의 반대 움직임이든 간에), 관절의 다른 쪽에 있는 엉덩관절 폄근과 뒤쪽의 연부조직은 스트레칭될 것이다. 마찬가지로 엉덩관절이 펴진 경우(엉덩관절에서 허벅지를 편다든지 엉덩관절에서 골반을 뒤로 기울이든지 간에) 엉덩관절 굽힘근 및 다른 앞쪽 조직은 스트레칭될 것이다.

이 개념에 따르면, 신체의 모든 관절 운동은 해당 관절의 일부 조직을 늘린다. 물론 동적 스트레칭을 할 때 관절의 움직임을 주의 깊고 신중하게 하면서 움직임의 강도를 점진적으로 증가시키는 것이 중요하다. 이러한 이유로 동적 스트레칭은 저항이 거의 또는 전혀 없이 수행되는 작은 움직임의 범위로 시작한다. 그런 다음 점차적으로 전체 가동 범위까지 구축한다. 동적 스트레칭이 신체 운동 전에 행해진다면, 동작 범위는 신체 운동 중에 요구되는 동작 범위와 동일해야 한다. 그리고 운동이 어떤 추가 저항을 포함하면 관절의 전체 가동 범위가 완료된 후, 운동의 추가 저항을 동적 스트레칭에 점진적으로 추가해야 한다.

예를 들어, 테니스를 치기 전에 손에 라켓 없이 포핸드, 백핸드, 서브스트로크의 동작을 거쳐 작은 스윙으로 시작해서 전체 범위의 동작 스윙까지 구축한다. 그런 다음 이번에는 손에 라켓을 들고(실제로 공을 치지는 않으면서) 저항을 추가하여 작은 스윙으로 시작해서 점차적으로 전체 범위의 동작 스윙까지 동일한 순서의 동작을 반복한다. 마지막으로, 코트에서 다시 부드럽고 짧은 스윙으로 시작하여 점차적으로 전체 가동 범위와 강력한 스윙으로 구축하면서 플레이하는 동안 테니스공을 치는 전체 저항을 추가한다(그림 6-6). 이처럼 운동 전에 워밍업으로 수행하는 동적 스트레칭의 장점은 순환을 증가시키고, 조직을 따뜻하게 하며, 관절의 움직임을 통해 관절을 부드럽게 하고, 운동을 통해 사용되는 신경 전달체계를 포함할 뿐 아니라 각각의 움직임을 통해 관절의 반대쪽 연부조직을 스트레칭하는 것이다. 동적 스트레칭을 신체 운동에 참여하기 전에 하는 것이 이상적인 방법이지만 이는 언제라도 가능한 방법이다.

**BOX 6-8**

몇 가지 자료에 따르면, 운동을 강화하기 전에 수행하는 정적 스트레칭은 운동 수행에 해롭다고 한다. 그 이유는 근육이 스트레칭되었을 때 신경학적으로 근육 수축이 억제되어 결과적으로 격렬한 운동 중에 발생할 수 있는 염좌나 긴장으로부터 관절을 보호하기 위해 필요한 빠르게 수축하는 동작을 덜 하게 되기 때문이다.

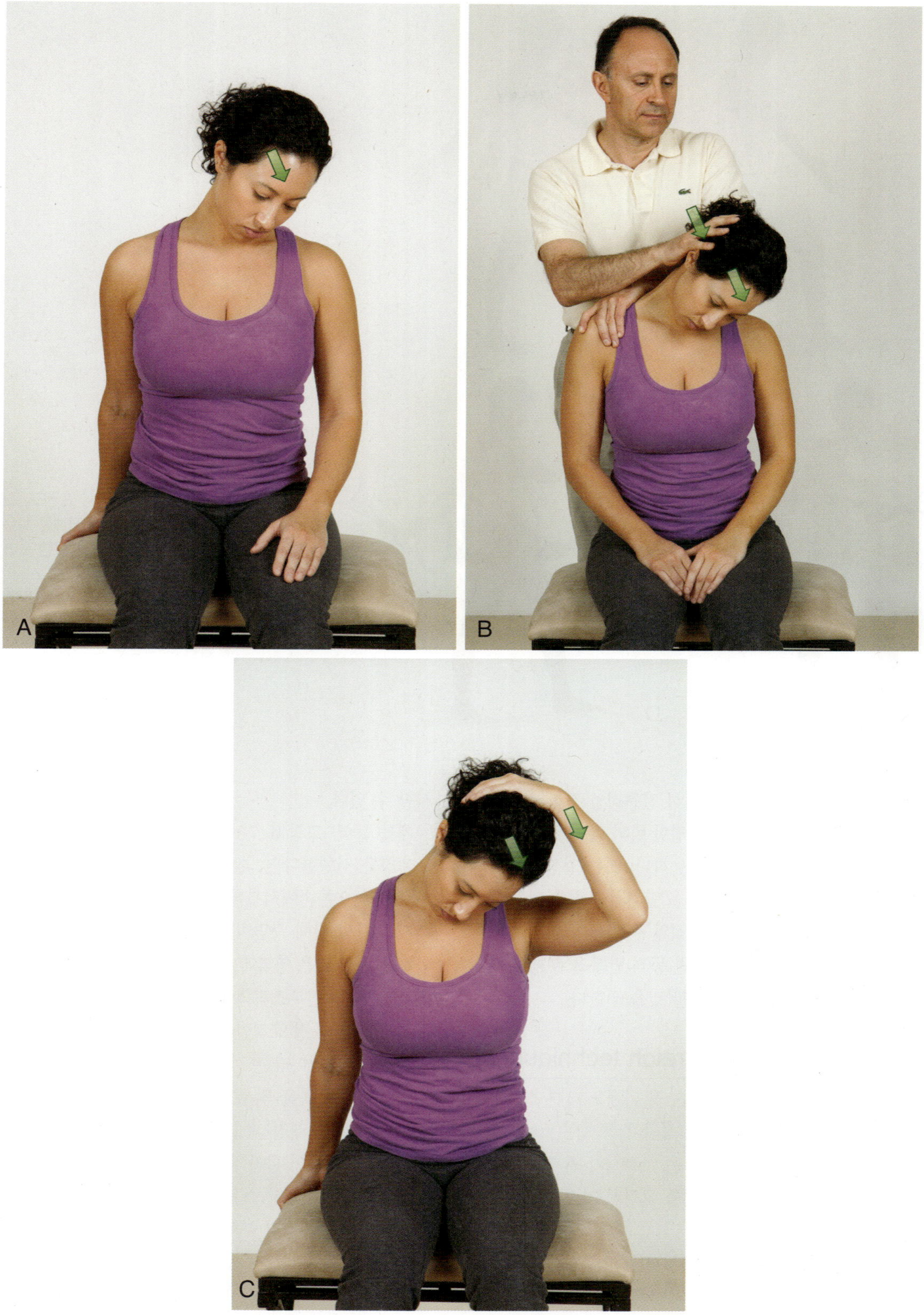


**그림 6-5.** 환자의 목을 능동적·수동적으로 스트레칭하는 법. A, 능동적으로 하는 스트레칭. B, 치료사의 도움으로 수동적으로 시행되는 스트레칭. C, 치료사의 도움 없이 환자가 수동적으로 하는 스트레칭.

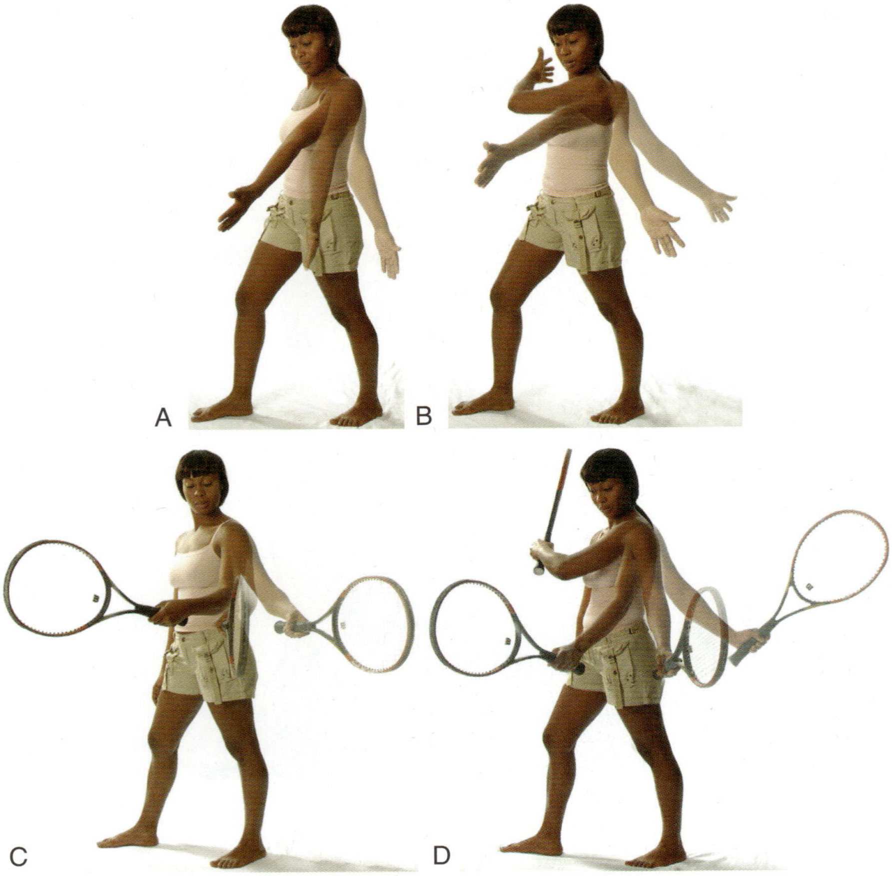

**그림 6-6.** 테니스에서 포핸드 스트로크를 위한 동적 스트레칭의 시작 단계를 보여 주는 그림. **A,** 라켓을 들지 않고 짧게 포핸드 스윙을 한다. **B,** 라켓 없이 전체 가동범위로 스윙한다. 그런 다음 더 큰 저항을 제공하기 위해 라켓을 잡는 것으로 진행한다. **C,** 처음에는 짧은 스윙을 한다. **D,** 전체 범위 동작으로 스윙한다. (From Muscolino JE: Stretch your way to better health, Massage Ther J 45[3]:167–171, 2006. Photos by Yanik Chauvin.)

동적 스트레칭의 장점을 감안할 때 여전히 전통적인 정적 스트레칭을 할 여지가 있을까? 그렇다. 앞에서 설명한 바와 같이 정적 스트레칭은 조직이 먼저 워밍업되는 경우에 유용하다. 이는 일상적인 운동을 한 후 또는 습열을 가하거나 연부조직을 만져서 조직을 먼저 워밍업하는 경우 정적 스트레칭이 매우 효과적일 수 있음을 의미한다. 많은 자료들에 따르면, 처음에 짧게 여러 번 동적 반복을 수행한 후 정적으로 유지되는 스트레칭 자세를 수행할 것을 권한다.

## 고정과 스트레칭 기술(Pin and stretch technique)

스트레칭을 정적 또는 동적으로 수행하는 것 외에도 다른 스트레칭 기술들이 있다. 이런 옵션 중 하나가 **고정과 스트레칭(pin and stretch)** 기술이다. 고정과 스트레칭 기술은 치료사가 환자의 신체의 한 부분을 고정(안정화)시킨 다음, 조직을 고정된 지점까지 스트레칭하는 기법이다.

고정과 스트레칭의 목적은 스트레칭을 환자 신체의 특정한 부위로 유도하는 것이다. 스트레칭되는 표적근육의 특정 측면으로 스트레칭을 하도록 하는 데 사용할 수도 있다. 앞에서 언급한 바와 같이 신체의 일부를 움직여 스트레칭을 하면 장력선(the line of tension)이 생긴다. 장력선을 따라 모든 것이 스트레칭된다. 그러나 해당 장력선을 따라 연부조직의 특정 부위만 스트레칭하려고 한다면, 고정과 스트레칭 기술을 사용하여 해당 부위로 스트레칭을 특별히 지시할 수 있다.

예를 들어, 그림 6-7A에서처럼 환자가 옆으로 누운 자세에서 스트레칭을 시행한다면, 환자의 허벅지 먼쪽(원위부, distal)에 있는 치료사의 오른손에서부터 환자의 위쪽 몸통에 있는 치료사의 왼손까지 환자의 전체 측면이 스트레칭될 것이다. 스트레칭의 장력선이 환자 신체의 넓은 영역에 걸쳐 퍼지도록 하는 것의 문제점은 그 장력선 안에 있는 연부조직의 한 영역이 너무 경직되어 있다면 스트레칭하고자 하는 특정 표적인 장력선에 있는 다른 부분들에서 스트레칭이 멈춰 버릴 것이라는 점이다.

장력선에 초점을 맞추고 표적조직을 정확하게 스트레칭하기 위해 고정과 스트레칭 기술을 사용할 수 있다. 만약 치료사가 그림 6-7B에서와 같이 환자의 아래쪽 가슴을 고정하면 환자의 가쪽 가슴 부위에서 더 이상 스트레칭이 느껴지지 않는다. 대신 환자의 가쪽 골반과 가쪽 허리 부위에서 스트레칭이 특별히 적용된다. 그림 6-7C에서 볼 수 있듯이 치료사가 대신 환자의 엉덩뼈능선(장골능선, iliac crest)을 고정하면 스트레칭이 환자의 가쪽 허리 부위에서 더 이상 느껴지지 않고 환자의 허벅지 가쪽 근육과 연부조직에만 전달된다. 실제로 고정과 스트레칭 기술은 환자의 신체 일부를 고정하고 안정화함으로써 스트레칭 장력선의 힘을 특정 표적조직에 집중시키고 지향시킨다.

이 예를 계속하면 표적조직이 중간볼기근과 허리네모근(요방형근,

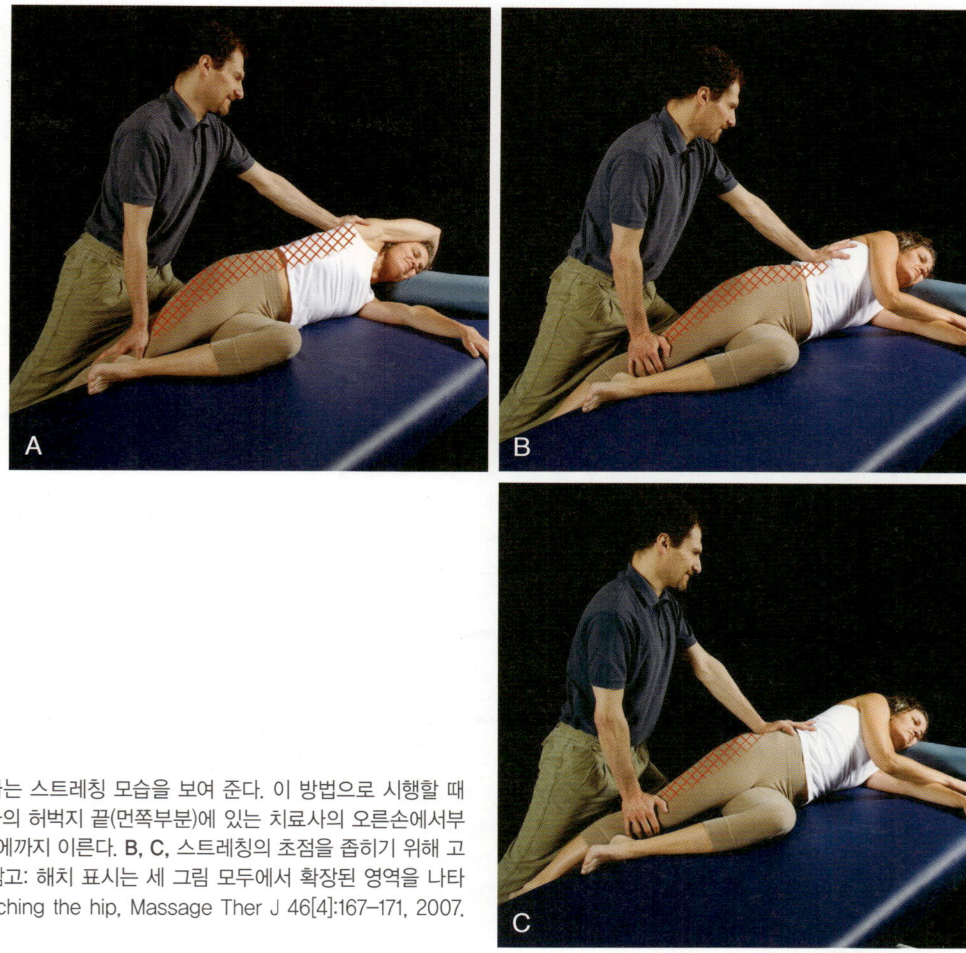

**그림 6-7.** **A,** 옆으로 누운 자세에서 시행하는 스트레칭 모습을 보여 준다. 이 방법으로 시행할 때 스트레칭 장력선은 매우 광범위해져서 환자의 허벅지 끝(먼쪽부분)에 있는 치료사의 오른손에서부터 환자의 몸통 위쪽에 있는 치료사의 왼손에까지 이른다. **B, C,** 스트레칭의 초점을 좁히기 위해 고정과 스트레칭 기술의 적용을 보여 준다. 참고: 해치 표시는 세 그림 모두에서 확장된 영역을 나타낸다. (Modified from Muscolino JE: Stretching the hip, Massage Ther J 46[4]:167–171, 2007. Photos by Yanik Chauvin.)



quadratus lumborum)(가쪽 골반 및 가쪽 허리 영역의 다른 근육도 포함)인 경우, 그림 6-7B와 같이 환자를 가슴 아래에 고정한다. 만약 표적조직이 중간볼기근(그리고 골반 가쪽의 다른 근육/연부조직)에 제한되는 경우, 옆으로 누운 자세에서 스트레칭하는 동안 환자를 고정하는 이상적인 위치는 그림 6-7C에서 볼 수 있듯이 엉덩뼈능선이다. 사실 원한다면 중간볼기근의 중간 부분(아마도 엉덩뼈능선과 큰돌기 사이의 중간)에 고정시키고 중간볼기근의 먼쪽부분에 스트레칭을 집중시킬 수 있다. 고정과 스트레칭은 환자를 스트레칭할 때 훨씬 더 많은 특수성을 허용하는 강력한 기술이다.

## 고급 스트레칭 기술: 신경 억제 스트레칭 (Advanced stretching techniques: neural inhibition stretching)

매우 효과적인 두 가지 고급 스트레칭 기술은 **수축 이완 스트레칭[contract relax(CR) stretching]** 기술과 **작용근 수축 스트레칭[agonist contract(AC) stretching]** 기술이다. 이러한 고급 스트레칭 기술은 표적근육의 스트레칭을 용이하게 하기 위해 신경반사를 사용한다는 점에서 유사하다. 그러므로 이를 **신경 억제 스트레칭(neural inhibition stretching)**이라 한다. CR 기술은 **골지힘줄기관 반사[Golgi tendon organ(GTO) reflex]**라고 하는 신경반사를 이용한다. AC 기술은 상호 억제(*reciprocal inhibition*)라고 불리는 신경반사를 사용한다.

CR 스트레칭은 **고유수용성 신경근 촉진 스트레칭[proprioceptive neuromuscular facilitation(PNF) stretching]**으로 더 잘 알려져 있다. **등척성후 이완 스트레칭[postisometric relaxation(PIR) stretching]**이라고도 알려져 있다.

**BOX 6-9**

CR 스트레칭 기술과 관련하여 수축 *이완(contract relax)*이라는 용어는 표적근육이 먼저 수축된 다음 이완되기 때문에 붙여졌다. *고유수용성 신경근 촉진(proprioceptive neuromuscular facilitation)*이라는 용어는 *고유수용성 신경반사(proprioceptive neurologic reflex)*(전통적으로 골지힘줄기관 반사로 간주됨)가 표적근육의 스트레칭을 용이하게 하기 때문에 사용된다. *등척성후 이완(postisometric relaxation)*이라는 용어는 등척성 수축 후에 표적근육을 이완시키기 때문에(GTO 반사로 인하여) 붙여졌다. 각각의 경우 해당 용어는 스트레칭하는 방법을 나타낸다.

CR 스트레칭은 먼저 환자가 치료사가 제공한 저항에 대해 약한 힘에서 중등도의 힘(일반적으로 환자 최대 힘의 약 25~40%라고 함)으로 표적근육을 등척성으로 수축함으로써 수행된다. 그런 다음 치료사는 즉시 표적근육을 늘려 스트레칭한다. 등척성 수축은 일반적으로 약 5~10초 정도 유지되며 이 절차는 3~4회 반복된다. 일반적으로 환자는 저항에 대해 등척성 수축을 하는 동안 숨을 내쉬거나 숨을 참은 다음, 표적근육이 스트레칭되는 동안 긴장을 풀고 숨을 내쉬거나 계속 내쉬도록 요청받는다.

**BOX 6-10**

CR 스트레칭의 수축은 일반적으로 등척성(isometric)이지만 동심원(concentrical)으로 수행할 수 있다. 다시 말해서 환자가 치료사의 저항에 대항하여 수축할 때, 치료사는 환자가 근육을 약간 단축하거나 관절을 움직이도록 할 수 있다. 중요한 것은 근육이 GTO 반사를 유발하기 위해 긴장을 생성하여 스트레칭 효과를 높인다는 것이다.

**BOX 6-11**

CR 스트레칭을 할 때 환자가 숨을 쉬는 방법에는 두 가지가 있다. 환자는 치료사의 저항에 대항하여 표적근육을 수축할 때 숨을 참거나 숨을 내쉴 수 있다. 숨을 내쉬면서 수축하는 것이 선호되기는 하지만, 만약 CR 스트레칭과 AC 스트레칭을 결합하여 수축 이완 작용근 수축 스트레칭(CRAC)을 시행한다면 표적근육을 수축할 때 환자가 숨을 참는 것이 논리적으로 더 쉽다.

일반적으로 CR 스트레칭을 시연하는 데 사용되는 근육군은 넙다리근군(hamstring group)이다. 그러나 이 스트레칭 기술은 신체의 다른 근육에서도 사용할 수 있다(그림 6-8). 전통적으로 언급된 CR 스트레칭의 기본은 GTO 반사이며 다음과 같이 작동한다. 표적근육이 강제로 수축되면 GTO 반사가 작동하여 표적근육이 억제된다(즉, 근육이 억제되거나 수축이 중지된다). 이것은 강한 수축이 근육 또는 인대를 찢는 것을 방지하는 보호 반사이다. 신경학적으로 억제된 근육이 더 쉽게 스트레칭되기 때문에 이 보호 반사를 사용하여 환자의 근육을 쉽게 스트레칭할 수 있다. 참고: CR 스트레칭에 대해 작동하는 반사가 GTO 반사인지 여부에 대한 의견 차이가 있다.

**BOX 6-12**

CR 스트레칭의 각 반복은 그 전 반복이 끝난 곳에서 시작하는 것이 일반적이다. 그러나 다음번 반복을 시작하기 전에 환자가 어느 정도 스트레칭에서 벗어나게 하는 것이 가능하고 때로는 바람직하다. CR 스트레칭에서 제안하는 기전이 GTO 반사라는 점을 감안할 때, 가장 중요한 것은 환자가 이 반사를 자극할 수 있을 정도로 충분히 강하게 수축할 수 있어야 한다는 것이다. 가끔 표적근육이 매우 길게 스트레칭되었을 때 환자가 수축하려고 하면 때때로 이것이 불가능하다.

CR 스트레칭과 마찬가지로 AC 스트레칭도 표적근육의 스트레칭을 '용이하게' 하기 위해 신경학적 반사를 사용한다. 그러나 GTO 반사 대신에 AC 스트레칭은 상호 억제를 사용한다. 상호 억제(reciprocal inhibition)는 길항 작용을 하는 두 근육이 동시에 수축하는 것을 막아서 더욱 효과적인 관절 운동을 일으키는 신경학적 반사이다. 근육이 수축될 때 수축된 근육에 길항 작용을 하는 근육은 수축이 억제된다(즉, 이완됨). 신경학적으로 억제된 근육들이 더 쉽게 스트레칭된다. 예를 들어, 위팔근이 팔꿉관절에서 아래팔을 굽히기 위해 수축하면, 상호 억제는 위팔세갈래근(상완삼두근)이 수축하는 것을 억제하고 팔꿉관절을 펴는 힘(이는 위팔근에 의한 팔꿉관절 굽힘 작용에 반대됨)을 생성한다.

환자를 스트레칭할 때 상호 억제를 사용하려면 표적근육의 관절 움직임과 반대되는 관절운동을 시행하면 된다. 이것은 표적근육을 억제하여 능동적인 움직임이 끝날 때 더 큰 스트레칭을 할 수 있도록 한다(그림 6-9). 일반적으로 스트레칭은 1~3초 정도만 유지한다. 이 절차를 대략 10회 정도 반복한다. 환자는 동작 전에 숨을 들이쉬고 동작 중에 숨을 내쉬도록 요청받는다. AC 스트레칭은 종종 *PNF 스트레칭(PNF stretching)*이라고도 한다.

**BOX 6-13**

AC(작용근 수축) 스트레칭 기술과 관련하여, '작용근 수축'이라는 용어는 관절을 움직이게 하는 작용근이 수축되고, 이는 관절의 다른 방향에 있는 길항근(표적근육 스트레칭)을 이완시키기(상호 억제에 의해) 때문에 사용된다.

**BOX 6-14**

상호 억제의 신경반사를 이용하는 작용근 수축 스트레칭(AC)은 Aaron Matte의 능동 분리 스트레칭(active isolated stretching; AIS) 기술의 기초이다.

CR 스트레칭과 AC 스트레칭의 두 가지 방법은 스트레칭 기술 레퍼토리에 강력한 추가 기능이 될 수 있으며 환자에게 큰 도움이 될 것이다. 사실 이 두 가지 방법은 환자에게 CR 스트레칭으로 시작하여 AC 스트레칭으로 순차적으로 시행할 수도 있다. 이 프로토콜을 **수축 이완 작용근 수축 스트레칭[contract relax agonist contract(CRAC) stretching]**이라고 부른다(그림 6-10). CRAC 스트레칭은 숨을 참으면서 5~8초 동안 치료사의 저항에 대항하여 표적근육을 등척성(동일한 힘으로) 수축하는 것으로 시작한다(그림 6-10A). 이것은 스트레칭의 CR 측면이다. 다음으로 숨을 내쉬면서

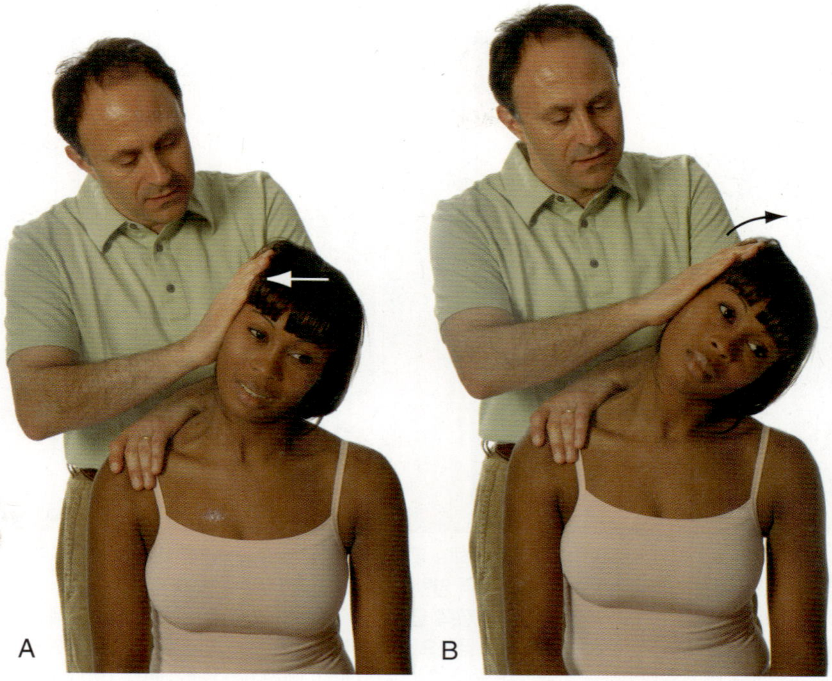

그림 6-8. 목과 머리를 오른쪽 측면으로 굽히는 굽힘근의 CR(수축 이완) 스트레칭을 보여 준다. A, 환자는 치료사가 제공하는 저항에 대항하여 오른쪽 바깥쪽 굽힘근을 등척성으로 수축하고 있다. B, 치료사가 환자의 목과 머리를 왼쪽 바깥쪽 굽힘으로 움직여 오른쪽 바깥쪽 굽힘근을 스트레칭하고 있다. (From Muscolino JE: Stretch your way to better health, Massage Ther J 45[3]:167–171, 2006. Photos by Yanik Chauvin.)

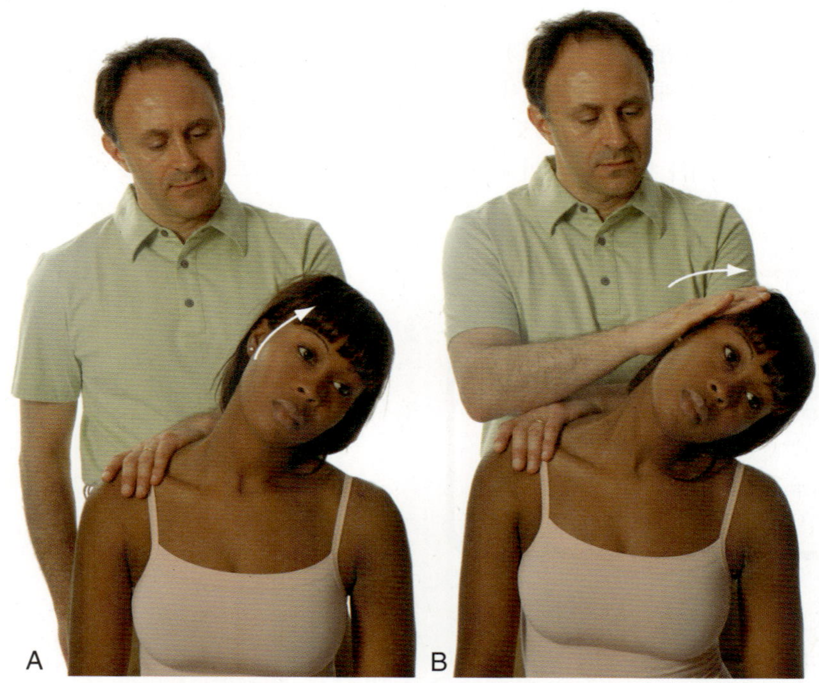

그림 6-9. 목의 오른쪽 바깥쪽 굽힘근에 대한 AC(작용근 수축) 스트레칭을 보여 준다. A, 환자가 목의 왼쪽 바깥쪽 굽힘을 적극적으로 수행하는 것을 보여 준다. B, 왼쪽 바깥쪽 굽힘의 운동범위 끝에서 치료사가 환자의 목을 왼쪽 바깥쪽 굽힘으로 더 스트레칭하는 것을 보여 준다. (Modified from Muscolino JE: Stretch your way to better health, Massage Ther J 45[3]:167–171, 2006. Photos by Yanik Chauvin.)

6

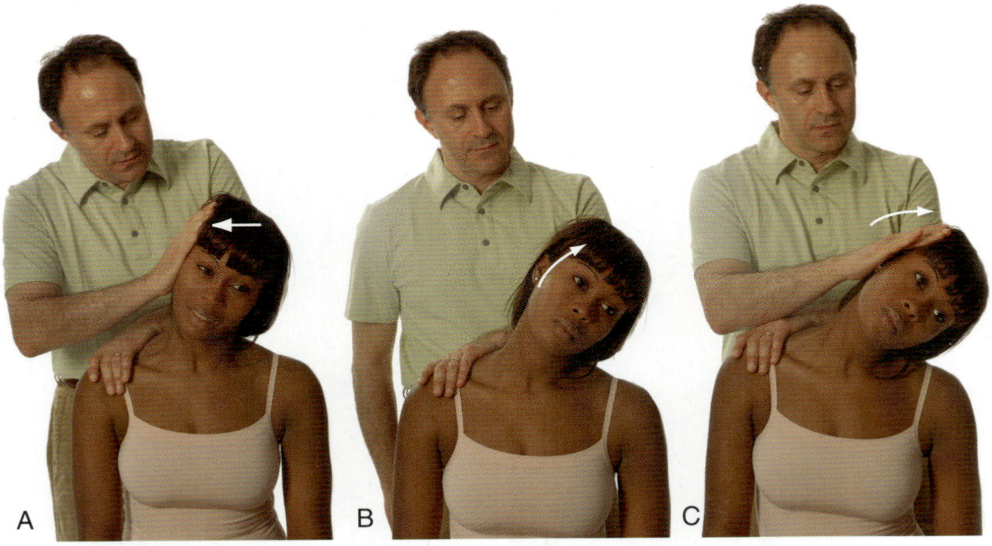


**그림 6-10.** CRAC(수축 이완 작용근 수축) 스트레칭이 목의 오른쪽 바깥쪽 굽힘근에 대해 시연되는 것을 보여 준다. 이 두 가지 스트레칭 방법을 동시에 시행할 경우 일반적으로 CR을 먼저 수행한 다음 즉시 AC를 수행한다. **A,** 환자가 치료사의 저항에 대항하여 목의 오른쪽 바깥쪽 굽힘근을 등척성으로 수축시키는 CR 스트레칭 기술을 보여 준다. **B,** 환자가 목을 능동적으로 왼쪽 바깥쪽 굽힘으로 움직이는 것을 보여 준다. **C,** 치료사가 환자의 목을 왼쪽 바깥쪽 굽힘으로 더 스트레칭하는 것을 보여 준다. (Modified from Muscolino JE: Stretch your way to better health, Massage Ther J 45[3]:167–171, 2006. Photos by Yanik Chauvin.)

표적근육의 스트레칭 방향으로 관절을 움직이면서 표적근육의 길항근을 능동적으로 수축시킨다(그림 6-10B). 이것은 스트레칭의 AC 측면이다. 그런 다음 환자는 이완하고 치료사는 환자가 계속 숨을 내쉬는 동안 표적근육을 더 많이 스트레칭한다(그림 6-10C). 그런 다음 환자는 수동적으로 스트레칭의 시작 위치로 돌아가면서 숨을 들이마시며 다음 반복을 위해 준비하도록 한다. 일반적으로 3~10회 반복한다. CR과 AC 스트레칭을 합해서 시행하는 것이 환자의 표적근육에 더 큰 스트레칭을 할 수 있다.

**BOX 6-15**

CR 스트레칭과 AC 스트레칭의 차이점을 간단히 말하자면, CR 스트레칭 시 환자는 능동적으로 표적근육의 등척성 수축을 시행하고 그 후 치료사가 즉시 표적근육을 스트레칭한다는 것을 알아야 한다. 그러나 AC 스트레칭 시 환자는 표적근육이 스트레칭되는 방향으로 능동적으로 몸을 움직이고, 치료사가 즉시 표적근육을 추가로 스트레칭한다.

## 결론(Conclusion)

스트레칭은 매우 강력한 치료법이라고 할 수 있다. 가장 효과적인 스트레칭 기술을 선택하는 데에는 많은 선택이 있다. 기본 스트레칭 기술에는 능동적으로 혹은 수동적으로 수행되는, 정적 스트레칭과 동적 스트레칭 사이의 선택이 있다. 최선의 선택은 각 환자의 고유한 상황에 달려 있다. 정적 스트레칭과 동적 스트레칭의 선택 이외에 고정 및 스트레칭과 같은 다른 스트레칭 옵션과 발전된 신경 억제 스트레칭: CR, AC 및 CRAC 스트레칭 기술이 있다.

## 검토 질문(Review questions)

1. 스트레칭에 의해 늘려질 수 있는 연부조직은 무엇인가?
2. 조직 장력의 두 가지 종류를 나열하고 정의를 기술해 보자.
3. 간단한 용어로 스트레칭이 수행되는 기본 방법을 기술해 보자.
4. 다중 평면 스트레칭 개념을 기술해 보자.
5. 스트레칭이 너무 빠르게 혹은 너무 강하게 이루어지면 어떤 부정적인 효과가 발생하는가?
6. 환자가 신체활동을 하기 전에 스트레칭을 목적으로 조직을 어떤 방법으로 워밍업할 수 있는가?
7. 정적 스트레칭을 위한 과정을 기술해 보자.
8. 동적 스트레칭을 위한 과정을 기술해 보자.
9. 고정과 스트레칭의 목적과 이점을 기술해 보자.
10. 두 가지 신경 억제 스트레칭의 이름과 기전은 무엇인가?
11. 수축 이완 스트레칭(CR)과 작용근 수축 스트레칭(AC)을 결합하는 프로토콜은 무엇인가?



### 깊이 생각해야 할 점(Deeper thoughts)

이 장에서 논의된 스트레칭에 대한 다양한 접근 방법을 감안할 때 치료사가 환자에게 어떤 방법을 사용할지 어떻게 결정할 수 있을까? 주어진 상황에서 다른 기술보다 한 가지 기술을 선택하도록 이끌어 주는 생각이 있을까? 자신의 삶에서 전문가의 도움을 받아 스트레칭을 받은 경우를 생각해 본다. 그것이 적절하였는가? 의도한 목표를 달성하였는가? 이 장에서 다루는 다른 기술이 더 나은 성과를 냈을 것이라고 생각하는가? 그 이유는 무엇인가?

제 7 장

# 도수치료사를 위한 신체 역학*

## (Body Mechanics for the Manual Therapist)

### 개요(Overview)

이 장에서는 마사지를 하거나 도수치료 또는 운동치료를 할 때 건강한 신체 역학을 만들 수 있도록 고안된 10가지 지침을 제시한다. 이 지침은 치료사에게 물리적 법칙이 우리에게 불리하게 작용하지 않고 유리하게 작용하는 방법을 보여 주고 설명함으로써 작업하는 동안 치료의 효율성을 극대화하는 데 도움이 된다. 이 10가지 지침은 다음과 같은 세 가지 주요 카테고리로 분류된다. (1) 장비, (2) 몸의 자세, (3) 마사지 기법 수행이다.

장비 섹션에서는 사용되는 윤활제의 품질과 양뿐만 아니라 테이블의 높이와 넓이의 중요성에 관해서 설명한다. 신체 자세를 취하는 것에 대한 논의는 적절하게 신체를 구부리는 법, 발과 머리를 정렬하는 방법, 팔의 관절을 위치시키는 방법을 다룬다. 그리고 마사지 기법 수행에 대한 섹션에서는 작은 먼쪽 근육 대신에 큰 몸쪽 근육에서 힘을 생성하는 것의 중요성, 힘의 선에 대한 최적의 방향을 결정하는 방법, 가능한 한 더 큰 접촉면을 사용하고 보강하는 방법, 양손을 지지하는 장점에 대해 설명한다. 이 지침의 목적은 도수치료사들이 힘을 덜 들이고 현명하게 치료할 수 있도록 도와주기 위함이다.

### 학습 내용(Chapter outline)

서론
범주 1: 장비
범주 2: 몸의 자세
범주 3: 마사지 기법 수행
요약

### 학습목표(Chapter objectives)

*이 장을 마치고 나면 학생/치료사는 다음과 같은 사항을 수행할 수 있어야 한다.*

1. 이 장의 주요 용어를 정의한다.
2. 힘을 효과적으로 전달하기 위해 테이블의 높이와 넓이의 중요성을 설명한다.
3. 압력을 가할 때 내부의 힘과 외부의 힘을 사용하는 것에 대해 설명한다.
4. 힘의 전달에 있어 윤활제의 중요성에 대해 설명한다.
5. 등을 구부린 자세와 등을 펴고 무릎을 굽힌 자세의 상대적인 이점을 비교하고 대조한다.
6. 힘의 전달에 있어 중심선 정렬의 개념을 설명한다.
7. 발 자세와 힘의 전달 사이의 관계를 설명한다.
8. 발의 세 가지 자세를 나열하고 설명한다.
9. 목과 머리 자세의 중요성을 설명한다.
10. 마사지 요법에서 겹겹이 쌓인 관절의 중요성을 설명한다.
11. 몸쪽과 먼쪽 힘 생성의 중요성에 대해 논의한다.
12. 마사지 기법에서 힘의 방향의 중요성에 대해 설명한다.
13. 환자에게 접촉 부위를 크게 하는 방법과 접촉 부위를 작게 하는 방법의 중요성을 설명한다.
14. 접촉 부위를 양손 지지하는 것이 왜 효과적인지에 대해 설명한다.

### 주요 용어(Key terms)

관절 압박의 힘(Joint compression forces)
근위부(몸쪽) 힘의 발생(Proximal generation of force)
끌어당김(Drag)
내부의 힘(Internal force)
머리 위치(Head position)
몸통을 수직으로 하고 등을 편 자세(Squat bend with the trunk vertically positioned)
몸통을 앞으로 기울이고 등을 편 자세(Squat bend with the trunk inclined forward)
무게(Weight)
미끄러짐(Slide)
보조기(Brace)
세로로 서기(Longitudinal stance)
등을 펴고 무릎을 굽힌 자세(Squat bend)
시상면으로 서기(Sagittal plane stance)
신체 역학(Body mechanics)
압력(Pressure)
양손 지지(Double-support)

* Modified from Muscolino JE: Work smarter, not harder: body mechanics for massage therapists, Massage Ther J winter: 2-16, 2006. Photos by Yanik Chauvin.

척추관절이 열린 자세(Open-packed position)
외부의 힘(External force)
원위부(먼쪽) 힘의 발생(Distal generation of force)
윤활제(Lotion)
정면으로 서기(Frontal plane stance)
자체 지지(Self-support)
척추관절이 닫힌 자세(Closed-packed position)
접촉(Contact)
중심 정렬(Core alignment)
펌 관절(Stacked joints)
등을 구부린 자세(Stoop bend)
가로로 서기(Transverse stance)
힘의 방향(Direction of force)
힘의 선(Line of force)

## 서론(Introduction)

사용된 기술에 관계없이 모든 형태의 도수치료의 본질은 환자의 조직에 압력(pressure), 즉 힘을 전달하는 것이다. 이를 달성하는 효율성은 환자에게 제공하는 치료의 질뿐만 아니라 현장에서 우리 자신의 건강과 장수를 위해서도 중요하다. 우리 몸이 작동하는 효율성을 조사하려면 우리 몸의 역학을 연구해야 한다. 따라서 이 분야를 신체 역학(body mechanic)이라고 부른다.

신체 역학의 기본을 이해하고 적용하는 것은 간단하다. 우리는 물리적 법칙을 우리 몸에 적용해야 한다. 달과 별을 포함한 모든 물리적 물질을 지배하는 동일한 물리적 법칙이 우리 몸을 생성하고 우리 몸이 받는 힘을 지배한다. 이러한 물리적 법칙에 따라 치료한다면 피로도가 덜하면서 더 큰 힘을 생성하고 환자를 쉽게 치료하면서 우리 몸에 더 적은 힘을 가할 수 있다. 그러나 물리적 법칙에 어긋나게 일한다면, 우리의 일을 수행하는 데 필요한 힘을 생성하는 것이 더 피곤해지고 신체는 스스로를 다치게 할 수 있는 더 큰 힘을 받게 될 것이다.

불행하게도 신체 역학에 대한 연구는 도수치료의 세계에서 충분한 관심을 받지 못하고 있다. 결과적으로 많은 신규 졸업생들과 기존 치료사들이 과도한 노력으로 힘을 사용하는 마사지 없이 깊은 조직을 다루는 능력이 종종 부족한 상태이다. 치료사들은 똑똑하게 일하는 대신 힘들게 일을 함으로써 많은 부상을 입게 된다. 이러한 부상으로 유능한 치료사들이 조기에 현장을 떠나게 된다. 더욱이 많은 치료사들이 명백한 부상 때문이 아니라 상시 연부조직을 조작함에 따른 육체적 피로로 신체적 탈진 상태에 이르러 현장을 떠난다. 연부조직을 다루는 것은 힘든 일이다. 특히 빈약한 기술로 할 때 그러하다. 좋은 신체 역학을 사용하는 것이 몸에 주는 육체적 스트레스를 제거하지는 못하나 그것을 최소화하여 도수치료사로서 더 길고 성공적인 경력을 쌓을 수 있게 해 준다.

이 장의 목적은 적절한 신체 역학을 만들기 위해 고안된 일련의 10가지 지침을 제공하는 것이다. 적절한 신체 역학은 항상 중요하지만, 더 큰 성과와 압력 전달이 필요한 깊은 조직을 치료할 때 더욱 중요하다. 이러한 이유로 이 지침은 상시 깊은 압력을 가하는 도수치료사에게 특히 권고된다. 이 장에서 도수치료사를 위한 신체 역학의 모든 분야를 다루지 않지만 여러 가지 필수 기본 사항을 제공한다. 규칙과 지침을 따르는 것이 중요한 만큼 도수치료는 과학일 뿐만 아니라 예술이기도 한다. 따라서 다음 지침은 치료사의 특정 스타일에 통합되어야 한다.

## 범주 1: 장비(Equipment)

### 지침 #1: 테이블의 높이를 낮춘다

테이블 높이는 치료사의 힘 전달의 효율성을 결정하는 가장 중요한 요인이다. 테이블의 적당한 높이는 다음과 같은 요인들이 복합되어 결정된다.

- 치료사의 키
- 환자의 신체 사이즈
- 테이블 위의 환자의 자세(바로 누운 자세, 엎드린 자세, 옆으로 누운 자세)
- 사용되는 접촉(contact)

적은 노력으로 환자에게 힘을 주고 전달할 때 치료사가 환자의 신체 '상단(top)'(천장을 향한 표면)에서 치료하는 경우, 테이블이 낮아야 한다. 테이블 높이가 낮으면 치료사가 자신의 체중을 이용하여 힘을 발생시킬 수 있다. 무게(weight)는 중력이 질량에 가하는 힘의 척도일 뿐이다. 중력은 결코 지치지 않는 외부의 힘(external force)이라는 점을 감안할 때 중력을 이용하지 않는 이유는 무엇인가?

치료사가 치료를 위하여 힘을 발생시킬 때 그 힘은 내부적으로 근육에 의해 또는 외부적으로 중력에 의해 두 가지 방법으로 발생될 수 있다. 근육에 의한 내부의 힘(internal force)은 우리의 노력이 필요하고 피로해질 수 있다. 하지만 중력에 의한 힘의 생성은 어떠한 노력도 필요하지 않다. 최소한의 노력으로 힘을 발생시키는 것이 목적이라면 최대한 중력을 사용하는 것이 바람직하다. 그러나 중력은 수평이나 대각선 방향으로 작용하지 않는다. 수직으로 아래쪽으로만 작용한다. 따라서 치료사의 체중이 말 그대로 환자 위에 있을 때만 작용한다. 이는 환자가 치료사 아래에 위치해야 한다. 따라서 높이가 낮은 테이블이 필요하다. 물론 치료사가 사용하는 접촉면이 큰 차이점을 만든다. 치료사가 엄지나 손가락 패드를 사용하면 테이블 높이가 가장 낮은 위치에 있어야 하고, 손바닥을 사용하면 높이를 좀 더 높게 하고 팔꿈치나 아래팔을 사용할 경우는 훨씬 더 높게 위치해야 한다.

**BOX 7-1**

정확하고 적절한 테이블의 높이는 정해져 있지 않지만, 접촉 부위로 엄지나 손가락 패드를 사용하여 깊은 부위를 치료할 때 테이블의 상단이 치료사의 무릎관절 하단보다 높으면 안 된다.

7

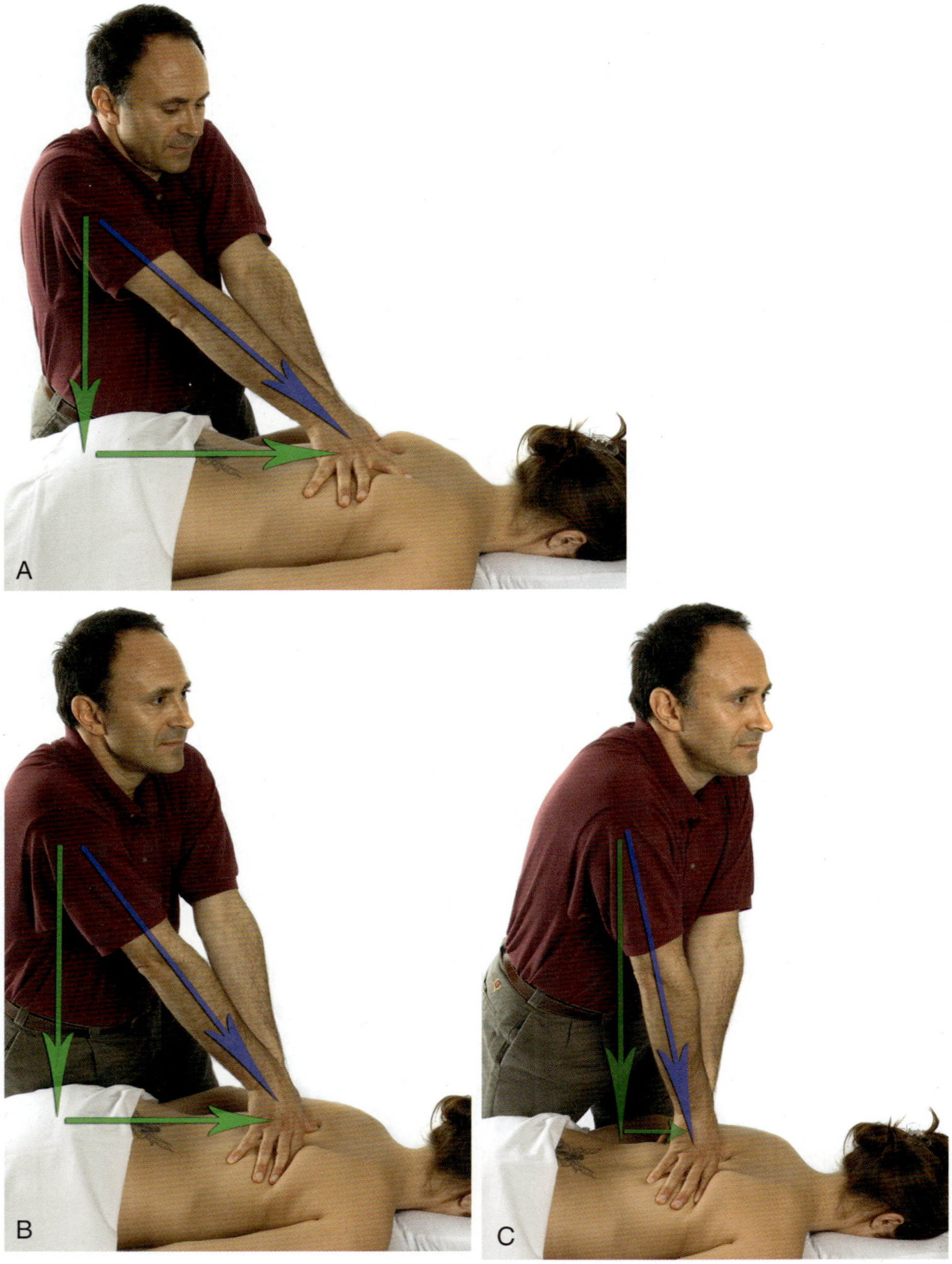


**그림 7-1.** 세 가지 다른 높이로 설정된 테이블에서 환자의 '상단' 표면에서 치료하는 치료사의 사진. 각 사진에서 *파란 화살표*는 치료사의 상지를 통해 환자에게 가해지는 힘과 팔이 환자를 치료하는 방향과 힘을 나타내고, *녹색 수직 화살표*는 중력에 의한 힘의 요소를 나타낸다(*녹색 수평 화살표*는 순수한 수직 방향이 아니기 때문에 손실된 치료사의 체중의 힘을 나타냄). 수직 성분 벡터는 테이블이 높게 설정될 때 가장 낮고(A), 테이블이 낮게 설정될 때(C) 가장 크다.

환자가 치료사의 아래쪽에 위치해 있으면 치료사는 많은 노력을 들일 필요가 없다. 오히려 환자에게 몸을 기대고 치료사의 체중이 강한 깊은 압력을 내도록 하기만 하면 된다(그림 7-1). 신체의 가장 큰 무게가 신체의 중심(예: 몸통 및 골반)에 위치한다는 점을 감안할 때, 치료사가 몸을 기울일 때 환자 위에 위치해야 하는 부위는 몸통과 골반이다.

환자에게 기대어 깊은 압력을 발생시킬 때 치료사는 안정된 **자체 지지(self-support)** 자세를 유지하는 것이 중요하다. 치료사가 환자 쪽으로 기대고 있을지라도 환자가 움직이거나 치료사가 압력을 제거할 필요가 있을 때 치료사는 재빨리 환자에게 기대는 것을 멈추고 균형을 다시 잡아 자신의 몸을 지탱할 수 있음을 의미한다. 자체 지지 자세에서 일하는 것은 치료사의 통제와 균형 감각을 유지하며 환자의 편안함뿐만 아니라 치료의 효과를 증대시킨다. 이러한 자체 지지 자세는 하지의 강하고 안정된 자세를 통해 유지될 수 있다(이것은 지침 #5에서 더 자세히 논의된다).

**BOX 7-2**

집에서 테이블 높이의 원리를 테스트하기 위하여 다양한 높이의 의자와 마사지 테이블 위에 체중계를 놓는다. 각 높이에서 체중계에 기대어 체중계에서 본인이 발생시키는 힘을 측정해 본다(그림 7–2). 체중계가 본인이 체중계 바로 위에 있을 만큼 충분히 낮게 있다면 수동으로 기대어 쉽게 생성할 수 있는 압력이 얼마나 되는지 확인한다. 체중계가 더 높은 면에 있을 때 근육의 힘을 통해 체중계에 동일한 수치를 발생시키도록 애써 본다. 필요한 노력의 차이가 치료사가 해야 하는 작업의 차이이다. 여기에 치료사가 주/월/년 동안 몇 분 또는 몇 시간을 근무하는지 곱하면 너무 높은 테이블 세트의 누적 효과를 알 수 있다.

테이블 높이 외에 테이블 넓이도 고려해야 한다. 테이블이 넓을수록 치료사가 환자 위에 체중을 싣기가 더 어려워진다. 환자가 테이블 중앙에 있다면 환자는 치료사로부터 더 멀리 떨어져 있게 된다. 이런 이유로 체중을 이용하는 치료에서는 좁은 테이블이 더 적합하다. 그러나 좁은 테이블은 체격이 큰 환자에게는 불편할 수 있다. 그

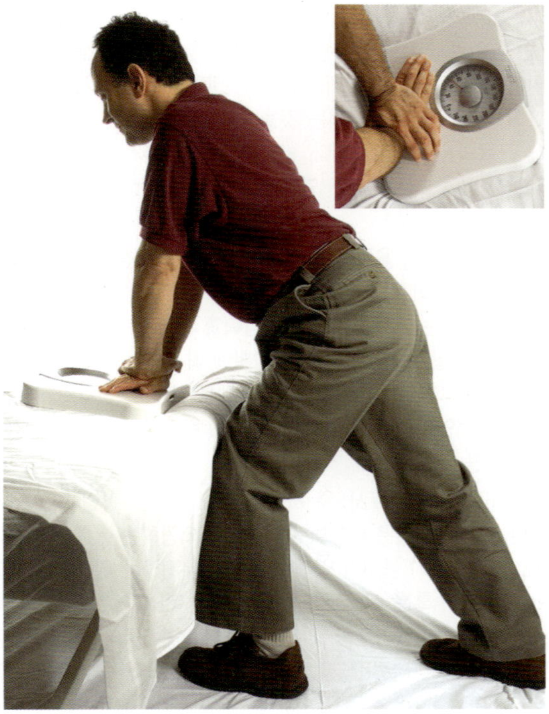

**그림 7–2.** 일반 욕실의 체중계를 사용하여 다양한 높이에서 환자의 몸에 힘을 생성하기 위해 얼마나 많은 노력이 필요한지 보여 주는 쉬운 방법의 시연.

해결책으로 테이블의 폭을 환자 체형에 맞춰서 어깨 부위는 넓게, 허리 부위는 좁게 하여 치료사가 환자에게 더 가까이 가게 변형시킬 수 있는 형태 테이블(contour table)이 있다. 다른 해결책으로는 더 가까이 접근해야 할 때 방향을 움직일 수 있는 팔걸이가 있는 테이블을 사용하는 것이다. 팔걸이가 있는 형태 테이블이 이상적이다.

**전동 테이블(electric lift table):** 높이를 낮게 세팅한 테이블을 사용할 때 고려해야 할 다른 요소가 있다. 낮은 테이블은 깊은 압력이 필요한 경우 또는 엄지나 손가락 패드가 접촉면으로 사용될 때 이상적이다. 그러나 가벼운 압력이 적용될 때는 더 높은 테이블에서 일하는 것이 사실상 더 쉽다. 치료사가 똑바로 서서 수평 방향의 스트로크로 환자에게 압력을 가하면 더 가벼운 압력으로 노력이 덜 들게 된다. 치료사가 팔목/아래팔(forearm)을 접촉면으로 사용할 때 더 높은 테이블이 최적이다. 만약 이때 테이블이 낮게 세팅되어 있다면 치료사는 허리를 구부리거나 다리의 간격을 넓혀서 상체가 환자의 높이까지 내려오도록 해야 한다. 이 두 방법 중에 다리 간격을 넓히는 것이 더 좋다. 그러나 단순히 똑바로 서 있는 것보다 더 많은 노력이 필요하다. 이런 이유로 이상적인 테이블 높이는 치료 중 해야 할 치료와 사용되는 접촉면에 따라 다르다. 이러한 딜레마에 대한 해결책은 전동 테이블(electric lift table)을 사용하는 것이다. 전동 테이블의 풋페달을 밟는 것만으로 테이블의 높이를 변경할 수 있어 낮은 테이블에서 적은 힘으로 더 깊은 압력을 전달할 수 있고, 테이블을 높게 하여 경미한 압력으로 치료할 때 똑바로 설 수 있다. 또한 쉽게 접촉면을 전환할 수 있다. 이것은 환자에게 더 나은 세션을, 치료사에게는 더 건강하고 덜 피로한 세션을 조성한다. 장기적으로 전동 테이블의 이점은 초기 구매의 비용 증가보다 훨씬 크다.

### 지침 #2: 윤활제를 많이 사용하지 않는다

초보 치료사에게 윤활제(lotion)의 종류와 사용량이 종종 문제가 된다. 윤활제의 모순된 두 가지 특성은 미끄러짐(slide)과 끌어당김(drag)이다. 미끄러짐은 치료사가 과도한 마찰이나 끌림 없이 환자의 피부를 따라 매끄럽게 나아가게 한다. 끌어당김은 마찰을 일으켜 치료사의 압력이 환자의 조직으로 쉽게 전달되도록 한다. 일반적으로 윤활제가 가지고 있는 미끄러짐이 많을수록 끌어당김이 적고, 그 반대의 경우도 마찬가지이다. 더 깊은 압력을 사용하는 경우 충분한 끌어당김을 제공하는 윤활제를 선택하는 것이 중요하다. 미끄러짐의 요소가 증가하여 치료사의 압력이 환자의 조직에 전달되는 대신에 환자의 피부를 따라 미끄러짐으로 전환되기 때문에, 윤활제를 너무 많이 사용하지 않는 것이 중요하다. 윤활제의 일반적 지침은 환자의 편안함을 위해서 필요한 최소의 양을 사용하는 것이다. 이보다 많은 양의 윤활제는 환자에게 압력을 전달하는 데 효율성을 떨어뜨리게 된다. 제품마다 다르지만 일반적으로 유성 윤활제는 더 많이 미끄러짐을 만드는 경향이 있고, 더 깊은 압력을 생성하는 데 수성 윤활제만큼 효율적이지 않다.

7

## 범주 2: 몸의 자세(Positioning the body)

### 지침 #3: 적당히 구부린다

최대 효율로 깊은 압력을 전달하기 위한 이상적인 신체 자세는 환자 바로 위에 위치하여 힘을 직접 아래쪽으로 전달하는 것이지만 이 신체 자세는 일반적으로 굽힘 없이 얻을 수 없다. 치료사가 구부리는 방식은 매우 중요하다. 구부리면 자세 불균형이 발생하여 유지하려는 노력이 필요하고 치료사의 몸에 스트레스를 주는 경향이 있기 때문이다. 구부리는 자세는 다음 두 가지의 일반적 범주로 구분될 수 있다. **등을 구부린 자세(stoop bend)**와 **등을 펴고 무릎을 굽힌 자세(squat bend)**이다.

**등을 구부린 자세(stoop bend):** 환자 위로 몸을 가져오기 위해 척추관절에서 몸통을 구부리는 것을 포함하는 등을 구부린 자세는 치료사의 건강에 그다지 좋지 않다. 이 자세는 몸통의 무게 중심을 골반 바로 위의 균형에서 지지되지 않는 상태로 이동시켜 치료사의 몸의 균형을 깨뜨리기 때문이다(그림 7-3A). 이 자세에서 치료사의 몸통이 완전히 굽힘되지 않는 유일한 이유는 부분적으로 굽혀지고 불균형한 몸통 자세를 유지하기 위해 척추 폄근이 등척성 수축을 해야 하기 때문이다. 그리고 척추 굽힘의 등을 구부린 자세(stooped posture)는 **척추관절이 열린 자세(open-packed position)**를 만든다. 관절의 열린 상태는 가장 불안정한 자세이다. 그러므로 관절을 안정화하려면 더 큰 근육 수축이 필요하다. 그 결과 등을 구부린 자세를 유지하기 위해서는 척추 폄근이 더 많이 노력하게 된다.

**등을 펴고 무릎을 굽힌 자세(squat bend):** 더 나은 자세는 등을 펴고 무릎을 굽힌 자세이다. 이 자세는 척추관절 대신에 엉덩이와 무릎관절을 구부림으로써 나타난다. 등을 펴고 무릎을 굽힌 자세(squat bend)에서 가장 안전한 **척추관절이 닫힌 자세(closed-packed position)**가 똑바로 유지된다. 이것은 척추의 폄근육(spinal extensor musculature)에 의해 안정화 수축 노력을 덜 필요로 하고 척추에 더 건강하다.

7

#### BOX 7-3

**어깨를 으쓱하기 또는 으쓱하지 않기**

마사지 치료를 할 때 어깨를 귀 근처까지 올리는 동작은 좋지 않은 신체 역학이다. 다른 말로 어깨갈비관절에서 어깨뼈를 올리는 동작을 '어깨를 으쓱하기(shrugged shoulders)'라고 한다. 필자는 수년 동안 신체 역학을 성우(sacred cow)로 받아들였다는 것을 인정해야 한다. 결국 치료사들은 항상 환자들에게 긴장을 풀고 어깨를 내려놓으라고 말한다. 그리고 누가 어깨뼈를 올리는 단단한 근육[위등세모근(상승모근), 어깨올림근(견갑거근, levator scapulae), 마름근(능형근, rhomboids)]을 가지지 않을 수 있겠는가? 이는 우리의 긴장된 자세에서 어깨를 들어 올리는 스트레스 패턴 때문일 가능성이 가장 크다. 따라서 우리가 도수치료를 공부하는 학생이나 실습하는 치료사들이 환자들을 치료하는 동안 그들의 어깨를 귀까지 올리는 것을 보았을 때 본능적으로 그들에게 긴장을 풀고 어깨를 내려놓으라고 말하는 것이 합리적으로 보인다.

필자는 최근에 환자를 치료할 때 필자의 어깨가 자주 올라간다는 것을 알게 되었다. 이 마사지를 하는 동안 스스로 이완되었다고 느꼈기 때문에 이 사실은 필자를 당황하게 했다. 으쓱한 어깨가 옳지 않다고 스스로에게 말했고 어깨를 내려놓고 마사지를 계속했다. 그러나 곧 다시 어깨가 올라간 자신을 발견했다. 그래서 의심이 들기 시작했지만, 그늘 속에 남아 있었다. 가끔은 1~2분 정도 생각을 하기도 하지만, 으쓱한 어깨가 괜찮다고 실제로 밖에 나와서 어떤 누구에게도 얘기한 적이 없다. 필자가 애리조나주의 투손(Tucson)에서 심부 조직 워크숍을 가르치면서 적절한 신체 자세/역학을 시연하고 있을 때 어떤 기민한 참가자가 "어깨를 올리고 치료하는 것이 항상 나쁜가요?"라는 날카로운 질문을 하여 곤란한 적이 있었다. "아니요"라는 대답을 스스로 하고 조금 놀랐다. 그렇게 큰 소리로 말한 것은 처음이었다. 그것은 이단적으로 보였고 지금 많은 독자들이 필자가 어떻게 이것을 말할 수 있는지 고개를 갸우뚱하며 궁금해 하고 있을 것이라고 확신한다.

그 순간 깨달은 것은 으쓱한 어깨로 치료하는 것이 반드시 옳고 그른 것이 아니라는 것이다. 그것은 우리의 어깨가 왜 올라가 있는지에 달려 있다. 대부분의 경우, 테이블이 너무 높게 세팅되어(지침 #1 참조) 치료사들은 어깨를 으쓱하고 환자를 치료하려고 헛되이 애쓰게 된다. 이 상황에서 치료사들은 어깨를 올리기 위해 어깨올림근을 능동적으로 수축한다. 이 동작을 잠시 혹은 좀 더 지속시키면 어깨올림근이 단단해지고 통증이 유발된다. 이런 상황에서 으쓱 어깨로 치료를 하는 것은 분명히 나쁘다. 그러나 테이블 높이가 낮고 치료사가 환자의 바로 위에서 치료할 때 단순히 환자에게 기대어 어깨근육을 이완시키면, 우리의 어깨는 자연스럽게 귀 쪽으로 올라갈 것이다.

물리학 법칙에 따르면, "모든 작용에는 동등하고 반대되는 반응이 있다." 만약 치료사가 환자를 누르고 있다면 환자는 반작용으로 치료사를 밀어 올려 치료사의 어깨를 올리게 된다. 이 상황에서 치료사가 자신의 어깨를 공중으로 들리는 것을 원하지 않는다면 어깨를 누르기 위해 근육의 힘을 쓰게 된다. 반면 어깨가 올라가도록 놔두면 더 이완되고 힘이 덜 드는 자세가 되며 (감히 말할 수 있지만) 좋은 신체 역학이 될 것이다.

어깨를 수동적으로 올릴 경우 한 가지 잠재적 결점은 어깨이음뼈가 약간 덜 경직되어 있기 때문에 코어에서 어깨이음뼈를 통해 환자에게 힘을 전달하는 과정에서 약간의 압력과 제어가 손실된다는 것이다. 그러나 이 손실은 무시할 만하고 상황에 따라 이완된 근육의 이점이 더 클 것이다. 더욱이 이완된 어깨이음뼈를 갖는 것은 치료할 수 있는 보다 유동적인 기반을 생성하여 환자가 치료사의 기술에서 경직성을 느낄 가능성을 줄인다.

환자를 치료할 때 치료사, 즉 자신의 어깨 자세를 확인해 본다(치료실에 거울을 두는 것은 자신의 자세를 모니터링하는 훌륭한 방법이다). 치료사의 어깨가 올라가 있다면 그것을 유지하기 위해 적극적으로 애쓰고 있는지 혹은 이완되어 있는지 느껴 본다. 어깨를 올리도록 애를 쓰는 경우라면 테이블을 낮추고 어깨를 이완시키기를 권고한다. 하지만 어깨가 올라가 있어도 이완되어 편안함을 느끼는 경우라면 그렇게 해도 나쁠 것은 없을 것이다!

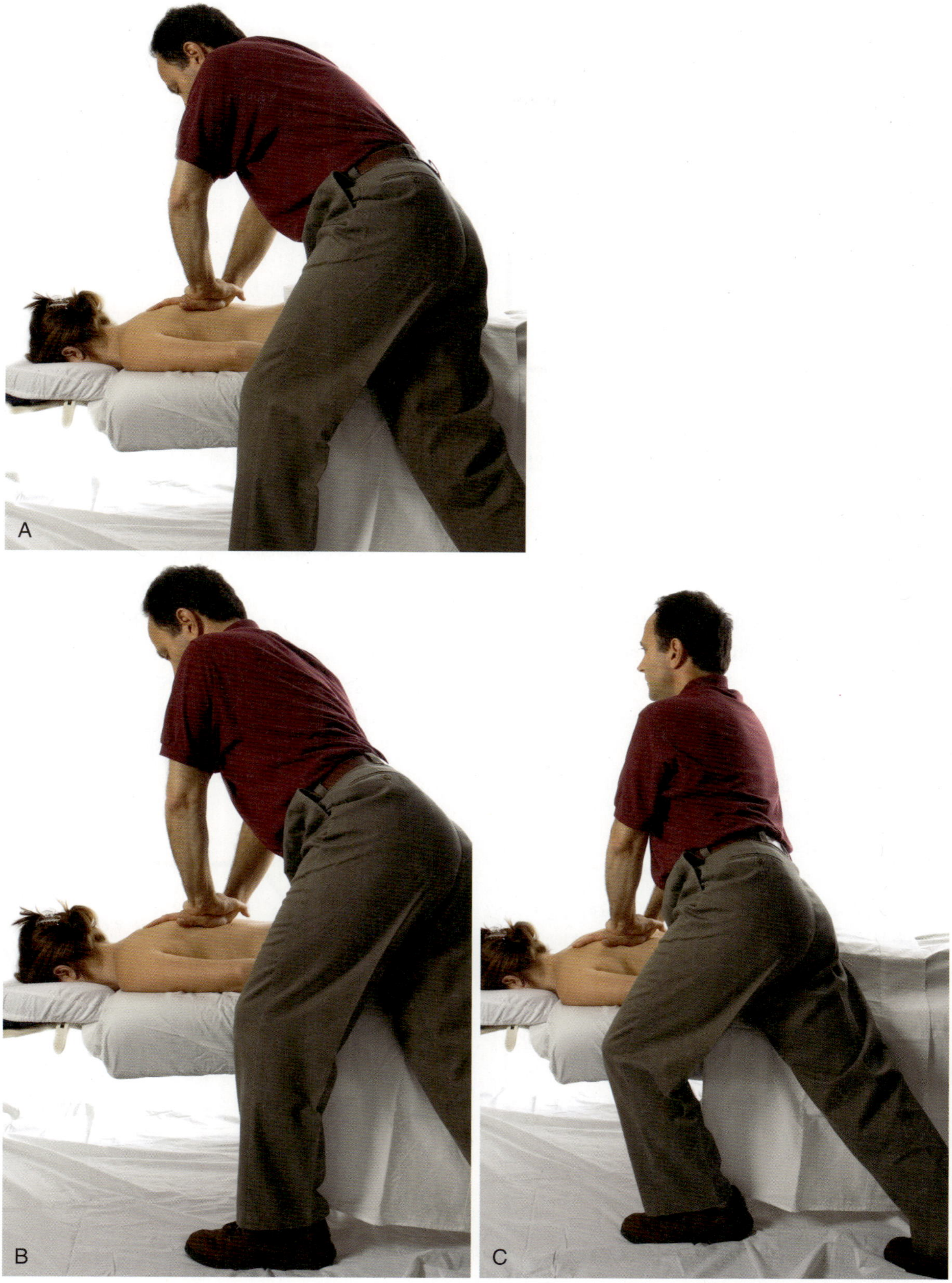


**그림 7-3.** A, 치료사가 몸통의 척추관절을 굽힘으로써 등을 구부린 자세를 보여 준다. 세 가지 굽힘 방법 중에서 등을 구부린 자세가 치료사의 척추 건강에 가장 좋지 않다. B, 몸통을 앞으로 기울인 스쿼트 굽힘을 보여 준다. C, 몸통을 수직으로 한 스쿼트 굽힘을 보여 준다. 몸통을 수직으로 한 스쿼트 굽힘은 생체역학적으로 치료사의 척추에 가장 적은 스트레스를 가하며 일반적으로 환자 위로 구부릴 때 사용해야 한다.

**BOX 7-4**

엉덩관절과 무릎관절의 굽힘 외에도 등을 편 자세는 발목관절에서 발등굽힘이 필요하다(다리의 등쪽이 발의 등쪽으로 움직임).

**BOX 7-5**

척추관절이 닫힌 자세(closed-packed position)는 가장 안전한 자세이다. 이것은 일반적으로 최대 접촉면을 갖는 관절면과 가장 팽팽한 인대와 관절낭의 결합 상태이다.

**BOX 7-6**

대부분의 사람들이 무릎을 구부리는 것이 허리에 더 좋다는 것을 알고 있는데도 불구하고 이 조언을 따르지 않고 구부린 자세를 취한다. 여기에는 이유가 있다. 등을 편 자세(squat bend)가 허리에 좋은 자세인데도 등을 구부린 자세보다 더 많은 에너지 소비가 필요하다는 사실이 밝혀졌다. 등을 편 자세는 허리에는 유익해도 무릎관절에는 더 큰 스트레스를 준다. 모든 것이 동일하다면 일반적으로 척추관절을 보호하는 것이 더 중요하다. 그러나 치료사의 필요에 따라 각 지침을 적용할 때 무릎관절에 가해지는 스트레스를 고려해야 한다. 만약 치료사가 무릎관절이 건강하지 않다면 허리를 구부린 웅크린 자세(stoop bend)가 두 가지 해악 중 더 나을 수 있다.



등을 편 자세(squat bend)에는 다음과 같은 두 가지 방법이 있다.

1. 몸통을 앞으로 기울이고 등을 편 자세
2. 몸통을 수직으로 하고 등을 편 자세

이 두 가지 자세에서는 몸통을 수직으로 유지하는 것이 더 바람직하다. 왜냐하면 **몸통을 앞으로 기울이고 등을 편 자세(squat bend with the truck inclined forward)**는 여전히 무게중심이 지지되지 않는 불균형된 자세로 몸통을 위치시키기 때문이다(그림 7-3B). 이것은 엉덩관절에서 골반이 굽힘되어 앞으로 경사진 자세를 유지하기 위한 엉덩관절 폄근 수축뿐만 아니라 몸통이 구부려지는 것을 막아 주는 척추 폄근 수축을 필요로 한다.

**몸통을 수직으로 하고 등을 편 자세(squat bend with the trunk vertically positioned)**는 몸통이 균형 잡힌 자세로 유지되어 무게 골반 위로 정렬되고 지지된다(그림 7-3C). 이것은 몸통이 구부러지는 것을 방지하기 위해 척추 폄근이 수축할 필요가 없고 골반 자세를 유지하기 위해 엉덩관절 폄근 수축이 필요하지 않다.

등을 펴서 앞으로 기운 자세(inclined squat bend) 대신에 몸통을 수직으로 세운 자세(vertical squat bend)를 유지하는 데 핵심적인 요인은 무릎관절의 굽힘 정도이다. 스쿼트 자세를 유지하기 위해 엉덩관절을 구부리면 골반이 앞쪽으로 기울어져 몸통 역시 앞으로 기울어진다. 그러나 엉덩관절이 구부러질 때 무릎관절을 더 많이 구부릴수록 몸통을 수직으로 유지하기가 더 쉽다. 이것은 흔히 듣는 '무릎 구부리기(bending with the knees)'이다. 그러므로 몸통을 수직으로 세운 스쿼트 자세는 척추를 가장 안정된 잠근 위치로 유지시키고, 몸통을 하체 위에서 균형을 이루고 지지된 자세를 유지하게 한다. 이 자세는 치료사에게 건강한 척추를 유지하면서 압력을 환자에게 효과적으로 전달할 수 있도록 한다. 치료사가 마사지를 할 때 등을 완벽하게 수직인 자세를 취하는 것은 종종 불가능하지만 수직에 가까울수록 척추와 척추 근육을 더 건강하게 한다.

## 지침 #4: 중심 정렬하기

치료사가 강력한 힘을 전달하는 핵심은 중심의 무게를 가능한 많이 사용하는 것이다. 중심(예: 몸통과 골반) 자세의 중요성은 '지침 #1'에서 이미 설명하였다. 단순히 자세가 아니라도 중심의 방향과 정렬도 효과적으로 압력을 전달하는 데 매우 중요하다. 대체로 체중이 환자에게 전달되는 압력 뒤에 있기 위해서는 치료사의 몸통과 골반이 압력이 가해지는 방향과 같은 방향을 향해야 한다. 치료사의 **중심 정렬(core alignment)**을 결정하는 쉬운 방법은 자신의 배꼽(navel)을 보는 것이다. 치료사의 배꼽이 향하는 방향이 어느 쪽이든 중심도 같은 방향을 향하고 있다. 치료사의 배꼽에서 레이저 빔이 나온다고 상상하는 것도 좋은 방법이다. 그 레이저 빔은 환자의 몸에 전달되는 치료(stroke) 선에 가능한 한 평행을 유지하며 가까워야 한다. 레이저 빔이 치료 선에 있다면 중심은 치료에 정렬되어 있는 것이다.

**BOX 7-7**

일부 치료사는 중심의 정렬을 결정하기 위해 배꼽이 향하고 있는 곳보다 앞위엉덩뼈가시(전방상장골극, anterior superior iliac spines; ASIS)가 향하고 있는 곳을 보는 것을 선호한다.

예를 들어 연조직 스트로크의 힘이 환자의 몸 전체에 가해지는 경우 배꼽이 환자의 몸을 가로질러 동일한 방향을 향해야 한다. 반면에 연조직 스트로크의 힘이 환자의 몸의 길이를 따라 세로로 가해지면 배꼽도 비슷한 방향을 향해야 한다. 그림 7-4는 중심의 적절한 방향과 정렬의 몇 가지 예를 보여 준다. 이 예에서 힘 전달 방향과 일치하도록 치료사의 중심 방향과 정렬의 변화에 주목해 보자. 또한 앉아서 일할 때 치료사의 팔꿈치가 몸통의 중심 앞에 있다는 점에 유의한다. 이것은 어깨관절에서 팔을 모으고 가쪽돌림함으로써 가장 잘 수행된다. 이렇게 하면 자연스럽게 팔꿈치를 중심 앞에 가져와 앞위엉덩뼈가시(ASIS) 안쪽으로 놓이게 할 수 있다. 치료사가 이제 중심으로 몸을 기울이면 치료사의 체중이 팔뚝과 손을 통해 환자에게 바로 전달된다.

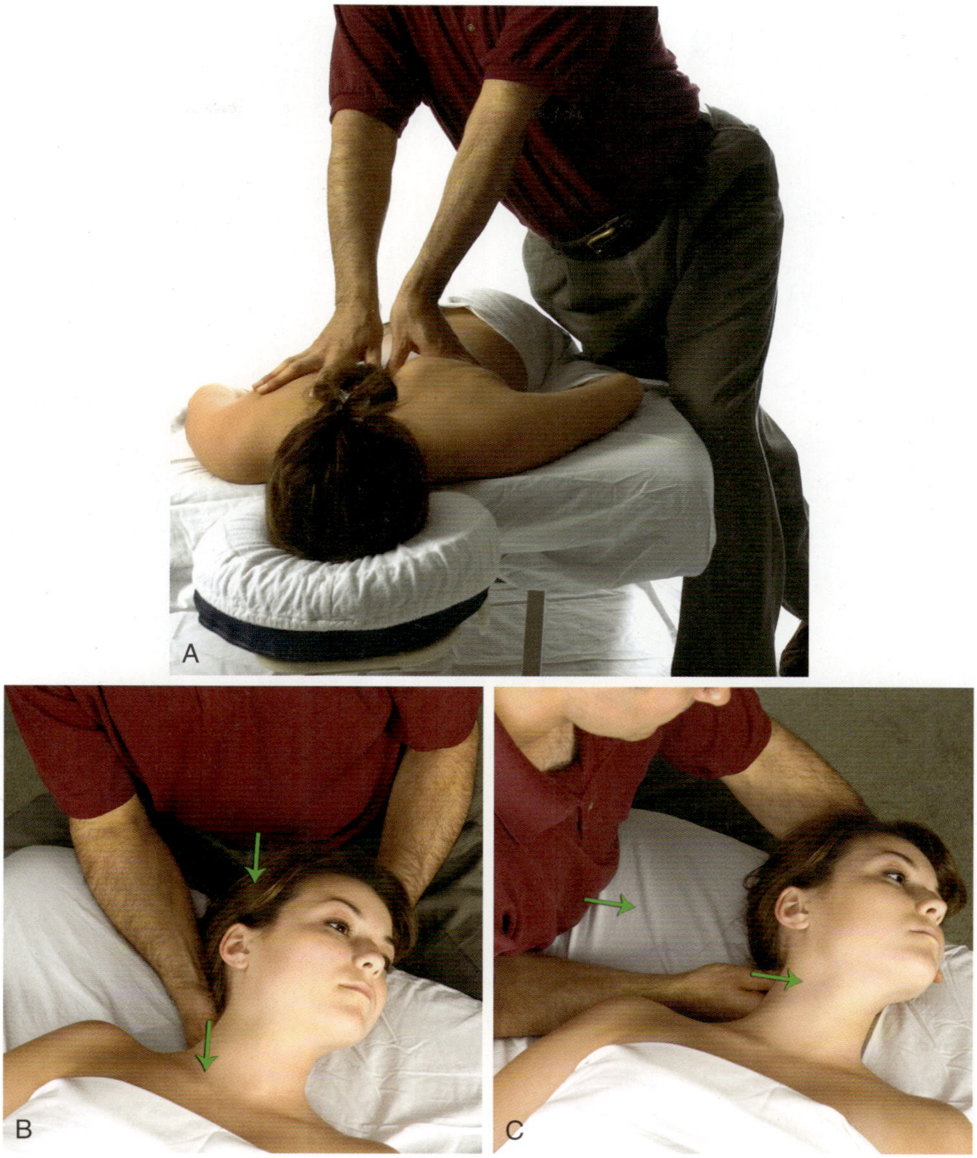


**그림 7-4.** 치료사의 중심(몸통과 골반) 방향과 정렬의 중요성을 보여 준다. **A,** 척추 주위 근육을 따라 긴 마사지 스트로크를 보여 준다. B와 C는 치료사가 앉은 자세에서 환자의 목에 힘을 가하는 동안 중심 정렬을 나타낸다. **B,** 치료사는 환자의 아래쪽 목을 치료하고 있다. **C,** 치료사는 환자의 위쪽 목을 치료하고 있다.

참고: 그림 7-4A와 같이 몸의 중심을 테이블 위로 세로로 정렬할 때 척추를 회전시키지 않고 엉덩관절로부터 골반을 회전시키는 것이 중요하다. 발의 위치도 중요하며 다음 지침에서 다룬다.

## 지침 #5: 발의 위치 정하기

지금까지 중심의 위치, 방향 및 정렬의 중요성에 대해 많이 언급했다. 스포츠에서는 "모든 것이 발놀림(footwork)에 달려 있다"는 오래된 속담이 있다. 이는 신체치료(bodywork) 시에도 마찬가지이다. 중심을 정렬하고 위치시킬 때 압력을 생성하기 위해 밀어내는 데 발놀림은 매우 중요하다. 이러한 것을 적절하게 적용하기 위해서 발의 위치를 살펴보아야 한다. 일반적으로 발의 방향이 중심이 향하

**BOX 7-8**

힘의 방향을 따라서 중심을 정렬하는 것이 주로 발의 적절한 위치의 문제이다. 이것은 지침 #5에서 더 자세히 논의된다.

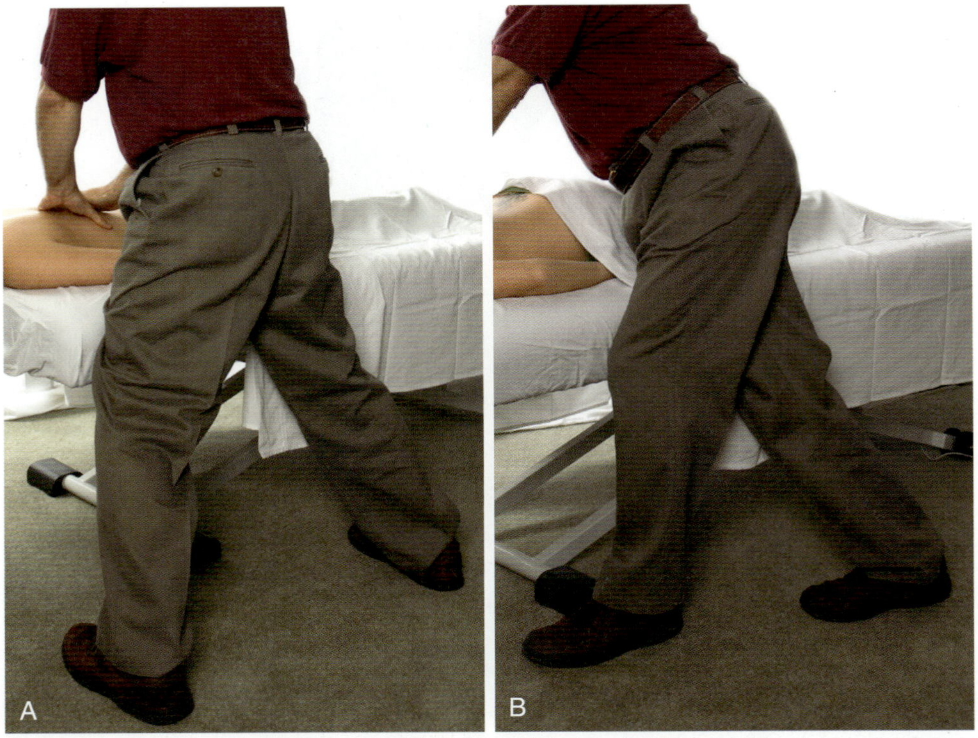


**그림 7-5.** 환자를 치료할 때 테이블과 환자의 몸에 대한 치료사 발의 두 가지 자세. **A**, 가로로 서기. **B**, 세로로 서기.

7

는 방향이다. 따라서 중심의 방향을 변경하려면 이를 수행하는 가장 쉬운 방법은 발의 방향을 변경하는 것이다. 또한 발의 위치가 올바르지 않으면 발을 땅에 대고 발바닥을 굽힘(plantar flexing)으로써 하지에 힘을 생성할 수 없을 뿐만 아니라 무릎과 엉덩관절에서 폄함으로써 환자에게 체중을 싣기가 어렵다.

발의 위치는 가로로 서기와 세로로 서기의 두 가지 범주로 나눌 수 있다. 테이블의 길이에 직각으로 발을 놓는 것을 가로로 서기(transverse stance)라고 하고, 평행하게 서는 것을 세로로 서기(longitudinal stance)라고 한다. 가로로 서기는 몸의 중심을 그 방향으로 향하게 하기 때문에 환자 몸을 가로질러 압력을 전달하는 데 효율적이다(그림 7-5A). 그러나 환자의 몸 위로 세로로 치료할 때는 중심이 그 방향으로 향하고 있지 않기 때문에 비효율적이다. 반면 세로로 서기는 치료사 몸의 중심이 그 방향으로 향하기 때문에 환자의 몸을 따라 세로로 압력을 전달하는 데 효과적이다(그림 7-5B). 그러나 환자의 몸을 가로질러 치료할 때는 치료사의 중심이 그 방향을 향하고 있지 않기 때문에 비효율적이다.

서로에 대한 발의 정확한 방향에 대해 더 논의할 필요가 있다. 발의 상대적인 위치는 일반적으로 **정면으로 서기(fontal plane stance)**와 **시상면으로 서기(sagittal plane stance)**로 나눌 수 있다. 정면으로 서기에서는 발들이 정면에서 서로 옆에 위치하며, 서로 가깝게 혹은 서로 떨어져서 멀게 할 수 있다. 시상면으로 서기는 이름에서 알 수 있듯이 발 한쪽이 시상면에서 다른 발보다 앞에 놓이게 하는 것이다.

발의 정면 위치의 고유한 약점(그림 7-6A)은 발에 의해 생성된 지지 기반이 시상면에서 앞뒤로 그리 길지 않다는 것이다. 이것은 치료사가 환자에게 앞으로 기울일 때 시상면에서 골반과 몸통의 움직임과 함께 발 위에 상체의 균형을 유지하기 어렵게 한다. 예를 들어, 골반과 몸통을 움직여서(엉덩관절에서 굽히면) 환자에게 기대려고 하면, 치료사의 체중이 발의 기저부 앞쪽으로 나와서 지지와 균형을 이룰 수 없게 된다. 만약 골반의 무게를 뒤쪽으로 이동시켜 몸통의 무게가 앞으로 이동하는 것을 보상하여 반대로 균형을 잡으면 치료사의 전체적인 체중이 뒤쪽으로 이동하고 더 이상 환자의 몸보다 충분히 앞쪽에 있지 않게 된다. 이 자세에서는 체중이 힘을 생성하는 데 효율적으로 사용될 수 없다.

이와 비슷하게 치료사는 이 자세에서 발을 밀어 몸의 중심을 앞으로 기울이면 균형을 잡을 수 없고 지지를 받지 못한다. 발의 시상면으로 서기는 이 점에서 유리하다. 왜냐하면 치료사의 체중은 앞발 위에서 균형을 이루고 지지되고 있는 동안 뒤쪽 발이 지면을 밀고 치료사의 체중을 앞으로 나오게 하기 때문이다. 따라서 발의 시상면 위치는 뒷발과 앞발 사이의 신체 균형을 허용하는 자세를 제공한다. 이것은 시간에 관계없이 치료를 수행할 때 특히 유용하다. 그러나 시상면으로 서기를 할 때 발의 폭이 너무 넓어지면 실제로 체중의 균형이 한 발에서 다른 발로 쉽게 이동하는 것이 줄어든다. 이 때문에 시상면으로 서기를 할 때 발의 폭에도 주목하는 것이 중요하다.

시상면 서기에서 자세를 취할 때 뒷발의 방향에 대해 두 가지 선택이 있다. 앞발과 대략 평행하게 서거나 수직으로 서는 것이다. 이

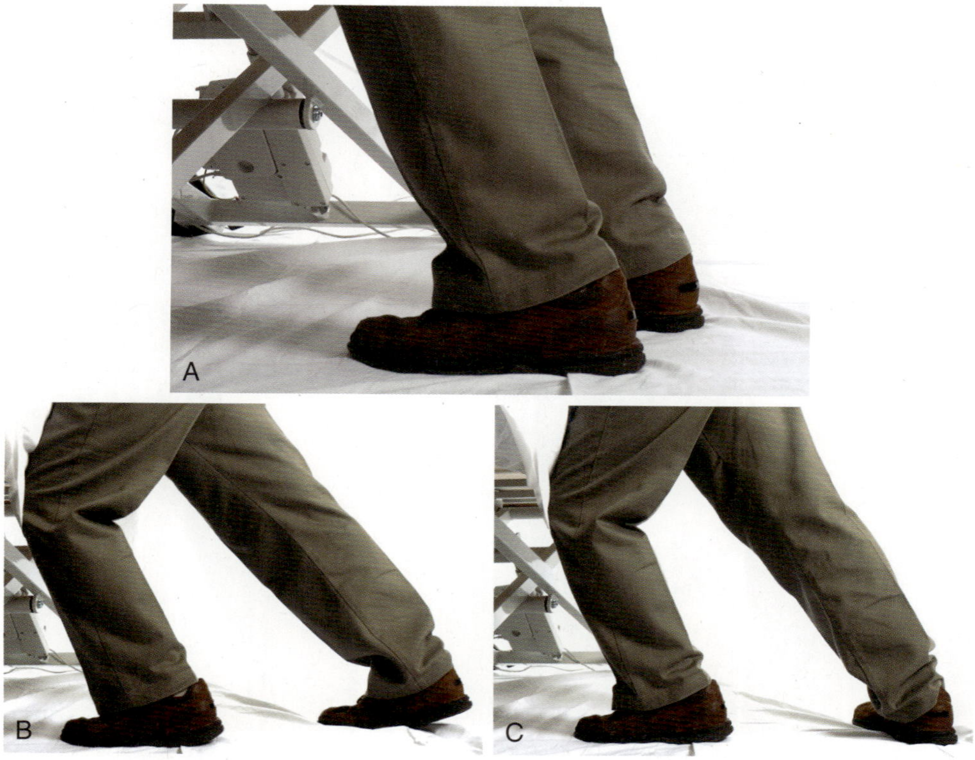


**그림 7-6.** 치료사 발의 세 가지 위치. A, 발은 정면에 위치한다. B, C, 한 발은 앞에, 다른 한 발은 뒤에 시상면으로 놓는다. B에서 두 발은 거의 평행하고, C에서 뒷발은 앞발에 거의 수직으로 향한다.

두 가지 선택 중에서 뒷발이 앞발과 거의 같은 방향을 향하도록 하는 것(그림 7-6B)이 우수한 자세이다. 그 이유는 강력한 시상 방향의 발목관절의 발바닥 굽힘근육(가자미근, 장딴지근, 뒤정강근, 발가락굽힘근, 긴엄지굽힘근, 긴종아리근, 짧은종아리근), 무릎관절 폄근육(넙다리네갈래근), 엉덩관절 폄근육(뒤넙다리근, 큰모음근, 뒤볼기근)을 스트로크 방향 선에 위치하게 하기 때문이다. 시상면으로 서기 시 뒷발로 밀어내서 환자에게 압력을 생성할 때 발목관절뿐만 아니라 하지의 모든 세 관절(발목, 무릎, 엉덩관절)에서 압력을 발생시키는 것이 중요하다.

그림 7-6C에서 보이는 자세는 뒷발이 앞발(대개 전체 몸의 방향)에 수직으로 향해 있으면 방금 언급한 강력한 시상 방향 근육의 방향성을 잃고 두 다리가 다른 방향을 향하고 있기 때문에 힘 생성 중에 서로 맞지 않게 배치된다.

발의 위치에 대하여 다루어야 하는 한 가지 중요한 면이 있다. 발은 치료(stroke) 시작 시 고정되어야 하고 전체 치료 동안 고정된 위치에 있어야 한다는 규칙은 없다. 따라서 발을 움직일 수 있다. 한 위치에 짧은 스트로크 또는 압박을 주는 경우에 발을 움직일 필요는 거의 또는 전혀 없다. 그러나 치료 시간이 길어지는 경우, 발이 움직이지 않으면 발의 처음 위치에서 수평으로 더 멀리 뻗어야 한다. 지지와 균형이 상실되고 몸통이 수직으로 유지될 수 없으므로 체중이 중력과 함께 아래쪽으로 힘을 생성하는 데 더 이상 효과적으로 사용될 수 없다. 이를 방지하려면, 치료가 길어지는 경우 발을 움직이는 것이 중요하다.

**BOX 7-9**

그림 7-6C와 같이 두 발이 반대 방향을 향하도록 하는 것의 장점은 치료사가 몸이 향하는 방향을 쉽게 바꿀 수 있다는 것이다. 몸의 방향을 바꿀 수 있다는 것은 무술(martial arts)에서 매우 중요하다. 이것은 이 자세가 치료 요법에 자주 사용되는 이유이다. 그러나 치료 시 압력을 전달하는 경우 이 장점이 발을 같은 방향으로 놓았을 때 가능한 힘을 잃는 단점을 능가하지 않는다.

## 지침 #6: 머리의 위치

가끔 신체 역학에서 간과되는 측면은 치료사의 **머리 위치(head position)**, 더 구체적으로는 치료사의 목과 머리의 위치이다. 머리와 목의 위치는 마사지를 하는 동안 힘의 직접적인 발생과 전달에 거의 관련이 없다. 따라서 치료사는 신체 조직에 가장 스트레스가 적은 위치에서 목과 머리를 잡는다. 가장 건강한 자세는 머리의 무게 중심이 몸통과 균형을 이루도록 몸통 위로 머리를 두게 한다. 이 자세는 머리를 지지하기 위한 목근육의 노력이 거의 또는 전혀 필요하

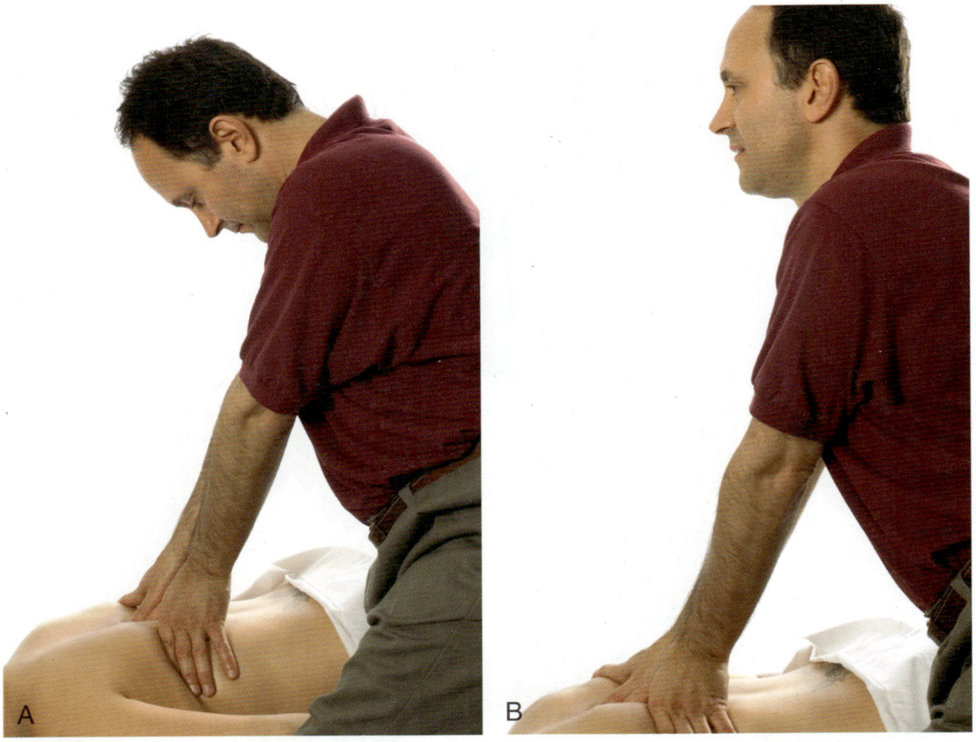


**그림 7-7.** 환자 치료 시 치료사 머리의 두 가지 자세. **A**, 치료사는 스트로크를 하는 동안 환자를 보기 위해 머리와 목을 구부리고 있다. **B**, 치료사는 몸통 위로 보다 균형 잡힌 자세로 머리를 잡고 있다.



지 않다. 불행히도 많은 치료사들은 치료 도중 환자를 내려다보기 위해 척추관절에서 머리와 목을 구부리는 습관을 가지고 있다. 이것이 무게 중심이 더 이상 몸통 위에 있지 않게 하고 대신 허공 위에 놓이게 하여 머리의 자세를 불균형하게 만든다. 따라서 턱이 가슴에 닿을 때까지 굽힘해야 한다. 이것이 발생하지 않는 유일한 이유는 목의 폄근육이 등척성으로 수축하여 머리가 앞쪽으로 구부러지는 것을 방지하기 때문이다. 시간이 지남에 따라 이는 목 뒤쪽 근육에 통증과 경련을 일으킨다. 치료 중에 환자를 바라볼 필요가 있다면 이 자세가 필요하고 올바른 자세를 취해야 한다. 그러나 대부분의 경우 거의 또는 전혀 필요하지 않다. 눈을 감고 촉진하는 손의 아래에 있는 환자의 구조를 시각화할 수 있다. 따라서 때때로 목과 머리의 자세에 초점을 맞추고 가능한 한 쉽고 이완된 자세인지 확인하는 것이 좋다(그림 7-7).

자세에 있어서 몸이 수직이 아니거나 적어도 거의 수직에 가까우면, 신체의 몸통 위에 균형 잡힌 위치로 머리를 놓을 수 없다는 점을 추가해야 한다. 다른 말로 하면 우리가 구부리거나 몸을 앞으로 기울인 채 구부리면 머리를 몸통 위에 놓을 수 없다. 이것은 이러한 자세의 또 다른 단점이다. 발 위치 또한 이 시나리오에 영향을 미친다. 시상면에서 발을 넓게 벌릴수록 자세가 더 기울어지는 경향이 있다. 이것은 우리가 발을 불필요하게 넓게 벌리고 서기를 피하려고 노력하는 또 다른 이유이다.

몸이 충분히 수직이 아니어서 몸 위로 머리의 균형을 잡을 수 없을 때 우리는 두 가지 선택을 할 수 있다. 머리의 불균형 자세를 유지하기 위해 뒤쪽 폄근육(posterior extensor musculature)을 수축할 수 있다. 언급했듯이 이것은 근육의 과사용 및 궁극적인 부상으로 이어질 수 있다. 또는 우리가 머리를 이완하고 굽힘시켜 턱이 가슴에 거의 닿도록 할 수 있다. 이것은 머리의 불균형 자세를 유지하기 위해 일해야 하는 목의 뒤쪽 폄근육을 완화하지만, 너무 자주 시행하면 뒤쪽의 수동적 인대 및 다른 근위부 조직이 점차적으로 늘어나는 굽힘 자세로 목을 만든다. 이러한 근막 구조를 약화시키는 것은 근막의 수동적인 긴장의 도움을 잃어버리기 때문에 폄근육의 작업량을 증가시킬 것이다.

### 지침 #7: 관절을 편다

스트로크 배후의 힘은 치료사의 근육 힘에 의해 생성된 것인지, 체중 사용으로 인한 것인지 여부에 관계없이, 팔의 관절(팔꿈치, 손목, 손가락, 엄지손가락)을 통해 전달되어야 한다. 이 힘이 팔의 관절을 통해 힘의 손실 없이 이동하기 위해서는 팔을 관절에서 펴는 것이 중요하다. **폄 관절(stacked joints)**은 그림 7-8A에서 볼 수 있듯이 팔을 직선으로 뻗어서 곧게 펴는 것이다. 이것은 일반적으로 어깨관절에서 팔을 모으고 가쪽으로 돌려서 팔꿈치를 신체의 중심 앞으로 가져오는 것이 가장 좋다. 이러한 방법으로 마사지 치료의 압력을 신체의 중심에서 팔의 폄 관절을 통하여 환자의 접촉 부위까지 직선으로 잘 전달할 수 있다.

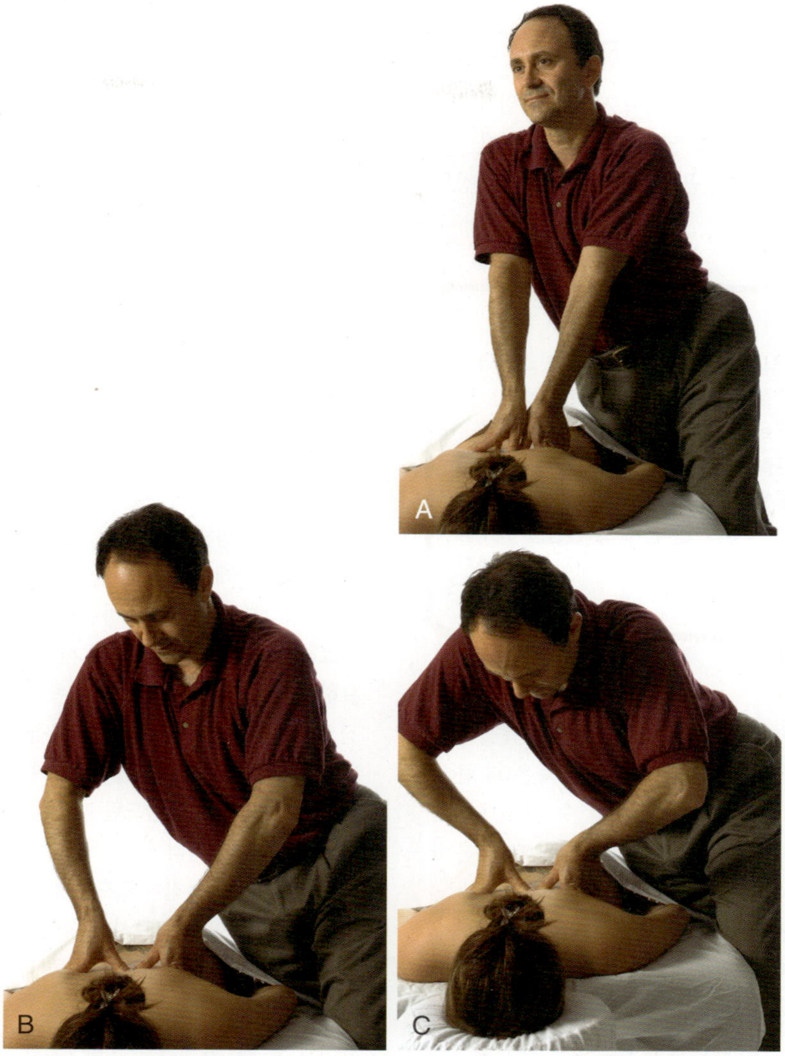

**그림 7-8.** 치료사의 팔을 편 상태와 굽힌 상태에서 팔을 통한 힘 전달의 시연. **A**, 팔의 팔꿈치, 손목, 엄지관절이 완전히 펴진 상태의 치료사를 보여 준다. **B**, 치료사의 팔꿉관절이 펴지지 않은(즉, 구부러진) 것을 보여 준다. **C**, 구부러진 상지 관절의 붕괴는 환자에게 전달되는 힘을 감소시킨다.

치료사가 뒷발로 밀어내면서 환자에게 기대거나 밀면서 이 동작을 하면 힘의 소실이 거의 없거나 전혀 없으며, 근육의 노력도 덜 필요하다. 그러나 팔의 관절이 펴져 있지 않다면(즉, 굽혀 있다면), 팔의 관절이 굽힘으로 더 붕괴되는 경향이 있기 때문에 이를 통과해야 하는 생성된 힘이 환자에게 손실될 수 있다. 따라서 환자의 조직에 전달되어야 하는 힘이 치료사의 어깨, 팔꿈치, 손목, 손가락, 엄지손가락의 관절에서 치료사의 몸을 움직일 때 손실된다(그림 7-8B, C). 또한 관절에서 발생하는 원치 않는 동작은 시간이 지남에 따라 관절에서 퇴행성관절염 변화를 유발할 수 있는 회전력을 생성할 수 있다. 특히 엄지 관절이 이에 해당된다.

참고: 팔꿈치를 몸 중앙까지 가져올 필요가 없다. 사실상(외반, cubitus valgus: 팔에 대한 팔뚝의 벌림 자세) 회전이 팔꿈치에서 발생하여 팔꿉관절을 안정화하기 위해 안쪽위관절융기 부위(medial epicondylar region) 연조직에 더 큰 스트레스를 주기 때문에 팔꿈치 부위에 해로울 수 있다. 몸/중심부의 측면 앞쪽에 위팔이 오도록 위팔관절을 단순히 모음과 가쪽으로 회전시키는 것으로 충분하다.

힘의 소실 없이 폄이 없는 구부러진 팔 관절을 통해 힘을 전달하는 것은 가능하다. 그러나 굽힌 관절 주위의 근육은 관절을 안정화시키고 무너지는 것을 방지하기 위해 등척성 수축을 해야 하기 때문에 더 많은 노력이 필요하다. 예를 들어 스트로크가 수행될 때 팔꿈치가 구부러지면, 위팔세갈래근은 팔꿉관절이 더 이상 굽힘되지 않도록 안정화시키기 위해 관여해야 한다. 시간이 지나면 위팔세갈래근이 피로해질 수 있다. 이렇게 하면 치료사가 더 많은 노력을 해야 하고 덜 효과적이기 때문에 가능하면 피해야 한다.

## 범주 3: 마사지 기법의 수행 (Performing the massage stroke)

### 지침 #8: 근위부에서 힘을 발생시킨다

중력의 외적 힘을 통한 체중의 사용은 노력이 거의 또는 전혀 필요하지 않기 때문에 가능한 한 권장된다고 명시되어 있다. 그러나 치료에 필요한 힘을 발생시키기 위해 내부 근육을 사용해야 하는 경우, 사용할 근육을 선택할 수 있다.

**BOX 7-10**

완전하게 편 관절들조차도 몸에 가해지는 모든 노력과 스트레스를 제거하지 못한다. 굽힌 관절들보다 현저하게 적게 들지만, 편 관절들을 안정화하기 위해 근육 부분의 수축 노력이 여전히 있다. 또한 치료사의 모든 힘이 관절을 통해 전달되므로 편 관절들은 굽힌 관절들보다 더 큰 관절 압축력(joint compression forces)을 받게 된다. 그러나 전달되는 힘과 일직선으로 관절을 유지함으로써 치료사의 몸통에서 나온 모든 힘은 소실되지 않고 환자에게 전달된다.

작은 근육과 큰 근육 중 하나를 선택할 때 몸의 큰 근육을 사용하여 힘을 생성하는 것이 항상 유리하다. 더 작은 근육은 더 큰 근육이 할 수 있는 것과 동일한 최대의 힘을 생성할 수 없다. 더욱이 작은 근육이 큰 근육과 같은 힘을 얻기 위해서는 훨씬 더 많은 노력이 필요하다.

팔의 근육을 원위부에서 근위부로 살펴보면, 작은 근육이 더 원위부에 위치하고 큰 근육이 더 근위부에 위치함을 알 수 있다. 예를 들어 손에 위치한 손가락관절의 내재근육은 팔뚝에 있는 손목관절 근육보다 작고, 팔에 있는 팔꿉관절 근육보다 작으며, 몸통에 있는 어깨관절 근육보다 작다. 이러한 이유로 가능하면 상지에서 원위부로 힘을 생성(distal generation of force)하는 대신, 가능한 한 몸통에서 근위부로 힘을 생성(proximal generation of force)하는 것이 좋다.

몸통의 더 큰 근위부 중심 근육 외에도, 하지의 큰 근육군도 적은 노력으로 큰 힘을 생성하는 데 참여할 수 있다. 치료사는 발을 적절하게 놓아 환자에게 전달되는 힘의 강도를 발생시키기 위해 강력한 발목관절 발바닥 굽힘근과 무릎 및 엉덩관절 폄근을 사용하여 지면을 밀어낸다(발의 올바른 위치에 대한 자세한 내용은 지침 #5 참조). 또한 몸의 중심이 뒤에 있어야 하는 것처럼(즉, 팔을 통해 전달되는 스트로크의 힘에 맞춰서) 다리도 같은 방향을 향해야 한다. 치료사의 몸을 통과하는 힘의 선은 발에서 중심까지 그리고 상지를 통해 환자의 몸까지 일직선으로 이동해야 한다.

**BOX 7-11**

이러한 여러 지침을 종합하면 환자에게 가장 효율적인 압력 전달은 치료사의 다리와 중심에서 팔로, 그리고 환자에게로 끊어지지 않고 이동하는 직선인 힘의 선(line of force)이라는 것을 알 수 있다. 이것은 환자에게 압력을 가할 때 해당된다. 그러나 치료사가 대신 환자를 끌어당길 때 편 힘의 선을 취하는 것은 중요하고 효율적이다. 당기는 스트로크(pulling stroke)는 일반적으로 압축 스트로크(compression strokes)만큼 자주 사용되지 않지만, 특정 경우에 매우 유용하며 신체 역학과 동일한 효율로 적용해야 한다.

### 지침 #9: 환자의 신체 윤곽을 따라 수직으로 직접 전달되는 힘

지침 #1에서 테이블 높이에 관해 논의했을 때 중력을 사용하는 가장 효과적인 방법은 환자의 '상부' 표면에 수직 방향에서 아래쪽으로 힘을 향하게 하는 것임을 강조하였다. 그러나 치료사가 항상 환자 몸의 상부 표면을 치료하는 것이 아니다. 때때로 환자의 측면에서 치료하기도 한다. 그리고 치료사가 환자의 상부 표면을 치료할 때 치료하는 부위가 항상 편평하지는 않다. 따라서 중력을 이용하여 수직 방향에서 아래쪽으로 힘을 가하는 것이 가장 효율적인 방법이지만 항상 환자의 몸에 힘을 전달하는 가장 효과적인 방향은 아니다.

예를 들어 환자가 엎드린 자세에서는 척추의 만곡에 의해 생성된 윤곽을 갖는다. 이러한 윤곽을 고려하여 치료사는 접촉점에서 환자의 신체 윤곽에 수직이 되도록 힘의 방향(direction of force)을 변경해야 한다. 이는 치료사가 항상 수직 방향에서 아래쪽으로 직접 누르는 것이 아님을 의미한다. 오히려 치료사는 환자의 신체 윤곽에 수직이 되도록 힘을 대각선으로 향하게 해야 할 수도 있다. 그리고 환자가 엎드린 상태이거나 앙와위일 때 환자의 몸 측면이 만져지려면 치료사의 힘의 선이 수평으로 되는 것이 적절하다. 이런 경우에 스트로크의 힘 생성에 중력의 도움은 없다. 이러한 경우 환자의 몸에 가장 강력하고 효율적인 힘의 전달은 치료받는 신체 표면의 윤곽에 수직으로 가해지는 힘이라는 것을 깨닫는 것이 중요하다. 수직에서 좀 벗어나는 것은 힘의 일부가 조직을 누르는 대신 조직을 따라 미끄러지도록 전달되기 때문에 강도와 효율성의 일부 손실을 수반한다.

**BOX 7-12**

삼각함수식(사인, 코사인, 탄젠트)은 마사지 기법으로 환자의 몸에 수직으로 전달되지 않을 때 손실되는 힘의 정확한 양을 결정하는 데 사용될 수 있다.

이 생각을 설명하기 위해 그림 7-9는 환자의 등을 치료하는 치료사에 대한 세 가지 다른 힘의 적용을 보여 준다. 각각의 경우에 힘은 치료 중인 등 부위 윤곽에 수직으로 적용됨을 참조한다. 실습에서 이것을 시도한다면 최소한의 노력으로 압력을 생성하는 가장 쉬운 방법이라는 것을 직관적으로 깨닫게 될 것이다. 이 개념에 추가적으로 덧붙이면, 만약 척추 전체를 치료하는 긴 스트로크가 수행되는 경우 해당 스트로크 동안 접하는 몸의 윤곽은 다양하다. 최대의 효율성을 위해 치료사는 압력이 가해지는 방향을 변경하여 이러한 윤곽에 적응하는 것이 필요하다. 이것은 중심의 방향을 변경해야 하며 발의 위치를 변경해야 할 수도 있다.

이 개념을 환자의 몸 측벽을 따라 치료하는 데 적용하면 측벽에 수직인 환자의 조직으로 힘을 발생시키기 위해서는 치료사가 팔을 수평으로 향하게 해야 한다. 이것은 중력과 체중을 이용할 가능성을 없앤다. 그러므로 힘은 오직 근육에서만 생성되어야 한다. 이런 경우 다리의 큰 근육으로부터 힘을 발생시키는 것이 현명하다. 발을 위치시킬 때 넓은 시상 자세를 사용하는 것이 가장 좋다.

## 지침 #10: 가능한 한 넓은 접촉면을 선택하여 지지한다

깊은 압력이 전달될 때 치료사가 환자와 접촉하기 위해 사용하는 신체 부위를 통해 힘이 환자에게 전달되어야 한다. 엄지나 손가락 패드가 접촉면으로 사용되는 경우, 시간이 지남에 따라 손을 통해 지속적으로 깊은 압력을 전달하면 상대적으로 작은 관절이 손상될 위험이 있다. 치료사의 손을 손상으로부터 보호하기 위해서는 손의 접촉면을 가능한 한 넓게 하는 것이 중요하다. 예를 들어 손가락이나 엄지 대신 손바닥으로 치료하면 치료사가 부상을 입을 가능성을 줄이면서 더 깊은 압력을 가할 수 있다. 팔꿈치나 팔뚝을 사용하면 훨씬 더 강력한 접촉을 할 수 있다.

손가락이나 엄지 대신 더 큰 접촉면을 사용하는 것의 단점은 더

7

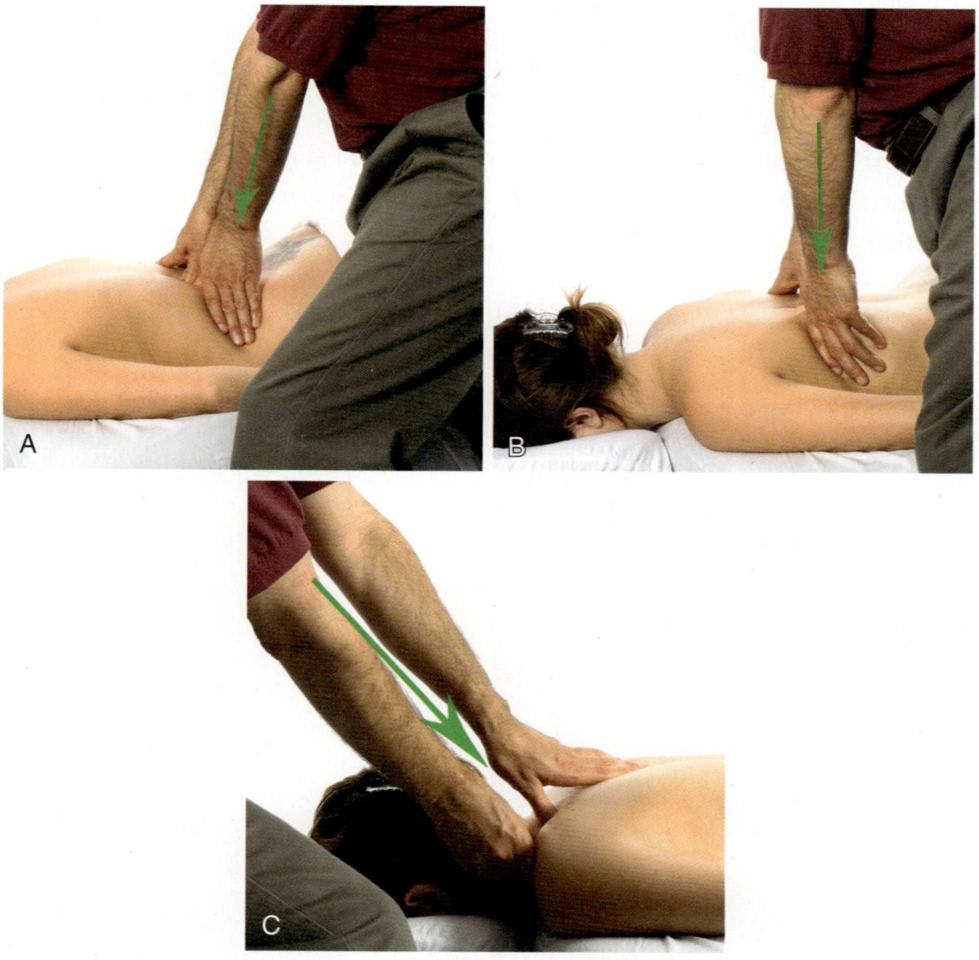


**그림 7-9.** 치료 중인 신체 표면의 윤곽에 수직으로 힘을 가하는 세 가지 방법. **A**, 등허리 부위는 머리 방향으로 대각선으로 힘을 가하여 치료한다. **B**, 가슴 중간 부위는 수직 아래로 힘을 가하여 치료한다. **C**, 가슴 위쪽 부위는 다리 방향으로 대각선으로 힘을 가하여 치료한다.

큰 접촉이 덜 민감한 경향이 있어 치료사가 환자 조직의 질과 마사지 치료가 시행되는 부위의 압력에 대한 환자의 조직 반응을 모두 평가하기가 더 어려워진다는 것이다. 마사지 중 어느 시점에서든 적절한 접촉은 치료사에 의해서만 결정될 수 있다. 만약 치료 시 엄지를 비롯해 손가락을 많이 사용하는 경우 가능한 한 자주 이러한 접촉면을 번갈아 사용하는 것을 권고한다. 이는 손 주위에 스트레스 부하를 분산시켜 각 근육, 근막 및 관절에 휴식 기회를 제공한다. 또 다른 좋은 전략은 평가가 최적이 되도록 더 좁은 접촉을 사용하여 그 부위를 치료하기 시작하는 것이다. 그런 다음 더 넓은 접촉으로 그 부위를 지속해서 치료한다. 원한다면 환자의 조직이 제공한 치료에 어떻게 반응하는지 재평가하기 위해 마지막 한두 번의 타격(stroke)은 더 좁은 접촉으로 할 수 있다.

7 더 넓은 손 접촉을 선택하는 것 외에도 **접촉을 지지(brace)**하거나 **양손으로 지지(double-support)**하는 것이 중요하다. 이는 손을 분리하여 사용하는 대신에 양손을 함께 사용하는 것을 의미한다. 환자에 접촉한 손이 다른 손에 의해 안정화되고 강화되도록 한 손은 다른 손 위에 놓아야 한다(그림 7-10). 접촉 지지/양손 지지의 또 다른 이점은 치료사의 접촉을 강화하여 환자에게 더 강하고 더 효율적으로 힘을 전달한다는 것이다. 엄지손가락이나 손가락 같은 작은 접촉으로 치료할 때 특히 손의 접촉 부위를 보호하는 것이 필요하다. 양손 지지 치료는 스트로크 중에 환자의 더 적은 표면적이 치료되지만 깊은 조직치료를 할 때의 이점이 그 이상을 보상한다. 그림 7-10은 환자에 대한 치료사의 네 가지 양손 지지 치료를 보여 준다.

**BOX 7-13**

엄지손가락의 과다폄(과신전)이 가능한 손가락뼈사이관절(지골간관절, interphalangeal joint)을 가진 치료사의 경우, 엄지가 과다폄으로 무너지는 것을 방지하기 위해 엄지를 받쳐 주는 것이 매우 중요하다.

## 요약(Summary)

우리가 어떤 기술과 전달 방식을 가지고 있든 도수치료는 힘든 일이며 육체적으로 신체에 스트레스를 준다. 이 현실은 피할 수 없다. 그러나 더 효율적으로 치료하는 법을 배운다면 이러한 스트레스를 줄일 수 있다. 이 장에서 기술한 지침들은 치료의 효율성을 높이고 우리 몸에 가해지는 스트레스를 최소화할 수 있다. 이 지침들을 습득할 때 신체 역학에서 이루어진 모든 변화가 다르기 때문에 처음에는 어색하게 느껴질 가능성이 높다는 것을 명심한다. 시간이 지나면서 이 지침들을 적용하는 것이 더 편해질 것이다. 또한 한 지침의 적용이 다른 지침의 적용과 다소 상반되는 경우가 있음을 인식하는 것도 중요하다. 이러한 지침들은 이상적이며 항상 모든 지침을 100% 달성할 수 있는 것은 아니다. 이러한 경우 경쟁 지침과 최적의 균형을 찾는 것이 가장 좋다.

도수치료사를 위한 신체 역학의 모든 면을 종합적으로 설명할 수는 없더라도 이 10가지 지침은 구축할 수 있는 견고한 기초가 된다. 비록 이 지침들이 이 장에서 별도로 제시되고 논의되었지만 보디워

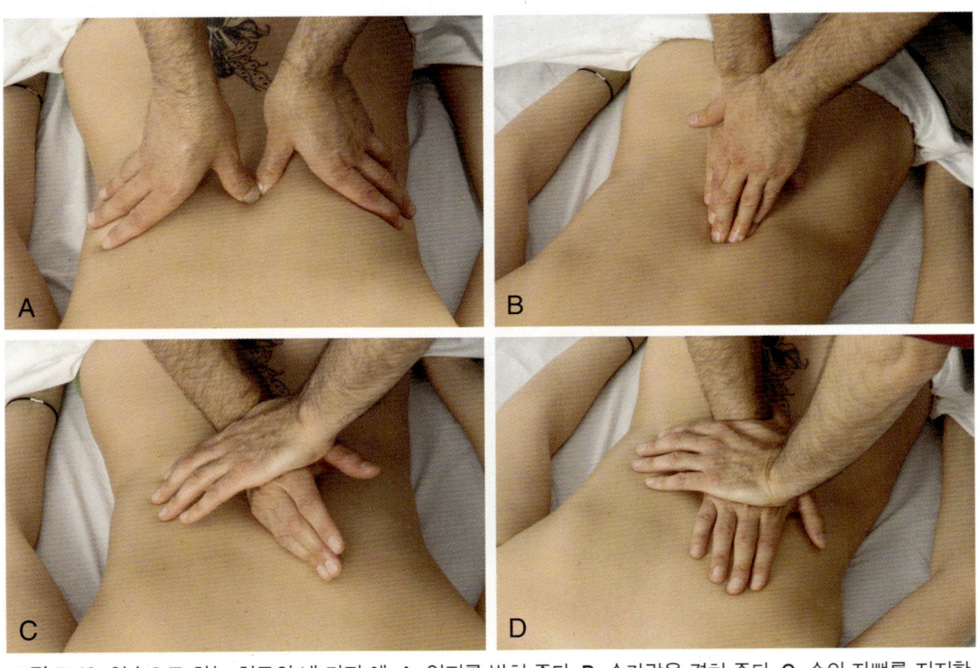

**그림 7-10.** 양손으로 하는 치료의 네 가지 예. **A**, 엄지를 받쳐 준다. **B**, 손가락을 겹쳐 준다. **C**, 손의 자뼈를 지지한다. **D**, 손바닥을 겹쳐 지지한다.

크(bodywork) 전달을 위한 유동적이고 효율적인 스타일을 달성할 수 있는 것은 그것들을 통합적으로 매끄럽게 엮어야만 가능하다는 점에 유의한다. 치료의 효율성을 높이고 힘을 줄이면 치료의 질도 향상될 것이다. 효율성을 높이는 것은 더 열심히 일하는 대신 더 현명하게 일하는 법을 배우는 것이다.

## 검토 질문(Review questions)

1. 환자에게 작용하는 힘을 발생시키기 위한 두 가지 방법은?
2. 적당한 테이블 높이의 중요성은 무엇인가? 적당한 테이블 높이에 관여하는 요인은 무엇인가?
3. 표준 마사지 테이블과 비교해 전동 테이블이 갖는 이점은 무엇인가?
4. 윤활제의 두 가지 모순되는 특성을 나열하고 기술해 보자.
5. 등을 수직으로 편 자세를 만들기 위한 신체 역학을 기술해 보자.
6. 중심부 정렬은 어떻게 해야 하는가?
7. 뒷발이 앞발에 수직인 시상으로 서기와 반대로 뒷발이 앞발과 평행한 시상으로 서기의 장점은 무엇인가?
8. 치료사의 머리와 목에 경사진 몸통 자세의 영향은 무엇인가?
9. 치료사는 환자에게 힘을 가장 잘 전하기 위해 상지를 어떻게 위치시켜야 하는가?
10. 접촉면의 선택에서 일반적인 규칙은 무엇인가?
11. 적절한 전달을 위해 힘의 필요한 방향을 기술해 보자.



## 깊이 생각해야 할 점(Deeper thoughts)

이 장에서는 장비, 위치 및 성능을 최적으로 사용하기 위한 지침을 설명하였다. 이 지침을 적용하려고 할 때 다른 문제가 생길 수 있을까? 치료사가 테이블이 아닌 마사지 의자나 지압 매트를 사용하면 어떤 차이가 있는가? 마사지를 통해 신체 역학을 유지하는 데 도움이 되는 장비나 액세서리가 있는가?

제8장

# 팔뼈의 촉진과 인대
## (Upper Extremity Bone Palpation and Ligaments)

### 개요(Overview)

제8장은 골격의 촉진을 다루는 제3부의 3개 장 중 하나이다. 이 장에서는 팔의 뼈와 뼈의 기준점 및 관절에 대한 촉진을 다룰 것이다. 어깨띠(견갑대, shoulder girdle)부터 시작해서 팔, 팔뚝, 손목 영역 그리고 손으로 끝맺는다. 어떤 뼈나 뼈의 기준점은 독립적으로 촉진될 수 있지만, 이 장은 하나의 기준점에서 다른 기준점으로 순차적으로 이어지도록 설정되었으므로 여기에 제시된 순서대로 이행할 것을 추천한다. 촉진되는 각 구조에 붙은 근육들도 제공된다. 근육에 대한 구체적인 촉진은 이 책의 제4부에서 다루지만, 지금은 이러한 근육 부착을 촉진하고 탐색하기에 좋은 시간이기도 하다. 팔의 인대는 이 장의 끝부분에 제시되어 있다.

제9장에서는 몸통의 인대와 뼈 촉진, 뼈의 기준점 및 관절에 대해 다루고, 제10장에서는 다리의 인대와 뼈의 촉진, 뼈의 기준점, 관절을 제시한다.

### 학습 내용(Chapter outline)

다음 부위의 뼈, 뼈 기준점 및 관절을 다루고자 한다.

Section 1: 어깨띠(견갑대, Shoulder girdle)
Section 2: 위팔과 아래팔(상완과 전완, Arm and forearm)
Section 3: 손목의 노쪽(Radial side of the wrist)[손배뼈(주상골, scaphoid)와 큰마름골(대능형골, trapezium)]
Section 4: 손목의 중앙 손목뼈(Central carpal bones)[알머리뼈(유두골, capitate), 반달뼈(월상골, lunate), 작은마름뼈(소능형골, trapezoid)]
Section 5: 손목의 자쪽(ulnar side of wrist)[세모뼈(삼각골, Triquetrum), 갈고리뼈(유구골, Hamate)]
Section 6: 앞쪽 손목(Anterior wrist)
Section 7: 손(Hand)
Section 8: 팔의 인대(Ligaments of the upper extremity)

### 학습목표(Chapter objectives)

*이 장을 마치고 나면 학생/치료사는 다음과 같은 사항을 수행할 수 있어야 한다.*

1. 이 장의 주요 용어를 정의한다.
2. 이 장에서 주요 용어로 나열된 뼈, 뼈의 기준점, 관절을 각각 촉진할 수 있다.
3. 이 장의 각 뼈의 기준점에 붙는 근육을 기술할 수 있다.
4. 팔의 각 인대의 위치를 설명할 수 있다.

### 주요 용어(Key terms)

갈고리뼈(유구골, Hamate)
갈고리뼈의 갈고리(Hook of the hamate)
노뼈머리(요골두, Radial head)
노뼈의 등쪽결절(요골의 배측결절, Dorsal tubercle of the radius)
노뼈의 리스터 결절(Lister's tubercle of the radius)
노뼈의 몸통(요골체, Radial shaft)
노뼈의 붓돌기(요골의 경상돌기, Styloid process of the radius)
먼쪽손가락뼈사이관절(원위지간관절, Distal interphalangeal joint; DIP)
몸쪽손가락뼈사이관절(근위지간관절, Proximal interphalangeal joint; PIP)
반달뼈(월상골, Lunate)
복장빗장관절(흉쇄관절, Sternoclavicular joint; SC)
봉우리빗장관절(견봉쇄골관절, Acromioclavicular joint; AC)
빗장뼈(쇄골, Clavicle)
세모뼈(삼각골, Triquetrum)
손가락뼈(지골, Phalanges, 단수: Phalanx)
손가락뼈머리(지골두, Phalangeal head)
손가락뼈몸통(지골체, Phalangeal shaft)
손가락뼈바닥(지골 기저부, Phalangeal base)
손가락뼈사이관절(지간관절, Interphalangeal joint; IP)
손배뼈 결절(주상골 결절, Tubercle of the scaphoid)
손배뼈(주상골, Scaphoid)
손허리뼈(중수골, Metacarpals)
손허리뼈머리(중수골두, Metacarpal head)
손허리뼈몸통(중수골체, Metacarpal shaft)
손허리뼈바닥(중수골 기저부, Metacarpal base)
손허리손가락관절(중수지절관절, Metacarpophalangeal joint; MCP)
알머리뼈(유두골, Capitate)
어깨뼈 위쪽모서리(견갑골 상연, Superior border of the scapula)
어깨뼈가시(견갑극, Spine of the scapula)
어깨뼈가시의 뿌리(견갑극근, Root of the spine of the scapula)
어깨뼈밑오목(견갑하와, Subscapular fossa of the scapula)
어깨뼈의 가시아래오목(견갑골의 극하와, Infraspinous fossa of the scapula)
어깨뼈의 가시위오목(견갑골의 극상와, Supraspinous fossa of the scapula)
어깨뼈의 가쪽모서리(견갑골의 외측연, Lateral border of the scapula)
어깨뼈의 관절아래결절(견갑골의 관절하결절, Infraglenoid tubercle of the scapula)
어깨뼈의 봉우리돌기(견봉돌기, Acromion process of the scapula)
어깨뼈의 부리돌기(견갑골의 오훼돌기, Coracoid process of the scapula)
어깨뼈의 아래쪽각(견갑골의 하각, Inferior angle of the scapula)
어깨뼈의 안쪽모서리(견갑골의 내측연, Medial border of the scapula)
어깨뼈의 위쪽각(견갑골의 상각, Superior angle of the scapula)
엄지의 안장관절(Saddle joint of the thumb)
위팔뼈몸통(상완골체, Humeral shaft)

위팔뼈의 가쪽관절융기위능선(상완골의 외측과상릉, Lateral supracondylar ridge of the humerus)
위팔뼈의 가쪽위관절융기(상완골의 외측상과, Lateral epicondyle of the humerus)
위팔뼈의 두갈래근고랑(상완골의 이두근 홈, Bicipital groove of the humerus)
위팔뼈의 세모근 결절(상완골의 삼각근 결절, Deltoid tuberosity of the humerus)
위팔뼈의 안쪽관절융기위능선(내측과상릉, Medial supracondylar ridge of the humerus)
위팔뼈의 안쪽위관절융기(상완골의 내측상과, Medial epicondyle of the humerus)
위팔뼈의 작은결절(상완골의 소결절, Lesser tubercle of the humerus)
위팔뼈의 큰결절(상완골의 대결절, Greater tubercle of the humerus)
위팔뼈의 팔꿈치오목(상완골의 주두와, Olecranon fossa of the humerus)
자뼈몸통(척골체, Ulnar shaft)
자뼈의 붓돌기(척골의 경상돌기, Styloid process of the ulna)
자뼈의 팔꿈치머리돌기(척골의 주두돌기, Olecranon process of the ulna)
작은마름뼈(소능형골, Trapezoid)
콩알뼈(두상골, Pisiform)
큰마름뼈(대능형골, Trapezium)
큰마름뼈결절(대능형골결절, Tubercle of trapezium)
해부학적 코담배갑(Anatomic snuffbox)

Go to http://evolve.elsevier.com/Muscolino/palpation for identification of bony landmark exercises.

## Section 1: 어깨띠(견갑대, Shoulder Girdle)

### 어깨띠의 앞안쪽 모습 (Anteromedial view of the shoulder girdle)(그림 8–1)

**복장빗장관절[흉쇄관절, sternoclavicular(SC) joint].** 먼저 복장뼈자루(흉골병)의 복장위패임(흉골상절흔, suprasternal notch of the manubrium of sternum)을 찾아 앞쪽 어깨띠를 촉지하기 시작한다. 그런 다음 가쪽으로 누르면서 복장뼈(흉골)와 빗장뼈(쇄골)의 안쪽(근위) 끝 사이의 복장빗장관절을 느껴 본다(그림 8–2). SC관절을 더욱 잘 촉진하려면, SC관절을 만지는 동안 환자에게 팔을 다양한 동작 범위에서 적극적으로 움직이도록 요청한다.

**빗장뼈(쇄골, clavicle).** SC관절에서 빗장뼈의 축을 따라 안쪽에서 가쪽으로(근위에서 원위) 미끄러지듯이 전체 길이를 만져 본다(그림 8–3). 빗장뼈의 중앙부는 앞쪽으로 볼록하고 가쪽 끝은 앞쪽으로 오목하다는 것을 주목한다.

*참고:* 목빗근(흉쇄유돌근)과 위등세모근(상승모근)은 빗장뼈의 상부면에 부착한다. 큰가슴근(대흉근), 앞쪽 어깨세모근(전방삼각근), 빗장밑근(쇄골하근)은 빗장뼈 아래쪽에 부착되어 있다.

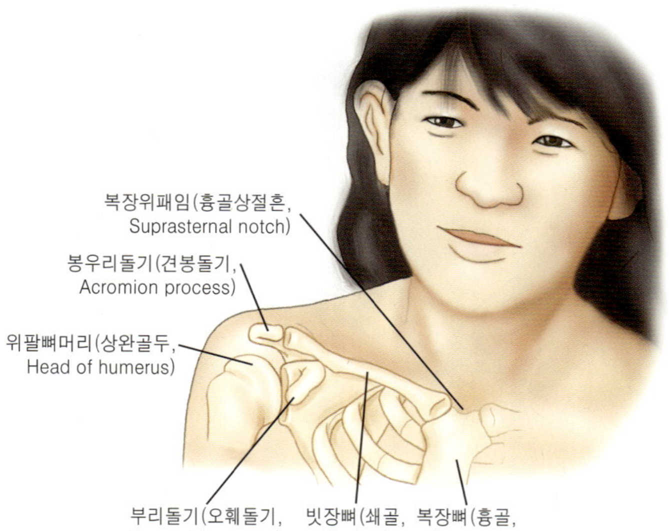

그림 8–1. 어깨띠의 앞안쪽 그림.

**어깨뼈의 부리돌기(견갑골의 오훼돌기, coracoid process of the scapula).** 빗장뼈 가쪽(원위) 끝의 오목한 부분에서 빗장뼈 아래쪽으로 내려오면 **어깨뼈의 부리돌기**를 찾을 수 있다(그림 8–4). 이

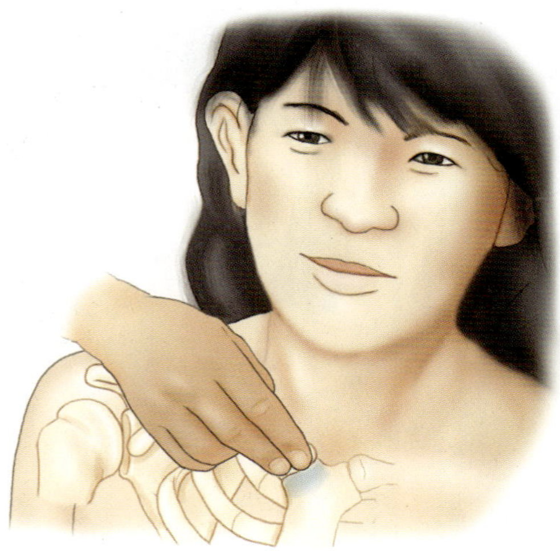

그림 8–2. 복장빗장관절.

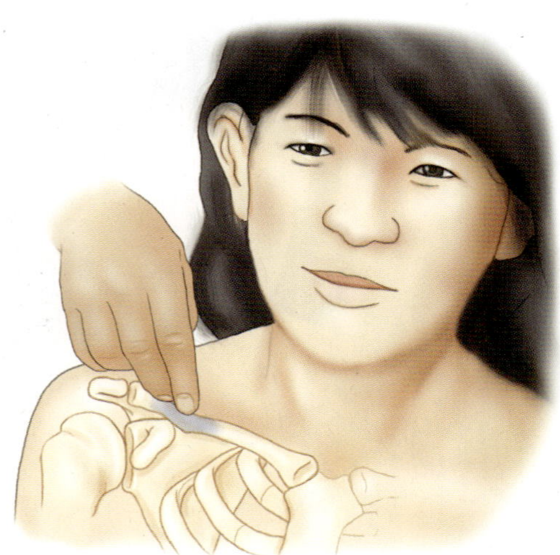

그림 8–3. 빗장뼈.

8

것은 큰가슴근 깊숙이 위치하고 있다. 부리돌기를 촉진할 때 정점(apex)이 가쪽을 가리키는지 확인한다. 이런 방식으로 부리돌기를 찾기 어렵다면, 먼저 부리돌기의 정점을 찾아 만져 본다. 이렇게 하려면 빗장뼈의 먼 측면 끝에서 위팔뼈머리(상완골두, head of humerus)로 내려간 다음 안쪽을 눌러 돌기의 정점을 찾는다.

*참고:* 부리돌기에는 위팔두갈래근(상완이두근)의 머리갈래(the short head of the biceps brachii), 부리위팔근(오구완근, coracobrachialis), 작은가슴근(소흉근, pectoralis minor)의 세 가지 근육이 부착되어 있다.

**어깨뼈의 봉우리돌기(견갑골의 견봉돌기, acromion process of the scapula).** 어깨뼈의 부리돌기를 촉진하고 나서 다시 빗장뼈로 돌아와 **어깨뼈의 봉우리돌기**에 도달할 때까지 다시 한 번 빗장뼈를 계속 가쪽으로 촉진한다(그림 8-5). 어깨뼈의 봉우리돌기는 가장 가쪽 끝(즉, 어깨 끝)에 있다.

8

*참고:* 위등세모근(상승모근)과 어깨세모근(삼각근)은 어깨뼈의 봉우리돌기에 부착한다. 가시위근(극상근)의 먼쪽 인대는 위팔뼈머리(상완골두)의 큰 결절에 부착하기 위해 봉우리돌기 깊숙이(아래쪽) 주행한다.

**봉우리빗장관절(견봉쇄골관절, acromioclavicular joint). 봉우리빗장관절**을 가장 잘 느끼려면 어깨뼈 봉우리에서 빗장뼈 방향으로 안쪽으로 누르면서 AC관절이 느껴질 때까지 촉진한다(그림 8-6). 빗장뼈의 가쪽 끝이 봉우리돌기보다 약간 위쪽으로 튀어나와 있기 때문에 이것이 일반적으로 이 관절선을 느끼기 가장 쉬운 방법이다.

## 어깨뼈의 뒤가쪽 모습 (Posterolateral view of the scapula)(그림 8-7)

**어깨뼈의 봉우리돌기와 어깨뼈가시(견봉돌기와 견갑극, acromion process and spine of the scapula). 어깨뼈가시**(spine of the scapula)는 봉우리돌기가 뒤쪽으로 이어진 것이다. 어깨뼈가시를 찾으려면 봉우리돌기에서 시작한다(그림 8-8A). 어깨뼈가시 뒤쪽으로 봉우리돌기를 따라 촉진한다(그림 8-8B). 어깨뼈가시는 어깨뼈의 안쪽 경계까지 만져질 수 있다. 어깨뼈가시는 치료사가 뒤쪽으로 치료할 때 촉진하는 손가락을 그것을 가로질러 위아래로 움직이며 수직으로 두드릴 때 가장 잘 촉진될 수 있다.

*참고:* 뒤쪽 어깨세모근(후방삼각근)과 등세모근(승모근)이 어깨뼈가시(견갑극)에 붙는다. 작은마름근(소능형근, rhomboid minor)은 어깨뼈가시의 뿌리에 붙는다.

**어깨뼈의 가시위오목(견갑골의 극상와, supraspinous fossa).** 어깨뼈의 가시위오목을 촉진하기 위해 어깨뼈가시를 찾고 바로 위쪽으로 손을 이동한다(그림 8-9). 가시위오목 내에서 어깨뼈가시의 위쪽 경계를 따라 촉진한다.

*참고:* 가시위오목은 위등세모근과 가시위근으로 덮여 있다. 가시위근은 가시위오목에 부착되어 있다.

**어깨뼈의 가시아래오목(견갑골의 극하와, infraspinous fossa of the scapula).** 어깨뼈의 가시아래오목을 촉진하려면 어깨뼈가시를 찾아 손을 아래쪽으로 이동한다(그림 8-10). 가시아래오목은 가시위오목보다 크다.

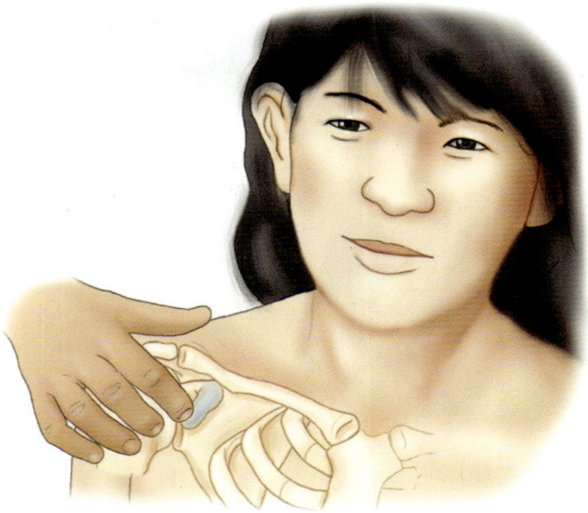

**Anteromedial view**

**그림 8-4.** 어깨뼈의 부리돌기.

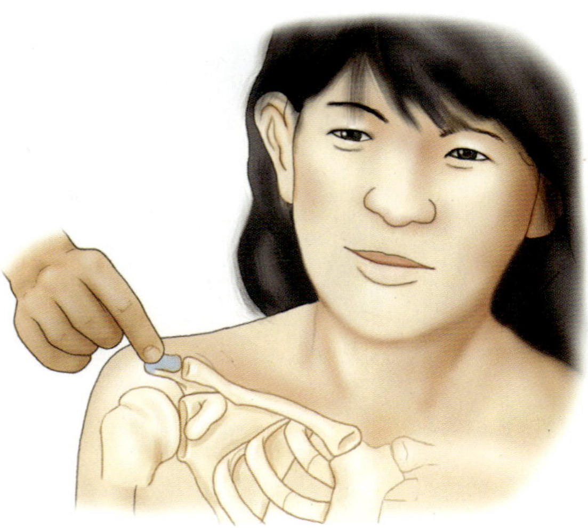

**Anteromedial view**

**그림 8-5.** 어깨뼈의 봉우리돌기.

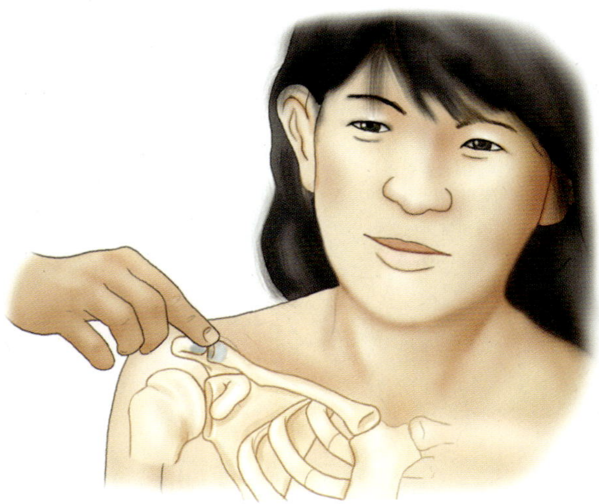

**Anteromedial view**

**그림 8-6.** 봉우리빗장관절.

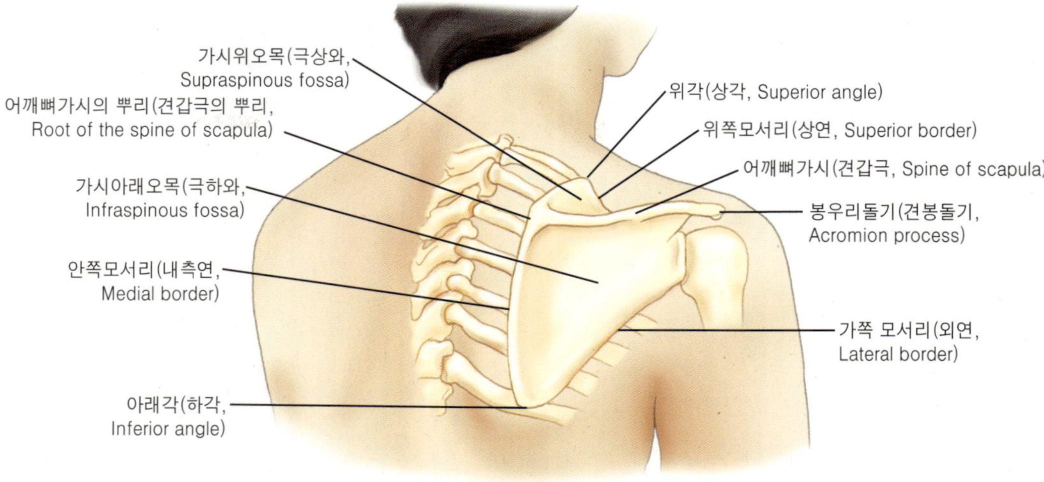


**Posterolateral view**

**그림 8-7.** 어깨뼈의 뒤가쪽 그림.



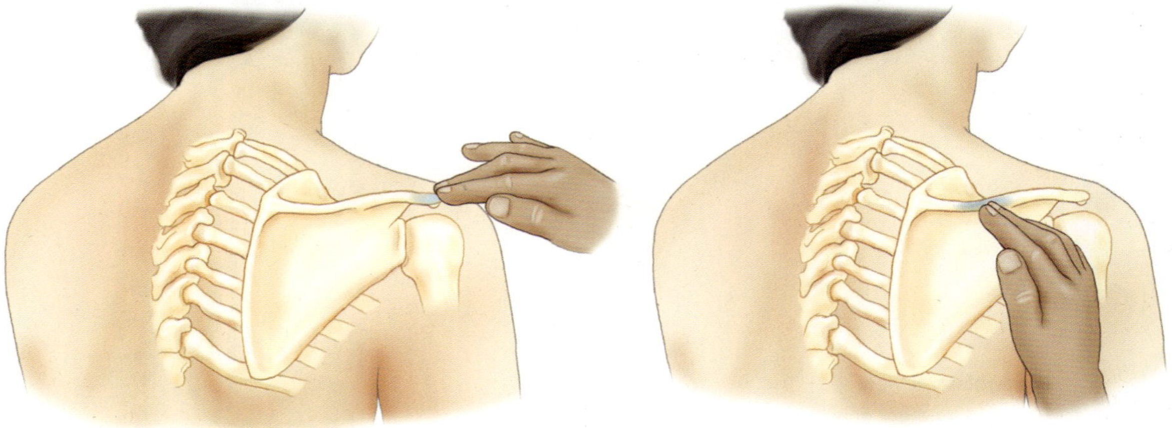

A **Posterolateral view** B **Posterolateral view**

**그림 8-8.** 어깨뼈의 봉우리돌기와 어깨뼈가시.

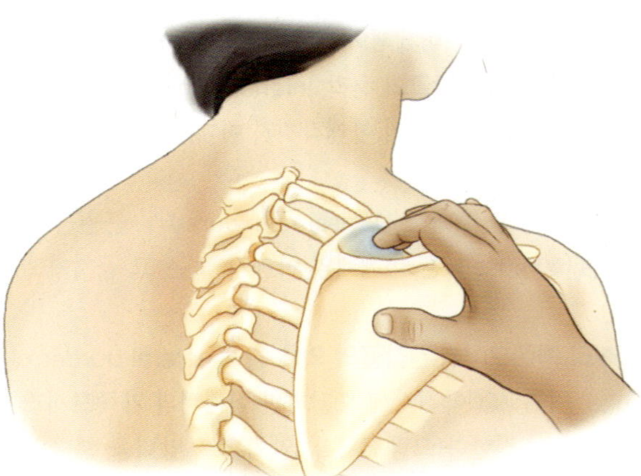

**Posterolateral view**

**그림 8-9.** 가시위오목.

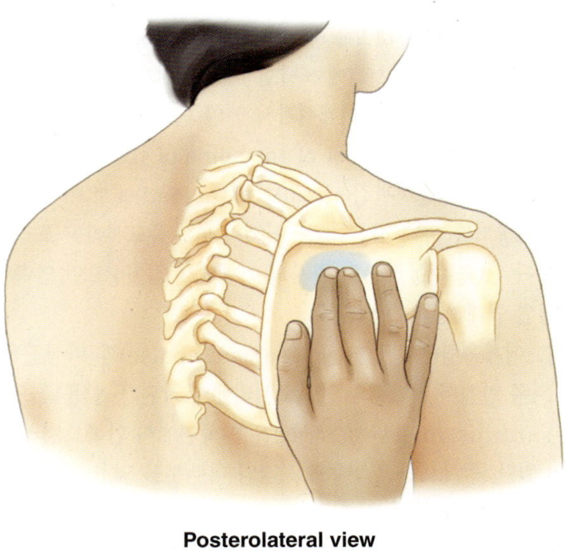

**Posterolateral view**

**그림 8-10.** 어깨뼈의 가시아래오목.

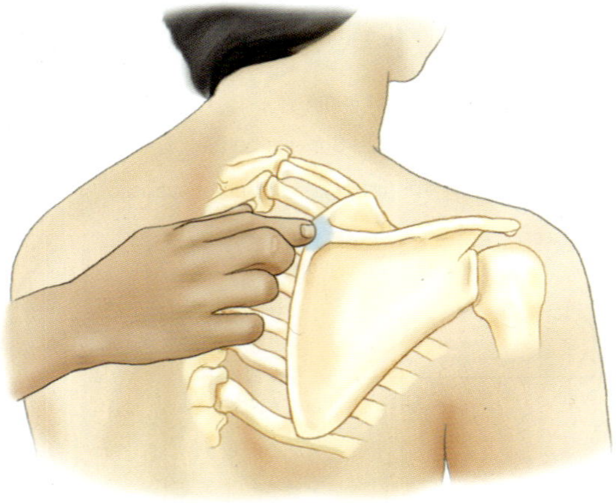

Posterolateral view

**그림 8-11.** 어깨뼈의 안쪽모서리(어깨뼈가시의 뿌리에서).

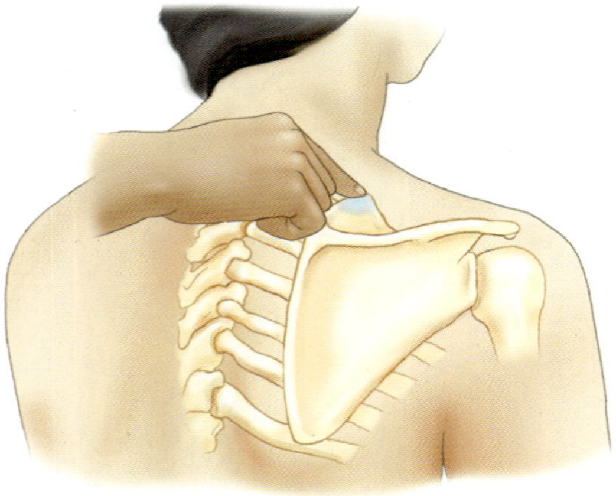

Posterolateral view

**그림 8-12.** 어깨뼈의 위각.

*참고:* 가시아래근(극하근)은 가시아래오목에 부착되어 있다. 뒤쪽 어깨세모근(후방 삼각근)은 가시아래오목의 대부분을 덮고 있다.

**어깨뼈의 안쪽모서리(견갑골의 내측 경계, medial border of the scapula: at the root of the spine of the scapula, 어깨뼈가시의 뿌리).** 어깨뼈의 안쪽모서리에 도달할 때까지 어깨뼈가시를 따라 계속 촉진한다(그림 8-11). 어깨뼈가시가 안쪽모서리에서 끝나는 부분을 **어깨뼈가시의 뿌리**(root of the spine of the scapula)라고 한다. 환자가 어깨갈비관절(scapulocostal joint)에서 어깨뼈를 내밀고 집어넣기를 하게 하는 것은 어깨뼈의 안쪽모서리를 드러내는 데 도움이 된다. 수동적으로 환자의 어깨뼈를 집어넣으면 안쪽모서리를 훨씬 쉽게 찾을 수 있다.

*참고:* 어깨올림근(견갑거근, levator scapulae)과 마름근(능형근)이 뒤쪽 면에서 어깨뼈의 안쪽모서리에 부착된다. 앞톱니근(전방거근, sarratus anterior muscle)은 앞쪽면에서 안쪽모서리에 부착되어 있다. 등세모근은 안쪽모서리의 대부분을 덮고 있다.

**어깨뼈의 위각(견갑골의 상각, superior angle of the scapula).** 어깨뼈의 안쪽모서리를 찾고 난 후 **어깨뼈의 위각**에 도달할 때까지 위쪽을 따라 촉진한다(그림 8-12). 환자가 어깨뼈를 올리고 내리게 하면 위각을 촉진하는 데 도움이 된다.

*참고:* 어깨올림근은 어깨뼈의 위각에 부착되어 있다.

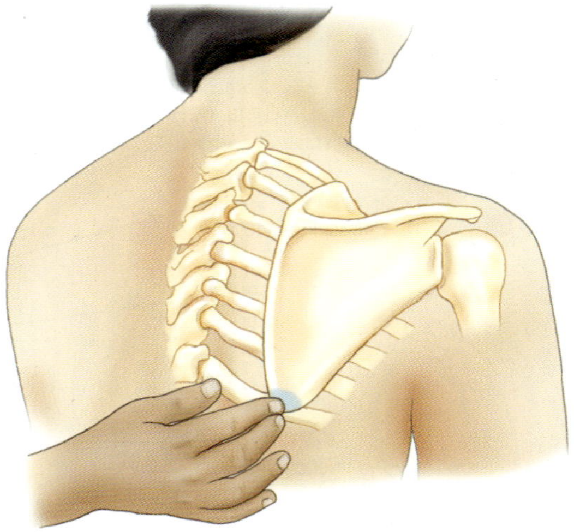

Posterolateral view

**그림 8-13.** 어깨뼈의 아래각.

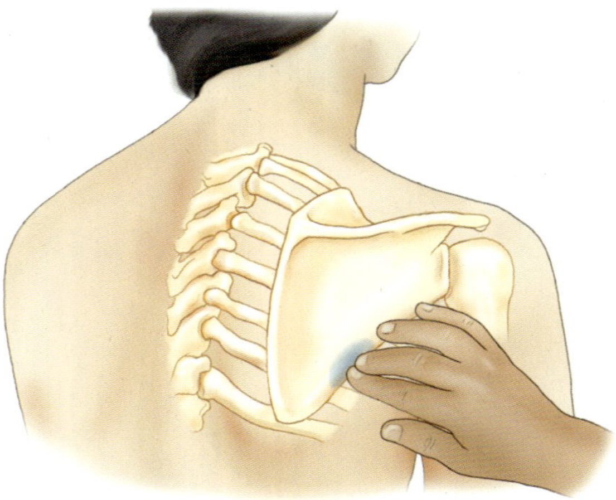

Posterolateral view

**그림 8-14.** 어깨뼈의 가쪽모서리.

**어깨뼈의 아래각(견갑골의 하각, inferior angle of the scapula).** 어깨뼈의 위각에서 **어깨뼈의 아래각**까지 어깨뼈의 안쪽모서리를 따라 촉진한다(그림 8-13).

*참고:* 넓은등근(광배근, latissimus dorsi)과 큰원근(대원근, teres major muscle)은 어깨뼈의 아래각 또는 그 근처에 부착되어 있다.

**어깨뼈의 가쪽모서리(견갑골의 외측 경계, lateral border of the scapula).** 어깨뼈의 아래각에 도달하면 **어깨뼈의 가쪽모서리**를 위쪽으로 계속 촉진한다(그림 8-14). 안쪽으로 압력을 준다면 가쪽모서리를 느끼는 것이 가장 쉽다. 어깨뼈의 가쪽모서리는 어깨뼈의 관절오목(관절와, glenoid fossa) 바로 아래에 있는 **어깨뼈의 관절아래결절**(infraglenoid tubercle of the scapula)까지 쭉 촉진된다. 어깨뼈의 관절아래결절을 만지고 있다는 것을 확인하기 위해 위팔세갈래근의 긴머리갈래(삼두근의 장두, long head of triceps brachii)가 관절아래결절에 부착된 것을 두드러져 보이도록 환자에게 팔꿉관절에서 저항에 대항하여 팔뚝을 펴볼 것을 요청한다(치료사가 팔꿉관절에서 팔뚝의 폄에 대한 저항을 제공하거나 환자가 자신의 허벅지를 팔뚝으로 눌러 저항을 제공할 수 있다).

*참고:* 큰원근과 작은원근(소원근)은 어깨뼈의 가쪽모서리에 부착되어 있다. 위팔세갈래근의 긴머리갈래는 어깨뼈의 관절아래결절에 붙는다. 앞쪽에서 어깨밑근(견갑하근)은 어깨뼈의 가쪽모서리에 붙거나 그 근처에 붙는다.

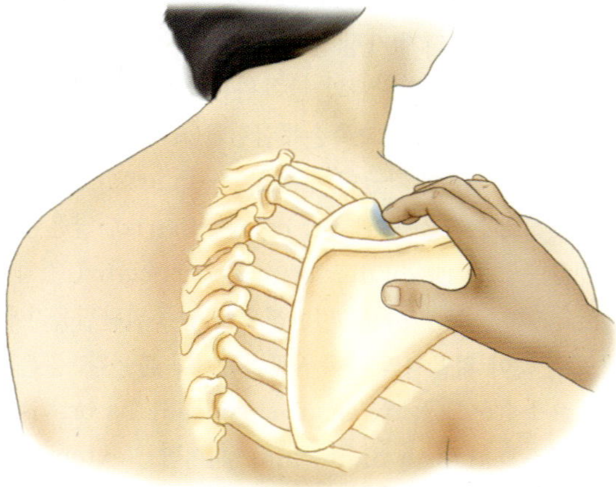

Posterolateral view

**그림 8-15.** 어깨뼈의 위쪽모서리.

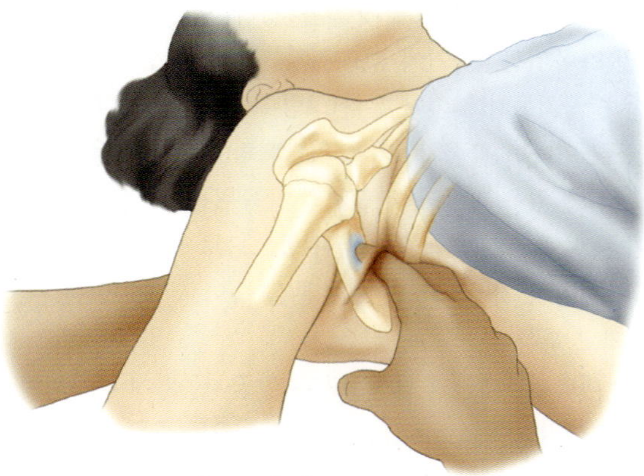

Lateral view

**그림 8-16.** 어깨뼈의 피막아래오목.

**어깨뼈의 위쪽모서리(견갑골의 상연, superior border of the scapula). 어깨뼈의 위쪽모서리**는 안쪽 및 가쪽모서리보다 더 촉진하기 어렵다. 먼저 어깨뼈의 안쪽모서리를 다시 한 번 위각까지 추적한다. 위각을 찾은 다음 압력이 위쪽모서리에 대해 아래로 향하게 하여 위쪽모서리를 따라 옆으로 계속 촉진한다(그림 8-15). 어깨뼈를 올리는 것(어깨갈비관절에서)은 위쪽모서리를 조금 더 두드러지게 하는 데 도움을 준다. 어깨뼈의 위쪽모서리 전체 길이를 촉진하는 것은 일반적으로 불가능하다.

*참고:* 어깨목뿔근(견갑설골근, omohyoid)은 어깨뼈 위쪽모서리에 부착한다. 어깨올림근(견갑거근)도 역시 위각에서 어깨뼈의 위쪽모서리에 붙는다.

**어깨뼈의 피막아래오목(견갑골의 견갑하와, subscapular fossa of the scapula). 어깨뼈의 피막아래오목**은 어깨뼈의 앞쪽 표면에 위치하며 촉진하기가 꽤 어려울 수 있다. 환자를 바로 눕힌 상태에서 한 손으로 환자의 어깨뼈 안쪽모서리를 잡고 수동적으로 어깨뼈를 밀어낸다. 다른 손으로 어깨뼈의 앞면을 천천히 그러나 확실하게 촉진한다(그림 8-16).

*참고:* 어깨밑근은 어깨뼈의 앞쪽에 있는 피막아래오목에 부착되어 있다. 앞톱니근 역시 안쪽모서리를 따라 어깨뼈의 앞쪽에 부착되어 있다.

8

## Section 2: 위팔과 아래팔 (상완과 전완, Arm and forearm)

**위팔뼈(상완골, humerus)의 큰결절(대결절, greater tubercle), 두갈래근고랑(이두근구, bicipital groove) 및 작은결절(소결절, lesser tubercle).** 큰결절은 두갈래근고랑의 가쪽에 있고, 작은결절은 안쪽에 있다. 먼저 어깨뼈 봉우리돌기의 앞가쪽 가장자리를 찾은 다음 바로 밑에 있는 위팔뼈머리로 내려가면, 위팔뼈의 큰결절을 만질 수 있다. 그림 8-17A는 가까운 팔의 앞옆쪽 모습이고, 그림 8-17B는 큰결절과 작은결절의 윤곽과 그 사이의 두갈래근고랑을

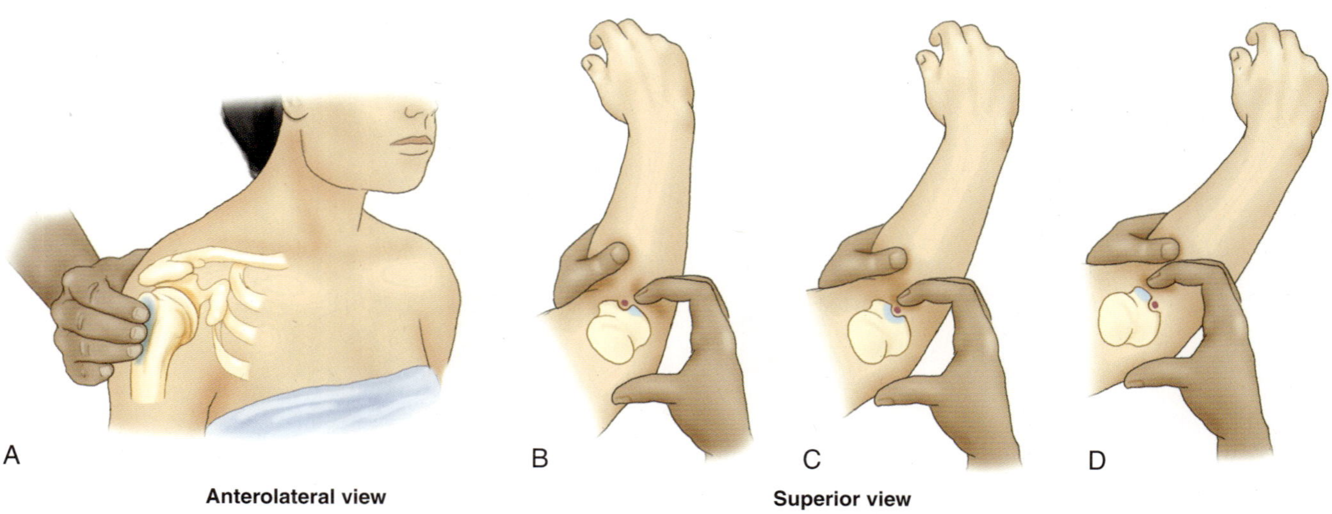

A Anterolateral view

B C D Superior view

**그림 8-17.** 위팔뼈의 큰결절, 두갈래근고랑 및 작은결절.

볼 수 있는, 위에서 아래로 내려다보는 그림이다. 이제 편평한 손가락 패드로 위팔뼈머리의 앞쪽면을 가로질러 촉진하면서 환자의 팔을 어깨관절에서 가쪽돌림으로 수동적으로 움직인다. 두갈래근고랑이 손가락 패드 밑으로 지나갈 때 촉진하는 손가락이 두갈래근고랑으로 떨어지는 것을 느낄 수 있어야 한다(그림 8-17C). 환자의 팔을 계속 측면으로 수동적으로 회전시키면 두갈래근고랑 바로 안쪽에 있는 작은결절이 손가락 밑으로 만져질 것이다(그림 8-17D). 만약 결절과 두갈래근고랑이 만져지지 않는다면 환자의 팔을 안쪽돌림과 가쪽돌림을 통해 번갈아 움직이면서 찾아본다.

*참고:* 위팔두갈래근의 긴머리는 두갈래근고랑을 통과한다. 가시위근(극상근), 가시아래근(극하근), 작은원근(소원근)은 큰결절에 부착한다. 어깨밑근은 작은결절에 부착한다.

**삼각결절(deltoid tuberosity).** 위팔뼈머리의 결절에서 위팔뼈몸통의 가쪽 아래 약 1/3 지점에서 뼈 돌출부가 느껴질 때까지 위팔뼈몸통의 가쪽 아래 방향으로 먼쪽으로 이동한다. 이것이 **삼각결절**이다(그림 8-18). 삼각결절은 먼쪽으로 삼각결절에 부착하는 세모근(삼각근)을 따라가면 찾을 수 있다.

*참고:* 세모근은 위팔뼈의 삼각결절에 부착한다. 또한 삼각결절에 매우 가깝게 부착되는 것은 위팔근의 몸쪽부분이다.

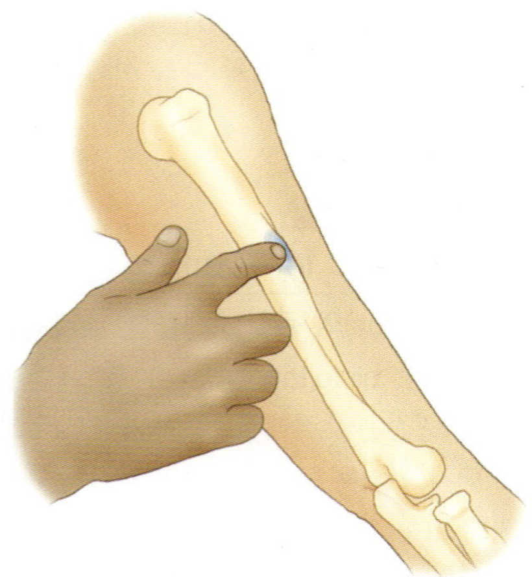

Lateral view

**그림 8-18.** 삼각결절.

**위팔뼈의 안쪽 및 가쪽위관절융기(상완골의 내측 및 외측 상과, medial and lateral epicondyles). 위팔뼈의 안쪽 및 가쪽위관절융기**를 찾으려면 환자에게 팔꿉관절에서 아래팔(전완)을 90° 정도 구부리도록 요청한다. 촉진하는 손가락(엄지와 중지)을 환자 팔의 안쪽과 가쪽에 놓는다(그림 8-19A). 이제 촉진하는 손가락을 환자의 팔 아래쪽으로 움직이면 위팔뼈의 안쪽 및 가쪽위관절융기에 분명히 부딪힐 것이다(그림 8-19B). 그것들은 팔꿉관절 근처의 위팔뼈 측면을 따라 눈에 띄게 가장 넓은 지점이다.

*참고:* 5개의 근육이 위팔뼈의 안쪽위관절융기에 붙어 있다: 원엎침근(pronator teres), 노쪽손목굽힘근(요측수근굴근, flexor carpi radialis), 긴손바닥근(장수장근, palmaris longus), 자쪽손목굽힘근(척측수근굴근, flexor carpi ulnaris), 얕은손가락굽힘근(표재수근굴근, flexor digitorum superficialis), 긴엄지굽힘근(flexor pollicis longus)도 일반적으로 안쪽위관절융기에 붙는다. 6개의 근육이 위팔뼈의 가쪽위관절융기에 붙는다: 짧은노쪽손목폄근(단요측수근신근, extensor carpi radialis brevis), 손가락폄근(지신근, extensor digitorum), 새끼폄근(extensor digiti minimi), 자쪽손목폄근(척측수근신근, extensor carpi ulnaris), 팔꿈치근(주근, anconeus), 손뒤침근(회외근, supinator).

**자뼈의 팔꿈치돌기(척골의 주두돌기, olecranon process). 자뼈의 팔꿈치돌기**는 매우 쉽게 찾을 수 있다. 엄지와 중지를 위팔뼈의 안쪽 및 가쪽위관절융기에 놓고 검지를 두 위관절융기 사이 중간에 위치한 팔꿈치돌기에 얹어 본다(그림 8-20). 참고: 환자의 팔꿉관절이 굽혀 있다면 팔꿈치돌기는 위팔뼈의 두 위관절융기보다 더 멀리 아래쪽에 있을 것이다. 위팔뼈의 안쪽위관절융기와 자뼈의 팔꿈치돌기 사이에 자신경(척골신경)이 있으므로 촉진 압력에 주의해야 하며, 자신경이 지나가는 자뼈 부분을 속어로 '재미있는 뼈(funny bone)'라고 부른다.

*참고:* 위팔세갈래근과 팔꿈치근은 팔꿈치돌기에 부착되어 있다.

**위팔뼈(상완골, humerus)의 팔꿈치오목(주두와, olecranon fossa).** 자뼈의 팔꿈치돌기를 찾고 나면 위팔뼈의 팔꿈치오목은 매우 찾기 쉽다. 환자의 팔뚝은 **위팔뼈의 팔꿈치오목**이 드러나게 하

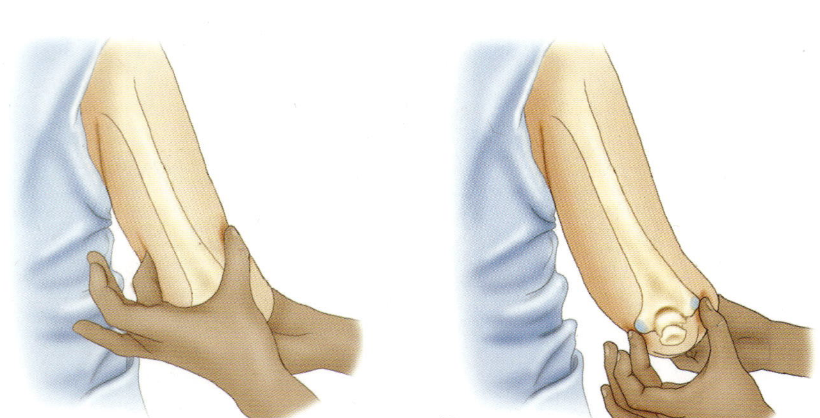

A

B

Posterior view

**그림 8-19.** 위팔뼈의 안쪽과 가쪽위관절융기.

기 위해 팔꿉관절에서 부분적으로 굽혀야 한다(팔을 완전히 펴면 자뼈의 팔꿈치돌기가 위팔뼈의 팔꿈치오목에 위치하여 촉진을 방해한다). 자뼈의 팔꿈치돌기의 가장 몸쪽 정중선 지점을 찾아서 바로 위쪽으로 떨어드리면 위팔뼈의 팔꿈치오목을 만질 수 있다(그림 8-21).

*참고:* 위팔세갈래근의 먼쪽 인대가 위팔뼈의 팔꿈치오목 위에 놓여 있다.

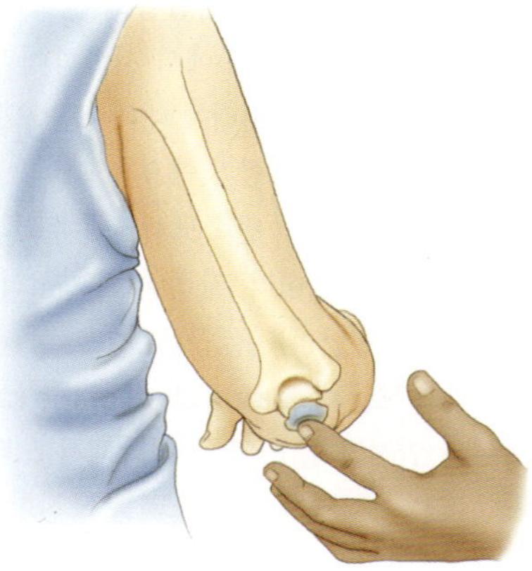

Posterior view

**그림 8-20.** 자뼈의 팔꿈치돌기.

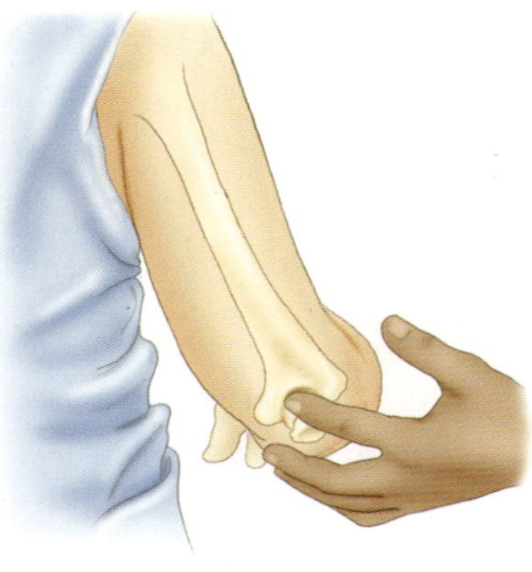

Posterior view

**그림 8-21.** 위팔뼈의 팔꿈치오목.

**위팔뼈(상완골)의 가쪽관절융기위능선(외측과상릉, lateral supracondylar ridge).** 위팔뼈의 가쪽위관절융기(그림 8-22A)에서 안쪽으로 힘을 주면서 **위팔뼈의 가쪽관절융기위능선**을 만져 본다(그림 8-22B).

*참고:* 위팔노근(상완요골근)과 긴노쪽손목폄근은 위팔뼈의 가쪽관절융기위능선에 부착되어 있다.

**가쪽 위팔뼈몸통(외측 상완골체, lateral humeral shaft). 위팔뼈몸통**의 대부분은 근육 안쪽 깊숙이 있어 직접 촉진하기가 어렵다. 그러나 가쪽은 촉진할 수 있다. 위팔뼈의 가쪽관절융기위능선에서 위팔근과 위팔세갈래근 사이의 축(shaft)에 대해 안쪽으로 압력을 가하면서 위팔뼈의 가쪽 축을 몸쪽으로 계속 촉진한다(그림 8-23).

*참고:* 세모근, 위팔근 및 위팔세갈래근은 위팔뼈의 가쪽 축에 부착되거나 그 근처에 부착된다.

**노뼈머리(요골두, radial head). 노뼈머리**는 노뼈의 위쪽 끝에 있다. 이것을 촉진하려면 위팔뼈의 가쪽위관절융기에서 시작하여 바로 아래쪽으로 손을 내린다(그림 8-24). 노뼈머리와 위팔뼈 사이의 관절 공간을 느낄 수 있다(작은머리는 팔꿉관절에서 위팔뼈의 기준점인데, 노뼈머리 바로 옆에 있으며 여기서도 만질 수 있음). 노뼈머리를 드러내기 위해서 위(근위)와 아래(원위)에 두 손가락을 대고 환자에게 팔뚝을 노자관절(요척관절)에서 번갈아가며 엎침(회내, pronate) 및 뒤침(회외, supinate)을 하도록 요청한다. 노뼈머리의 돌림을 손가락 아래에서 느낄 수 있다.

**위팔뼈의 안쪽관절융기위능선(상완골의 내측과상릉, medial supracondylar ridge).** 팔꿈치 안쪽으로 이동한다. 위팔뼈의 안쪽위관절융기에서 시작한다(그림 8-25A). 이제 **위팔뼈의 안쪽관절융기위능선** 바로 몸쪽부분을 가쪽으로 힘을 주며 촉진한다(그림 8-25B).

*참고:* 원엎침근(pronator teres)은 위팔뼈의 안쪽관절융기위능선의 가장 말단 끝에 부착된다(그 외에도 안쪽위관절융기에도 부착되어 있다).

**안쪽 위팔뼈몸통(내측 상완골체, medial humeral shaft).** 위팔뼈의 안쪽 축의 대부분도 촉진 가능하다. 그러나 많은 신경혈관 구조(정중신경, 자신경, 근육피부신경 및 위팔동맥)가 존재하기 때문에

8

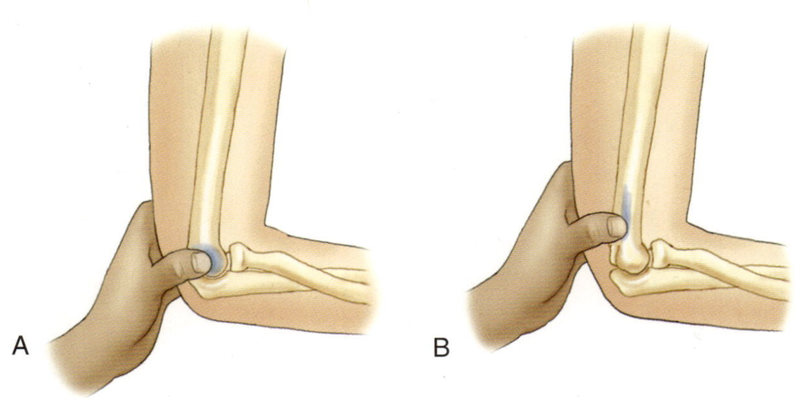



Lateral view

**그림 8-22.** 위팔뼈의 가쪽관절융기위능선.

촉진 압력에 주의해야 한다. 위팔뼈의 안쪽 축을 촉진하려면 안쪽 축에 대해 측면으로 압력을 가하면서 위팔뼈의 안쪽관절융기위능선에서 몸쪽부분으로 계속 촉진한다(그림 8-26).

*참고:* 위팔뼈의 안쪽 축 위 또는 근처에 부착하는 것은 위팔근, 부리위팔근(오훼완근, coracobrachialis), 위팔세갈래근이다. 좀 더 위쪽에는 넓은등근(광배근)과 큰원근(대원근)도 위팔뼈의 안쪽 축에 붙는다.

**자뼈몸통(척골체, ulnar shaft). 자뼈몸통**의 전체 안쪽모서리는 쉽게 만질 수 있다. 팔꿈치돌기의 안쪽에서 시작하여 자뼈의 먼쪽 끝에 도달할 때까지 자뼈의 안쪽모서리에 대해 측면으로 압력을 가하면서 먼쪽으로 계속 촉진한다(그림 8-27).

*참고:* 3개의 근육이 자뼈 축의 안쪽모서리에 부착된다: 자쪽손목굽힘근(척측수근굴근)의 자뼈머리, 자쪽손목폄근(척추수근신근)의 자뼈머리, 깊은손가락굽힘근(심지굴근).

**가쪽 노뼈몸통(외측 요골체, lateral shaft of the radius). 가쪽 노뼈몸통**의 대부분은 만져진다. 중간쯤 시작해서 노뼈의 가쪽 축에 대해 안쪽으로 압력을 가하면서 가쪽 노뼈를 촉진한다(그림 8-28). 환자에게 노자관절에서 팔뚝을 번갈아 엎침 및 뒤침하도록 요청하면 노뼈몸통을 드러내는 데 도움이 된다. 노뼈머리에 도달할 때까지 노뼈의 가쪽 축을 몸쪽으로 계속 촉진한다(참고: 위쪽, 가쪽 노뼈몸통은 손뒤침근의 안쪽 깊이 있기 때문에 만지기 어려울 수 있다). 노뼈의 중간 부위부터 다시 시작하여 붓돌기의 끝부분까지 노뼈몸통

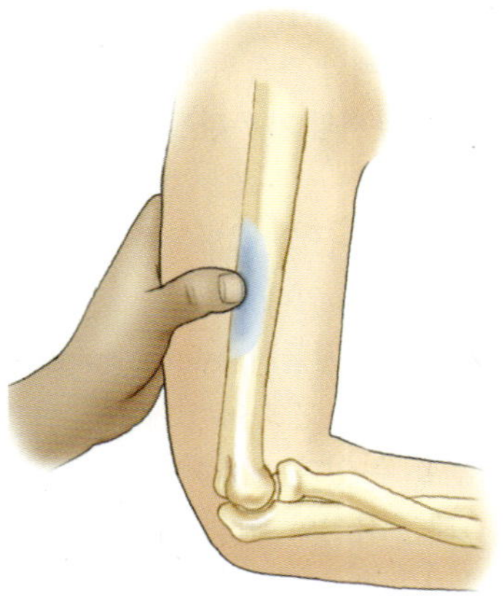

**Lateral view**

**그림 8-23.** 가쪽 위팔뼈몸통.

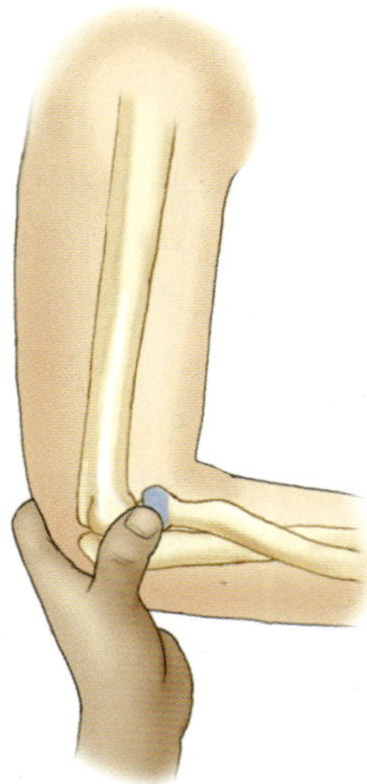

**Lateral view**

**그림 8-24.** 노뼈머리.

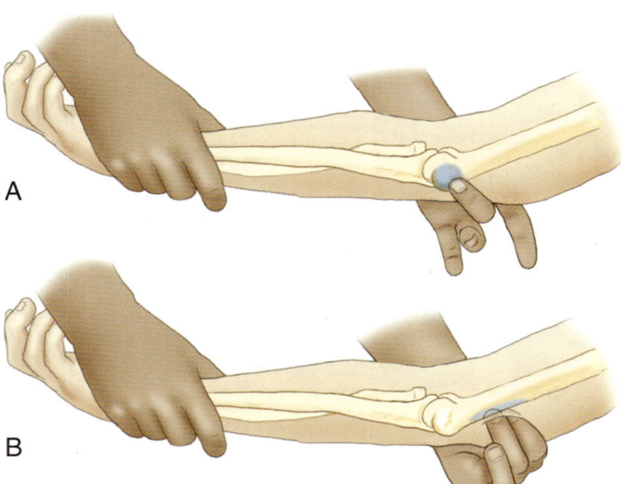


**Medial view**

**그림 8-25.** 위팔뼈의 안쪽관절융기위능선.

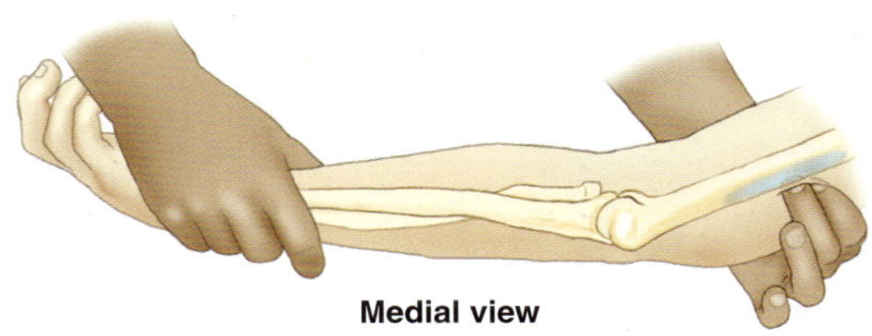

**Medial view**

**그림 8-26.** 안쪽 위팔뼈몸통.

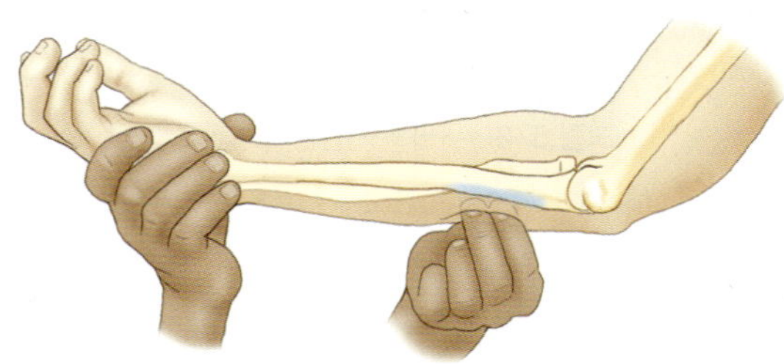

**Medial view**

**그림 8-27.** 자뼈몸통.

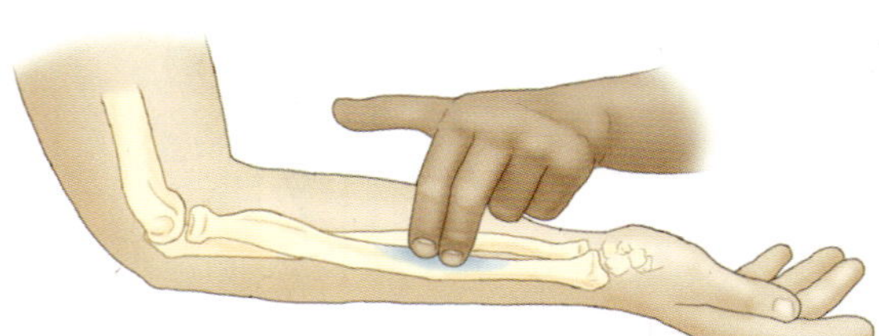

**Lateral view**

**그림 8-28.** 가쪽 노뼈몸통.

8

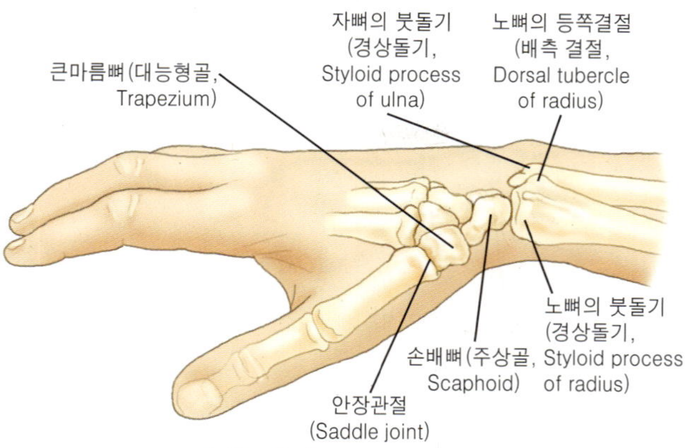

**그림 8-29.** 손목/손의 가쪽 그림.

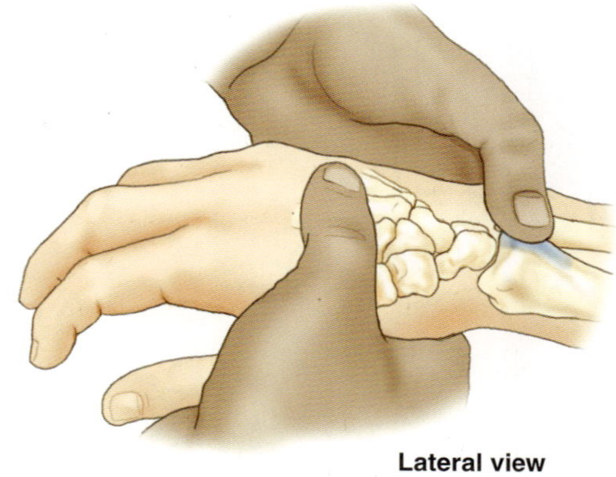

**그림 8-31.** 등쪽 결절.

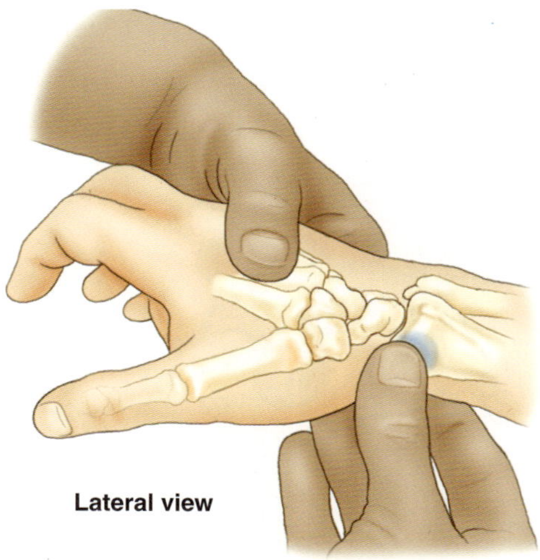

**그림 8-30.** 노뼈의 붓돌기.

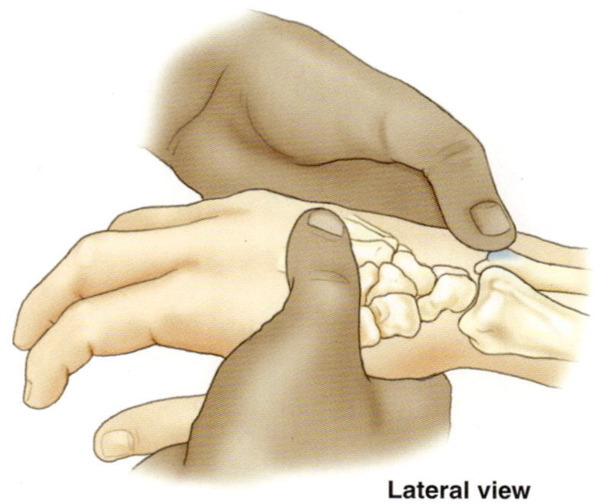

**그림 8-32.** 자뼈의 붓돌기.

을 계속 촉진한다(참고: 노뼈몸통의 먼쪽 작은 부분은 촉진하기 약간 어렵다. 엄지손가락을 움직이는 팔뚝의 2개의 깊은 근육이 여기를 가로지르기 때문이다).

*참고:* 손뒤침근(회외근), 원엎침근, 긴엄지굽힘근(장무지굴근)이 노뼈의 측면 축에 부착된다. 긴엄지벌림근(장무지벌림근)과 짧은엄지폄근(단무지신근)은 노뼈의 붓돌기(경상돌기, radial styloid) 근처에서 가쪽 노뼈몸통의 먼쪽부분(피상적으로)을 가로지른다.

## 손목/손의 가쪽 그림 (Lateral view of the wrist/hand)(그림 8-29)

**노뼈의 붓돌기(요골의 경상돌기, styloid process of the radius).** 가쪽 노뼈몸통을 찾고 나서 노뼈의 가쪽 축의 먼쪽 끝에 위치한 **붓돌기**에 도달할 때까지 아래쪽으로 계속 촉진한다(그림 8-30).

*참고:* 위팔노근(상완요골근)은 노뼈의 붓돌기에 부착되어 있다.

**등쪽(리스터) 결절[dorsal tubercle(Lister's tubercle)].** 리스터 결절이라고도 알려진 **등쪽 결절**은 노뼈 말단의 뒤쪽에 위치한다. 노뼈의 붓돌기에서 노뼈 뒤쪽으로 촉진한다. 등쪽 결절은 노뼈의 아래쪽 후방 중간에 위치한 돌출부이다(그림 8-31).

*참고:* 등쪽 결절은 긴엄지폄근(자뼈 안쪽에 위치)의 먼쪽 힘줄에서 긴노쪽손목폄근(장요측수근신근)과 짧은노쪽손목폄근(노뼈 가쪽에 위치)의 먼쪽 힘줄을 분리한다.

**자뼈의 붓돌기(척골의 경상돌기, styloid process of the ulna).** **자뼈의 붓돌기**는 자뼈의 뒤쪽 끝에 있다. 노뼈의 등쪽 결절에서 자뼈의 먼쪽 뒤쪽 방향으로 안쪽으로 이동하여 자뼈 붓돌기의 돌출부를 느껴 본다(그림 8-32).

## Section 3: 손목의 노쪽: 손배뼈(주상골)와 큰마름뼈(대능형골)[Radial side of the wrist(scaphoid and trapezium)]

손목뼈들은 작지만 촉진하는 손가락 패드의 위치가 정확하면 쉽게 촉진할 수 있다. 일반적으로 손목관절에서 손을 촉진하는 위치에서 '멀리' 움직이면 손목뼈가 접촉하기 쉬운 위치로 이동하여 쉽게 느낄 수 있다. 치료사가 손목의 자쪽에서 손목뼈를 촉진하는 경우 환자에게 노쪽을 향해 움직이도록 요청한다. 노쪽을 촉진하려면 환자에게 자쪽을 향해 움직이도록 요청한다. 만약 손목 등쪽을 촉진하려면 환자에게 굽히도록 요청하고 손바닥쪽을 촉진하려면 펴도록 요청한다.

**손배뼈(주상골, scaphoid).** **손배뼈**는 노뼈의 가쪽에서 직접 말단에 있는, 가쪽 손목뼈의 몸쪽(proximal) 열에 위치한 손목뼈이다. 등쪽, 옆쪽, 앞쪽으로 만져질 수 있다. 노뼈 붓돌기에서 손을 아래쪽

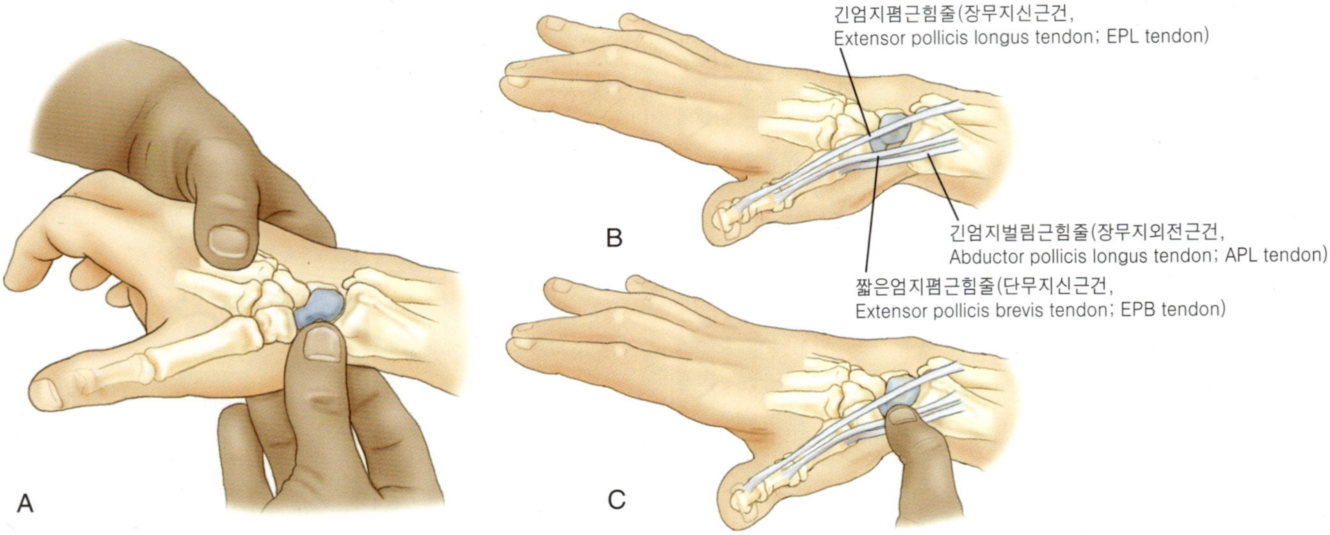


**그림 8-33.** 손배뼈.



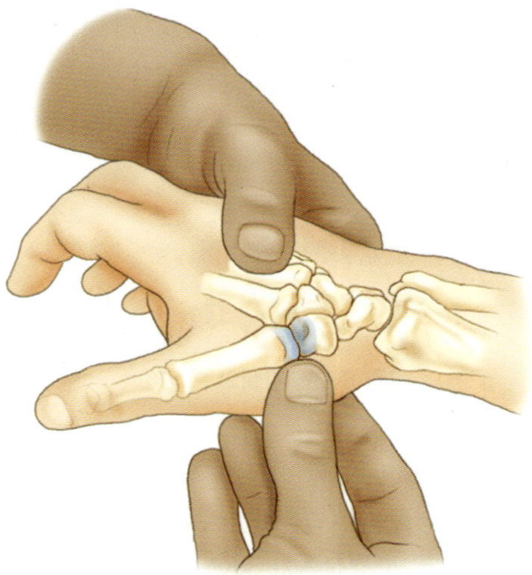


**그림 8-34.** 엄지손가락의 안장관절.

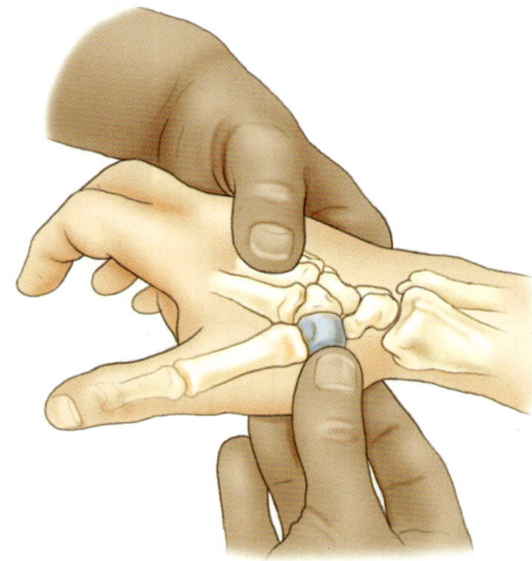


**그림 8-35.** 큰마름뼈.

으로 내려서 손배뼈를 가쪽으로 촉진하기 시작한다(그림 8-33A). 손배뼈를 드러나게 하기 위해 환자에게 손목관절에서 손을 능동적으로 노뼈 및 자뼈 방향으로 번갈아 움직이도록(deviation) 요청한다. 손배뼈는 자쪽으로 향할 때 만지는 손가락에 느껴질 것이고, 노쪽으로 굽힐 때 없어질 것이다. 등쪽에서 손배뼈를 만지기 위해서는 환자에게 엄지손가락을 펴고 벌리도록 요청한다. 이렇게 하면 **해부학적 코담배갑**(**anatomic snuffbox**)이 잘 드러나게 된다. 이것은 3개의 엄지 근육(긴엄지벌림근, 짧은엄지폄근 및 긴엄지폄근)의 먼쪽 힘줄에 의해 둘러싸인 오목한 부분이다(그림 8-33B).

손배뼈는 해부학적 코담배갑의 바닥을 형성한다. 해부학적 코담배갑을 둘러싸는 인대 사이를 만져서 손배뼈를 촉진한다(그림 8-33C). 환자에게 손목관절에서 손을 자뼈 및 노뼈 방향으로 능동적으로 번갈아가면서 굽히게 하면 여기에서도 손배뼈를 드러내게 하는 데 도움이 된다. 그러나 해부학적 코담배갑을 만질 때는 노동맥과 노신경의 가지가 있기 때문에 조심하여 압력을 주면서 만져야 한다(참고: 앞쪽으로 손배뼈를 촉진하려면 그림 8-37A를 참조한다).

*참고:* 3개 근육의 먼쪽 힘줄이 해부학적 코담배갑을 구성하는데, 가쪽의 긴엄지벌림근, 짧은엄지폄근과 안쪽의 긴엄지폄근이다.

**엄지손가락의 안장관절(saddle joint). 엄지손가락의 안장관절**은 엄지의 손목손허리뼈관절(수근중수관절, carpometacarpal joint)로 큰마름뼈(대능형골)와 엄지의 손허리뼈바닥 사이에 있다. 이것을 촉진하려면 몸쪽부분으로 손배뼈 가쪽을 촉진하기 시작하여(그림 8-33A 참조) 큰마름뼈와 엄지의 손허리뼈 사이의 관절선이 느껴질 때까지 말단으로 촉진한다(그림 8-34). 아마도 훨씬 더 쉬운 방법은 먼저 엄지 손허리뼈의 가쪽 축을 찾은 다음 엄지 손허리뼈와 큰마름뼈 사이의 관절선이 느껴질 때까지 위로 촉진해 가는 방법이다. 이 관절에 있는지 확실하지 않은 경우 환자에게 엄지손가락을 능동적으로 움직이라고 하여 관절선에서 큰마름뼈에 대한 엄지 손허리뼈의 움직임을 느껴 본다.

**큰마름뼈(대능형골, trapezium).** 엄지의 안장관절을 찾고 나서 그 바로 위를 촉진하면 **큰마름뼈**의 측면에 있게 된다(그림 8-35). 큰마름뼈의 결절은 앞쪽에서도 만져진다(그림 8-37B 참조).

## 손목의 앞쪽(손바닥) 그림
## [Anterior(palmar) view of the wrist](그림 8-36)

**손배뼈(주상골)와 큰마름뼈(대능형골)의 결절(tubercle).** 손배뼈와 큰마름뼈의 결절은 앞쪽에서 눈에 잘 띄고 만져진다. **손배뼈의 결절**을 찾으려면 손배뼈 가쪽에서 시작해서(그림 8-33A 참조) 손배뼈 결절이 느껴질 때까지 앞쪽으로 0.5~1cm(0.25~0.5인치) 이동한다(그림 8-37A). 앞쪽에서 정중선의 노뼈 방향으로 약간 손목관절의 접힌 부분 바로 먼쪽을 촉진하여 뼈가 튀어나온 것을 느껴 보는 방법도 있다. **큰마름뼈의 결절**을 찾기 위해 큰마름뼈 가쪽에서 시작해서(그림 8-35 참조) 큰마름뼈 결절이 느껴질 때까지 앞쪽으로 약 1cm(0.5인치) 이동한다(그림 8-37B). 참고: 큰마름뼈 결절은 손배뼈 결절에서 약 1cm(0.5인치) 아래쪽으로, 그리고 약간 노쪽으로 향해 있다.

*참고:* 엄지맞섬근(무지대립근, opponens pollicis)이 큰마름뼈 결절에 붙는다. 짧은엄지벌림근(APB)은 손배뼈 결절과 큰마름뼈 결절 모두에 붙고, 짧은엄지굽힘근(flexor pollicis brevis; FPB)은 큰마름뼈의 앞쪽에 붙는다. 손목굴의 천장을 이루는 굽힘근지지띠(flexor retinaculum)도 손배뼈와 큰마름뼈의 결절에 붙는다.

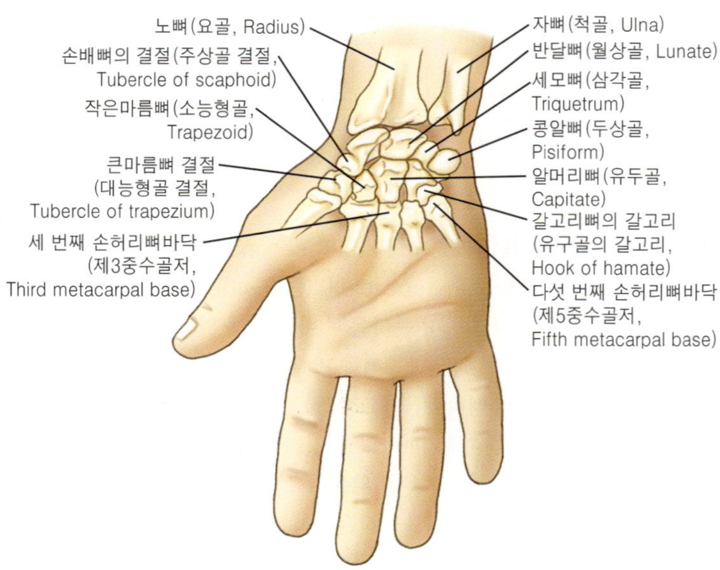


**그림 8-36.** 손목의 앞쪽(손바닥) 그림.

## Section 4: 손목의 중앙 손목뼈: 알머리뼈(유두골), 반달뼈(월상골), 작은마름뼈(소능형골)(Central carpal bones of the wrist: capitate, lunate, trapezoid)

**셋째손허리뼈바닥(제3중수골 기저부, third metacarpal base)과 알머리뼈(유두골, capitate).** 노뼈의 등쪽(Lister's dorsal) 결절, 셋째손허리뼈바닥과 알머리뼈는 모두 손목/손 부위의 등쪽에서 일직선상에 위치한다(그림 8-38A). 먼저 노뼈의 등쪽 결절을 찾고(그림 8-31 참조), 거기서 셋째손허리뼈바닥을 만지기 위해 아래쪽으로 촉진한다(그림 8-38B). **셋째손허리뼈바닥**은 손허리뼈의 확장된 먼쪽 끝(proximal end)이다(셋째손허리뼈바닥은 손허리뼈바닥 중에서 가장 크고 두드러지며 둘째손허리뼈바닥의 바로 안쪽에 위치한다). 셋째손허리뼈바닥을 찾고 나서 손을 조금 내리면 알머리뼈가 있다(그림 8-38C). 알머리뼈를 드러내기 위해 환자에게 손목관절에서 손을 능동적으로 굽히고 자뼈 방향으로 향하도록 요청하면 알머리뼈가 촉진하는 손가락에 느껴질 것이다.

*참고:* 엄지모음근(adductor pollicis)이 알머리뼈의 앞쪽에 부착되어 있다.

**반달뼈(월상골, lunate).** **반달뼈**는 손배뼈(노쪽)와 세모뼈(삼각골, triquetrum)(자쪽) 사이의 손목뼈 윗줄 열에 위치한 손목뼈다. 반달뼈를 촉진하기 가장 좋은 곳은 뒤쪽이다. 반달뼈를 찾으려면 알머리뼈에서 손을 위쪽으로 약간 자뼈 방향으로 이동한다. 이 부분은 함몰된 것처럼 느껴진다. 이제 환자에게 손목관절에서 손을 능동적으로 구부리고 펴는 것을 번갈아 가며 움직이도록 요청한다. 손목관절을 굽히면 반달뼈가 촉진하는 손가락을 누르는 것을 느낄 수 있다(그림 8-39). 손목관절을 펴면 반달뼈가 촉진하는 손가락에서 사라진다.

8

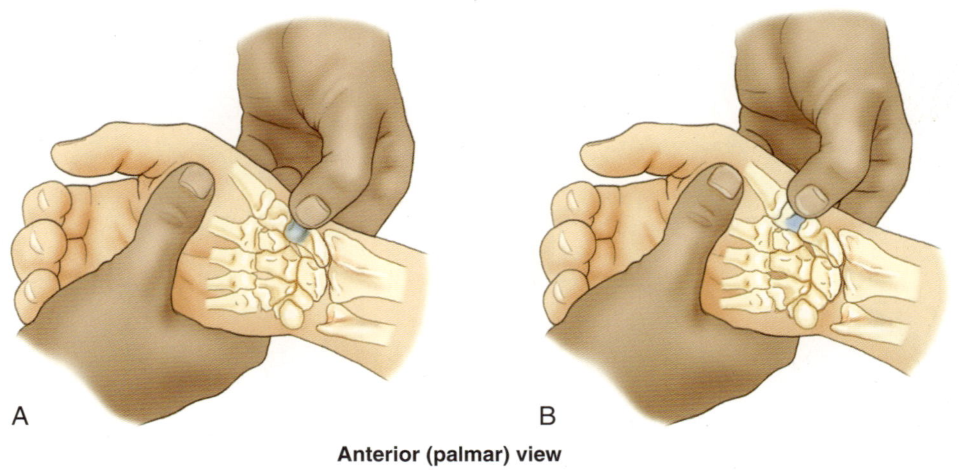


**그림 8-37.** 손배뼈와 큰마름뼈의 결절.

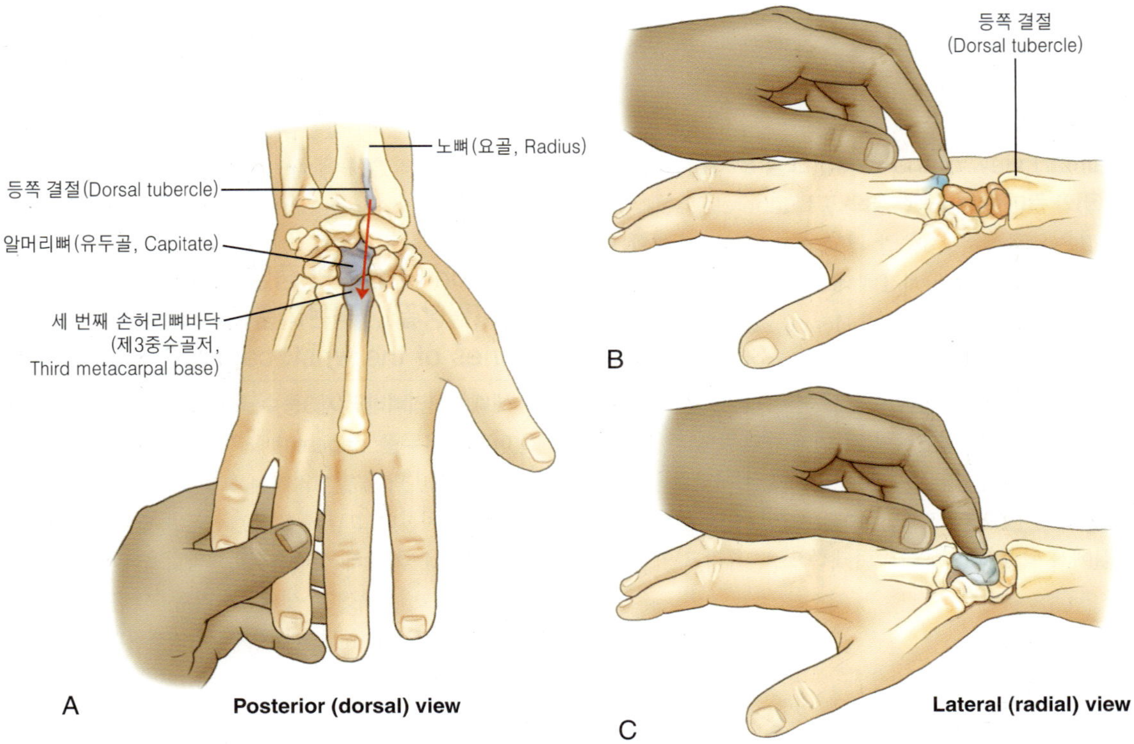


**그림 8-38.** 셋째손허리뼈바닥과 알머리뼈.

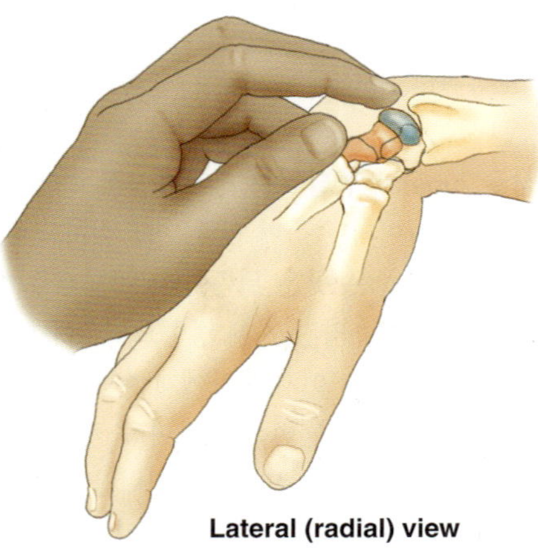


**그림 8-39.** 반달뼈.

**둘째손허리뼈바닥(제2중수골 기저부, second metacarpal base)과 작은마름뼈(소능형골, trapezoid)(그림 8-40). 작은마름뼈**는 손목뼈의 아래 열에 위치하며 큰마름뼈 바로 옆에 있고 둘째손허리뼈바닥 바로 위에 있다. 작은마름뼈를 만지기 가장 좋은 곳은 뒤쪽이다. 먼저 셋째손허리뼈바닥을 찾고(그림 8-38B 참조), 자뼈 방향으로 손을 내리면 둘째손허리뼈바닥에 있게 된다(그림 8-40A 참조). 둘째손허리뼈바닥을 찾고 손을 위쪽으로 올리면 작은마름뼈를 만질 수 있다(그림 8-40B 참조). 작은마름뼈를 드러내려면 환자에게 손목관절에서 손을 능동적으로 구부리고 자뼈 방향으로 향하게 요청하면 촉진하는 손가락이 작은마름뼈를 누르는 것을 느낄 수 있다.

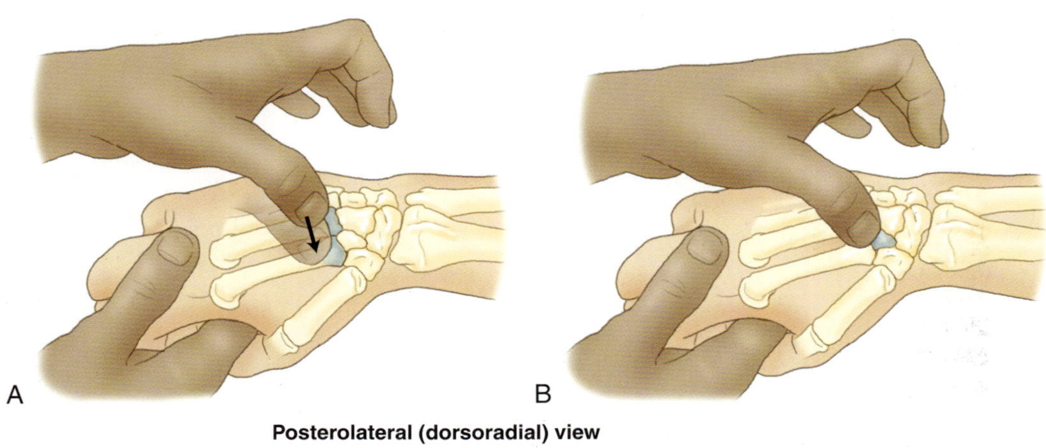


**그림 8-40.** 둘째손허리뼈바닥과 작은마름뼈.

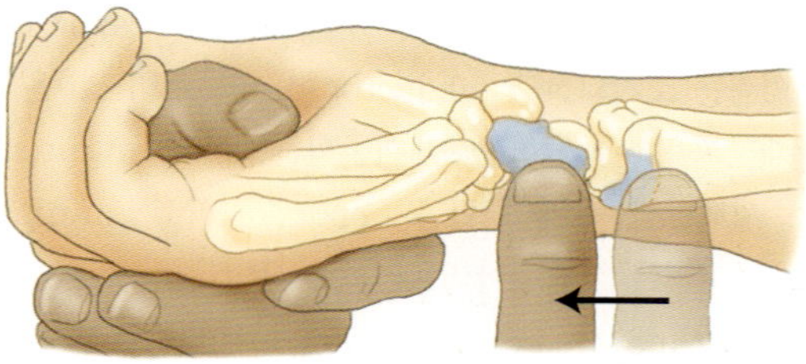

Medial (ulnar) view

그림 8-41. 세모뼈.

## Section 5: 손목의 자쪽(세모뼈 및 갈고리뼈) [Ulnar side of the wrist(triquetrum and hamate)]

**세모뼈(삼각골, triquetrum). 세모뼈**는 안쪽(자쪽) 손목 가장 위쪽 열에 위치한 손목뼈로, 손목 뒤쪽에 있는 자뼈의 붓돌기 바로 아래에 있다. 세모뼈를 만지는 가장 쉬운 방법은 자뼈 붓돌기의 안쪽모서리를 찾은 다음, 그 지점에서 아래쪽으로 내려오면 바로 세모뼈를 촉진할 수 있다(그림 8-41). 세모뼈의 가장자리를 드러내기 위해 환자에게 손목관절에서 손을 노쪽과 자쪽으로 번갈아가며 치우치게 요청한다. 세모뼈는 노쪽으로 치우칠 때 촉진하는 손가락에 만져지고, 자쪽으로 치우칠 때는 사라진다.

**다섯째손허리뼈바닥(제5중수골 기저부, fifth metacarpal base)과 갈고리뼈(유구골, hamate).** 어렵기는 하지만 **갈고리뼈**는 종종 손목의 자쪽에서 만질 수 있다. 자쪽에서 세모뼈를 찾은 후, 다섯째손허리뼈바닥에 대해 좀 더 아래쪽을 촉진한다(그림 8-42A). 다섯째손허리뼈바닥에서 바로 위쪽으로 다섯째손허리뼈바닥과 세모뼈 사이에 있는 작고 오목한 곳으로 가게 된다. 거기서 갈고리뼈의 자뼈면을 만질 수 있다(그림 8-42B).

**넷째손허리뼈바닥과 등쪽의 갈고리뼈 및 세모뼈.** 먼저 다섯째손허리뼈바닥의 등쪽을 찾는다(그림 8-43A). 이제 자쪽으로 넷째손허리뼈바닥으로 이동한다(그림 8-43B). 거기서 위쪽으로 갈고리뼈의 등쪽 면에 손을 올려놓는다(그림 8-43C). 갈고리뼈의 등쪽에서 위쪽으로(자쪽으로 향하면서) 세모뼈의 등쪽 면으로 간다(그림 8-43D).

8

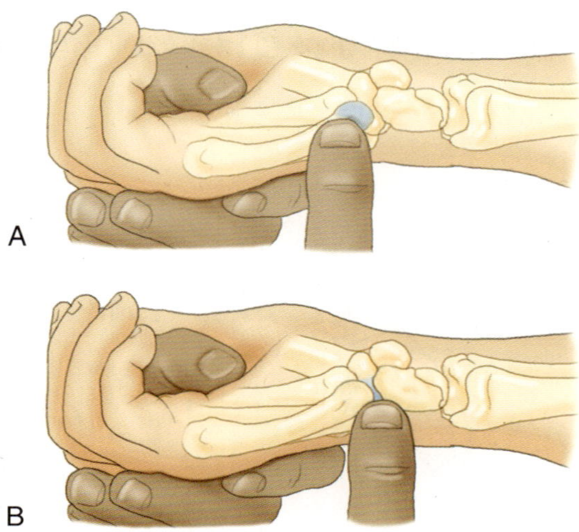


Medial (ulnar) view

그림 8-42. 다섯째손허리뼈바닥과 갈고리뼈.

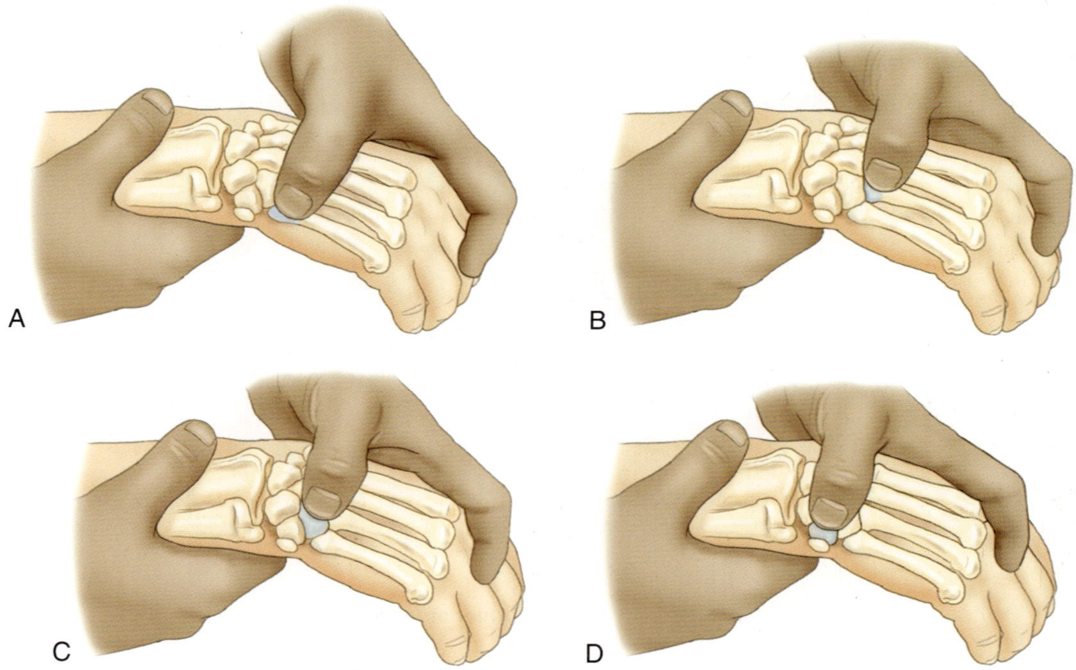


Posteromedial (dorsoulnar) view

그림 8-43. 넷째손허리뼈바닥과 등쪽의 갈고리뼈와 세모뼈.

## Section 6: 앞쪽 손목(전방 손목, Anterior wrist)

### 손목의 전방(손바닥) 그림

### [Anterior(palmar) view of the wrist](그림 8-44)

**콩알뼈(두상골, pisiform)와 갈고리뼈의 갈고리(hook of the hamate). 콩알뼈**는 자쪽 손목뼈의 위쪽 열에서 세모뼈의 앞쪽에 있는 손목뼈이다. 콩알뼈는 눈에 띄고 자뼈 바로 아래쪽인 손목 앞쪽에서 쉽게 만져진다(그림 8-45A). 갈고리뼈 또한 손바닥 앞쪽에서 쉽게 만져진다. 특히 **갈고리뼈의 갈고리**가 이곳에서 쉽게 만져진다. 콩알뼈를 찾는 것으로 시작한 다음 콩알뼈에서 아래 가쪽으로(즉, 손의 정중선 쪽으로) 1~1.5cm(0.5~0.75인치) 내려와서 촉진한다(그림 8-45B). 참고: 갈고리뼈의 갈고리는 매우 뾰족해서 촉진 시에 통증이 발생할 수 있다.

*참고:* 자쪽손목굽힘근(척측수근굴근, flexor carpi ulnaris)과 새끼벌림근(소지외전근, abductor digiti minimi)은 콩알뼈에 붙는다. 자쪽손목굽힘근, 새끼굽힘근(flexor digiti minimi manus), 새끼맞섬근(소지대립근, opponens digiti minimi)은 갈고리뼈의 갈고리에 부착되어 있다. 손목굴의 천장을 형성하는 가로손목인대[(transverse carpal ligament), 굽힘근지지띠(flexor retinaculum)]는 콩알뼈와 갈고리뼈의 갈고리에도 붙는다.

**앞쪽 손목의 가장 눈에 띄는 기준점(most prominent landmarks of the anterior wrist).** 앞쪽 손목에서 매우 잘 보이고 만지기 쉬운 4개의 손목뼈 기준점이 있다. 그것은 자쪽 콩알뼈와 갈고리뼈의 갈고리, 그리고 노쪽의 손배뼈 결절과 큰마름뼈 결절이다(그림 8-46).

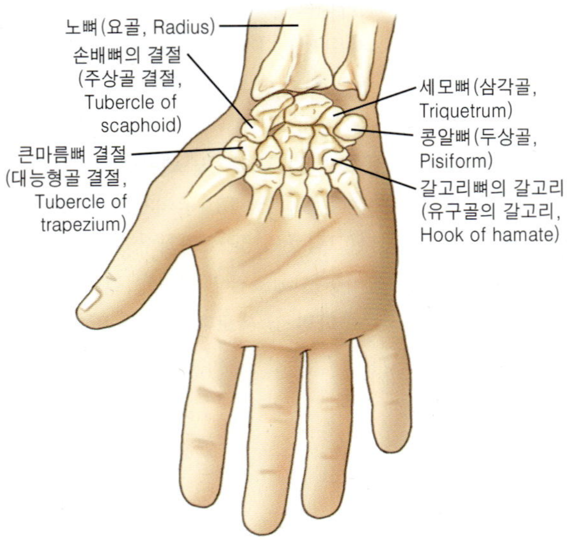


**그림 8-44.** 손목의 앞쪽(손바닥) 그림.

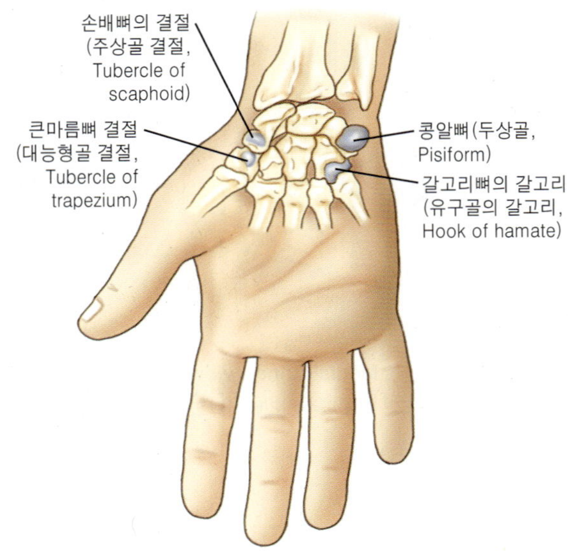


**그림 8-46.** 앞쪽 손목의 가장 눈에 띄는 기준점.

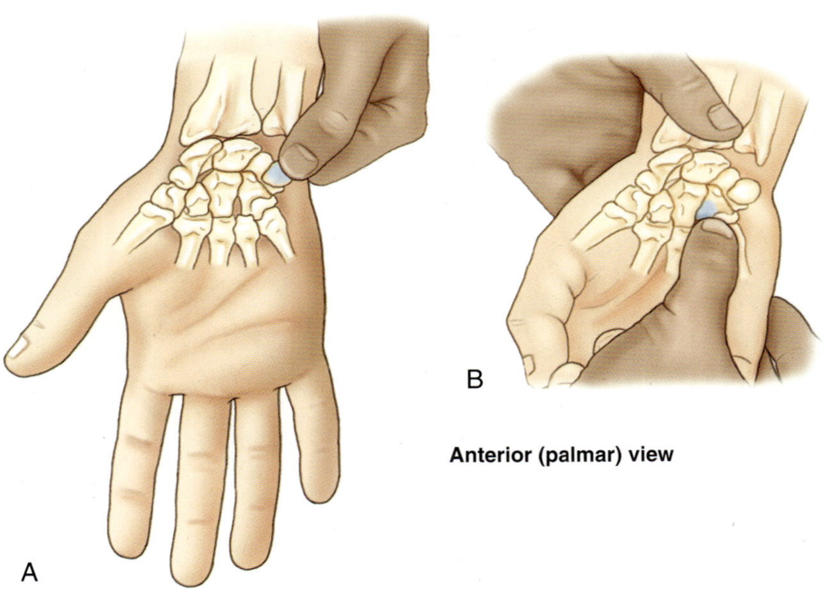


**그림 8-45.** 콩알뼈와 갈고리뼈의 갈고리.

## Section 7: 손(Hand)

**손허리뼈(중수골, metacarpals)와 손허리손가락관절(중수지절관절, metacarpophalangeal joints; MCP).** 5개의 **손허리뼈**가 있으며, 이들은 손목뼈 아래에 있고 5개의 손가락뼈 위에 있다. 5개의 손허리뼈는 모두 등쪽, 자쪽 및 노쪽에서 쉽게 만져진다. 각 손허리뼈에 대해 먼저 손허리뼈 축의 중앙을 따라 어느 곳이나 등쪽을 찾는다(참고: 둘째손허리뼈의 노쪽과 둘째 **손허리손가락관절**은 그림 8-47에서 촉진되는 것으로 나타난다). 일단 축을 찾으면 바닥이 넓어진 부분이 느껴질 때까지 위쪽으로 손허리뼈 축을 따라간다(셋째손허리뼈바닥이 5개 중 가장 크다). 각 바닥 바로 위쪽을 촉진하면 개별 손허리뼈의 손허리손가락관절을 촉진할 수 있다(다섯 개의 손허리뼈바닥에 대한 촉진은 이미 이 장에서 다루었다). 이제 넓은 **손허리뼈머리(중수골두)**가 느껴질 때까지 말단으로 이동하면서 등쪽 혹은 노쪽으로 각 손허리뼈 축을 촉진한다. 각 손허리뼈머리 바로 아래쪽을 촉진하면 손허리손가락관절을 식별할 수 있다.

*참고:* 노쪽손목굽힘근, 자쪽손목굽힘근, 긴노쪽손목폄근, 짧은노쪽손목폄근, 자쪽손목폄근, 새끼맞섬근, 엄지모음근, 바닥쪽뼈사이근 그리고 등쪽뼈사이근이 둘째에서 넷째손허리뼈에 부착되어 있다. 긴엄지벌림근, 엄지맞섬근, 등쪽뼈사이근은 첫째손허리뼈에 붙는다.

**둘째~다섯째 손가락의 손가락뼈(지골, phalanges)와 손가락뼈사이관절(지절간관절, interphalangeal joints).** 각 손가락에는 3개의 손가락뼈가 있다(2개의 손가락뼈만 있는 엄지를 제외하고). 또 각 손가락뼈는 위쪽의 넓어진 바닥, 몸통(축) 및 아래쪽의 넓어진 머리 부분이 있다. 각 손가락뼈의 바닥, 몸통, 머리는 등쪽, 자쪽, 노쪽에서 쉽게 만져진다(참고: 손톱 때문에 끝쪽 손가락뼈는 약간 촉진하기 어렵다). 각 손가락의 몸쪽과 중간 손가락뼈 사이에 **몸쪽손가락뼈사이관절(근위지절간관절)**이 있다. 각 손가락의 중간과 먼쪽 손가락뼈 사이에 **먼쪽손가락뼈사이관절(원위지절간관절)**이 있다. 엄지손가락의 몸쪽과 먼쪽 손가락뼈 사이에는 손가락뼈사이관절이 있다. 그림 8-48은 검지의 몸쪽 손가락뼈몸통의 노쪽(가쪽)과 PIP관절의 촉진을 보여 준다. 그림 8-49는 중간 손가락뼈몸통의 노쪽(가쪽)과 검지의 DIP관절의 촉진을 보여 준다. 그리고 그림 8-50은 검지의 먼쪽 손가락뼈몸통의 노쪽(가쪽)의 촉진을 보여 준다.

*참고:* 새끼벌림근, 새끼굽힘근, 바닥쪽뼈사이근 그리고 등쪽뼈사이근은 둘째에서 다섯째 손가락의 몸쪽 손가락뼈에 부착되어 있다. 얕은손가락굽힘근, 손가락폄근, 새끼폄근, 집게폄근이 둘째에서 다섯째 손가락의 중간 손가락뼈에 붙는다. 그리고 깊은손가락굽힘근, 손가락폄근, 새끼폄근, 집게폄근이 둘째에서 다섯째 손가락의 먼쪽 손가락뼈에 붙는다.

**엄지의 손가락뼈와 손가락뼈사이관절.** 둘째~다섯째 손가락의 촉진과 유사하게 엄지손가락 뼈와 IP관절을 만질 수 있다. 그림 8-51은 엄지손가락의 손허리뼈몸통의 노쪽(가쪽)과 MCP관절의 촉진을 보여 준다. 그림 8-52는 엄지의 몸쪽 손가락뼈몸통의 노쪽(가쪽)과 IP관절의 촉진을 보여 준다. 그림 8-53은 엄지의 먼쪽 손가락뼈몸통의 노쪽(가쪽)의 촉진을 보여 준다.

*참고:* 짧은엄지벌림근, 짧은엄지굽힘근, 엄지모음근 그리고 짧은엄지폄근은 엄지손가락의 몸쪽 손가락뼈에 부착된다. 긴엄지굽힘근, 긴엄지폄근은 엄지손가락의 말단 손가락뼈에 붙는다.

8

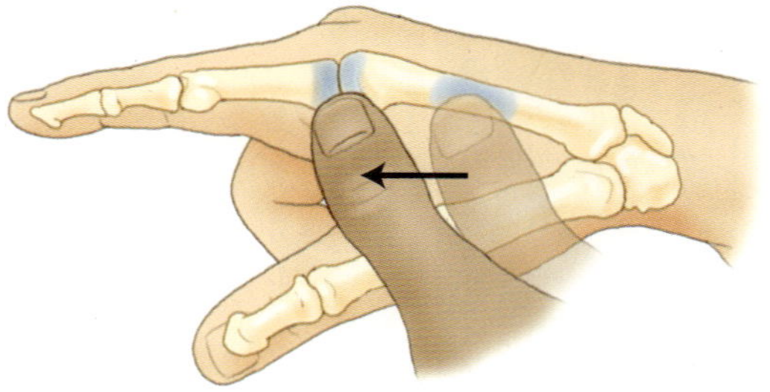

Lateral (radial) view

**그림 8-47.** 손허리뼈와 손허리손가락관절.

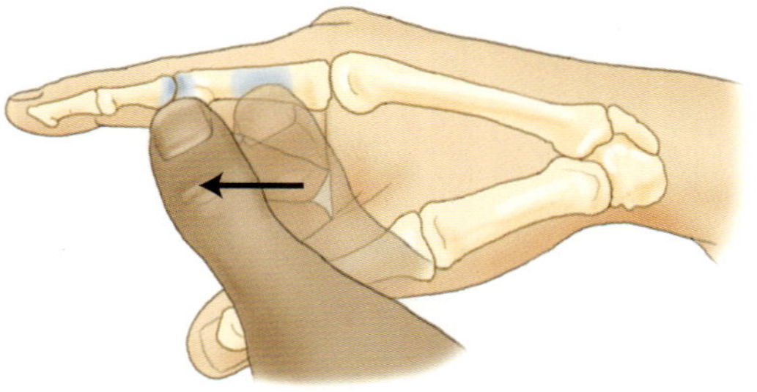

Lateral (radial) view

**그림 8-48.** 검지의 몸쪽 손가락뼈몸통의 노쪽(가쪽)과 손가락뼈사이관절의 촉진.

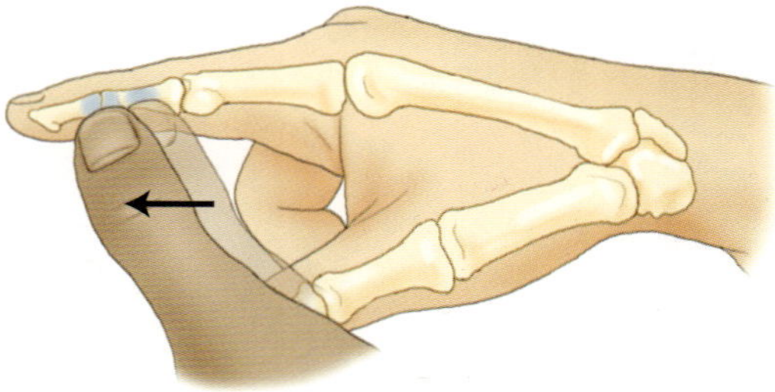

Lateral (radial) view

**그림 8-49.** 중간 손가락뼈몸통의 노쪽(가쪽)과 검지의 DIP관절의 촉진.

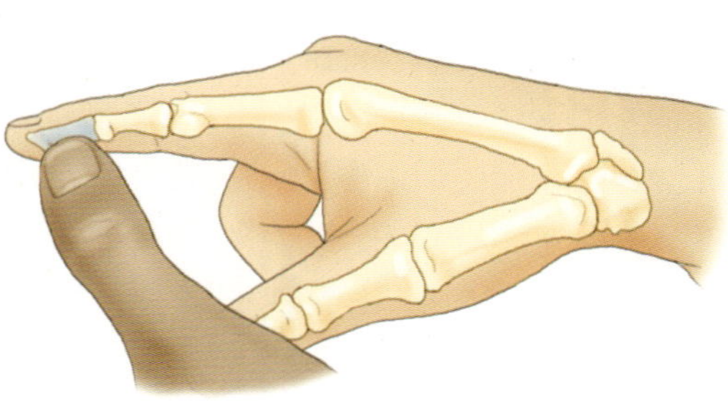

Lateral (radial) view

**그림 8-50.** 검지의 먼쪽 손가락뼈몸통의 노쪽(가쪽)의 촉진.

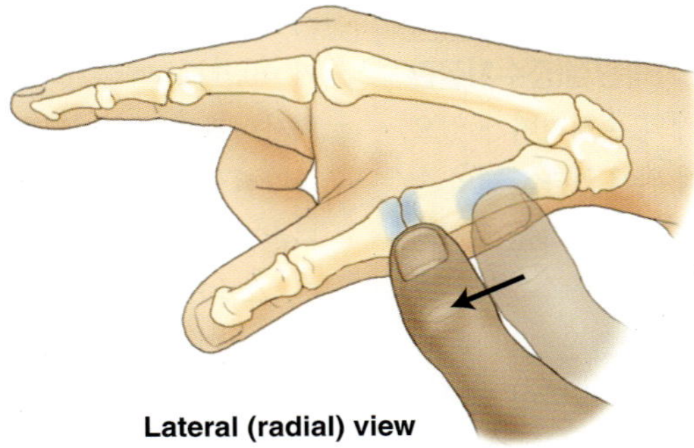


그림 8-51. 엄지의 손가락뼈몸통의 노쪽(가쪽)과 MCP관절의 촉진.

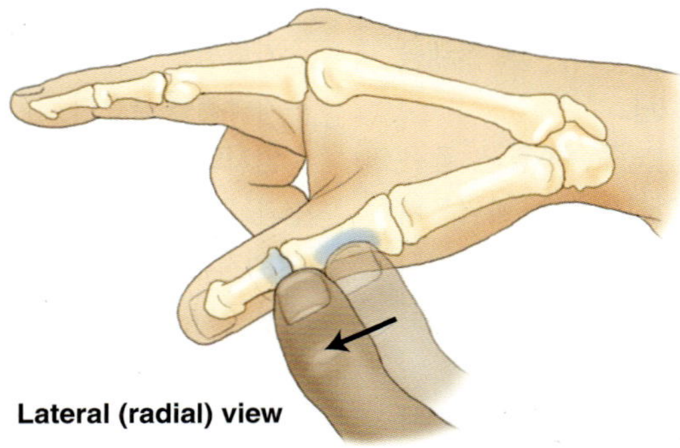


그림 8-52. 엄지의 몸쪽 손가락뼈몸통의 노쪽(가쪽)과 IP관절의 촉진.

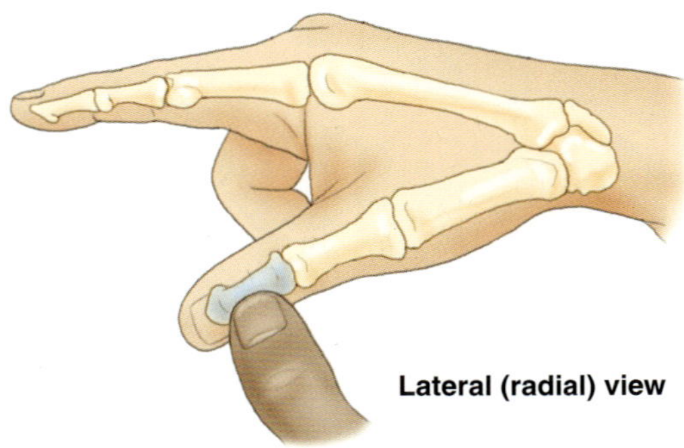


그림 8-53. 엄지의 먼쪽 손가락뼈몸통의 노쪽(가쪽)의 촉진.

## Section 8: 팔의 인대 (Ligaments of the upper extremity)

인대는 관절에서 뼈를 연결하는 섬유성 근막 조직이다. 인대의 기능은 움직임을 제한하여 관절의 안정성을 유지하는 것이다. 그림 8-54는 오른쪽 팔 인대의 앞쪽 그림이다. 그림 8-55는 오른쪽 손목과 손의 인대의 앞쪽 그림이다. 그림 8-56은 오른쪽 팔 인대의 뒤쪽 그림이다. 그림 8-57은 오른쪽 손목과 손 인대의 뒤쪽 그림이다.

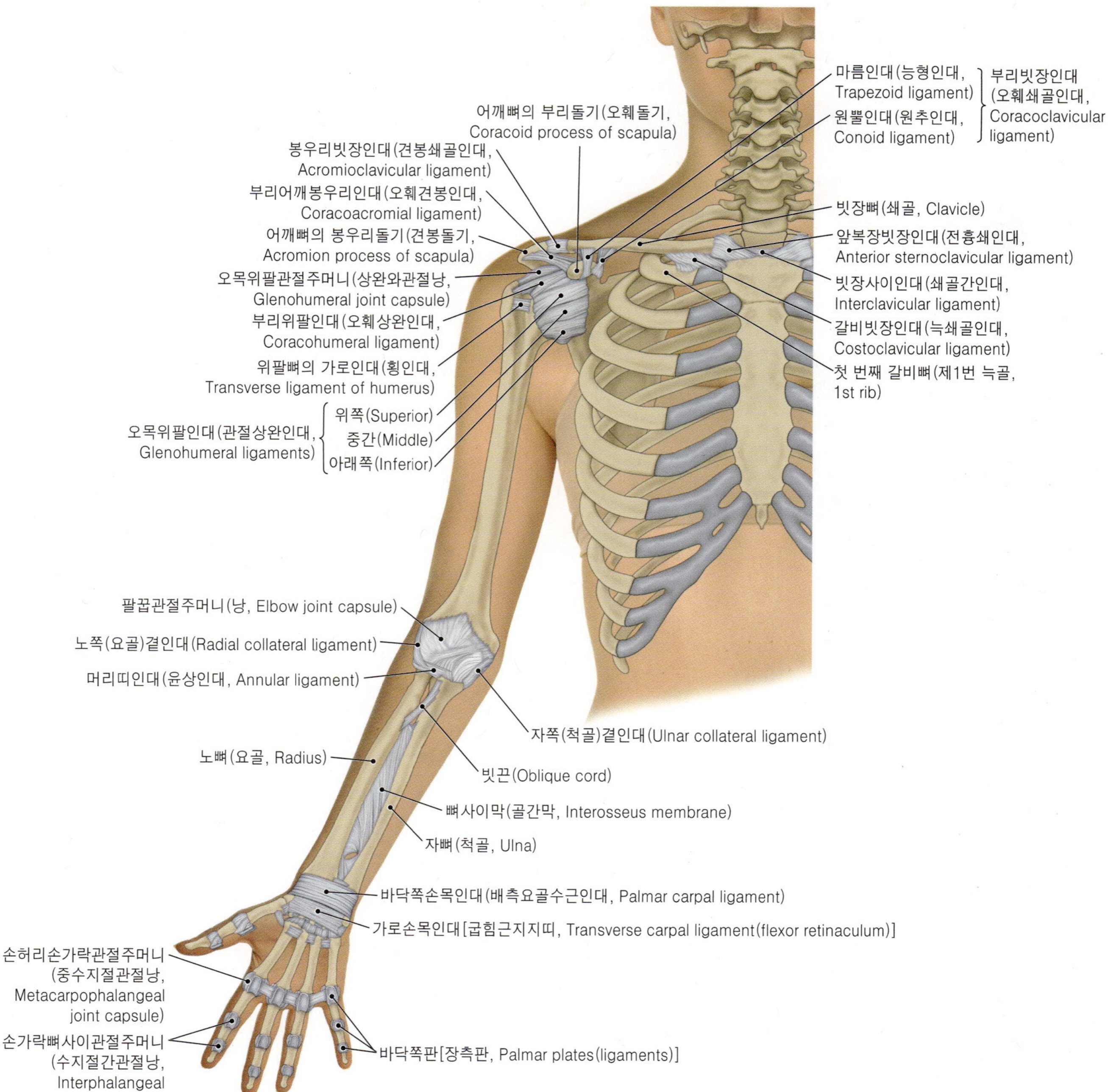


**그림 8-54.** 오른쪽 팔 인대의 앞쪽 그림.

8

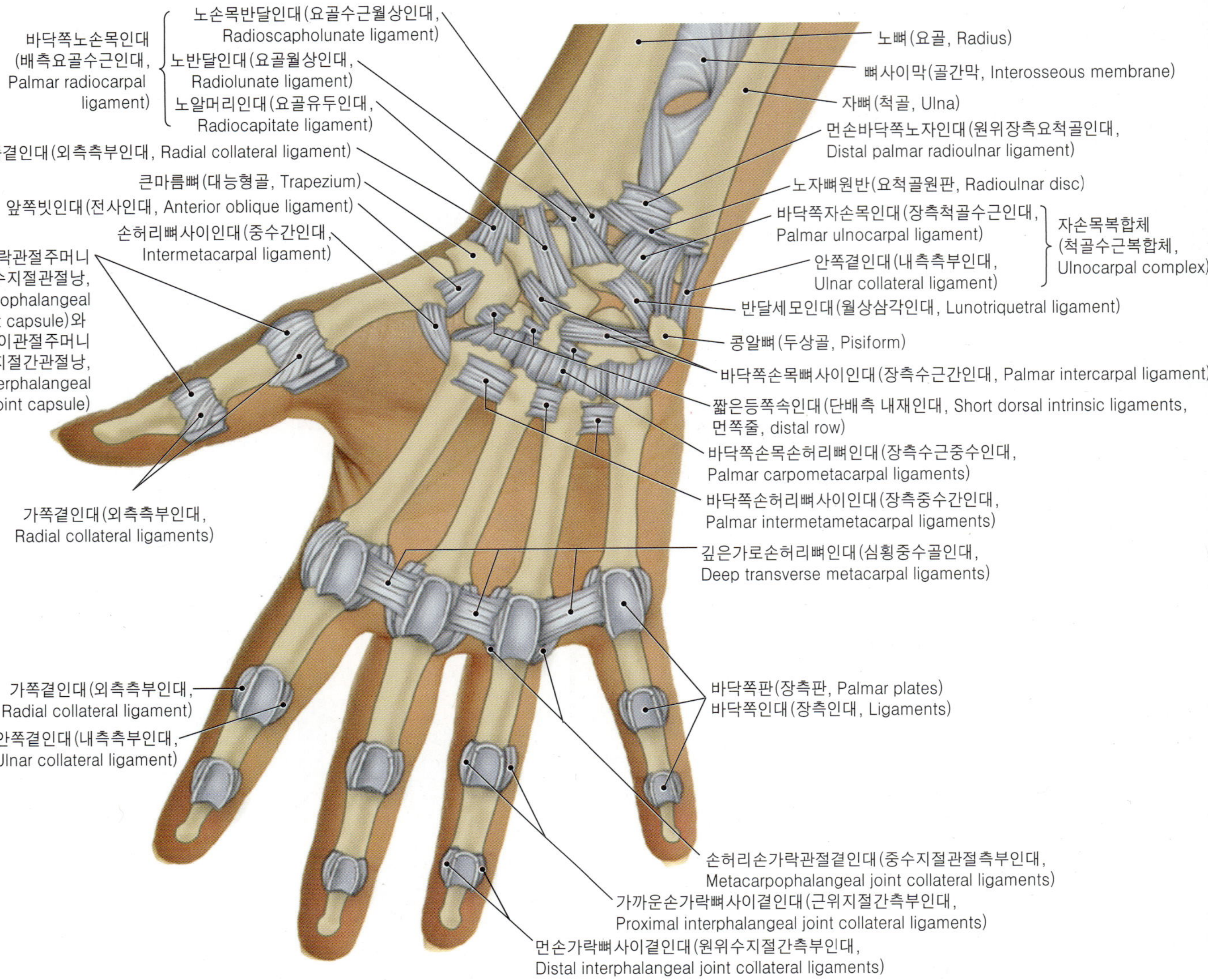


**그림 8-55.** 오른쪽 손목과 손 인대의 앞쪽 그림.

8

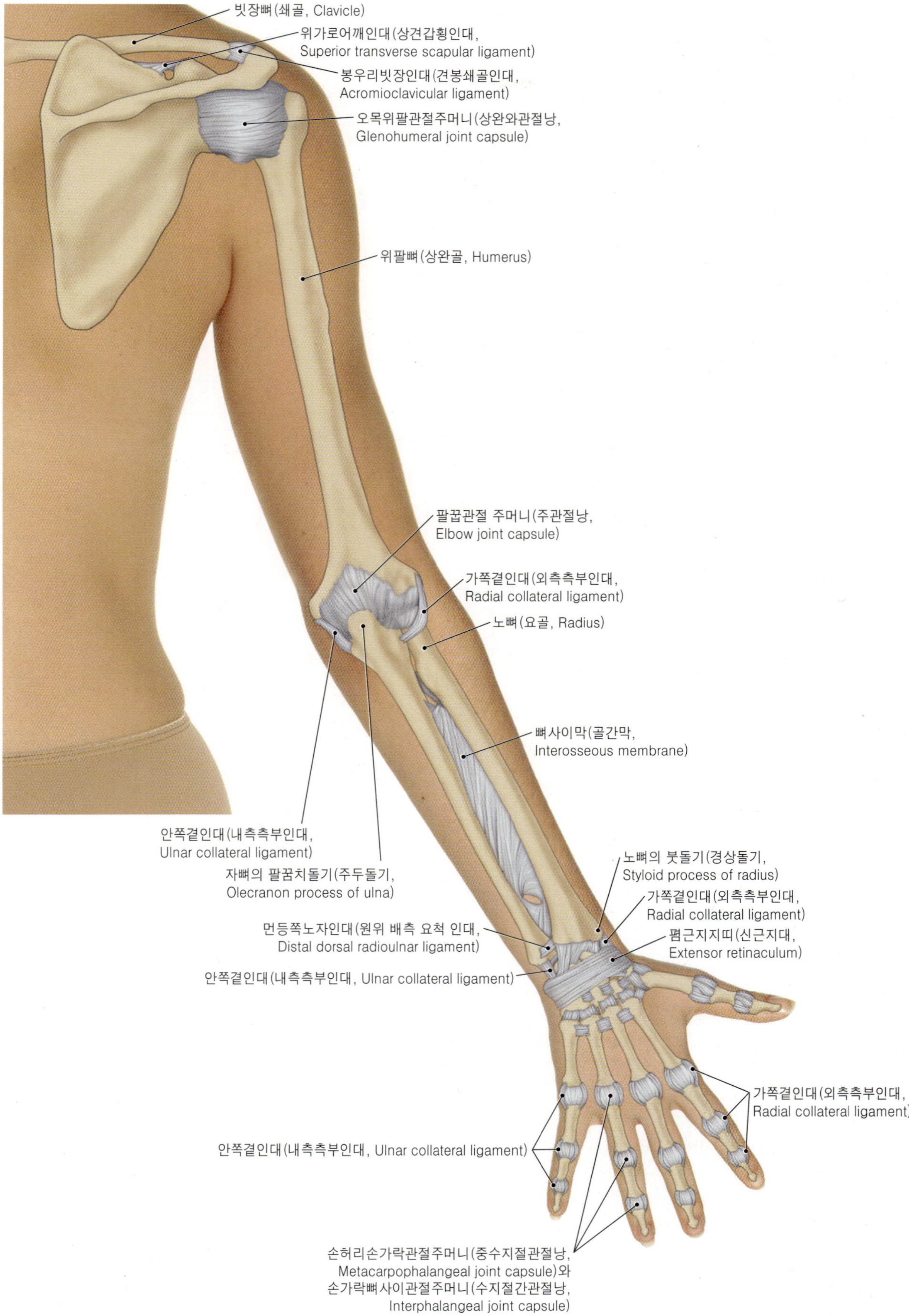


**그림 8-56.** 오른쪽 팔 인대의 뒤쪽 그림.

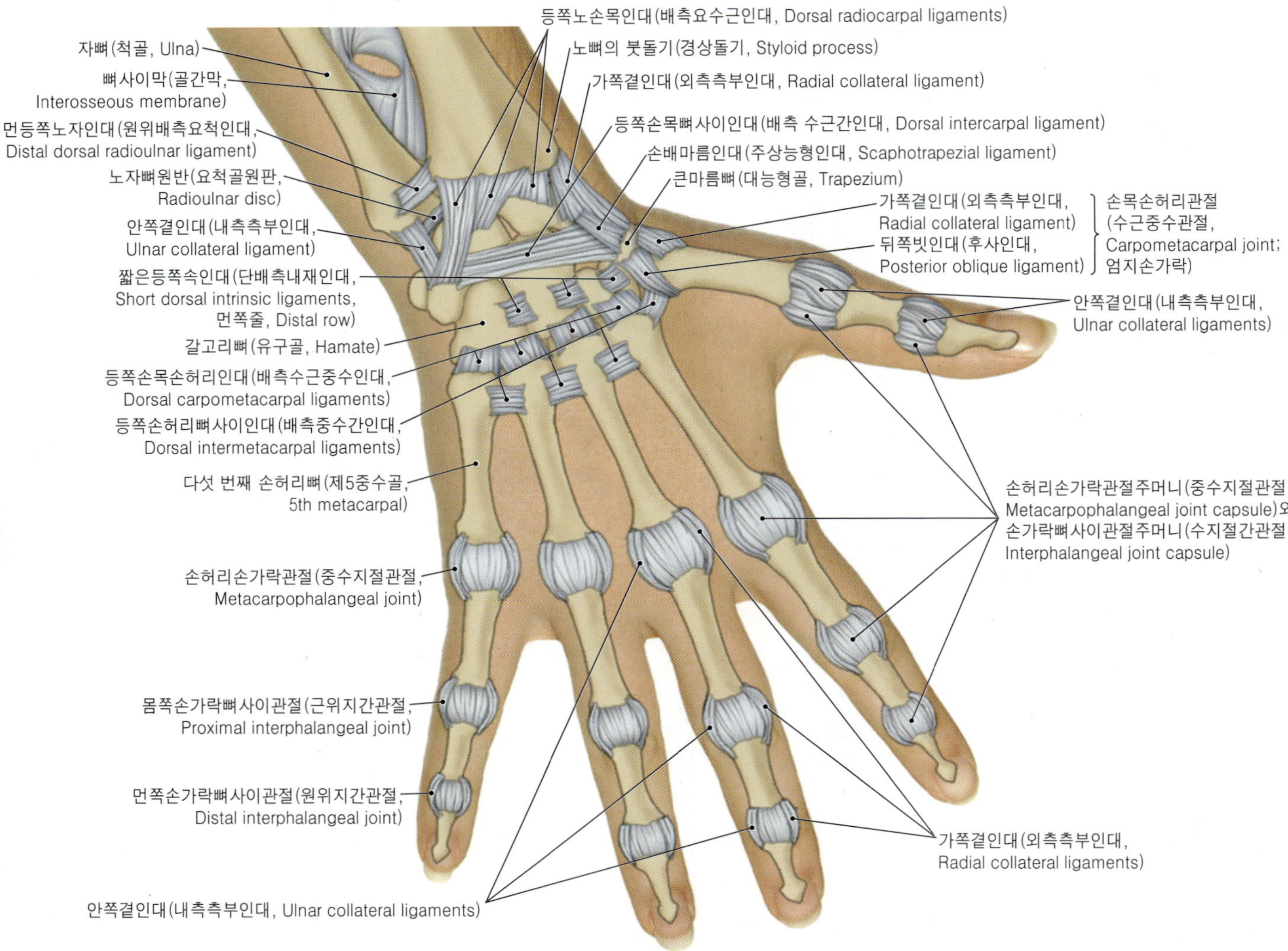


**그림 8-57.** 오른쪽 손목과 손 인대의 뒤쪽 그림.

8

## 검토 질문(Review questions)

1. 어깨뼈의 부리돌기에 표면적으로 있는 근육은? 어깨뼈의 부리돌기에 부착되어 있는 세 근육은 무엇인가?
2. 어깨뼈가시는 어떤 뼈 구조의 연속인가?
3. 환자가 팔꿉관절에서 저항에 맞서 팔뚝을 뻗음으로써 어떤 뼈 구조를 확인할 수 있는가?
4. 치료사가 어깨뼈밑오목을 촉진할 때 알아야 할 두 가지 근육은 무엇인가?
5. 위팔뼈의 두갈래근고랑 안쪽과 가쪽에는 어떠한 뼈 구조가 위치하고 있는가?
6. 위팔뼈의 큰결절에 부착하고 있는 세 근육은 무엇인가?
7. 위팔뼈의 가쪽위관절융기에 부착하는 여섯 근육 중 네 가지를 열거해 보자.
8. 위팔뼈의 안쪽위관절융기와 자뼈의 팔꿈치돌기 사이에는 어떤 민감한 구조가 있는가?
9. 위팔뼈의 팔꿈치머리오목을 촉진하는 동안 환자의 아래팔은 팔꿉관절에서 왜 부분적으로 구부려야 하는가?
10. 해부학적 코담배갑(anatomic snuffbox)은 어떤 세 근육의 인대로 둘러싸여 있는가?
11. 손목뼈를 앞쪽(몸쪽)에서 뒤쪽(먼쪽) 열의 순서로, 가쪽에서 안쪽으로 나열해 보자.
12. 갈고리뼈의 갈고리는 어떤 세 근육이 부착하는 곳으로 쓰이는가?

제 9 장

# 몸통뼈대의 촉진과 인대
# (Axial Body Bone Palpation and Ligaments)

## 개요(Overview)

제9장은 골격의 촉진을 다루는 제3부의 세 장 중 하나이다. 이 장에서는 몸통뼈대의 뼈와 뼈의 표식(landmarks) 및 관절의 촉진을 살펴본다. 얼굴에서 시작하여 머리뼈(두개골)와 목 앞쪽과 뒤쪽을 다루고 몸통의 앞쪽과 뒤쪽으로 끝난다. 어느 하나의 뼈 또는 뼈의 표식이 독립적으로 촉진될 수 있지만 이 장에서는 하나의 표식에서 다른 표식으로 순차적으로 가도록 설정되어 있으므로 여기에 제시된 순서를 따르는 것이 좋다. 촉진되는 각각의 구조물에 부착되어 있는 근육도 제공된다. 이 근육들에 대한 세부적인 촉진은 이 책의 제4부에서 다루지만 그 전에 근육 부착 부위를 촉진하고 탐색하는 것이 좋다.

제8장에서는 팔의 인대와 뼈, 뼈의 표식 및 관절의 촉진을 제시하고, 제10장에서는 다리의 인대와 뼈, 뼈의 표식 및 관절의 촉진을 제시한다.

## 학습 내용(Chapter outline)

다음 영역의 뼈, 뼈의 표식 및 관절이 포함된다.

Section 1: 얼굴(안면, Face)
Section 2: 머리뼈(두개골, Cranium)
Section 3: 앞목(전경부, Anterior neck)
Section 4: 뒤목(후경부, Posterior neck)
Section 5: 앞몸통(전체간부, Anterior trunk)
Section 6: 뒤몸통(후체간부, Posterior trunk)
Section 7: 몸통뼈대의 인대(골격체의 인대, Ligaments of the axial body)

## 학습목표(Chapter objectives)

*이 장을 마치고 나면 학생/치료사는 다음과 같은 사항을 수행할 수 있어야 한다.*

1. 이 장의 주요 용어를 정의한다.
2. 주요 용어로 나열된 이 장의 각 뼈, 뼈의 표식 및 관절을 촉진한다.
3. 이 장의 뼈의 표식 각각에 부착하는 근육들을 기술한다.
4. 몸통의 각 인대들의 위치를 기술한다.

## 주요 용어(Key terms)

가로돌기(횡돌기, Transverse processes; TPs)
가시돌기(극돌기, Spinous processes; SPs)
가시사이간격(극간, Interspinous space)
갈비뼈(늑골, Ribs)
갈비뼈우리(늑골외곽, Rib cage)
갈비사이공간(늑간극, Intercostal spaces)
갈비연골(늑연골, Costal cartilages)
갑상연골(Thyroid cartilage)
관자뼈(측두골, Temporal bone)
관자뼈의 광대활(측두골의 관골궁, Zygomatic arch of the temporal bone)
관자뼈의 꼭지돌기(측두골의 유양돌기, Mastoid process of the temporal bone)
관절기둥(관절궁, Articular pillar)
관절돌기(Articular processes)
광대뼈(관골, Zygomatic bone)
뒤통수뼈(후두골, Occipital bone)
뒤통수의 아래목덜미선(후두골의 하항선, Inferior nuchal line of the occiput)
뒤통수의 위목덜미선(후두골의 상항선, Superior nuchal line of the occiput)
루이스각(Angle of Louis)
마루뼈(두정골, Parietal bone)
목가로돌기 앞결절(경횡돌기 전결절, Anterior tubercles of cervical transverse processes)
목기둥(경궁, Cervical pillar)
목동맥결절(경동맥결절, Carotid tubercle) of C6
목뼈가로돌기의 뒤결절(경추횡돌기의 후결절, Posterior tubercles of cervical transverse processes)
목뿔뼈(설골, Hyoid bone)
목정맥패임(경정맥절흔, Jugular notch)
바깥뒤통수뼈융기(외후두융기, External occipital protuberance; EOP)
반지연골(윤상연골, Cricoid cartilages)
복장뼈의 칼돌기(흉골의 검상돌기, Xiphoid process of the sternum)
복장뼈자루 관절(흉골병관절, Sternomanubrial joint)
복장뼈자루의 복장뼈위패임(흉골병의 흉골위절흔, Suprasternal notch of the manubrium of the sternum)
아래턱가지의 갈고리돌기(하악지의 구상돌기, Coronoid process of the ramus of the mandible)
아래턱가지의 관절돌기(하악지의 과상돌기, Condyle of the ramus of the mandible)
아래턱몸통(하악골체, Body of the mandible)
아래턱뼈각(하악각, Angle of the mandible)
어깨사이부위(견갑간부, Interscapular region)
위턱뼈(상악골, Maxilla)
이마뼈(전두골, Frontal bone)
일곱째 목척추뼈의 솟을뼈(제7경추의 융추골, Vertebra prominens of C7)
첫째 목척추뼈의 가로돌기(제1경추의 횡돌기, Transverse process of C1)
첫째 목척추뼈의 뒤결절(후결절, Posterior tubercle of C1)
층고랑(후궁구, Laminar groove) (of the spine)
코뼈(비골, Nasal bone)
턱관절(악관절, Temporomandibular joint; TMJ)
턱뼈가지(하악지, Ramus of the mandible)
후관절(척추의)[Facet joints (of the spine)]

ⓔ Go to http://evolve.elsevier.com/Muscolino/palpation for identification of bony landmark exercises.

## Section 1: 얼굴(안면, Face)

### 얼굴의 비스듬한(아래가쪽) 그림 [Oblique(inferolateral) view of the face](그림 9-1)

**아래턱뼈(하악골)의 몸통과 각(body and angle of the mandible).** **아래턱뼈의 몸통**은 피하조직에 있어서 쉽게 만질 수 있다. 앞쪽으로 아래턱뼈몸통의 아래모서리(inferior border)를 촉진하기 시작하여 아래턱각에 도달할 때까지 가쪽과 뒤쪽으로 계속 촉진한다(그림 9-2). **아래턱각**은 아래턱의 몸통이 아래턱의 가지(ramus of the mandible)가 되는 연접 부위이다.

참고: 다음 근육들은 아래턱몸통의 바깥면에 부착한다: 입꼬리내림근(구각하체근, depressor anguli oris), 아래입술내림근(하순하체근, depressor labii inferioris), 턱끝근(이근, mentalis)과 넓은목근(광경근, platysma). 두힘살근(악이복근, digastric), 턱목뿔근(악설골근, mylohyoid)과 턱끝목뿔근(이설골근, geniohyoid)은 아래턱몸통의 안쪽 면에 부착한다. 깨물근(교근, masseter)과 안쪽날개근(내측익돌근, medial pterygoid)은 아래턱각에 붙는다.

**아래턱뼈가지(하악지, ramus, 뒤쪽 경계)와 아래턱뼈 관절돌기(과상돌기, condyle).** **아래턱뼈가지**(ramus of the mandible)는 아래턱각에서 아래턱몸통으로부터 나온다. 아래턱뼈가지의 뒤쪽 경계는 전체적으로 아주 쉽게 촉진되며 아래턱뼈 관절돌기를 발생시킨다. 아래턱뼈가지를 촉진하려면 아래턱각에서 시작하여 귀 앞쪽 관절돌기에 도달할 때까지 뒤쪽 경계를 따라 위쪽으로 촉진한다(그림 9-3). 관절돌기를 두드러지게 하려면 환자에게 입을 번갈아 벌렸다 닫도록 요청한다. 이를 통해 **턱관절(측두하악관절, temporomandibular joint; TMJ)**에서 아래턱뼈 관절돌기의 움직임을 느낄 수 있다. (참고: 아래턱뼈 관절돌기는 귀 안에서도 촉진할 수 있다. 손가락 덮개나 장갑을 끼고 촉진하는 손가락을 환자의 귀안에 부드럽게 넣고 앞안쪽을 누르면서 환자에게 입을 번갈아 벌렸다 닫으라고 요청한다. 턱관절에서 아래턱뼈 관절돌기의 움직임을 명확히 느낄 수 있다.)

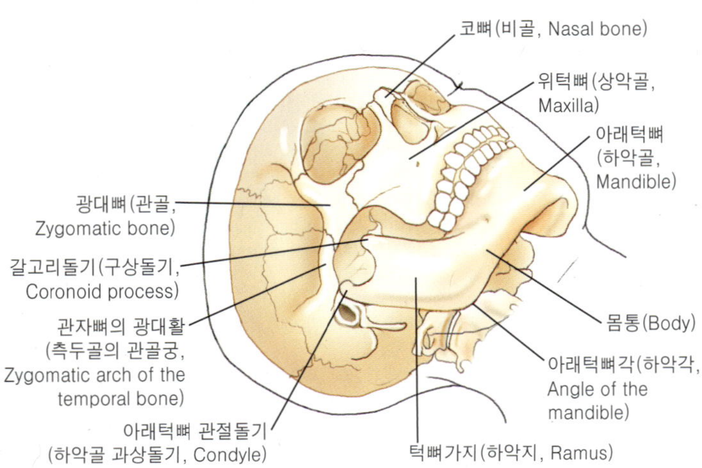


**그림 9-1.** 얼굴의 비스듬한(아래가쪽) 그림.

참고: 가쪽날개근(외측익돌근, lateral pterygoid)은 아래턱뼈 관절돌기에 부착되어 있다.

**아래턱 갈고리돌기(하악 구상돌기, coronoid process of the mandible).** 아래턱뼈가지의 앞쪽 경계는 **아래턱 갈고리돌기**를 야기한다. 입 밖에서 갈고리돌기는 촉진하기 어렵지만 아래턱이 내려가면(즉, 입을 벌리면) 느낄 수 있다. 광대뼈(관골, zygomatic bone)를 찾아 바로 아래쪽을 촉진하면서 환자에게 입을 거의 완전히 벌린 상태에서 아래턱을 위 아래로 약간 움직이라고 하면 갈고리돌기를 촉진할 수 있다(그림 9-4).

참고: 관자근(측두근, temporalis)과 깨물근(교근, masseter)은 아래턱의 갈고리돌기에 붙는다.

**구강 내에서 느껴지는 아래턱뼈가지와 갈고리돌기(Ramus and coronoid process from inside the outh).** 아래턱뼈가지의 앞쪽 경계는 안쪽에서 쉽게 촉진할 수 있다. 입 안에서 아래턱의 앞쪽 경계를 촉진하려면 손가락 덮개나 장갑을 끼고 뒤가쪽으로 부드럽게 누른다(그림 9-5). 구강 내에서 갈고리돌기를 촉진하려면 아래턱뼈가지의 앞쪽 경계를 따라 위쪽으로 갈고리돌기까지 계속 촉진한다.

**위턱뼈(상악골, maxilla).** 위턱으로도 알려진 **위턱뼈**는 피하조직에

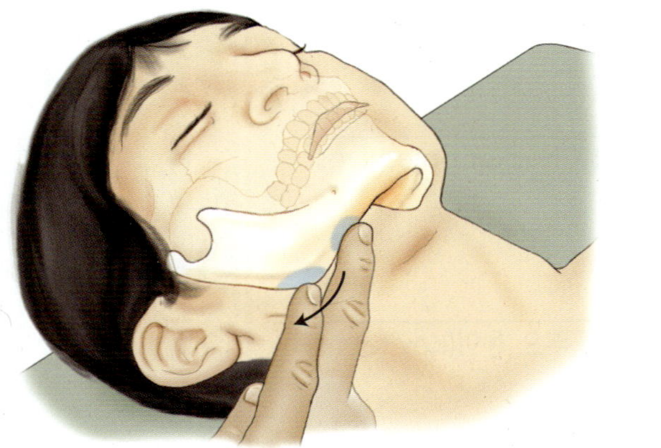


**그림 9-2.** 아래턱뼈몸통과 각.

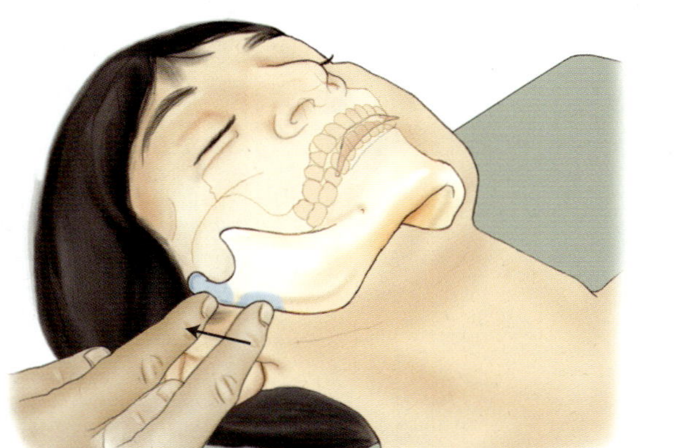


**그림 9-3.** 아래턱뼈가지와 아래턱뼈 관절돌기.

있어 쉽게 만져진다. 먼저 입 위쪽에 있는 위턱뼈를 찾은 다음, 위턱뼈의 모든 측면을 계속 탐색한다(그림 9-6).

참고: 입둘레근(구륜근, orbicularis oris), 코근(비근, nasalis), 코중격내림근(비중격하체근, depressor septi nasi), 위입술콧방울올림근(상순비익거근, levator labii superioris alaeque nasi), 위입술올림근(상순거근, levator labii superioris)과 입꼬리올림근(구각거근, levator anguli oris)은 위턱뼈에 부착되어 있다.

**광대뼈(관골, zygomatic bone).** 일반적으로 *볼뼈*로 알려져 있는 **광대뼈**는 눈의 아래쪽 측면에서 쉽게 만져진다. 광대뼈 위치를 찾고 광대뼈를 위턱뼈, 이마뼈(전두골, frontal bone), 관자뼈(측두골, temporal bone)와의 경계까지 탐색한다(그림 9-7).

참고: 깨물근(교근, masseter), 작은광대근(소관골근, zygomaticus minor)과 큰광대근(대관골근, zygomaticus major)은 광대뼈에 부착되어 있다.

**코뼈(비골, nasal bone).** **코뼈**는 코의 위쪽 끝에서 쉽게 만질 수 있다(그림 9-8). 참고: 코의 아래쪽 끝은 연골로 구성되어 있어서 부드럽고 유연하다.

참고: 눈살근(비근근, procerus)은 코뼈를 덮고 있다.

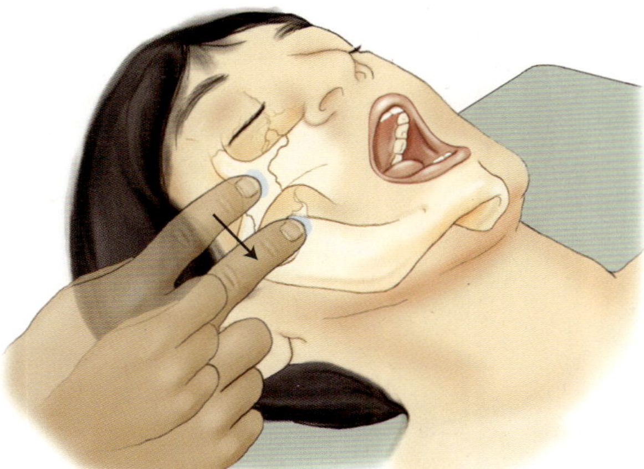

Inferolateral view

**그림 9-4.** 아래턱뼈 갈고리돌기.

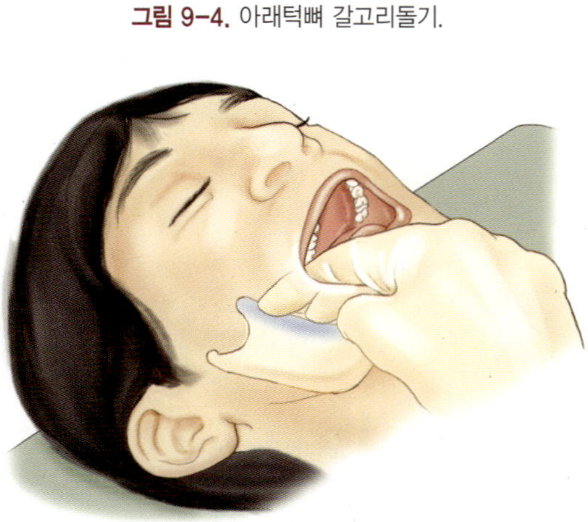

Inferolateral view

**그림 9-5.** 입 안으로 촉진하는 아래턱뼈가지와 갈고리돌기.

## Section 2: 머리뼈(두개골, Cranium)

### 머리의 가쪽 그림(Lateral view of the head)(그림 9-9)

**이마뼈(전두골, frontal bone)와 마루뼈(두정골, parietal bone).** 이마뼈와 마루뼈는 피하조직에 있어서 촉진하기 쉽다. 먼저 눈 위에

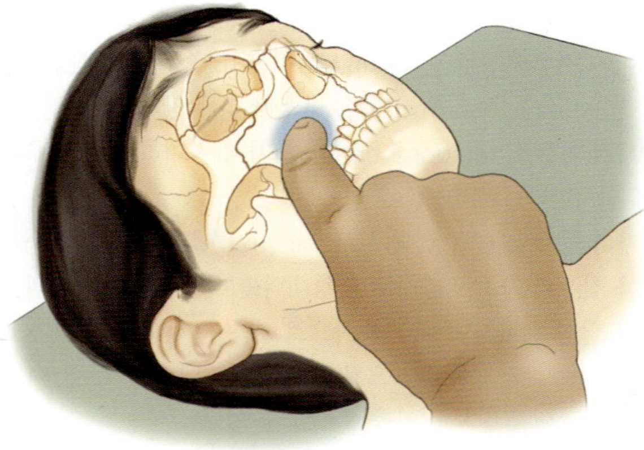

Inferolateral view

**그림 9-6.** 위턱뼈.

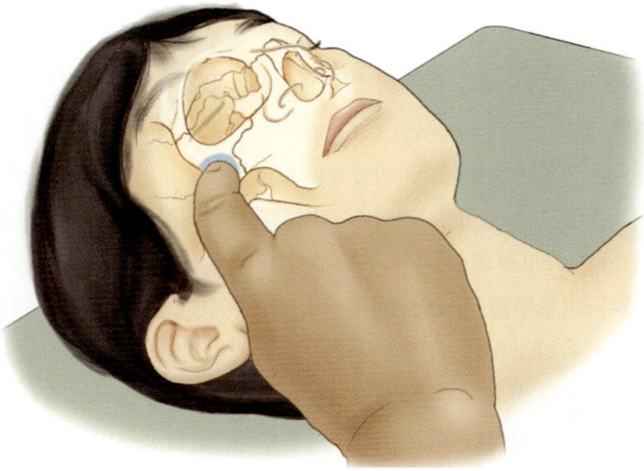

Inferolateral view

**그림 9-7.** 광대뼈.

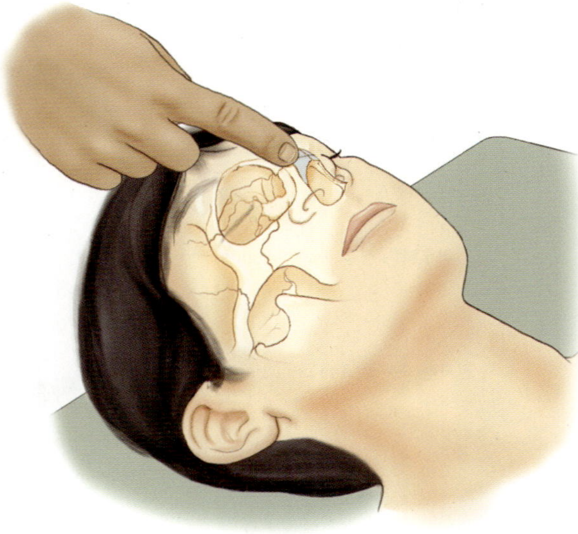

Inferolateral view

**그림 9-8.** 코뼈.

9

있는 **이마뼈**를 찾는다(그림 9-10). 머리의 윗부분을 구성하는 **마루뼈**를 향하여 뒤쪽으로 계속 촉진한다(그림 9-10 참조).

참고: 눈둘레근(안륜근, orbicularis oculi)과 눈썹주름근(추미근, corrugator supercilii)은 이마뼈에 부착된다. 이마근(전두근, frontalis)은 이마뼈 위에 있다. 관자근(측두근, temporalis)은 마루뼈에 붙는다. 관자마루근(측두두정근, temporoparietalis)과 뒤통수이마근(후두전두근, occipitofrontalis)의 머리덮개널힘줄(모상건막, galea aponeurotica)은 마루뼈 위에 있다.

**관자뼈(측두골, temporal bone). 관자뼈**는 머리 옆면(마루뼈 아래)에 위치한다(그림 9-11A).

관자뼈 광대활(관골궁, zygomatic arch)을 촉진하려면 먼저 광대뼈를 찾는다(그림 9-7 참조). 광대뼈를 확인하면 **관자뼈의 광대활**에 도달할 때까지 광대뼈 뒤쪽으로 계속 촉진한다(그림 9-11B). 광대활 위로 손가락을 수직으로 두드리는 것이 도움이 될 수 있다. 관자뼈의 광대활 전체 길이를 예측할 수 있다.

관자뼈의 꼭지돌기(유양돌기, mastoid process)를 촉진하려면 귓불(earlobe) 바로 뒤쪽을 촉진한 다음 안쪽을 누르고 촉진 손가락을 앞뒤로 움직이면서 꼭지돌기 위를 두드린다(그림 9-11C).

참고: 관자근(측두근, temporalis)은 대부분의 관자뼈에 부착되어 있어 이 뼈를 직접 촉진하기는 어렵다. 또한 관자마루근은 관자뼈 위에 있다. 깨물근(교근, masseter)은 관자뼈의 광대활에 붙는다. 목빗근(흉쇄유돌근, sternocleidomastoid), 머리널판근(두판상근, splenius capitis)과 머리가장긴근(두최장근, longissimus capitis)은 관자뼈의 꼭지돌기에 부착되어 있다.

**뒤통수뼈(후두골, occipital bone). 뒤통수뼈**는 머리뼈의 뒤쪽에 위치하고 피하조직에 있기 때문에 쉽게 만져진다(그림 9-12A). **바깥뒤통수뼈융기(외후두융기, external occipital protuberance; EOP)**는 머리 뒤쪽에 있는 뒤통수(후두부, occiput)의 위목덜미선(상항선, superior nuchal line)에 있는 중앙의 돌출부이다. 바깥뒤통수뼈융기(EOP)는 상당히 크고 눈에 띄기 때문에 쉽게 만질 수 있다(그림 9-12B).

**뒤통수의 위목덜미선**을 촉진하기 위하여 위목덜미선의 중앙에 EOP를 확인하고 가쪽으로 위목덜미선을 촉진한다. 수평으로 뻗어 있는 융기된 뼈 능선처럼 느껴져야 한다. 위목덜미선 위를 손가락으로 수직으로 두드리는 것이 도움이 된다(그림 9-12C). 위목덜미선은 어떤 사람들에게는 상당히 두드러져서 쉽게 촉진할 수 있지만 다른 사람들에게는 촉진하기 훨씬 어렵다. 참고: **뒤통수의 아래목덜미선(하항선, inferior nuchal line)**은 위목덜미선의 아래쪽에 평행하게 위치한다. 일반적으로 촉진하기 어렵다. 촉진을 시도하는 경우 먼저 위목덜미선을 찾은 다음 아래로 내려와 아래목덜미선을 찾으면 촉진할 수 있다.

참고: 뒤통수근(후두근, occipitalis)은 뒤통수뼈에 부착되어 있다. 위등세모근(상승모근, upper trapezius)은 EOP와 위목덜미선에 부착되어 있다. 머리널판근(두판상근, splenius capitis)과 목빗근(흉쇄유돌근, sternocleidomastoid)도 뒤통수의 위목덜미선에 붙는다. 큰머리곧은근(rectus capitis posterior major), 작은머리곧은근(rectus capitis posterior minor), 위빗머리근(obliquus capitis superior)은 뒤통수뼈에 붙는다.

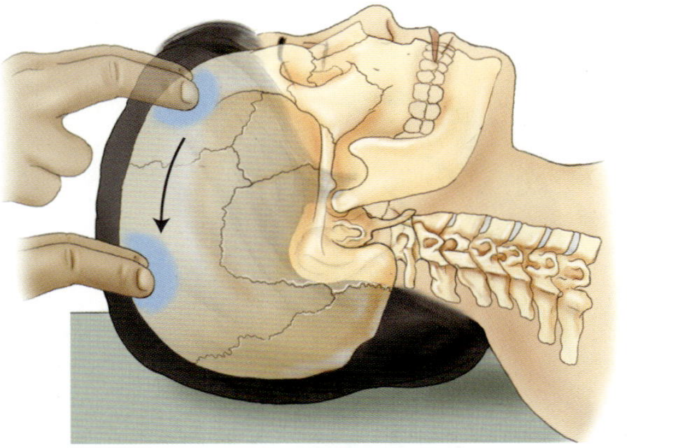

Lateral view
**그림 9-10.** 이마뼈와 마루뼈.

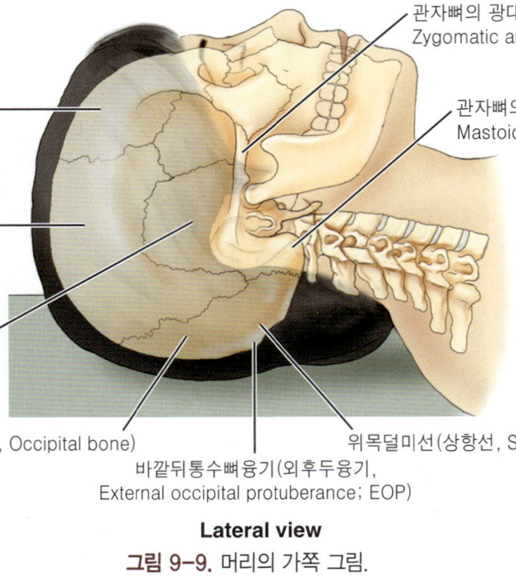


Lateral view
**그림 9-9.** 머리의 가쪽 그림.

## Section 3: 앞목(전경부, Anterior neck)

앞목을 촉진하는 모든 경우에 신중하고 민감한 접촉이 필요하며 촉진 압력은 점차적으로 조절해야 한다. 앞목에는 매우 민감하고 압통을 일으킬 수 있는 많은 구조물이 있다. 또한 목동맥(경동맥, carotid artery)이 목 앞쪽에 있어 목동맥에 가해지는 압력은 앞쪽 뇌로 가는 혈류를 제한할 수 있을 뿐만 아니라, 혈압을 낮출 수 있는 신경학적 반사[경동맥반사(carotid reflex)]를 유발할 수 있다. 이러한 이유로 앞목은 일방적으로(즉, 한 번에 한쪽씩) 촉진하는 것이

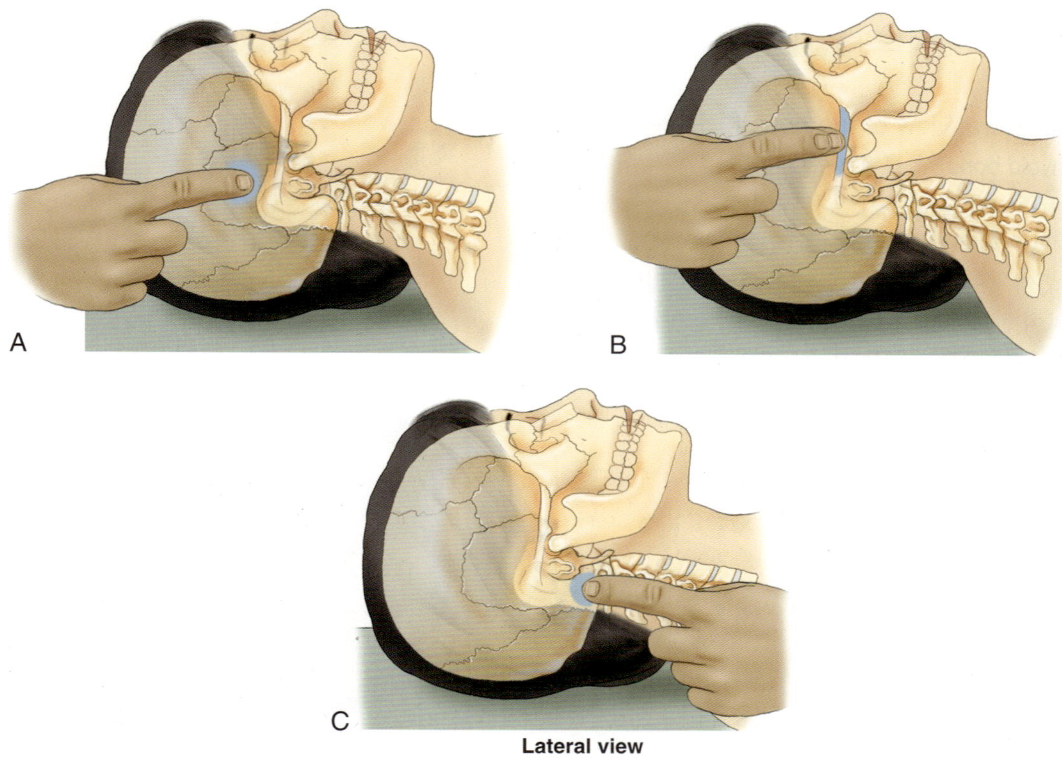


**그림 9–11.** 관자뼈.

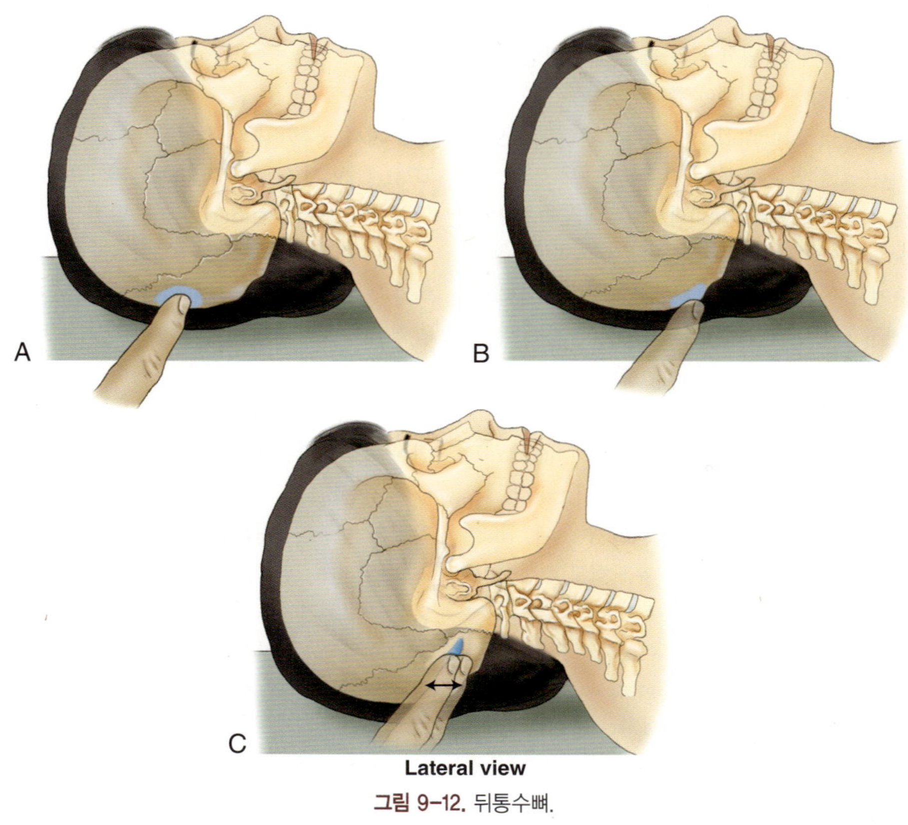


**그림 9–12.** 뒤통수뼈.

가장 좋다. 만약 촉진 손가락이 목동맥 바로 위에 있다고 느껴지면 (동맥에 약하거나 중간 정도의 압력을 주면 맥박을 감지할 수 있음) 목동맥에서 약간 벗어나거나 촉진 손가락을 비껴 놓아야 한다. 일반적으로 앞쪽 목의 구조물을 촉진할 때는 환자의 목이 이완되고 중립 위치 또는 약간 수동적 굽힘 위치에 있을 때 가장 잘 이루어진다. 참고: 다음의 촉진 중 일부는 뼈의 기준점이 아니라 연골 조직이다.

## 목의 가쪽 그림(Lateral view of the neck)(그림 9-13)

**목뿔뼈(설골, hyoid bone).** **목뿔뼈**는 아래턱뼈 아래[셋째 목척추뼈(cervical vertebra) 수준에 위치], 앞쪽 목에서 찾아볼 수 있다. 목뿔뼈를 찾으려면 아래턱뼈에서 시작하여 딱딱한 뼈 조직이 만져질 때까지 목 앞쪽에서 아래로 촉진해 간다(그림 9-14). 일단 목뿔뼈에 닿으면 환자에게 삼키라고 요청하면 목뿔뼈의 움직임이 느껴질 것이다. 목뿔뼈는 매우 유동적이어서 수동적으로 왼쪽에서 오른쪽으로 움직이는 것이 가능하다. 간단한 설명: 목뿔뼈는 인체에서 다른 뼈와 관절을 이루지 않는 유일한 뼈이다.

9

참고: 4개의 모든 목뿔위근(설골상근, suprahyoid)과 4개의 모든 목뿔아래근(설골하근, infrahyoid)[복장방패근(흉골갑상근, sternothyroid) 제외]은 목뿔뼈에 부착되어 있다.

**갑상(방패)연골(thyroid cartilage).** **갑상연골**은 앞목에 위치하고 목뿔뼈의 아래쪽에 있다(갑상연골은 넷째, 다섯째 목척추뼈 높이에 위치한다). 목뿔뼈를 확인하고 아래쪽으로 내려간다. 관절 공간이 느껴지고 갑상연골이 만져질 것이다. 작은 정중선에 있는 위패임(superior notch)을 촉진한다(그림 9-15A). 그런 다음 양쪽의 갑상연골을 부드럽게 촉진한다(그림 9-15B). 환자에게 삼키도록 요구하면 갑상연골의 움직임을 확실하게 느낄 수 있다. 갑상샘(갑상선, thyroid gland)이 갑상연골의 일부를 덮고 있기 때문에 갑상연골을 촉진할 때는 부드럽고 조심스럽게 촉진해야 한다.

참고: 복장방패근(흉골갑상근, sternothyroid)과 방패목뿔근(갑상설골근, thyrohyoid)은 갑상연골에 붙는다.

**첫째 반지연골(윤상연골, cricoid cartilages)과 C6의 목동맥결절(경동맥결절, carotid tubercle).** 앞목에 있는 갑상연골 바로 아래에는 여섯째 목척추뼈 수준에서 연골의 첫째 반지연골이 있다. 첫째 반지연골을 촉진하려면 먼저 갑상연골을 찾고 작은 관절선이 느껴질 때까지 아래쪽으로 촉진해서 내려간다. 이 관절선 바로 아래에는 첫째 반지연골이 있다(그림 9-16A). 연속되는 **반지연골**들은 첫째 반지연골보다 아래쪽에 위치하며 복장뼈자루(흉골병, manubrium of sternum)의 복장뼈위패임(흉골상절흔, suprasternal notch) 수준까지, 촉진이 더 이상 가능하지 않을 때까지 촉진할 수 있다. 갑상샘이 반지연골 위에 위치하기 때문에 반지연골은 부드럽고 조심스럽게 촉진해야 한다.

목동맥결절(경동맥결절, carotid tubercle)은 여섯째 목척추뼈의 가로돌기의 앞결절(전결절, anterior tubercle)이다. 이것은 앞목에서 만져지는 가장 큰 앞결절이다. 목동맥결절을 촉진하려면 첫째 반지연골을 찾은 다음, 옆으로 약 1cm(0.5인치) 간다. 목동맥결절은 뒤쪽 방향으로 주의 깊게 누르면 단단하게 만져진다(그림

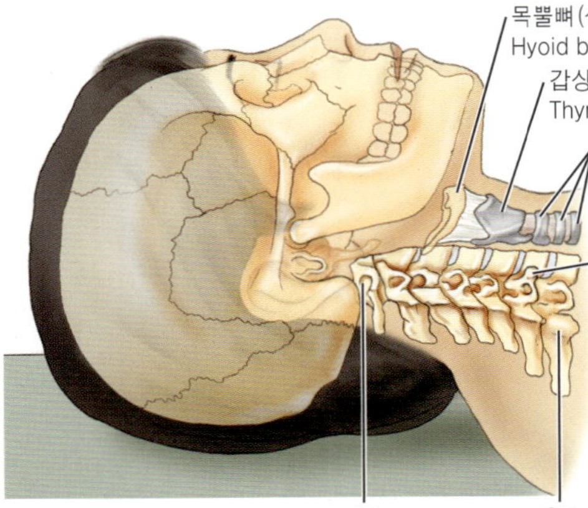


**그림 9-13.** 목의 가쪽 그림.

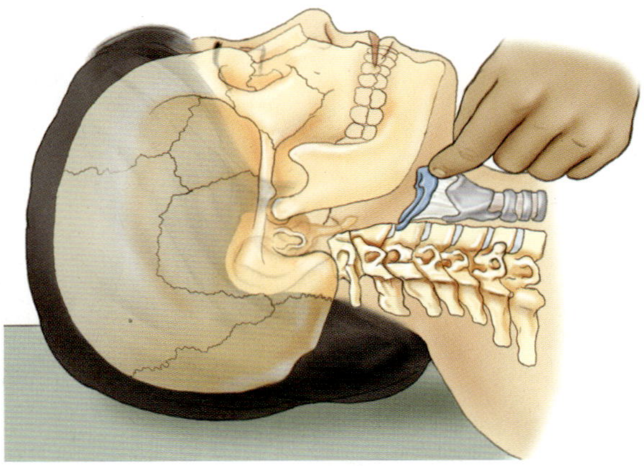


**그림 9-14.** 목뿔뼈.

9-16B 참조).

**C1에서 C7까지의 가로돌기(횡돌기, transverse processes, TPs).** C2에서 C7까지의 **가로돌기**(TPs)는 이분(bifid)되어 있으며 **앞결절**(anterior tubercles)과 **뒤결절**(posterior tubercles)이 있다. 이 가로돌기들은 만질 수 있지만 결절이 뾰족하고 위에 있는 근육층을 세게 누르면 환자에게 통증을 줄 수 있기 때문에 적당한 압력으로 부드럽게 촉진해야 한다. 또한 척수로 들어오고 나가는 척추신경이 앞결절과 뒤결절 사이에 위치한 척추사이구멍(추간공, intervertebral foramina)을 통과하기 때문에 주의가 필요하다. 먼저 목동맥결절(C6의 가로돌기의 앞결절)을 찾는 것으로 시작하고 (그림 9-16B 참조) 다른 가로돌기를 찾기 위해 위아래로 촉진한다. 압력의 방향은 뒤쪽 또는 뒤안쪽이어야 한다(그림 9-17A).

**C1(고리뼈, 환추, atlas)의 가로돌기(TP)**는 목척추뼈에서 가장 넓은 가로돌기이다. C1의 가로돌기는 아래턱뼈가지(ramus)의 뒤쪽 모서리 바로 뒤, 관자뼈의 꼭지돌기(mastoid process)의 바로 앞쪽 및 귀의 바로 아래 지점에서 촉진된다. 주변 연부조직의 함몰 부위에서 단단한 C1 가로돌기가 쉽게 촉진된다(그림 9-17B). 이 기준점은 압력에 약하고 민감하며 근처에 얼굴신경(안면신경, facial nerve, CN Ⅶ)이 있어서 부드럽게 촉진해야 한다.

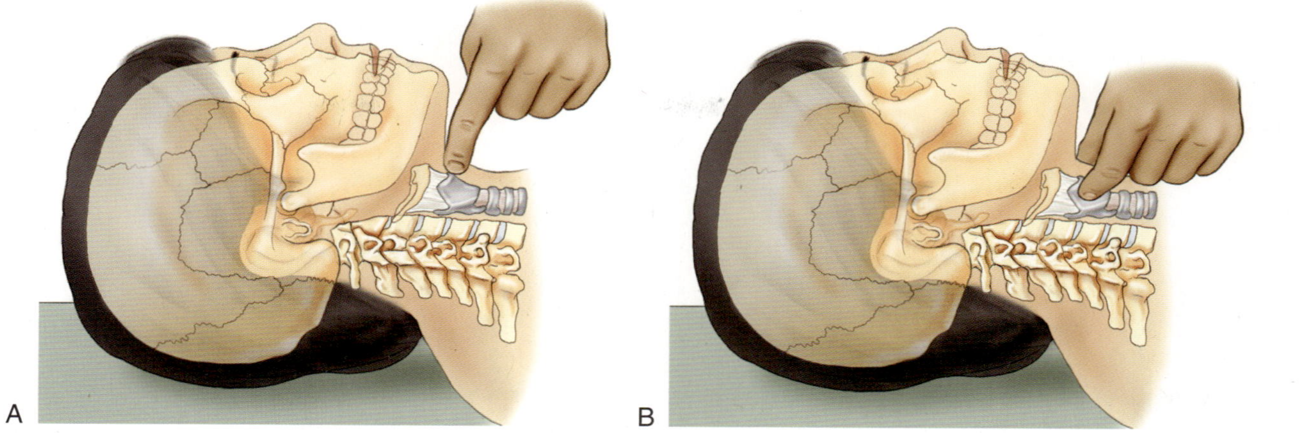


**그림 9-15.** 갑상연골.

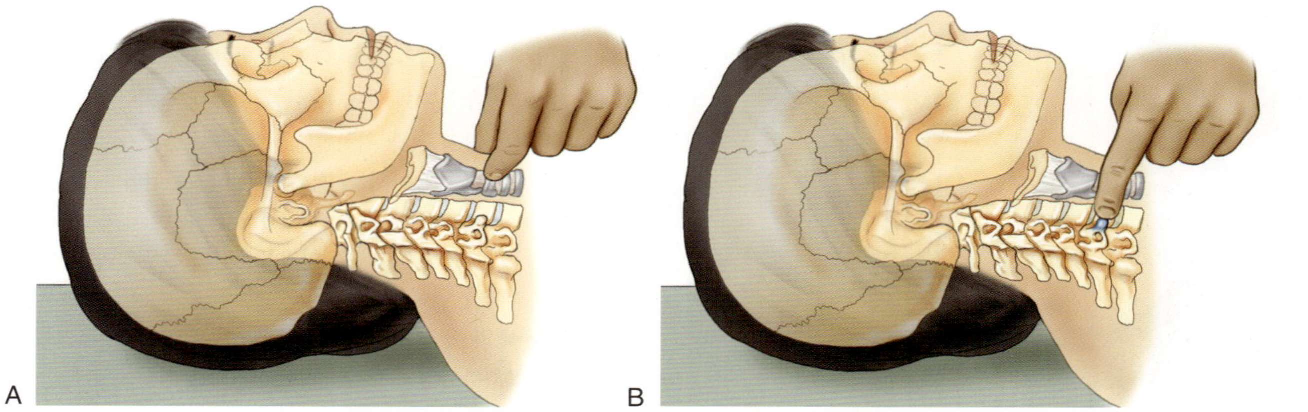


**그림 9-16.** 첫째 반지연골과 여섯째 목척추뼈 목동맥결절.

참고: 다음 근육들은 C2에서 C7까지의 가로돌기에 부착되어 있다: 어깨올림근(견갑거근, levator scapulae), 목갈비근군(사각근군, scalene group), 긴목근(경장근, longus colli), 긴머리근(두장근, longus capitis), 척주세움근군(척주기립근군, erector spinae group), 가로돌기가시근군(횡돌기극근군, transversospinalis group), 목가로돌기사이근(횡돌기간근, intertransversarii)과 갈비올림근(늑골거근, levatores costarum).

다음 근육들은 C1의 가로돌기에 부착되어 있다: 어깨올림근(견갑거근), 목널판근(경판상근, splenius cervicis), 아래머리빗근(하두사근, obliquus capitis inferior), 위머리빗근(상두사근, obliquus capitis superior), 앞머리곧은근(전두직근, rectus capitis anterior), 가쪽머리곧은근(외측두직근, rectus capitis lateralis)과 목가로돌기사이근(횡돌기간근).

## Section 4: 뒤목(후경부, Posterior neck)

**C2에서 C7의 가시돌기(극돌기, spinous processes). 목척추뼈의 가시돌기(극돌기, spinous processes; SPs)**는 뒤목의 정중선에서 촉진된다. 7개의 목척추뼈가 있다. 그러나 모든 목척추 가시돌기가 항상 만져지는 것은 아니다. 목척추의 앞굽음증(척추전만증)으로 인해 가시돌기는 때로 오목면(concavity)이 깊어서 촉진하기 어렵다. 촉진할 수 있는 목척추뼈 가시돌기의 정확한 수는 환자의 목척추뼈 곡선의 정도에 따라 결정된다. 가장 많이 돌출된 가시돌기는 C2 및 C7의 가시돌기이다. 이 2개의 가시돌기는 항상 만져진다. 뒤통수의 정중선에서 EOP를 찾는 것으로 시작한다. 뒤통수에서 아래쪽으로 목척추뼈로 내려온다. 처음 만져지는 가시돌기는 C2의 가시돌기이다. 대부분의 목척추뼈 가시돌기와 마찬가지로 C2 가시돌기는 두 갈래로 이분되어 있다(즉, 하나가 아닌 두 개의 지점이 있음). 이러한 갈라진 점이 항상 대칭인 것은 아니라는 점에 유의해야 한다. 한쪽이 다른 쪽보다 클 수 있다. C2에서 추가 목척추뼈 가시돌기를 느끼면서 아래로 계속 촉진한다(그림 9-18). 일부 개인에서 쉽게 만져질 수 있는 다음 가시돌기는 목척추뼈의 아래 끝부분에 있는 C7에 있는 것이다. C7의 가시돌기는 다른 아래 목척추뼈의 가시돌기보다 현저하게 크므로 C7을 **솟을뼈(융추골, vertebra prominens)**라고 한다. 감소된 목척추뼈 곡선을 가진 다른 개인의 경우 C2에서 C7까지 모든 가시돌기를 촉진하고 셀 수 있다. 참고: C1(atlas)에는 가시돌기가 없다. 그것은 *뒤결절(후결절, posterior tubercle)*이라고 불리는 것을 가지고 있다. C1의 뒤결절(posterior tubercle of C1)을 촉진하려면 C2의 가시돌기와 뒤통수 사이를 촉진하여 앞쪽

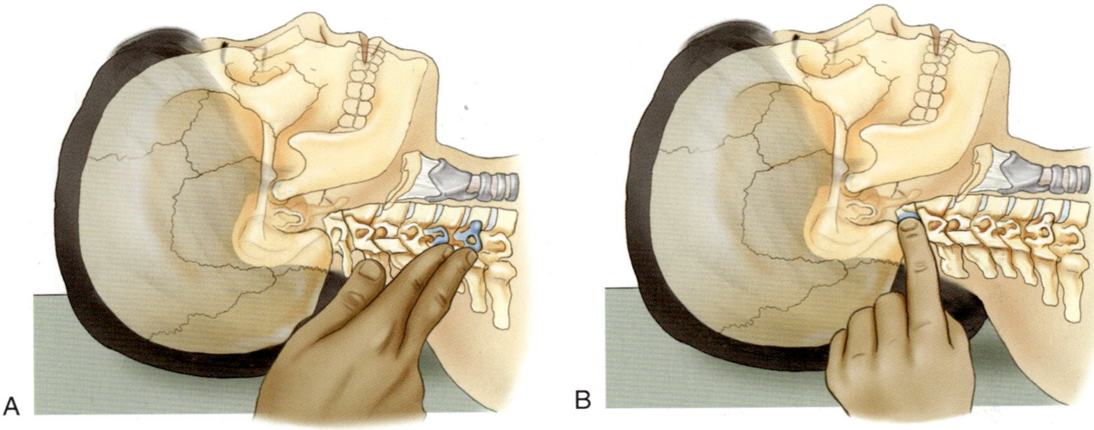


**그림 9-17.** C1에서 C7까지의 가로돌기.

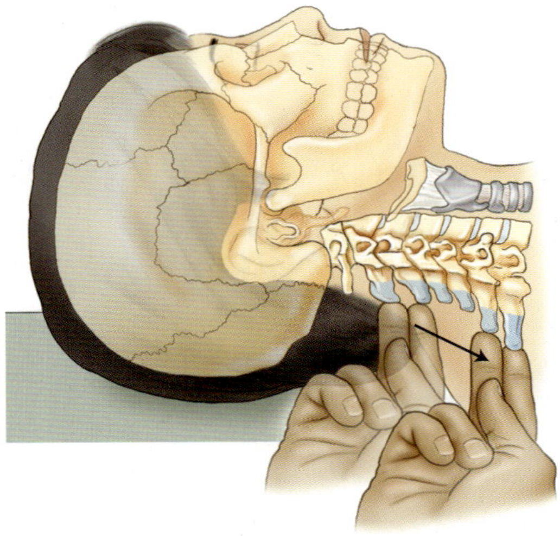


**그림 9-18.** C2에서 C7까지의 가시돌기.

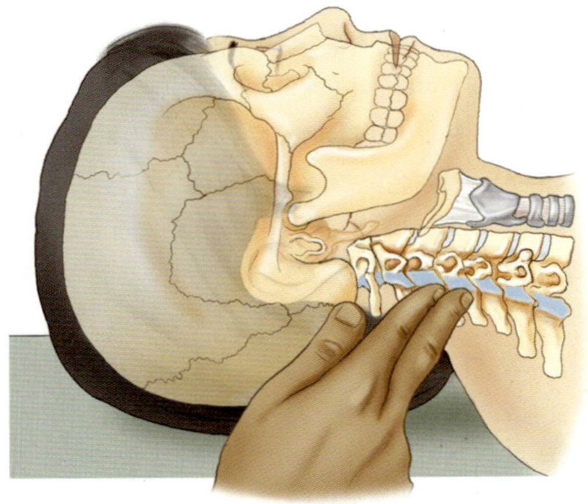


**그림 9-19.** 목척추뼈의 관절돌기.

으로 연부조직을 누른다.

참고: 다음의 근육들은 목척추뼈의 가시돌기에 직접 붙거나 목척추뼈 가시돌기를 덮고 있는 목덜미인대(항인대, nuchal ligament)에 부착된다. 위등세모근(상승모근, upper trapezius), 머리널판근(두판상근), 목널판근(경판상근), 가시사이근(극간근), 척주세움근군(척주기립근군)과 가로돌기가시근군(횡돌기극근군). 또한 작은마름근(소능형근)과 위뒤톱니근(상후거근, serratus posterior superior)은 C7의 가시돌기에 부착하고, 큰뒤머리곧은근(대후두직근, rectus capitis posterior major)과 아래머리빗근(하두사근)은 C2 가시돌기에, 작은뒤머리곧은근(소후두직근)은 C1의 뒤결절에 부착한다.

**목척추뼈의 관절돌기(articular processes)(척추후관절, facet joints).** 목척추뼈의 **후관절(facet joints)**을 이루는 하관절 및 상관절 돌기는 층층이 쌓여서 **척추 관절기둥(articular pillar)** 또는 **목뼈기둥(cervical pillar)**이라고 불리는 것을 생성한다. 그것들은 층고랑(척추후궁구, laminar groove)의 가쪽에서 쉽게 만져질 수 있고[가시돌기에 대해 바깥쪽으로 약 2.5cm(1인치)], 층고랑에 부착하고 덮는 가로돌기가시근군의 대부분은 바로 너머에 있는 넓고 평평한 뼈처럼 느껴진다. 성공적인 촉진을 위해 환자는 바로 누운 자세에서 이완되어야 한다. C2 가시돌기에서 촉진을 시작하고 C2의 관절돌기 쪽으로 측면으로 촉진한다(그림 9-19). 목의 아래쪽에 닿을 때까지 아래쪽으로 계속 촉진한다. 참고: 목척추뼈의 관절돌기는 목척추뼈의 특이한 관절운동을 하는 데 탁월한 접촉관절이다.

참고: 척주세움근군(척주기립근군)과 가로돌기가시근군(횡돌기극근군)은 목척추뼈의 관절돌기에 부착되어 있다.

**목척추뼈의 층고랑(척추후궁구, laminar groove). 목척추뼈의 층고랑**은 안쪽으로 가시돌기와 가쪽으로 관절돌기 사이에서 발견되는 고랑이다(즉, 층고랑은 척추의 얇은 판 위에 놓여 있음). 층고랑에는 많은 근육이 있기 때문에 층고랑의 바닥에 있는 판(laminae)을 직접 촉진하기가 어렵다. 가시돌기의 바깥쪽을 촉진하면 바로 층고랑의 위치를 확인하는 것이다(그림 9-20).

참고: 가로돌기가시근군(횡돌기극근군)은 목의 층고랑에 부착된다. 그리고 다른 많은 근육들이 층고랑 위로 지나간다.

## Section 5: 앞몸통(전체간부, Anterior trunk)

### 앞몸통의 위가쪽 그림 (Superolateral view of the anterior trunk)(그림 9-21)

**복장뼈(흉골, sternum)의 복장뼈위패임(흉골위절흔, suprasternal notch). 복장뼈자루의 복장뼈위패임**(suprasternal notch of the manubrium of the sternum)은 피하조직에 있기 때문에 쉽게 촉진된다. 복장뼈의 위쪽 경계를 가볍게 촉진하면 두 빗장뼈(쇄골, clavicle) 안쪽 끝 사이에서 복장뼈위패임의 오목한 부분이 쉽게 느껴진다(그림 9-22). 참고: 복장뼈위패임은 **목정맥패임(경정맥절흔, jugular notch)**으로도 알려져 있다.

**루이스각(angle of Louis). 루이스각**은 복장뼈의 몸체와 복장뼈자루(manubrium) 사이의 이음부인 **복장뼈자루 관절(sternomanubrial joint)**에 의해 만들어지는, 복장뼈에 있는 뼈의 수평으로 돌출된 부위이다. [참고: 둘째 복장갈비관절(흉늑골관절, sternocostal joint), 즉 둘째 갈비뼈가 복장뼈와 만나는 지점이 루이스각의 높이에 있다.] 루이스각을 찾으려면 복장뼈자루의 복장뼈위패임에서 시작하여 뼈가 약간 수평으로 돌출된 부위를 느낄 때까지 복장뼈의 앞면을 따라서 아래로 촉진해 간다(그림 9-23). 수직으로 그 주위를 두드려 보면 더욱 잘 느낄 수 있다.

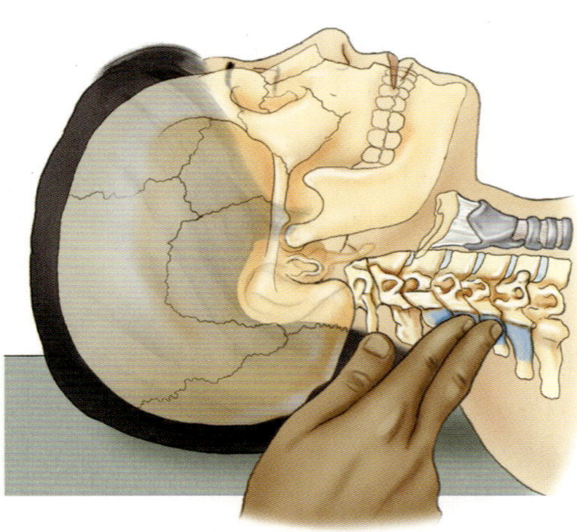
Lateral view

그림 9-20. 목척추뼈의 층고랑.

**복장뼈의 칼돌기(검상돌기, xiphoid process). 복장뼈의 칼돌기**는 복장뼈의 아래쪽 끝에 있다. 칼돌기는 연골이지만 나이가 들면서 뼈로 석회화된다. 칼돌기를 찾으려면 아래쪽 끝에 작고 뾰족한 칼돌기가 느껴질 때까지 루이스각에서 복장뼈의 앞면을 따라 아래로 계속 촉진한다(그림 9-24). 칼돌기는 연골이므로 조그마한 압력으로 움직이는 것을 느낄 수 있다. 참고: 칼돌기는 심폐소생술(CPR)을 시행하기 위해 적절한 손 위치를 찾는 데 자주 사용되는 표식이다.

참고: 배곧은근(복직근, rectus abdominis)은 칼돌기의 외부 표면에 부착된다. 가슴가로근(흉횡근, transversus thoracis)과 가로막(횡격막, diaphragm) 근육이 칼돌기의 내부 표면에 부착되어 있다.

**앞가슴우리(전방 흉곽, anterior rib cage). 가슴우리**의 앞쪽은 12개의 **갈비뼈**, 갈비뼈와 복장뼈를 연결하는 7개의 **갈비연골(costal cartilages)**, 인접한 갈비뼈 또는 갈비연골 사이에 위치한 11개의 **갈비사이공간(늑간극, intercostal sapces)**으로 구성된다. 모든 갈비뼈, 갈비연골 및 갈비사이공간은 앞쪽과 앞가쪽으로 촉진될 수 있다(여성 환자의 유방조직이 촉진을 방해하는 경우 제외). 갈비뼈 또는 갈비연골은 피하조직에 위치하는 단단한 뼈/연골조직으로 느껴지고, 갈비사이공간은 갈비뼈 또는 갈비연골 사이에 위치하는 연부조직의 함몰로 느껴진다. 각 갈비뼈가 성공적으로 만져지면 가능한 한 전체 경로에 대해 안쪽 및 가쪽으로 따라가 본다.

둘째~열째 갈비뼈 촉진: 복장뼈 가쪽의 앞가슴우리를 촉진한다. 일반적으로 둘째에서 열째 갈비뼈는 위에서 아래로 두드리듯 촉진하면 쉽게 확인할 수 있다. 빗장뼈의 안쪽 끝 아래에 첫째 갈비사이공간이 있다. 둘째 갈비뼈는 루이스각 높이에 위치한다(그림

9

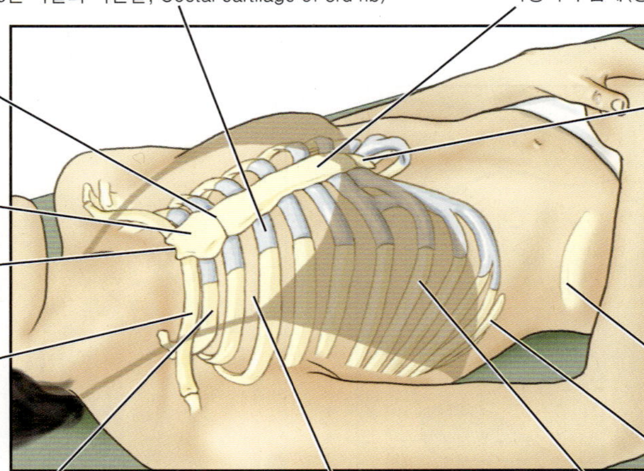

Superolateral view

그림 9-21. 앞몸통의 위가쪽 그림.

9-25A). 거기에서 아래로 촉진하고 일곱째 갈비사이공간과 갈비뼈를 세어 본다. 가슴우리의 윤곽 때문에 일곱째에서 열째 갈비뼈까지 앞몸통(anterior trunk)에서 더 옆으로 계속 촉진하는 것이 가장 좋다(그림 9-25B).

열한째, 열두째 갈비뼈 촉진: 열한째와 열두째 갈비뼈는 복장뼈와 관절을 이루지 않으므로 *뜬갈비뼈(부유늑골, floating ribs)*라고 한다. 그들은 가슴우리의 맨 아래쪽에서, 엉덩뼈능선(장골능선, iliac crest)의 위쪽에서, 가쪽 또는 뒤가쪽 몸통에서 촉진된다. 열한째와 열두째 갈비뼈는 직접 누르고 뾰족한 끝을 만져 보면 매우 쉽게 촉진할 수 있다. (참고: 뼈의 뾰족한 끝에 있는 연부조직을 누르므로 빈틈없이 부드럽게 눌러야 한다.)

첫째 갈비뼈 촉진: 첫째 갈비뼈는 촉진하기 가장 어렵지만 만질 수 있다. 첫째 갈비뼈를 촉진하려면 위등세모근의 위쪽모서리를 찾은 다음, 촉진 손가락을 앞쪽으로 내려놓고 촉진압을 첫째 갈비뼈가 만져지도록 아래쪽으로 누른다(그림 9-25C). 환자에게 숨을 깊게 쉬라고 요청하여 첫째 갈비뼈가 촉진 손가락 쪽으로 올라오면 더욱 쉽게 촉진할 수 있다.

9

참고: 앞톱니근(전거근, serratus anterior), 큰가슴근(대흉근, pectoralis major), 작은가슴근(소흉근, pectoralis minor), 빗장밑근(쇄골하근, subclavius), 바깥갈비사이근(외늑간근, external intercostals), 안갈비사이근(내늑간근, internal intercostals), 배곧은근(복직근, rectus abdominis), 배바깥빗근(외복사근, external abdominal oblique), 배속빗근(내복사근, internal abdominal oblique)과 배가로근(복횡근, transversus abdominis)을 포함한 많은 근육들이 가슴우리 앞쪽에 붙어 있거나 그 위에 놓여 있다. 가슴가로근(흉횡근, transversus thoracis)과 가로막(횡격막, diaphragm)은 앞가슴우리의 안쪽 표면에 부착되어 있다.

## Section 6: 뒤몸통(후체간부, Posterior trunk)

참고: 어깨뼈의 촉진은 제8장에서 설명하였다.

### 뒤몸통의 위가쪽 그림(Superolateral view of the posterior trunk)(그림 9-26).

몸통의 가시돌기(극돌기, spinous processes). 12개의 등척추뼈와 5개의 허리척추뼈의 가시돌기(SPs)는 모두 촉진 가능하다. C7의 가시돌기[*솟을뼈(vertebra prominens)*라고도 함]를 찾는 것으로 시작한다. 일반적으로 C2의 가시돌기 아래에 있는 가장 많이 돌출된 가시돌기이다.

환자가 엎드려 있을 때 어떤 가시돌기가 C7인지 확실하지 않으면 다음 방법으로 결정한다. 촉진 손가락으로 아래 목척추뼈의 돌출된 2~3개의 가시돌기를 촉진한 다음, 수동적으로 환자의 머리와 목을 굽히거나 펴게 한다. C6의 가시돌기는 목을 펴는 동작을 하면 사라지고, C7의 가시돌기는 사라지지 않는다(즉, C7의 가시돌기는 목의 굽힘이나 펴는 동작에서 만져질 수 있는 가장 높은 가시돌기이다).

C7의 가시돌기(SP)가 확인되면, 가운뎃손가락을 해당 척추의 가시돌기에 놓고, 집게손가락을 해당 척추와 아래 척추 사이의 **가시사이공간(극간공간, interspinous space)**에 놓고 각 척추의 가시돌기를 촉진해 간다. 이러한 방법으로 계속 아래쪽으로 촉진한다. 일반적으로 C7에서 L5까지 가시돌기를 세는 것이 가능하다(그림

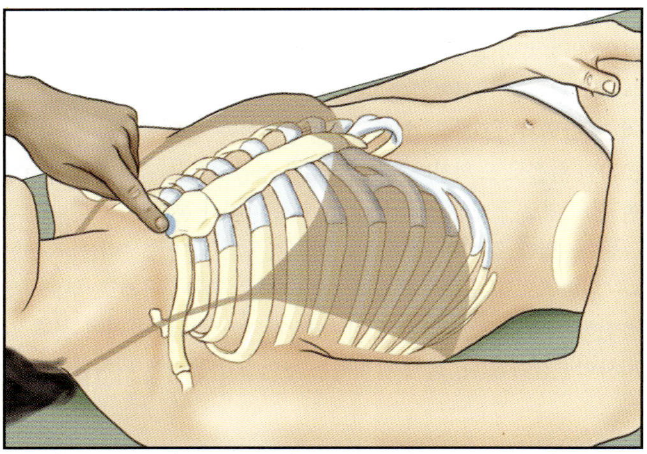

Superolateral view

**그림 9-22.** 복장뼈의 복장뼈위패임.

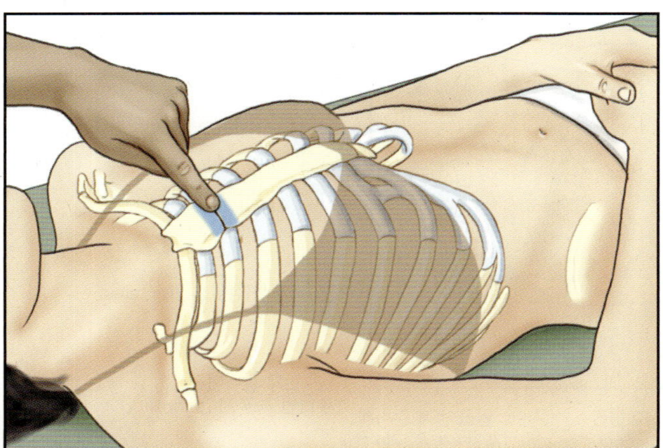

Superolateral view

**그림 9-23.** 루이스각.

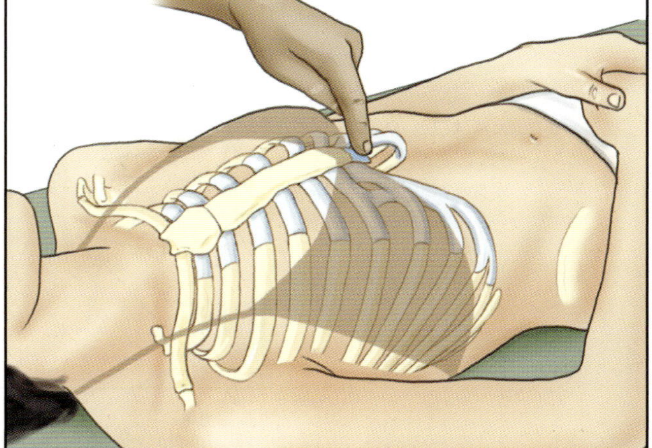

Superolateral view

**그림 9-24.** 복장뼈의 칼돌기.

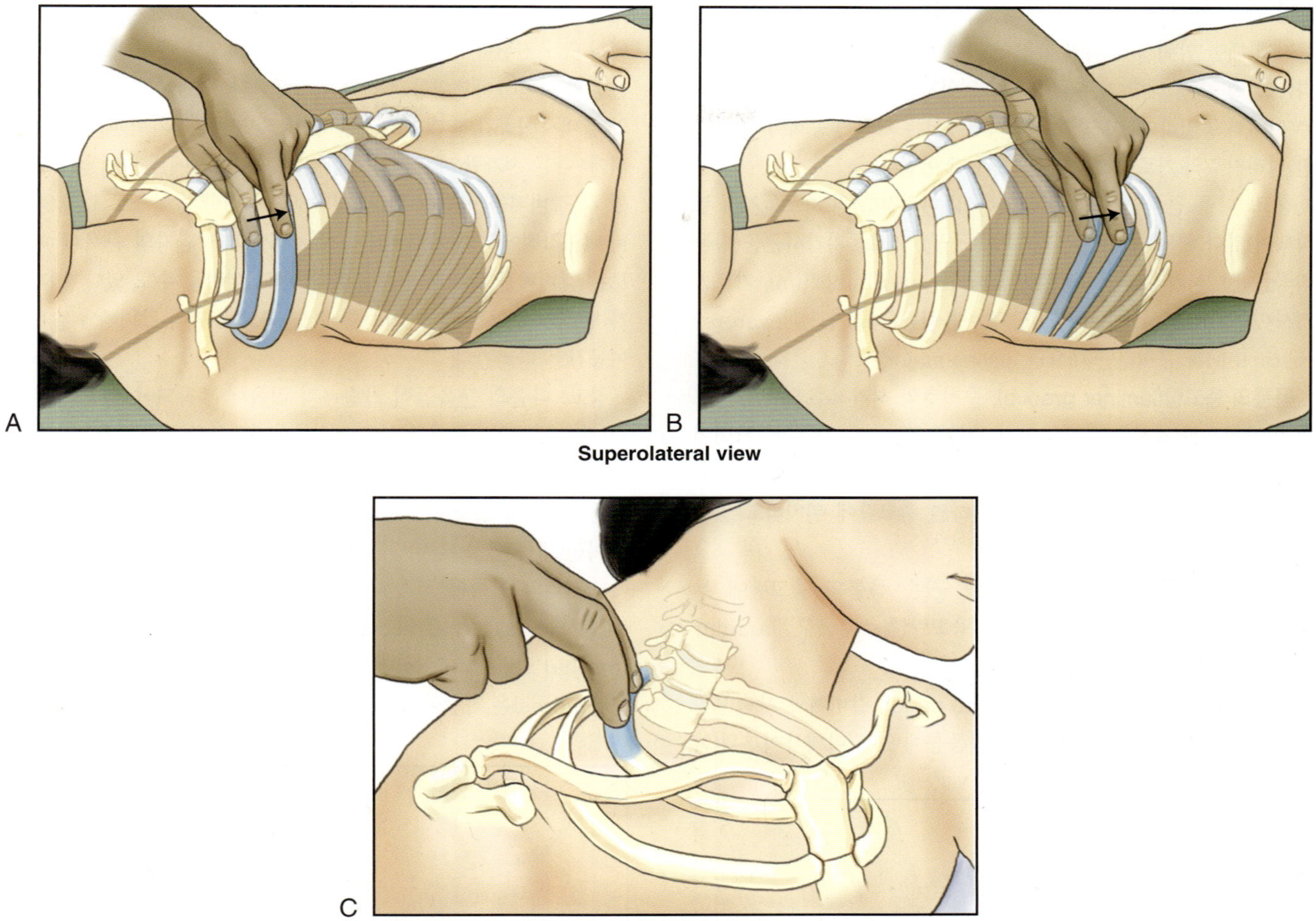


그림 9-25. 앞가슴우리.

9-27). 참고: 등척추 부위의 가시돌기는 등척추에 뒤굽음증(후만증, kyphosis)이 있으므로 쉽게 촉진된다. 반면에 허리척추 부위의 가시돌기(SPs)는 허리척추에 앞굽음증(전만증, lordosis)이 있으므로 촉진하는 데 어려움이 있을 수 있다. 허리척추 부위의 가시돌기를 촉진하기 위해서는 허리 부위에 깊게 압력을 주어 촉진해야 한다.

참고: 다음의 근육들이 몸통(등척추와 허리척추)의 가시돌기에 부착되어 있다: 등세모근, 머리널판근(두판상근, splenius capitis), 목널판근(경판상근, splenius cervicis), 넓은등근(광배근, latissimus dorsi), 큰마름모근(대능형근,), 작은마름모근(소능형근), 위뒤톱니근(상후거근), 아래뒤톱니근(하후거근), 척주세움근군(척주기립근군), 가로돌기가시근군(횡돌기극근군)과 가시돌기사이근(극간근).

**몸통의 가로돌기(횡돌기, transverse processes; TPs).** 몸통의 가로돌기는 확인하기 어렵지만 많은 경우에 촉진할 수 있다. 대개 등척추 부위의 가로돌기(TPs)는 가시돌기(SPs)의 측면으로 약 2.5cm(1인치)에서 느낄 수 있다. 그러나 정확한 가로돌기의 척추 위치를 결정하는 것은 동일한 척추의 가시돌기와 같은 높이에 있지 않기 때문에 어려울 수 있다. 촉진하는 가로돌기의 높이를 정하기 위하여 다음과 같은 방법을 사용한다. 촉진 손가락을 가시돌기(SP)에

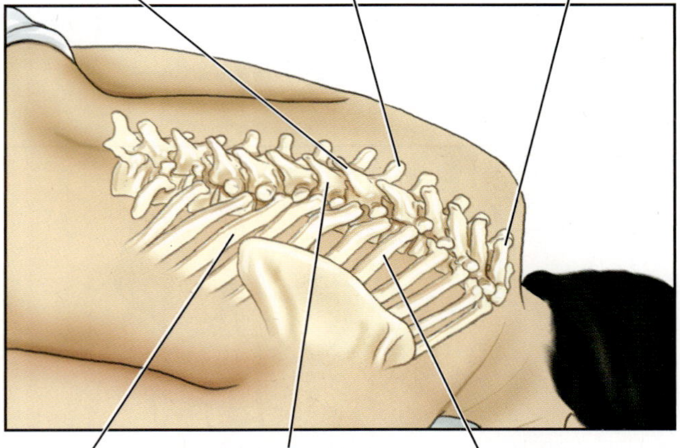


그림 9-26. 뒤몸통의 위가쪽 그림.

놓은 다음 한 번에 하나씩 근처의 가로돌기를 아래로 누른다. 가로돌기에 대한 압력을 느끼면 촉진 손가락 아래의 가시돌기가 움직인다(그림 9-28). 해당 가로돌기의 척추 위치는 움직인 가시돌기의 척추 위치와 동일하다. 이 방법은 등척추에서는 거의 성공적이다. 하지만 허리척추의 가로돌기 촉진은 훨씬 더 어렵다.

참고: 다음 근육들은 몸통(등척추 및 허리척추)의 가로돌기에 부착되어 있다: 척주세움근군(척주기립근군), 가로돌기가시근군(횡돌기극근군), 허리네모근(요방형근, quadratus lumborum), 가로돌기사이근(intertransversarii), 갈비올림근(늑골거근, levatores costarum)과 큰허리근(대요근, psoas major).

**몸통의 층고랑(laminar groove).** 등척추와 허리척추 영역의 층고랑은 안쪽으로 가시돌기(SPs)와 바깥쪽으로 가로돌기(TPs) 사이에 있는 고랑(groove)으로[즉, 층고랑은 척추의 판(laminae) 위에 놓여 있음], 가시돌기의 측면에서 촉진하면 층고랑에 위치하고 있는 것이다(그림 9-29).

참고: 가로돌기가시근군(횡돌기극근군)은 몸통의 층고랑에 부착되어 있다. 다른 많은 근육들이 층고랑(척추후궁구, laminar groove) 위로 지나간다.

**뒤가슴우리(후방 흉곽, posterior rib cage).** 갈비뼈와 가슴우리의 갈비사이공간은 위쪽 등척추의 뒤몸통에 있는 **어깨사이부위(어깨뼈 사이, interscapular)**뿐만 아니라 아래쪽 등척추의 뒤몸통에서도 촉진된다. 갈비뼈의 위아래로 수직으로 두드려 주면서 뒤몸통의 어깨사이부위를 촉진하기 시작한다. 일단 이 부위의 갈비뼈와 갈비사이공간에 대한 느낌을 갖게 되면, 한 손가락 패드는 갈비뼈에, 다른 손가락 패드는 인접한 갈비사이공간에 동시에 놓음으로써 각 갈비뼈를 촉진한다(그림 9-30). 이러한 방식으로 12개의 갈비뼈(시작점에서 위아래로)를 모두 촉진한다. 환자의 근육에 따라 모든 갈비뼈를 확인하기 쉬울 수도 있고 어려울 수도 있다. 어깨뼈가 방해되지 않는 경우, 가능한 한 가쪽으로 멀리 갈비뼈와 갈비사이공간을 따라간다.

참고: 다음의 근육들이 가슴우리 뒤쪽에 부착되어 있다: 넓은등근(광배근), 위뒤톱니근(상후거근), 아래뒤톱니근(하후거근), 척주세움근군(척주기립근군), 허리네모근(요방형근), 갈비올림근(늑골거근, levatores costarum), 바깥갈비사이근(외늑간근), 안갈비사이근(내늑간근), 갈비밑근(늑하근, subcostales)과 가로막은 뒤가슴우리의 안쪽에 부착되어 있다. 주로 앞쪽이지만 배바깥빗근(외복사근, external abdominal oblique), 배속빗근(내복사근, internal abdominal oblique)과 배가로근(복횡근, transversus abdominis)은 가슴우리 다소 뒤쪽에 위치한다.

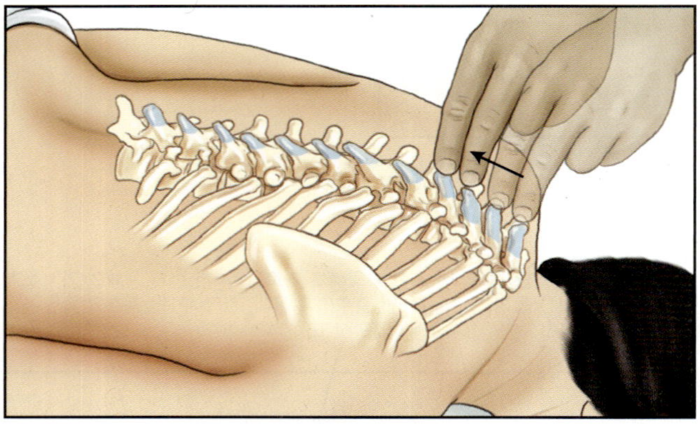

Posterolateral view
**그림 9-27.** 몸통의 가시돌기(SPs).

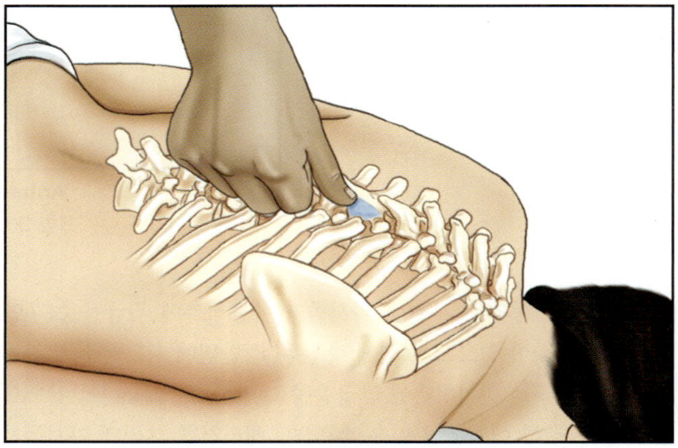

Posterolateral view
**그림 9-29.** 몸통의 층고랑.

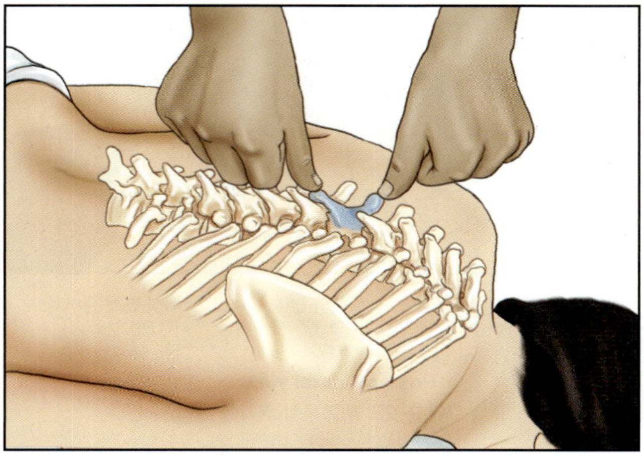

Posterolateral view
**그림 9-28.** 몸통의 가로돌기(TPs).

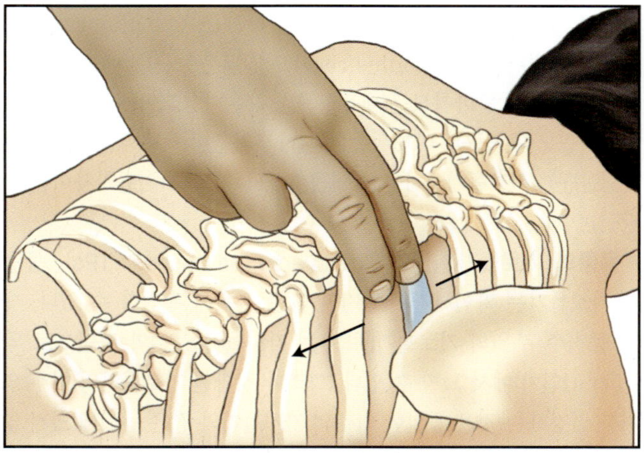

Posterolateral view
**그림 9-30.** 뒤가슴우리.

9

## Section 7: 몸통뼈대의 인대 (골격체의 인대, Ligaments of the axial body)

인대는 관절에서 뼈를 연결하는 섬유성 근막 조직이다. 인대의 기능은 움직임을 제한하여 관절의 안정성을 유지하는 것이다. 그림 9-31은 몸통뼈대 인대의 앞쪽 그림이다. 한쪽의 척추뼈 몸통이 제거된 상태이다. 그림 9-32는 몸통뼈대 인대의 뒤쪽 그림이다. 참고: 뒤고리뒤통수막(후환추후두막, posterior atlanto-occipital membrane)은 황색인대(황인대, ligamentum flavum)의 위쪽 연

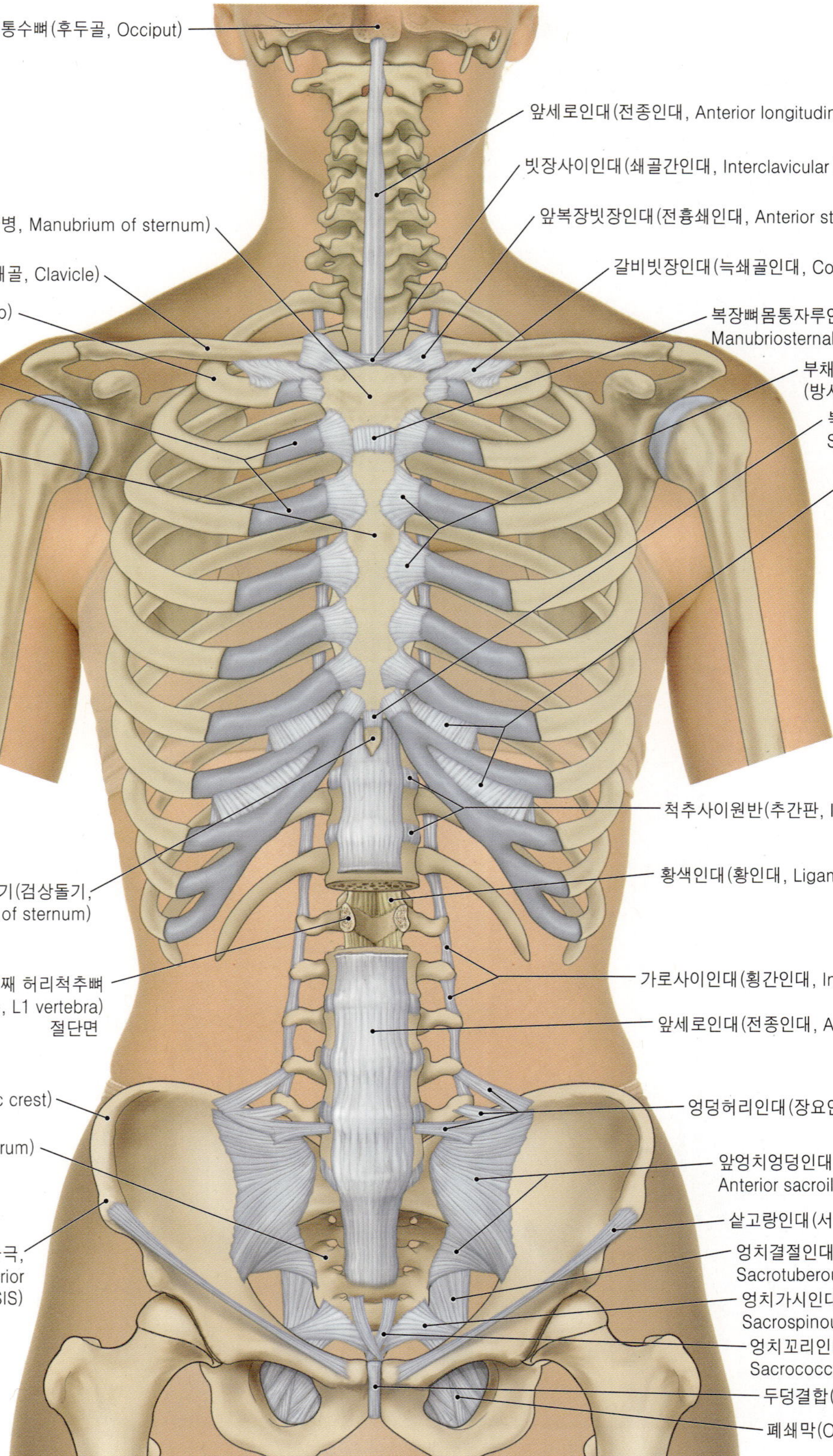


그림 9-31. 몸통뼈대 인대의 앞쪽 그림.

9

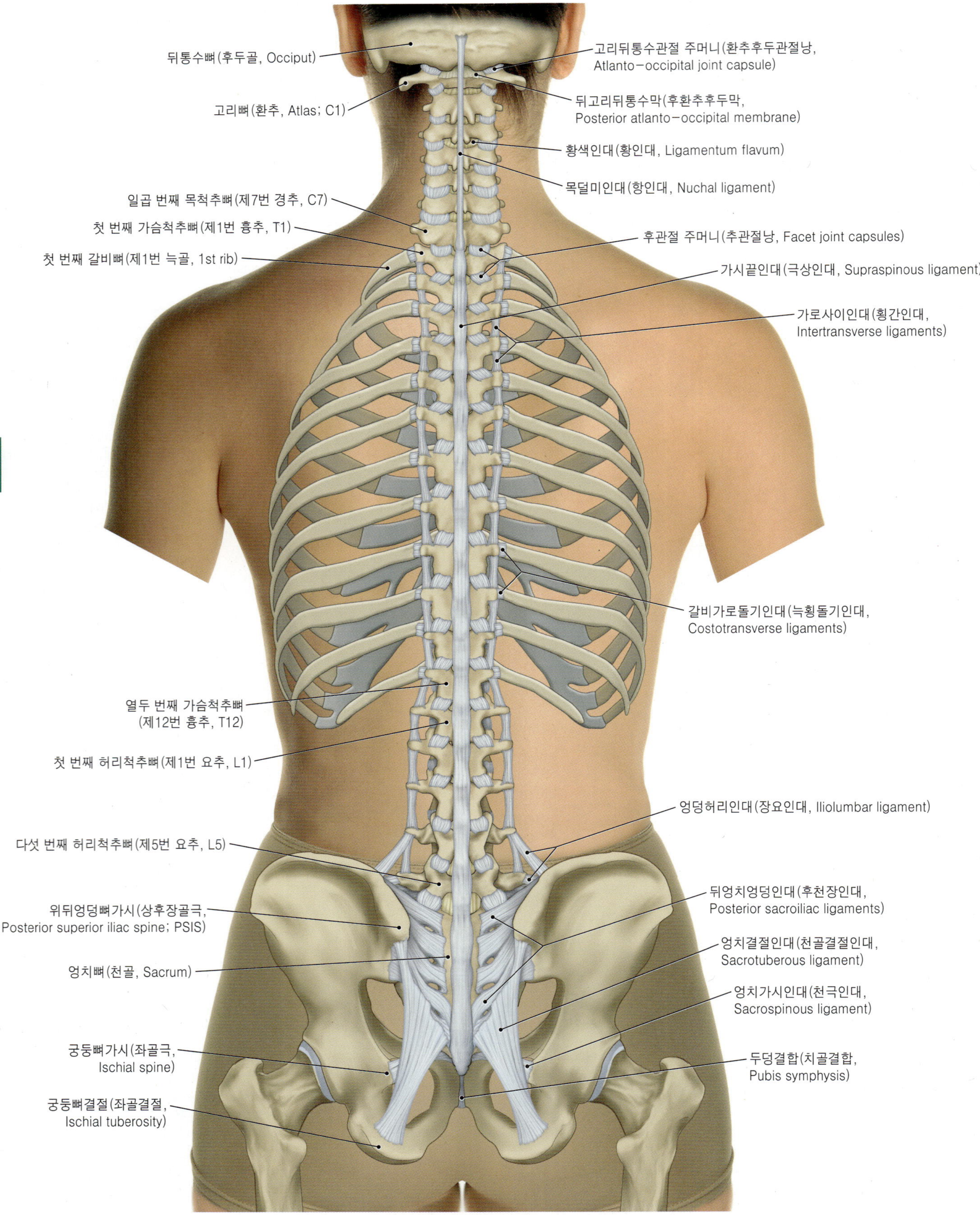


그림 9-32. 몸통뼈대 인대의 뒤쪽 그림.

9

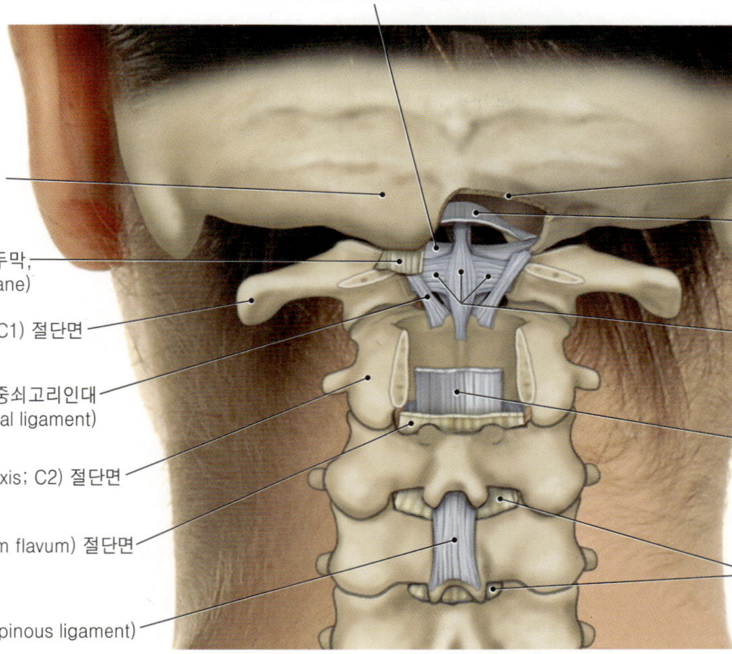


**그림 9-33.** 위 목척추뼈 부위 인대의 뒤쪽 그림.



결부이다. 그림 9-33은 위 목척추뼈 부위 인대의 뒤쪽 그림으로, 고리뼈(환추, atlas)와 중쇠뼈(축추, axis)의 절단면이 나와 있다. 참고: (1) 뒤고리뒤통수막(후환추후두막)은 황색인대의 위쪽 연결부이다. (2) 덮개막(피개막, tectorial membrane)은 뒤세로인대(후종인대, posterior longitudinal ligament)의 위쪽 연결부이다. (3) 뒤통수(occiput)의 오른쪽 면을 절단하여 덮개막(피개막)을 노출시킨다. (4) 덮개막(피개막)을 절단하여 치아돌기(치돌기, dens)의 십자인대(cruciate ligament), 날개인대(익상인대, alar), 보조중쇠고리인대(부환축인대, accessory atlantoaxial ligament)를 노출시킨다. 그림 9-34는 척추 인대의 오른쪽 가쪽 그림을 보여 준다. 그림 9-34A는 목척추뼈의 인대를 보여 주는 시상 단면이다. 참고: 덮개막(피개막, tectorial membrane)은 후세로인대(후종인대)의 위쪽 연결부이다. 그림 9-34B는 등척추뼈 인대를 보여 준다. 갈비뼈가 절단되어 있는데, 가로돌기에 위갈비가로인대(상늑횡돌기인대, superior costotransverse ligament)가 부착되는 것을 보여 주기 위해 하나의 갈비뼈를 완전히 제거하였다. 그림 9-34C는 허리척추뼈의 인대를 보여 준다.

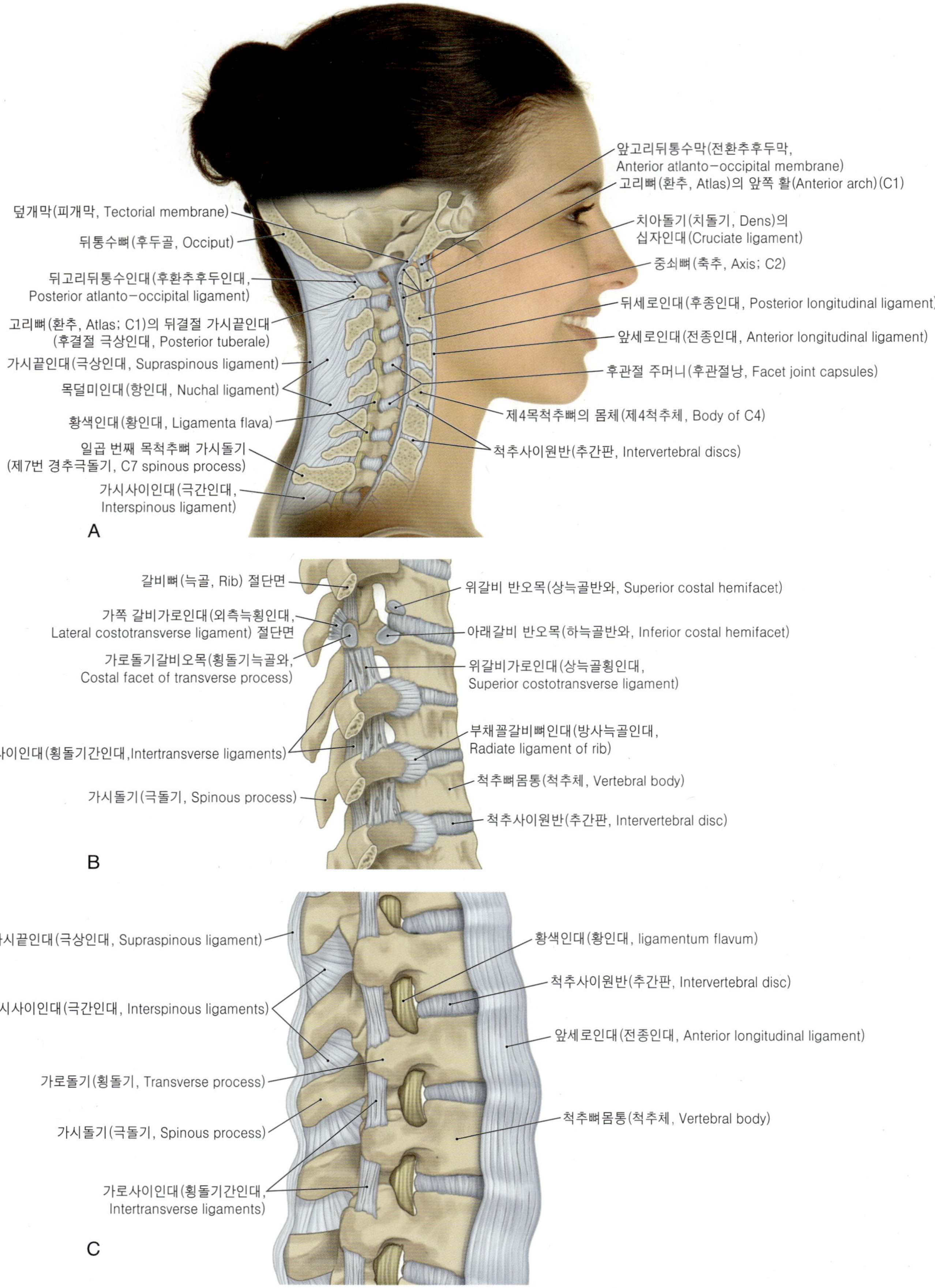


**그림 9-34.** 척추 인대의 오른쪽 가쪽 그림.

## 검토 질문(Review questions)

1. 귀 앞쪽으로 아래턱뼈가지의 위 뒤쪽 경계를 따라 촉진하는 것은 어떤 뼈 구조를 알기 위한 방법인가? 촉진의 정확성을 높이기 위해 그 밖에 무엇을 해야 하는가?
2. 아래턱의 갈고리돌기(coronoid process)에 어떤 두 가지 근육이 부착되어 있는가?
3. 어떤 뼈를 흔히 광대뼈라고 부르는가? 이 뼈와 경계를 공유하는 세 개의 뼈는 무엇인가?
4. 귓불 뒤쪽을 촉진하면서 안쪽을 누르는 것은 어떤 뼈 구조를 촉진하기 위한 절차인가?
5. 뒤통수뼈의 위목덜미선을 쉽게 촉진하기 위해 어떤 골격구조를 먼저 알아내야 하는가?
6. 목뿔뼈는 어떤 차이점을 갖고 있나?
7. 목동맥결절의 위치는 어디인가?
8. C1의 가로돌기(TP)를 촉진하는 동안 어떤 민감한 주변 구조 때문에 주의해야 하는가?
9. 관절돌기(후관절)는 어떤 구조로 구성되어 있나?
10. 루이스각의 위치를 알기 위한 과정은 무엇인가?
11. 척추의 자연적인 곡선이 극상돌기의 촉진에 어떤 영향을 주는가?
12. 층고랑은 어떤 조직물 사이에 있는가?
13. 주로 어떤 앞배벽근육이 다소 후방에도 위치하는가?

제 10 장

# 다리뼈의 촉진과 인대
## (Lower Extremity Bone Palpation and Ligaments)

### 개요(Overview)

제10장은 골격의 촉진을 다루는 제3부의 세 장 중 하나이다. 이 장에서는 다리의 뼈와 뼈의 기준점 및 관절에 대한 촉진을 살펴볼 것이다. 이는 골반에서 시작하여 허벅지와 다리를 다루고 발에서 끝난다. 어느 하나의 뼈나 뼈의 기준점들은 독립적으로 촉진되지만 이 장은 하나의 기준점에서 다른 기준점으로 순차적으로 흐르도록 설정되어 있어 여기에 제시된 순서를 따르는 것을 추천한다. 각 촉진된 구조물에 부착된 근육들도 기술해 놓았다. 이 근육들에 대한 세부적인 촉진은 이 책의 제4부에서 다루지만, 지금이 이러한 근육 부착 부위를 촉진하고 탐색하기에 좋은 시기이기도 하다. 다리의 인대는 이 장의 끝부분에 기술되어 있다.

제8장은 팔의 인대와 뼈의 촉진, 뼈의 기준점 및 관절을 제시한다. 제9장에서는 몸통의 인대와 뼈의 촉진, 뼈의 기준점, 관절에 대해 기술되어 있다.

### 학습 내용(Chapter outline)

다음 영역의 뼈, 뼈의 기준점, 관절들이 포함된다.
섹션 1: 골반(Pelvis)
섹션 2: 넙다리와 다리(대퇴와 하퇴부, Thigh and leg)
섹션 3: 안쪽 발(내족, Medial foot)
섹션 4: 가쪽 발(외족, Lateral foot)
섹션 5: 발등(배측족, Dorsal foot)
섹션 6: 발바닥(척측족, Plantar foot)
섹션 7: 다리의 인대(하지의 인대, Ligaments of the lower extremity)

### 학습목표(Chapter objectives)

*이 장을 마치고 나면 학생/치료사는 다음을 수행할 수 있어야 한다.*
1. 이 장의 주요 용어를 정의한다.
2. 주요 용어에 나열된 각 뼈와 뼈의 기준점 및 관절을 촉진한다.
3. 이 장에 제시된 근육들과 뼈의 기준점에 부착하는 근육들을 기술한다.
4. 다리의 각 인대들의 위치를 기술한다.

### 주요 용어(Key terms)

가까운쪽발가락뼈사이관절(근위지간관절, Proximal interphalangeal; PIP joint)
가쪽넙다리관절융기(외측대퇴골과, Lateral femoral condyle)
가쪽정강뼈융기(외측경골과, Lateral tibial condyle)
궁둥뼈결절(좌골결절, Ischial tuberosity)
꼬리뼈(미골, Coccyx)
끝마디뼈(원위지골, Distal phalanx)
넙다리관절융기(대퇴골과, Femoral condyles)
넙다리뼈도르래고랑(대퇴골의 활차구, Trochlear groove of the femur)
넙다리작은돌기(대퇴골의 소전자, Lesser trochanter of the femur)
넙다리큰돌기(대퇴골의 대전자, Greater trochanter of the femur)
다섯째 발허리뼈붓돌기(제5중족골의 경상돌기, Styloid process of the fifth metatarsal)
둘째 쐐기뼈(제2번 설상골, Second cuneiform)
두덩뼈(치골, Pubic bone)
두덩뼈결절(치골결절, Pubic tubercle)
먼쪽발가락뼈사이관절(원위지간관절, Distal interphalangeal; DIP joint)
목말밑관절(거골하관절, Subtalar joint)
목말발배관절(거주관절, Talonavicular joint)
목말뼈 안쪽결절(거골의 내측결절, Medial tubercle of the talus)
목말뼈도르래(거골활차, Trochlea of the talus)
목말뼈머리(거골두, Head of the talus)
무릎관절(슬관절, Knee joint)
무릎뼈(슬개골, Patella)
발가락뼈사이관절(족지간관절, Interphalangeal, IP joint)
발꿈치뼈(종골, Calcaneus)
발꿈치뼈융기(종골융기, Calcaneal tuberosity)
발꿈치뼈의 목말받침돌기(종골의 재거돌기, Sustentaculum tali of the calcaneus)
발꿈치뼈의 종아리뼈 결절(종골의 비골결절, Fibular tubercle of the calcaneus)
발목발허리관절(족근중족관절, Tarsometatarsal joint)
발목뼈굴(족근동, Tarsal sinus)
발배뼈거친면(주상골조면, Navicular tuberosity)
발허리발가락관절(중족지, Metatarsophalangeal; MTP joint)
발허리뼈(중족골, Metatarsal)
발허리뼈머리(중족골두, Metatarsal head)
발허리뼈바닥(중족골저, Metatarsal base)
볼기주름(둔근주름, Gluteal fold)
셋째 쐐기뼈(제3번 설상골, Third cuneiform)
손발가락뼈(지골, Phalanges, 단수: Phalanx)
아래앞엉덩뼈가시(전하장골극, Anterior inferior iliac spine; AIIS)
안쪽넙다리관절융기(내측대퇴골과, Medial femoral condyle)
안쪽정강뼈융기(내측경골과, Medial tibial condyle)
엉덩뼈능선(장골능선, Iliac crest)
엉치꼬리관절(천미관절, Sacrococcygeal joint)
엉치뼈(천골, Sacrum)
엉치뼈결절(천골결절, Sacral tubercles)
엉치엉덩관절(천장관절, Sacroiliac; SI joint)
위뒤엉덩뼈가시(상후장골극, Posterior superior iliac spine; PSIS)
위앞엉덩뼈가시(전상장골극, Anterior superior iliac spine; ASIS)
입방뼈(입방골, Cuboid)
정강뼈거친면(경골조면, Tibial tuberosity)
정강뼈융기(경골돌기, Tibial condyles)
정강뼈융기(경골돌기, Tibial condyles)
정강뼈의 안쪽복사뼈(경골내과, Medial malleolus of the tibia)

종아리뼈몸통(비골체, Fibular shaft)
종아리뼈머리(비골두, Head of the fibula)
종아리뼈의 가쪽복사뼈(비골외과, Lateral malleolus of the fibula)
종자뼈(종자골, Sesamoid bones)
중간마디뼈(중지골, Middle phalanx)
첫째 쐐기뼈(제1번 설상골, 1st cuneiform)
첫마디뼈(근위지골, Proximal phalanx)

Go to http://evolve.elsevier.com/Muscolino/palpation for identification of bony landmark exercises.

## Section 1: 골반(Pelvis)

### 뒤골반의 아래가쪽 비스듬한 그림(An inferolateral oblique of the posterior pelvis)(그림 10-1)

**엉덩뼈능선(장골능선, iliac crest). 엉덩뼈능선**은 피하조직에 있기 때문에 만지기 쉽다. 환자가 엎드린 상태에서 촉진하는 손가락을 엉덩뼈능선에서 가능한 한 앞쪽으로 멀리 따라간다(그림 10-2). 그것은 위앞엉덩뼈가시(전상장골극, anterior superior iliac spine; ASIS)에서 끝난다. 그런 다음 엉덩뼈능선에서 뒤쪽을 따라가면 위뒤엉덩뼈가시(상후장골극, posterior superior iliac spine; PSIS)를 만나게 된다.

참고: 다음 근육들은 엉덩뼈능선에 부착되어 있다: 넓은등근(광배근, latissimus dorsi), 척주세움근군(척주기립근군, erector spinae group), 허리네모근(요방형근, quadratus lumborum), 배바깥빗근(외복사근, external abdominal oblique), 배속빗근(내복사근, internal abdominal oblique), 배가로근(복횡근, transversus abdominis), 큰볼기근(대둔근, gluteus maximus)과 넙다리근막긴장근(대퇴근막장근, tensor fasciae latae).

**위뒤엉덩뼈가시(상후장골극, posterior superior iliac spine; PSIS). 위뒤엉덩뼈가시**(PSIS)는 엉덩뼈능선의 가장 뒤쪽에 위치하여 일반적으로 시각적으로 두드러지고 쉽게 촉진할 수 있다. PSIS가 느껴질 때까지 엉덩뼈능선을 뒤로 따라가면 된다(그림 10-3). PSIS는 엉치뼈(천골, sacrum)의 상면(바닥)의 정중선에서 약 5cm(2인치) 되는 지점에 위치하며, 그것의 안쪽 주위로 피부패임이 있어 대부분 많은 사람에게서 보조개를 형성하기 때문에 쉽게 찾을 수 있다. 먼저 피부가 패인 곳을 육안으로 찾고 PSIS에 대해 약간 옆으로 누르면서 촉진한다.

참고: 넓은등근(광배근)과 큰볼기근(대둔근)은 PSIS에 부착되어 있다.

**엉치뼈(천골, sacrum)와 엉치뼈결절(천골결절, sacral tubercles).** PSIS에서 **엉치뼈결절**을 느끼면서 **엉치뼈**의 정중선을 촉진한다. 엉치뼈결절을 찾으면 다른 엉치뼈결절을 찾기 위하여 위와 아래로 계

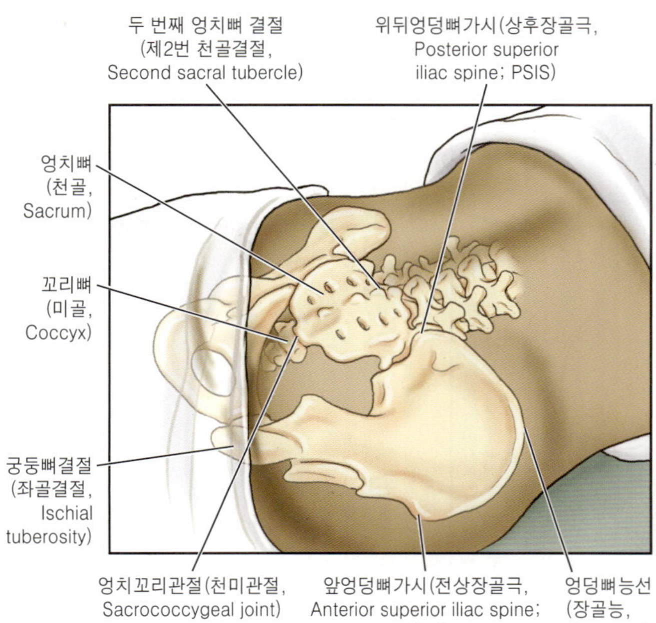


**Oblique view**

**그림 10-1.** 뒤골반의 아래가쪽 비스듬한 그림.

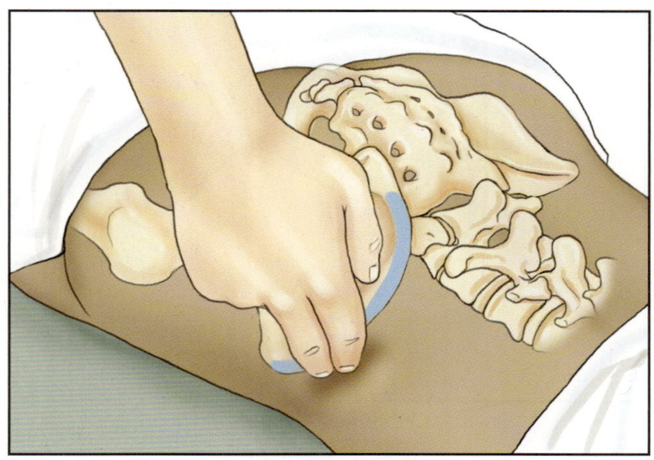

**Superolateral view**

**그림 10-2.** 엉덩뼈능선.

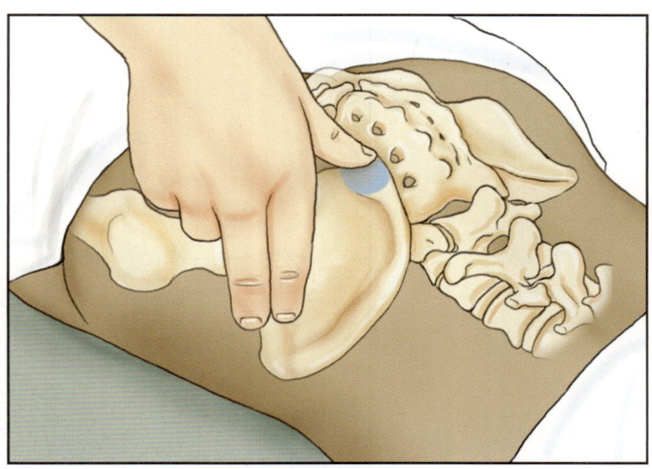

**Superolateral view**

**그림 10-3.** 위뒤엉덩뼈가시.

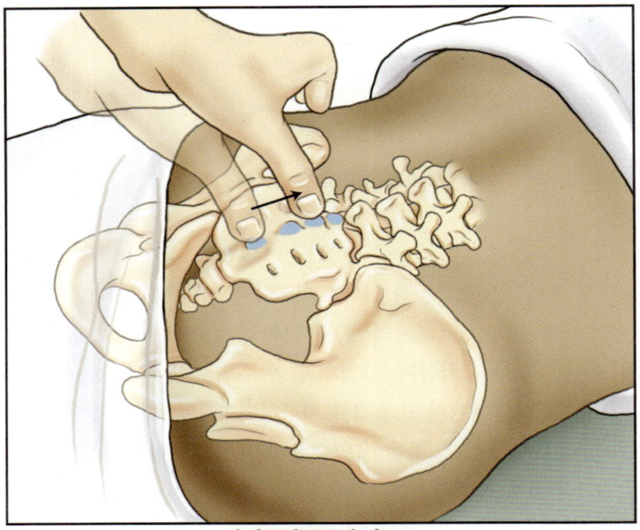


그림 10-4. 엉치뼈.

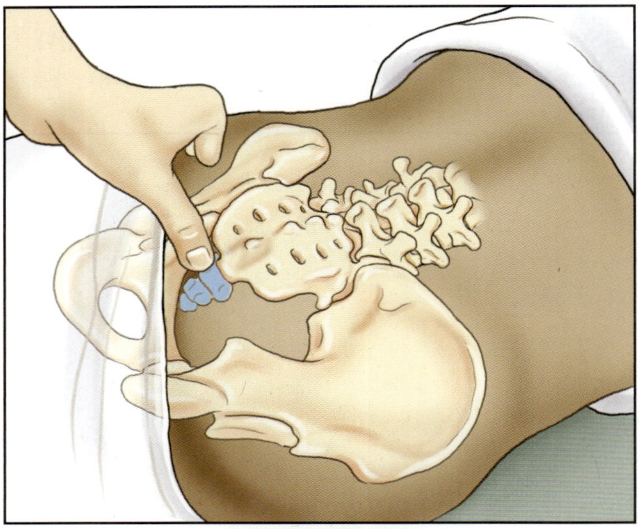


그림 10-5. 꼬리뼈.

속 촉진한다(그림 10-4). 두 번째 엉치뼈결절은 일반적으로 PSIS의 위치에 있다. 참고: **엉치엉덩관절(천장관절, sacroiliac; SI joint)**은 각각의 엉치뼈와 엉덩뼈(장골, ilium) 사이에 있고, PSIS의 돌출부와 근육계 및 관절 인대의 존재로 인해 직접 만질 수 없다.

참고: 다음의 근육들이 엉치뼈 뒤쪽에 부착한다: 넓은등근(광배근), 척주세움근군(척주기립근군), 가로돌기가시근육군(횡돌기극근군)과 큰볼기근(대둔근) 및 꼬리근(미골근). 궁둥구멍근(이상근, piriformis)과 엉덩근(장골근, iliacus)은 엉치뼈 앞쪽에 부착되어 있다. 엉치결절인대(sacrotuberous ligaments)와 엉치가시인대(sacrospinous ligaments)도 엉치뼈에 부착된다.

**꼬리뼈(미골, coccyx).** 꼬리뼈는 엉치뼈 바로 아래에 위치한다(그림 10-5). 피하조직에 있어 일반적으로 촉진하기 쉽다. 꼬리뼈의 가장 위쪽 면에서 **엉치꼬리관절(천미관절, sacrococcygeal joint)**이 만져질 수 있다.

참고: 큰볼기근(대둔근)과 꼬리근(미골근)은 엉치뼈에 부착한다. 엉치결절인대와 엉치가시인대도 꼬리뼈에 부착한다.

**궁둥뼈결절(좌골결절, ischial tuberosity). 궁둥뼈결절**은 **볼기주름(둔근주름, gluteal fold)** 깊은 곳에 위치하고, 엉덩이의 중앙에서 약간 안쪽에 있다. 궁둥뼈결절은 촉진하는 손이 큰볼기근을 통해 만져지지 않으므로 아랫면에서 촉진하는 것이 가장 좋다(그림 10-6). 궁둥뼈결절을 촉진하기 위해서는 중증도의 깊은 압력이 필요하다. 그것은 느끼기 어렵지 않으며 일반적으로 환자에게 고통스럽지 않다. 궁둥뼈결절을 찾으면 궁둥뼈결절을 전체적으로 촉진하기 위하여 수평 또는 수직으로 두드리듯이 촉진한다. 특히 궁둥뼈결절은 가쪽모서리에서 위쪽으로, 안쪽모서리에서 위쪽으로 만져질 수 있다.

참고: 큰모음근(대내전근, adductor magnus), 아래쌍둥이근(하쌍자근, inferior gemellus), 넙다리네모근(대퇴방형근, quadratus femoris)과 뒤넙다리근(슬굴곡근, hamstring)은 궁둥뼈결절에 부착되어 있다. 엉치결절인대(sacrotuberous ligament)도 궁둥뼈결절에 부착한다. 참고: 항문올림근(항문거근, levator ani

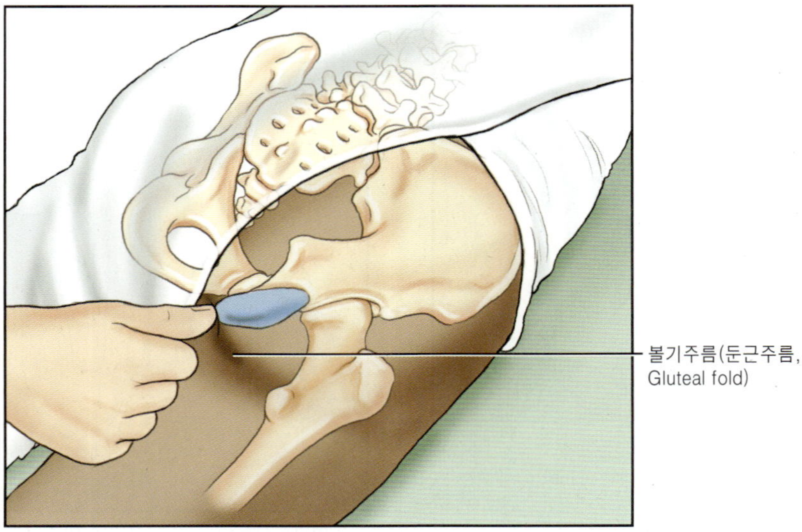


그림 10-6. 궁둥뼈결절.

muscle)은 궁둥뼈결절의 안쪽모서리에 위치해 있다.

**넙다리뼈의 큰돌기(대퇴골의 대전자, greater trochanter). 넙다리뼈의 큰돌기**는 뒤골반의 근육 대부분이 큰돌기에 먼쪽으로 부착되기 때문에 뒤골반의 뼈 기준점과 함께 촉진하는 데 유용한 구조물이다. 큰돌기는 크기가 약 4×4cm(1.5×1.5인치) 정도로 상당히 크고 피하조직에 있어 촉진하기 쉽다. 궁둥뼈결절에서 같은 위치에서(혹은 약간 위로) 몸쪽 가쪽 넙다리를 촉진하면 큰돌기를 찾을 수 있다. 전체 큰돌기를 느끼기 위해 수평 또는 수직으로 두드려 보며 따라간다(그림 10-7).

참고: 다음의 근육들은 큰돌기에 부착되어 있다: 중간볼기근(중둔근), 작은볼기근(소둔근), 궁둥구멍근(이상근), 위쌍둥이근(상쌍자근, superior gemellus), 속폐쇄근(내폐쇄근, obturator internus), 아래쌍둥이근(하쌍자근)과 가쪽넓은근(외측광근, vastus lateralis).

## 앞골반의 아래가쪽 비스듬한 그림(Inferolateral oblique view of the anterior pelvis)(그림 10-8)

**위앞엉덩뼈가시(전상장골극, anterior superior iliac spine; ASIS). 위앞엉덩뼈가시**는 엉덩뼈능선의 가장 앞쪽에 있는 부분이다. 일반적으로 시각적으로 두드러지고 쉽게 촉진된다. 엉덩뼈능선(그림 10-2 참조)에서 ASIS에 도달할 때까지 앞쪽으로 계속 촉진해 간다(그림 10-9).

참고: 넙다리근막긴장근(대퇴근막장근)과 넙다리빗근(봉공근, sartorius)은 ASIS에 부착된다.

**아래앞엉덩뼈가시(전하장골극, anterior inferior iliac spine; AIIS).** AIIS를 덮고 있는 근육 조직의 두께 때문에 촉진하기 어려울 수 있다. 그것을 찾는 한 가지 방법은 ASIS에서 아래쪽으로 내려가 조직을 깊게 누르면서 촉진하면 AIIS를 느낄 수 있다(그림 10-10). 그러나 가장 좋은 방법은 넙다리네갈래근군(대퇴사두근군, quadriceps

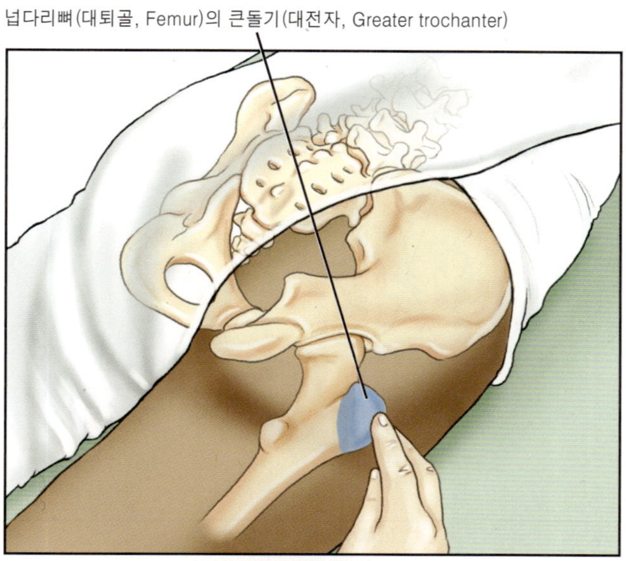

**그림 10-7.** 넙다리뼈의 큰돌기.

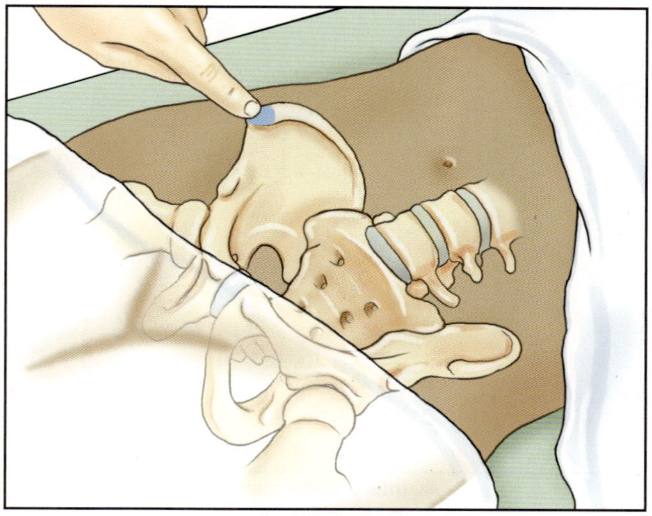

**그림 10-9.** 위앞엉덩뼈가시.

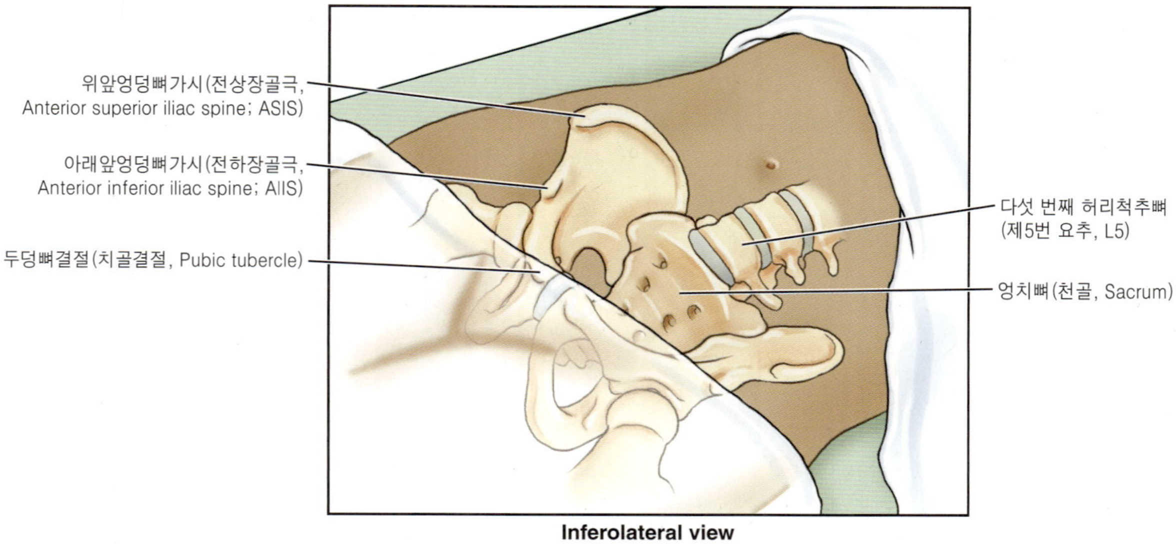

**그림 10-8.** 앞골반의 아래가쪽 비스듬한 그림.

femoris group)의 넙다리곧은근(대퇴직근, rectus femoris)을 찾은 다음, 환자의 엉덩관절을 수동적으로 굽힌 상태에서 AIIS의 부착 부위까지 몸쪽으로 따라가는 것이다. 참고: 이 방법은 넙다리곧은근의 촉진에 대한 편안함과 친숙함이 필요하다.

참고: 넙다리곧은근은 AIIS에 부착되어 있다.

**두덩뼈(치골, pubic bone)와 두덩뼈결절(치골결절, pubic tubercle).** **두덩뼈**는 앞 복부의 가장 아래쪽에 위치한다. **두덩뼈결절**은 두덩결합(치골결합, pubic symphysis) 관절 근처의 두덩뼈 몸통의 앞쪽 면에 있으며, 넙다리뼈 큰돌기의 윗면과 거의 같은 높이에 위치한다. 두덩뼈를 찾으려면 앞배벽에서 위쪽으로 촉진을 시작한 다음 두덩뼈가 느껴질 때까지 배벽을 부드럽게 눌러 아래쪽으로 조심스럽게 점차적으로 촉진해 간다(그림 10-11). 손의 자쪽을 사용하고 압력을 뒤쪽과 아래쪽으로 향하게 하는 것이 도움이 된다. 두덩뼈에 도달했을 때 쉽게 느껴지도록 배벽 근육을 이완시키는 것이 중요하다.

참고: 다음 근육은 두덩뼈의 위쪽 가지(superior ramus)와 두덩뼈의 몸통에 부착되어 있다: 배곧은근(복직근), 두덩근(치골근, pectineus), 긴모음근(장내전근, adductor longus), 두덩정강근(박근, gracilis)과 짧은모음근(단내전근, adductor brevis).

## Section 2: 넙다리와 다리 (대퇴와 하퇴부, Thigh and leg)

### 몸쪽 앞넙다리의 먼쪽 그림(Distal view of the proximal anterior thigh)(그림 10-12)

**큰돌기(대전자, greater trochanter).** 넙다리뼈의 큰돌기를 다시 찾아 허벅지 촉진을 시작한다. 큰돌기는 두덩뼈결절과 거의 같은 높이에 있는 몸쪽 가쪽 넙다리에 위치한다. 큰돌기는 약 4×4cm(1.5×1.5인치) 정도로 상당히 크고 피하조직에 있기 때문에 촉진하기 쉽다. 큰돌기의 전체를 느끼기 위해 수직 또는 수평으로 두드리면서 따라

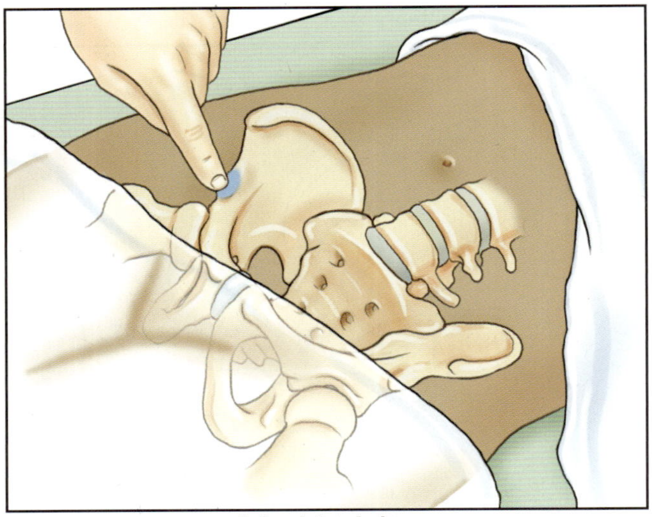

Inferolateral view

그림 10-10. 아래앞엉덩뼈가시.

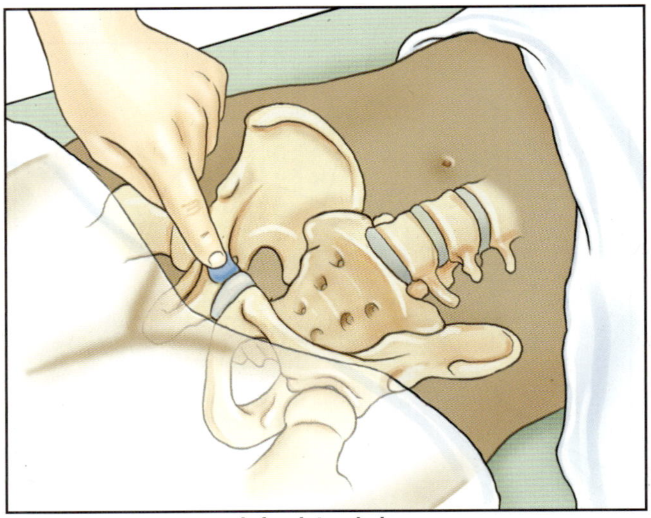

Inferolateral view

그림 10-11. 두덩뼈와 두덩뼈결절.

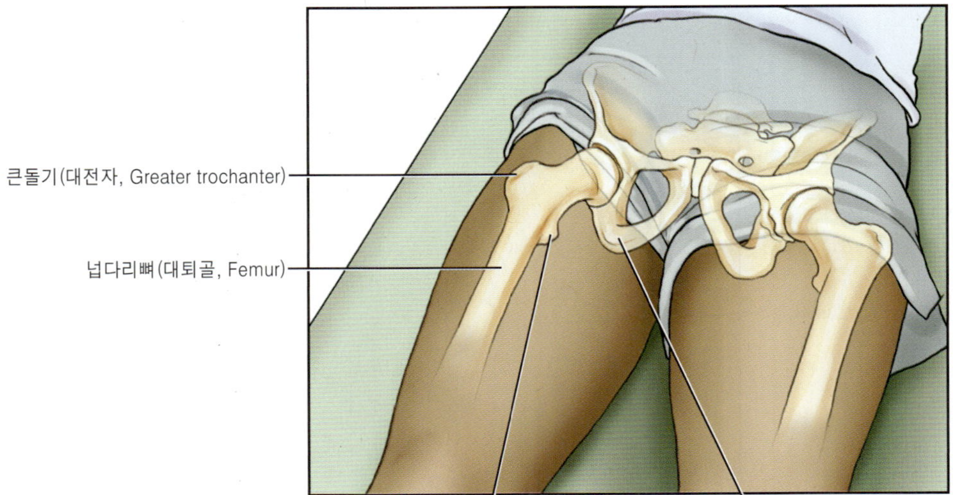


Distal view

그림 10-12. 몸쪽 앞넙다리의 먼쪽 그림.

간다(그림 10–13).

참고: 다음 근육들은 큰돌기에 부착되어 있다: 중간볼기근(중둔근), 작은볼기근(소둔근), 궁둥구멍근(이상근), 위쌍둥이근(상쌍자근), 속폐쇄근(내폐쇄근), 아래쌍둥이근(하쌍자근) 및 가쪽넓은근(외측광근).

**작은돌기(소전자, lesser trochanter).** 넙다리뼈의 작은돌기는 허벅지의 안쪽 몸쪽에 위치한다. 그것은 촉진할 수 있는 표식이지만 정확히 식별하기는 어렵기 때문에 확실하게 촉진하려면 숙련된 촉진 기술과 큰허리근(대요근, psoas major)에 대한 지식이 필요하다. 넙다리뼈의 작은돌기를 찾으려면 큰허리근의 원위면(distal aspect)을 찾아야 한다. 위치를 찾으면 큰허리근을 최대한 원위로 따라간다. 그런 다음 환자가 큰허리근을 이완하고 느슨하게 하기 위해 엉덩관절에서 허벅지를 굽힘시키고 약간 가쪽으로 회전시킨 자세로 허벅지를 이완하게 한다. 넙다리뼈에 대해 누르면서 작은돌기를 느껴본다(그림 10–14).

참고: 큰허리근과 엉덩근은 작은돌기에 붙는다.

**무릎뼈(슬개골, patella).** 무릎뼈(kneecap)는 먼쪽 넙다리뼈 앞에 위치한 돌출된 종자뼈(종자골, sesamoid)이다. 무릎뼈를 가장 잘 만지려면 다리를 이완한 상태로 환자를 바로 눕힌다(그림 10–15). 무릎뼈를 따라 수직 또는 수평으로 부드럽게 미끄러지듯 전체 무릎뼈를 촉진한다.

참고: 넙다리네갈래근은 무릎뼈에 붙는다.

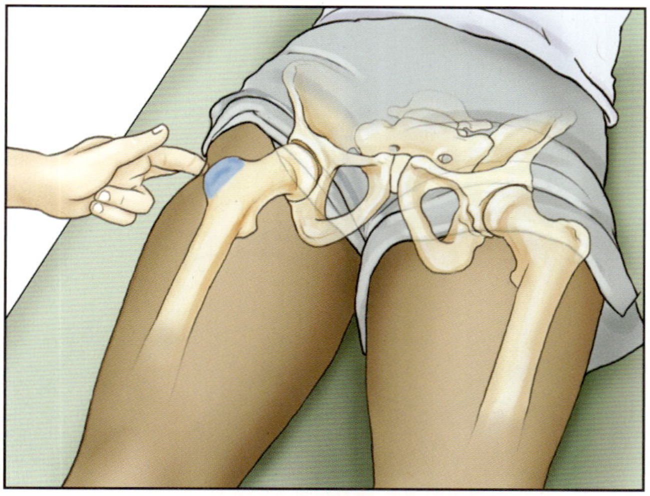

Distal view

**그림 10–13.** 큰넙다리돌기.

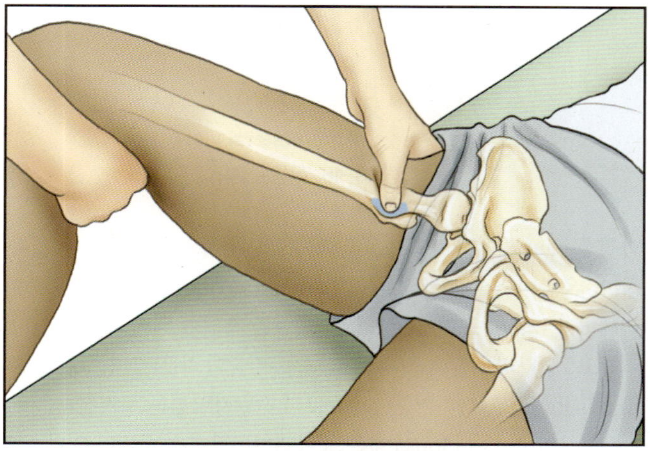

Distal and medial view

**그림 10–14.** 작은돌기.

## 무릎관절을 90° 구부린 다리의 앞가쪽 그림 (Anterolateral view of the leg with the knee joint flexed to 90 degrees)(그림 10–16)

**넙다리뼈의 도르래고랑(활차구, trochlear groove).** 넙다리뼈의 도르래고랑을 촉진하기 위하여 무릎관절을 약 90° 구부리고 넙다리네갈래근을 이완시켜야 한다(무릎관절이 완전히 펴지면 무릎뼈가 도르래고랑 내에서 몸쪽으로 이동하여 촉진을 방해한다). 이제 넙다리뼈 앞쪽 정중선에서 무릎뼈 몸쪽을 촉진하면 도르래고랑이 분명해진다(그림 10–17). (참고: 무릎뼈는 이 그림에 표시되지 않는다.)

**무릎관절(슬관절, knee joint).** 환자의 무릎관절을 약 90°로 구부린 상태에서 무릎뼈의 아랫면으로 내려가면 무릎의 관절선이 안쪽과 가쪽 모두에서 만져질 것이다(그림 10–18). 무릎관절을 뒤쪽, 안쪽 및 가쪽으로 계속 촉진하면서 위쪽은 넙다리뼈, 아래쪽은 정강뼈에 대해 관절 공간 내에서 촉진한다.

참고: 안쪽 및 가쪽반달(내측 및 외측반월, medial and lateral menisci)은 무릎 관절선 내에서 앞쪽 정강뼈에 대해 만져질 수 있다.

**넙다리뼈관절융기(대퇴골관절융기, femoral condyles).** **안쪽 넙다리뼈관절융기**와 **가쪽 넙다리뼈관절융기**의 아래쪽 가장자리는 무릎뼈 양쪽의 관절선에서 넙다리뼈에 대해 몸쪽으로 누르면 만져진다(그림 10–19). 위치를 찾으면 안쪽 및 가쪽 넙다리뼈관절융기의 몸쪽까지 촉진한다.

참고: 다음 근육은 넙다리뼈관절융기에 붙어 있다: 큰모음근(대내전근, adductor magnus), 장딴지근(비복근, gastrocnemius), 장딴지빗근(족척근, plantaris)과 오금근(슬와근, popliteus).

**정강뼈관절융기(경골관절융기, tibial condyles).** **안쪽 정강뼈관절융기**와 **가쪽 정강뼈관절융기**의 위쪽 가장자리는 무릎뼈 양쪽 관절선에서 정강뼈에 대해 아래로 누르면 만져진다(그림 10–20). 일단 확인하면 안쪽 및 가쪽 정강뼈관절융기를 더 멀리 촉진한다.

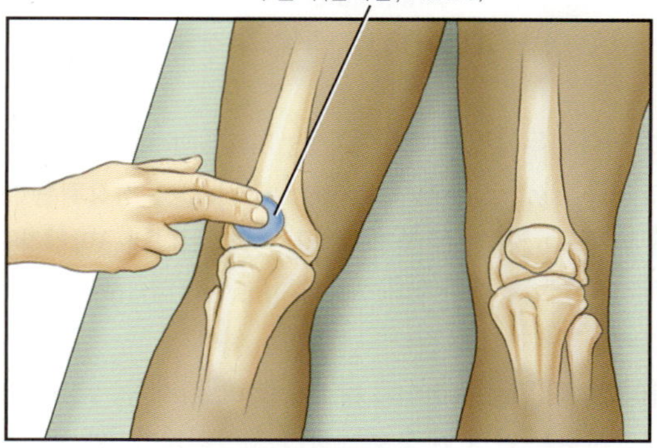


Distal and anterior view

**그림 10–15.** 무릎뼈.

10

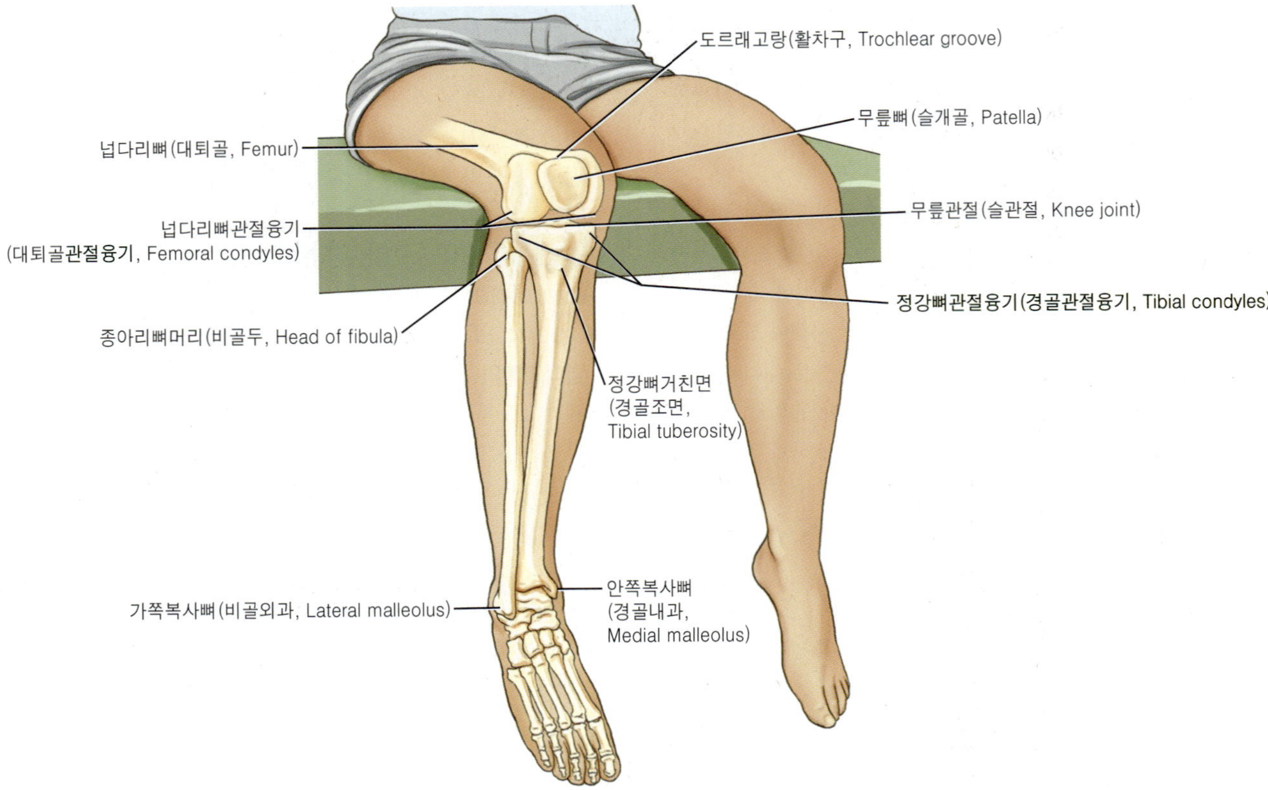


**그림 10-16.** 무릎관절을 90° 구부린 다리의 앞가쪽 그림.

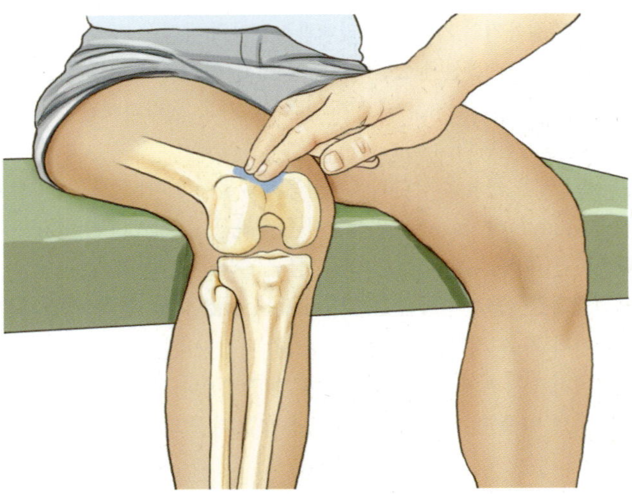


**그림 10-17.** 넙다리의 도르래고랑.

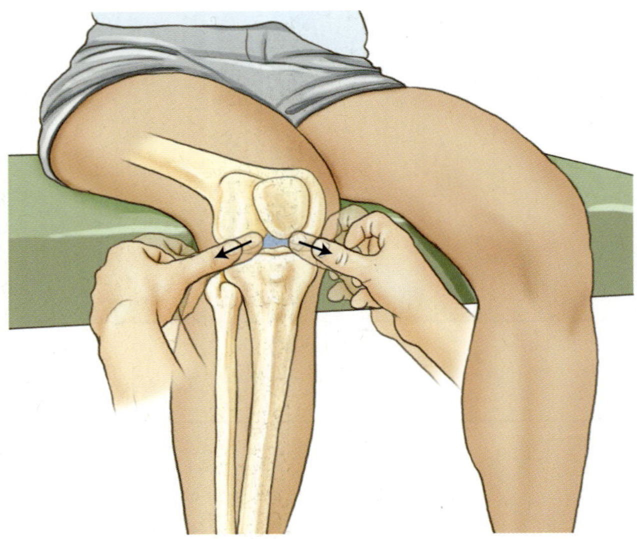


**그림 10-18.** 무릎관절.

참고: 넙다리두갈래근(대퇴이두근, biceps femoris)과 반막모양근(반막상근, semimembranosus muscles)은 정강뼈관절융기의 뒷면에 부착되어 있다. 큰볼기근(대둔근)과 넙다리근막긴장근(대퇴근막장근)은 엉덩정강근막띠(장경대, iliotibial band)를 통하여 가쪽 정강뼈관절융기에 붙는다.

**종아리뼈머리(비골두, head of the fibula).** 가쪽 정강뼈관절융기 위쪽 가장자리를 따라 계속 촉진하면 종아리뼈머리에 도달한다(그림 10-21). **종아리뼈머리**는 무릎의 뒤가쪽에 위치하는 종아리뼈의 가장 몸쪽에 위치한 표식으로 앞쪽, 가쪽, 뒤쪽으로 촉진할 수 있다.

참고: 온종아리신경(총비골신경, common fibular nerve)은 종아리뼈머리 근처의 표면에 있으므로 여기를 촉진할 때 주의해야 한다.

참고: 넙다리두갈래근(대퇴이두근), 긴종아리근(장비골근, fibularis longus), 가자미근( soleus)과 긴발가락폄근(장지신근, extensor digitorum longus)은 종아리뼈머리에 부착되어 있다.

**정강뼈거친면(경골조면, tibial tuberosity).** **정강뼈거친면**은 앞쪽

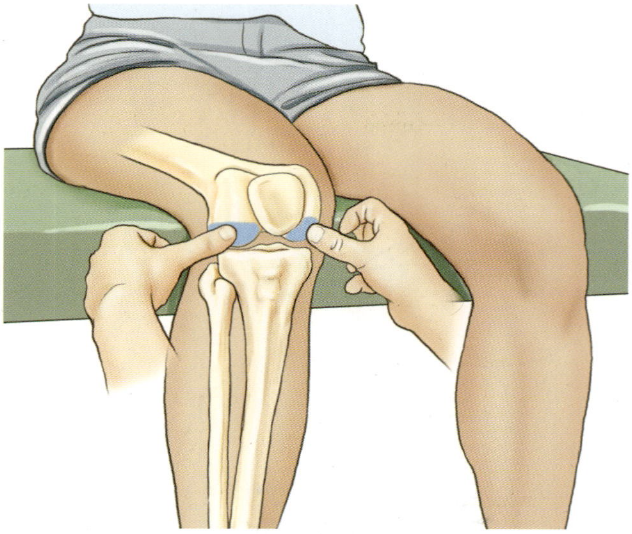

그림 10-19. 넙다리뼈관절융기.

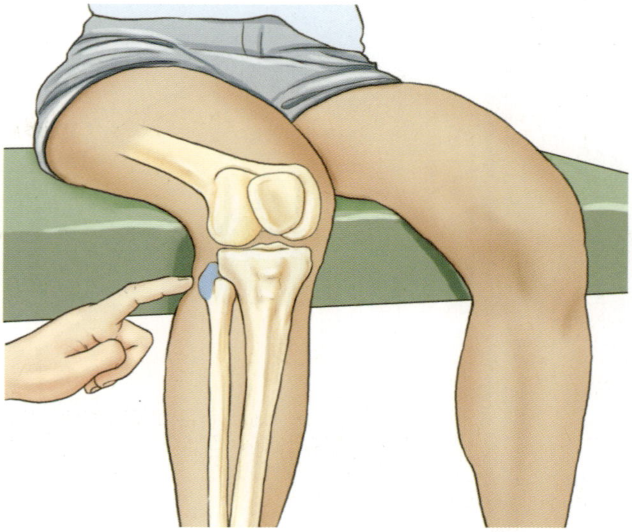

그림 10-21. 종아리뼈머리.

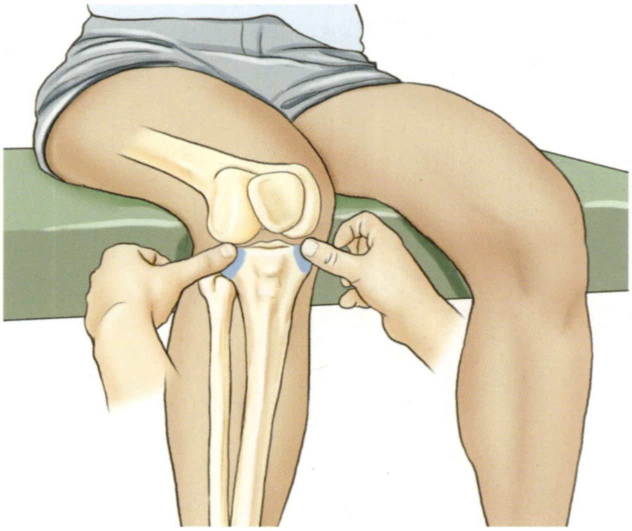

그림 10-20. 정강뼈관절융기.

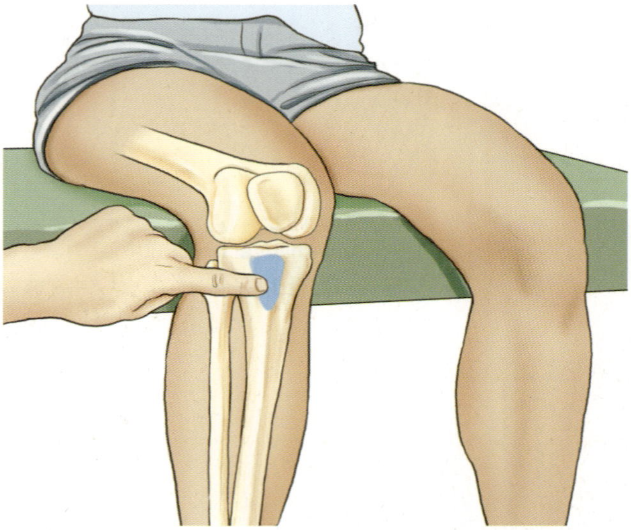

그림 10-22. 정강뼈거친면.



정강뼈의 몸쪽 중앙에 위치하는 돌출된 표식으로 무릎뼈 아래쪽 가장자리에서 약 2.5~5cm(1~2인치) 떨어져 있다(그림 10-22).

참고: 넙다리네갈래근(대퇴사두근)군은 정강뼈거친면에 부착되어 있다.

**정강뼈몸통(경골체, tibial shaft).** 정강뼈거친면(경골조면)으로부터 앞안쪽 **정강뼈몸통** 전체가 피하로 쉽게 만져진다(그림 10-23). 정강뼈거친면에서 촉진하기 시작하여 앞안쪽 정강뼈몸통의 끝에서 안쪽복사뼈(경골내과, medial malleolus)에 도달할 때까지 말단으로 계속 촉진한다.

참고: 앞정강근(전경골근, tibialis anterior), 거위발근육군[아족근군, pes anserine group: 넙다리빗근(봉공근, sartorius), 두덩정강근(박근, gracilis), 반힘줄모양근(반건상근, semitendinosus)]과 넙다리네갈래근(대퇴사두근)군은 정강뼈몸통 앞쪽에 부착되어 있다. 오금근(슬와근), 가자미근, 뒤정강근(후경골근, tibialis posterior)과 긴발가락굽힘근(장지굴근, flexor digitorum longus)은 정강뼈몸통 뒤쪽에 붙는다.

**안쪽복사뼈(경골내과, medial malleolus). 정강뼈의 안쪽복사뼈**는 발목 부위의 안쪽에 위치한 돌출된 뼈의 표식이다. 정강뼈의 앞안쪽 축을 촉진해서 내려오면 안쪽복사뼈에 도달한다(그림 10-24). 이 큰 뼈 둘레를 촉진한다.

참고: 세모인대(삼각인대, deltoid ligament)는 안쪽복사뼈에 붙는다.

**가쪽복사뼈(비골외과, lateral malleolus). 종아리뼈의 가쪽복사뼈**는 발목 부위의 가쪽에 위치하는 돌출된 뼈의 기준점이다. 가쪽복사뼈는 종아리뼈의 확장된 말단부이다(그림 10-25). 종아리뼈의 가쪽복사뼈는 정강뼈의 안쪽복사뼈보다 아래쪽으로 내려와 있다.

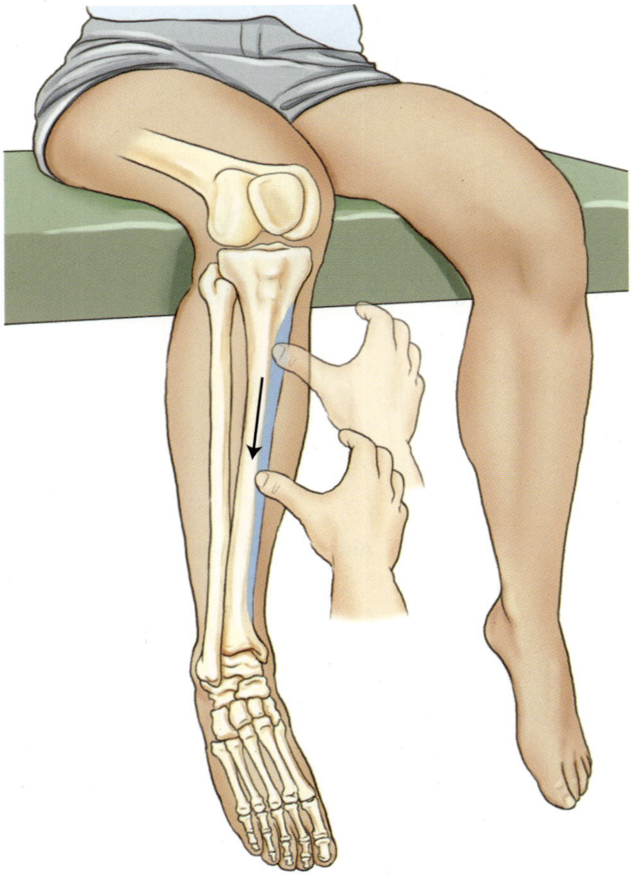

Anterolateral view

그림 10-23. 정강뼈몸통.

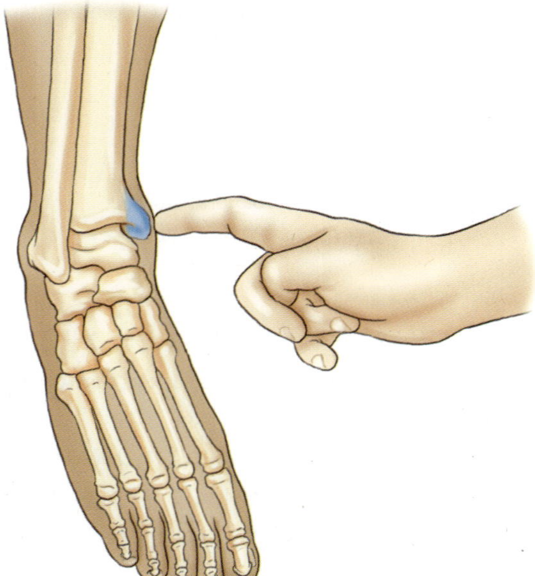

Anterolateral view

그림 10-24. 안쪽복사뼈.

참고: 앞목말종아리(전거비, anterior talofibular), 뒤목말종아리(후거비, posterior talofibular), 발꿈치종아리(종비, calcaneofibular) 인대들은 모두 가쪽복사뼈에 부착한다.

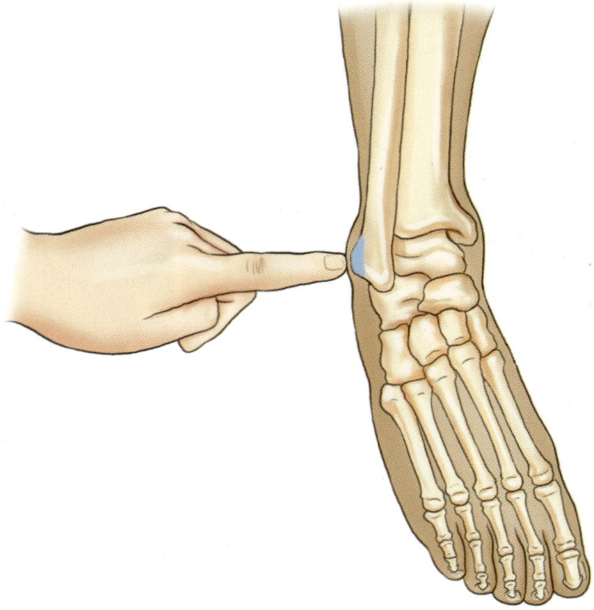

Anterolateral view

그림 10-25. 가쪽복사뼈.

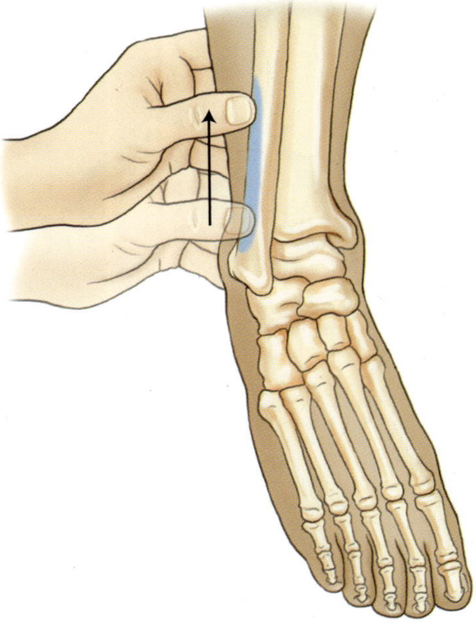

Anterolateral view

그림 10-26. 종아리뼈몸통.

**종아리뼈몸통(fibular shaft). 종아리뼈의 먼쪽 몸통(distal fibular shaft)**은 다리의 아래쪽에서 만져진다. 가쪽복사뼈에서 종아리뼈를 촉진하기 시작하여 종아리뼈의 가쪽 몸통을 따라 근육층에 둘러싸여 종아리뼈가 만져지지 않을 때까지 몸쪽으로 촉진해서 올라간다(그림 10-26).

참고: 긴종아리근(장비골근, fibularis longus)과 짧은종아리근(단비골근, fibularis brevis)은 가쪽 종아리뼈몸통에 부착된다. 긴발가락폄근(장지신근), 긴엄지폄근(장무지신근, extensor hallucis longus)과 셋째종아리근(제삼비골근, fibularis tertius)은 앞

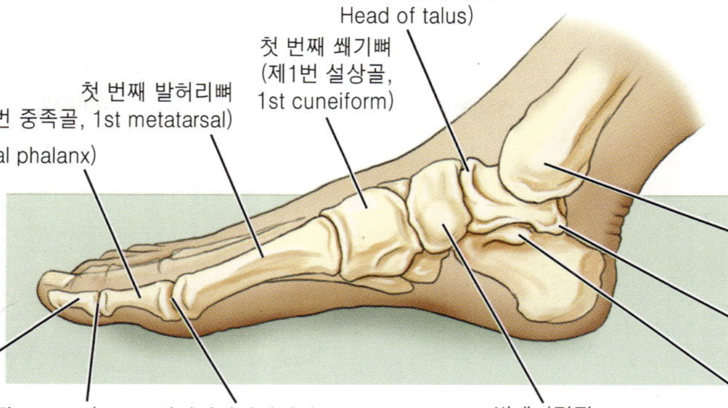

**그림 10-27.** 발의 안쪽 그림.

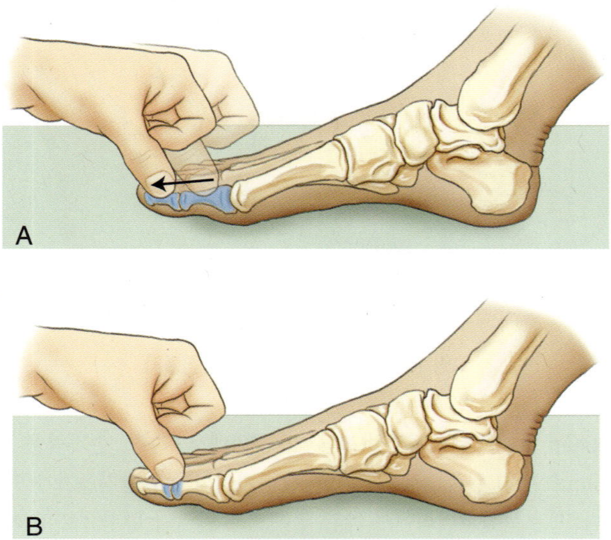

**그림 10-28.** 엄지발가락의 발가락뼈와 발가락뼈사이관절.

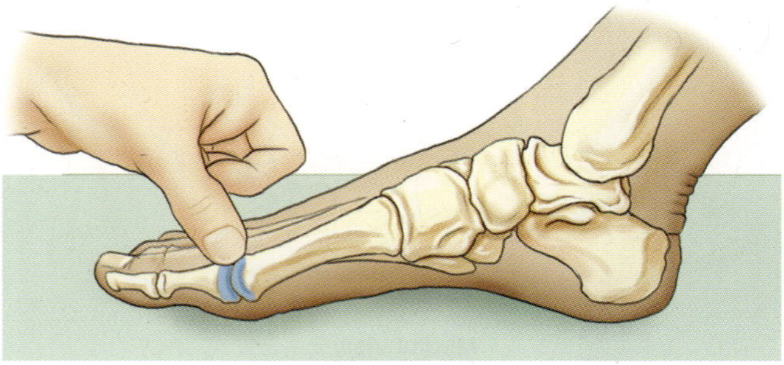

**그림 10-29.** 첫째 발허리발가락관절.

쪽 종아리뼈몸통에 붙는다. 가자미근, 앞정강근(전경골근, tibialis posterior)과 긴엄지굽힘근(장무지굴근, flexor hallucis longus)은 뒤쪽 종아리뼈몸통에 부착되어 있다.

## Section 3: 안쪽 발(내측족, Medial foot)

### 발의 안쪽 그림(그림 10-27)

**엄지발가락의 발가락뼈(지골, phalanges)와 발가락뼈사이관절(족지간관절, interphalangeal joints).** 엄지발가락의 첫마디뼈(근위지골)와 끝마디뼈(원위지골)에서 발의 안쪽 끝으로 촉진하기 시작한다(그림 10-28A). 이들 사이의 **발가락뼈사이관절** 또한 촉진될 수 있다(그림 10-28B 참조).

참고: 긴엄지폄근(장무지신근)과 짧은엄지폄근(단무지신근)이 엄지발가락 발가락뼈의 등쪽에 부착된다. 긴엄지굽힘근(장무지굴근, flexor hallucis longus), 짧은엄지굽힘근(단무지굴근, flexor hallucis brevis), 엄지모음근(무지내전근, adductor hallucis)과 엄지벌림근(무지외전근, abductor hallucis)은 엄지발가락 발가락뼈의 발바닥 쪽에 부착되어 있다.

**첫째 발허리발가락관절(중족지관절, metatarsophalangeal joint; MTP joint).** 엄지발가락의 첫마디뼈에서 발의 안쪽면을 따라 몸쪽으로 계속 촉진하면 첫째 **발허리발가락관절**의 관절선이 느껴진다(그림 10-29).

**첫째 발허리뼈(중족골, metatarsal).** 첫째 **발허리뼈**의 등쪽과 안쪽면은 피하에 있어 쉽게 촉진할 수 있다(그림 10-30). 손의 손허리뼈와 마찬가지로 발허리뼈가 확장된 끝머리 부분과 바닥 부분이 촉진된다(참고: 첫째 발허리뼈의 끝머리 부분은 발의 등쪽, 안쪽 및 발바닥 쪽에서 촉진된다).

참고: 앞정강근(전경골근, tibialis anterior), 긴종아리근(장비골근, fibularis longus)과 첫째 등쪽뼈사이근(1st dorsal interosseus)이 첫째 발허리뼈에 붙는다.

**첫째 쐐기뼈(설상골, cuneiform).** 첫째 발허리뼈 바닥의 바로 위쪽에서 안쪽과 등쪽으로 첫째 발허리뼈와 첫째 쐐기뼈 사이의 관절선이 만져진다. 관절선 바로 위쪽으로 움직이면 첫째 쐐기뼈를 촉진할 수 있다(그림 10-31).

참고: 앞정강근(전경골근), 긴종아리근(장비골근)과 뒤정강근(후경골근)은 첫째 쐐기뼈에 부착되어 있다.

**발배뼈결절(주상골결절, navicular tuberosity).** 첫째 쐐기뼈에서 계속해서 위쪽으로 촉진하면 **발배뼈결절**이 상당히 두드러져서 잘 만져진다(그림 10-32).

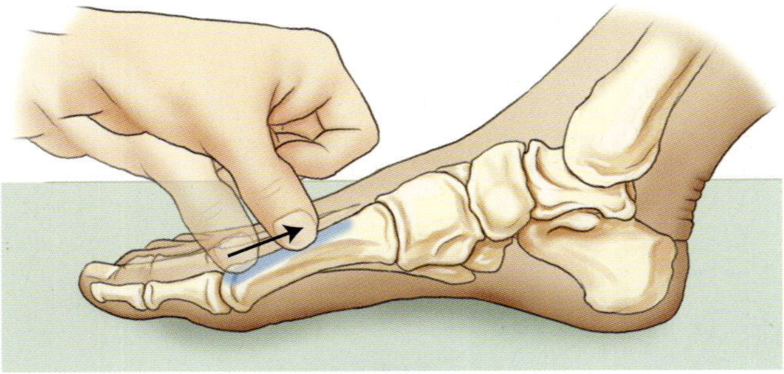


그림 10-30. 첫째 발허리뼈.

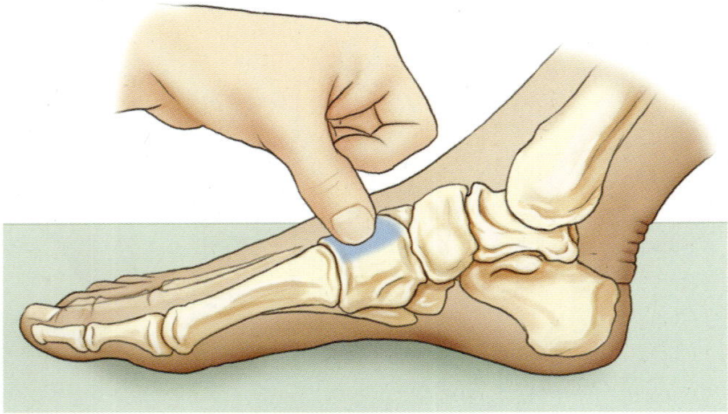


그림 10-31. 첫째 쐐기뼈.

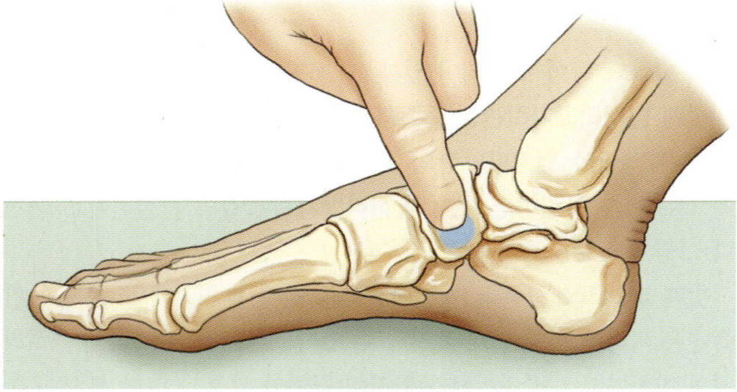


그림 10-32. 발배뼈결절.



참고: 뒤정강근(후경골근)은 발배뼈결절에 부착되어 있다. 스프링 인대(바닥쪽발꿈치발배인대, 척측종주인대, spring ligament) 또한 발배뼈결절에 부착한다.

**목말뼈머리(거골두, head of the talus).** **목말뼈머리**는 발배뼈 바로 뒤에 있다(그림 10-33). 이 두 뼈 사이의 **목말발배관절(거주관절, talonavicular joint)**은 환자가 발을 안쪽번짐(내번, inversion)하거나 가쪽번짐(외번, eversion)하는 경우 가장 명확히 촉진할 수 있다.

참고: 목말뼈는 근육이 부착되어 있지 않은 유일한 발의 뼈이다.

**발꿈치뼈(종골, calcaneus)의 목말받침돌기(재거돌기, sustentaculum tali).** 발배뼈결절(그림 10-32)에서 촉진 손가락을 약 2.5cm(1인치) 뒤쪽으로 움직이면 **발꿈치뼈의 목말받침돌기**가 만져진다(또는 목말뼈머리에서 약간 뒤쪽으로 발바닥 방향으로 움직이는 경우)(그림 10-34). 목말받침돌기는 목말뼈가 앉는 선반을 형성한다. 목말받침돌기와 위에 있는 목말뼈 사이의 관절선은 종종 만져진다. 참고할 사항은 정강뼈의 안쪽복사뼈(medial malleolus)는 목말받침돌기 바로 위 약 2.5cm(1인치)에 위치한다는 것이다.

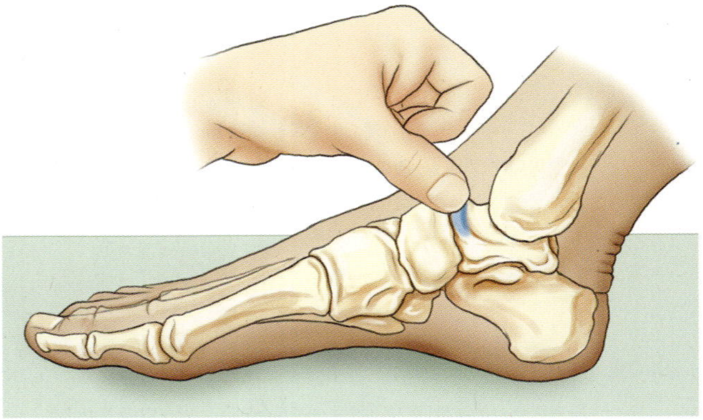


그림 10-33. 목말뼈머리.

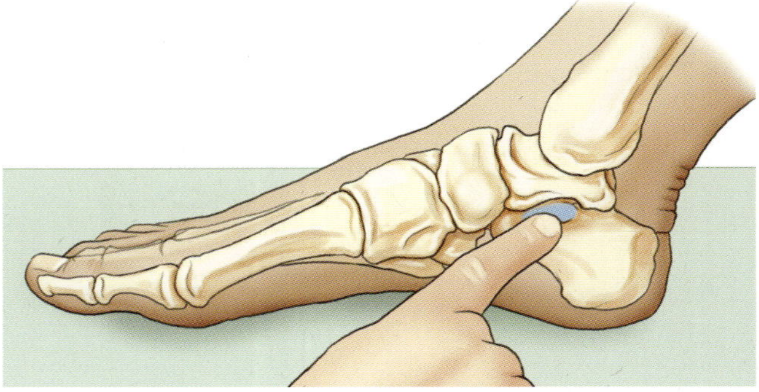


그림 10-34. 발꿈치뼈의 목말받침돌기.

참고: 스프링 인대는 목말받침돌기에 부착한다.

**목말뼈(거골, talus)의 안쪽결절(내측결절, medial tubercle).** 목말받침돌기에서 약간 뒤쪽(안쪽복사뼈의 뒤쪽과 발바닥 방향)으로 **목말뼈의 안쪽결절**이 촉진된다(그림 10-35).

**안쪽 발의 가장 돌출된 기준점.** 안쪽 발의 가장 눈에 띄는 3개의 기준점은 정강뼈의 안쪽복사뼈, 발꿈치뼈의 목말받침돌기, 발배뼈결절이다(그림 10-36).

**발꿈치뼈(종골)의 뒷면(posterior surface of the calcaneus).** **발꿈치뼈**의 뒷면은 발의 안쪽을 따라 뒷면까지 계속 촉진하면 만질 수 있다(그림 10-37).

참고: 장딴지근(비복근), 가자미근과 장딴지빗근(족척근)은 발꿈치뼈의 뒷면에 부착되어 있다. 장딴지근과 가자미근은 발꿈치뼈 힘줄(아킬레스)을 통해 부착된다.

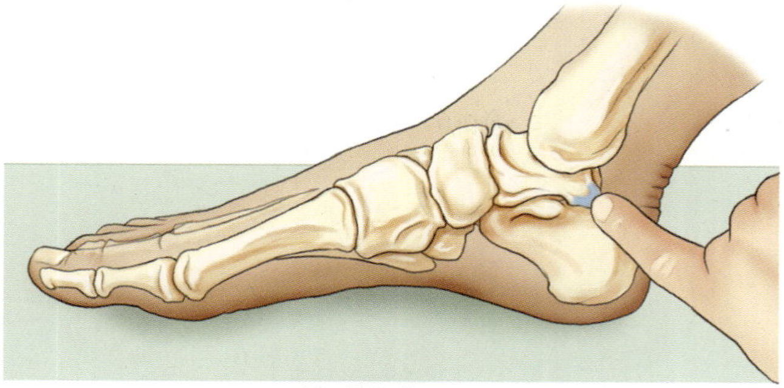


그림 10-35. 목말뼈의 안쪽결절.

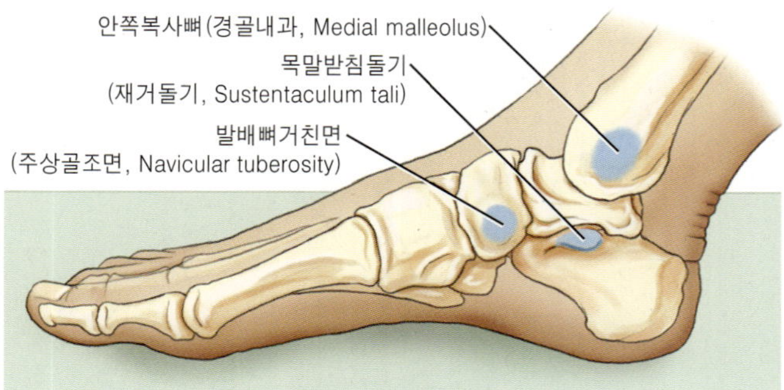


그림 10-36. 안쪽 발의 가장 돌출된 기준점.

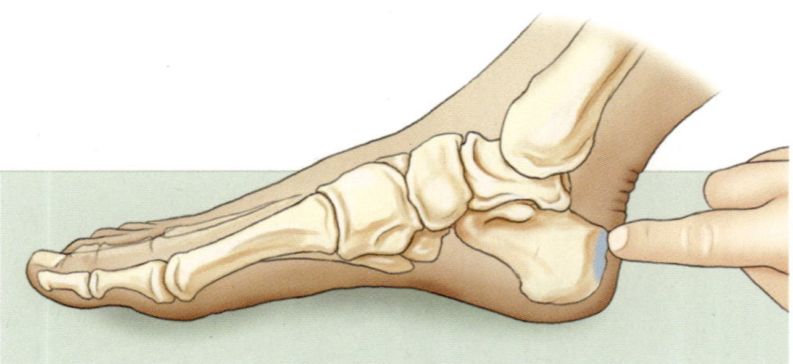


그림 10-37. 발꿈치뼈의 뒷면.

## Section 4: 가쪽 발(Lateral foot)

### 발의 가쪽 그림(Lateral view of the foot)(그림 10-38)

**새끼발가락의 발가락뼈(지골, phalanges)와 발가락뼈사이관절(족지간관절, interphalangeal joints; IP).** 새끼발가락의 첫마디뼈(근위지골, proximal), 중간마디뼈(중지골, middle)와 끝마디뼈(원위지골, distal)에서 발의 가쪽에서 발가락 쪽으로 촉진하기 시작한다(그림 10-39A). 발가락뼈 사이의 **몸쪽발가락뼈사이관절(근위지간관절, PIP)**과 **먼쪽발가락뼈사이관절(원위지간관절, DIP)**도 잘 만져진다(그림 10-39B). *발가락뼈들(phalanges)*이라는 용어의 단수는 *발가락뼈(phalanx)*이다.

참고: 짧은발가락폄근(단지신근, extensor digitorum brevis)과 긴발가락폄근(장지신근, extensor digitorum longus)은 새끼발가락의 발가락뼈 등쪽 면에 붙는다. 짧은발가락굽힘근(단지굴근, flexor digitorum brevis), 긴발가락굽힘근(장지굴근, flexor digitorum longus), 짧은새끼발가락굽힘근(단소지굴근, flexor digiti minimi pedis), 새끼발가락벌림근(소지외전근, abductor digiti minimi pedis)과 셋째 발바닥뼈사이근(third plantar interosseus)은 새끼발가락의 발가락뼈 바닥 면에 부착되어 있다.

**다섯째 발허리발가락관절(중족지관절, metatarsophalangeal joint; MTP).** 새끼발가락의 첫마디뼈에서 발의 가쪽을 따라 위쪽으로 계속 촉진하면 다섯째 MTP관절의 관절선을 느낄 수 있다(그림 10-40). 참고: 새끼발가락의 첫마디뼈는 다른 발가락의 첫마디뼈보다 훨씬 더 몸쪽으로 확장된다. 그러므로 다섯째 MTP관절은 다른 MTP관절보다 더 몸쪽에서 확인할 수 있다.

**다섯째 발허리뼈(metatarsal).** 다섯째 MTP관절의 몸쪽에 다섯째 발허리뼈가 있다. 다섯째 발허리뼈의 등쪽과 옆쪽 면은 잘 촉진된다. 다섯째 발허리뼈의 확장된 말단 머리에서 몸통의 중간까지 촉진한다(그림 10-41A). 크게 확장된 첫마디뼈 바닥에 도달할 때까지 몸가까운 쪽으로 계속 촉진한다(그림 10-41B). 다섯째 발허리뼈의 바닥이 밖으로 벌어져 튀어 나온 부위를 **다섯째 발허리뼈의 붓돌기(경상돌기, styloid process)**라고 한다.

참고: 다섯째 발허리뼈 바닥의 등쪽 면은 짧은종아리근(단비

10

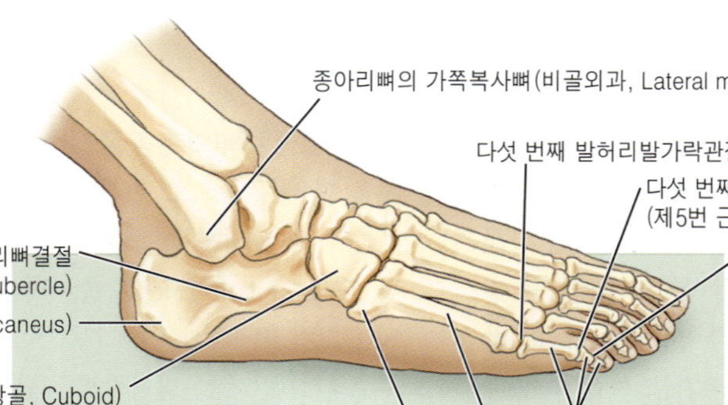


그림 10-38. 발의 가쪽 그림.

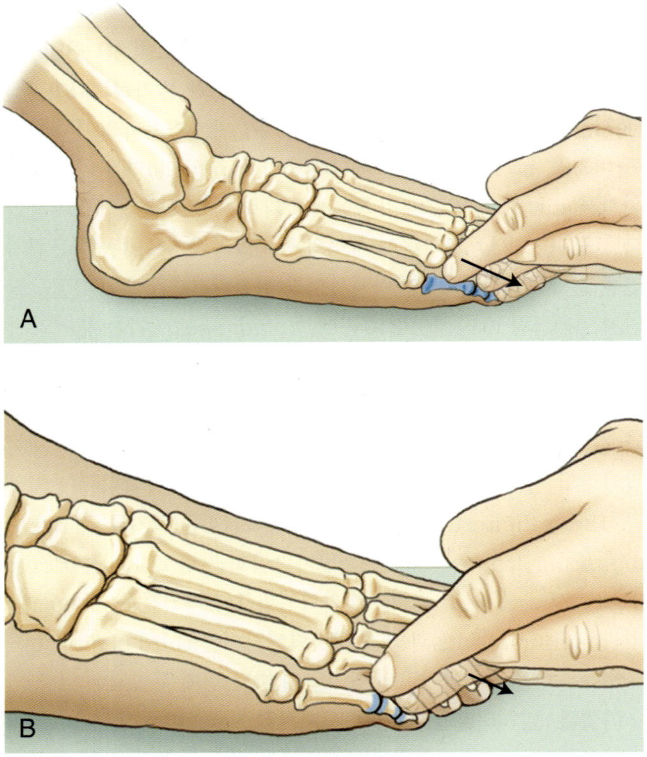


Lateral view

**그림 10-39.** 새끼발가락의 발가락뼈와 발가락뼈사이관절.

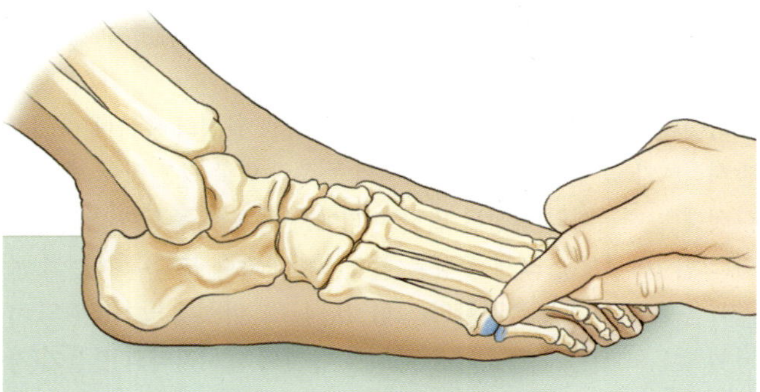

Lateral view

**그림 10-40.** 다섯째 발허리발가락관절.

골근, fibularis brevis)과 셋째 종아리근(제삼비골근, fibularis tertius)의 부착 부위이다. 짧은새끼발가락굽힘근(단소지굴근)은 다섯째 발허리뼈 바닥의 발바닥 면에 붙는다.

**입방뼈(입방골, cuboid).** 발의 측면을 따라 다섯째 발허리뼈 바로 위쪽에는 **입방뼈**가 놓여 있는 함몰부가 있다. 이 함몰부는 다섯째 발허리뼈 바닥이 벌어져 나온 곳(다섯째 발허리뼈의 경상돌기)과 입방뼈 가쪽면의 오목한 모양이 합쳐져 이루어진 것이다. 이 함몰부의 안쪽을 강한 압력으로 촉진하면 입방뼈가 느껴질 수 있다(그림 10-42).

참고: 뒤정강근(후경골근)과 짧은엄지굽힘근(단무지굴근)은 입방뼈의 발바닥 면에 부착되어 있다. 입방뼈 가쪽면의 고랑은 발의 등쪽에서 발바닥 쪽으로 가는 긴종아리근(장비골근, fibularis longus)의 먼쪽 힘줄이 통과함으로써 생성된다.

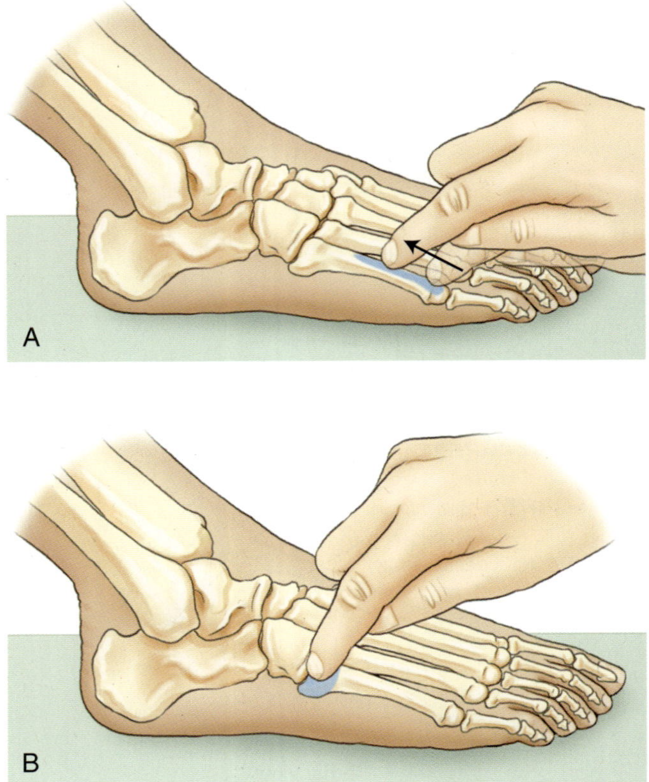


Lateral view

**그림 10-41.** 다섯째 발허리뼈.

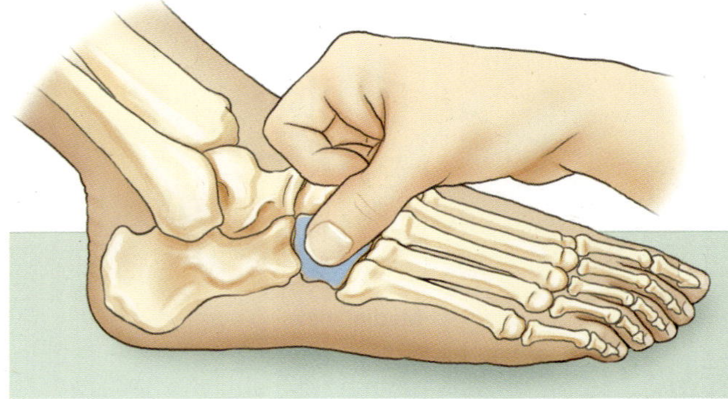

Lateral view

**그림 10-42.** 입방뼈.

**가쪽발꿈치뼈(외측 종골, lateral calcaneus).** 입방뼈에서 발의 가쪽을 따라 몸쪽으로 촉진해 가면 발꿈치뼈의 가쪽이 분명해진다. 피하에 있어 쉽게 촉진할 수 있다. **발꿈치뼈의 종아리결절(비골결절, fibular tubercle)**은 종아리뼈의 가쪽복사뼈 아래쪽에서 촉진된다(그림 10-43).

주의사항: 짧은발가락폄근(단지신근, extensor digitorum brevis)과 짧은엄지폄근(단무지신근, extensor hallucis brevis)은 발꿈치뼈의 가쪽에 부착되어 있다. 종아리결절은 긴종아리근(장비골근, fibularis longus)과 짧은종아리근(단비골근, fibularis brevis)의 먼쪽 힘줄을 분리하기 때문에 귀중한 표식이 된다.

## Section 5: 발등(배측족, Dorsal foot)

### 발등의 가쪽 그림(Lateral view of the dorsal foot) (그림 10-44)

**앞목말뼈(전거골, anterior talus).** 목말뼈의 앞쪽면, 특히 가쪽에서 정강뼈의 바로 아래에서 촉진된다. **목말뼈의 도르래(활차, trochlea)** 앞쪽면은 종아리뼈 가쪽복사뼈의 말단부 바로 안쪽에서

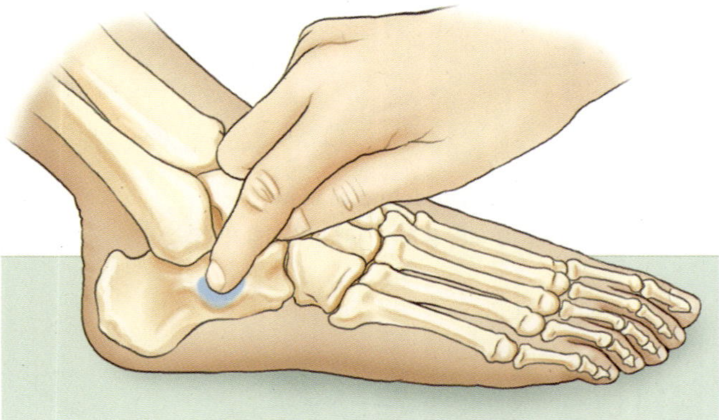


그림 10-43. 가쪽발꿈치뼈.

쉽게 촉진된다(그림 10-45). 환자의 발을 수동적으로 안쪽번짐(내전, inverted)시키고 바닥쪽 굽힘(plantar flexion)을 하면 앞목말뼈의 더 많은 부분이 촉진된다.

**발목뼈굴(족근동, tarsal sinus).** 종아리뼈의 가쪽복사뼈에서 약간 앞안쪽과 아래로 촉진하면 함몰부를 느낄 수 있다. 이 움푹 들어간 곳은 목말뼈와 발꿈치뼈 사이의 **목말밑관절(거골하관절, subtalar joint)** 공동(cavity)으로 이어지는 공간인 **발목뼈굴** 위에 놓여 있다(그림 10-46). 이 발목뼈굴을 잘 촉진하려면 촉진 압력을 아래쪽과 안쪽으로 향하게 한다.

참고: 짧은발가락폄근(extensor digitorum brevis)과 짧은엄지폄근(단무지신근, extensor hallucis brevis)은 발목뼈굴 위에 위치해 있다.

**둘째~넷째발가락의 발가락뼈와 발가락뼈사이관절(IP).** 둘째~넷째발가락뼈와 발허리뼈는 발등에서 쉽게 만져진다. 끝에서 시작하여 각 발가락의 **끝마디뼈(원위지골, distal phalanx)**, **중간마디뼈(중지골, middle phalanx)**, **첫마디뼈(근위지골, proximal phalanx)**를 촉진한다(그림 10-47A). 이제 이 발가락뼈 사이의 관절선인 PIP관절과 DIP관절을 만져 본다(그림 10-47B).



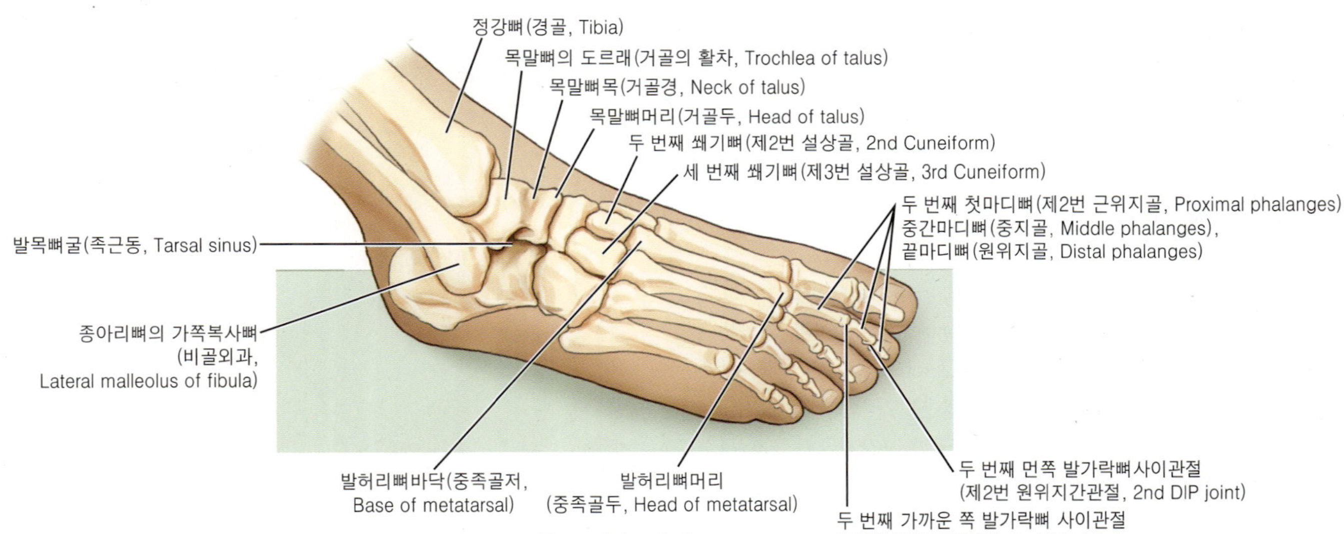


그림 10-44. 발등의 가쪽 그림.

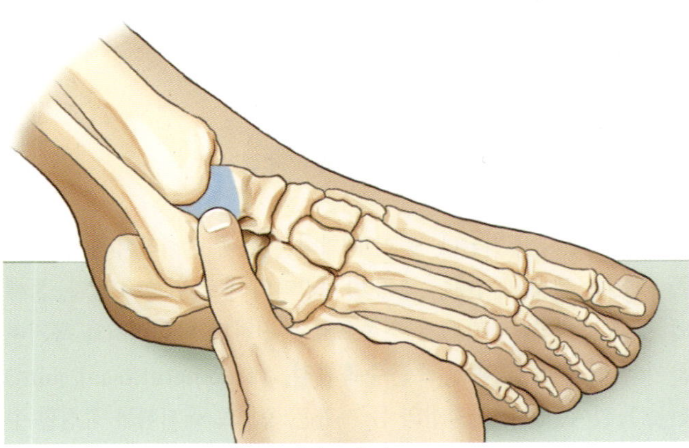


그림 10-45. 앞목말뼈.

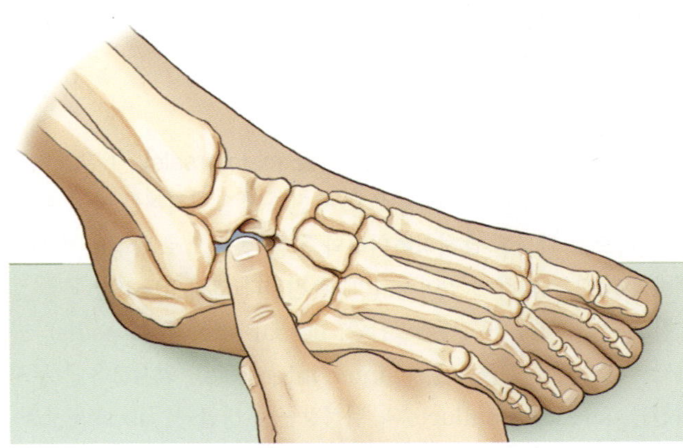


그림 10-46. 발목뼈굴.

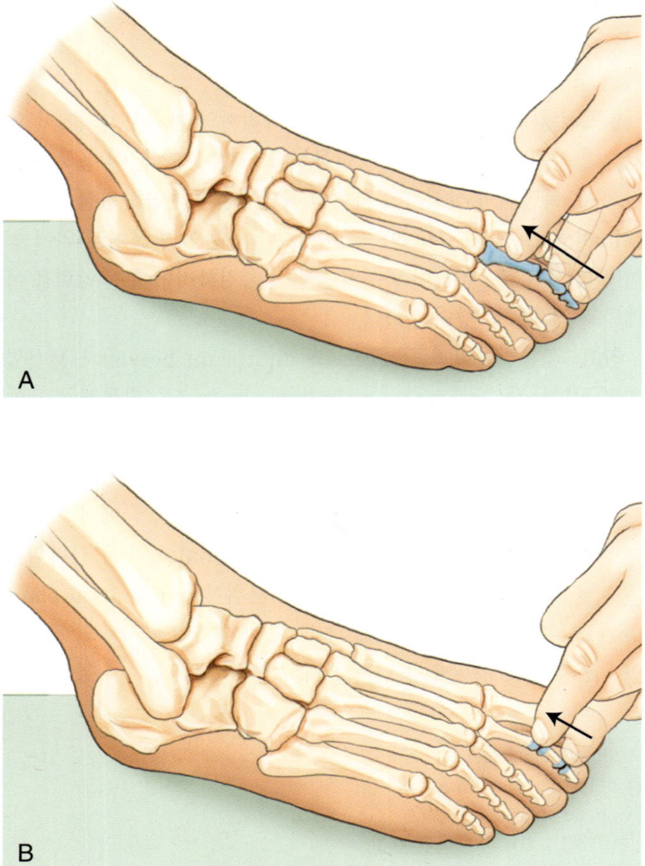


Dorsolateral view

**그림 10-47.** 둘째~넷째 발가락뼈사이관절.

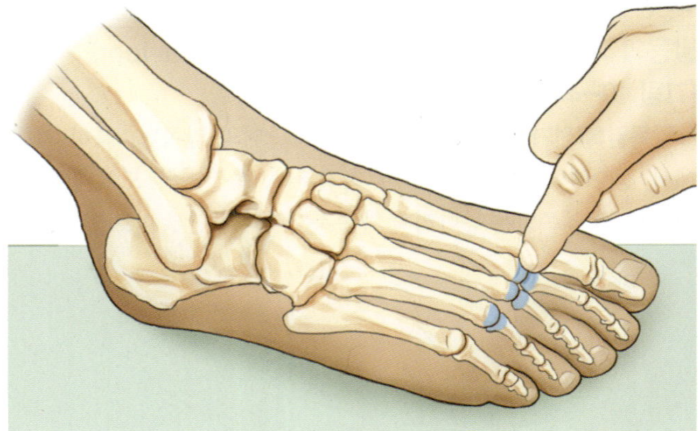

Dorsolateral view

**그림 10-48.** 둘째~넷째 발허리발가락관절.

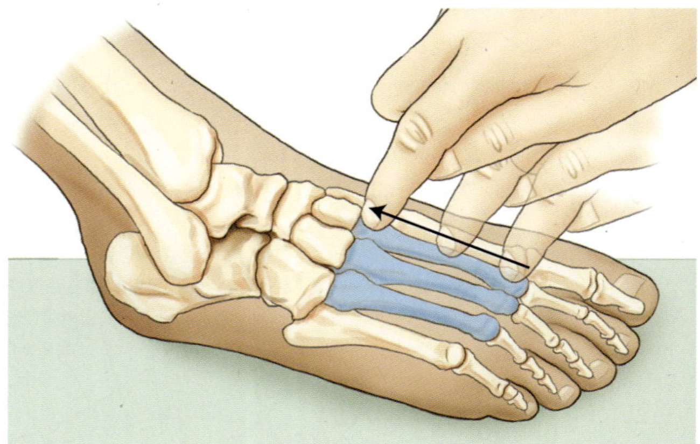

Dorsolateral view

**그림 10-49.** 둘째~넷째발가락의 발허리뼈

참고: 짧은발가락폄근(단지신근, extensor digitorum brevis), 긴발가락폄근(장지신근, extensor digitorum longus)과 등쪽발가락뼈사이근(배측골간근, dorsal interossei pedis)은 둘째~넷째발가락뼈 등쪽 면에 부착되어 있다. 짧은발가락굽힘근(단지굴근, flexor digitorum brevis), 긴발가락굽힘근(장지굴근, flexor digitorum longus)과 첫째와 둘째 발바닥뼈사이근은 둘째~넷째 발가락뼈의 바닥쪽 면에 붙어 있다.

**둘째~넷째발가락의 발허리발가락관절(중족지관절, metatarso-phalangeal; MTP joints).** 둘째~넷째발가락의 첫마디뼈에서 시작하여 발의 등쪽면을 따라 몸 가까운 쪽으로 촉진해 가면 각 발가락의 첫마디뼈와 발허리뼈 사이의 MTP관절선을 느낄 수 있다(그림 10-48).

**둘째~넷째발가락의 발허리뼈(중족골, metatarsals).** 각 발가락의 MTP관절선에서 몸 가까운 쪽으로 촉진하면 발허리뼈를 만질 수 있다. 먼쪽으로 확장된 **발허리뼈머리**와 몸통, 몸쪽으로 확장된 **발허리뼈바닥**은 모두 피하에 있어서 쉽게 촉진된다(그림 10-49).

참고: 발등뼈사이근(족배골간근, dorsal interossei pedis), 발바닥뼈사이근(족척골간근, plantar interossei), 엄지모음근(무지내전근, adductor hallucis)과 뒤정강근(후경골근, tibialis posterior)은 둘째~넷째발가락까지의 발허리뼈에 부착되어 있다.

**둘째와 셋째 쐐기뼈(설상골, cuneiforms). 둘째와 셋째 쐐기뼈는** 발의 등쪽에서 촉진된다. 둘째 쐐기뼈는 둘째 발허리뼈의 바로 위쪽에 있다. 셋째 쐐기뼈는 셋째 발허리뼈의 바로 위쪽에 있다. 둘째와 셋째 발허리뼈바닥에서 위쪽으로 촉진하면 발허리뼈와 쐐기뼈 사이의 **발목발허리관절(족근중족관절, tarsometatarsal joint)** 선을 느낄 수 있다. 관절선의 몸 가까운 쪽으로 쐐기뼈를 촉진할 수 있다(그림 10-50).

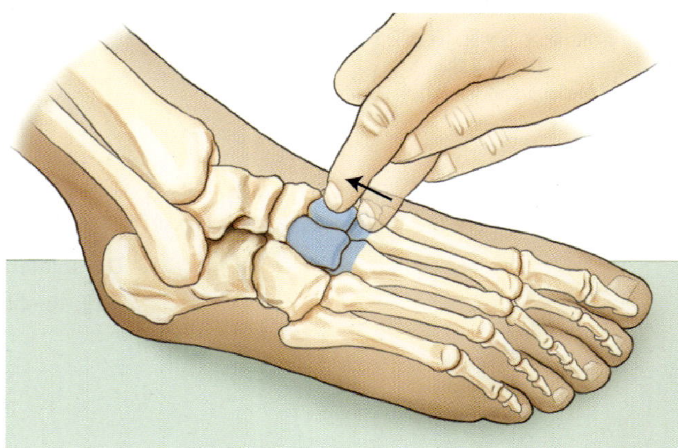

Dorsolateral view

**그림 10-50.** 둘째와 셋째 쐐기뼈.

참고: 뒤정강근(후경골근)은 둘째와 셋째 쐐기뼈의 바닥면에 부

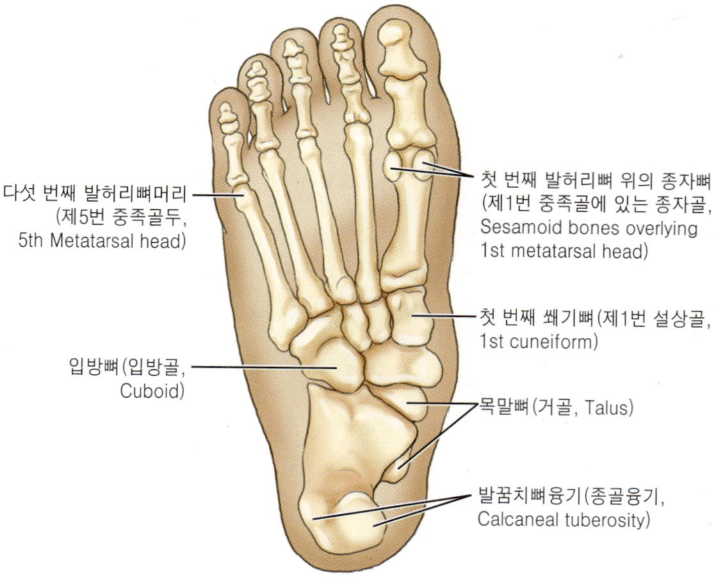

그림 10-51. 발의 발바닥 그림.

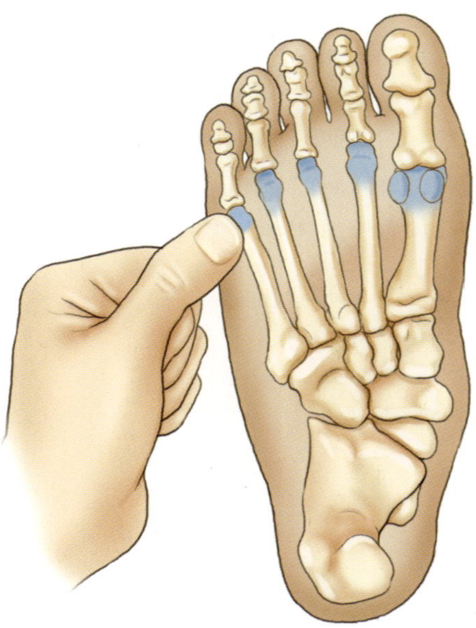

그림 10-52. 첫째~다섯째발가락의 발허리뼈머리.

착되어 있다.

## Section 6: 발바닥(척측족, Plantar foot)

### 발의 발바닥 그림(Plantar view of the foot)(그림 10-51)

**첫째~다섯째발가락의 발허리뼈(중족골, metatarsal)머리.** 5개 발허리뼈머리는 발의 발바닥에서 모두 촉진할 수 있다. 5개의 발허리뼈머리가 모두 쉽게 촉진되지만 발의 가로 아치(arch) 모양의 오목한 부분 때문에 첫째와 다섯째 발허리뼈의 머리가 가장 두드러진다. 다섯째 발허리뼈머리를 촉진하기 시작한 다음, 안쪽에서 계속하여 다른 4개의 발허리뼈머리를 각각 촉진할 수 있다(그림 10-52). 첫째 발허리뼈머리의 바닥면 위에 2개의 작은 **종자뼈(종자골, sesamoids)**

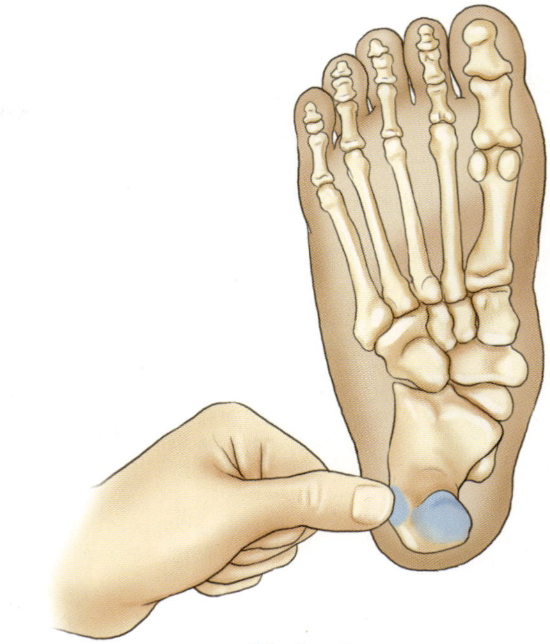

그림 10-53. 발꿈치뼈융기.

가 있다. 발바닥 쪽에서 첫째 발허리뼈머리의 바닥면을 촉진할 때 실제로 2개의 종자뼈를 촉진할 수 있다.

참고: 짧은엄지굽힘근(단무지굴근)은 첫째 발허리뼈머리 위에 있는 종자뼈에 붙는다.

**발꿈치뼈융기(종골융기, calcaneal tuberosity). 발꿈치뼈융기**는 종종 발의 발바닥 쪽에서 만져질 수 있다. 환자의 발을 이완시키고, 발꿈치뼈의 발바닥 쪽 정중선의 어느 쪽에서든 강한 압력을 가하며 촉진한다. 발꿈치뼈융기의 안쪽 면은 종종 가쪽면보다 더 두드러진다(그림 10-53).

참고: 엄지벌림근(무지외전근, abductor hallucis), 새끼발가락벌림근(소지외전근, abductor digiti minimi pedis)과 짧은발가락굽힘근(단지굴근)은 발꿈치뼈의 발바닥 면에 있는 발꿈치뼈융기에 부착되어 있다. 발바닥네모근(족척방형근, quadratus plantae)과 뒤정강근(후경골근)도 발꿈치뼈의 발바닥 면(발꿈치뼈융기가 아님)에 붙는다. 발바닥널힘줄(족저건막, plantar aponeurosis)은 발꿈치뼈융기에 부착한다. 스프링(바닥쪽발꿈치발배, 척측종주, spring), 긴발바닥(장족저, long plantar), 짧은발바닥(단족저, short plantar) 인대들은 발꿈치뼈의 발바닥 면에 부착한다.

## Section 7: 다리의 인대 (하지의 인대, Ligaments of the lower extremity)

인대는 관절에서 뼈를 연결시키는 섬유성 근막 조직이다. 인대의 기능은 움직임을 제한하여 관절의 안정성을 유지하는 것이다. 그림 10-54는 오른쪽 다리 인대의 앞쪽에서 본 그림이다. 그림 10-55는 오른쪽 다리 인대의 뒤쪽 그림이다. 그림 10-56은 오른쪽 발 인대의 발바닥에서 본 그림이다. 그림 10-57은 오른쪽 발 인대의 안쪽 그림이다. 그림 10-58은 오른쪽 발 인대의 가쪽 그림이다.

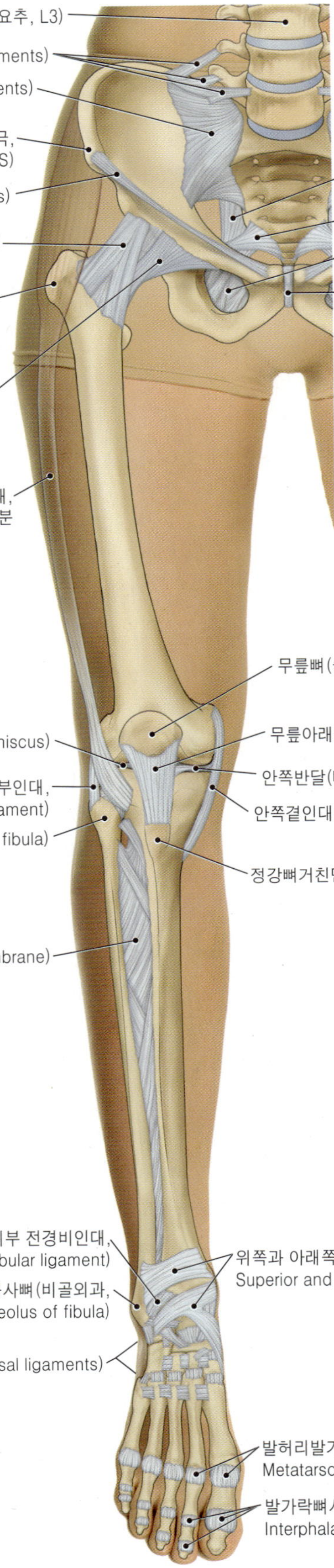


**그림 10-54.** 오른쪽 다리 인대의 앞쪽 그림.

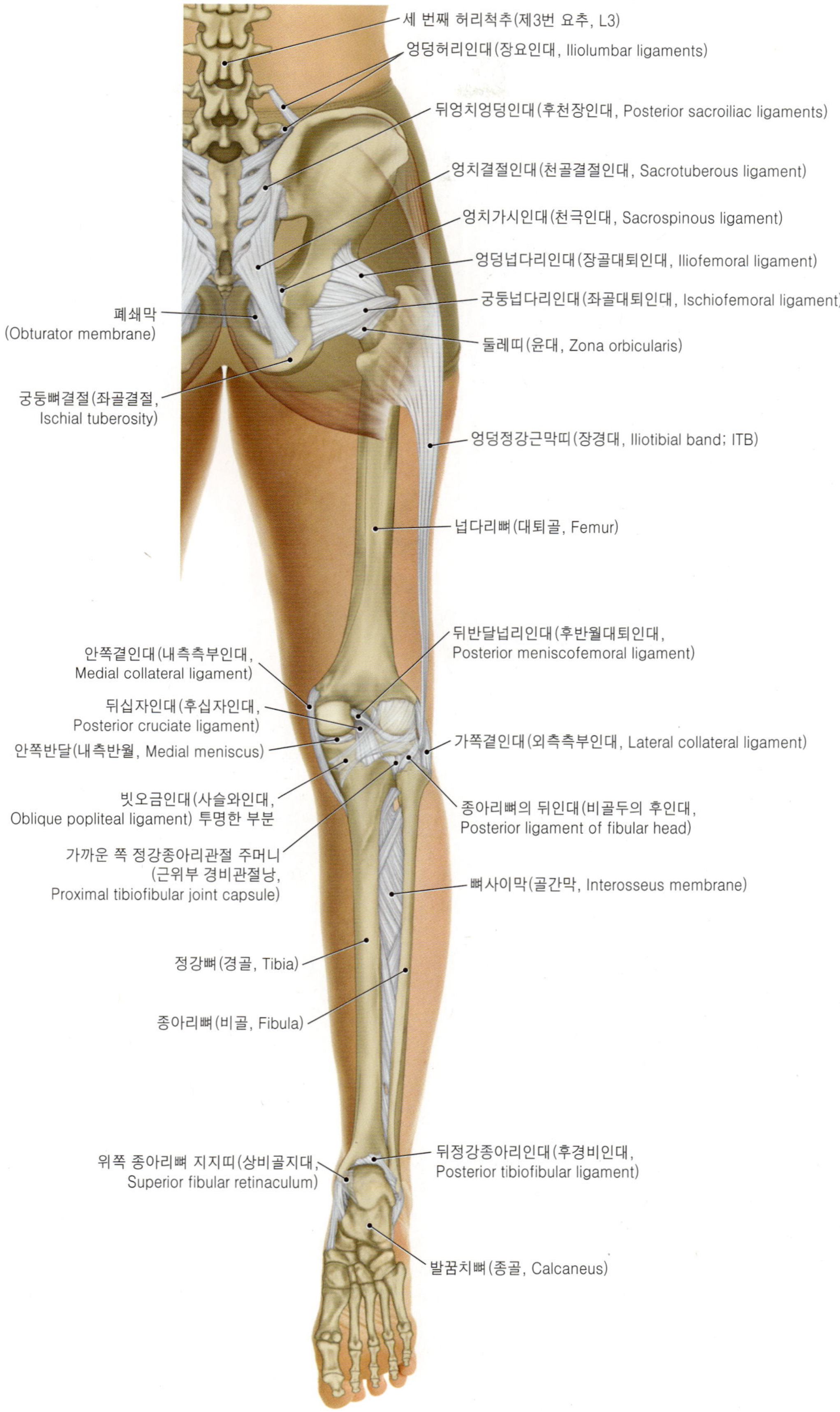


**그림 10-55.** 오른쪽 다리 인대의 뒤쪽 그림.

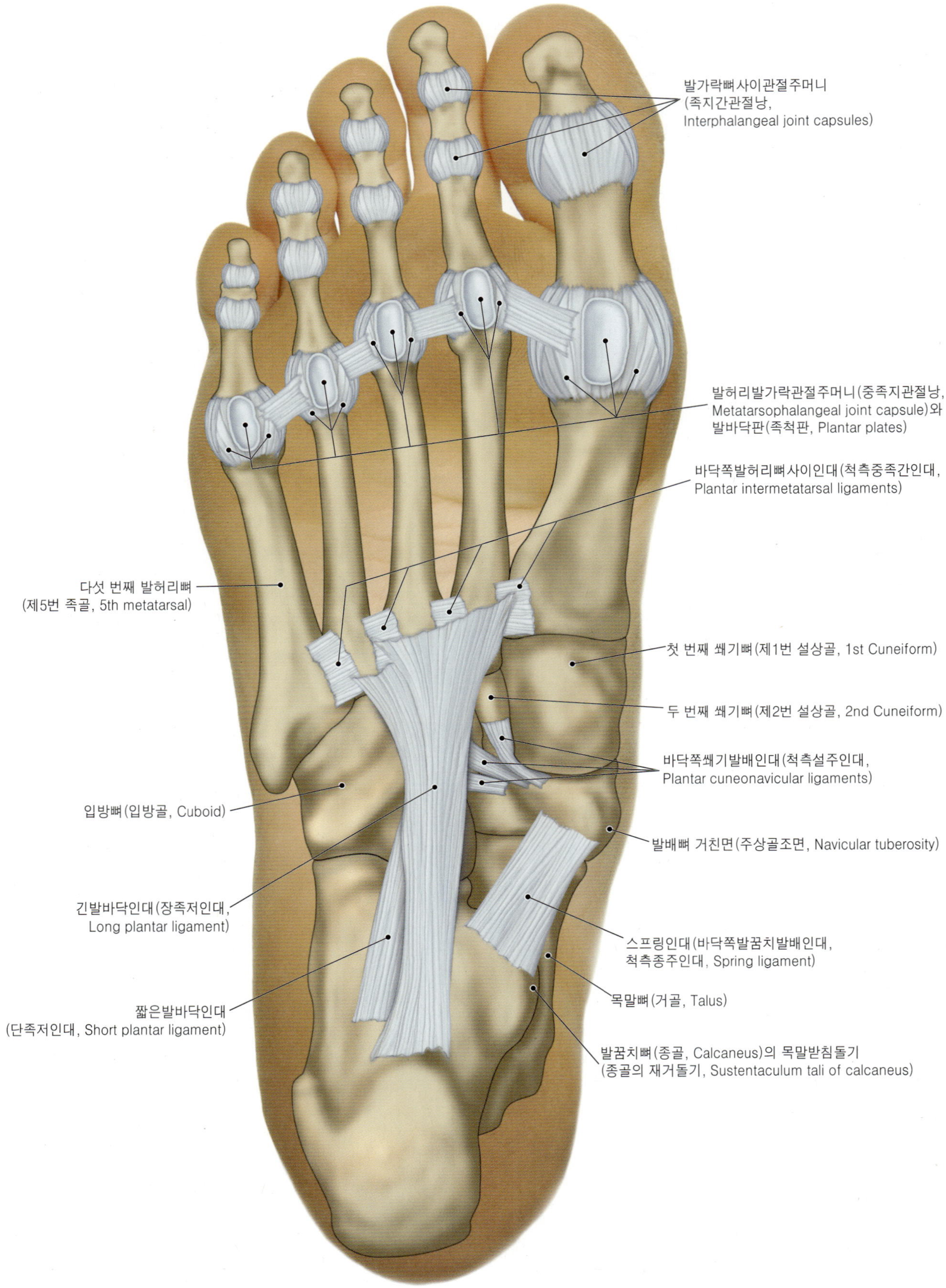


**그림 10-56.** 오른쪽 발 인대의 발바닥 쪽 그림.

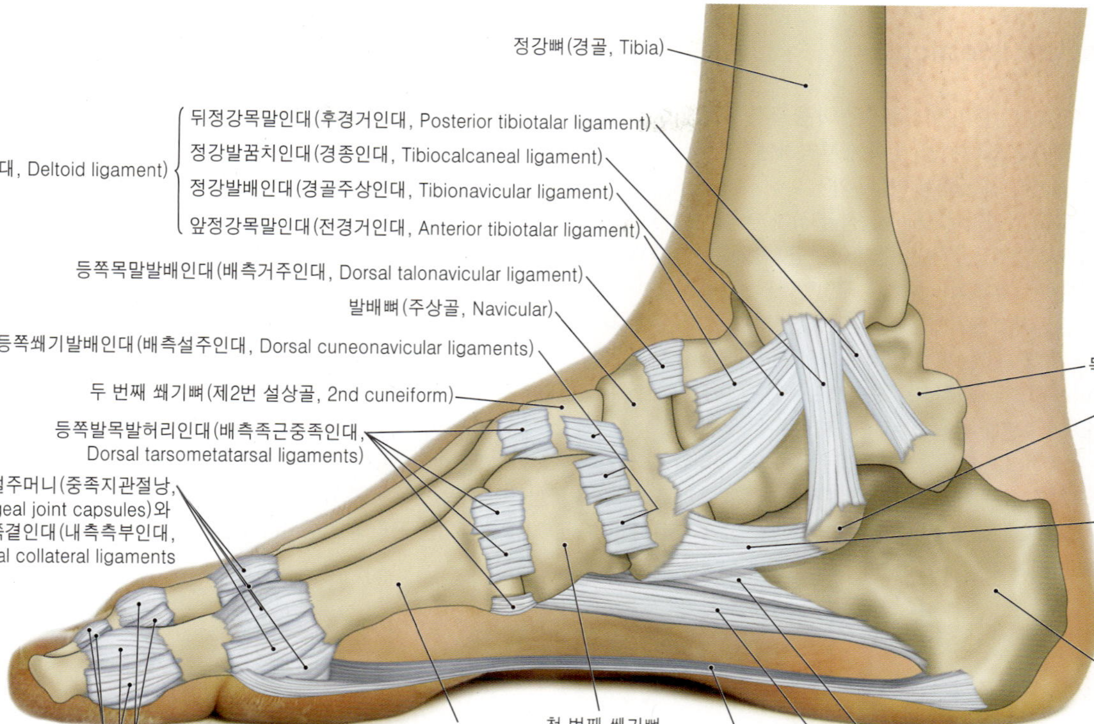


그림 10-57. 오른쪽 발 인대의 안쪽 그림.

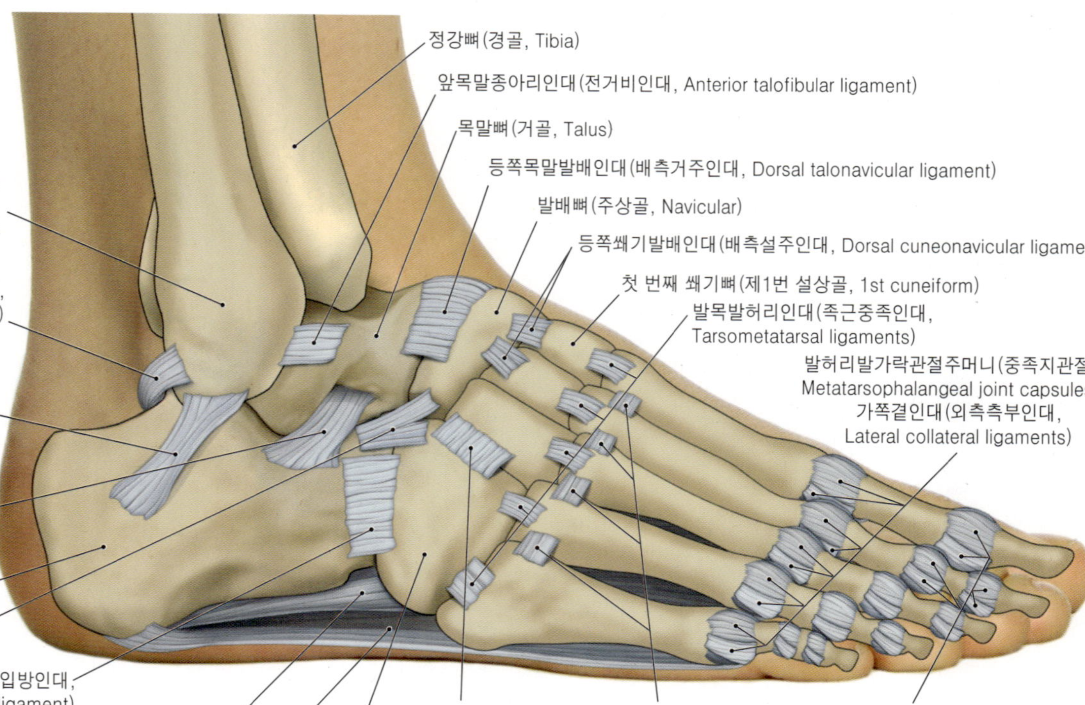


그림 10-58. 오른쪽 발 인대의 가쪽 그림.

## 검토 질문(Review questions)

1. 넓은등근(광배근)과 큰볼기근(대둔근)은 어떤 골격 구조에 부착하는가?
2. 어떤 2개의 근육이 엉치뼈(천골) 앞쪽에 부착하는가?
3. 궁둥뼈결절(좌골결절)의 위치는 어디인가?
4. 어떤 2개의 근육이 앞엉덩뼈가시(전상장골극)에 부착하는가?
5. 아래앞엉덩뼈가시(전하장골극)는 먼저 어떤 근육을 촉진한 후에 촉진해야 더 쉬운가?
6. 두덩뼈(치골)를 찾는 효과적인 방법은 무엇인가?
7. 넙다리뼈의 작은돌기(대퇴골의 소전자)를 촉진하기 위해 누운 환자의 허벅지를 어떤 자세로 놓아야 하는가?
8. 안쪽반달(내측 반월)과 가쪽반달(외측 반월)은 어디에서 만져지는가?
9. 종아리뼈의 머리(비골두) 근처에는 표면적으로 어떤 민감한 구조가 있는가?
10. 발꿈치뼈(종골)의 뒷면에 부착하는 세 가지 근육은 무엇인가?
11. 어떤 표식이 긴종아리근(장비골근)과 짧은종아리근(단비골근)의 먼쪽 힘줄(distal tendons)을 구분하는가?
12. 엄지벌림근(무지외전근), 새끼발가락벌림근(소지외전근)과 짧은발가락굽힘근(단지굴근)이 공통으로 부착하는 골격은 무엇인가?
13. 목말뼈(거골)와 발꿈치뼈(종골) 사이의 목말밑관절강(거골하관절강)으로 직접 연결되는 공간의 이름은 무엇인가?
14. 어떤 발허리뼈머리가 가장 두드러지나? 그 이유는 무엇인가?

10

제 11 장

# Tour #1 어깨이음대근육의 촉진
## (Palpation of the Muscles of the Shoulder Girdle)

### 개요(Overview)

이 장에서는 어깨이음구조(shoulder girdle)의 근육 촉진에 대해 살펴보도록 하겠다. 촉진의 시작은 뒤쪽 근육에서 시작하여 앞쪽 근육으로 진행한다. 뒤쪽 어깨이음대근육의 촉진은 엎드린 자세에서, 앞쪽 어깨이음대근육의 촉진은 누운 자세에서 시행한다. 대체 촉진 위치도 설명한다. 해당 부위의 주요 근육 또는 근육군은 각각 별도의 레이아웃이 제공되며 해당 부위의 다른 인접 근육에 대해서도 살펴본다. 이 장에서는 각 근육에 대한 통증 유발점(trigger point; TrP) 정보 및 스트레칭, 치료사 보조 스트레칭 및 자가 관리 스트레칭에 대해 소개한다. 그리고 이 장에서 나오는 모든 근육에 대한 순차적인 촉진을 설명하는 *요약정리(Whirlwind Tour)*로 마무리한다.

### 학습 내용(Chapter outline)

등세모근(승모근, Trapezius)
마름모근(능형근, Rhomboids)
  인접 근육: 위뒤톱니근(상후전거근, Serratus posterior superior)
어깨올림근(견갑거근, Levator scapulae)
뒤어깨세모근(후삼각근, Posterior deltoid)
가시아래근(극하근, Infraspinatus)과 작은원근(소원근, Teres minor)
큰원근(대원근, Teres major)
  인접 근육: 넓은등근(광배근, Latissimus dorsi)
가시위근(극상근, Supraspinatus)
앞어깨세모근(전삼각근, Anterior deltoid)
어깨밑근(견갑하근, Subscapularis)
앞톱니근(전거근, Serratus anterior)
큰가슴근(대흉근, Pectoralis major)
작은가슴근(소흉근, Pectoralis minor)
빗장밑근(쇄골하근, Subclavius)
요약정리(Whirlwind Tour): 어깨이음대의 근육들(Muscles of the shoulder girdle)

### 학습목표(Chapter objectives)

*이 장을 마치고 나면 학생/치료사는 이 장에서 다루는 각 근육에 대해 다음과 같은 사항을 수행할 수 있어야 한다.*

1. 근육 부착 부위를 기술한다.
2. 근육의 작용을 기술한다.
3. 촉진의 시작점을 기술한다.
4. 각 촉진 과정의 목적을 설명한다.
5. 각 근육을 촉진한다.
6. '촉진 시 핵심 포인트'에 대해 기술한다.
7. 대안 촉진 자세에 대해 기술한다.
8. 흔하게 나타나는 통증 유발점의 위치를 기술한다.
9. 통증 유발점의 전이 지역(referral zones)을 기술한다.
10. 통증 유발점의 발생 및 지속과 관련된 가장 일반적인 요인을 기술한다.
11. 통증 유발점에 의해 흔히 발생하는 증상에 대해 기술한다.
12. 치료사 보조 스트레칭과 자가 관리 스트레칭에 대해 설명하고 시행한다.

Go to http://evolve.elsevier.com/Muscolino/palpation for video demonstrations of the muscle palpations presented in this chapter.

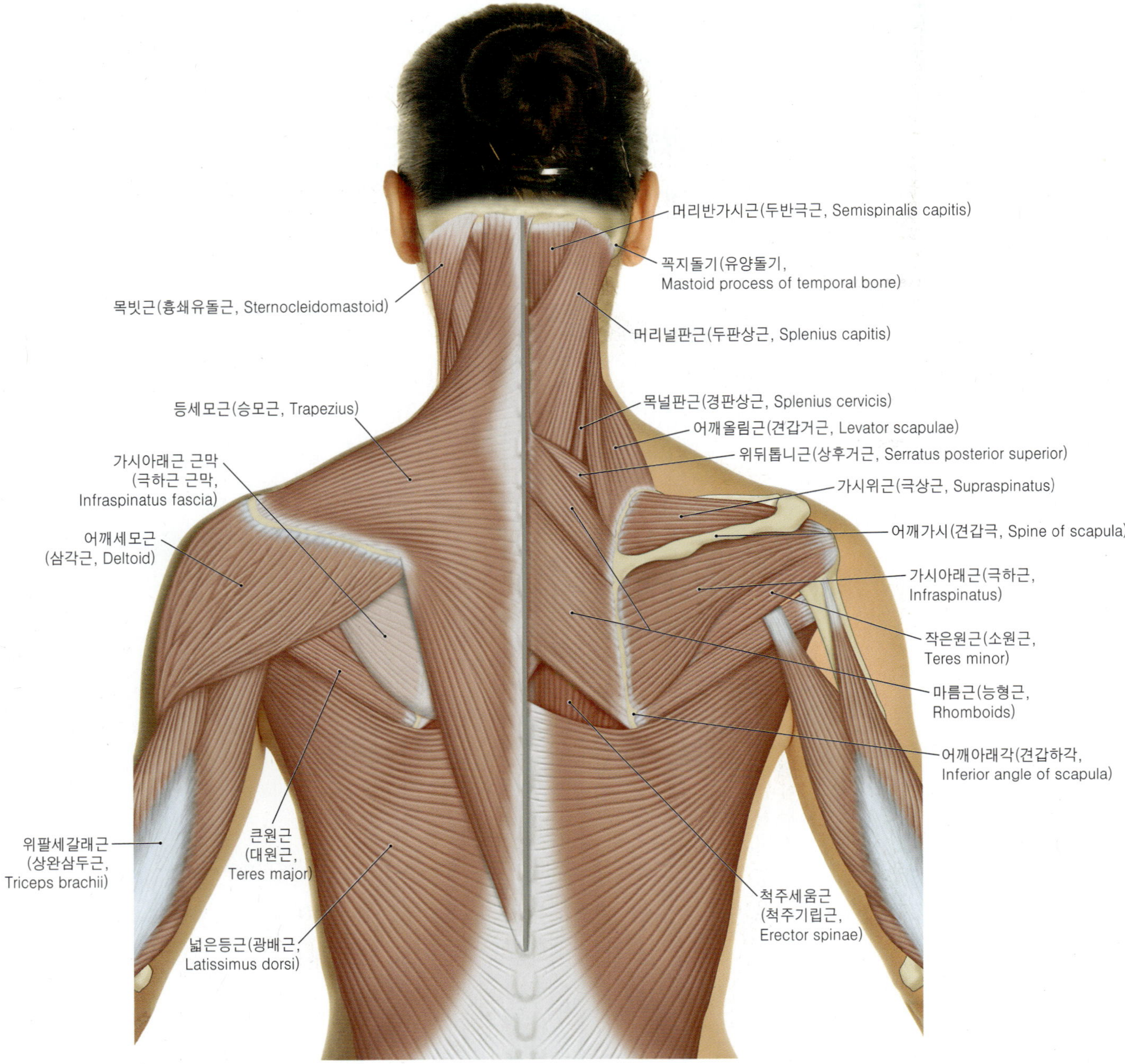


**그림 11-1.** 뒤쪽 어깨이음대 부위의 뒷면 그림. 왼쪽은 표면에 위치하는 근육이고, 오른쪽은 깊은 부위 근육이다(어깨세모근, 등세모근, 목빗근 및 가시아래근 근막이 제거된 상태).

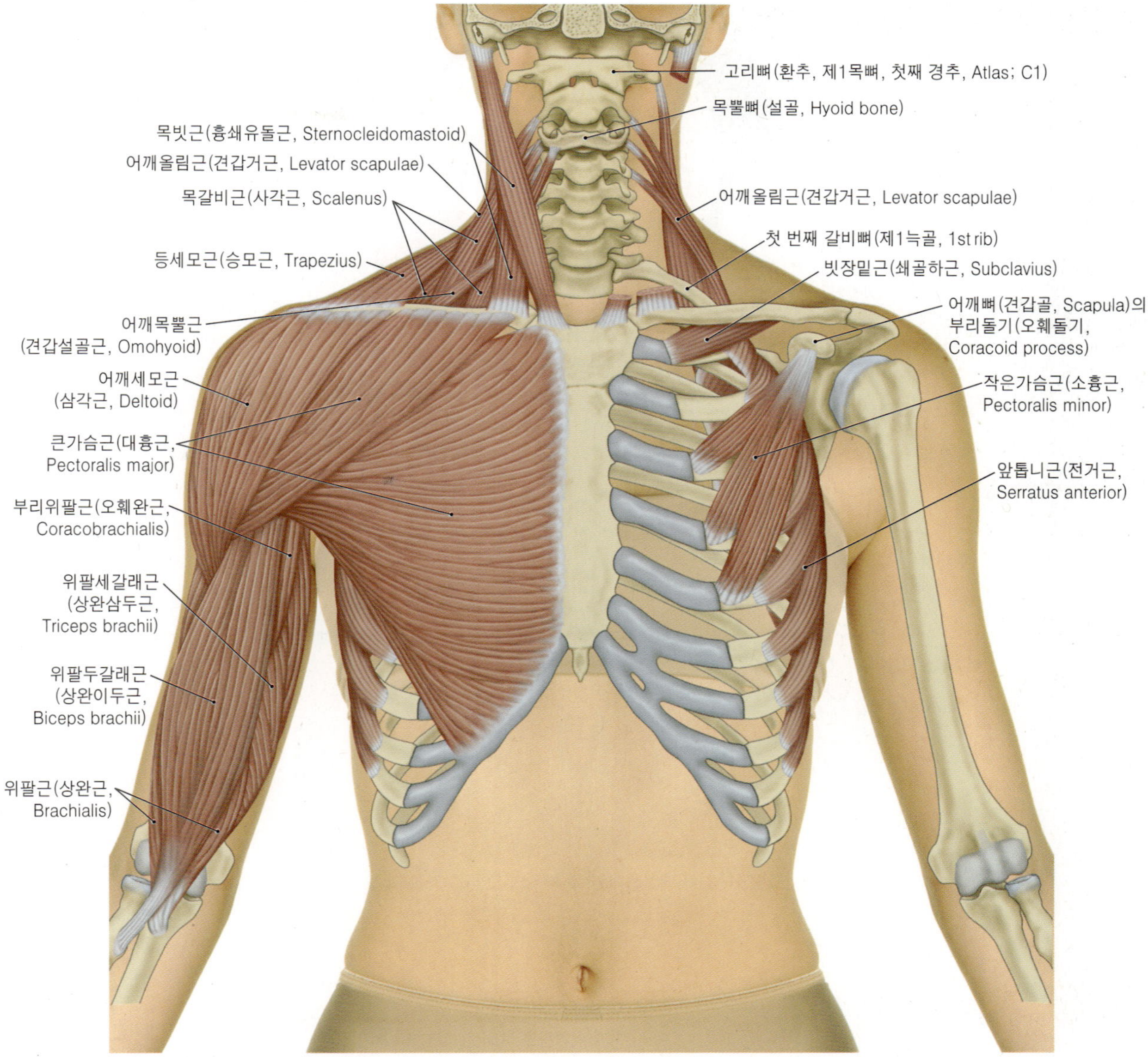


**그림 11-2.** 뒤쪽 어깨이음대 부위의 앞면 그림. 오른쪽은 표면에 위치하는 근육이고, 왼쪽은 깊은 부위 근육이다 (어깨세모근, 큰가슴근, 등세모근, 목갈비근, 어깨목뿔근 및 팔의 근육들이 제거된 상태이고, 목빗근은 절단된 상태).

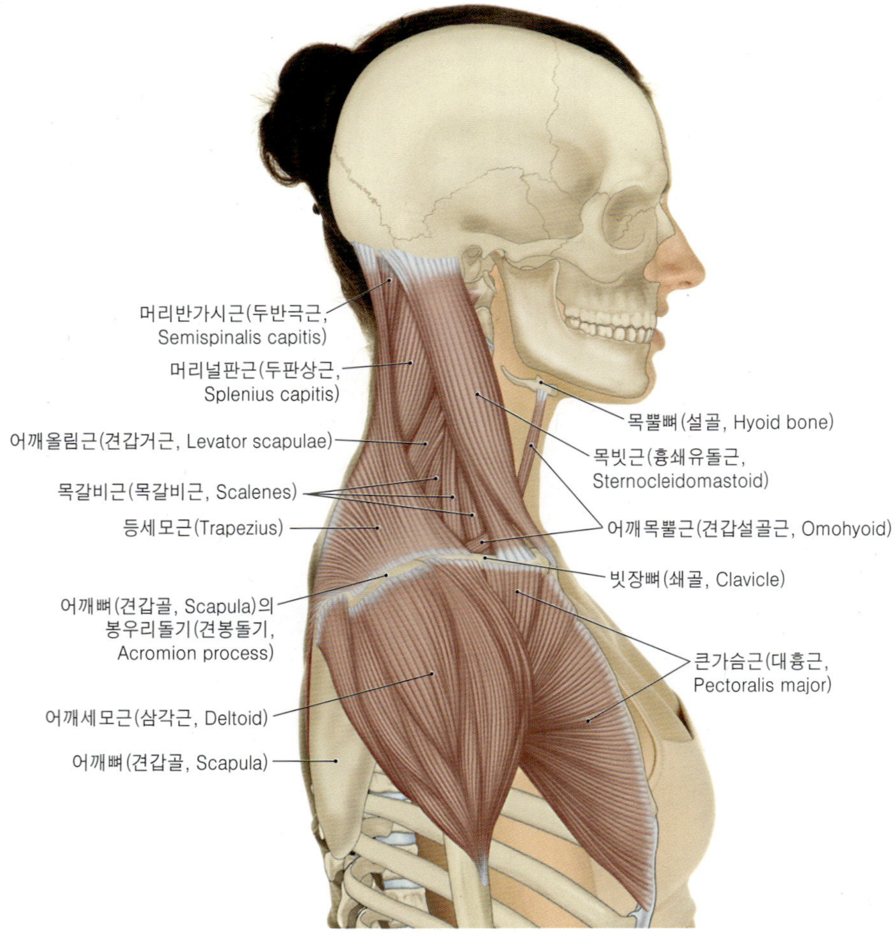


**그림 11-3.** 어깨이음대와 목 부위의 오른쪽 가쪽 그림.

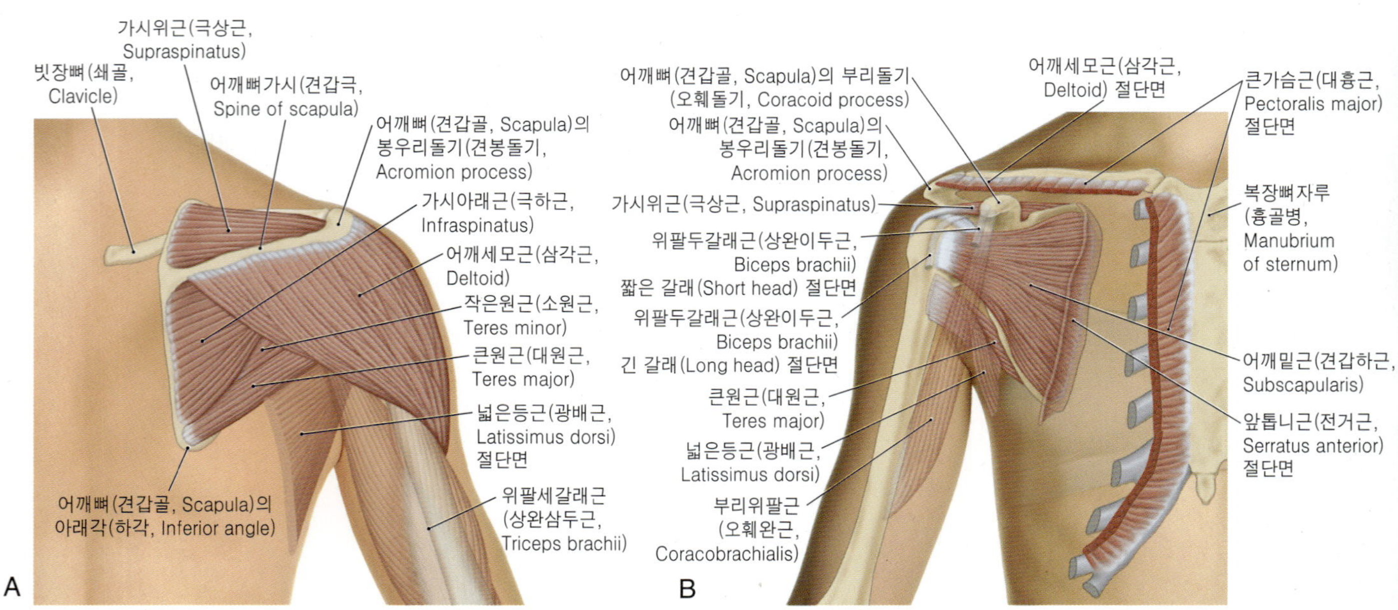


**그림 11-4.** 오른쪽 어깨이음대 부위의 그림. **A**, 뒷면 사진. **B**, 앞면 사진. 어깨세모근과 큰가슴근의 대부분이 절단되고 제거된 상태.

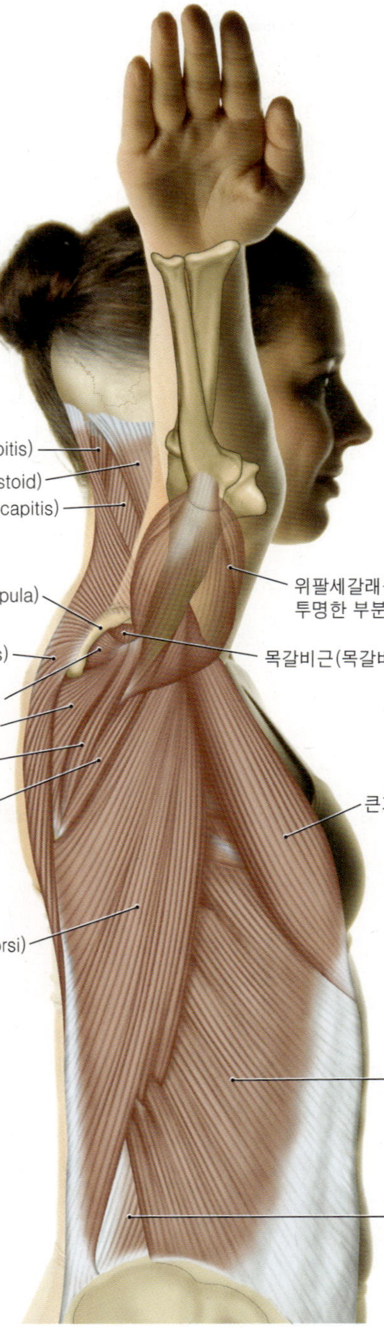


**그림 11-5.** 어깨이음대와 몸통 부위의 오른쪽 가쪽 그림.

## 등세모근(승모근, Trapezius) – 엎드린 자세(Prone) *(계속)*

### 부착 부위

- 바깥뒤통수뼈융기(외후두융기, external occipital protuberance), 위목덜미선(superior nuchal line)의 안쪽 1/3 지점, 목덜미인대(nuchal ligament)와 C7~T12까지의 가시돌기(spinous processes)에 기시하여
- 빗장뼈(쇄골)의 가쪽 1/3, 봉우리돌기(견봉돌기, acromion process), 어깨뼈가시(견갑골극, spine of the scapula)에 부착되어 있다.

### 작용

#### 위등세모근(상승모근, Upper trapezius)

- 어깨갈비관절[견갑늑골관절, scapulocostal(ScC) joint]에서 어깨뼈를 들어올린다.
- ScC관절에서 어깨뼈를 뒤로 당긴다.
- ScC관절에서 어깨뼈를 위쪽으로 회전한다.
- 척추관절(spinal joint)에서 목과 머리를 편다.
- 척추관절에서 머리와 목을 옆으로 구부린다.
- 척추관절에서 머리와 목을 반대쪽으로 돌린다.

#### 중간등세모근(중간승모근, Middle trapezius)

- ScC관절에서 어깨뼈를 뒤로 당긴다.

11

#### 아래등세모근(하승모근, Lower trapezius)

- ScC관절에서 어깨뼈를 내린다.
- ScC관절에서 어깨뼈를 뒤로 당긴다.
- ScC관절에서 어깨뼈를 위쪽으로 회전한다.

#### 시작 자세(그림 11-7)

- 환자는 엎드린 자세를 취하고 팔은 편안하게 몸 옆에 내려놓는다.
- 치료사는 환자의 옆쪽에 선다.
- 아래쪽 가슴뼈 척추의 바깥쪽(아래등세모근 위)에 촉진하는 손을 놓는다.

#### 촉진 과정

1. 환자에게 팔꿉관절은 완전히 편 상태로 오목위팔관절[관절와상완관절, glenohumeral(GH) joint]에서 팔을 90° 벌리도록 하고 어깨뼈가 척추 쪽으로 맞물리도록 ScC관절에서 어깨뼈를 약간 뒤로 당기도록 요청한다(그림 11-8). 지지하는 손으로 환자의 벌린 팔에 부드럽게 저항을 가해 주는 것이 도움이 될 수 있다.
2. 아래등세모근을 촉진한다. 가쪽 경계를 찾으려면 근육에 수직으로 촉진한다(그림 11-9A). 위치를 찾으면 아래등세모근을 전체적으로 촉진한다.
3. 어깨뼈와 척추 사이에 있는 등세모근 중간부분에 반복한다. 근육섬유 방향에 수직으로 촉진한다(즉, 수직으로 두드린다)(그림 11-9B).
4. 위등세모근에서도 반복한다.
5. 위등세모근을 더욱 잘 촉진하려면, 환자에게 척추관절에서 목과 머리를 약간 펴도록 요청한다. 그런 다음 위등세모근 전체를 촉진한다(그림 11-9C).
6. 일단 등세모근의 위치를 찾으면 환자에게 긴장을 풀도록 한 뒤, 전체 등세모근의 기초 긴장 상태를 촉진하여 평가한다.

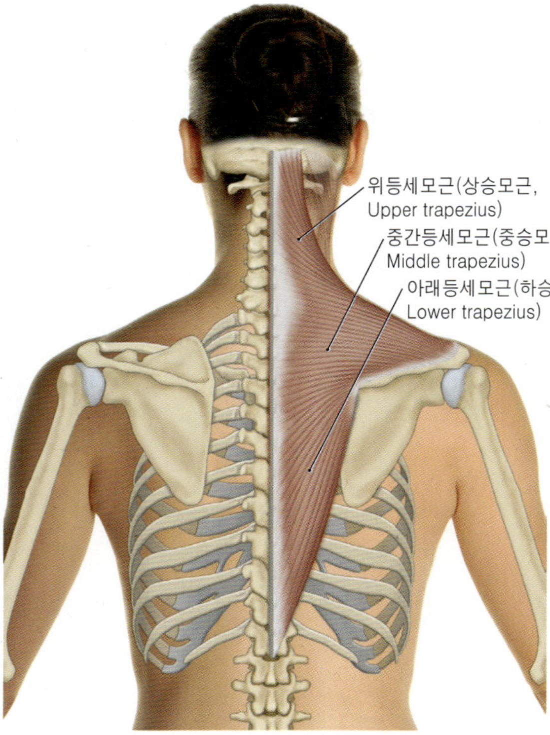


**그림 11-6.** 오른쪽 등세모근의 뒷면 사진. 목빗근, 어깨올림근, 머리널판근이 투명하게 보인다.

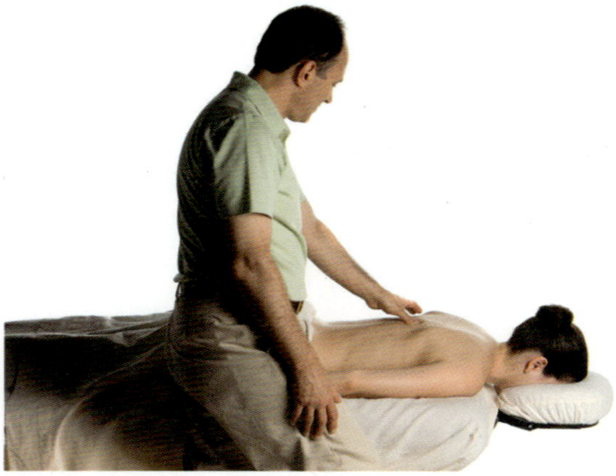

**그림 11-7.** 엎드린 자세에서 오른쪽 등세모근의 촉진을 위한 시작 자세.

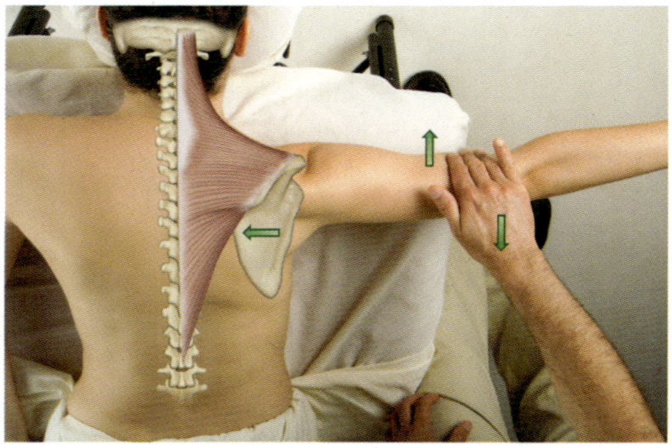

**그림 11-8.** 오른쪽 전체 등세모근을 수축시키기 위하여 환자가 GH관절에서 팔을 벌리고(그림과 같이 저항을 추가할 수 있음) ScC관절에서 어깨뼈를 약간 뒤로 당긴다.

## 등세모근(승모근, Trapezius) – 엎드린 자세(Prone) *(계속)*

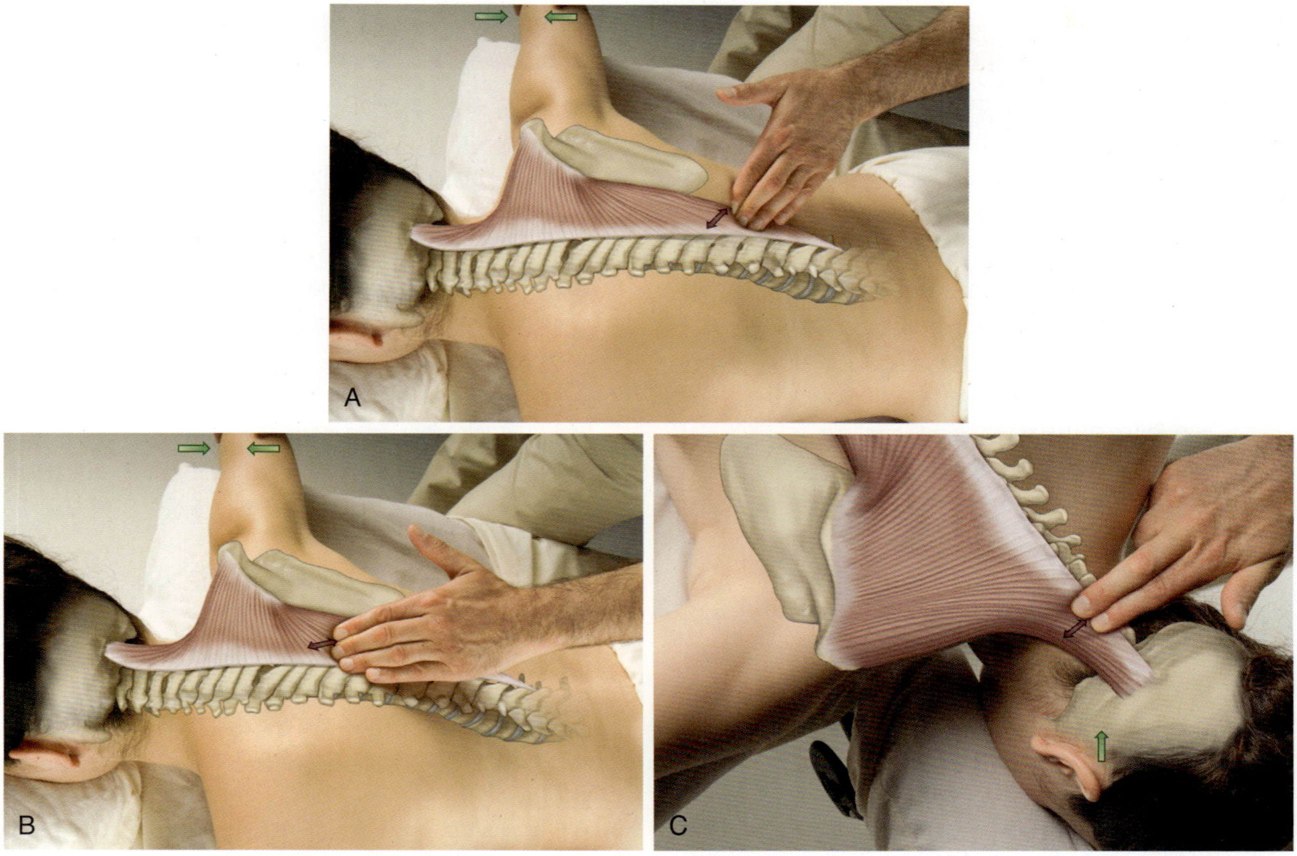


**그림 11-9.** 오른쪽 등세모근의 촉진. **A,** 아래등세모근의 촉진. **B,** 중간등세모근의 촉진. **C,** 위등세모근의 촉진. 위등세모근의 촉진은 환자에게 척추관절에서 머리와 목을 약간 펴도록 요청함으로써 촉진된다. 등세모근의 세 부분 모두에 대해 그림과 같이 근섬유 방향에 수직으로 가볍게 두드리면서 촉진한다.

### 촉진 시 주의사항

1. 오목위팔관절에서 팔을 벌리려면 먼저 어깨뼈를 안정시킨 다음 위쪽으로 돌려 이동시키기 위해 위·아래등세모근에 의한 상향 회전이 필요하다. 어깨뼈를 뒤로 당기는 것은 등세모근 전체, 특히 중간등세모근이 작용한다.
2. 환자는 어깨뼈 뒷당김을 요청받으면 팔을 공중으로 들어 올린다. 환자에게 '어깨날(shoulder blade)을 뒤로 꼬집어야 한다'고 강조한다. 그러나 환자가 어깨뼈를 과도하게 뒤로 당기거나, 어깨뼈가 척추에 너무 가깝게 하여 어깨뼈사이(interscapular) 부위의 견인근(retractor musculature)이 뭉쳐서 중간등세모근을 촉진하기 어렵게 해서는 안 된다.
3. 위등세모근을 더 잘 촉진하려고 환자에게 머리와 목을 펴라고 요청할 때, 환자가 너무 심하게 펴지(extend) 않도록 한다. 그렇지 않으면 목을 촉진하기 어려울 것이다.
4. 아래등세모근의 가쪽 경계면은 종종 눈에 띈다. 촉진할 손을 환자에게 놓기 전에 먼저 관찰한다.

### 촉진 시 핵심 포인트

비행기처럼 날아라: 양쪽 등세모근을 동시에 촉진하려면, 환자의 양쪽 팔을 옆쪽으로 뻗어 벌리면 비행기처럼 날아가는 듯이 보인다.

## 등세모근(승모근, Trapezius) – 엎드린 자세(Prone) *(계속)*

### 통증 유발점(Trigger points)

1. 위등세모근의 통증 유발점은 종종 근육의 급성이나 만성적인 과잉 사용에 의해 발생하거나 지속된다. 예를 들면 어깨이음대근육을 들어 올리는 만성 자세, 앞쪽으로 내미는 머리, 특히 컴퓨터 앞에 앉아 있거나 전화기를 어깨와 귀 사이에 끼고 있을 때 인체공학적으로 좋지 않은 만성적인 자세, 팔(upper limb)로 매달릴 때, 특히 팔에 무게가 실릴 때 어깨이음대의 처짐(depression)에 저항하는 것, 외상(예: 편타성 손상), 누르는 힘(compression forces)(예: 무거운 지갑이나 가방을 어깨에 메는 것, 꽉 조이는 브래지어 끈) 또는 만성 스트레스/긴장(어깨이음대근육을 팽팽하게 유지) 등이 있다. 중간등세모근의 통증 유발점은 만성적으로 웅크린 어깨 자세 또는 운전하거나 운전대를 조종하는 것 등으로 활성화/지속된다. 그리고 아래등세모근의 통증 유발점은 어깨이음대 근육을 만성적으로 아래로 눌러서 활성화/지속된다(예: 손으로 턱을 받치거나, 앉아 있을 때 앉은 면을 손으로 누르기).
2. 위등세모근의 통증 유발점은 척추관절에서 목의 제한된 반대쪽 가쪽 굽힘과 같은쪽 돌림으로 일반적으로 경직된 목, 올라간 어깨이음대의 자세, 반대쪽 가쪽으로 목을 돌릴 때 마지막에 오는 통증 및 긴장성 두통을 발생시키는 경향이 있다. 중간등세모근의 통증 유발점은 중간등세모근의 억제와 약화를 유발하여 만성적으로 내밀어진 어깨이음대(둥근 어깨) 및 팔(때로는 허벅지)에 소름(goose bumps)이 돋는 결과를 초래하는 경향이 있다. 아래등세모근의 통증 유발점은 작열통을 유발하고 아래등세모근의 억제와 약화로 인해 어깨가 올라가는 경향이 있다. 등세모근의 모든 부분에 있는 통증 유발점은 그들이 부착되어 있는 척추의 척추관절 기능장애를 일으킬 수 있다.
3. 위등세모근 통증 유발점의 연관 패턴(referral patterns)은 목빗근(SCM), 깨물근, 관자근, 뒤통수근, 목널판근(경추판근), 어깨올림근(견갑거근), 머리반가시근(두반가시근), 목뭇갈래근(경추다열근) 및 아래등세모근의 통증 유발점의 연관 패턴과 구분되어야 한다. 중간등세모근의 연관 패턴은 어깨올림근, 흉부의 척주세움근과 가로돌기가시근, 아래등세모근의 연관 패턴과 구분되어야 한다. 그리고 아래등세모근의 연관 패턴은 목뭇갈래근, 어깨올림근, 마름모근, 목갈비근, 가시아래근(극하근), 넓은등근(광배근), 앞톱니근, 몸통의 척주세움근과 가로돌기가시근, 갈비사이근(늑간근), 위등세모근의 연관 패턴과 구분되어야 한다.
4. 등세모근의 통증 유발점은 종종 목뼈 디스크 증후군, 턱관절(temporomandibular joint; TMJ) 증후군 또는 뒤통수신경통으로 잘못 평가된다.
5. 위등세모근의 관련 통증 유발점은 목갈비근(사각근), 머리널판근(두판상근)과 목널판근, 어깨올림근, 마름모근, 머리반가시근, 관자근, 깨물근 및 반대쪽 위등세모근에서 종종 발생한다. 중간등세모근의 관련 통증 유발점은 종종 큰가슴근(대흉근)과 작은가슴근(소흉근), 몸통의 척주세움근과 가로돌기가시근에서 발생한다. 아래등세모근의 관련 통증 유발점은 넓은등근과 같은쪽 위등세모근에서 발생한다.
6. 참고: 등세모근은 통증 유발점이 있는 가장 일반적인 근육으로 간주된다. 특히 위등세모근은 체내에서 가장 흔하게 발견되는 통증 유발점을 가지고 있다. 게다가 이 흔한 통증 유발점의 연관통은 때때로 몸의 다른 부위로 퍼져 나간다.

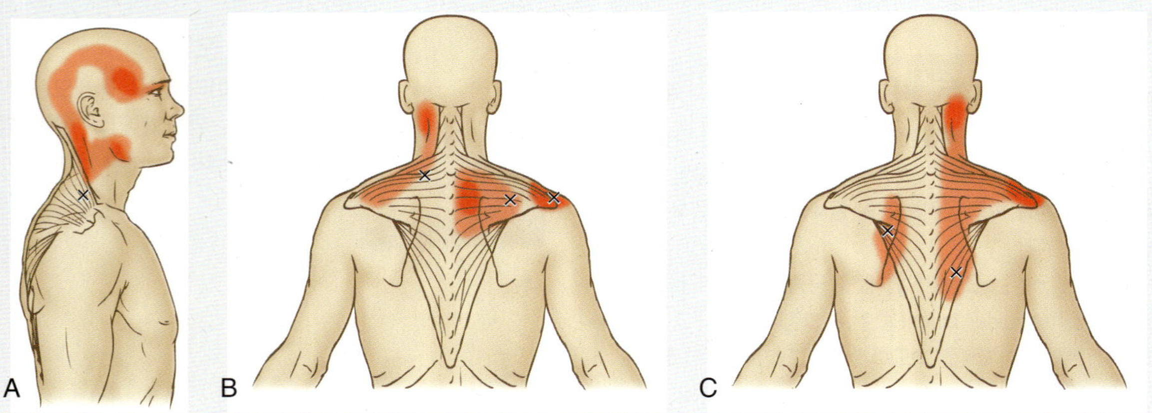


**그림 11–10.** 흔하게 나타나는 등세모근의 통증 유발점과 그에 대응하는 전이 지역. **A,** 위등세모근의 가장 수직인 섬유에서 통증 유발점(TrP)의 위치를 보여 주는 측면 그림이다. **B,** 왼쪽에 또 다른 위등세모근의 TrP를 보여 준다. 오른쪽은 중간등세모근의 TrP 위치를 보여 준다. **C,** 아래등세모근의 두 군데의 TrP와 전이 지역을 보여 준다.

# 등세모근(승모근, Trapezius) – 엎드린 자세(Prone)

## 등세모근의 스트레칭(Stretching the trapezius)

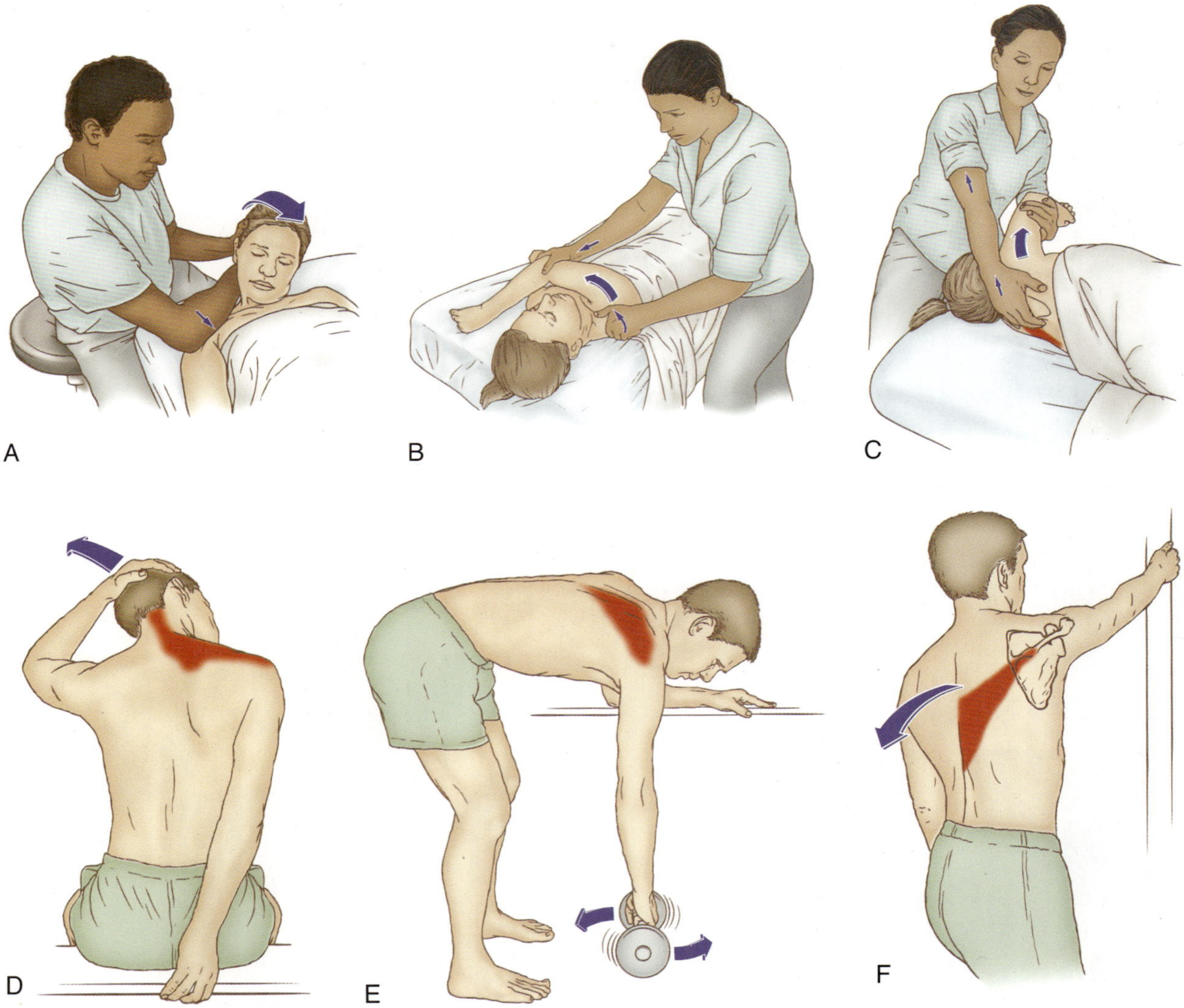


**그림 11–11.** 오른쪽 등세모근의 세 가지 기능적 부위의 스트레칭. **A~C,** 순서대로 위등세모근, 중간등세모근 및 아래등세모근의 치료사 보조 스트레칭이다. **A,** 환자의 목은 왼쪽 옆으로 구부러지고, 오른쪽으로 회전된다. 치료사는 환자의 어깨이음대와 몸통을 오른쪽 아래팔로 지지한다. **B,** 환자의 오른쪽 팔은 어깨뼈를 내밀기 위해 수평으로 구부린다. 이때 치료사는 어깨뼈의 안쪽 모서리 주위로 손가락 끝을 구부리고 당겨서 어깨뼈 내밈을 돕는다. **C,** 환자의 팔과 어깨뼈는 B에서처럼 움직이지만 더 위쪽으로 당겨 어깨뼈가 내밀어지고 올라가게 한다. **D~F,** 오른쪽 위등세모근, 중간등세모근 및 아래등세모근의 자가 관리 스트레칭. **D,** 환자는 왼손을 사용하여 머리와 목을 수동적으로 왼쪽 옆으로 구부리고, 오른쪽으로 돌린다. 어깨이음대를 아래로 유지하기 위해 오른손으로 벤치 또는 의자를 잡는다. **E,** 오른손에 무거운 것을 든다. 그 견인력은 어깨뼈를 내밀게 된다. 오른팔을 안쪽으로 돌리면 스트레칭을 증가시킨다. **F,** 환자는 자신의 머리 높이 정도로 기둥을 잡고 뒤로 기댄다. 이로 인해 어깨뼈가 내밀어지고 올라간다.

11

## 마름모근(능형근, Rhomboids) – 엎드린 자세(Prone) *(계속)*

### 부착 부위

- C7~T5에서 기시하여
- 어깨뼈가시뿌리(견갑골극근, root of spine of scapula)에서 아래각(하각, inferior angle)까지의 어깨뼈 안쪽모서리에 부착한다.

### 작용

- 어깨갈비관절(ScC관절)에서 어깨뼈를 뒤로 당긴다.
- ScC관절에서 어깨뼈를 들어올린다.
- ScC관절에서 어깨뼈를 아래쪽으로 돌린다.

#### 시작 자세(그림 11-13)

- 환자는 허리의 잘록한 부분에 손을 얹고 엎드린다.
- 치료사는 환자의 옆에 선다.
- 촉진할 손을 어깨뼈 중간 높이에서 척추와 어깨뼈 사이에 둔다.

#### 촉진 과정

1. 환자에게 허리의 잘록한 부분에서 손을 떼며 들도록 한다(그림 11-14).
2. 마름모근의 아래쪽 경계가 보이는지 확인한다(그림 11-15). 치료사의 손으로 아래쪽 경계를 가리지 않도록 한다.
3. 마름모근을 아래쪽에서 위쪽으로 촉진한다. 촉진할 때 근육섬유의 방향과 수직으로 가볍게 두드린다.
4. 마름모근의 위치를 확인하면, 환자에게 이완하게 하여 촉진하고 기초 긴장 상태를 평가한다.

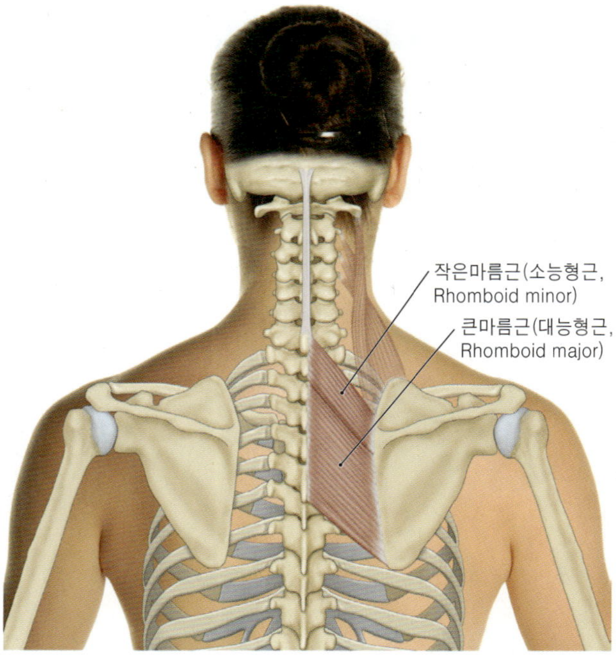


**그림 11-12.** 오른쪽 작은마름모근과 큰마름모근의 뒷면. 그림에 어깨올림근이 보인다.

11

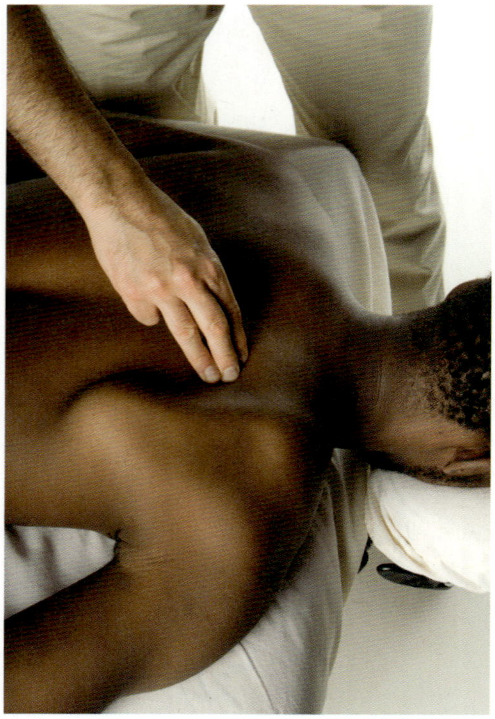

**그림 11-13.** 엎드린 자세에서 오른쪽 마름모근의 촉진을 위한 시작 자세. 참고: 그림 11-15에서 보이는 것처럼 환자의 오른쪽 손을 허리의 잘록한 부위에 둔다.

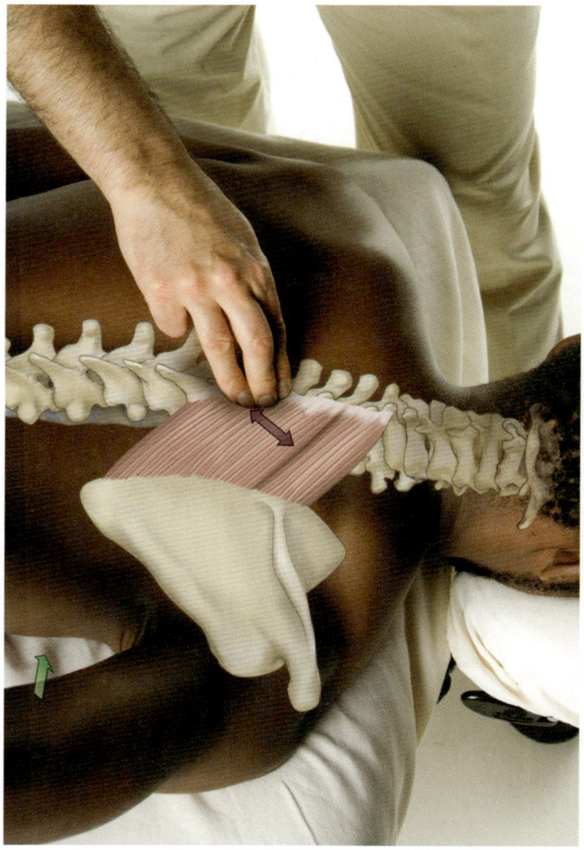

**그림 11-14.** 오른쪽 마름모근의 섬유 방향에 수직으로 촉진한다.

## 마름모근(능형근, Rhomboids) – 엎드린 자세(Prone) *(계속)*

### 대안 촉진 자세 – 앉은 자세

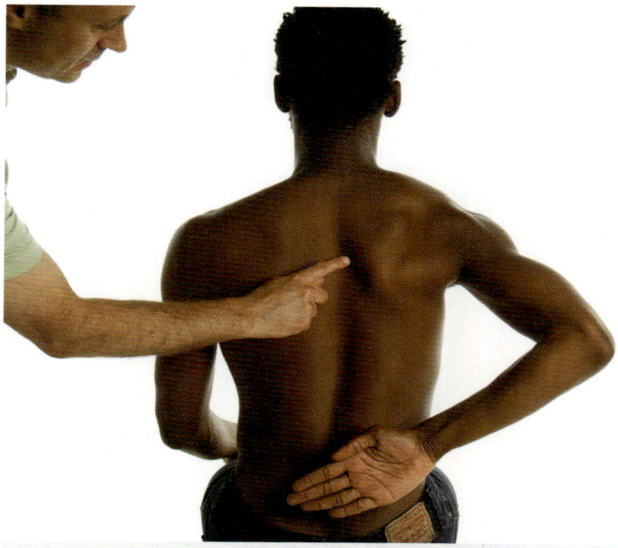

**그림 11-15.** 마름모근은 앉은 자세에서도 쉽게 촉진이 가능하다. 마름모근의 아래 모서리가 종종 보인다.

### 촉진 시 주의사항

1. 환자가 허리의 잘록한 부분에 손을 두면 오목위팔관절에서 팔이 펴지게 된다. 어깨뼈갈비관절에서 어깨뼈가 아래쪽으로 회전하는 결합된 동작이 필요하며, 이는 등세모근의 이완을 유발하여(상호 억제로 인해) 촉진할 수 있다. 또한 마름모근과 결합하여 수축이 명확히 느껴진다.
2. 마름모근의 위쪽 경계면은 아래쪽 경계면보다 촉진하기 더 어렵다. 그러나 일반적으로 만져질 수 있다. 마름모근과 어깨올림근 사이의 공간을 느껴 본다.
3. 큰마름모근과 작은마름모근 사이의 경계를 명확히 구분하는 것은 일반적으로 불가능하다.

### 촉진 시 핵심 포인트

환자는 손을 허리의 잘록한 부분에 둔다.

11

### 통증 유발점(Trigger points)

1. 마름모근의 통증 유발점은 종종 급성 또는 만성적인 근육의 과사용(어깨뼈를 뒤로 당길 때의 동작 및 GH관절에서 팔을 움직일 때 어깨뼈를 안정시키기 위한 동작), 앞쪽의 팽팽한 가슴근으로 인한 둥근 어깨 자세로 인한 만성적인 스트레칭 및 등세모근의 통증 유발점에 의해 발생하거나 지속된다.
2. 마름모근의 통증 유발점은 쉬고 있을 때나 근육 사용 시 표면적으로 느껴지는 통증을 유발하는 경향이 있다. 또한 그들이 부착되어 있는 척추관절의 기능장애를 일으킬 수 있다.
3. 마름모근 통증 유발점의 전이 패턴은 어깨올림근, 목갈비근, 중간등세모근, 가시아래근, 넓은등근, 위뒤톱니근(상후거근, serratus posterior superior; SPS), 가슴뼈 가로돌기가시근(transversospinalis), 앞톱니근의 전이 패턴과 구별되어야 한다.
4. 마름모근의 통증 유발점은 종종 섬유근육통으로 잘못 평가된다.
5. 관련된 통증 유발점은 종종 등세모근, 어깨올림근, 큰가슴근 및 작은가슴근, 앞톱니근, 가시아래근에서 발생한다.

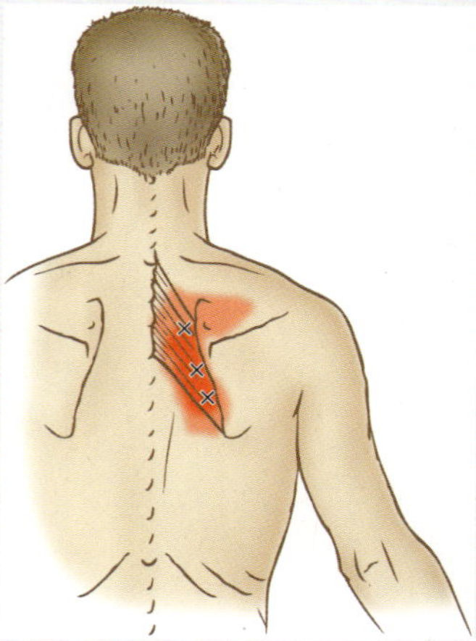

**그림 11-16.** 흔히 나타나는 마름모근 TrP의 그림과 그에 대응하는 전이 지역을 보여 주는 뒤쪽 그림.

## 마름모근(능형근, Rhomboids) – 엎드린 자세(Prone) *(계속)*

### 마름모근의 스트레칭(Stretching the rhomboids)

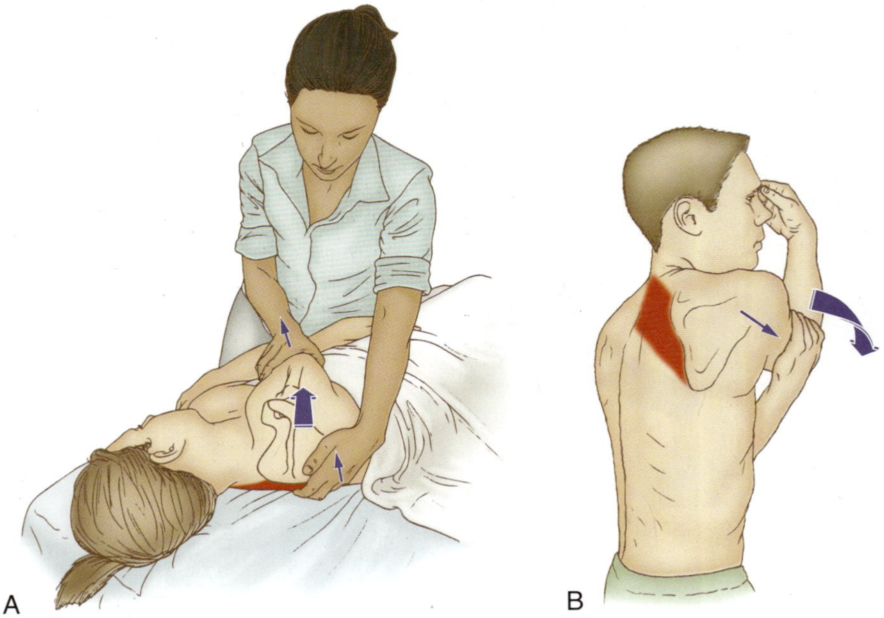

A B

**그림 11–17.** 오른쪽 마름모근의 스트레칭. 환자의 몸통은 앞쪽을 보게 하고 환자의 팔은 오른쪽 어깨뼈를 내밀고 누르는 데 사용된다. **A,** 치료사 보조 스트레칭. 이때 치료사는 어깨뼈의 안쪽 경계 주위로 손가락 끝을 구부리고 당겨서 어깨뼈 내밈을 돕는다. **B,** 자가 관리 스트레칭.

## 마름모근(능형근, Rhomboids) – 엎드린 자세(Prone)

### 인접 근육(Detour)

**위뒤톱니근(상후거근, SPS) 통증 유발점의 요약**

1. 위뒤톱니근(SPS)의 통증 유발점은 근육의 급성 또는 만성적인 과사용(예: 천식, 기관지염, 폐기종 같은 만성폐쇄성폐질환으로 인해 몹시 힘들게 호흡하는 환자)과 목갈비근(scalenes)의 통증 유발점으로 인해 발생하거나 지속된다.
2. SPS의 통증 유발점은 어깨뼈 깊은 곳에서 느껴지는 심부 통증[통증은 종종 휴식 시에 느껴지기도 하지만, 가슴우리(흉곽, rib cage)에 대해 어깨뼈가 SPS를 압박하게 하는 팔의 움직임으로 증가되기도 함], 통증 유발점에 가해지는 압력에 의해 수면을 취하기 어려움, 새끼손가락의 저림 또는 C7~T3까지의 척추관절 기능장애를 일으킬 수 있다.
3. SPS 통증 유발점의 전이 패턴은 몸통의 척주세움근(erector spinae)과 가로돌기가시근, 목갈비근, 마름모근, 어깨올림근, 뒤어깨세모근, 가시위근, 가시아래근, 작은원근, 넓은등근, 큰원근, 어깨밑근, 위팔세갈래근, 세 개의 모든 손목폄근 및 손가락폄근의 전이 패턴과 구분되어야 한다.
4. SPS의 통증 유발점은 종종 목뼈추간판증후군, 가슴출구증후군 또는 팔꿉관절 기능장애로 잘못 평가된다.
5. SPS의 통증 유발점과 연관된 통증은 종종 목갈비근, 마름모근, 몸통의 척주세움근과 가로돌기가시근에서 발생한다.

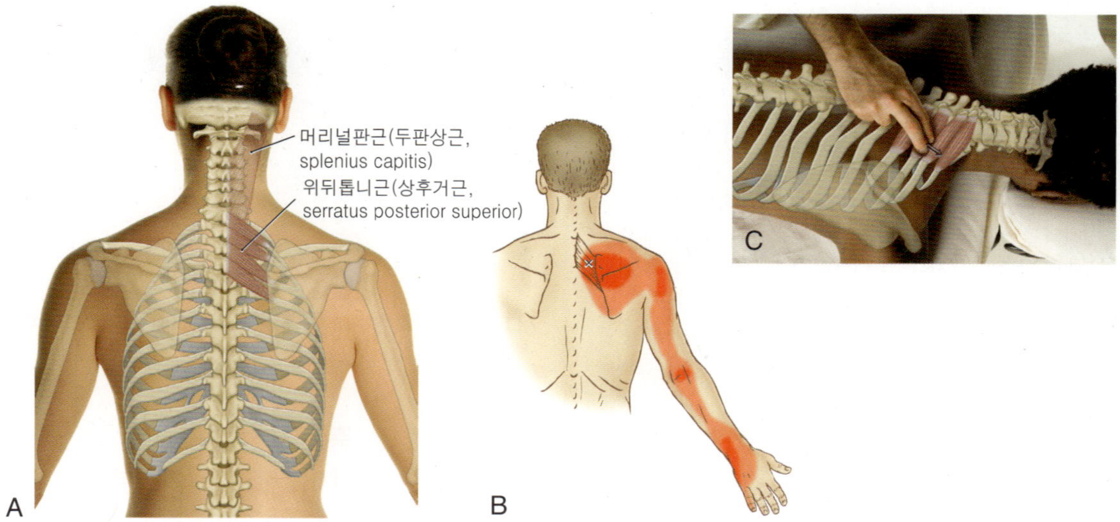


**그림 11-18.** 위뒤톱니근(SPS). **A,** 위뒤톱니근의 뒤쪽 그림. 머리널판근이 투명하게 보인다. 위뒤톱니근은 C7~T3의 가시돌기에서 기시하여 둘째~다섯째 갈비뼈까지 부착된다. **B,** 흔하게 나타나는 위뒤톱니근 통증 유발점과 연관통 부위를 보여 주는 뒤쪽 그림. **C,** 위뒤톱니근의 촉진. 어깨갈비관절에서 어깨뼈를 내밀기 위해 테이블 아래로 팔을 떨어뜨려 위뒤톱니근 전체를 노출시킨다.

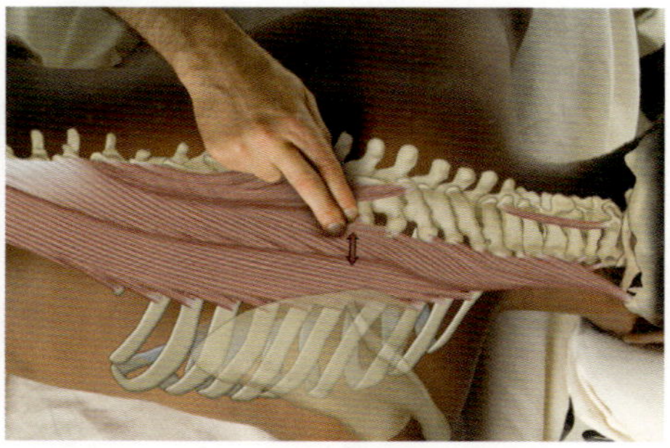

**그림 11-19.** 가슴 부위에서 오른쪽 척주세움근군의 촉진. 환자는 척주세움근 근육조직을 수축시키기 위해 머리와 목 및 몸통을 편다. 척주세움근의 촉진에 대한 더 많은 정보는 제17장의 Tour #7을 참조한다.

## 어깨올림근(견갑거근, Levator scapulae) – 엎드린 자세(Prone) *(계속)*

### 부착 부위

- □ C1~C4의 가로돌기 부위에서 기시하여
- □ 어깨뼈가시의 뿌리부터 위각까지 어깨뼈의 안쪽 경계에 부착되어 있다.

### 작용

- □ 어깨갈비관절(ScC관절)에서 어깨뼈를 들어올린다.
- □ ScC관절에서 어깨뼈를 아래쪽으로 회전시킨다.
- □ 척추관절에서 목을 편다.
- □ 척추관절에서 목을 옆으로 구부린다.
- □ 척추관절에서 목을 같은쪽으로 회전시킨다.

#### 시작 자세(그림 11-21)

- 환자는 허리의 잘록한 부분에 손을 올리고 엎드린다.
- 치료사는 환자의 옆에 서거나 앉는다.
- 촉진할 손을 어깨뼈 위각의 바로 위와 안쪽에 둔다.

#### 촉진 과정

1. 환자는 허리의 잘록한 부분에 손을 올린다. 환자에게 ScC관절에서 부드럽게 매우 짧은 범위의 어깨뼈의 상승 동작을 수행하도록 요청한다. 어깨올림근의 수축을 등세모근 깊숙이 느껴 본다(그림 11-22A).
2. 어깨올림근 근육섬유에 수직으로 가볍게 두드리면서 위쪽 부착 부위를 향해 어깨올림근을 계속 촉진한다.
3. 뒤목삼각(등세모근 위쪽)에 있는 어깨올림근을 촉진하면, 환자의 손이 더 이상 허리의 잘록한 부분에 있을 필요가 없다. 환자에게 어깨뼈를 더 강하게 올리도록 요청할 수 있으며 저항을 추가할 수도 있다(그림 11-22B).
4. 가능한 한 위쪽으로 어깨올림근을 촉진해 간다[위쪽 부착 부위 근처에 목빗근(흉쇄유돌근, sternocleidomastoid; SCM)이 깊숙이 위치한다].
5. 어깨올림근의 위치를 확인하면 환자에게 이완하도록 하여 기초 긴장 상태를 촉진하여 평가한다.

11

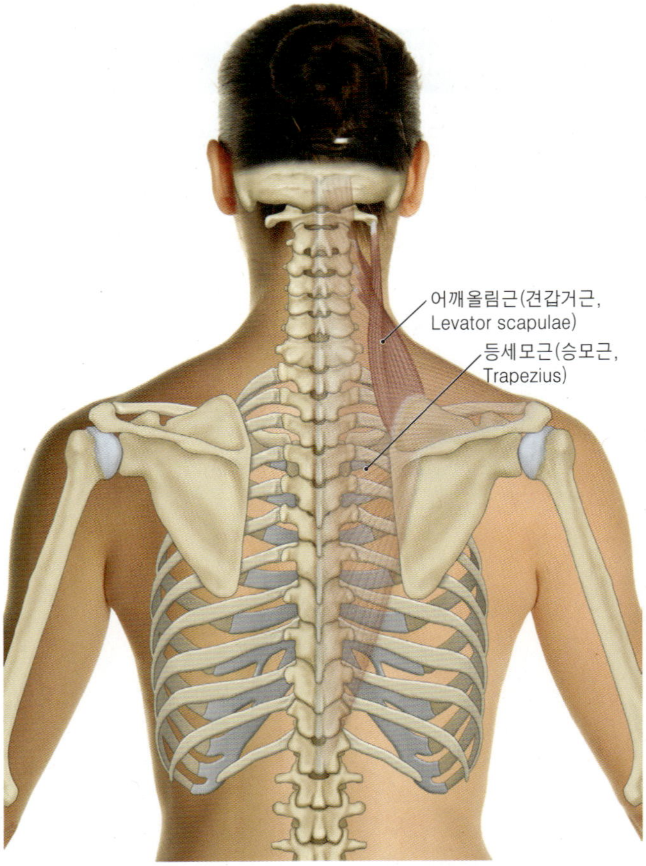


**그림 11-20.** 오른쪽 어깨올림근의 뒤쪽 그림. 등세모근이 투명하게 보인다.

> **촉진 시 핵심 포인트**
> 환자는 허리의 잘록한 부위에 손을 놓는다.

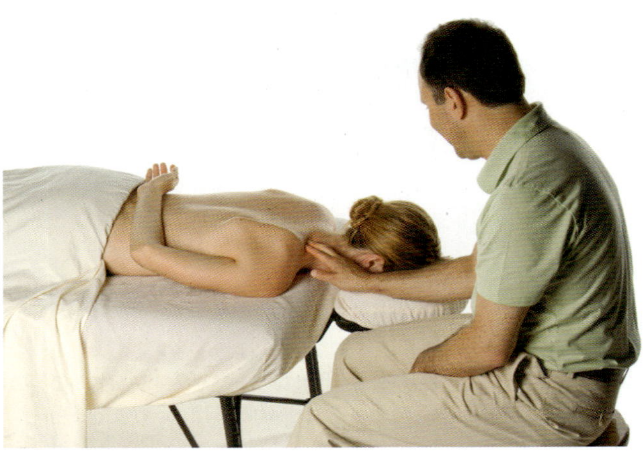

**그림 11-21.** 엎드린 자세에서 오른쪽 어깨올림근의 촉진을 위한 시작 자세.

## 어깨올림근(견갑거근, Levator scapulae) – 엎드린 자세(Prone) *(계속)*

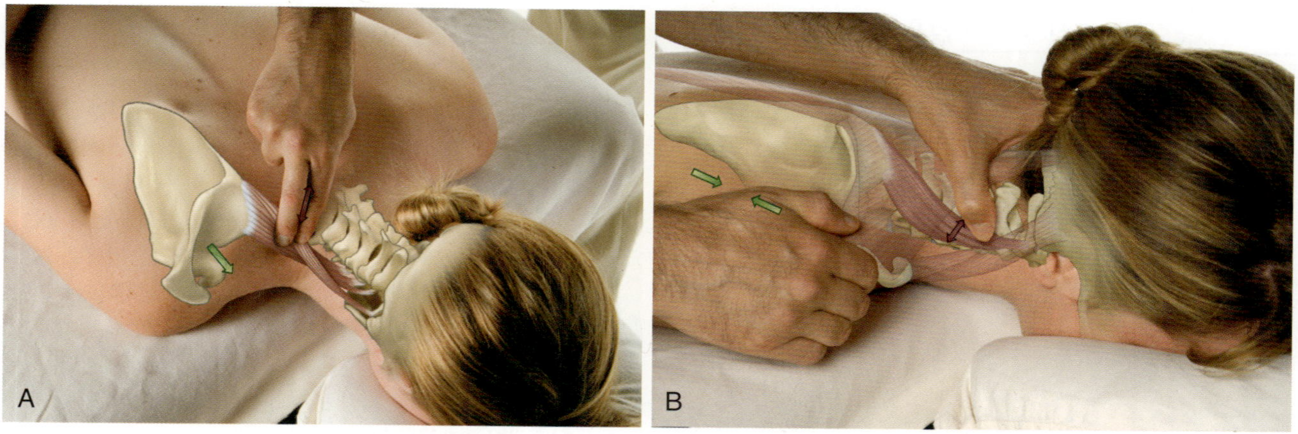

그림 11-22. 오른쪽 어깨올림근의 촉진. A, 어깨뼈의 위각 근처의 촉진을 보여 준다(어깨올림근이 등세모근에 대해 깊숙이 위치해 있음). B, 목의 뒤쪽 삼각부분에서 얕은 부위에 위치한 어깨올림근의 촉진을 보여 준다.

### 촉진 시 주의사항

1. 환자가 허리 잘록한 부위에 손을 놓으려면 오목위팔관절(GH관절)에서 팔의 폄 및 모음이 필요하다. 이것은 ScC관절에서 어깨뼈 아래쪽 회전의 결합된 작용을 필요로 하며, 위등세모근의 이완을 유발시켜(상호 억제로 인해) 어깨올림근의 아래쪽 부착이 수축 시에 명확하게 느껴질 수 있다. 또한 어깨올림근과 맞물리므로 수축이 더 명확하게 느껴진다.
2. 환자가 강제로 어깨뼈를 들어 올리지 않도록 한다. 그렇지 않으면 상호 억제 반사가 풀리고 위등세모근이 수축되면서 어깨올림근의 아래쪽 부착 부위 촉진이 차단된다.
3. 목의 뒤쪽 삼각부분에서 어깨올림근이 촉진되면 더 이상 위등세모근을 억제(이완)할 필요가 없기 때문에 환자는 허리의 잘록한 부위에서 손을 뗄 수 있다. 게다가 뒤쪽 삼각부분에서 어깨올림근을 촉진하면 어깨올림근의 강력한 수축이 더 잘 촉진되고 위치를 잘 찾을 수 있다.
4. 중년이나 노인의 경우 어깨올림근이 종종 목의 뒤쪽 삼각부분에서 보인다(그림 11-23).
5. 목빗근 깊은 곳에서 어깨올림근의 위쪽 면을 촉진하기 어려울 수 있다. 촉진을 위해 목을 약간 구부리고 같은쪽 측면으로 구부려 SCM을 느슨하게 하여 C1에서 C4까지의 가로돌기(transverse process)에 도달하도록 SCM을 깊게 촉진하도록 한다(그림 12-39 참조).
6. C1의 가로돌기는 귀 바로 아래쪽에 있음을 기억한다[꼭지돌기(유양돌기, mastoid process)와 턱뼈가지(ramus of the mandible) 사이]!

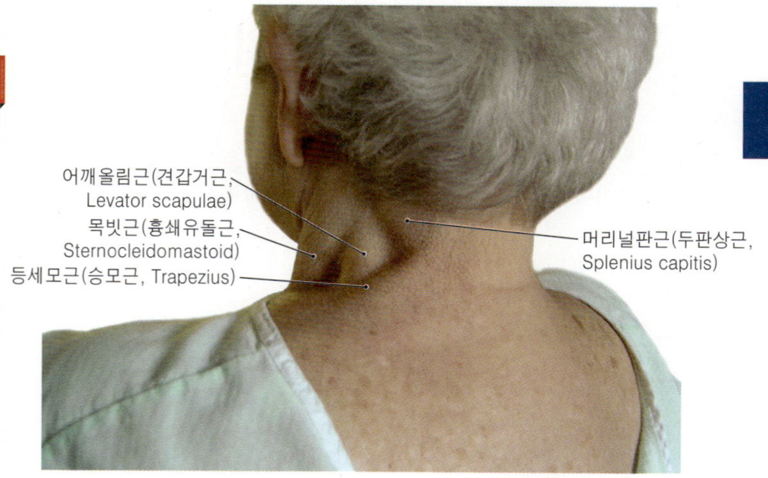


그림 11-23. 목의 뒤쪽 삼각부분에서 어깨올림근과 머리널판근을 보여 주는 뒤가쪽 그림.

## 어깨올림근(견갑거근, Levator scapulae) – 엎드린 자세(Prone) (계속)

### 대안 촉진 자세 – 앉은 자세

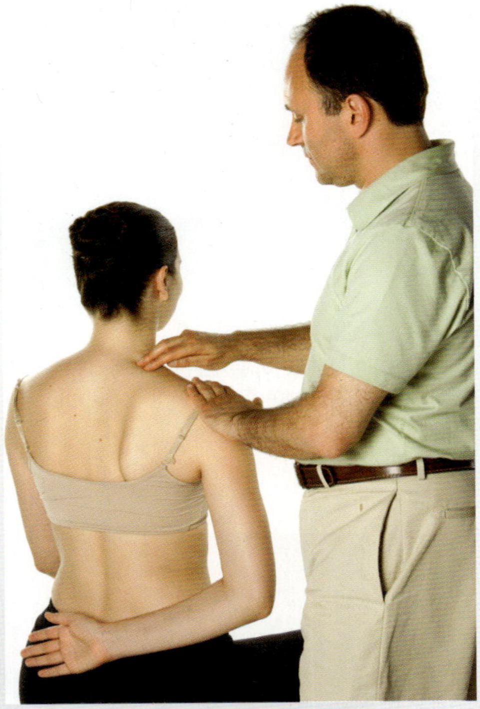

그림 11-24. 어깨올림근은 앉은 자세에서도 쉽게 촉진할 수 있다.

### 통증 유발점(Trigger points)

1. 어깨올림근의 통증 유발점은 종종 급성 또는 만성적인 근육의 과사용(예: 어깨에 가방이나 지갑을 메는 것, 어깨와 귀 사이에 전화기 끼우기, 테니스 같은 과도한 운동, 어깨를 꼿꼿이 세우는 것), 잘못된 작업 또는 여가 자세로 인해 근육의 만성적인 단축 또는 스트레칭(예: 컴퓨터 모니터의 부적절한 위치, 머리를 앞으로 숙인 채 독서하기), 자동차 사고, 찬바람에 노출되거나 심리적으로 과도한 스트레스로 인해 발생하거나 지속된다.
2. 어깨올림근의 통증 유발점은 목의 반대쪽 회전이 제한되는 전형적인 경직된 목(종종 사경 또는 비틀린 목이라고 함)을 발생시키는 경향이 있다.
3. 어깨올림근 통증 유발점의 전이 패턴은 목갈비근, 마름모근, 가시위근 및 가시아래근에서의 통증 유발점의 전이 패턴과 구별되어야 한다.
4. 어깨올림근의 통증 유발점은 종종 목뼈의 관절 기능장애로 잘못 평가된다.
5. 관련 통증 유발점은 위등세모근, 목널판근, 목갈비근, 목뼈의 척주세움근에 종종 발생하기도 한다.

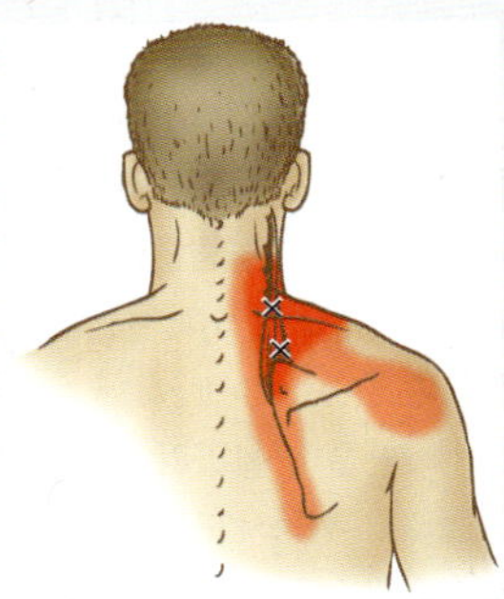

그림 11-25. 흔히 나타나는 어깨올림근 통증 유발점과 연관통 부위를 보여 주는 뒤쪽 그림.

## 어깨올림근(견갑거근, Levator scapulae) – 엎드린 자세(Prone)

### 어깨올림근의 스트레칭(Stretching the levator scapulae)

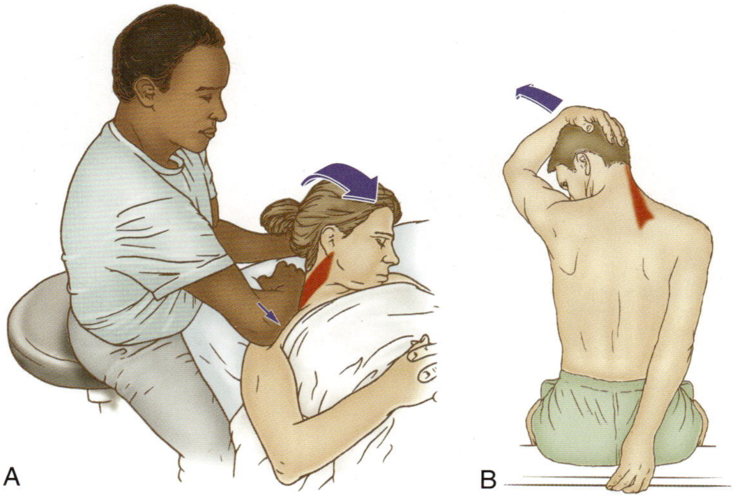


**그림 11-26.** 오른쪽 어깨올림근의 스트레칭. 환자의 목을 왼쪽 옆으로 구부린 다음 (반대쪽으로) 왼쪽으로 회전한다. 오른쪽 어깨이음대는 올라가지 않도록 고정되어야 하며, 몸통은 왼쪽으로 회전하지 않도록 안정화되어야 한다. **A,** 치료사 보조 스트레칭. 치료사는 환자의 어깨이음대와 몸통을 오른쪽 아래팔로 고정시킨다. **B,** 자가 관리 스트레칭. 환자는 어깨이음대과 몸통을 안정화시키기 위해 뒤에 있는 벤치 또는 의자를 붙잡는다.

11

## 뒤어깨세모근(후삼각근, Posterior deltoid) – 엎드린 자세(Prone) *(계속)*

### 부착 부위

- □ 어깨뼈가시에서 기시하여
- □ 위팔뼈의 삼각결절(deltoid tuberosity)에 부착한다.

### 작용

- □ 오목위팔관절(GH관절)에서 팔을 편다.
- □ GH관절에서 팔을 벌린다.
- □ GH관절에서 팔을 모은다(가장 낮은 섬유).
- □ GH관절에서 팔을 가쪽으로 돌린다.
- □ GH관절에서 팔을 수평으로 편다.

#### 시작 자세(그림 11-28)

- 환자는 팔을 90° 옆으로 벌린 채 테이블 위에 엎드려 눕고, 아래팔(forearm)을 테이블에 늘어뜨린다.
- 치료사는 환자 옆에 서 있거나 앉는다.
- 촉진할 손을 어깨뼈가시의 가쪽 끝 바로 아래쪽에 둔다.
- 보조하는 손은 환자 팔의 말단에 둔다.

#### 촉진 과정

1. 환자에게 GH관절에서 팔을 수평으로 펴고(천장을 향해 똑바로 들어올려) 어깨세모근의 뒤쪽 근육섬유의 수축을 느끼도록 요청한다. 저항이 더해질 수 있다(그림 11-29).
2. 어깨뼈가시에서부터 삼각결절까지 촉진한다.
3. 뒤어깨세모근의 위치를 찾으면, 환자에게 이완하도록 하여 기초 긴장 상태를 촉진하여 평가한다.

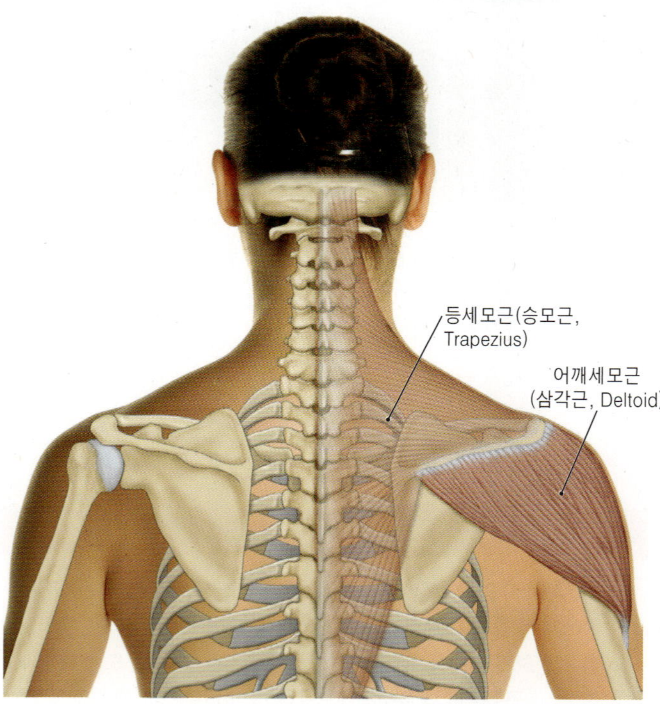


**그림 11-27.** 오른쪽 어깨세모근의 뒤쪽 그림. 등세모근이 투명하게 보인다.

## 뒤어깨세모근(후삼각근, Posterior deltoid) – 엎드린 자세(Prone) *(계속)*

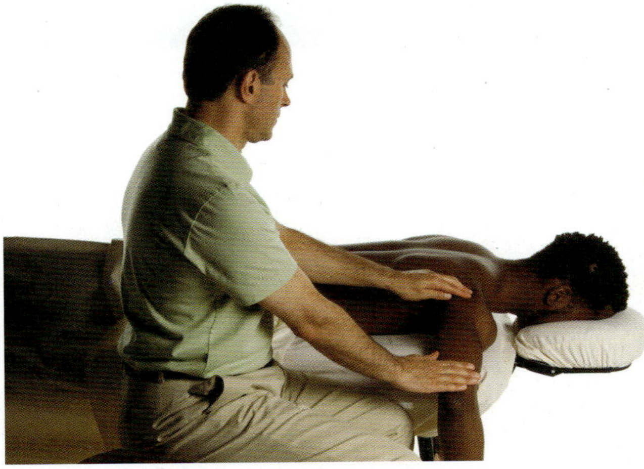

**그림 11-28.** 엎드린 자세에서 오른쪽 뒤어깨세모근의 촉진을 위한 시작 자세.

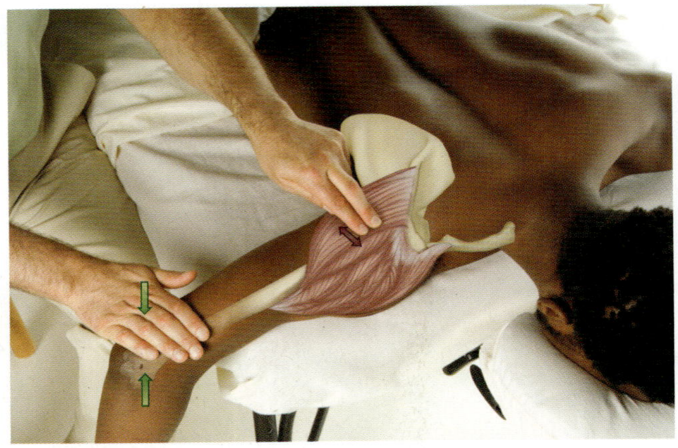

**그림 11-29.** 환자가 저항에 대항하여 팔을 수평으로 펼 때, 오른쪽 뒤어깨세모근을 촉진한다.

### 대안 촉진 자세 – 앉은 자세

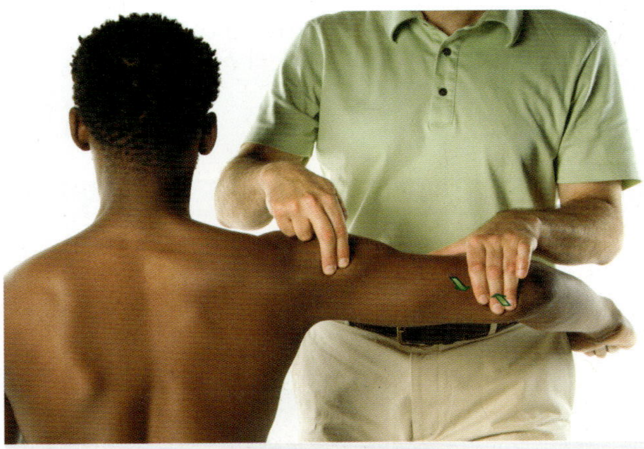

**그림 11-30.** 뒤어깨세모근은 환자가 앉아 있거나 서 있을 때에도 쉽게 촉진 가능하다. 어깨세모근의 뒤쪽 근육섬유를 수축시키기 위해 어깨관절에서 저항에 대항하여 팔을 수평으로 편다.

11

### 촉진 시 핵심 포인트

팔의 수평으로 펴는 동작에 저항한다.

### 촉진 시 주의사항

1. 뒤어깨세모근을 촉진할 때, 비록 어깨세모근의 근육섬유가 GH관절에서 팔을 가쪽으로 회전하더라도 환자에게 이 동작을 행하도록 요청하지 않는다. 왜냐하면 가시아래근과 작은원근도 수축하게 되어 이 근육들에서 뒤어깨세모근을 식별하는 것을 더 어렵게 하기 때문이다.
2. 뒤어깨세모근은 어깨뼈가시에서 뿌리 근처로 안쪽 경계면을 따라 부착되어 있다.

### 통증 유발점(Trigger points)

1. 뒤어깨세모근의 통증 유발점은 급성 또는 만성적인 근육의 과사용(예: 컴퓨터 자판을 사용하는 것처럼 장시간 팔을 벌리거나 펴는 자세로 유지), 직접적인 외상(예: 운동 중의 충격) 및 가시아래근의 통증 유발점으로 발생하거나 지속될 수 있다.
2. 뒤어깨세모근의 통증 유발점은 GH관절에서 팔의 벌림 또는 폄을 수행할 때 약화를 일으키는 경향이 있다.
3. 뒤어깨세모근의 통증 유발점의 전이 패턴은 어깨올림근, 목갈비근, 가시위근, 가시아래근, 작은원근, 어깨밑근, 큰원근, 위팔세갈래근 및 위뒤톱니근(serratus posterior superion; SPS)의 통증 유발점의 전이 패턴과 구별되어야 한다.
4. 뒤어깨세모근의 통증 유발점은 종종 돌림근띠(회전근개) 파열, 세모근밑윤활낭염(삼각근하활액낭염)/어깨밑주머니염(견봉하활액낭염) 또는 GH관절 또는 봉우리빗장관절(견봉쇄골관절)의 관절염으로 잘못 평가된다.
5. 연관된 통증 유발점은 종종 가시위근, 큰원근, 가시아래근, 작은원근, 위팔세갈래근 및 넓은등근에서 발생한다.

# 뒤어깨세모근(후삼각근, Posterior deltoid) – 엎드린 자세(Prone)

## 통증 유발점(Trigger points)

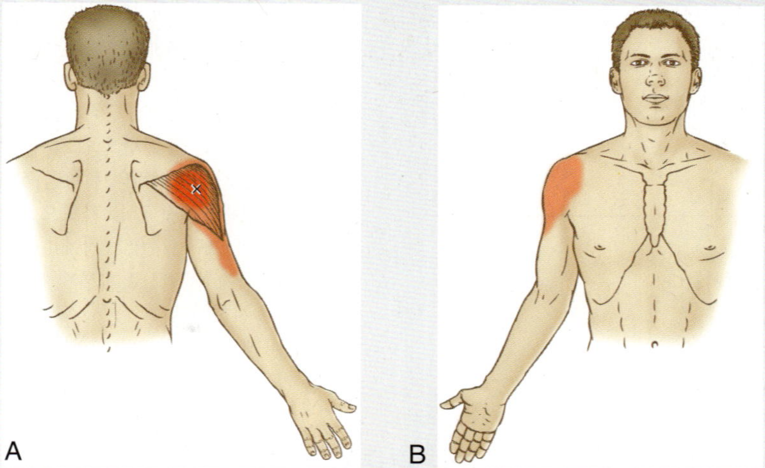

A B

**그림 11-31.** **A,** 흔히 나타나는 뒤어깨세모근 통증 유발점과 연관통 부위를 보여 주는 뒤쪽 그림. **B,** 연관통의 나머지를 보여 주는 앞쪽 그림.



## 뒤어깨세모근의 스트레칭(Stretching the posterior deltoid)

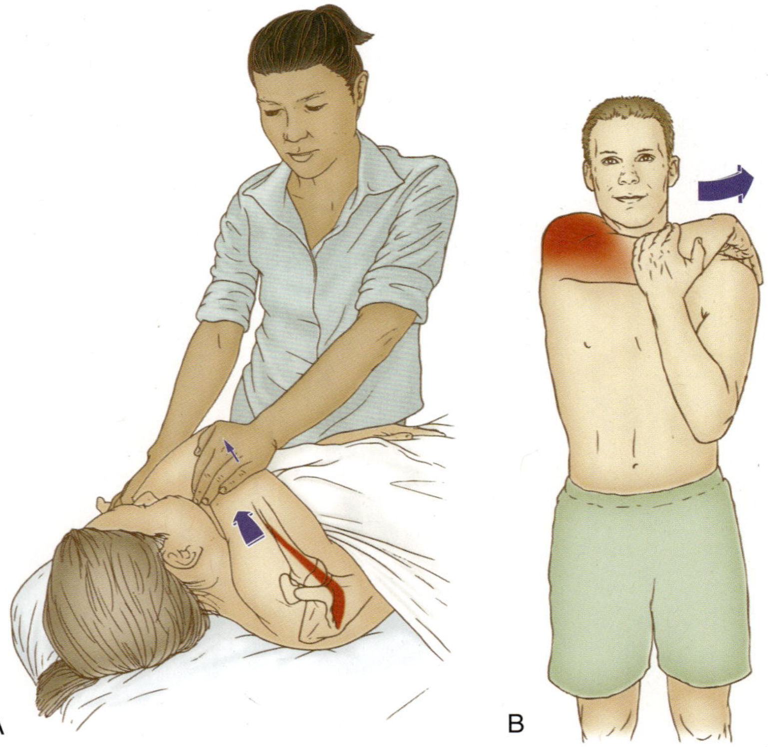

A B

**그림 11-32.** 오른쪽 뒤어깨세모근의 스트레칭. 몸통이 앞쪽으로 향하게 하면서 오른쪽 팔을 수평으로 굽힌다. **A,** 치료사 보조 스트레칭. **B,** 자가 관리 스트레칭.

## 가시아래근(극하근, Infraspinatus), 작은원근(소원근, Teres minor) – 엎드린 자세(Prone) *(계속)*

### 부착 부위

**가시아래근**

- □ 어깨뼈의 가시아래오목(극하와, infraspinous fossa)에서 기시하여
- □ 위팔뼈의 큰결절에 부착되어 있다.

**작은원근**

- □ 어깨뼈의 가쪽 경계의 등쪽 윗면 2/3에서 기시하여
- □ 위팔뼈의 큰결절에 부착되어 있다.

### 작용

**가시아래근**

- □ GH관절에서 팔을 가쪽으로 회전시킨다.

**작은원근**

- □ GH관절에서 팔을 가쪽으로 회전시킨다.
- □ GH관절에서 팔을 모음한다.

**시작 자세(그림 11-34)**

- 환자는 팔을 90° 옆으로 벌려서 테이블 위에 눕고, 아래팔을 테이블 아래로 늘어뜨린다.
- 치료사는 환자의 팔을 무릎 사이에 놓고 환자 옆에 앉는다.
- 촉진하는 손은 가시아래오목에서 어깨뼈가시 바로 아래에 둔다.

**촉진 과정**

1. 환자에게 치료사의 무릎 저항에 대항하여 GH관절에서 팔을 옆으로 돌리고 가시아래오목에서 가시아래근의 수축을 느끼도록 요청한다(그림 11-35A).
2. 가시아래근의 섬유에 수직으로 가볍게 두드리면서 위팔뼈의 큰결절 부착부위를 향해 말단으로 가시아래근을 계속 촉진해 간다.
3. 어깨뼈의 가쪽모서리의 위쪽을 찾고, 환자가 치료사의 무릎에 저항하여 GH관절에서 팔을 가쪽으로 돌릴 때 작은원근의 수축을 느끼도록 한다(그림 11-35B 참조).
4. 작은원근에 수직으로 가볍게 두드리며 큰결절을 향해 먼쪽 힘줄을 계속 촉진한다.
5. 가시아래근과 작은원근의 위치를 확인하면 환자에게 이완하도록 하여 기초 긴장 상태를 촉진하여 평가한다.

11

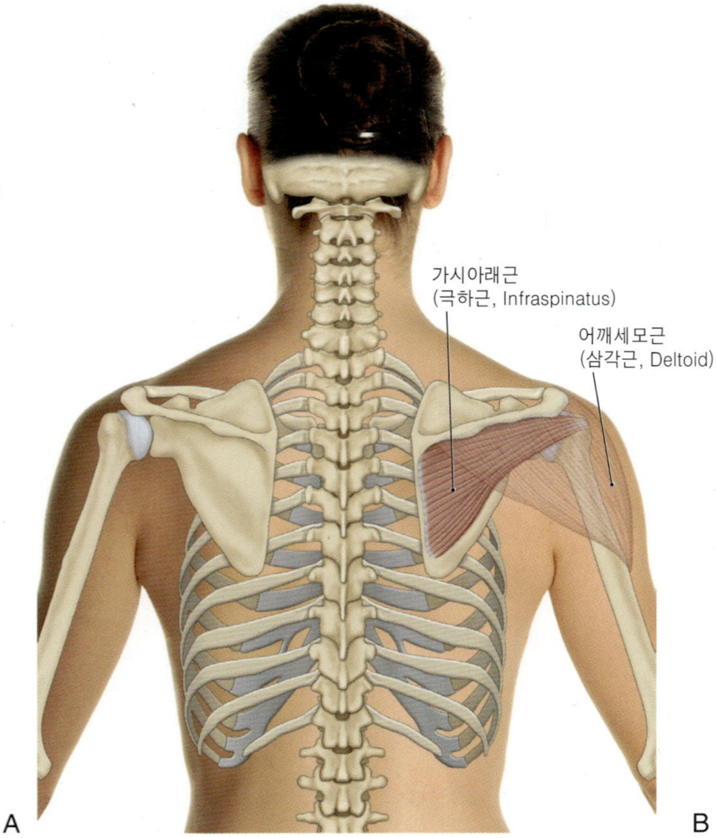


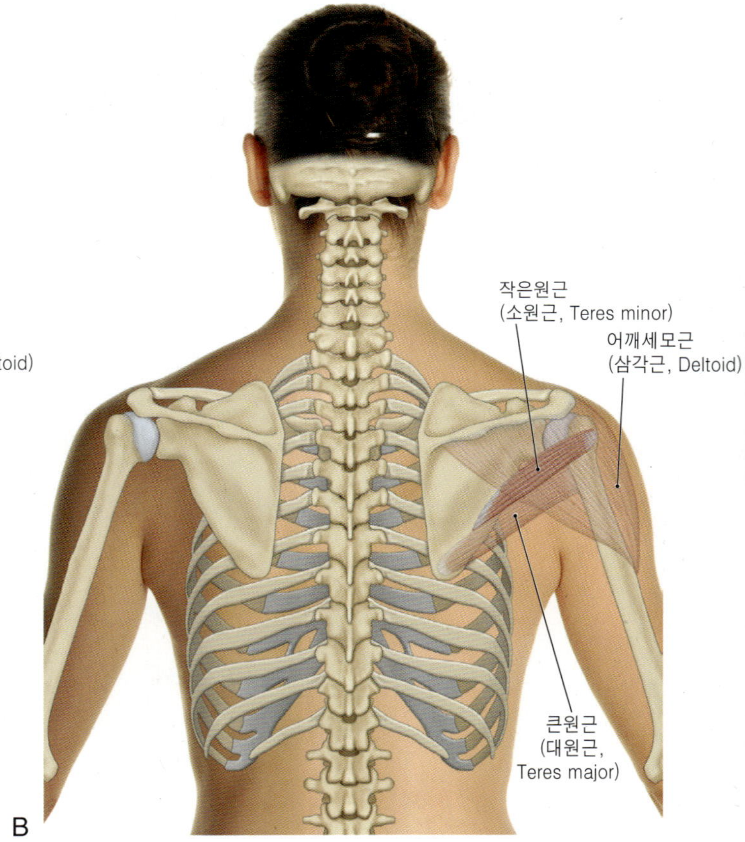


**그림 11-33.** 오른쪽 가시아래근과 작은원근의 뒤쪽 그림. **A,** 가시아래근을 보여 준다. 어깨세모근이 투명하게 보인다. **B,** 작은원근을 나타낸다. 어깨세모근과 큰원근이 투명하게 보인다.

## 가시아래근(극하근, Infraspinatus), 작은원근(소원근, Teres minor) – 엎드린 자세(Prone) *(계속)*

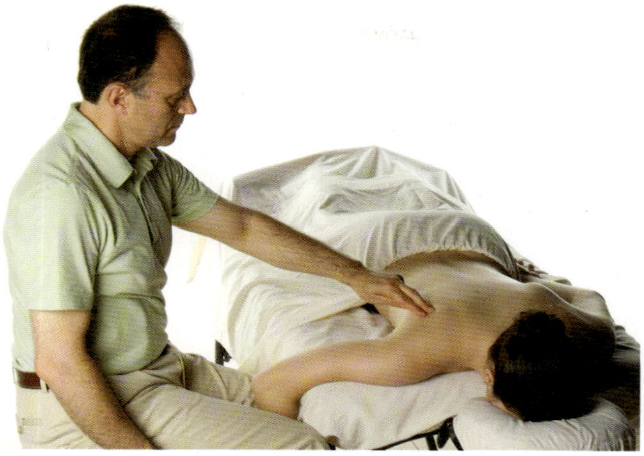

**그림 11-34.** 엎드린 상태에서 오른쪽 가시아래근의 촉진을 위한 시작 자세.

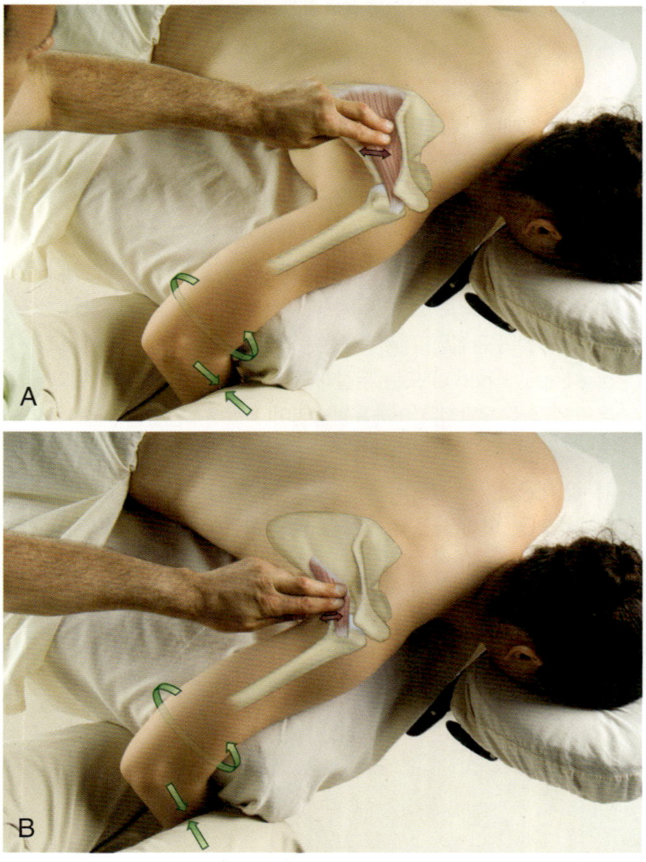


**그림 11-35.** 환자가 저항에 대항하여 팔을 옆으로 회전할 때 오른쪽 가시아래근과 작은원근을 촉진한다. **A**, 가시아래근의 촉진을 보여 준다. **B**, 작은원근의 촉진을 보여 준다.

### 촉진 시 주의사항

1. 가시아래근과 작은원근의 먼쪽 힘줄에서 위팔뼈의 큰결절까지 모든 주행을 촉진하기 어려울 수 있다. 왜냐하면 그것들은 GH관절에서 팔의 가쪽돌림 시에 수축하는 뒤어깨세모근에 깊숙이 있기 때문이다. 가시아래근의 먼쪽 힘줄의 더 나은 촉진을 위해서는 환자에게 뒤어깨세모근이 활동하지 못하게 팔의 가쪽돌림 수축을 매우 부드럽게 하도록 요청하거나 부드럽게 팔을 가쪽돌림 수축시킴으로써 뒤어깨세모근을 상호 억제하기 위해 환자의 팔을 굽힌 상태로 둔다(이 경우에는 환자가 엎드려 눕는 대신에 앉아야 함).
2. 가시아래근의 힘살(belly)과 작은원근 사이의 경계는 일반적으로 함께 섞여 있기 때문에 구별하기 어려울 수 있다. 그들의 먼쪽 힘줄은 구별하기 더 쉽다. 이들 사이의 공간을 느껴야 한다. 작은원근이 더 아래에 있고 가시아래근은 더 위에 있다.
3. 큰원근의 위쪽 경계(상연)와 작은원근의 아래쪽 경계(하연)는 구별하기 쉽다. 이렇게 하려면 환자가 GH관절에서 팔의 가쪽돌림과 팔의 안쪽돌림(각각 치료사의 무릎 저항에 대해)을 번갈아 하도록 해야 한다. 작은원근은 가쪽돌림 시에 수축이 느껴지고 큰원근은 안쪽돌림 시에 수축이 느껴진다.

### 촉진 시 핵심 포인트

환자의 아래팔을 치료사의 무릎 사이에 둔다. 저항을 가하기 위해 치료사의 무릎을 이용한다.

11

## 가시아래근(극하근, Infraspinatus), 작은원근(소원근, Teres minor) – 엎드린 자세(Prone) *(계속)*

### 대안 촉진 자세 – 앉은 자세

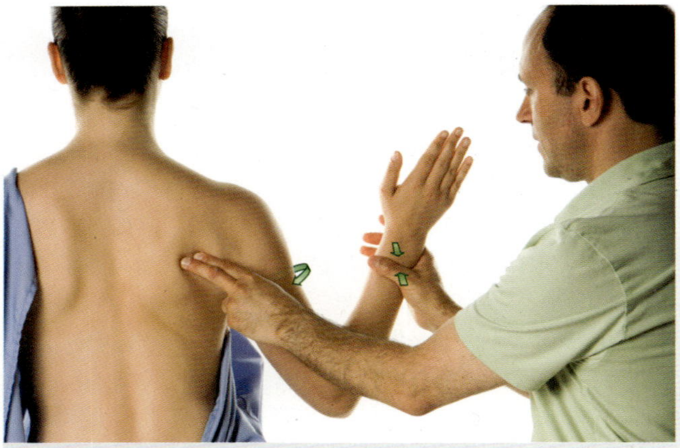

**그림 11-36.** 가시아래근과 작은원근은 환자가 앉은 상태에서도 쉽게 촉진할 수 있다. 이 근육들을 사용하기 위해 환자는 저항에 대항하여 어깨관절에서 팔을 옆으로 회전한다. 참고: 일반적으로 팔 자체의 움직임에 저항하여 팔의 회전에 저항하는 것이 불편하기 때문에, 환자에게 팔꿉관절을 90°로 구부리도록 요청한 다음에 아래팔에 저항을 줄 수 있다. 치료사의 손에 대한 환자의 저항이 어깨관절에서 팔을 수평으로 폄에서 오는 것이 아니라 오히려 팔의 가쪽돌림에서 오는 것이 중요하다.

### 통증 유발점(Trigger points)

11

1. 가시아래근과 작은원근의 통증 유발점은 종종 근육의 급성 또는 만성적인 과사용(예: GH관절에서 팔의 가쪽돌림으로 몸의 뒤쪽까지 닿게 하는 것) 및 외상(예: 어깨관절 탈구)으로 인해 발생하거나 지속된다.
2. 가시아래근과 작은원근의 통증 유발점은 둘 다 GH관절에서 팔의 안쪽돌림을 제한하는 경향이 있으며(예: 허리 뒤쪽에 도달하는 것) 영향을 받는 쪽으로 잘 때 불편감을 유발한다. 가시아래근의 통증 유발점은 또한 어깨 앞쪽으로 강한 심부 통증을 일으키거나 통증 유발점에 대한 압력으로 등을 대고 자는 데 불편함을 유발하는 경향이 있다(병변이 없는 쪽으로 자면, 영향을 받는 팔을 베개로 받쳐 주어야 할 수도 있다). 작은원근의 통증 유발점은 국한된 깊은 통증, 약지와 새끼손가락의 감각 변화를 발생시키는 경향이 있으며, 네모공간증후군(quadrilateral space syndrome, 작은원근과 큰원근 사이의 겨드랑신경의 조임)을 일으키는 경향이 있다.
3. 가시아래근: 가시아래근 통증 유발점의 전이 패턴은 작은원근, 가시위근, 넓은등근, 큰원근, 어깨밑근, 마름모근, 어깨세모근, 부리위팔근, 위팔두갈래근, 위팔세갈래근, 목갈비근, 큰가슴근과 작은가슴근, 빗장밑근, 위뒤톱니근(후상거근, SPS) 및 흉부가시돌기근의 통증 유발점 전이 패턴과 구분되어야 한다.
   작은원근: 작은원근 통증 유발점의 전이 패턴은 가시아래근, 가시위근, 큰원근, 어깨밑근, 어깨세모근, 위팔세갈래근, 위뒤톱니근, 어깨올림근 및 목갈비근의 통증 유발점 전이 패턴과 구분되어야 한다.
4. 가시아래근과 작은원근 통증 유발점은 종종 돌림근띠 병변이나 목뼈추간판증후군으로 잘못 평가된다. 가시아래근의 통증 유발점은 종종 GH관절의 관절염, 어깨위근신경의 조임(entrapment of the suprascapular nerve) 또는 두갈래근 힘줄염으로 잘못 평가된다. 작은원근 통증 유발점은 어깨윤활낭염이나 목뼈추간판증후군으로 잘못 평가된다.
5. 가시아래근과 작은원근의 관련 통증 유발점은 큰원근, 가시위근, 앞어깨세모근, 어깨밑근 및 큰가슴근에서뿐만 아니라 서로에서도 종종 발생한다.

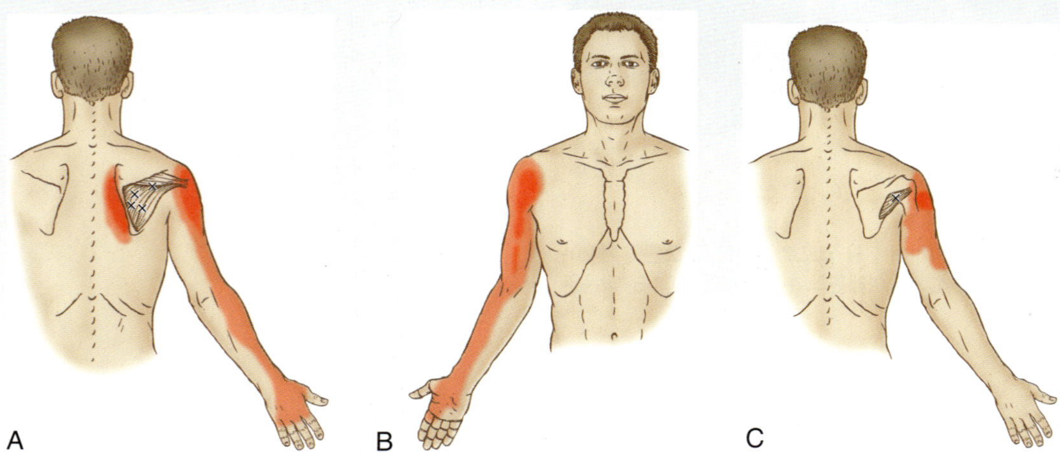


**그림 11-37. A,** 흔히 나타나는 가시아래근 통증 유발점과 연관통 부위의 뒤쪽 그림. **B,** 연관통의 나머지 부위의 앞면 그림. **C,** 흔히 나타나는 작은원근의 통증 유발점과 연관통 부위의 뒤쪽 그림.

## 가시아래근(극하근, Infraspinatus), 작은원근(소원근, Teres minor) – 엎드린 자세(Prone)

### 가시아래근과 작은원근의 스트레칭(Stretching the infraspinatus and teres minor)

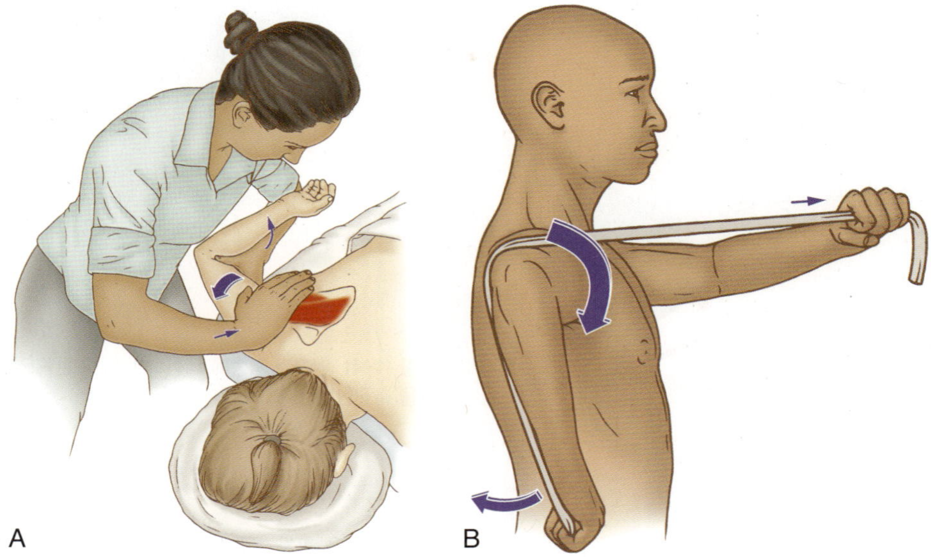


그림 11-38. 오른쪽 가시아래근과 작은원근의 스트레칭. 팔을 어깨관절에서 안쪽으로 돌린다. A, 치료사 보조 스트레칭. 환자의 어깨뼈는 치료사의 오른손에 의해 안정화된다. B, 자가 관리 스트레칭. 환자의 오른팔은 밧줄을 이용하여 안쪽으로 돌린다.



## 큰원근(대원근, Teres major) – 엎드린 자세(Prone) *(계속)*

### 부착 부위

- □ 어깨뼈의 아래각과 가쪽모서리의 등쪽 아래 1/3에서 기시하여
- □ 위팔뼈의 두갈래근고랑(결간구, bicipital groove)의 안쪽 힘줄에 부착되어 있다.

### 작용

- □ GH관절에서 팔을 안쪽으로 돌린다.
- □ GH관절에서 팔을 모은다.
- □ GH관절에서 팔을 편다.
- □ ScC 및 GH관절에서 어깨뼈를 위쪽으로 돌린다.

#### 시작 자세(그림 11-40)

- 환자는 팔을 옆으로 90°로 벌려 엎드려 눕고 아래팔을 테이블 아래로 늘어뜨린다.
- 치료사는 무릎 사이에 환자의 아래팔을 두고 환자 옆에 앉는다.
- 촉진할 손을 어깨뼈 가쪽모서리의 아래쪽 바로 가쪽에 둔다.

#### 촉진 과정

1. 환자에게 치료사의 무릎 저항에 대항하여 GH관절에서 팔을 안쪽으로 돌리도록 요청하고 어깨뼈의 가쪽모서리 아래쪽에서 큰원근의 수축을 느낀다(그림 11-41).
2. 근육섬유에 수직으로 가볍게 두드리며 위팔뼈를 향해 큰원근을 계속 촉진한다.
3. 큰원근의 위치를 확인한 후 환자에게 이완하도록 하여 기초 긴장 상태를 촉진하여 평가한다.

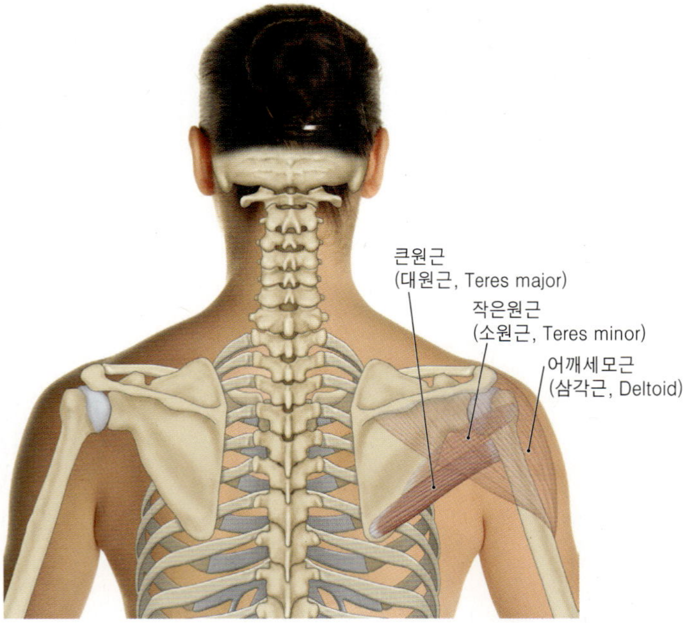


그림 11-39. 오른쪽 큰원근의 뒤쪽 그림. 어깨세모근과 작은원근이 투명하게 보인다.

## 큰원근(대원근, Teres major) – 엎드린 자세(Prone) (계속)

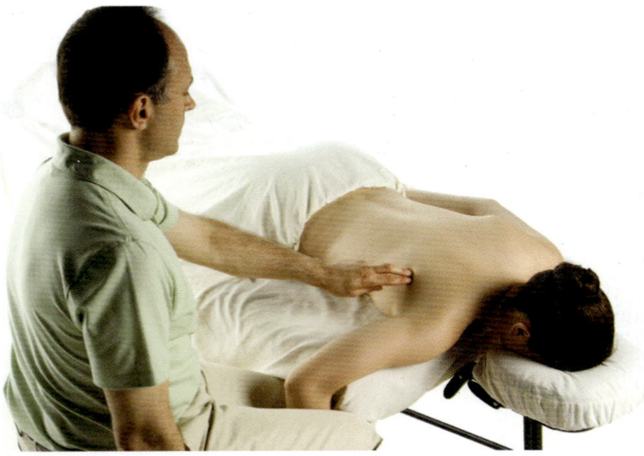

**그림 11-40.** 엎드린 자세에서 오른쪽 큰원근의 촉진을 위한 시작 자세.

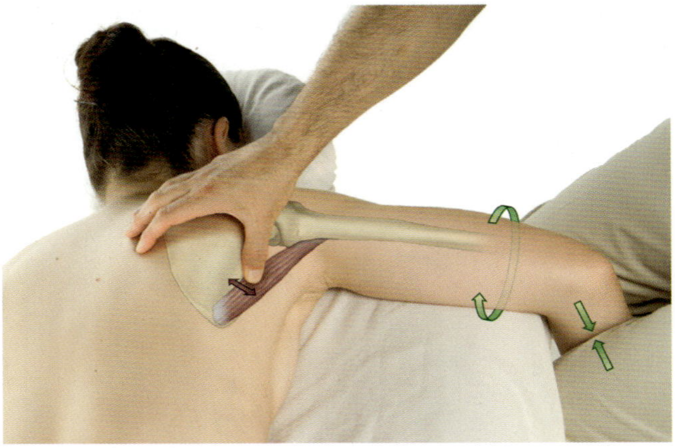

**그림 11-41.** 환자가 저항에 대항하여 팔을 안쪽으로 돌렸을 때 오른쪽 큰원근을 촉진한다.

### 촉진 시 주의사항

1. 큰원근의 위쪽모서리와 작은원근의 아래모서리를 쉽게 구분할 수 있다. 이렇게 하려면 환자가 GH관절에서 팔의 안쪽돌림과 가쪽돌림을 번갈아 하도록 한다(각각 치료사의 무릎 저항에 대항함). 큰원근은 안쪽돌림 시 수축하고 작은원근은 가쪽돌림 시 수축한다.
2. 큰원근의 힘살과 넓은등근 사이의 경계를 구분하는 것은 어려울 수 있다. 그들은 서로 인접하여 위치하고 GH관절에서 팔의 동일한 동작에 맞물린다. 위팔뼈에서 넓은등근이 큰원근보다 좀 더 앞쪽으로 부착하나 큰원근이 약간 더 먼 부위에 부착되어 있다.

### 대안 촉진 자세 – 앉은 자세

큰원근은 환자가 앉아 있을 때 더욱 쉽게 촉진될 수 있다. 이 촉진은 GH관절에서 팔의 안쪽돌림이 저항되는 것을 제외하고는 작은원근과 가시아래근의 앉은 자세 촉진과 유사한 방식으로 수행되어야 한다(그림 11-36 참조). 만일 아래팔에 저항이 가해지면 (팔꿉관절이 90°로 굽혀진 상태에서), 환자가 GH관절에서 팔의 안쪽돌림으로 저항을 주고 있는지, 팔의 수평 굽힘으로 저항을 제공하지 않는지 확인해야 한다.

### 촉진 시 핵심 포인트

치료사의 무릎 사이에 환자의 아래팔을 둔다. 치료사의 무릎을 이용하여 저항을 가한다.

## 큰원근(대원근, Teres major) – 엎드린 자세(Prone) *(계속)*

### 통증 유발점(Trigger points)

1. 큰원근의 통증 유발점은 종종 근육의 급성 또는 만성적인 과사용(예: 노 젓기와 같이 팔의 격심한 폄)에 의해 발생하거나 지속된다.
2. 큰원근의 통증 유발점은 근육을 수축시키거나 스트레칭할 때, GH관절에서 제한된 팔의 벌림 또는 어깨뼈의 날개(가쪽 기울임)에서 어깨 뒤쪽으로 깊은 통증을 유발하는 경향이 있다.
3. 큰원근 통증 유발점의 전이 패턴은 어깨세모근, 위팔세갈래근, 위뒤톱니근, 가시위근, 가시아래근, 작은원근 및 어깨밑근의 통증 유발점 전이 패턴과 구분되어야 한다.
4. 큰원근의 통증 유발점은 종종 GH관절이나 봉우리빗장관절의 기능장애, 어깨세모근의 염좌 또는 돌림근띠 질환으로 종종 잘못 평가된다.
5. 연관된 통증 유발점은 종종 넓은등근, 위팔세갈래근, 뒤어깨세모근, 작은원근, 어깨밑근, 마름모근, 중간등세모근 또는 앞톱니근에서 발생한다.

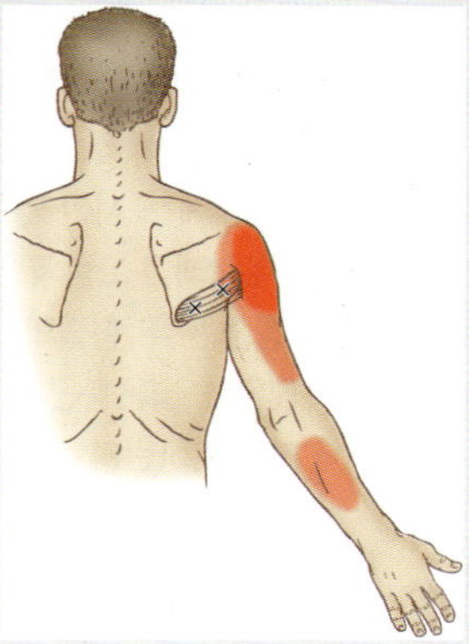

그림 11-42. 흔히 나타나는 큰원근 통증 유발점과 연관통 부위의 뒤쪽 그림.

11

### 큰원근의 스트레칭(Stretching the teres major)

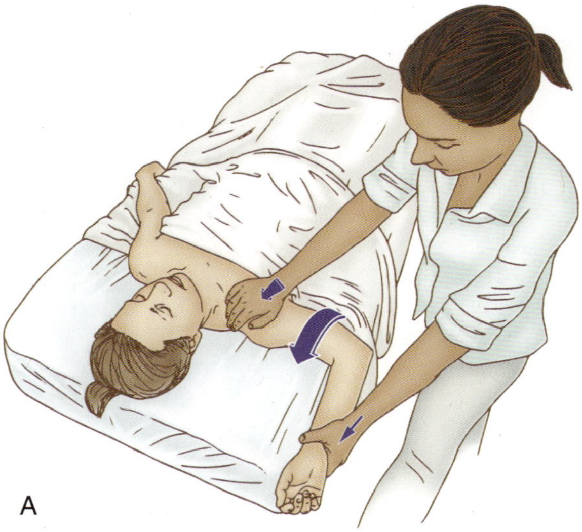


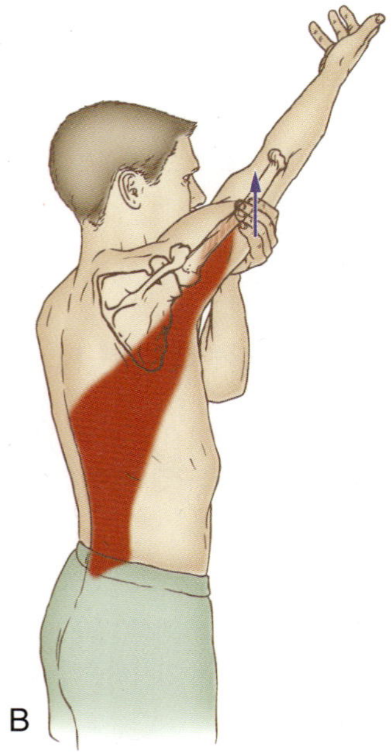


그림 11-43. 오른쪽 큰원근의 스트레칭. 팔을 어깨관절에서 옆으로 회전한다. A, 치료사 보조 스트레칭. 환자의 어깨뼈는 치료사의 오른손에 의해 안정화된다. B, 자가 관리 스트레칭. 환자는 몸 앞에서 팔을 수동적으로 가쪽돌림, 굽힘, 모음으로 움직인다(참고: 넓은등근도 스트레칭된다).

## 큰원근(대원근, Teres major) – 엎드린 자세(Prone)

### 인접 근육(Detour)

**넓은등근(광배근)**

환자가 엎드린 상태에서 큰원근을 따라 넓은등근을 쉽게 촉진한다. 그렇게 하기 위해서 환자는 GH관절에서 팔의 저항된 폄 또는 안쪽돌림을 수행하도록 한다(그림 11-44에 표시된 안쪽돌림). 비록 큰원근과 넓은등근이 모두 위팔뼈의 두갈래근 고랑의 안쪽선에 함께 부착되어 있지만, 넓은등근의 먼쪽 힘줄은 두 힘줄의 앞쪽(표면)에 있기 때문에 위팔뼈에서 더 쉽게 촉진된다. 넓은등근 촉진에 대한 자세한 내용은 제17장의 투어 #7을 참조하길 바란다.

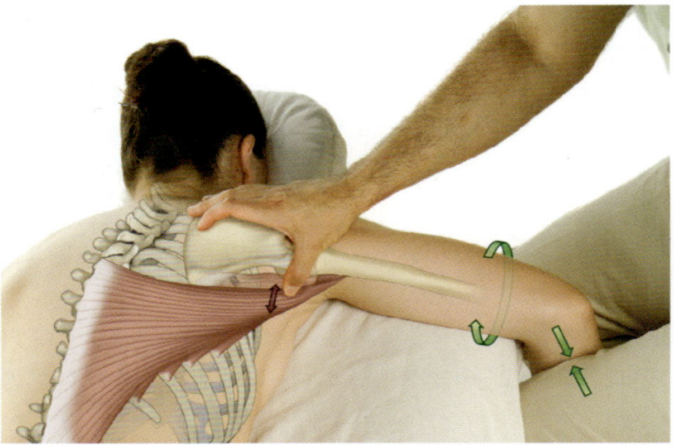

**그림 11-44.** 환자가 저항에 대항하여 팔을 안쪽으로 돌렸을 때 오른쪽 넓은등근을 촉진한다. 큰원근이 투명하게 나타나 있다.

11

## 가시위근(극상근, Supraspinatus) – 엎드린 자세(Prone) *(계속)*

### 부착 부위

- □ 어깨뼈의 가시위오목에서 기시하여
- □ 위팔뼈의 큰결절에 부착되어 있다.

### 작용

- □ GH관절에서 팔을 벌린다.
- □ GH관절에서 팔을 굽힌다.

**시작 자세(그림 11-46)**

- ■ 환자는 테이블에 엎드린 상태로 팔을 옆에 놓는다.
- ■ 치료사는 환자 옆에 앉는다.
- ■ 촉진할 손을 가시위오목에서 어깨뼈가시 바로 위쪽에 둔다.
- ■ 보조하는 손은 팔 먼쪽에 둔다(팔꿉관절 바로 위쪽). 저항이 주어질 때만 필요하다.

**촉진 과정**

1. 환자에게 GH관절에서 팔을 매우 짧은 범위(대략 10~20°)로 벌리도록 요청하고 어깨뼈의 가시위오목에서 가시위근의 힘살(belly)의 수축을 느낀다(그림 11-47A).
2. 가시위근의 수축을 더 가져오기 위해 치료사는 환자의 벌림에 보조하는 손으로 부드러운 저항을 제공할 수 있다.
3. 먼쪽 힘줄은 어깨세모근 깊숙이 촉진될 수 있다. 이는 어깨뼈의 봉우리돌기(acromion process)를 확인하고, 가시위근의 먼쪽 힘줄의 바로 먼쪽 및 측면으로 부착된 부위를 느낄 수 있다(촉진 시 주의사항 2번 참조). 가시위근을 이완시키거나 부드럽게 수축하도록 하여 가시위근의 먼쪽 힘줄에 수직으로 두드려 본다(그림 11-47B).
4. 가시위근의 위치 확인 후, 환자에게 이완하도록 하여 기초 긴장 상태를 촉진하여 평가한다.

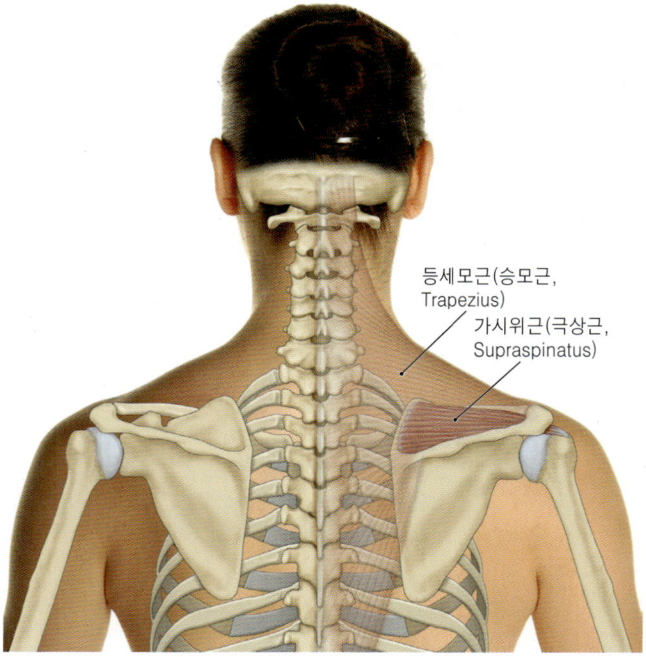


**그림 11-45.** 오른쪽 가시위근의 뒤쪽 그림. 등세모근이 투명하게 보인다.

## 가시위근(극상근, Supraspinatus) - 엎드린 자세(Prone) *(계속)*

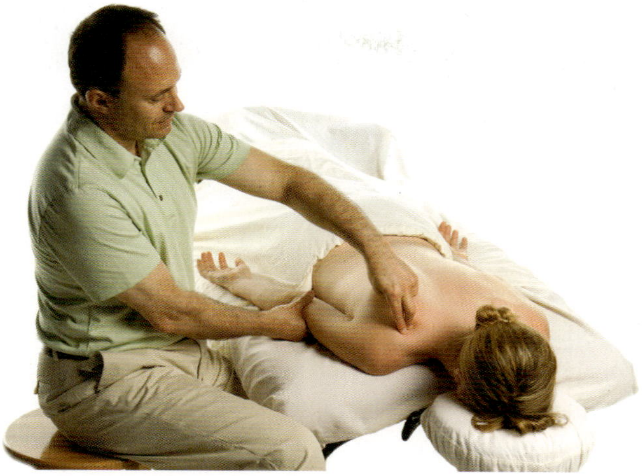

**그림 11-46.** 엎드린 상태에서 오른쪽 가시위근의 촉진을 위한 시작 자세.

### 촉진 시 주의사항

1. 가시위근의 힘살을 촉진 시 어려운 점 중 하나는 팔을 벌릴 때마다 어깨뼈를 안정시키기 위해 그 위에 있는 위등세모근이 수축한다는 것이다. 위등세모근의 수축을 최소화하기 위해 환자에게 벌림과 굽힘 사이의 중간 지점에서 팔을 능동적으로 움직이도록 요청한다. 이는 환자가 엎드린 상태에서는 시행하기 어려우나, 환자가 앉은 상태에서 가시위근을 촉진하면 쉽게 시행할 수 있다(그림 11-48).
2. 가시위근의 먼쪽 힘줄을 찾는 방법에는 두 가지가 있다. 한 가지 방법은 어깨뼈가시를 따라 위팔뼈머리(봉우리돌기 바로 밑쪽)로 따라간 다음 그 선 바로 앞쪽을 촉진하는 것이다. 다른 방법은 두갈래근 고랑을 찾은 다음 큰결절의 바로 뒤쪽 부위를 촉진하는 것이다.
3. GH관절에서 팔을 안쪽으로 돌리면 가시위근의 큰결절 부착 부위에 대한 접근성을 높이는 데 도움이 될 수 있다.

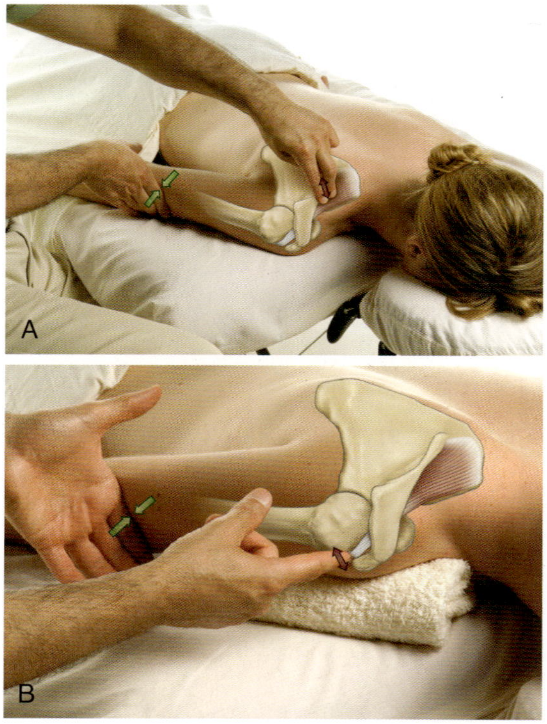


**그림 11-47.** 오른쪽 가시위근의 촉진. **A,** 어깨뼈가시 위쪽 힘살의 촉진을 보여 준다. **B,** 어깨뼈의 봉우리돌기 바로 아래에서 먼쪽 힘줄의 촉진을 보여 준다.

### 촉진 시 핵심 포인트

환자에게 작은 각도에서 팔을 부드럽게 벌리도록 한다.

### 대안 촉진 자세 - 앉은 자세

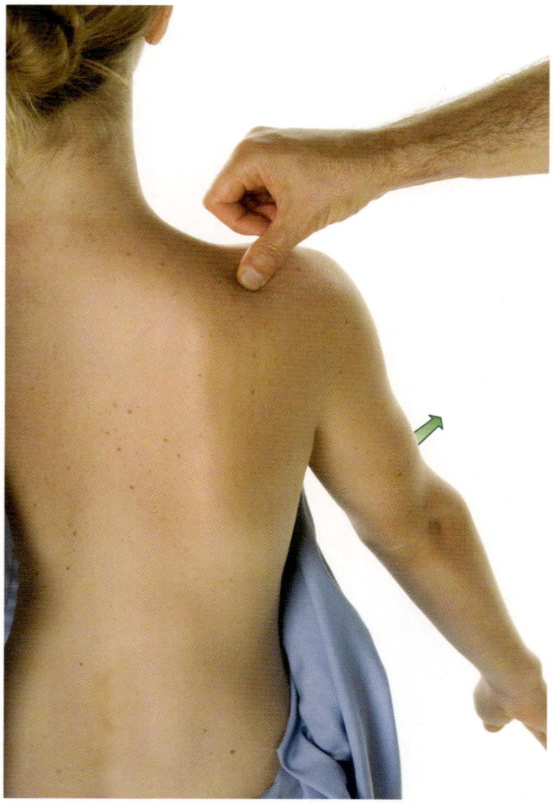

**그림 11-48.** 가시위근은 환자가 앉은 상태에서도 쉽게 촉진될 수 있다. 가시위근을 수축시키기 위해 환자는 허리의 잘록한 부위에 손을 놓고(위등세모근을 상호 억제하기 위해) 어깨관절에서 팔을 매우 작은 각도(약 10~20° 정도)의 범위로 벌린다. 또는 여기에서 볼 수 있듯이 어깨관절에서 팔을 벌림과 굽힘 사이 중간 정도의 작은 범위(약 10~20° 정도) 내에서 움직인다.

# 가시위근(극상근, Supraspinatus) – 엎드린 자세(Prone) *(계속)*

## 통증 유발점(Trigger points)

1. 가시위근의 통증 유발점은 종종 근육의 급성 또는 만성적인 과사용(예: 팔을 장시간 벌림 상태로 유지해야 하는 자세, 특히 어깨 높이 또는 그 이상), 팔을 몸 옆으로 늘어뜨리고 손에 무거운 물건을 잡고 있는 것, 개의 목줄을 계속 당기면서 산책하는 것(둘 다 관절오목에서 위팔뼈머리를 잡기 위해 가시위근이 수축해야 함) 및 외상(예: 어깨 탈구)으로 인해 발생하거나 지속된다.
2. 가시위근 통증 유발점은 관절 마찰음(crepitus), 어깨 벌림 시 하기 어렵고 강한 통증 있음, 휴식 시 둔한 통증, 어깨 경직, 통증으로 인한 수면장애, 위팔뼈 부착 부위에서의 극심한 압통을 유발하는 경향이 있다.
3. 가시위근 통증 유발점의 전이 패턴은 가시아래근, 작은원근, 큰원근, 어깨세모근, 부리위팔근, 위팔두갈래근, 위팔세갈래근, 위팔노근(상완요골근), 긴노쪽손목폄근(장요측수근신근), 손가락폄근, 손뒤침근(외전근, supinator), 큰가슴근, 작은가슴근, 빗장밑근(쇄골하근), 목갈비근 그리고 위뒤톱니근(SPS)의 통증 유발점 전이 패턴과 구분되어야 한다.
4. 가시위근 통증 유발점은 종종 돌림근띠 힘줄염 또는 파열, 어깨 윤활낭염, 목뼈디스크증후군, 오십견(동결견, frozen shoulder) 또는 가쪽 위관절융기염(상과염)으로 잘못 평가된다.
5. 연관된 통증 유발점은 가시아래근, 작은원근, 어깨밑근, 위등세모근, 어깨세모근 및 넓은등근에서 종종 발생한다.
6. 참고: 가시위근과 가시아래근은 GH관절 외부에서 전이 패턴을 공유한다. 그러나 가시아래근의 연관통은 대부분 가시위근의 연관통보다 깊은 통증으로 경험된다.

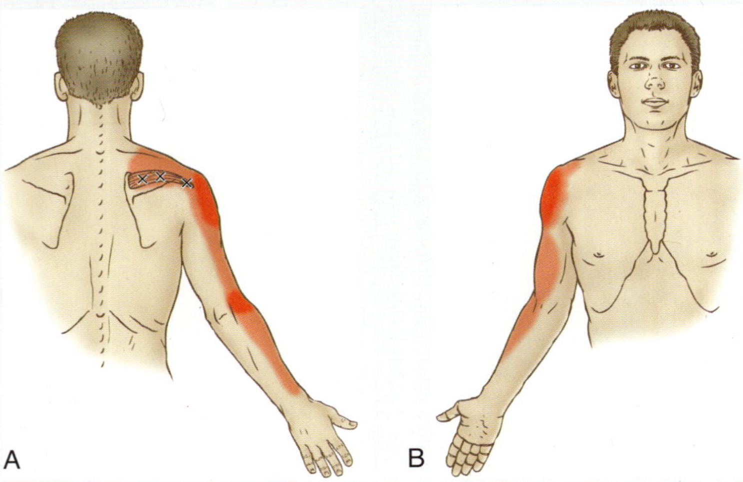


**그림 11-49.** **A,** 흔하게 나타나는 가시위근 통증 유발점과 연관통 부위의 뒤쪽 그림. **B,** 연관통의 나머지 부분을 보여 주는 전면 그림.

11

## 가시위근(극상근, Supraspinatus) – 엎드린 자세(Prone)

### 가시위근의 스트레칭(Stretching the supraspinatus)

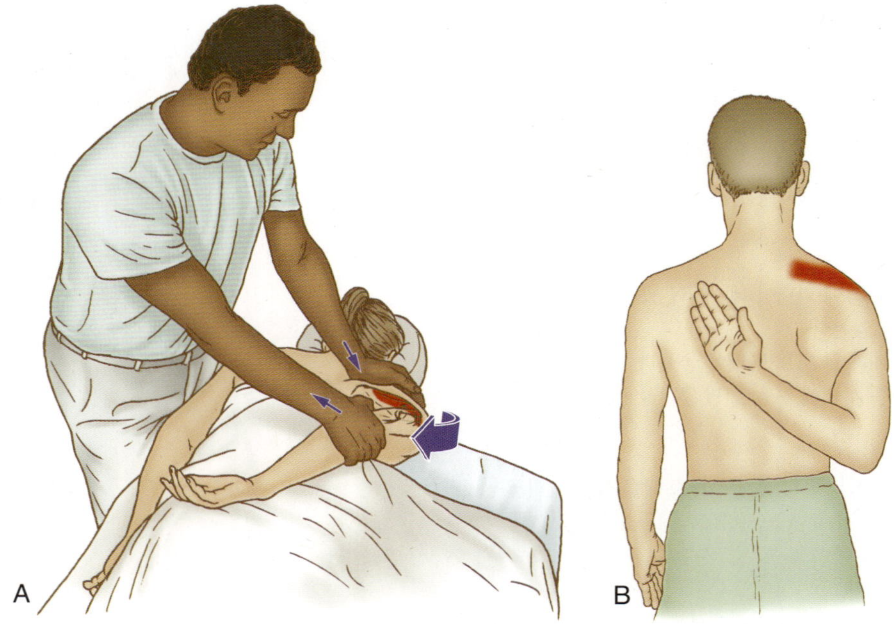


**그림 11–50.** 오른쪽 가시위근의 스트레칭. 팔은 몸 뒤로 펴고 모은다. **A,** 치료사 보조 스트레칭. 환자의 어깨뼈는 치료사의 왼쪽 손으로 안정화한다. **B,** 자가 관리 스트레칭(가시위근의 또 다른 자가 관리 스트레칭을 위해 그림 14–10F를 참조한다).

## 앞어깨세모근(전삼각근, Anterior deltoid) – 바로 누운 자세(Supine) *(계속)*

### 부착 부위

- □ 빗장뼈의 측면 1/3에서 기시하여
- □ 위팔뼈의 삼각결절에 부착되어 있다.

### 작용

- □ GH관절(glenohumeral joint)에서 팔을 굽힌다.
- □ GH관절에서 팔을 벌린다.
- □ GH관절에서 팔을 모은다.
- □ GH관절에서 팔을 안쪽으로 돌린다.
- □ GH관절에서 팔을 수평으로 구부린다.

#### 시작 자세(그림 11–52)

- 환자는 바로 누운 자세로 몸에 기대어 테이블에 팔을 놓는다.
- 치료사는 테이블 위쪽에 앉는다.
- 촉진할 손은 빗장뼈의 가쪽 끝 바로 아래에 놓는다.
- 보조하는 손은 팔의 먼쪽 부위에 놓는다(팔꿉관절 바로 위쪽).

#### 촉진 과정

1. 환자에게 GH관절에서 굽힘과 벌림 중간 정도로 팔을 들어 올리도록 요청하고, 앞어깨세모근의 수축을 느낀다(그림 11–53).
2. 앞어깨세모근의 더 강한 수축을 위해 치료사는 보조하는 손으로 부드럽게 저항을 가할 수 있다.
3. 빗장뼈 측면에서부터 삼각결절까지 앞어깨세모근의 근육섬유에 수직으로 가볍게 두드린다.
4. 앞어깨세모근의 위치를 확인한 후, 환자에게 이완하도록 하여 기초 긴장 상태를 촉진하여 평가한다.

11

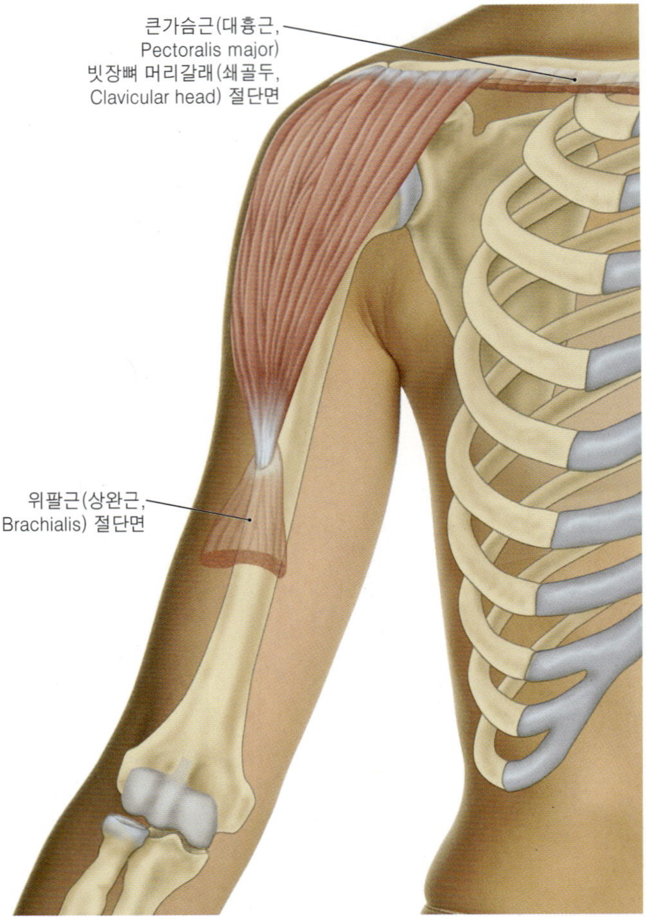


**그림 11–51.** 오른쪽 어깨세모근의 앞면 그림. 위팔근과 큰가슴근은 절단되어 투명하게 표시되어 있다.

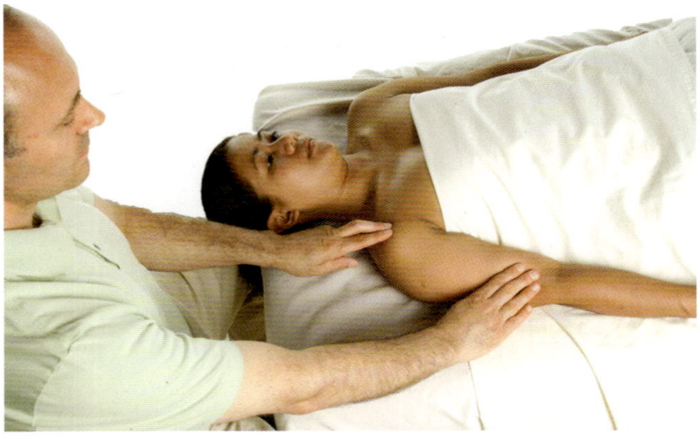

**그림 11–52.** 바로 누운 자세에서 오른쪽 앞어깨세모근의 촉진을 위한 시작 자세.

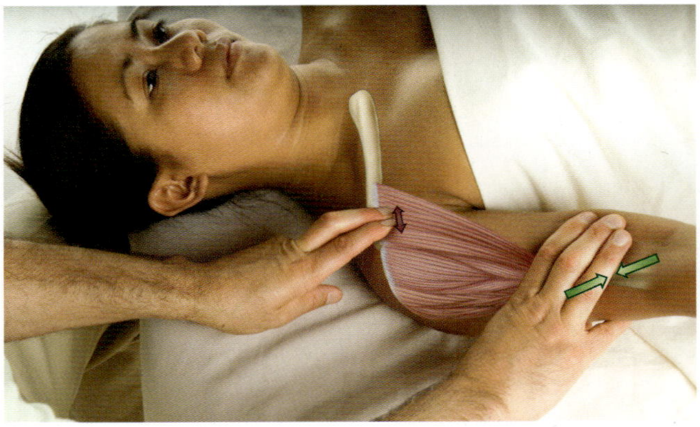

**그림 11–53.** 환자가 팔을 굽힘 및 벌림으로 비스듬히 움직일 때 오른쪽 앞어깨세모근을 촉진한다.

## 앞어깨세모근(전삼각근, Anterior deltoid) – 바로 누운 자세(Supine) *(계속)*

### 촉진 시 주의사항

1. 바로 누운 자세에서 앞어깨세모근은 환자에게 GH관절에서 팔을 수평으로 구부리도록 함으로써 수축되고 촉진될 수 있다. 이 자세에서 중력은 종종 적절한 저항을 제공하지만 치료사의 손으로 더 많은 저항을 추가할 수 있다.
2. 큰가슴근의 빗장뼈머리(쇄골두, clavicular head)도 보통 GH관절에서 팔의 수평 굽힘으로 인해 수축하게 된다.
3. 앞어깨세모근과 큰가슴근의 빗장뼈머리가 수축되면, 육안으로 보이는 근육 사이의 작은 틈이 생긴다.

### 대안 촉진 자세 – 앉거나 서 있는 자세

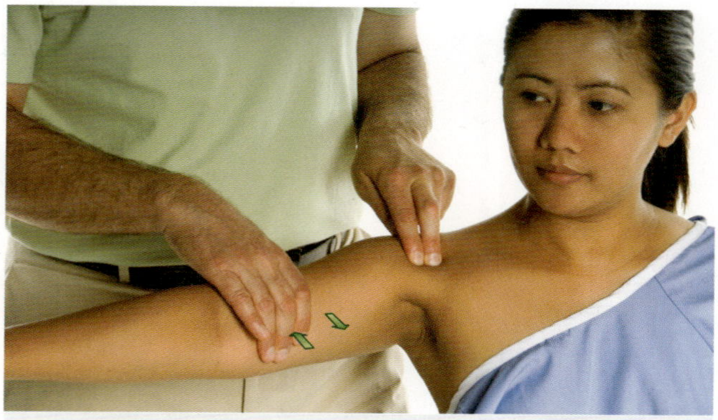

**그림 11-54.** 앞어깨세모근은 환자가 앉거나 서 있는 상태에서도 쉽게 촉진할 수 있다. 어깨세모근의 앞쪽 근육섬유를 수축시키기 위해 환자는 어깨관절에서 저항에 대항하여 팔을 수평으로 굽힌다.

### 촉진 시 핵심 포인트

팔을 굽힘과 벌림 중간 정도에서 움직인다.

11

### 통증 유발점(Trigger points)

1. 앞어깨세모근의 통증 유발점은 종종 근육의 급성 또는 만성적인 과사용(예: 컴퓨터 키보드를 사용하는 것과 같이 장시간 팔을 벌림 또는 굽힘 상태에서 들고 있음), 직접적인 외상(예: 운동 중의 충돌) 및 가시위근의 통증 유발점으로 인해 발생하거나 지속된다.
2. 앞어깨세모근의 통증 유발점은 GH관절에서 팔의 벌림 또는 굽힘을 행할 때 약화를 유발할 수 있다.
3. 앞어깨세모근의 통증 유발점의 전이 패턴은 목갈비근, 큰가슴근, 작은가슴근, 부리위팔근, 가시위근, 가시아래근 그리고 위팔두갈래근 전이 패턴과 구분되어야 한다.
4. 앞어깨세모근의 통증 유발점은 종종 돌림근띠 파열, 두갈래근 힘줄염, 어깨세모근밑/어깨봉우리밑 윤활낭염, GH관절 또는 봉우리빗장관절 관절염 또는 C5 신경 압박으로 잘못 평가된다.
5. 연관 통증 유발점은 종종 큰가슴근의 빗장갈래, 가시위근, 위팔두갈래근, 넓은등근 및 큰원근에서 발생한다.

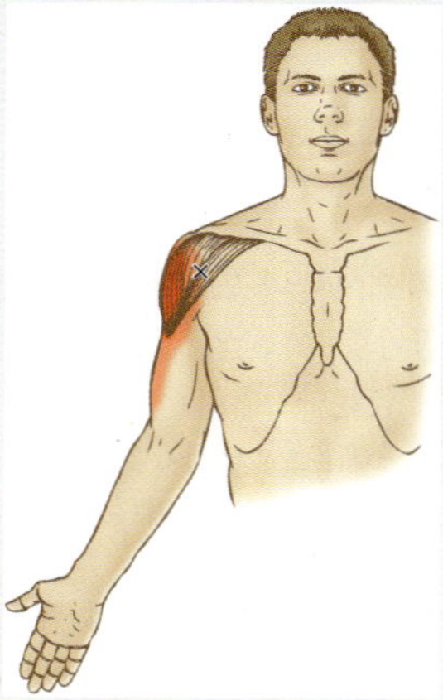

**그림 11-55.** 흔히 나타나는 앞어깨세모근 통증 유발점과 연관통 부위의 앞쪽 그림.

## 앞어깨세모근(전삼각근, Anterior deltoid) – 바로 누운 자세(Supine)

### 앞어깨세모근의 스트레칭(Stretching the anterior deltoid)

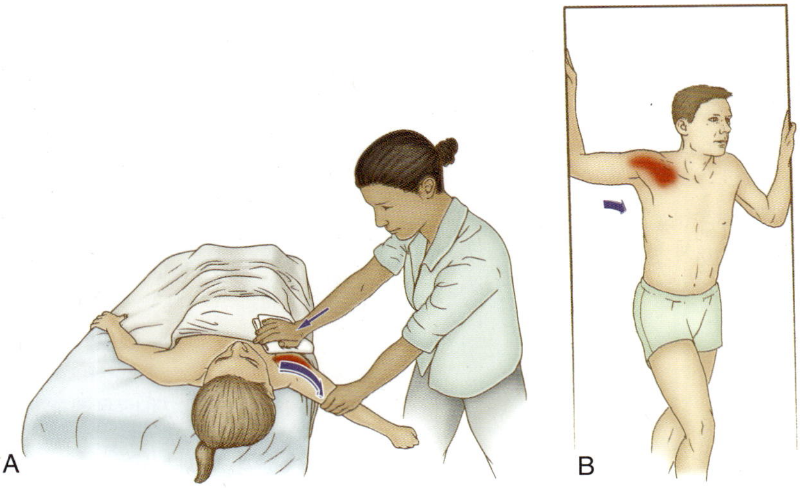


**그림 11–56.** 오른쪽 앞어깨세모근의 스트레칭. 팔은 90°까지 벌리고 수평으로 편다. **A,** 치료사 보조 스트레칭. 환자의 몸통/어깨이음대를 치료사의 오른손으로 고정한다. 편안함을 위해 쿠션을 사용한다. **B,** 자가 관리 스트레칭. 환자는 아래팔을 문틀에 고정하고 몸을 기울인다(참고: 큰가슴근도 스트레칭된다).



## 어깨밑근(견갑하근, Subscapularis) – 바로 누운 자세(Supine) *(계속)*

### 부착 부위

- □ 어깨뼈의 어깨밑오목에서 기시하여
- □ 위팔뼈의 작은결절에 부착되어 있다.

### 작용

- □ GH관절에서 팔을 안쪽으로 돌린다.

#### 시작 자세(그림 11–58)

- 환자는 바로 누운 자세에서 가슴 위에 손을 올린 채, 다른 한 손으로 촉진되는 쪽의 팔꿈치를 부드럽게 잡는다.
- 치료사는 환자 옆에 앉는다.
- 촉진하는 손가락 패드(finger pads)를 어깨뼈 앞쪽에 놓는다.
- 보조하는 손은 어깨뼈의 안쪽모서리를 잡기 위해 환자의 몸 아래에 놓는다.

#### 촉진 과정

1. 보조하는 손으로 환자의 어깨뼈를 수동적으로 뒷당김한다.
2. 환자가 숨을 깊게 들이마시고 내쉴 때, 손가락 패드를 환자의 어깨뼈 앞쪽에 대고 천천히, 그러나 확실하게 누른다(촉진 시 주의사항 1번 참고)(그림 11–59A).
3. 치료사의 손이 어깨밑근에 있음을 확인하기 위하여 환자에게 GH관절에서 팔을 안쪽으로 돌리도록 요청한다(이렇게 하면 팔이 몸통에서 약간 들어 올려진다)(그림 11–59B).
4. 어깨뼈의 안쪽모서리를 향해 더 깊게 누름으로써 가능한 한 어깨밑근의 많은 부분을 촉진한다.
5. 어깨밑근의 위치 확인 후 환자에게 이완하도록 하여 기초 긴장 상태를 촉진하여 평가한다.

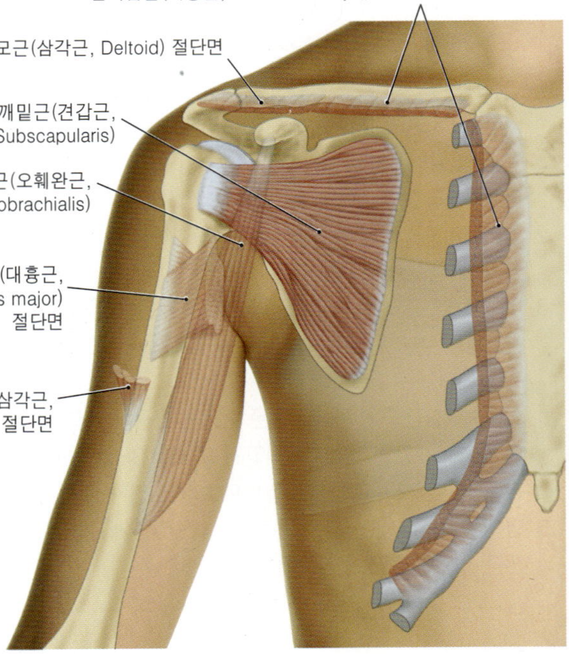


**그림 11–57.** 오른쪽 어깨밑근의 앞쪽 그림. 부리위팔근과 절단된 어깨세모근, 큰가슴근이 투명하게 보인다.

## 어깨밑근(견갑하근, Subscapularis) – 바로 누운 자세(Supine) *(계속)*

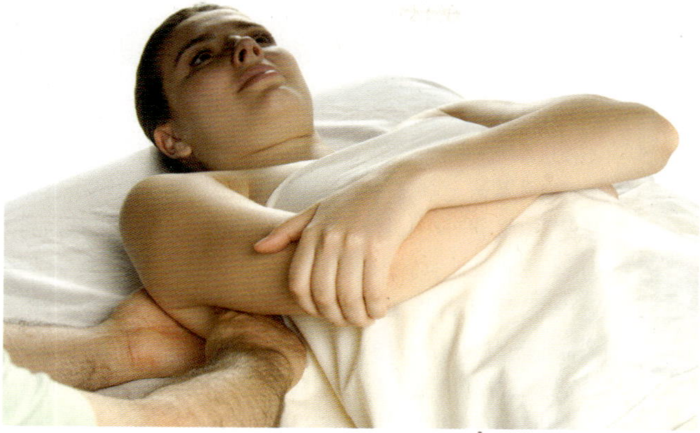

**그림 11–58.** 바로 누운 자세에서 오른쪽 어깨밑근의 촉진을 위한 시작 자세.

### 촉진 시 핵심 포인트

환자는 편안히 휴식을 취한다. 치료사는 보조하는 손으로 어깨뼈를 당겨 빼낸다.

### 촉진 시 주의사항

1. 어깨밑근에 접근하기 위해 깊은 촉진을 하는 경우 치료사가 환자를 숨 쉬게 하면서 강하고 확실한 터치로 천천히 조직 안으로 들어간다면 환자에게 고통스러울 이유가 없다.
2. 위팔뼈의 작은결절에 있는 어깨밑근 힘줄의 먼쪽 부착 위치를 찾으려면, 치료사의 어깨에 환자의 팔을 두어 목의 구부러진 부분에 대고, 환자에게 GH관절에서 팔을 안쪽으로 돌리도록 요청함으로써 치료사의 촉진하는 손이 여전히 어깨밑근에 있는 것을 확인하고, 어깨밑오목에서 위팔뼈를 향해 아주 천천히 근육을 따라간다. 치료사가 먼쪽 부착 부위에 도달하면, 작은결절 부착 부위를 더 쉽게 느끼고 어깨밑근 먼쪽 힘줄에서 식별하도록 하기 위해 환자에게 어깨밑근과 팔의 나머지 근육을 완전히 이완하도록 한다(그림 11–60).
3. 어깨밑근과 앞톱니근은 둘 다 어깨뼈와 가슴우리(rib cage) 사이에 위치한다. 어깨밑근을 촉진하려면 어깨뼈의 앞쪽 면에 손가락 패드의 방향을 맞춘다. 또한 앞톱니근의 촉진을 위해 손가락 패드를 가슴우리의 벽 쪽으로 향하게 한다.
4. 어깨밑근의 위팔뼈 부착 부위는 앞어깨세모근을 통해 촉진될 수 있다. 위팔뼈의 작은결절을 찾은 다음 그것을 따라 수직으로 가볍게 두드리면서 어깨밑근 힘줄을 느낄 수 있다. 다른 방법으로 위팔두갈래근의 위치를 확인하고 난 뒤 그 사이에서 어깨밑근 힘줄을 촉진한다.

11

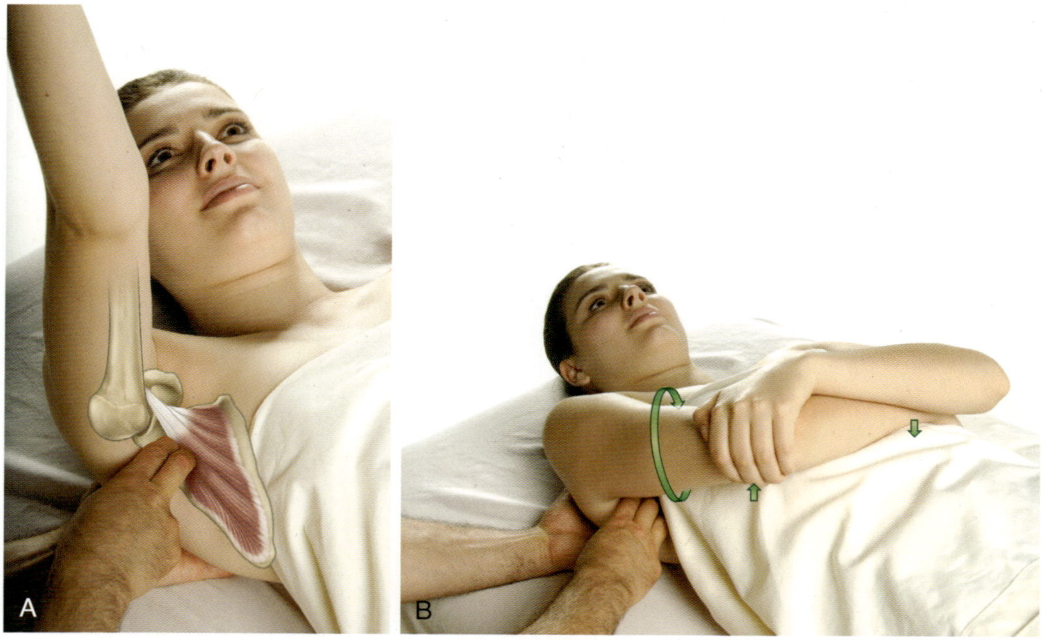

**그림 11–59.** 오른쪽 어깨밑근의 촉진. **A,** 힘살의 촉진을 보여 준다. 참고: 독자가 근육의 힘살을 볼 수 있도록 환자의 팔이 위로 올려져 있다. **B,** 팔을 아래로 내려 가슴에 놓는다. 이는 환자가 어깨밑근을 수축시키기 위해 팔을 안쪽으로 회전시키는 것을 보여 준다.

## 어깨밑근(견갑하근, Subscapularis) – 바로 누운 자세(Supine) *(계속)*

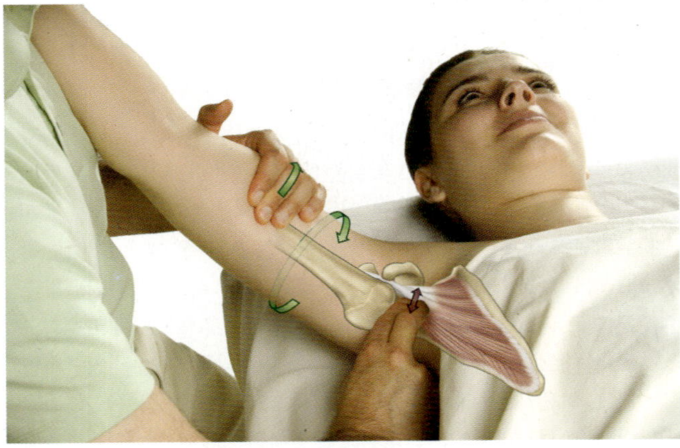

**그림 11-60.** 환자가 저항에 대항하여 팔을 안쪽으로 돌렸을 때 오른쪽 어깨밑근의 위팔 힘줄(humeral tendon)을 촉진한다('촉진 시 주의사항' #2 참조).

### 대안 촉진 자세 – 옆으로 누운 자세

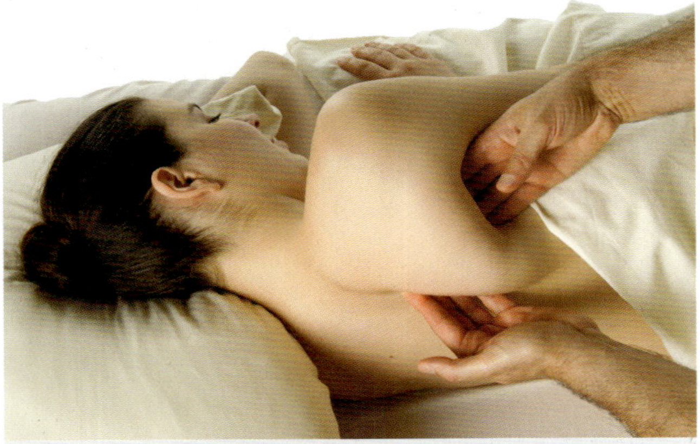

**그림 11-61.** 어깨밑근은 환자가 옆으로 누워 있을 때에도 촉진이 가능하다.

### 통증 유발점(Trigger points)

1. 어깨밑근의 통증 유발점은 종종 근육의 급성 또는 만성적인 과사용(예: 수영), 외상(예: GH관절 탈구), 장시간의 부동자세(예: 팔걸이나 석고붕대로 팔을 안쪽으로 돌리고 유지하는 경우), 그리고 근육의 만성 단축(예: 환자가 팔을 안쪽으로 돌려 만성 둥근 어깨 자세를 가진 경우)에 의해 발생하거나 지속된다.
2. 어깨밑근의 통증 유발점은 GH관절에서 팔의 제한적이고 고통스러운 가쪽돌림을 생성하는 경향이 있다(팔의 가쪽돌림은 팔의 완전한 벌림에 필요하기 때문에 팔 벌림도 종종 제한됨). 휴식 시 통증 또는 위팔뼈 부착 부위에 극도의 압통이 나타난다.
3. 어깨밑근 통증 유발점의 전이 패턴은 목갈비근, 작은원근, 큰원근, 뒤어깨세모근, 위팔세갈래근, 짧은노쪽손목폄근(단요측수근신근), 자쪽손목폄근(척측수근신근), 긴노쪽손목폄근(장요측수근신근), 집게폄근 그리고 위뒤톱니근(SPS)의 통증 유발점 전이 패턴과 구분되어야 한다.
4. 어깨밑근의 통증 유발점은 종종 오십견, 돌림근띠 병변, 목뼈디스크증후군 또는 가슴출구증후군으로 잘못 평가된다.
5. 연관 통증 유발점은 종종 큰가슴근, 넓은등근, 큰원근 및 앞어깨세모근에서 발생한다.

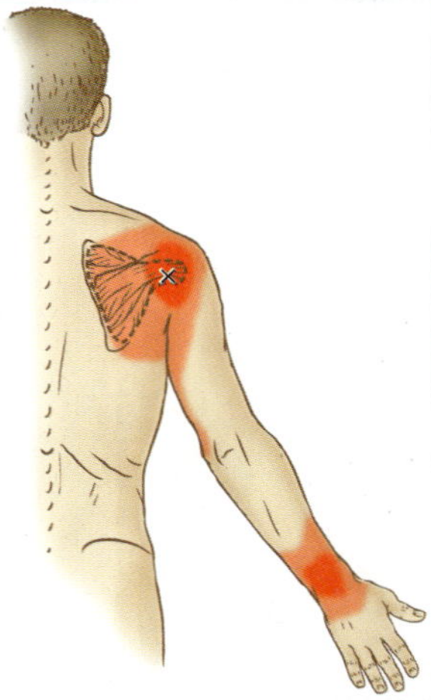

**그림 11-62.** 흔한 어깨밑근 통증 유발점과 연관통 부위의 뒤쪽 그림.

## 어깨밑근(견갑하근, Subscapularis) – 바로 누운 자세(Supine)

### 어깨밑근의 스트레칭(Stretching the subscapularis)

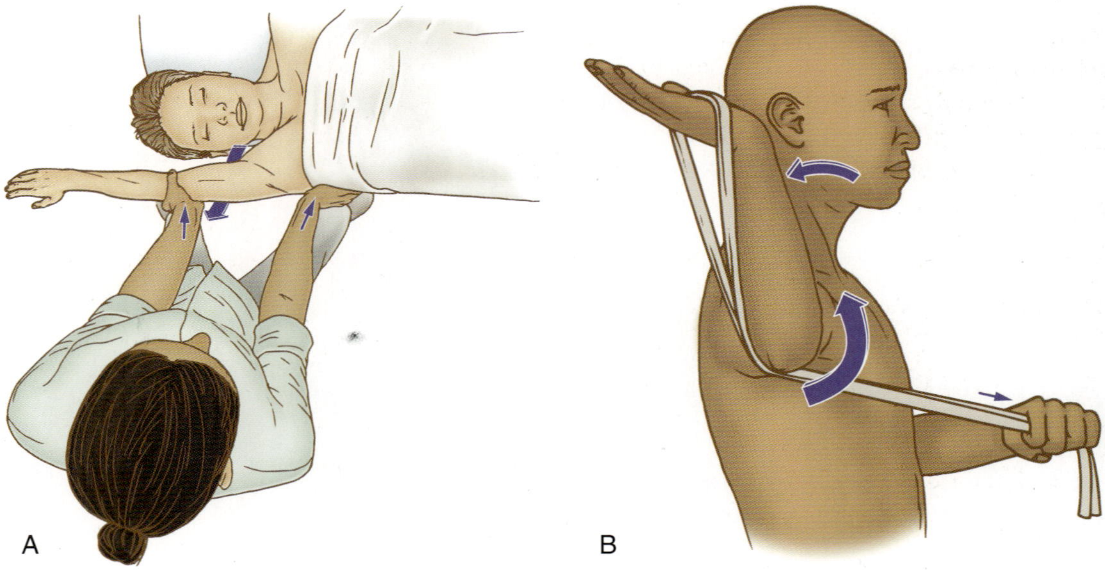


**그림 11–63.** 오른쪽 어깨밑근의 스트레칭. 팔을 옆으로 회전시킨다. **A,** 치료사 보조 스트레칭. 환자의 어깨이음대는 치료사의 오른손에 의해 고정된다. **B,** 자가 관리 스트레칭. 환자의 오른팔은 밧줄을 사용하여 바깥쪽으로 회전한다.

## 앞톱니근(전거근, Serratus anterior) – 바로 누운 자세(Supine) *(계속)*

### 부착 부위

- □ 첫째~아홉째 갈비뼈의 앞가쪽에서 기시하여
- □ 어깨뼈의 안쪽모서리 전체의 앞쪽 표면에 부착되어 있다.

### 작용

- □ ScC관절에서 어깨뼈를 내민다.
- □ ScC관절에서 어깨뼈를 위쪽으로 회전시킨다.
- □ 위쪽 섬유는 ScC관절에서 어깨뼈를 들어 올릴 수 있다.
- □ 아래쪽 섬유는 ScC관절에서 어깨뼈를 아래로 내릴 수 있다.

#### 시작 자세(그림 11–65)

- 환자는 누운 자세에서 팔을 천장을 향해 공중으로 곧게 뻗어 올린다.
- 치료사는 환자 옆에 앉는다.
- 촉진할 손의 손가락 패드를 겨드랑이 바로 아래쪽, 가슴우리벽의 가쪽에 놓는다.
- 보조하는 손을 환자의 주먹 위에 둔다. 저항을 가할 때만 필요하다.

#### 촉진 과정

1. 환자에게 천장을 향하여 손을 뻗도록 요청하고(이렇게 하려면 ScC관절에서 어깨뼈를 내밀도록 함) 앞톱니근의 수축을 느껴 본다(그림 11–66).
2. 필요한 경우 치료사의 보조하는 손으로 환자의 행동에 저항을 가할 수 있다.
3. 가능한 한 앞톱니근의 많은 부분을 계속해서 촉진한다(그림 11–67).
4. 앞톱니근의 위치를 확인한 후 환자에게 이완하도록 하여 기초 긴장 상태를 촉진하여 평가한다.

11

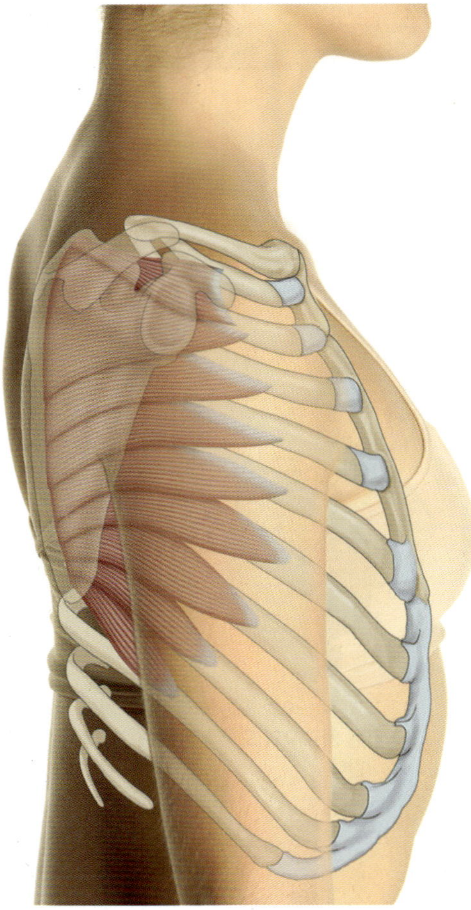

**그림 11–64.** 오른쪽 앞톱니근의 가쪽 그림.

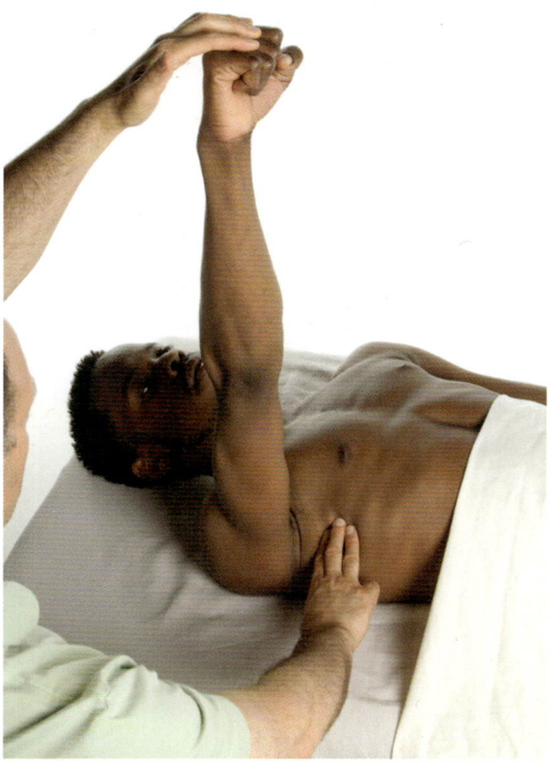

**그림 11–65.** 바로 누운 자세에서 오른쪽 앞톱니근의 촉진을 위한 시작 자세.

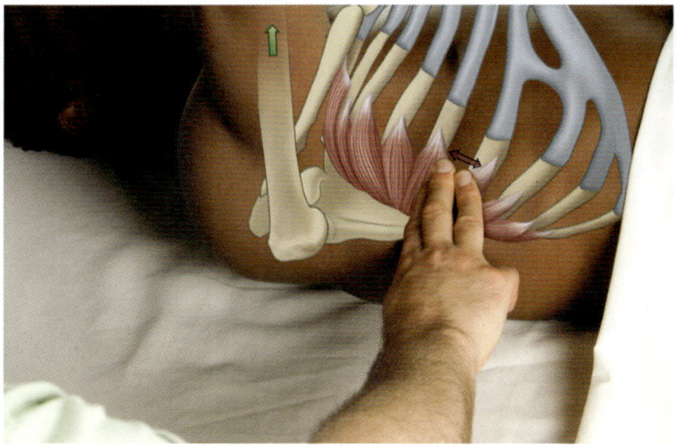

**그림 11–66.** 가쪽 가슴우리벽에 대해 오른쪽 앞톱니근의 촉진.

### 대안 촉진 자세 – 옆으로 누운 자세

앞톱니근은 환자가 옆으로 누워 있을 때 쉽게 촉진할 수 있다. 바로 누운 자세에서의 촉진과 마찬가지로 환자의 팔은 앞톱니근에 접근할 수 있도록 움직여야 한다.

## 앞톱니근(전거근, Serratus anterior) – 바로 누운 자세(Supine) *(계속)*

### 촉진 시 주의사항

1. 가슴우리 부착 부위의 위쪽 근육섬유 촉진을 위해 천천히 힘을 주면서 가슴우리에 대고 큰가슴근 깊숙이 내려간다(그림 11–67). 위쪽 두 개의 갈비뼈에 있는 섬유에 접근하는 것은 매우 어려울 수 있다. 어깨뼈 부착 부위에 더 가까운 위쪽 근육섬유의 촉진을 위해 어깨뼈와 가슴우리 사이에서 가슴우리 쪽으로 천천히 강하게 내려간다.
2. 앞톱니근의 위쪽 근육섬유의 더 강한 수축을 위해 ScC관절에서 어깨뼈를 내밀고 올라가도록 환자는 팔을 위쪽으로 기울이게(약 135° 굽힘) 한다(그림 11–68A). 유사하게 아래쪽 근육섬유를 더욱 강하게 수축하기 위해 환자가 ScC관절에서 어깨뼈를 내밀고 아래쪽으로 내리도록 팔을 아래로 기울이게(약 45° 굽힘) 한다(그림 11–68B).
3. 앞톱니근과 어깨밑근은 둘 다 어깨뼈와 가슴우리 사이에 위치하고 있다. 앞톱니근의 촉진을 위해 치료사의 손가락 패드를 가슴우리 벽 쪽으로 향하게 한다. 어깨밑근을 촉진하려면 치료사의 손가락 패드를 어깨뼈의 앞쪽 면에 향하게 한다.

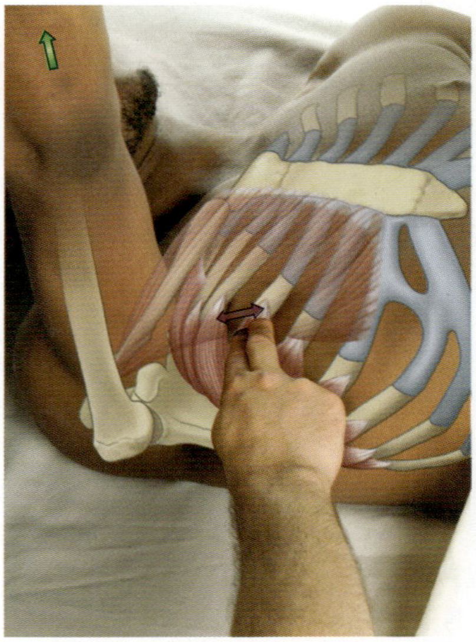

**그림 11–67.** 큰가슴근에 대해 깊숙이 있는 오른쪽 앞톱니근의 촉진.

### 촉진 시 핵심 포인트

팔을 천장을 향해 뻗는다.



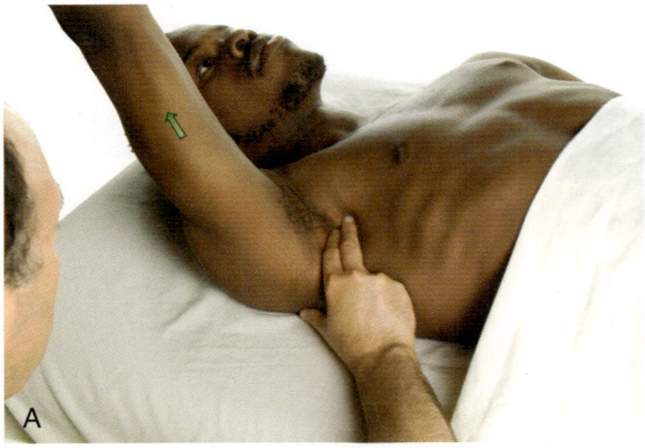


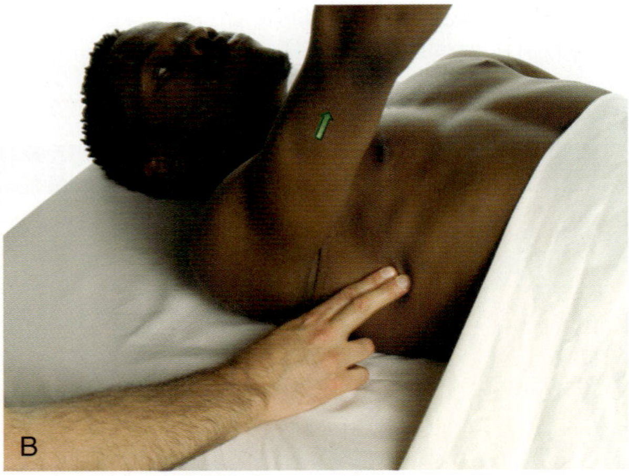


**그림 11–68.** A, 앞톱니근의 위쪽 근육섬유를 더 잘 사용하려면 환자의 팔을 내밀며 좀 더 위쪽으로 향하게 한다. B, 앞톱니근의 아래쪽 근육섬유를 더 잘 사용하려면 환자의 팔을 내미는 동안 아래쪽으로 좀 더 향하게 한다.

## 앞톱니근(전거근, Serratus anterior) – 바로 누운 자세(Supine)

### 통증 유발점(Trigger points)

1. 앞톱니근의 통증 유발점은 종종 근육의 급성 또는 만성적인 과사용(예: 팔굽혀펴기 또는 무술에서 펀치, 테니스 라켓을 휘두르는 것, 공 던지기, 힘주어 밀어내는 동작과 같이 어깨뼈를 내밀어야 하는 모든 동작) 또는 힘들게 호흡하는 경우(호흡 보조 역할 때문에)에 의해 발생하거나 지속된다.
2. 앞톱니근의 통증 유발점은 ScC관절에서 어깨뼈의 뒤로 당김을 제한하는 경향이 있다. 통증 유발점의 압박으로 인해 아픈 부위로 누워 있거나, 어깨뼈가 앞으로 내밀어지면 근육 단축이 오게 되어 반대쪽으로 누워 있으면 잠을 자는 것이 어려워진다. 심호흡을 어렵게 만들거나 빠르게 달리는 동안 팔을 흔들 때 옆구리를 찌르는 것 같은 통증을 유발할 수 있다.
3. 앞톱니근 통증 유발점의 전이 패턴은 갈비사이근(늑간근), 중간등세모근, 마름모근, 가슴뼈의 척주세움근/가로돌기가시근, 넓은등근, 가시아래근 및 가로막의 통증 유발점 전이 패턴과 구분되어야 한다.
4. 앞톱니근의 통증 유발점은 종종 협심증이나 심장발작 연관통(왼쪽 근육이 영향을 받으면), 갈비관절의 기능장애 또는 골절, 갈비사이신경의 조임, 갈비연골염(costochondritis), 목뼈디스크증후군, 가슴출구증후군, 대상포진 및 갈비사이근의 통증 유발점과 구분하기가 어려울 수 있다.
5. 연관된 통증 유발점은 종종 가슴뼈의 척주세움근/가로돌기가시근, 마름모근, 중간등세모근, 위뒤톱니근(SPS), 넓은등근, 목갈비근 및 목빗근(SCM)에서 발생한다.
6. 참고: 중심과 부착 부위 통증 유발점은 앞톱니근의 9개 발가락 중 어디에서나 발생할 수 있다. 앞톱니근의 통증 유발점은 또한 전체 팔의 자뼈 아래로 전이된다.

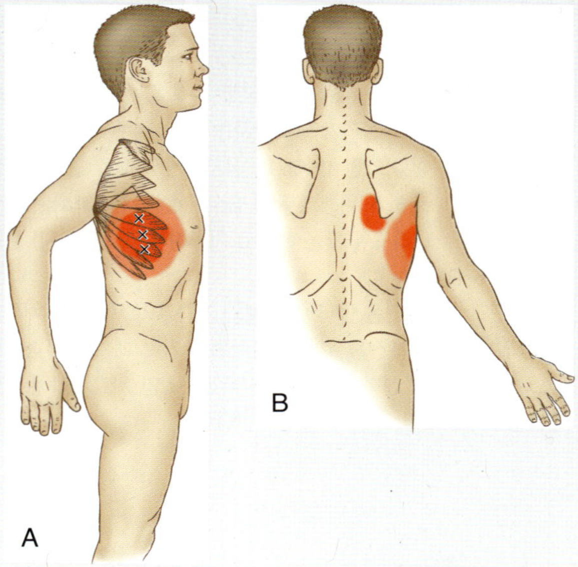


**그림 11-69.** **A,** 흔히 나타나는 앞톱니근 통증 유발점과 연관통 부위를 보여 주는 가쪽 그림. **B,** 연관통의 나머지를 보여 주는 뒤쪽 그림.

11

### 앞톱니근의 스트레칭(Stretching the serratus anterior)

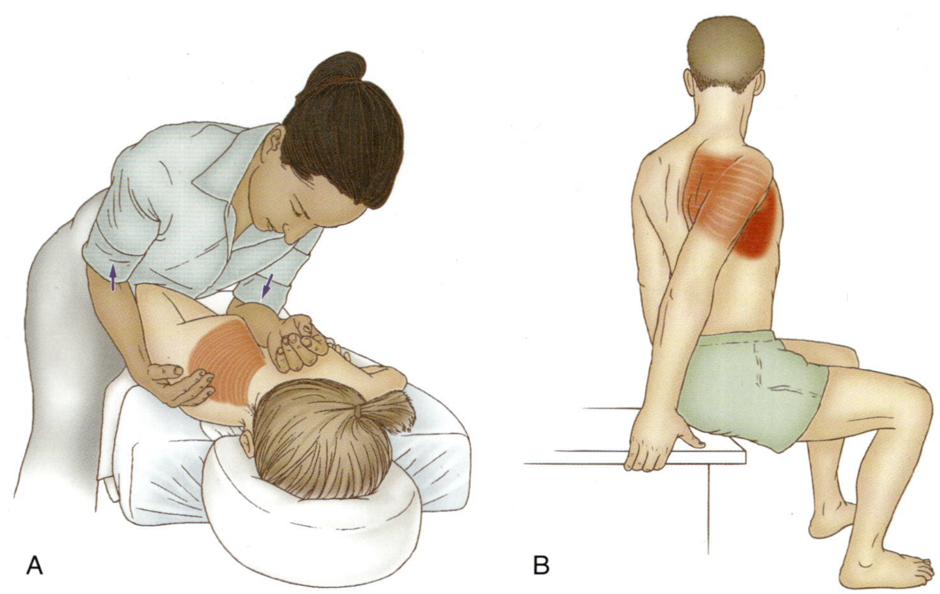


**그림 11-70.** 오른쪽 앞톱니근의 스트레칭. 어깨뼈가 뒤로 당겨진다. **A,** 치료사 보조 스트레칭. 환자의 몸통은 치료사의 왼쪽 아래팔로 고정된다. **B,** 자가 관리 스트레칭. 환자는 벤치의 뒤를 잡기 위해 팔을 펴고 몸을 반대쪽으로 회전시킨다(어깨뼈의 뒤로 당김을 유발함).

## 큰가슴근(대흉근, Pectoralis major) – 바로 누운 자세(Supine) (계속)

### 부착 부위

- □ 빗장뼈의 안쪽 절반, 복장뼈 및 첫째~일곱째 갈비뼈의 갈비연골에서 기시하여
- □ 위팔뼈의 두갈래근고랑의 가쪽에 부착되어 있다.

### 작용

#### 전체 근육

- □ GH관절에서 팔을 모은다.
- □ GH관절에서 팔을 안쪽으로 돌린다.
- □ GH관절에서 팔을 수평으로 구부린다.
- □ ScC관절에서 어깨뼈를 내민다.

#### 빗장갈래(쇄골두)

- □ GH관절에서 팔을 구부린다.

#### 복장갈비갈래(흉늑두)

- □ GH관절에서 팔을 편다(굽힘 자세에서 해부학적 자세로).
- □ ScC관절에서 어깨뼈를 아래로 내린다.

#### 시작 자세(그림 11-72)

- 환자는 몸 옆에 팔을 두고 바로 눕는다.
- 치료사는 환자 옆에 앉는다.
- 촉진하는 손을 조직의 앞쪽 겨드랑주름의 아래쪽 부분에 둔다.
- 보조하는 손을 팔꿉관절 바로 위에, 위팔뼈의 아래쪽에 둔다.

#### 촉진 과정

1. 복장갈비갈래(흉늑두)를 촉진하는 것부터 시작한다. 환자에게 GH관절에서 저항에 대항하여 팔을 모으도록 요청한다. 저항은 치료사의 지지하는 손으로 더하거나 환자가 체벽에 대항하여 팔을 모으도록 함으로써 더해질 수 있다(그림 11-73A).
2. 복장갈비갈래의 수축을 느끼고, 몸쪽(안쪽) 부착 부위를 향해 촉진한다.
3. 빗장갈래(쇄골두)의 촉진을 위해 촉진하는 손을 빗장뼈 안쪽의 바로 아래쪽에 놓고, 환자에게 저항에 대항하여 GH관절에서 팔을 굽힘과 모음 사이 정도로 비스듬히 움직이도록 요청한다. 치료사의 보조하는 손으로 저항을 추가할 수 있다(그림 11-73B).
4. 빗장갈래의 수축을 느끼고 근섬유에 수직으로 가볍게 두드리며 원위부 부착 부위를 향하여 촉진한다.
5. 큰가슴근의 위치를 찾으면, 환자에게 이완하도록 하여 기초 긴장 상태를 촉진하여 평가한다.

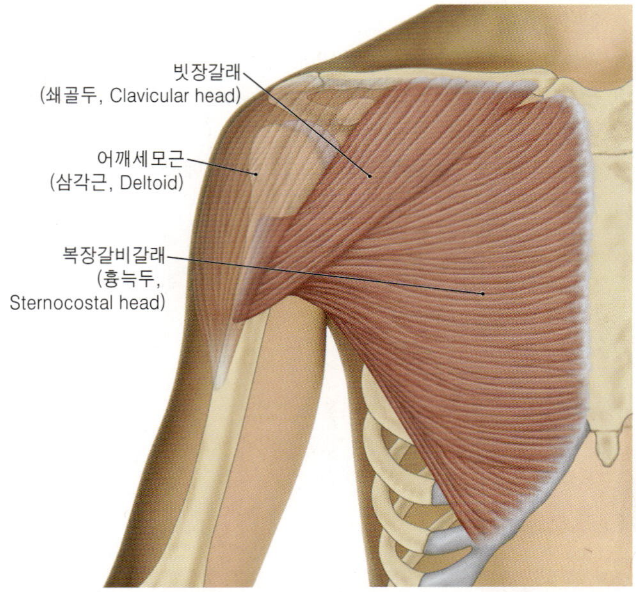


**그림 11-71.** 오른쪽 큰가슴근의 앞면 그림. 어깨세모근이 투명하게 보인다.

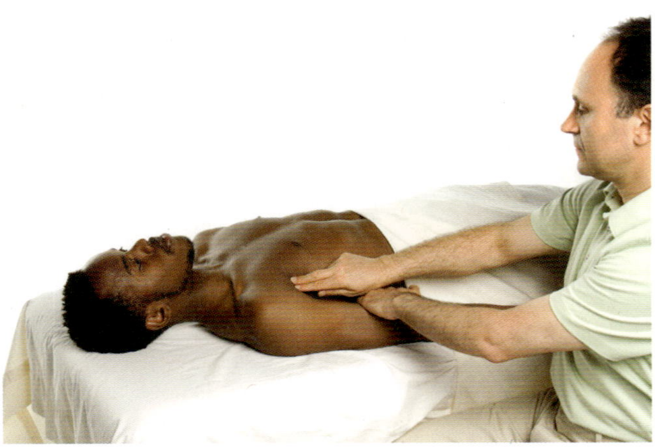

**그림 11-72.** 바로 누운 상태에서 오른쪽 큰가슴근(복장갈비갈래)의 촉진을 위한 시작 자세.

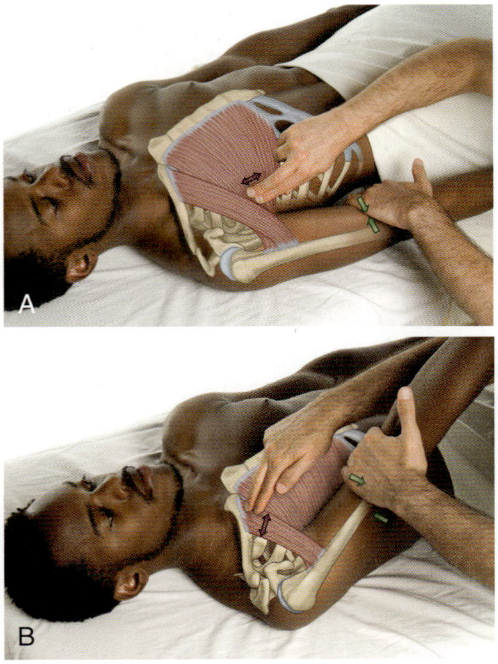


**그림 11-73.** 오른쪽 큰가슴근의 촉진. **A**, 환자가 저항에 대항하여 모음을 수행할 때 큰가슴근의 복장갈비갈래를 촉진하는 것을 보여 준다. **B**, 환자가 저항에 대항하여 굽힘과 모음 동작의 비스듬한 평면 운동을 할 때 큰가슴근의 빗장갈래를 촉진하는 것을 보여 준다.

11

## 큰가슴근(대흉근, Pectoralis major) – 바로 누운 자세(Supine) *(계속)*

### 촉진 시 주의사항

1. 환자에게 GH관절에서 팔을 벌리도록 요청하고, 조직의 앞쪽 겨드랑주름을 잡는다. 그런 다음 환자는 몸에 기대어 팔을 이완하도록 한다. 치료사는 환자의 큰가슴근을 손에 잡고 있는다(그림 11-74A).
2. 일반적으로 큰가슴근의 빗장갈래와 앞어깨세모근 사이에 식별이 가능하고 눈에 보이는 고랑이 있다.
3. 큰가슴근 전체를 사용하려면 환자에게 저항에 대항하여 GH관절에서 팔을 수평으로 구부리도록 한다(참고: 이는 또한 앞어깨세모근을 수축하게 함). 이것은 환자가 앉은 상태에서 가장 쉽게 시행할 수 있다(그림 11-74B).
4. 환자가 저항에 대항하여 팔을 수평으로 구부릴 때, 일반적으로 큰가슴근의 빗장갈래와 복장갈비갈래 사이에 식별할 수 있고 눈에 보이는 고랑이 있다.

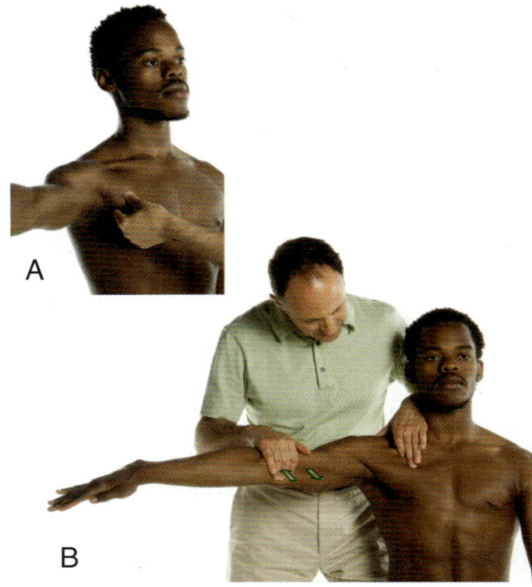


**그림 11-74.** **A,** 팔을 몸에서 멀리 벌리면, 큰가슴근을 포함하는 조직의 앞쪽 겨드랑주름이 촉진하는 손가락 사이로 쉽게 잡힐 것이다. **B,** 환자가 어깨관절에서 팔의 수평 굽힘에 저항하게 함으로써 큰가슴근 전체가 앉은 자세에서도 쉽게 촉진될 수 있다.

### 촉진 시 핵심 포인트

근육조직의 앞쪽 겨드랑주름을 촉진한다.

11

### 통증 유발점(Trigger points)

1. 큰가슴근의 통증 유발점은 종종 근육의 급성 또는 만성적인 과사용(예: 몸 앞쪽에서 반복적인 들기, GH관절에서 팔의 반복적인 모음), 근육을 단축시키는 장시간의 자세(예: 만성적인 어깨의 웅크린 자세, 팔걸이나 깁스 사용, 팔을 가슴에 엇갈려 포개고 등을 대고 잠자기, 어깨이음대를 내민 채로 환측으로 잠자기), 지팡이나 목발 사용, 근육을 압박할 정도로 심하게 조이는 브래지어 끈 또는 심근경색 등으로 인해 발생하거나 지속된다.
2. 큰가슴근의 통증 유발점은 둥근 어깨 자세(어깨뼈 사이 부위의 통증과 갈비빗장증후군을 유발함), GH관절에서 팔의 벌림과 수평 폄의 제한 또는 ScC관절에서 어깨뼈의 뒤로 당김, 수면장애(통증 때문에) 또는 유방의 통증이나 부종을 유발하는 경향이 있다. 또한 다섯째와 여섯째 갈비뼈 사이의 큰가슴근 오른쪽에 있는 통증 유발점은 심장부정맥을 유발할 수 있다.
3. 큰가슴근 통증 유발점의 전이 패턴은 작은가슴근, 빗장밑근, 갈비사이근, 목갈비근, 앞어깨세모근, 가시위근, 가시아래근, 부리위팔근 그리고 위팔두갈래근 통증 유발점 전이 패턴과 구분되어야 한다.
4. 큰가슴근의 통증 유발점은 종종 협심증이나 심근경색증(왼쪽 통증 유발점의 경우), 갈비관절 기능장애, 갈비연골염, 틈새탈장(hiatal hernia), 두갈래근힘줄염, GH관절 윤활낭염, 목뼈디스크증후군 또는 안쪽위관절융기염으로 잘못 평가된다.
5. 연관된 통증 유발점은 종종 앞어깨세모근, 부리위팔근, 넓은등근, 어깨밑근, 앞톱니근, 마름모근, 중간등세모근, 목빗근, 가시아래근, 작은원근 및 뒤어깨세모근에서 발생한다.

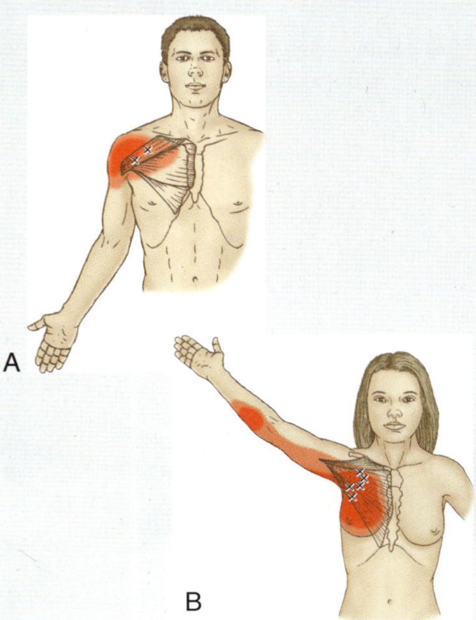


**그림 11-75.** 흔하게 나타나는 큰가슴근 통증 유발점과 연관통 부위를 보여 주는 앞쪽 그림. **A,** 빗장갈래를 보여 준다. **B,** 복장갈비갈래를 보여 준다.

## 큰가슴근(대흉근, Pectoralis major) – 바로 누운 자세(Supine)

### 큰가슴근의 스트레칭(Stretching the pectoralis major)

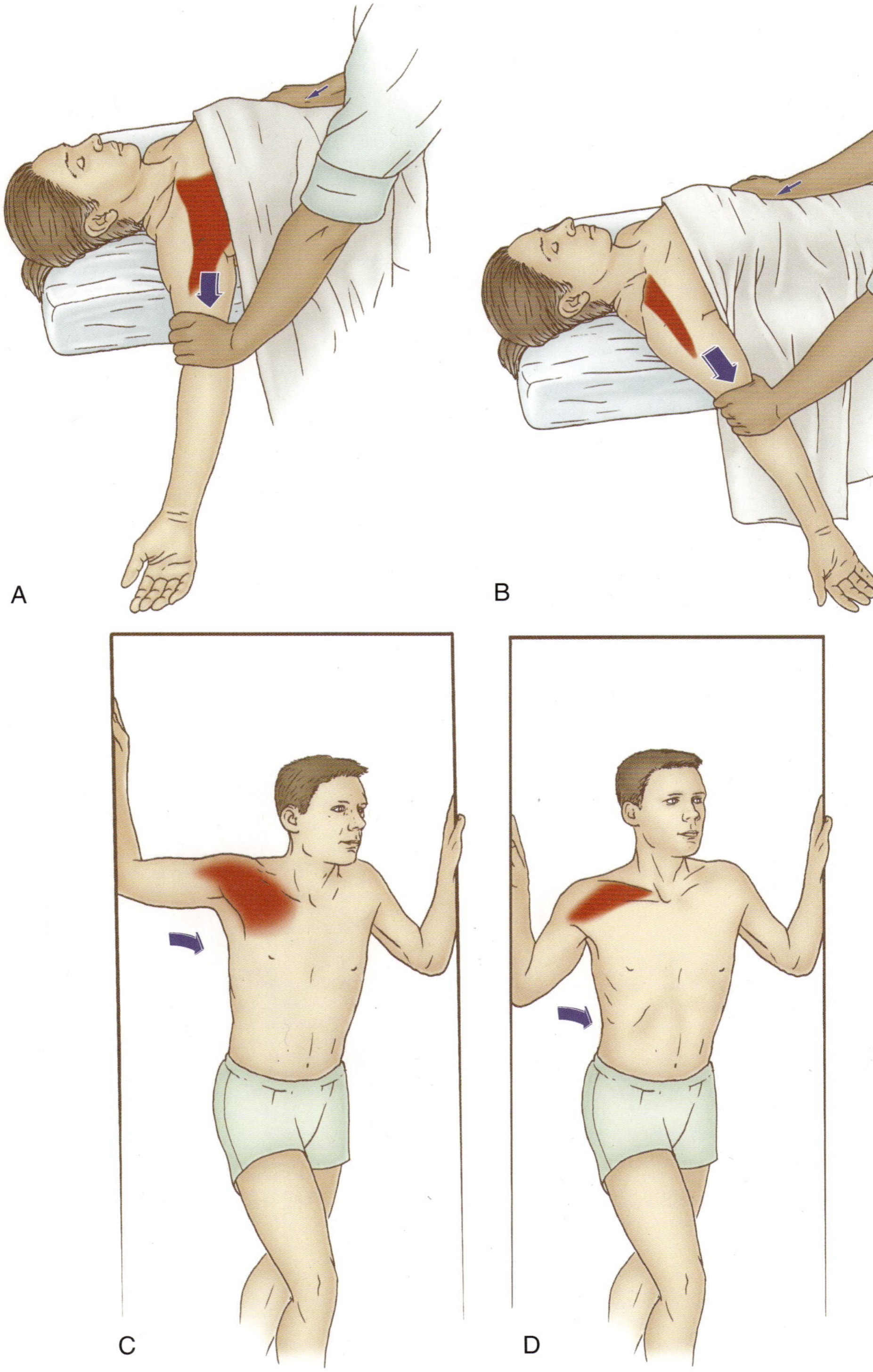


**그림 11-76.** 큰가슴근의 스트레칭. 복장갈비갈래를 스트레칭하기 위해 팔을 약 90°로 회전하고 수평으로 편다. 빗장갈래를 스트레칭하기 위해 팔을 약 45°로 벌리고 수평으로 늘린다. **A, B,** 복장갈비갈래와 빗장갈래의 치료사 보조 스트레칭. 환자의 몸통은 치료사의 오른손으로 고정시킨다. **C, D,** 복장갈비갈래와 빗장갈래의 자가 관리 스트레칭. 환자는 앞팔을 문틀에 고정하고 기댄다.

## 작은가슴근(소흉근, Pectoralis minor) – 바로 누운 자세(Supine) *(계속)*

### 부착 부위

- ▢ 셋째~다섯째 갈비뼈에서 기시하여
- ▢ 어깨뼈의 부리돌기의 안쪽면에 부착되어 있다.

### 작용

- ▢ ScC관절에서 어깨뼈를 내민다.
- ▢ ScC관절에서 어깨뼈를 아래쪽으로 내린다.
- ▢ ScC관절에서 어깨뼈를 아래쪽으로 돌린다.
- ▢ 복장갈비관절과 갈비척추관절에서 셋째~다섯째 갈비뼈를 들어올린다.

#### 시작 자세(그림 11-78)

- ■ 환자는 허리의 잘록한 부위 밑에 손을 대고 바로 눕는다.
- ■ 치료사는 테이블 위쪽에 앉는다.
- ■ 촉진할 손을 어깨뼈의 부리돌기 바로 아래쪽에 둔다.

#### 촉진 과정

1. 환자에게 테이블에 대하여 손과 아래팔을 누르도록 요청하고, 큰가슴근을 통해 작은가슴근의 수축을 느낀다(그림 11-79).
2. 근육섬유에 수직으로 가볍게 두드리며 갈비뼈 부착 부위를 향해 계속하여 촉진한다.
3. 작은가슴근의 위치를 찾으면 환자에게 이완하도록 하여 기초 긴장 상태를 촉진하여 평가한다.

11

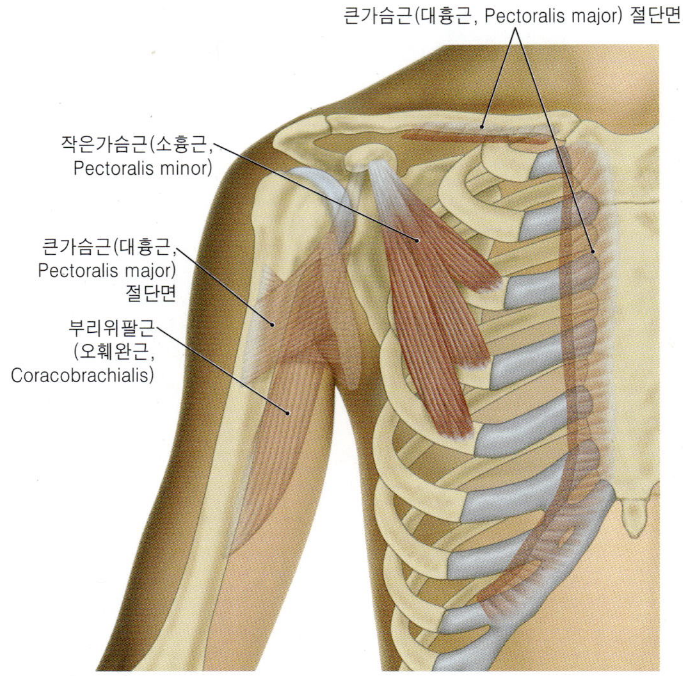


**그림 11-77.** 오른쪽 작은가슴근의 앞쪽 그림. 부리위팔근과 절단된 큰가슴근이 투명하게 보인다.

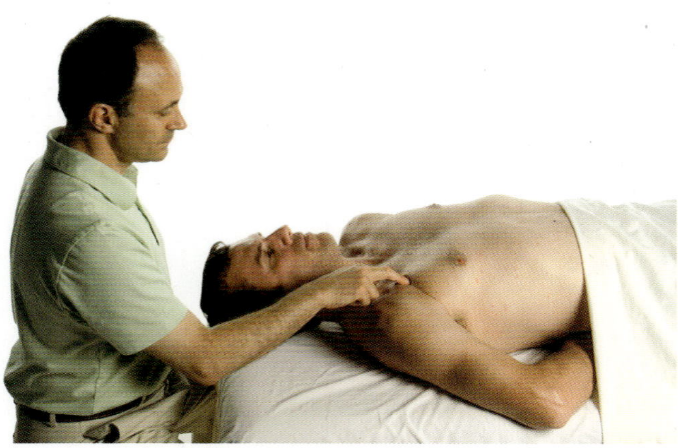

**그림 11-78.** 바로 누운 상태로 오른쪽 작은가슴근의 촉진을 위한 시작 자세.

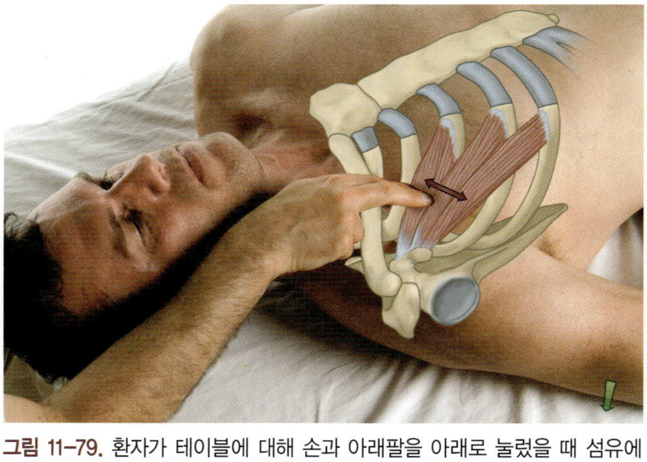

**그림 11-79.** 환자가 테이블에 대해 손과 아래팔을 아래로 눌렀을 때 섬유에 수직으로 오른쪽 작은가슴근을 촉진한다.

## 작은가슴근(소흉근, Pectoralis minor) – 바로 누운 자세(Supine) *(계속)*

### 촉진 시 주의사항

1. 환자는 테이블에 대해 손과 아래팔을 누르도록 하는데, 이는 작은가슴근의 작용인, ScC관절에서 어깨뼈의 아래쪽 돌림의 동시 작용이 필요한 어깨관절에서의 팔의 폄이 요구되기 때문이다. 이것은 환자가 앉은 자세에서 수행하는 것이 가장 쉽다(그림 11–80).
2. 일반적으로 작은가슴근의 3개 면을 각각 개별적으로 촉진하고 식별하는 것이 가능하다.
3. 작은가슴근의 가장 측면에 있는 섬유를 촉진하는 또 다른 방법은 큰가슴근을 깊게 누르면서 옆에서 접근하는 것이다. 이 방법은 효과가 있지만 환자에게 불편할 수 있으며 일반적으로 작은가슴근이 쉽게 촉진되고 큰가슴근을 통해 작용할 수 있기 때문에 불필요하다.

### 촉진 시 핵심 포인트

환자는 허리의 잘록한 부위에 손을 둔다.

### 대안 촉진 자세 – 앉은 자세

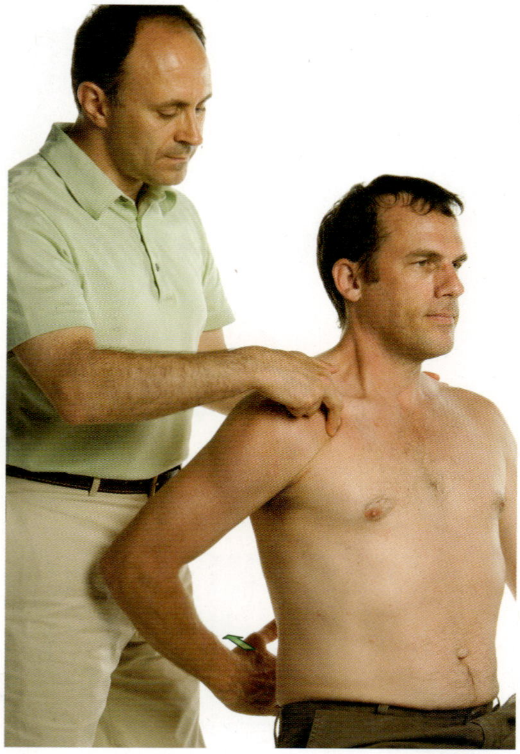

**그림 11–80.** 앉은 자세는 작은가슴근을 촉진하기 위한 가장 쉬운 자세이다. 왜냐하면 환자가 손을 허리의 잘록한 부위에 편안하게 놓았을 때 치료사가 행동을 요청하면 뒤쪽으로 쉽게 움직일 수 있기 때문이다.

### 통증 유발점(Trigger points)

1. 작은가슴근의 통증 유발점은 종종 근육의 급성 또는 만성적인 과사용, 근육을 단축시키는 장기간의 자세(예: 만성 둥근 어깨 자세, 팔걸이나 석고붕대의 사용, 가슴 위에 팔을 엇갈리게 접어두고 등을 대고 잠자기, 어깨이음대를 내민 채로 환측으로 잠자기), 지팡이나 목발 사용, 심근경색, 힘든 호흡, 근육 압박(예: 무거운 배낭 끈으로 인해) 또는 큰가슴근이나 목갈비근의 통증 유발점에 의해 발생하거나 지속된다.
2. 작은가슴근의 통증 유발점은 작은가슴근증후군(팔의 신경학적 또는 혈관증상을 유발), 웅크린 어깨 자세(어깨뼈 사이 부위의 통증을 유발하고 갈비빗장증후군을 유발함), ScC관절에서 어깨뼈의 제한된 뒤로 당김 또는 어깨뼈의 솟아오름(winging of scapula)을 유발하는 경향이 있다.
3. 작은가슴근 통증 유발점의 전이 패턴은 큰가슴근, 어깨세모근, 부리위팔근, 목갈비근, 가시위근, 가시아래근, 위팔두갈래근 및 위팔세갈래근의 통증 유발점 전이 패턴과 구분되어야 한다.
4. 작은가슴근의 통증 유발점은 종종 목뼈디스크증후군, 앞쪽목갈비근증후군, 갈비빗장증후군, 손목터널증후군, 두갈래근힘줄염, 안쪽위관절융기염 또는 협심증이나 심근경색(왼쪽 통증 유발점인 경우)으로 잘못 평가된다.
5. 연관된 통증 유발점은 큰가슴근, 앞어깨세모근, 목갈비근 및 목빗근에서 발생한다.

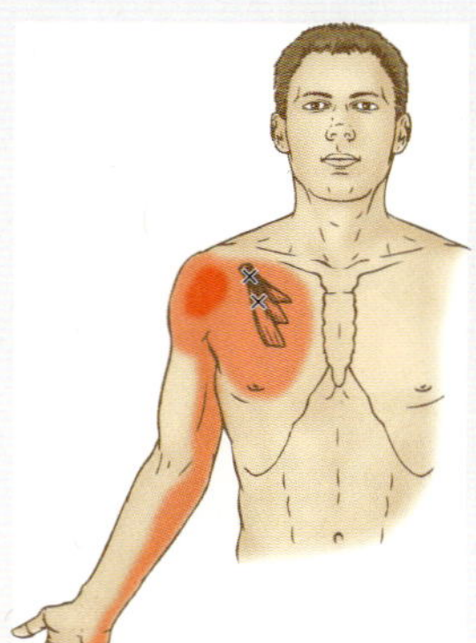

**그림 11–81.** 흔하게 나타나는 작은가슴근 통증 유발점과 연관통 부위를 보여주는 앞쪽 그림.

11

## 작은가슴근(소흉근, Pectoralis minor) – 바로 누운 자세(Supine)

### 작은가슴근의 스트레칭(Stretching the pectoralis minor)

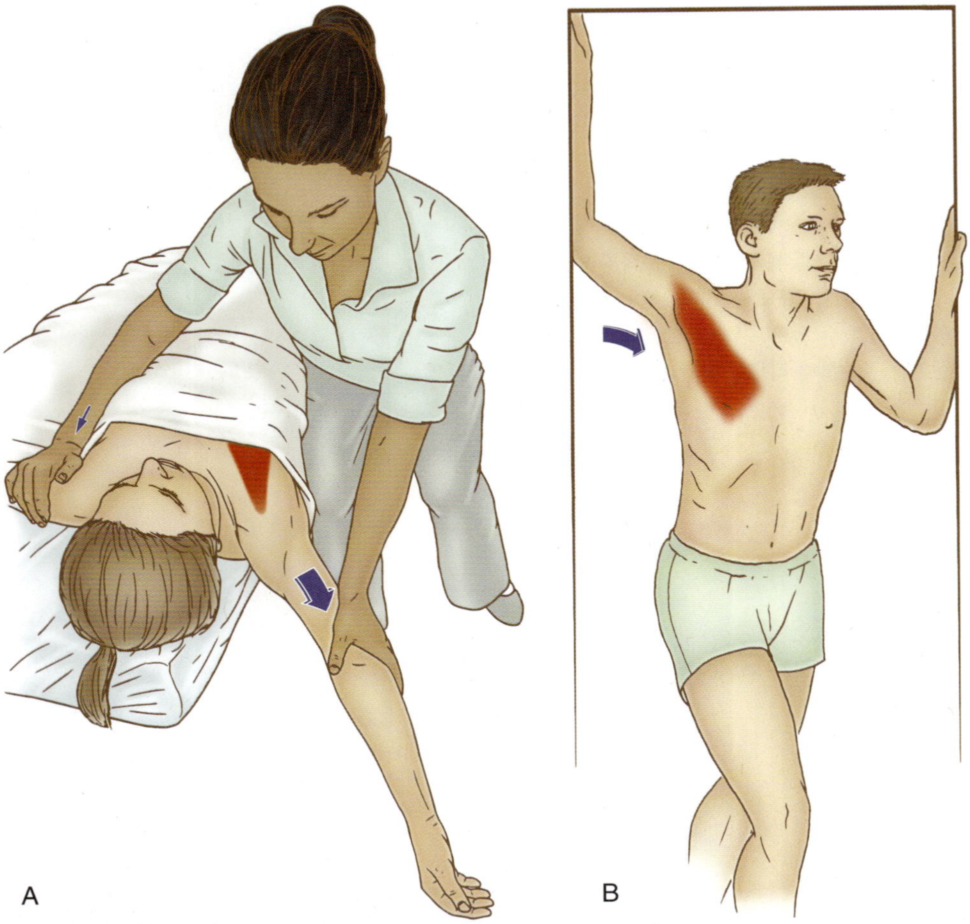


**그림 11-82.** 오른쪽 작은가슴근 스트레칭. 팔을 약 135° 정도로 벌리고 수평으로 편다. **A,** 치료사 보조 스트레칭. 환자의 몸통은 치료사의 오른손으로 고정된다. **B,** 자가 관리 스트레칭. 환자는 문틀에 아래팔을 고정시키고 기댄다.

## 빗장밑근(쇄골하근, Subclavius) – 바로 누운 자세(Supine) *(계속)*

### 부착 부위

- ☐ 첫째 갈비뼈의 갈비연골 이음부에서 기시하여
- ☐ 빗장뼈의 아래쪽 면의 중간 1/3에 부착되어 있다.

### 작용

- ☐ 복장갈비관절(흉쇄관절, sternoclavicular; SC)에서 빗장뼈를 아래로 내린다.
- ☐ SC관절에서 빗장뼈를 내민다.
- ☐ SC관절에서 빗장뼈를 아래쪽으로 돌린다.
- ☐ SC관절과 갈비척추관절에서 첫째 갈비뼈를 들어 올린다.

#### 시작 자세(그림 11-84)

- 환자는 GH관절에서 팔을 안쪽으로 돌리고 몸 옆에 팔을 두고 테이블 위에 바로 눕는다.
- 치료사는 테이블 위쪽에 앉는다.
- 손가락 패드가 빗장뼈 아래쪽 표면에 있도록 하기 위해 촉진하는 손가락을 빗장뼈 주위에 구부려서 둔다.

#### 촉진 과정

1. 빗장밑근은 촉진하기 어려울 수 있다.
2. 해당 부위의 근육을 이완시키고, 빗장뼈의 아래쪽에서 빗장밑근을 느낀다.
3. 근육이 수축하는 동안 촉진하기 위해서 환자에게 SC관절에서 빗장뼈를 아래로 내리도록 요청하고[즉, 어깨이음대(scapula and clavicle)를 아래로 내림], 빗장밑근의 수축을 느껴 본다(그림 11-85).
4. 빗장밑근의 부착 부위에서 부착 부위까지 촉진한다.
5. 빗장밑근의 위치를 찾으면 환자가 이완하도록 하고 기초 긴장 상태를 촉진하고 평가한다.

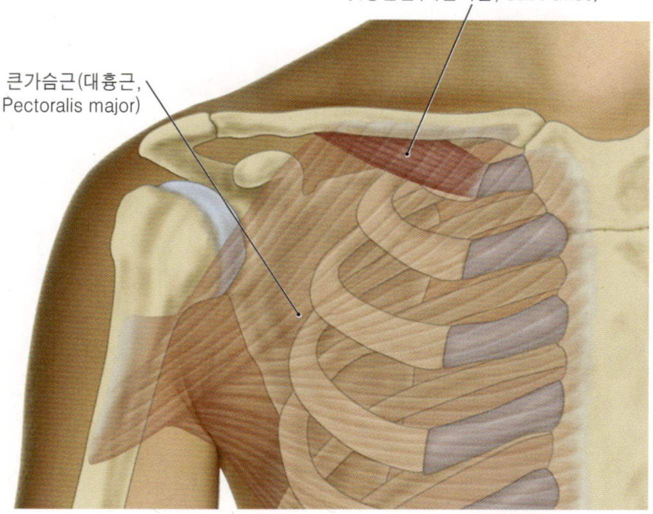


**그림 11-83.** 오른쪽 빗장밑근의 앞쪽 그림. 큰가슴근이 투명하게 보인다.

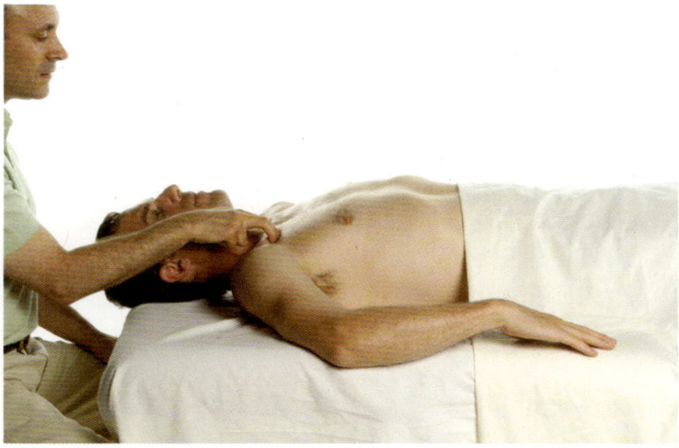

**그림 11-84.** 바로 누운 상태로 오른쪽 빗장밑근의 촉진을 위한 시작 자세.

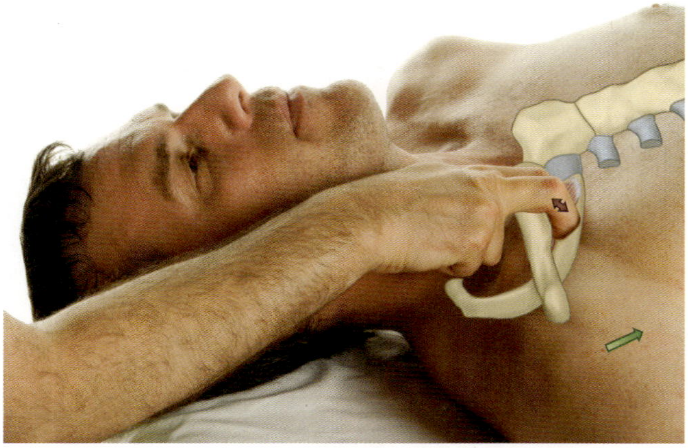

**그림 11-85.** 환자에게 어깨이음대를 내리게 하고 오른쪽 빗장밑근을 촉진한다.

### 대안 촉진 자세

빗장밑근은 환자가 옆으로 눕거나 앉아 있을 때 촉진이 가능하다.

11

## 빗장밑근(쇄골하근, Subclavius) – 바로 누운 자세(Supine) *(계속)*

### 촉진 시 주의사항

1. 환자에게 GH관절에서 팔을 수동적으로 안쪽으로 돌리도록 요청하면 빗장밑근 표면에 있는 큰가슴근을 느슨하게 하는 데 도움이 된다. 또한 팔을 모으도록 하면 큰가슴근이 더 느슨해진다.
2. 빗장밑근을 촉진할 때 수동적으로 벌린 상태에서 환자의 팔을 잡는 것도 도움이 될 수 있다. GH관절에서 팔을 벌리려면 SC관절에서 빗장뼈가 위쪽으로 회전해야 하므로 빗장뼈의 아래쪽 표면이 촉진에 더 많이 노출된다. 환자의 팔이 수동적으로 벌려져 해당 부위의 근육조직이 이완되는 것이 중요하다.

### 촉진 시 핵심 포인트

빗장뼈 주위에서 치료사의 손가락 끝을 구부린다(동그랗게 한다).



### 통증 유발점(Trigger points)

1. 빗장밑근의 통증 유발점은 종종 근육의 급성 또는 만성적인 과사용, 근육을 단축시키는 장기간의 자세(예: 만성적으로 웅크린 어깨 자세, 팔걸이나 깁스 사용, 어깨이음대를 내민 자세로 환측으로 자는 경우) 또는 지팡이나 목발 사용에 의해 발생하거나 지속된다.
2. 빗장밑근의 통증 유발점은 갈비빗장증후군(팔에 신경학적 또는 혈관 증상을 유발함)을 야기하는 경향이 있다.
3. 빗장밑근 통증 유발점의 전이 패턴은 위팔두갈래근, 위팔근, 목갈비근, 가시위근, 가시아래근, 위팔노근, 긴노쪽손목폄근, 손가락폄근, 벌림근(supinator), 엄지맞섬근(opponens pollicis) 그리고 엄지모음근(adductor pollicis)의 통증 유발점 전이 패턴과 구분되어야 한다.
4. 빗장밑근의 통증 유발점은 종종 목뼈디스크증후군, 앞쪽목갈비증후군(anterior scalene syndrome), 작은가슴근증후군 또는 가쪽위관절융기염으로 잘못 평가된다.
5. 연관된 통증 유발점은 큰가슴근과 작은가슴근에서 발생할 가능성이 높다.

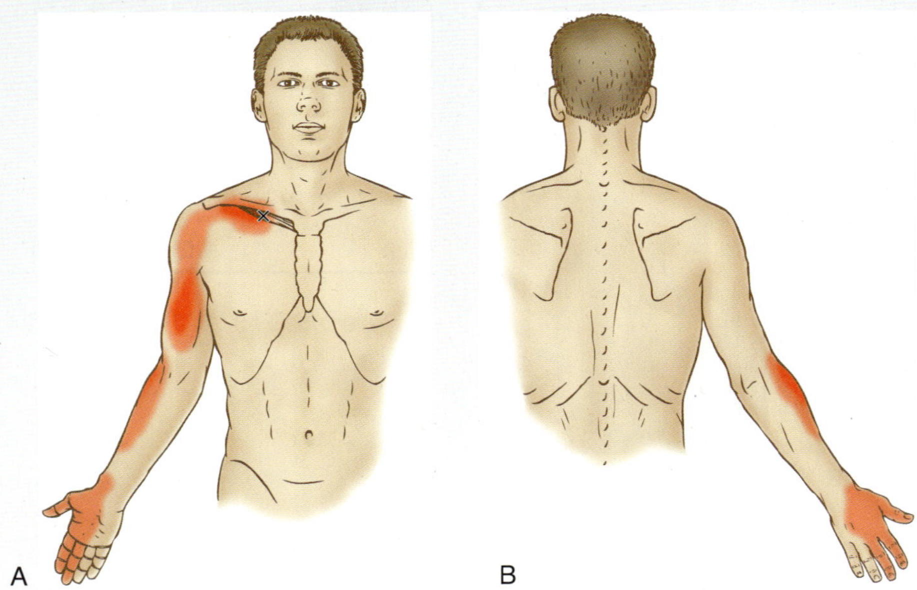


**그림 11-86. A,** 흔히 나타나는 빗장밑근 통증 유발점과 연관통 부위를 보여 주는 앞쪽 그림. **B,** 연관통의 나머지 부위를 보여 주는 뒤쪽 그림.

## 빗장밑근(쇄골하근, Subclavius) – 바로 누운 자세(Supine) *(계속)*

### 빗장밑근의 스트레칭(Stretching the subclavius)

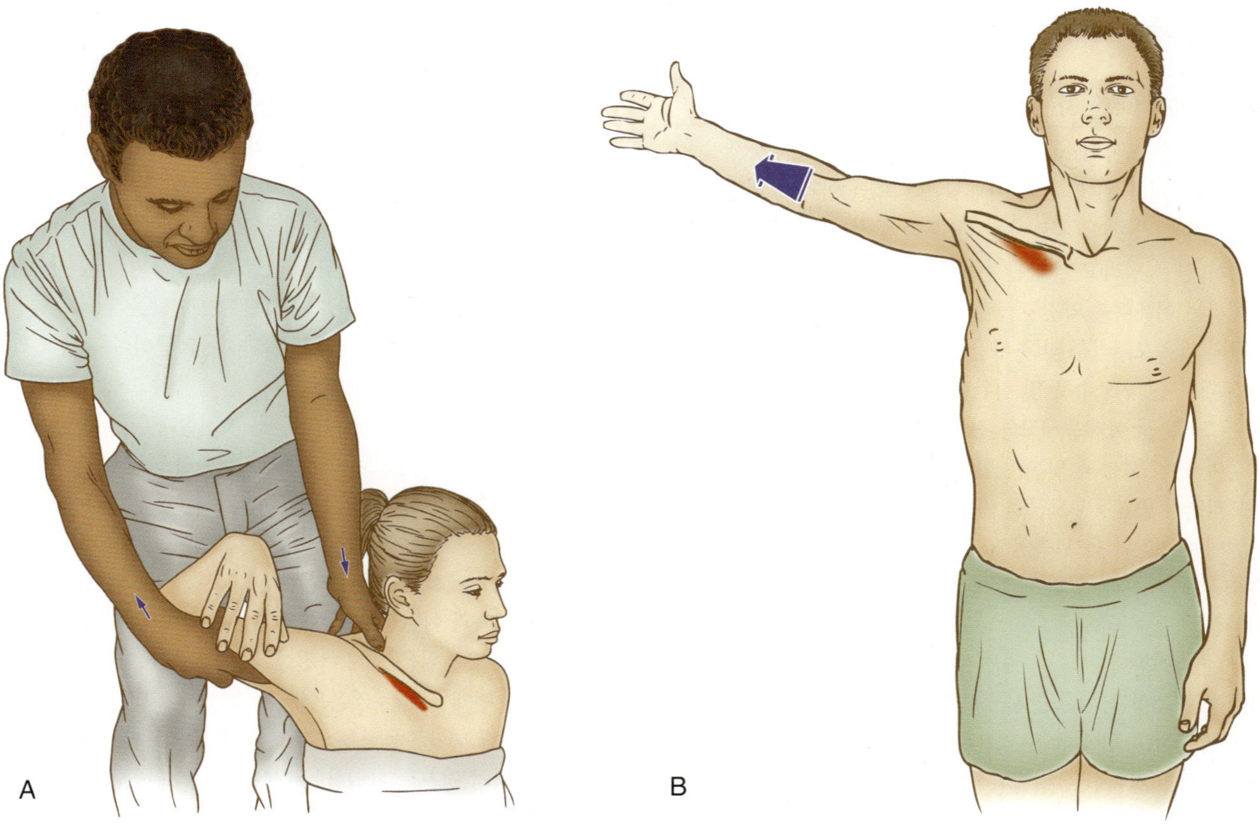


**그림 11-87.** 오른쪽 빗장밑근의 스트레칭. **A,** 치료사 보조 스트레칭. 치료사가 왼쪽 엄지로 환자의 첫째 갈비뼈를 고정할 동안 환자는 팔을 벌리고 뒤로 편다. **B,** 자가 관리 스트레칭. 몸통을 앞쪽으로 향한 상태로 유지하는 동안 팔을 옆으로 벌리며 뒤로 편다.

요약정리(Whirlwind Tour)

## 어깨이음대의 근육들(Muscles of the shoulder girdle)

이 장의 근육에 대한 촉진 프로토콜의 요약본이다. 지금까지 제시된 각 프로토콜을 읽고 익숙해지면 이 과정을 통해 이 장의 모든 근육에 대한 촉진 프로토콜을 빠르고 효율적으로 실행할 수 있다.

### 엎드린 자세에서 촉진하는 방법(Client prone)

1. **등세모근(승모근, trapezius):** 환자는 엎드린 자세에서 팔을 90°로 벌려 테이블 위에 놓고, 아래팔은 테이블 아래로 내려뜨리는 자세에서 시작한다. 치료사는 환자 쪽에 선다. 환자에게 GH관절에서 팔을 벌리고 팔꿉관절에서 아래팔은 편 상태로, ScC관절에서는 어깨뼈를 약간 뒷당김하도록 요청한다. 먼저 아래등세모근의 가쪽모서리를 찾은 다음 느껴 본다. 일단 느껴지면, 환자가 교대로 근육을 수축 및 이완할 때 근육섬유에 수직으로 가볍게 두드리면서 아래등세모근 전체를 촉진한다. 다음으로 환자가 번갈아 근육을 수축 및 이완할 때 근육섬유에 수직으로 가볍게 두드리면서 중간등세모근을 촉진한다. 그런 다음 환자에게 척추관절에서 머리와 목 위쪽을 약간 펴도록 요청하고 위등세모근의 수축을 느껴 본다. 일단 느껴지면 환자가 교대로 근육을 수축 및 이완할 때 근육섬유에 수직으로 가볍게 두드리면서 전체 위등세모근을 촉진한다.
2. **마름모근(능형근, rhomboids):** 환자는 엎드린 자세를 취하고 허리의 잘록한 부위에 손을 얹는다. 치료사는 환자 옆에 선다. 환자에게 허리 잘록한 부위에서 멀리 손을 들어 올리라고 요청하고 마름모근이 수축하여 보이는지 확인한다(특히 아래쪽 경계). 그런 다음 환자가 교대로 수축과 이완할 때 근육섬유에 수직으로 가볍게 두드리면서 마름모근 전체를 촉진한다. 안쪽 부착 부위의 가장 위쪽이 목 밑 부분의 C7임을 기억한다.
3. **어깨올림근(견갑거근, levator scapulae):** 환자는 허리의 잘록한 부위에 손을 대고 엎드린다. 치료사는 환자 옆에 서거나 앉는다. 환자에게 부드럽고 매우 짧은 범위로 어깨뼈를 올리게 하고, 어깨뼈의 위각(superior angle)에서 등세모근에 대한 어깨올림근의 수축을 느낀다. 일단 느껴지면 근육섬유에 수직으로 가볍게 두드리면서 환자에게 부드럽게 수축과 이완을 하게 함으로써 위쪽으로 근육을 촉진한다. 뒤어깨세모근 부위에서 어깨올림근을 촉진하면, 손이 허리 잘록한 부위에 있을 필요가 없으며 환자는 좀 더 세게 어깨뼈를 들어 올릴 수 있다. 치료사의 손이 가로돌기 부착 부위에 도달할 때까지 환자는 근육의 수축과 이완을 교대로 하고 계속해서 근육섬유에 수직으로 가볍게 두드린다. C1의 가로돌기가 환자의 귀 바로 아래에 있음을 기억한다.
4. **뒤어깨세모근(후삼각근, posterior deltoid):** 환자는 팔을 90°로 벌린 채 위팔을 테이블 위에 편안하게 놓고, 아래팔은 테이블 아래로 내려뜨리고 엎드린다. 치료사는 환자 옆에 서거나 앉는다. 환자에게 GH관절에서 팔을 수평으로 펴도록 하고 뒤어깨세모근의 수축을 느낀다. 저항을 가할 수 있다. 일단 근육을 확인한 후, 환자에게 수축과 이완을 교대로 하게 하고, 수직으로 가볍게 두드리면서 어깨뼈가시에서부터 삼각결절까지 촉진한다.
5. **가시아래근과 작은원근(극하근과 소원근, infraspinatus and teres minor):** 가시아래근을 촉진하기 위해 환자는 팔을 90°로 벌린 채 테이블 위에 편안하게 놓고, 아래팔은 테이블 아래로 내려뜨리고 엎드린다. 환자의 아래팔을 치료사의 무릎 사이에 두고 환자 옆에 앉는다. 환자에게 GH관절에서 팔을 옆으로 돌리게 하고 어깨뼈가시 바로 아래에 있는 가시아래근의 수축을 느낀다. 일단 느껴지면, 환자가 교대로 근육을 수축하고 이완할 때 가시아래오목에 있는 전체 가시아래근을 촉진한다. 환자가 근육을 수축 및 이완할 때 수직으로 가볍게 두드리면서 큰결절 부착 부위를 향하여 계속 촉진한다. 작은원근의 촉진을 위해 환자에게 GH관절에서 팔을 측면으로 회전시키도록 요청하고 어깨뼈의 측면 경계의 위쪽 면에서 작은원근의 수축을 촉진한다. 일단 느껴지면, 환자가 수축과 이완을 교대로 할 때 수직으로 가볍게 두드리며, 큰결절 부착 부위를 향해 촉진한다. 참고: 가시아래근과 작은원근 사이의 경계를 찾는 것은 어려울 수 있다. 그러나 환자에게 팔을 가쪽돌림과 안쪽돌림을 교대로 하게 함으로써 작은원근과 큰원근 사이의 경계를 확인하는 것은 쉽다(작은원근은 가쪽돌림 시 수축하고, 큰원근은 안쪽돌림 시 수축함).
6. **큰원근(대원근, teres major):** 환자는 엎드린 자세를 취하고 치료사는 환자의 아래팔을 무릎 사이에 두고 환자 옆에 앉는다. 촉진 손가락을 어깨뼈 가쪽모서리의 아래쪽에 놓고, 환자가 GH관절에서 팔을 안쪽으로 돌리는 것을 제외하고는 작은원근처럼 촉진하면 된다. 큰원근의 수축이 느껴지면, 환자가 근육을 번갈아 수축 및 이완하는 동안 수직으로 가볍게 두드리면서 위팔뼈 부착 부위를 향해 계속 촉진한다. 두갈래근 고랑의 안쪽선(medial lip) 부착 부위에 도달하기 위하여 겨드랑이 부위 안쪽을 촉진한다. 참고: 넓은등근으로부터 큰원근을 구별하는 것은 어려울 수 있다.
7. **가시위근(극상근, supraspinatus):** 환자는 팔을 몸 옆에 두고 엎드린다. 치료사는 환자의 옆에 앉는다. 환자에게 GH관절에서 매우 작은 범위(10~15° 정도)로 팔을 벌리도록 요청하고 어깨뼈가시 바로 위에 있는 가시위근의 수축을 느낀다(저항을 부드럽게 가할 수 있음). 일단 느껴지면 가시위오목(극상와, supraspinatus fossa)에서 두힘살근(belly) 전체를 촉진한다. 먼쪽 힘줄의 촉진을 위해 어깨뼈의 봉우리돌기 아래쪽 먼쪽 힘줄을 누른다(어깨뼈

요약정리(Whirlwind Tour)

## 어깨이음대의 근육들(Muscles of the shoulder girdle)

가시를 따라 위팔뼈까지 가상의 선을 그리고, 치료사의 촉진 손가락을 위팔뼈의 해당 지점 바로 앞에 놓는다). 먼쪽 힘줄에 수직으로 가볍게 두드리면서 어깨세모근 깊은 곳에서 가시위근을 느낀다. 이것은 가시위근이 이완되거나 부드럽게 수축된 상태에서 더욱 잘 수행될 수 있다.

### 바로 누운 자세에서 촉진하는 방법(Client supine)

8. **앞어깨세모근(전삼각근, anterior deltoid):** 환자는 바로 누운 자세를 취한다. 치료사는 테이블 위쪽에 앉는다. 환자에게 GH관절에서 굽힘과 벌림 사이의 중간 지점에서 팔을 들어 올리도록 한 후, 앞어깨세모근의 수축을 느낀다. 필요하면 저항을 가할 수 있다. 일단 느껴지면, 환자가 교대로 근육을 수축 및 이완할 때 근육섬유에 수직으로 가볍게 두드리면서 가쪽 빗장뼈에서부터 삼각결절까지 앞어깨세모근을 촉진한다.
9. **어깨밑근(견갑하근, subscapularis):** 환자에게 팔을 가슴에 두고 바로 눕도록 하고, 다른 손으로 촉진되는 쪽의 팔의 팔꿈치를 부드럽게 잡도록 한다. 치료사는 환자 옆에 앉는다. 환자의 몸 아래에서 보조하는 손을 사용하여 어깨뼈를 수동적으로 내민다. 환자에게 심호흡을 하게 하고, 환자가 천천히 숨을 내쉴 때 어깨밑근을 천천히 그러나 확실하게 촉진한다. 환자의 어깨뼈 전면에 대해 치료사의 손가락 패드를 확실하게 누르도록 한다. 치료사가 환자의 어깨밑근을 촉진하고 있는지 확인하려면 환자에게 GH관절에서 팔을 안쪽으로 돌리도록 요청하고 근육의 수축을 느낀다. 어깨뼈의 안쪽모서리를 향해 더 깊게 눌러 가능한 한 어깨밑근의 많은 부분을 촉진한다. 참고: 어깨밑근이 위팔뼈의 작은결절까지 모든 주행을 촉진하기 위하여 환자의 팔을 몸에 댄 채 공중에 올려놓고(굽힌 자세로), 환자가 근육을 교대로 수축 및 이완할 때 위팔뼈를 향해 어깨밑근을 따라간다. 작은결절의 부착 부위를 느끼기 위해 근육이 이완되었는지 확인한다.
10. **앞톱니근(전거근, serratus anterior):** 환자는 팔을 천장을 향해 똑바로 세우고 바로 눕는다. 치료사는 환자 옆에 앉는다. 치료사가 가쪽 가슴우리벽을 촉진할 때 환자에게 천장을 향해 손을 뻗도록 요청한다. 필요하면 보조하는 손으로 저항을 줄 수 있다. 가능한 한 앞톱니근의 많은 부분을 계속 촉진한다(큰가슴근까지 깊게 촉진하는 것을 포함).
11. **큰가슴근(대흉근, pectoralis major):** 환자는 몸 옆에 팔을 두고 바로 눕는다. 치료사는 환자 옆에 앉는다. 복장갈비갈래(흉늑두, sternocostal head)의 경우, 치료사는 GH관절에서 환자의 팔의 모음 동작에 저항을 줌으로써 조직의 겨드랑주름의 아랫면을 촉진한다. 근육섬유에 수직으로 가볍게 두드리면서 복장갈비갈래 전체를 촉진한다. 빗장갈래(쇄골두, clavicular head)의 경우, 환자가 GH관절에서 팔을 굽힘과 모음 사이에서 비스듬히 움직일 때 빗장뼈의 안쪽면 바로 아래쪽을 촉진한다. 필요하면 저항을 더할 수 있다. 근육섬유에 수직으로 가볍게 두드려서 빗장갈래 전체를 촉진한다.
12. **작은가슴근(소흉근, pectoralis minor):** 환자는 허리의 잘록한 부위에 손을 놓고 바로 눕는다. 치료사는 테이블 위쪽에 앉는다. 환자가 손과 아래팔을 테이블에 대고 아래로 누를 때 어깨뼈의 봉우리돌기 바로 아래에 있는 작은가슴근의 수축을 촉진한다. 일단 느껴지면 환자가 교대로 근육을 수축 및 이완할 때 근육섬유에 수직으로 가볍게 두드리며 갈비뼈 부착 부위에서 작은가슴근의 3개 면을 모두 촉진한다.
13. **빗장밑근(쇄골하근, subclavius):** 환자는 팔을 안쪽돌림하여 몸 옆에 놓고 바로 눕는다. 치료사는 테이블 위쪽에 앉는다. 손가락 패드가 빗장뼈의 아래쪽 면에 오도록 촉진하는 손가락을 빗장뼈 주위로 구부린다. 근육이 이완된 상태에서 빗장뼈의 아래쪽 표면에 있는 빗장밑근을 느낀다. 근육이 수축하는 동안 빗장밑근을 느끼려면 환자에게 어깨이음대를 아래쪽으로 내리라고 요청하면서 근육을 촉진한다.

## 검토 질문(Review questions)

1. 등세모근의 세 부분이 하는 작용을 나열해 보자.
2. 큰가슴근의 작용을 나열해 보자.
3. 어깨밑근의 부착 부위는 무엇인가?
4. 어깨올림근의 부착 부위는 무엇인가?
5. 가시위근 힘살(belly)을 촉진하고 있을 때 어떤 근육이 촉진을 어렵게 하는가? 이 어려움을 어떻게 해결할 수 있을까?
6. 등세모근을 촉진할 때 전체 근육을 사용하려면 환자가 어떤 자세로 있어야 하는가?
7. 마름모근을 촉진할 때 그 근육을 사용하기 위해 적절한 앉는 자세와 움직임에는 무엇이 있는가?
8. 어깨올림근을 촉진하기 위해 손을 허리의 잘록한 부분에 두는 이유는 무엇인가?
9. 작은원근의 아래쪽 경계를 촉진하고 있을 때 어떤 다른 근육이 구별되어야 하는가? 이것은 어떻게 할 수 있는가?
10. 치료사가 큰원근 힘살과 넓은등근을 구별할 때 직면할 수 있는 어려움은 무엇인가?
11. 바로 누운 자세에서 앞어깨세모근을 사용할 수 있는 두 가지 방법은 무엇인가?
12. 빗장밑근의 통증 유발점의 전이 패턴이 어떤 다른 근육의 통증 유발점 전이 패턴과 구별되어야 하는가? 세 가지를 나열해 보자.
13. 협심증, 갈비뼈골절 및 갈비연골염은 어떤 근육의 통증 유발점에 대한 잘못된 평가인가?
14. 오른쪽 위등세모근을 완전히 스트레칭하기 위해 환자는 어떤 자세로 있어야 하는가?
15. 가시아래근과 작은원근을 자가 스트레칭하는 방법을 기술해 보자.
16. 어깨올림근을 스트레칭하는 것과 위등세모근을 스트레칭하는 것 사이에 어떤 차이가 있는가?
17. 촉진하는 동안 뒤어깨세모근과 맞물리기 위해 GH관절에서 팔의 가쪽돌림을 사용하는 것이 왜 유리하지 않는가?



### Case study

21세 남성이 오른쪽 어깨관절과 뒷목에 통증과 뻣뻣함을 호소하면서 마사지 치료를 받으러 왔다. 그 환자는 지난 3주간 경기력이 저하돼 팀의 운동 트레이너가 마사지 치료를 받도록 지시한 지역 대학 야구팀의 오른손잡이 투수였다. 그 환자는 어깨나 목에 손상을 받은 적도 없이 건강하였다. 그는 어깨통증이 어깨관절 앞쪽에 위치하며 팔 앞쪽과 어깨 뒤를 감싸면서 방사되어 내려가고 통증 정도는 휴식 시에는 3/10, 활동 시에는 7/10로 통증이 증가한다고 하였다. 목 통증은 목을 능동적으로 왼쪽으로 회전할 때만 나타나는데(특히 공을 던지려고 준비하는 시기 동안), 통증 정도는 5/10 정도라고 하였다. 처음에는 단순히 뻣뻣하면서 점진적으로 시작되다가 약 3주 전부터 통증이 시작되었으며, 자가치료로 지난 2주 동안 필요할 때마다 얼음을 대고 6~8시간마다 ibuprofen 400mg을 복용하였다고 하였다. 그 통증이 지난주에는 연습과 게임을 못할 정도로 파괴적이었다고 하였다.

신체검사에서 왼쪽 목뼈의 수동과 능동 회전이 제한되어 움직임의 끝에서 통증을 보였다. 오른쪽 어깨관절 폄은 통증이 시작되기 전에 20°로 제한되었다. 오른쪽 어깨관절의 안쪽 및 가쪽에 대한 수동 저항은 근육 강도 감소를 나타냈다. 촉진 평가는 오른쪽 큰가슴근, 작은가슴근, 앞어깨세모근, 뒤어깨세모근, 위팔두갈래근, 위등세모근, 어깨올림근에 견고함과 경련을 보여 주었다.

**1. 필요하다면 어떤 평가를 더 해야 하는가? 물어봐야 할 다른 질문이 있는가?**
**2. 어떤 치료 계획을 추천하는가?**
**3. 어떤 자기관리 활동을 권하는가?**

제 12 장

# Tour #2 목근육의 촉진 (Palpation of the Neck Muscles)

## 개요(Overview)

이 장에서는 목근육의 촉진에 대하여 살펴본다. 촉진은 목의 앞쪽 근육에서 시작하여 목의 뒤쪽 근육으로 이동한다. 앞쪽 목근육의 촉진은 바로 누운 자세에서 시행하고, 뒤쪽 목근육의 촉진은 앉은 자세에서 시행한다. 일부는 환자가 바로 누운 자세에서 보일 때도 있다. 대안 촉진 자세가 제시되기도 한다. 그 영역의 주요 근육이나 근육군들은 각각 별도의 레이아웃이 제공된다. 또한 해당 부위의 다른 인접 근육에 대해서도 살펴본다. 통증 유발점(TrP) 정보 및 스트레칭, 치료사 보조 및 자가 관리 스트레칭 모두 이 장에서 다루는 각 주요 근육에 대해 제공한다. 이 장은 모든 근육에 대한 순차적인 촉진을 설명하는 *요약정리(Whirlwind Tour)*로 마무리한다.

## 학습 내용(Chapter outline)

목빗근(흉쇄유돌근, Sternocleidomastoid; SCM) – 바로 누운 자세
- 인접 근육: 넓은목근(광경근, Platysma)

목갈비근군(사각근군, Scalene group) – 바로 누운 자세
- 인접 근육: 어깨목뿔근(견갑설골근, Omohyoid) 아래 힘살(belly)

긴목근(경장근, Longus coli)과 긴머리근(두장근, Longus capitis) – 바로 누운 자세
- 인접 근육: 앞머리곧은근(전두직근, Rectus capitis anterior)과 가쪽머리곧은근(외측두직근, Lateralis)

목뿔근군(설골근군, Hyoid group) – 바로 누운 자세

위등세모근(상승모근, Upper trapezius) – 앉은 자세

어깨올림근(견갑거근, Levator scapulae) – 앉은 자세

머리널판근(두판상근, Splenius capitis) – 앉은 자세
- 인접 근육: 목널판근(경판상근, Splenius cervicis)

머리반가시근(두반극근, Semispinalis capitis) – 바로 누운 자세
- 인접 근육: 머리가장긴근(두최장근, Longissimus capitis), 목반가시근(경반극근, Semispinalis cervicis), 목뭇갈래근(경다열근, Cervical multifidus)

뒤통수밑근육군(하후두근군, Suboccipital group) – 바로 누운 자세

## 학습목표(Chapter objectives)

*이 장을 마치고 나면 학생/치료사는 이 장에서 다루는 각 근육에 대해 다음과 같은 사항을 수행할 수 있어야 한다.*

1. 각 근육의 부착 부위를 설명한다.
2. 근육의 작용을 기술한다.
3. 촉진의 시작점을 기술한다.
4. 각 촉진 과정의 목적을 설명한다.
5. 각 근육을 촉진한다.
6. '촉진 시 핵심 포인트'에 대해 기술한다.
7. 대안 촉진 자세를 기술한다.
8. 흔한 통증 유발점(TrPs)의 위치를 기술한다.
9. TrP 전이 지역을 기술한다.
10. TrP의 발생과 만성화되는 가장 흔한 원인에 대해 기술한다.
11. TrP에 의해 흔히 발생하는 증상에 대해 기술한다.
12. 치료사 보조 및 자가 관리 스트레칭에 대해 설명하고 시행한다.

Go to http://evolve.elsevier.com/Muscolino/palpation for video demonstrations of the muscle palpations presented in this chapter.

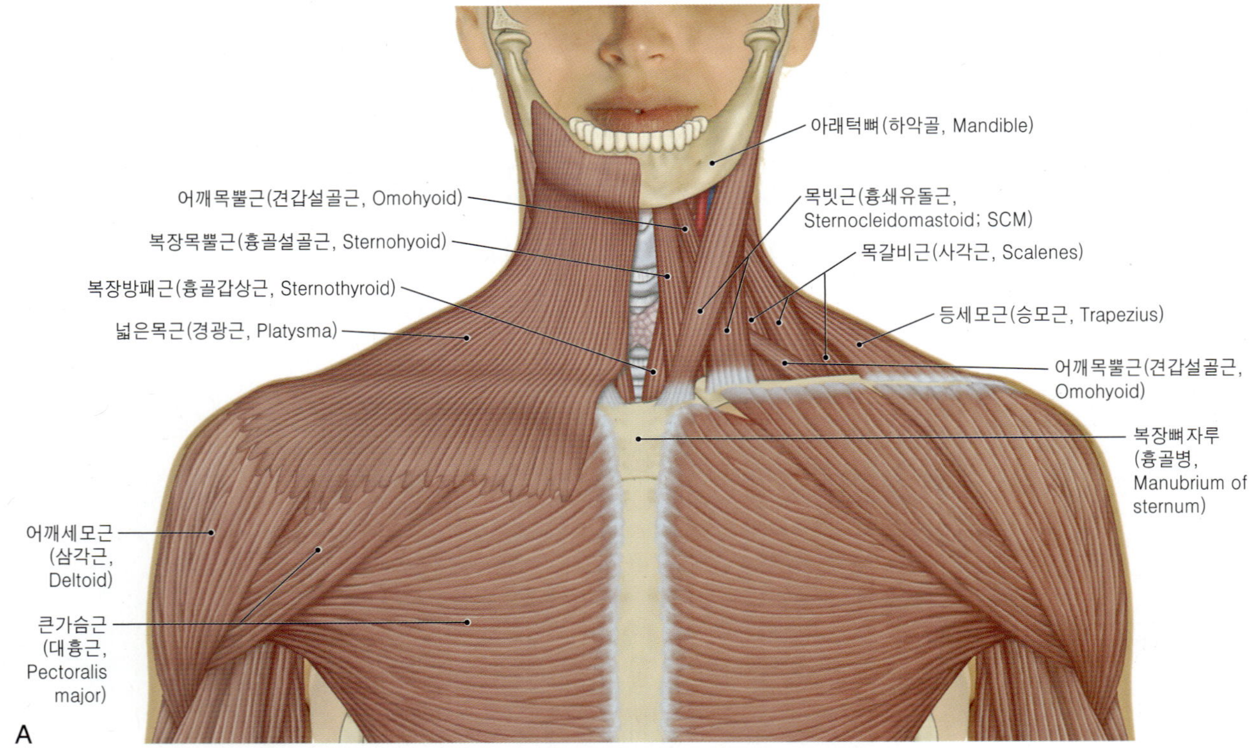




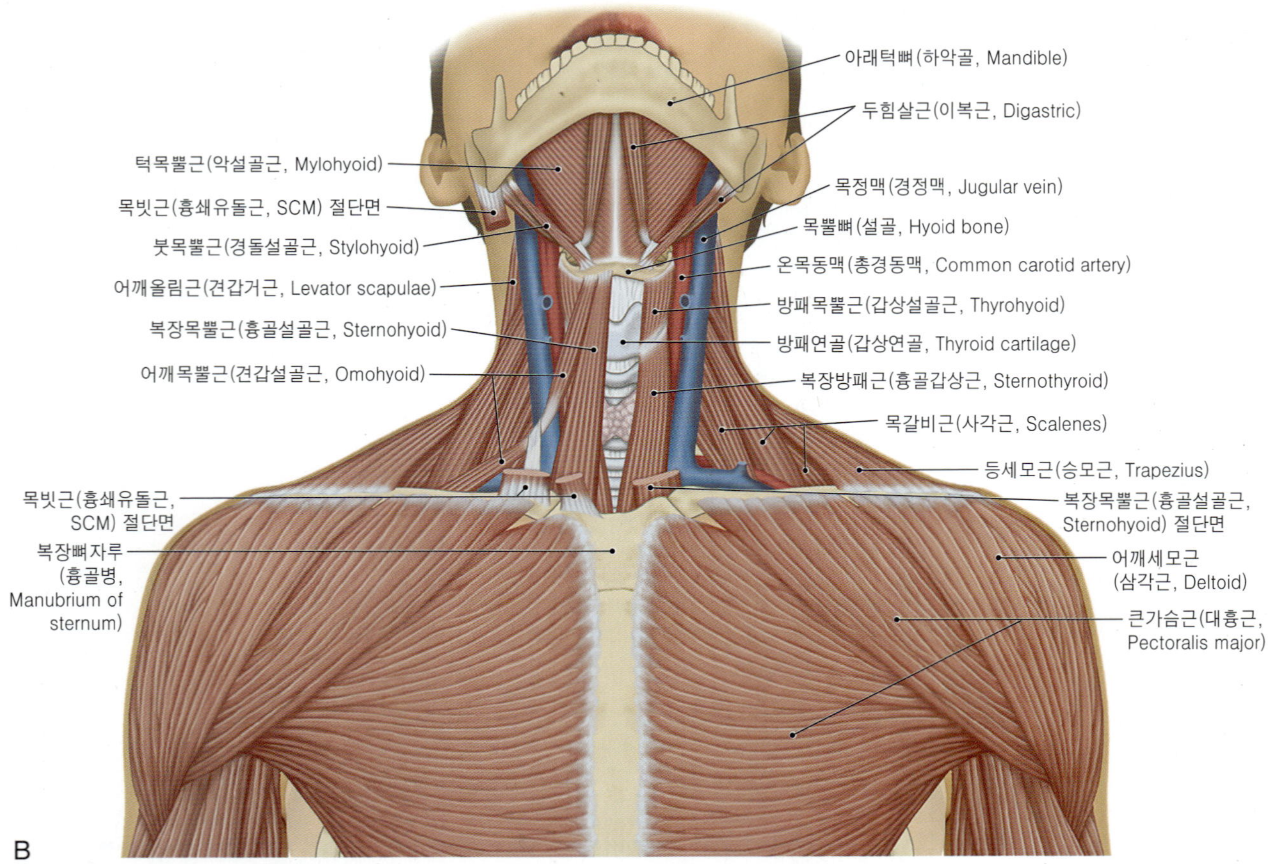


**그림 12-1.** 목과 윗가슴(상흉부, upper chest)의 앞쪽 그림. **A,** 얕은 부위 근육의 그림. 왼쪽은 넓은목근이 제거된 모습이다. 참고: 목의 뒤삼각 부위는 위등세모근, 목빗근과 빗장뼈 사이에 위치한 부분을 말한다. **B,** 중간 부위 근육의 그림. 목빗근이 오른쪽 부분에서는 제거되어 있다. 목빗근과 어깨목뿔근은 제거되어 있고 복장목뿔근은 왼쪽 부분에서 잘려져 있다. *(계속)*

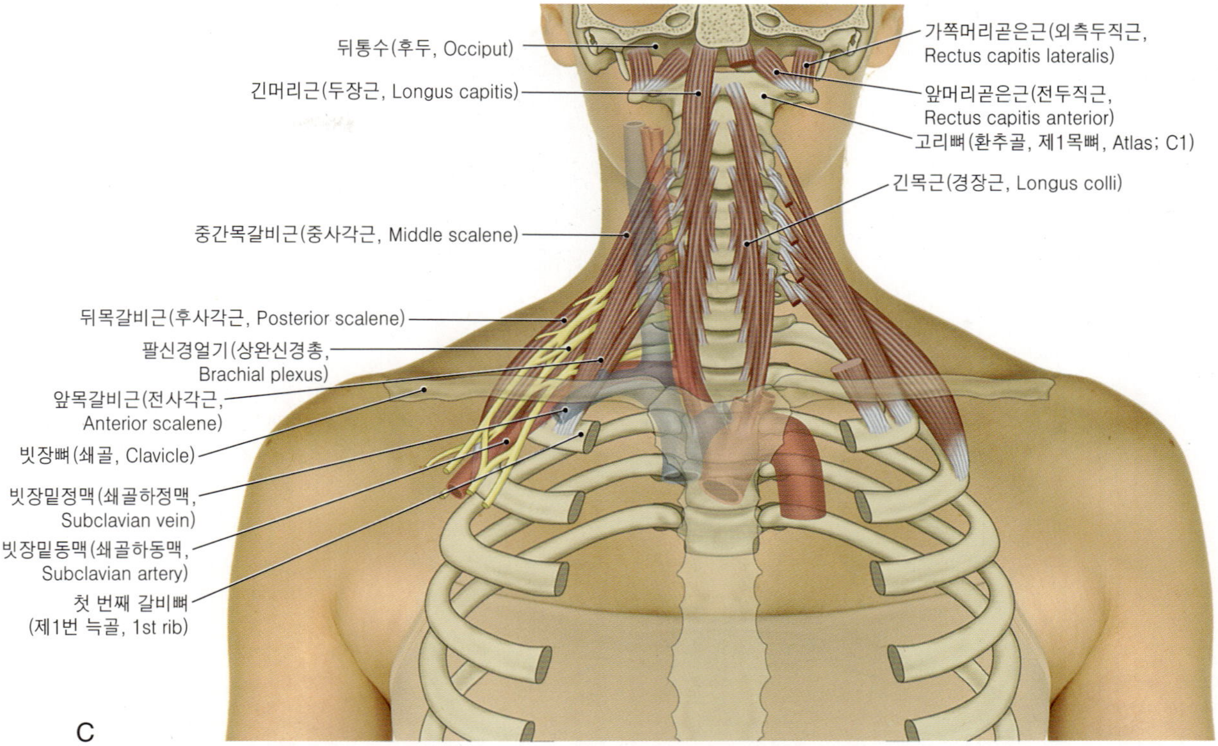


**그림 12–1.** *(계속)* **C,** 깊은 부위 근육의 그림. 위팔신경얼기와 빗장밑동맥, 빗장밑정맥뿐만 아니라 앞목갈비근, 긴머리근이 왼쪽 부분에서 제거되어 있다.

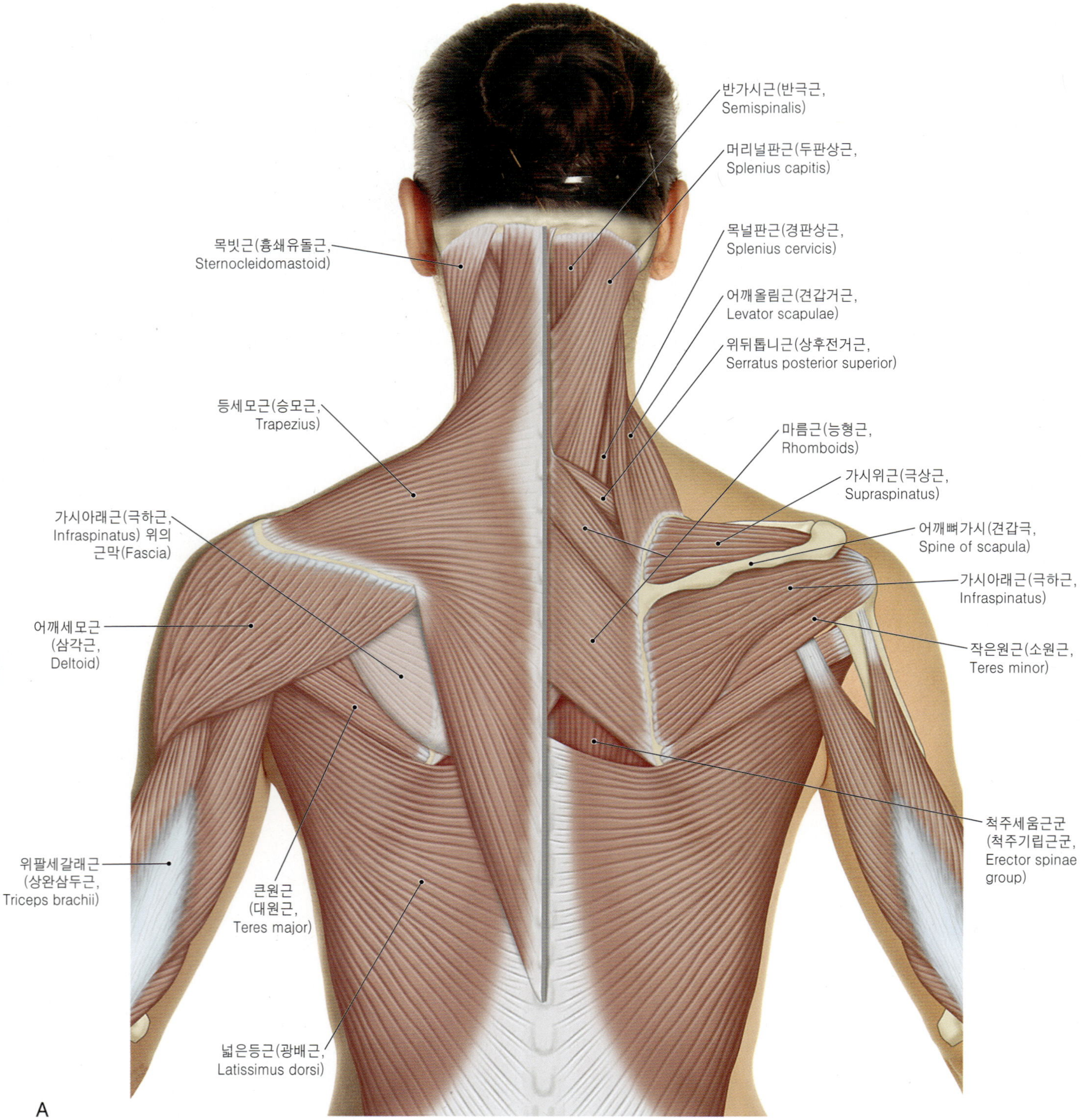


**그림 12-2.** 목과 등 위쪽의 뒤쪽 그림. A, 얕은 부위 근육의 그림. 등세모근, 목빗근 및 어깨올림근은 오른쪽 부분에서 제거되어 있다. *(계속)*

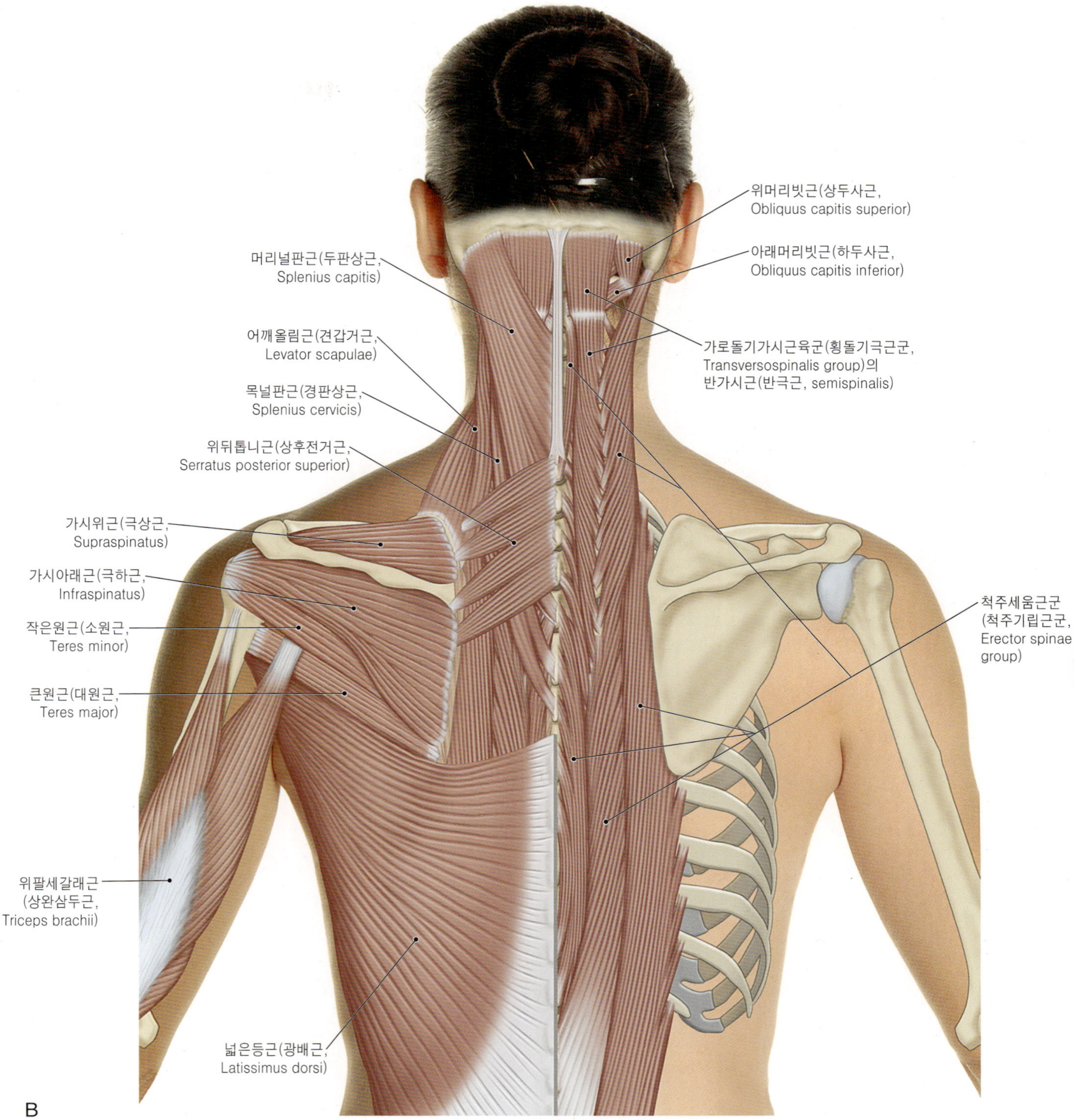


**그림 12-2.** *(계속)* **B**, 중간 부위 근육의 그림. 위뒤톱니근, 머리널판근, 목널판근, 어깨올림근, 가시위근, 가시아래근, 작은원근, 큰원근, 위팔세갈래근이 오른쪽 부분에서 제거되어 있다. *(계속)*

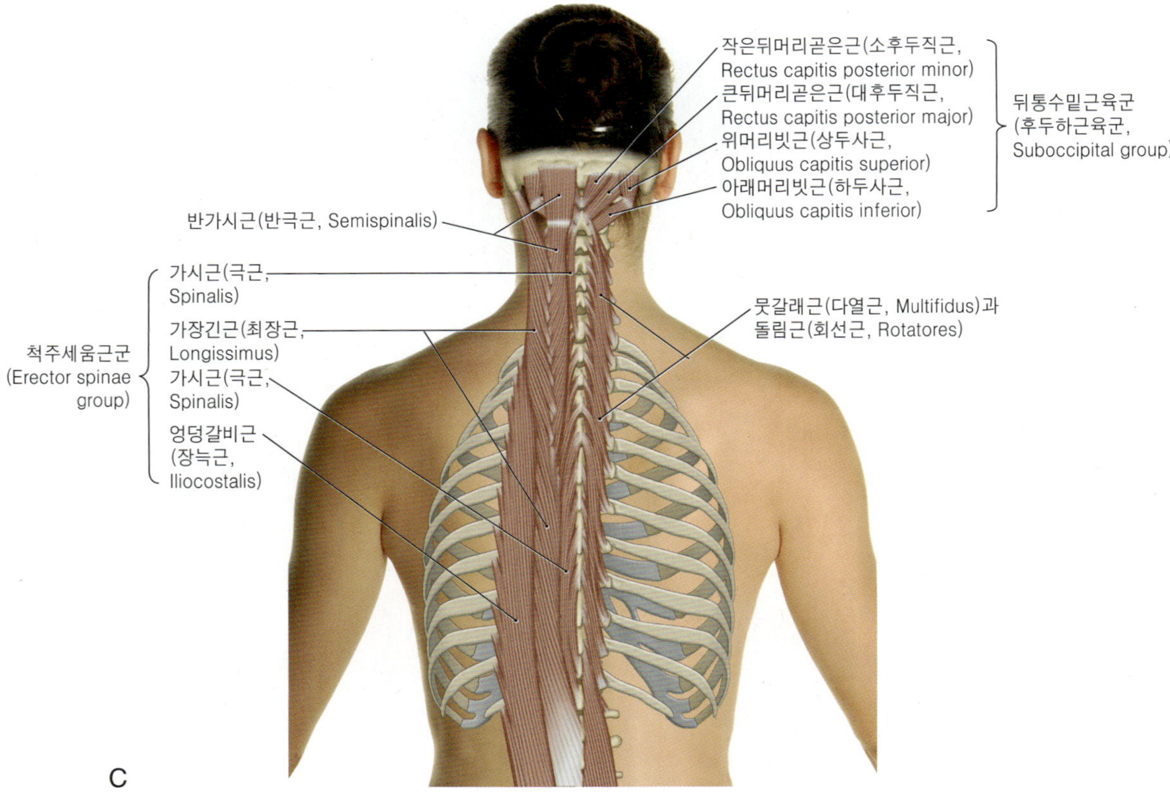


**그림 12-2.** *(계속)* **C**, 깊은 부위 근육의 그림. 척주세움근군의 엉덩갈비근, 가장긴근, 가시근 및 가로돌기가시근육군의 머리반가시근이 오른쪽에는 제거되어 있다.

12

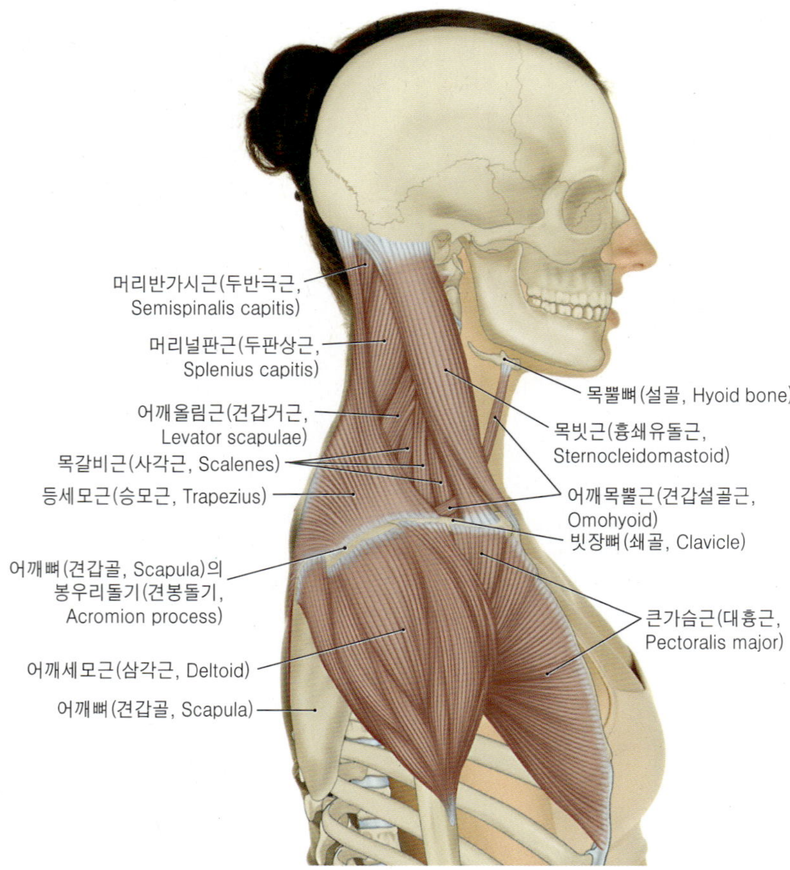


**그림 12-3.** 목 부위 근육의 오른쪽 가쪽 그림.

## 목빗근(흉쇄유돌근, Sternocleidomastoid; SCM) – 바로 누운 자세(Supine) *(계속)*

### 부착 부위

- 복장뼈자루(흉골병, manubrium of the sternum)와 빗장뼈 안쪽 1/3에서 기시하여
- 관자뼈(temporal bone)의 꼭지돌기(유양돌기, mastoid process) 및 뒤통수의 위목덜미선(상항선, superior nuchal line)의 가쪽 1/2에 부착한다.

### 작용

- 척추관절에서 아랫목을 굽힌다.
- 척추관절에서 머리와 윗목을 편다.
- 척추관절에서 머리와 목을 옆으로 굽힌다.
- 척추관절에서 머리와 목을 반대쪽으로 돌린다.
- 복장뼈(흉골, sternum)와 빗장뼈(쇄골, clavicle)를 들어올린다.

#### 시작 자세(그림 12-5)

- 환자는 머리와 목을 반대쪽으로 돌려 바로 누운 자세를 취한다.
- 치료사는 테이블의 위쪽에 앉는다.
- 촉진할 손을 복장빗장관절(흉쇄관절, sternoclavicular joint) 바로 위에 놓는다.

#### 촉진 과정

1. 환자에게 머리와 목을 테이블로부터 들어 올리도록 요청하고 목빗근(흉쇄유돌근, SCM)이 보이는지 확인한다(그림 12-6).
2. 지지하는 손으로 저항을 줄 수도 있지만, 일반적으로 중력에 대항하여 머리와 목을 들어 올리면 충분한 저항이 제공되기 때문에 굳이 따로 저항을 줄 필요는 없다.
3. 근섬유에 수직으로 가볍게 두드리면서 윗부분 부착 부위를 향해 촉진한다.
4. SCM의 위치를 확인한 후 환자를 이완시키고 근육의 기초 긴장 상태를 평가한다. 척추관절에서 목 아래쪽을 구부린다.

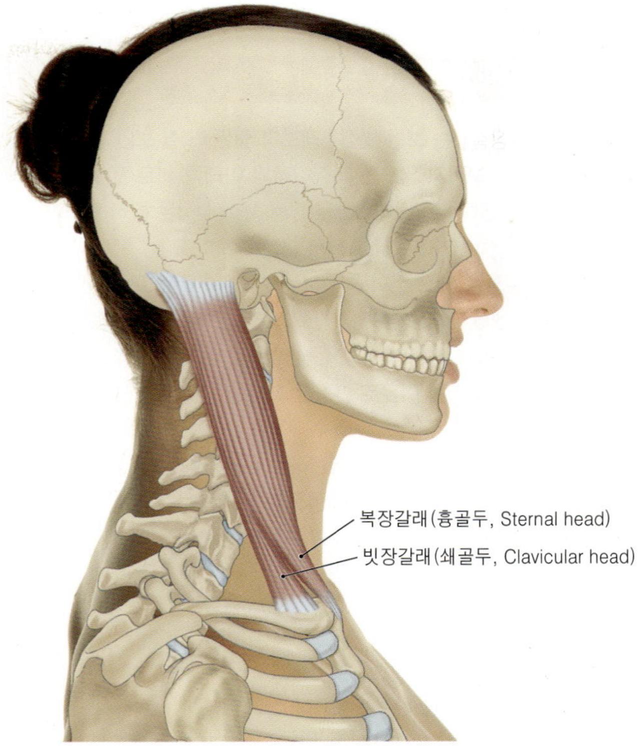


**그림 12-4.** 오른쪽 목빗근의 가쪽 그림.

12

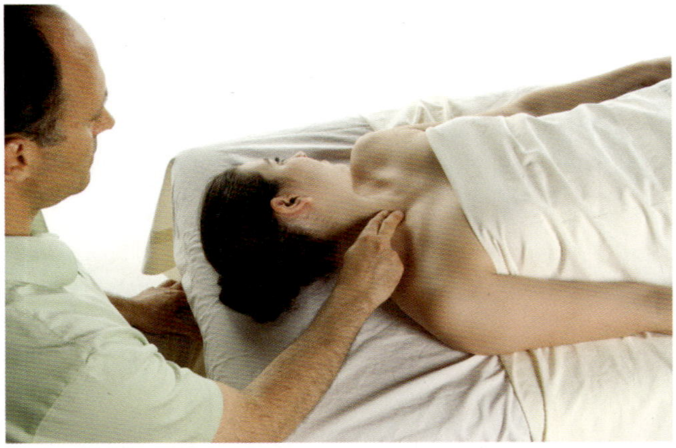

**그림 12-5.** 바로 누운 자세에서 오른쪽 목빗근의 촉진을 위한 시작 자세.

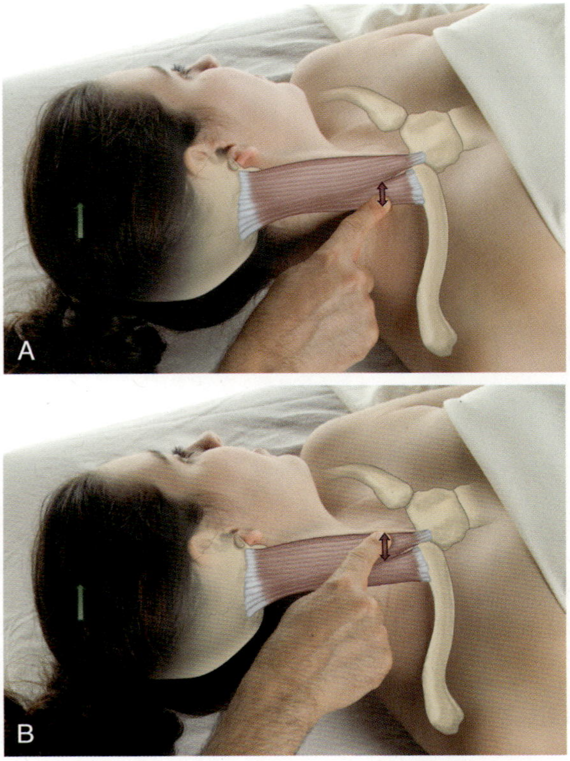


**그림 12-6.** 바로 누운 자세에서 환자에게 머리와 목을 테이블로부터 들게 하여 오른쪽 목빗근을 촉진한다. **A,** 빗장갈래의 촉진. **B,** 복장갈래의 촉진.

## 목빗근(흉쇄유돌근, Sternocleidomastoid; SCM) – 바로 누운 자세(Supine) *(계속)*

### 촉진 시 주의사항

1. SCM의 복장갈래는 보통 빗장갈래보다 훨씬 더 잘 보인다. 만약 빗장갈래가 잘 보이지 않으면 복장갈래의 아래쪽 바로 옆을 촉진해 본다. 참고: 흔히 복장갈래와 빗장갈래 사이에 작은 틈이 있지만 사람에 따라 틈이 크기도 하고 전혀 없기도 하다.
2. SCM의 촉진은 다소 주의해야 하는데, 그 이유는 목동맥의 목동맥팽대(carotid sinus)가 SCM 깊숙이 있고(그림 12-1B 참조), 목동맥팽대에 압력을 가하면 혈압을 낮추는 반사 작용을 일으킬 수 있기 때문이다. 이러한 이유로 편평한 촉진보다 집게 촉진이 SCM 촉진에서 권장된다.
3. SCM은 뒤목삼각(posterior triangle of the neck)의 앞쪽 경계를 형성하며, 목갈비근을 찾기 위한 훌륭한 지표이다. 또한 앞목삼각(anterior triangle of the neck)의 뒤쪽 경계를 형성하고, 긴목근과 긴머리근을 찾는 데 탁월한 지표이다.

### 촉진 시 핵심 포인트

머리를 반대 방향으로 돌리고 들어올린다.

12

### 대안 촉진 자세 – 앉은 자세

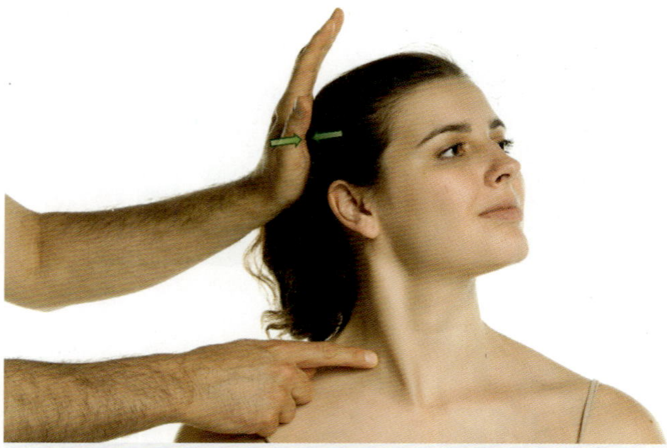

**그림 12-7.** 목빗근은 환자가 앉아 있을 때 쉽게 촉진될 수 있다. 환자에게 머리와 목을 반대쪽으로 돌리게 하고 같은 방향으로 약간 구부리도록 요청한다. 그런 다음, 같은 방향으로 가쪽 굽힘에 저항한다. 복장갈래는 반대쪽 돌림으로 종종 보인다. 같은쪽 가쪽 굽힘에 대한 저항은 일반적으로 빗장갈래를 나타나게 한다(지시점). 만일 빗장갈래가 보이지 않으면 가쪽 굽힘에 대한 저항을 증가시킨다.

### 통증 유발점(Trigger points)

1. SCM의 TrPs은 종종 근육의 급성 또는 만성적인 과사용(예: 머리를 한쪽으로 돌린 채 장시간 앉아 있거나 천장을 칠하기 위해 위를 쳐다보는 자세, 호흡기능을 위해 근육을 사용하는 만성 기침), 근육 단축을 초래하는 만성적인 자세(예: 머리를 내미는 자세, 아래 목뼈를 구부려서 무릎에 책을 두고 읽기 위해 아래를 내려다보는 자세, 높은 베개를 베고 자는 것), 깃이 꽉 조이는 셔츠를 입거나 타이를 매서 자극을 받거나 외상(예: 편타성 손상, 낙상)에 의해 발생하거나 지속된다.
2. SCM의 TrPs는 두통, 머리와 목의 같은쪽 가쪽 굽힘의 자세 변경, 머리와 목의 운동범위 제한, 인후통, 자율신경계 증상[복장갈래: 위 눈꺼풀처짐증(안검하수, ptosis), 시력 상실, 과도한 눈물 형성과 같은 눈의 증상, 빗장갈래: 국부적인 혈관 수축, 발한 증가], 고유감각(proprioceptive) 증상[복장갈래: 어지러움, 현기증, 메스꺼움 및 운동실조(ataxia), 빗장갈래: 청력 상실], 심지어 11번째(XI) 뇌신경(spinal accessory nerve, 더부신경)의 포착(entrapment) 증상이 나타난다.
3. SCM TrPs의 연관통은 등세모근, 머리반가시근(두반극근), 뒤통수밑근육(후두하근, suboccipitals), 관자근(temporalis), 깨물근(masseter), 두힘살근(digastric, 통증 전이 및 가능한 인후 증상으로 인해), 가쪽 및 안쪽 날개근(익상근, pterygoids), 뒤통수이마근(후두전두근, occipitofrontalis), 넓은목근(광경근, platysma), 긴목근과 긴머리근(가능한 인후 증상으로 인해) 및 일부 안면표정근의 연관통과 구분되어야 한다.
4. SCM의 TrPs는 종종 림프절의 종창(swollen), 부비동성 두통이나 편두통, 복장빗장관절의 골관절염, 삼차신경통, 발작성 삼차신경통(tic douloureux), 신경성 연축성 사경(neurogenic spasmodic torticollis) 등으로 오인될 수 있다.
5. 연관된 TrPs는 종종 목갈비근, 편평근, 어깨올림근, 등세모근, 머리널판근과 목널판근, 목반가시근(경반극근), 관자근, 깨물근, 두힘살근, 반대쪽 SCM에서 발생한다.
6. SCM의 TrPs의 연관통은 신체의 반대쪽으로 넘어갈 수 있다.

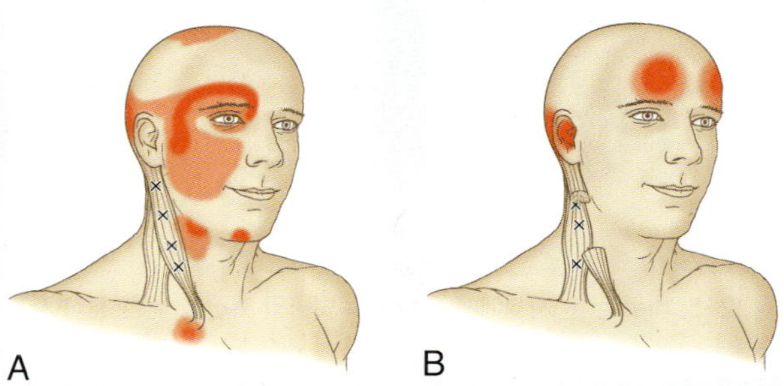


**그림 12-8.** 일반적인 목빗근 통증 유발점과 그에 상응하는 연관통을 보여 주는 앞가쪽 그림. **A**, 복장갈래. **B**, 빗장갈래.

## 목빗근(흉쇄유돌근, Sternocleidomastoid; SCM) – 바로 누운 자세(Supine)

### 목빗근의 스트레칭(Stretching the sternocleidomastoid)

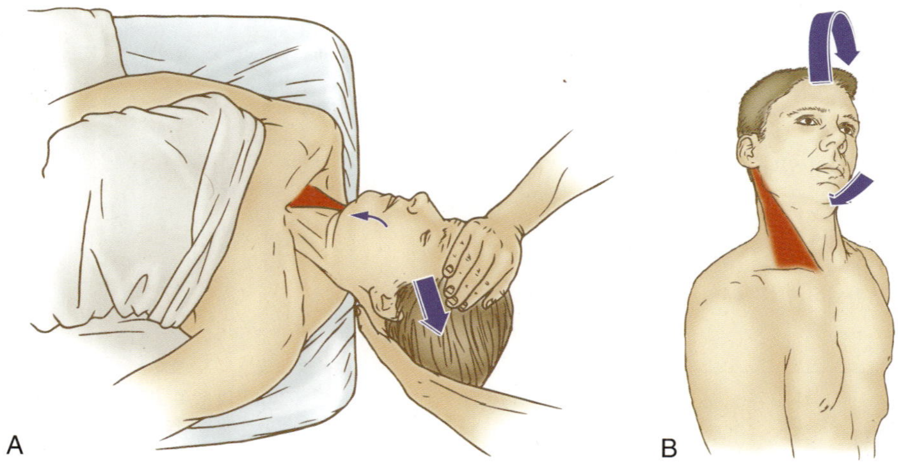


**그림 12-9.** 오른쪽 목빗근의 스트레칭. 환자는 머리와 목을 왼쪽 옆으로 구부리고 오른쪽으로 돌린다. 그리고 아래쪽 목을 펴면서 턱을 당긴다(머리를 구부리기 위해). **A,** 치료사 보조 스트레칭. 참고: 환자의 머리를 펼 때마다 주의해야 한다. **B,** 자가 관리 스트레칭.

## 인접 근육(Detour)



**넓은목근(광경근, platysma)**

넓은목근은 위쪽 가슴막의 피하 근막에서 아래쪽 얼굴의 아래턱 및 피하 근막에 부착되는 매우 얇은 표면의 근육 판(sheet)이다(그림 12-10A). 수축 시 목 피부에 주름을 만든다. 환자에게 아래턱을 조금 내린 위치를 유지하면서 아랫입술을 강제로 누르고 측면으로 당기도록 요청하여 나타나게 할 수 있다(그림 12-10B).

**통증 유발점(trigger points)**

1. 넓은목근의 TrP(그림 12-10C)는 종종 근육의 급성 또는 만성적인 과사용(예: 혐오 또는 공포를 느낄 때의 습관적인 표정)과 목빗근과 SCM 및 목갈비근의 TrP로 인해 발생하거나 지속된다.
2. 넓은목근의 TrP는 아래턱 전체에 따끔거리는(prickly) 통증을 발생시키는 경향이 있다.
3. 넓은목근 TrP의 연관통은 SCM, 깨물근, 관자근, 안쪽 날개근의 연관통과 구분되어야 한다.
4. 넓은목근의 TrP는 종종 턱관절(측두하악관절, temporomandibular joint)의 기능장애로 오진될 수 있다.
5. 연관된 TrP는 종종 다른 안면표정근에서 발생한다.
6. 참고: 넓은목근의 TrP는 일반적으로 SCM 위에 위치한다.

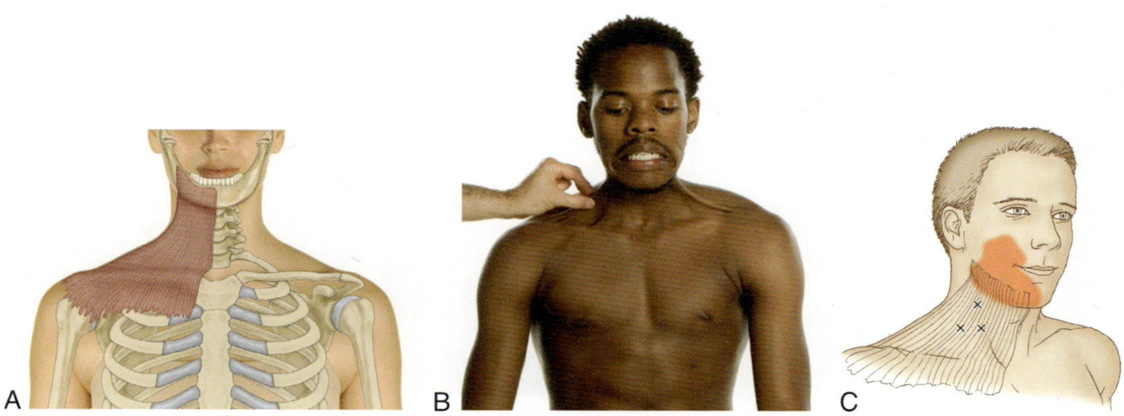


**그림 12-10.** 넓은목근. **A,** 오른쪽 넓은목근의 앞쪽 그림. **B,** 넓은목근을 수축시키고 촉진하는 그림. **C,** 흔히 나타나는 넓은목근 통증 유발점 및 이에 대응하는 연관통 부위를 보여 주는 앞가쪽 그림.

## 목갈비근군(사각근군, Scalene group) – 바로 누운 자세(Supine) *(계속)*

### 부착 부위

**앞목갈비근**

- □ 첫째 갈비뼈에서 기시하여
- □ C3~C6의 가로돌기에 부착되어 있다.

**중간목갈비근**

- □ 첫째 갈비뼈에서 기시하여
- □ C2~C7의 가로돌기에 부착되어 있다.

**뒤목갈비근**

- □ 둘째 갈비뼈에서 기시하여
- □ C5~C7의 가로돌기에 부착되어 있다.

### 작용

**앞목갈비근**

- □ 척추관절에서 목을 굽힌다.
- □ 척추관절에서 목을 옆으로 굽힌다.
- □ 척추관절에서 목을 반대쪽으로 돌린다.
- □ 복장갈비관절 및 갈비척추관절에서 첫째 갈비뼈를 들어 올린다.

**중간목갈비근**

- □ 척추관절에서 목을 굽힌다.
- □ 척추관절에서 목을 옆으로 굽힌다.
- □ 복장갈비관절 및 갈비척추관절에서 첫째 갈비뼈를 들어 올린다.

**뒤목갈비근**

- □ 척추관절에서 목을 옆으로 굽힌다.
- □ 복장갈비관절 및 갈비척추관절에서 둘째 갈비뼈를 들어 올린다.

**시작 자세(그림 12-12)**

- 환자는 바로 누운 자세를 취한다.
- 치료사는 테이블의 위쪽에 앉는다.
- 빗장뼈 바로 위, SCM의 빗장갈래의 가쪽 경계면의 아래쪽 바로 가쪽, 뒤목삼각에 촉진하는 손을 놓는다.

**촉진 과정**

1. SCM의 빗장갈래의 가쪽 경계를 찾는 것으로 시작한다(그림 12-6A 참조). 그런 다음, 옆으로 즉시 떨어뜨려 뒤목삼각에 있는 목갈비근 위에 위치시킨다.
2. 치료사의 손가락 패드로 목갈비근군을 누르면서 환자에게 코로 짧고 빠르게 숨을 쉬도록 요청하고 목갈비근의 수축을 느낀다(그림 12-13).
3. SCM 사이 뒤목삼각에 있는 목갈비근, 위등세모근, 어깨올림근과 빗장뼈를 가능한 한 충분히 촉진한다. 목갈비근을 가장 잘 촉진하려면 근육의 섬유 방향에 수직으로 가볍게 두드리는 것을 기억한다.
4. 목갈비근을 찾으면 환자에게 이완하도록 하여 기초 긴장 상태를 촉진하여 평가한다.

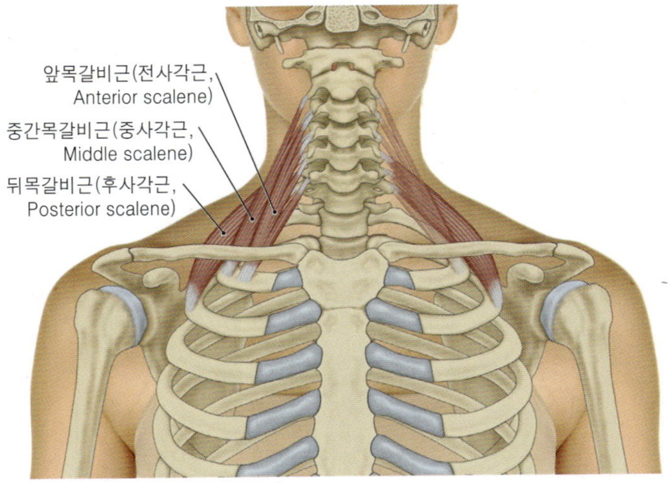


**그림 12-11.** 목갈비근의 앞쪽 그림. 3개의 목갈비근이 모두 오른쪽에 보인다. 뒤목갈비근과 투명하게 표시된 중간목갈비근이 왼쪽에 보인다.

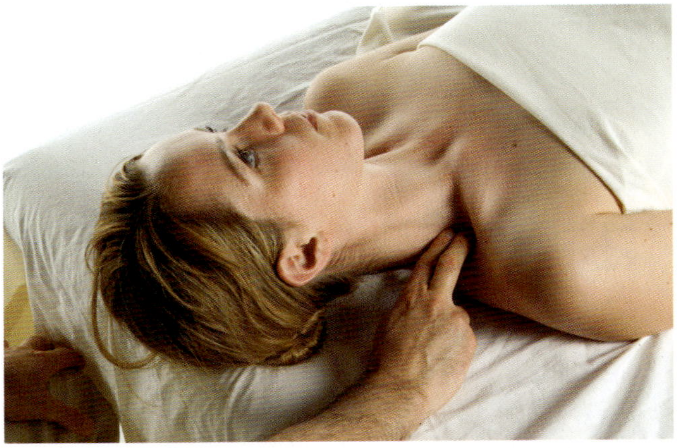

**그림 12-12.** 바로 누운 자세에서 목빗근의 빗장갈래의 가쪽모서리 가쪽에서 오른쪽 목갈비근의 촉진을 위한 시작 자세.

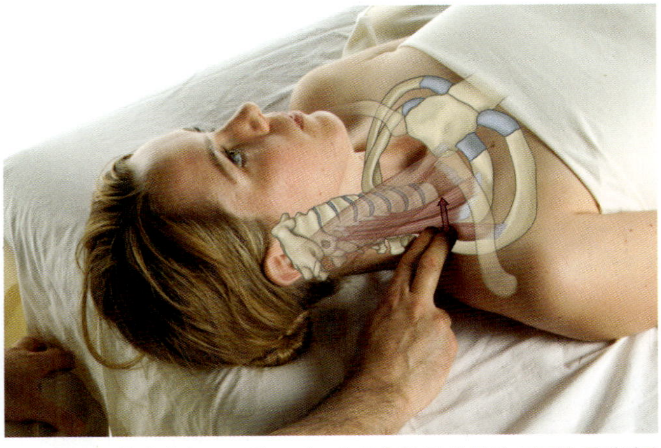

**그림 12-13.** 환자에게 코로 짧고 빠르게 호흡을 하게 하여 오른쪽 목갈비근을 촉진한다.

12

## 목갈비근군(사각근군, Scalene group) – 바로 누운 자세(Supine) *(계속)*

### 촉진 시 주의사항

1. 짧고 빠른 호흡을 하려면 들숨 시 가슴우리의 확장이 필요하고 첫째와 둘째 갈비뼈를 들어올리기 위해 목갈비근이 수축해야 한다.
2. 앞, 중간, 뒤목갈비근을 서로 구분하는 것은 어려울 수 있다. 그들의 위치와 섬유 방향을 아는 것은 도움이 된다. 앞목갈비근의 대부분은 SCM 깊숙이 있으며 그 섬유는 C3~C6을 향한다. 중간목갈비근은 앞목갈비근 바로 옆에 위치하며 뒤목삼각에 가장 크게 존재한다. 그 섬유는 C2~C7을 향한다. 보통 앞목갈비근과 중간목갈비근 사이에 작고 만질 수 있는 함몰이 있다. 뒤목갈비근은 셋 중에서 가장 촉진하기 어려운데, 이는 다른 근육조직보다 훨씬 깊이 있기 때문이다. 위등세모근과 어깨올림근 바로 앞쪽으로 느껴 본다. 근섬유가 거의 수평으로 C5~C7로 향하여 있다.
3. SCM이 먼저 이완되고 느슨해지면 목뼈의 가로돌기에 부착된 목갈비근이 SCM 깊숙이 촉진될 수 있다. 그렇게 하기 위해 환자의 머리와 목을 수동적으로 같은 방향 옆으로 구부리고 약간의 반대쪽 회전을 수행한다. 그런 다음, SCM 깊숙이 천천히 누르고, 손가락 패드로 척추의 가로돌기 방향으로 누르며 SCM 부착 부위를 느껴 본다.
4. 빗장뼈 뒤쪽 첫째와 둘째 갈비뼈에 있는 목갈비근의 아래쪽 부착 부위에 더 잘 접근하려면 환자의 목을 촉진하고 있는 쪽으로 옆으로 구부리게 함으로써 해당 부위의 연조직을 느슨하게 하는 것이 도움이 될 수 있다. 이는 보통 촉진하는 손가락이 빗장뼈 뒤에서 첫째와 둘째 갈비뼈를 향해 내려갈 수 있는 여유 공간을 제공한다.
5. 위팔신경얼기(상완신경총)와 빗장밑동맥(쇄골하동맥)이 앞목갈비근과 중간목갈비근 사이에 위치해 있기 때문에 목갈비근의 촉진은 조심스럽게 이루어져야 한다(그림 12-1C 참조).

### 대안 촉진 자세 – 앉은 자세

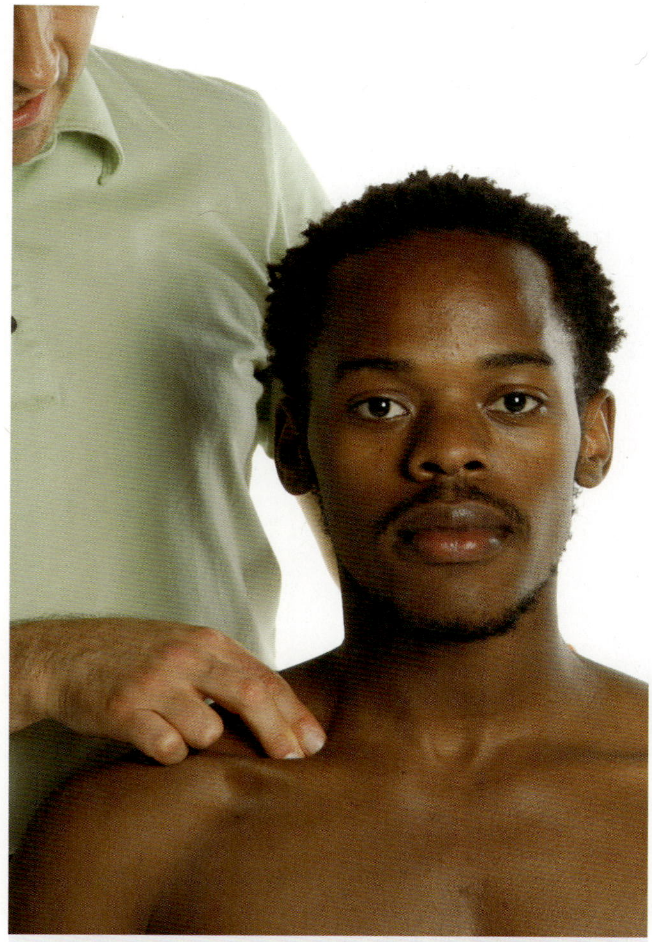

**그림 12-14.** 목갈비근은 환자가 앉아 있을 때 촉진하기가 쉽다. 목빗근의 빗장갈래의 가쪽모서리를 찾는다. 그런 다음, 목갈비근으로 이동하여 바로 누운 자세에서의 촉진 과정에 따라 촉진을 시행한다.

### 촉진 시 핵심 포인트

촉진하는 손가락을 SCM 옆으로 내리고 환자에게 코로 짧고 빠른 호흡을 하도록 한다.

## 목갈비근군(사각근군, Scalene group) - 바로 누운 자세(Supine) *(계속)*

### 통증 유발점(Trigger points)

1. 목갈비근의 TrPs(통증 유발점)은 종종 근육의 급성 또는 만성적인 과사용(예: 특히 만성 폐쇄성 호흡질환으로 인한 기침, 호흡곤란)이나 자동차 사고에 의해 발생하거나 지속된다.
2. 목갈비근의 TrPs은 가슴출구증후군(thoracic outlet syndrome, 특히 앞목갈비증후군, 팔에서 신경학적 또는 혈관 증상을 유발하는 갈비빗장증후군에 기여할 수 있음), 목의 제한된 가쪽 굽힘 또는 같은쪽 돌림, 긴가슴신경(long thoracic nerve, 앞톱니근 지배)에 기여하는 신경근의 포획, 첫째 또는 둘째 갈비뼈의 관절 기능장애 또는 고통스러운 수면(painful sleeping)을 초래할 수 있다.
3. 목갈비근 TrPs의 연관통은 어깨올림근, 마름모근, 위뒤톱니근, 빗장밑근, 가시위근, 가시아래근, 작은원근, 어깨밑근, 넓은등근, 큰원근, 어깨세모근, 부리위팔근(coracobrachialis), 위팔두갈래근, 위팔근, 위팔세갈래근, 짧은노쪽손목폄근(extensor carpi radialis brevis), 집게폄근(시지신근, extensor indicis), 손뒤침근(회외근, supinator)의 연관통과 구분되어야 한다.
4. 목갈비근의 TrPs은 종종 목뼈디스크증후군, 목뼈관절 기능장애, 협심증(왼쪽의 통증 유발 부위에서), 갈비빗장증후군, 작은가슴근증후군(pectoralis minor syndrome) 또는 손목터널증후군(carpal tunnel syndrome)으로 오인될 수 있다.
5. 관련 TrPs은 SCM, 위등세모근, 머리널판근, 큰가슴근, 작은가슴근, 어깨세모근, 위팔세갈래근, 뒤쪽 아래팔폄근(posterior forearm extensor muscles) 및 위팔근에서 발생한다.

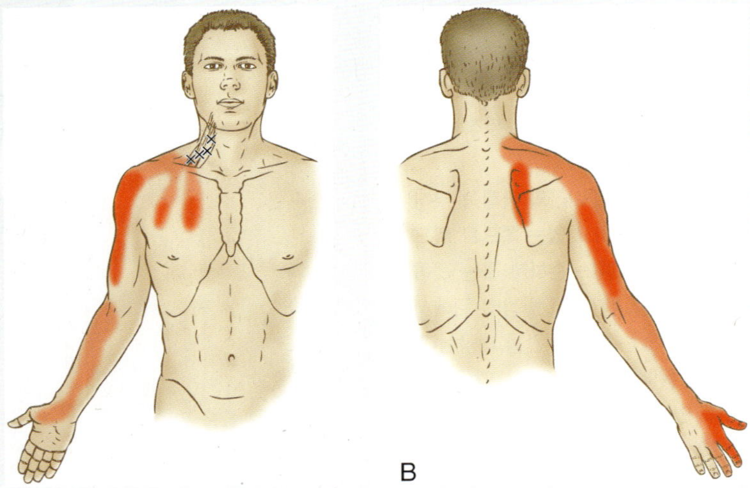


**그림 12-15.** **A,** 흔하게 나타나는 목갈비근 통증 유발점과 그에 해당하는 연관통 부위를 보여 주는 앞쪽 그림. **B,** 연관통의 나머지 부분을 보여 주는 뒤쪽 그림.

## 목갈비근군(사각근군, Scalene group) – 바로 누운 자세(Supine)

### 목갈비근군의 스트레칭(Stretching the scalene group)

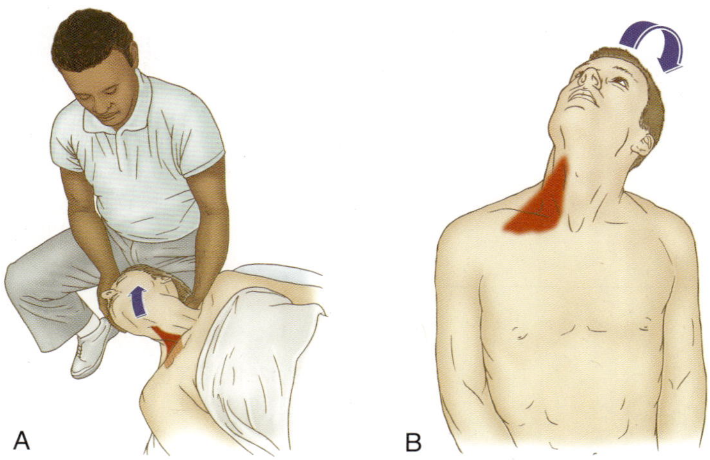


**그림 12-16.** 오른쪽 목갈비근군의 스트레칭. 목을 펴고 왼쪽 가쪽으로 구부리며 오른쪽(같은쪽)으로 회전한다. **A,** 치료사 보조 스트레칭. 참고: 환자의 머리를 아래로 펼 때 주의할 것. **B,** 자가 관리 스트레칭.



### 인접 근육(Detour)

**어깨목뿔근아래힘살(견갑설골근하근복, omohyoid inferior belly)**
어깨목뿔근아래힘살은 뒤목삼각에서 상당히 쉽게 촉진된다. SCM 바로 옆과 빗장뼈 위쪽을 촉진하고, 환자가 턱관절에서 아래턱을 저항에 대항하여 아래로 누를 때 수평 방향의 어깨목뿔근 근섬유를 느낀다(그림 12-17).

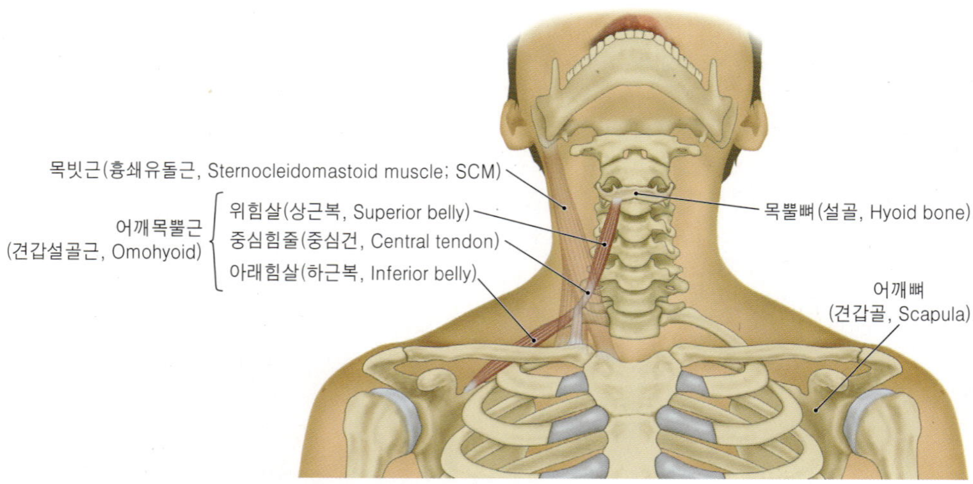


**그림 12-17.** 오른쪽 어깨목뿔근의 앞쪽 그림. 목빗근이 투명하게 나타나 있다.

## 긴목근(경장근, Longus colli)과 긴머리근(두장근, Longus capitis) – 바로 누운 자세(Supine) *(계속)*

### 부착 부위

**긴목근**

- □ T3~C1 사이 척추뼈몸통(척추체, vertebral bodies)의 가로돌기와 앞쪽 표면 아래쪽에서 기시하여
- □ 척추뼈몸통의 가로돌기와 앞쪽 표면 위쪽에 부착한다.

**긴머리근**

- □ C3~C5의 가로돌기에서 기시하여
- □ 뒤통수(후두)에 부착한다.

### 작용

**긴목근**

- □ 척추관절에서 목을 구부린다.
- □ 척추관절에서 목을 옆으로 구부린다.
- □ 척추관절에서 목을 반대쪽으로 돌린다.

**긴머리근**

- □ 척추관절에서 머리와 목을 구부린다.
- □ 척추관절에서 머리와 목을 옆으로 구부린다.

**시작 자세(그림 12–19)**

- 환자는 누운 자세를 취한다.
- 치료사는 테이블의 위쪽에 앉는다.
- 촉진할 손을 SCM 바로 안쪽에 놓는다.
- 지지하는 손을 환자의 이마에 댄다(저항이 추가될 경우).

12

**촉진 과정**

1. SCM의 복장갈래의 안쪽 경계를 찾는 것부터 시작한다. 그런 다음, 앞쪽 목의 긴근육(longus muscles) 위 안쪽으로 바로 내려간다.
2. 목뼈의 척추뼈몸통 앞쪽 표면을 향해 부드럽고 천천히, 그러나 확실하게 내려간다. 참고: 만일 치료사의 손가락 아래에서 맥박이 느껴지면 목동맥 위에 있는 것이므로 그것을 부드럽게 치우거나 손가락을 한쪽 또는 다른 쪽으로 약간 옮겨 계속해서 긴목근을 찾는다.
3. 긴근육의 근조직을 확인하기 위해 환자에게 머리를 테이블에서 들어 올려 척추관절에서 머리와 목을 구부리도록 요청하고, 긴근육의 수축을 느낀다(그림 12–20). 참고: 중력에 대항하여 머리와 목을 들어 올려 굽히면 일반적으로 긴근육이 강하게 수축한다. 그러나 필요시에는 지지하는 손으로 저항을 줄 수 있다(그림 12–21 참조).
4. 위치를 확인한 후 근섬유에 수직으로 가볍게 두드리며 가능한 한 위쪽으로, 아래쪽으로 촉진한다.
5. 긴근육의 위치를 확인한 후 환자를 이완시켜 기초 긴장 상태를 촉진하여 평가한다.

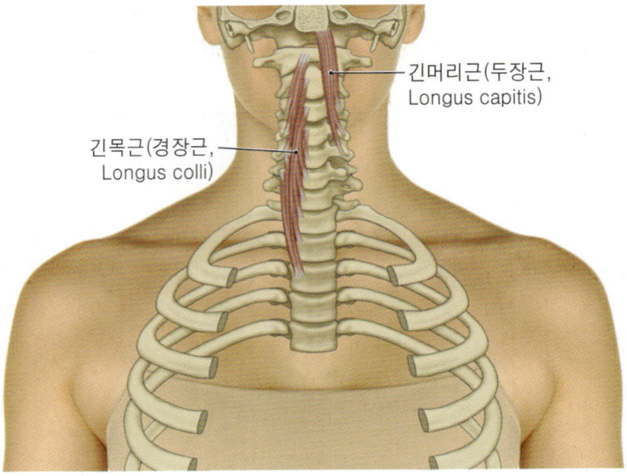


**그림 12–18.** 긴목근과 긴머리근의 앞쪽 그림. 긴목근은 오른쪽에, 긴머리근은 왼쪽에 보인다.

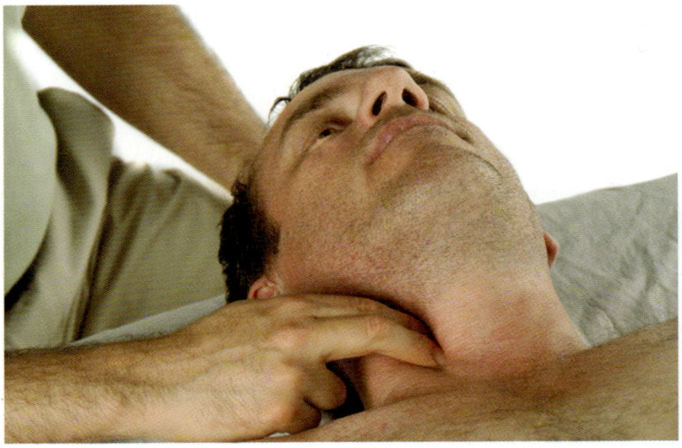

**그림 12–19.** 바로 누운 자세에서 오른쪽 긴목근과 긴머리근의 촉진을 위한 시작 자세.

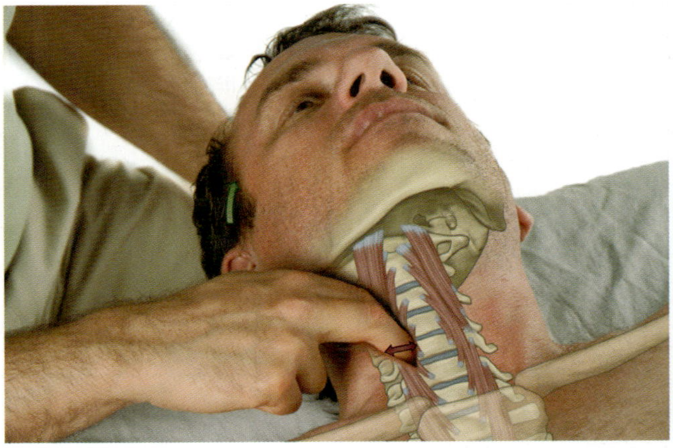

**그림 12–20.** 환자의 머리와 목을 들어 올려 굽힘으로써 근육을 수축시켜 오른쪽 긴목근과 긴머리근을 촉진한다.

## 긴목근(경장근, Longus colli)과 긴머리근(두장근, Longus capitis) – 바로 누운 자세(Supine) *(계속)*

### 촉진 시 주의사항

1. 앞쪽 목은 구조적으로 취약하기 때문에 조심스럽게 촉진해야 한다. 촉진 시 천천히 부드럽게 조직 속으로 내려가되, 긴근육에 도달할 수 있을 만큼 충분히 강한 압력을 주어야 한다.
2. 긴근육을 촉진할 때 한 가지 주의할 점은 척추의 바로 가쪽에 위치한 목동맥의 목동맥팽대(경동맥동)이다. 목동맥팽대에 가해지는 압력은 혈압을 낮추는 신경학적 반사를 일으킬 수 있다.
3. 목동맥이 긴근육에 대한 접근을 막고 있다면, 긴근육에 접근하기 위한 다른 방법으로 기관지를 몸의 반대쪽으로 부드럽게 민 상태에서 긴근육 쪽으로 후방으로 이동한다. 이때 기관지에 과도한 압력을 가하지 않도록 주의한다. 그렇지 않으면 환자가 무의식적으로 기침을 할 수 있다.
4. 목 앞쪽에 취약하고 민감한 구조가 많음에도 불구하고 긴근육의 촉진 및 치료는 환자에게 매우 유익할 수 있으므로 피해서는 안 된다.
5. 만약 SCM에서 긴근육을 구분하기 어렵다면 환자에게 머리와 목을 치료사가 촉진하는 곳과 같은 방향으로 돌리도록 요청한다. 이렇게 하면 SCM을 억제하고 이완시킬 수 있다.
6. 척추의 긴근육은 종종 편타성 사고(whiplash accidents)에 의해 손상을 입는다.

### 대안 촉진 자세 – 앉은 자세

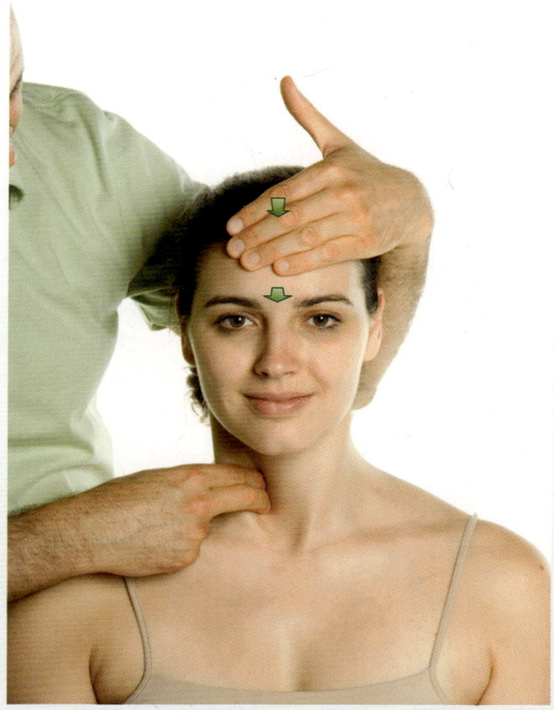

**그림 12-21.** 긴근육은 환자가 앉아 있을 때 쉽게 촉진된다. 바로 누운 자세에서의 촉진 방향을 따른다. 이 자세의 유일한 차이점은 긴근육을 수축시키기 위해 치료사의 지지하는 손으로 환자의 머리와 목의 굽힘에 저항할 필요가 있다는 것이다(환자가 앉아 있을 때 머리와 목의 굽힘은 중력에 대항하지 않기 때문).

12

### 통증 유발점(Trigger points)

1. 긴근육의 TrPs은 근육의 급성 또는 만성적인 과사용 및 편타성과 같은 외상으로 인해 발생하거나 지속된다.
2. 긴근육의 TrPs은 인후통, 연하곤란, 뒤쪽 목근육의 경직(경직된 긴근육의 긴장에 대항하기 위해 더 많은 힘이 들어감)을 일으키는 경향이 있다.
3. 긴근육의 TrPs의 연관통은 두힘살근(digastric) 앞힘살과 SCM(인후증상의 가능성 때문)의 TrPs의 연관통과 구분되어야 한다.
4. 긴근육의 TrPs은 종종 인후통으로 오인될 수 있다.
5. 관련 TrPs은 종종 뒤쪽 목근육(예: 위등세모근, 머리반가시근)에서 발생한다.
6. 참고: 긴목근과 긴머리근의 연관통은 상세하게 잘 표시되지 않는다.

## 긴목근(경장근, Longus colli)과 긴머리근(두장근, Longus capitis) – 바로 누운 자세(Supine) *(계속)*

### 긴목근과 긴머리근의 스트레칭(Stretching the longus colli and capitis)

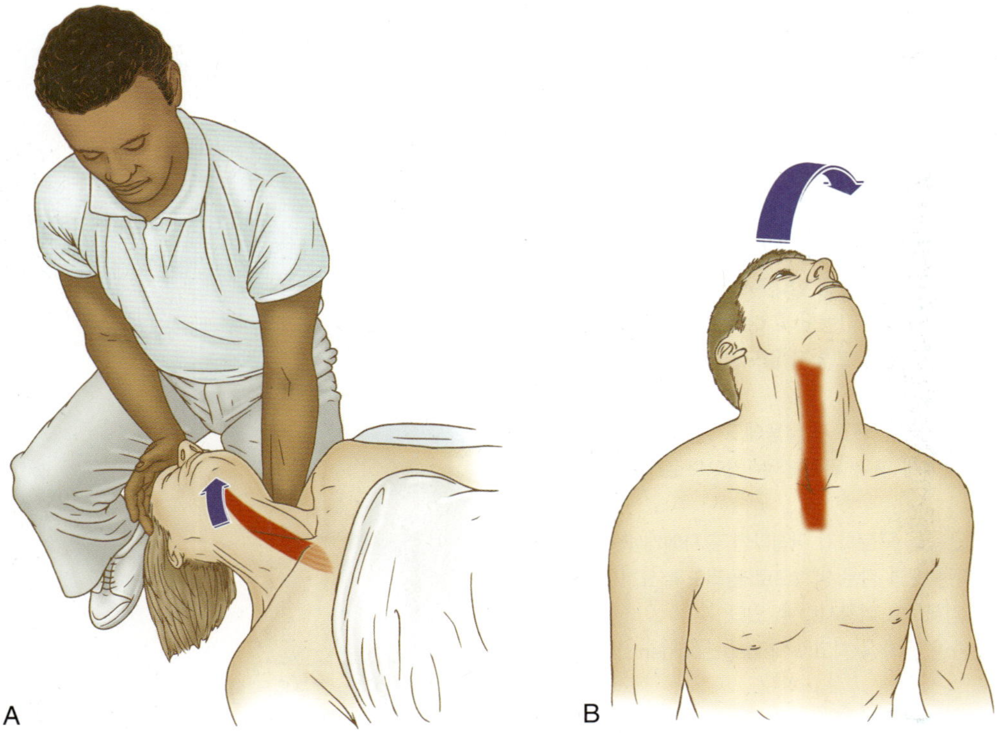




**그림 12-22.** 오른쪽 긴목근과 긴머리근의 스트레칭. 환자의 머리와 목은 펴고, 반대쪽(왼쪽) 옆으로 구부린다. **A**, 치료사 보조 스트레칭. 참고: 환자의 머리를 펼 때마다 주의한다. **B**, 자가 관리 스트레칭.

**촉진 시 핵심 포인트**

SCM 안쪽으로 떨어뜨려 척추 방향으로 내려간다.

## 긴목근(경장근, Longus colli)과 긴머리근(두장근, Longus capitis) – 바로 누운 자세(Supine)

### 인접 근육(Detour)

**앞머리곧은근(전두직근, rectus capitis anterior)과 가쪽머리곧은근(외측두직근, lateralis)**

앞머리곧은근은 뒤통수에서부터 고리뼈(환추, C1)의 가로돌기에 부착되어 있고 극도로 깊어서 일반적으로 만져지지 않는다. 이것의 작용은 고리뒤통수관절(환추후두관절, atlanto-occipital joint)에서 머리를 굽힘시키는 것이다. 가쪽머리곧은근도 뒤통수에서 고리뼈의 가로돌기로 부착되어 있고 아주 깊이 있으나, 가끔 촉진되기도 한다. 이것의 작용은 고리뒤통수관절에서 머리의 가쪽 굽힘이다. 목의 앞가쪽에서 가쪽머리곧은근을 촉진하기 위해 환자는 바로 누운 자세나 앉은 자세를 취하고, 고리뼈의 가로돌기 바로 위쪽을 촉진해야 한다(참고: 고리뼈의 가로돌기 위치를 종종 착각하는 경우가 있다. 이것은 아래턱뼈가지의 바로 뒤와 귀의 아래쪽, 고리뼈와 뒤통수 사이에 위치한다). 여기에서 자주 느낄 수 있는 작은 함몰부를 부드럽게 주무르고 가쪽머리곧은근을 느껴 본다(그림 12–24). 인접한 연부조직에서 이 근육을 구별하는 것은 매우 어려울 수 있다. 참고: (1) 근처에 위치한 안면신경과 붓돌기(styloid process)로 인해 너무 세게 누르지 않도록 주의해야 한다. (2) 앞머리곧은근과 가쪽머리곧은근에 대한 통증유발점의 연관통 부위는 정확히 알려져 있지 않다.

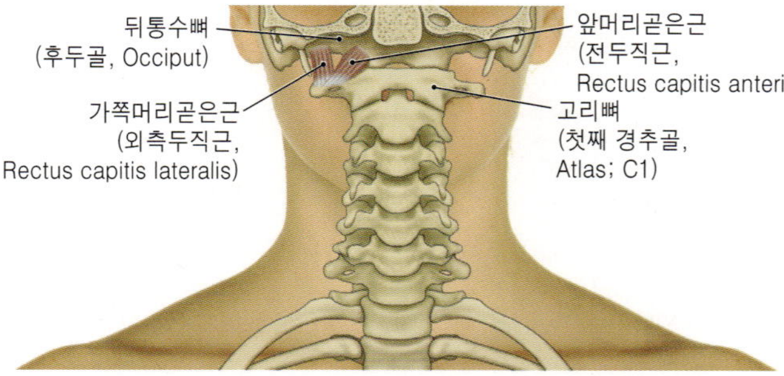


**그림 12–23.** 오른쪽 앞머리곧은근과 가쪽머리곧은근의 앞쪽 그림.

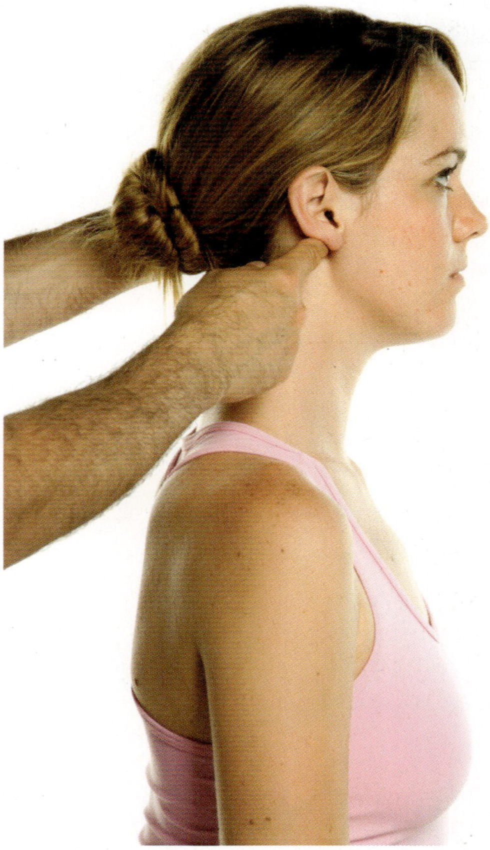

**그림 12–24.** 고리뼈의 가로돌기 위쪽에서 오른쪽 가쪽머리곧은근을 촉진한다.

12

## 목뿔근군(설골근군, Hyoid group) - 바로 누운 자세(Supine) *(계속)*

### 부착 부위

**목뿔아래근육**

- □ 복장목뿔근(흉골설골근, sternohyoid): 복장뼈에서 기시하여
- □ 목뿔뼈에 부착되어 있다.
- □ 복장방패근(흉골갑상근, sternothyroid): 복장뼈에서 기시하여
- □ 갑상연골에 부착한다.
- □ 방패목뿔근(갑상설골근, thyrohyoid): 갑상연골에서 기시하여
- □ 목뿔뼈에 부착되어 있다.
- □ 어깨목뿔근(견갑설골근, omohyoid): 어깨뼈의 위쪽 모서리에서 기시하여
- □ 목뿔뼈에 부착되어 있다[중심널힘줄(central tendon)이 빗장뼈에 부착되어 있음].

**목뿔위근육**

- □ 두힘살근(이복근, digastric): 관자뼈의 꼭지돌기의 패임(mastoid notch)에서 기시하여
- □ 아래턱뼈(중심널힘줄이 목뿔뼈에 부착되어 있음)에 부착되어 있다.
- □ 붓목뿔근(경돌설골근, stylohyoid): 관자뼈의 붓돌기(styloid process)에서 기시하여
- □ 목뿔뼈에 부착되어 있다.
- □ 턱목뿔근(악설골근, mylohyoid): 목뿔뼈에서 기시하여
- □ 아래턱뼈의 안쪽 표면에 부착되어 있다.
- □ 턱끝목뿔근(이설골근, geniohyoid): 목뿔뼈에서 기시하여
- □ 아래턱뼈의 안쪽 표면에 부착되어 있다.

12

### 작용

**목뿔근군**

- □ 턱관절(측두하악관절, TMJ)에서 아래턱뼈를 내린다.
- □ 척추관절에서 머리와 목을 구부린다.
- □ 목뿔아래근육은 목뿔뼈를 내린다.
- □ 목뿔위근육은 목뿔뼈를 들어 올린다.

**시작 자세(그림 12-26)**

- 환자는 바로 누운 자세를 취한다.
- 치료사는 테이블의 위쪽에 앉는다.
- 촉진할 손은 중심에서 약간 벗어난 목뿔뼈 바로 아래쪽에 놓는다.
- 지지할 손은 환자의 턱 아래쪽에 둔다.

**촉진 과정**

1. 치료사의 지지하는 손으로 저항을 가하면서 환자에게 턱관절에서 아래턱뼈를 내리도록 요청하며 목뿔아래근육군의 촉진을 시작하고, 근섬유에 수직으로 가볍게 두드리면서 목뿔아래근육의 수축을 느낀다(그림 12-27A).
2. 복장뼈를 향해 아래쪽으로 지속적으로 촉진한다(근섬유에 수직으로 두드리면서).
3. 목뿔위근육군의 촉진을 위해 촉진할 손을 아래턱뼈 바로 아래쪽에 둔다. 환자가 턱관절에서 아래턱뼈를 내리는 것을 방지하기 위해 저항을 가하고 목뿔위근육의 수축을 느낀다(그림 12-27B).
4. 근섬유에 수직으로 가볍게 두드리면서 아래턱뼈의 내림에 저항하며 목뿔뼈 방향으로 촉진을 계속한다.
5. 목뿔위근육군의 붓목뿔근과 두힘살근 뒤힘살의 촉진을 위해 아래턱뼈의 내림에 저항하고 근섬유에 수직으로 가볍게 두드리면서 관자뼈의 꼭지돌기를 향해 목뿔뼈에서 가쪽으로 계속 촉진한다(그림 12-27C).
6. 목뿔근의 위치를 찾으면, 환자에게 근육을 이완하도록 하고 근육의 기초 긴장 상태를 촉진하여 평가한다.

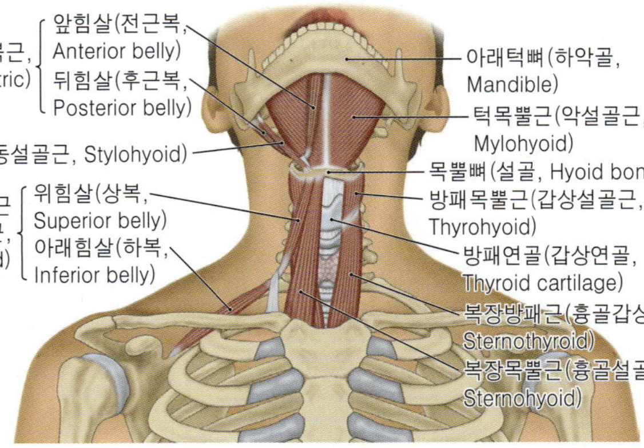


**그림 12-25.** 목뿔근군의 앞쪽 그림. 복장목뿔근, 어깨목뿔근, 붓목뿔근 및 두힘살근이 왼쪽은 제거된 상태이다. 턱끝목뿔근은 보이지 않는다.

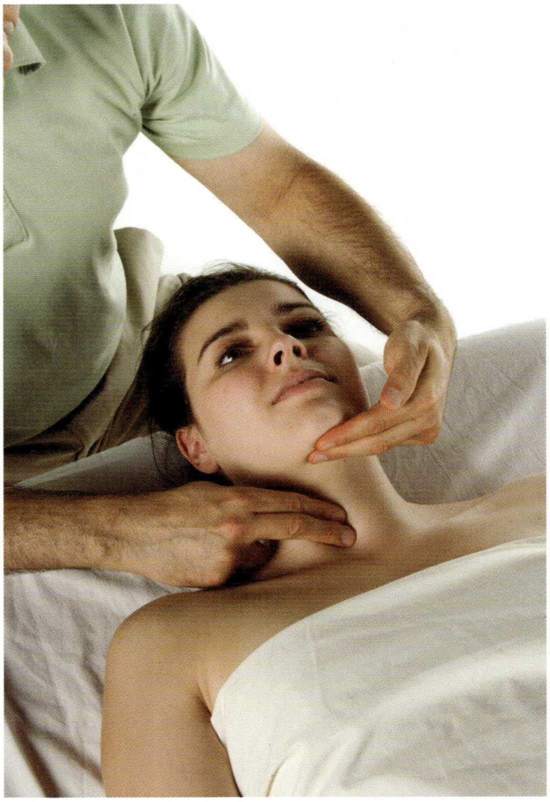

**그림 12-26.** 바로 누운 자세에서 오른쪽 목뿔근의 촉진을 위한 시작 자세.

## 목뿔근군(설골근군, Hyoid group) – 바로 누운 자세(Supine) *(계속)*

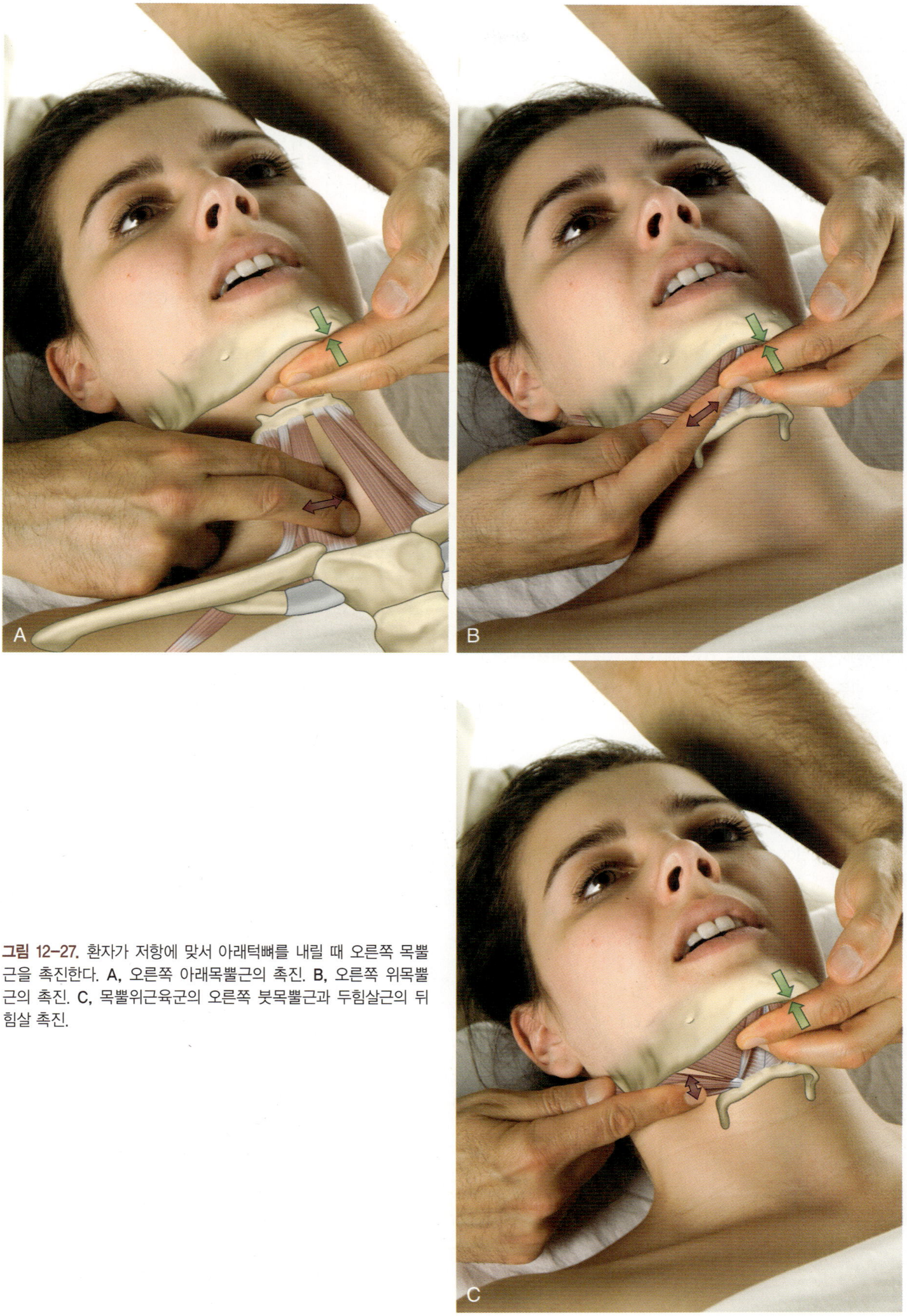


**그림 12–27.** 환자가 저항에 맞서 아래턱뼈를 내릴 때 오른쪽 목뿔근을 촉진한다. **A,** 오른쪽 아래목뿔근의 촉진. **B,** 오른쪽 위목뿔근의 촉진. **C,** 목뿔위근육군의 오른쪽 붓목뿔근과 두힘살근의 뒤힘살 촉진.

## 목뿔근군(설골근군, Hyoid group) – 바로 누운 자세(Supine) *(계속)*

### 대안 촉진 자세

목뿔근은 앉은 자세에서 쉽게 촉진할 수 있다.

### 촉진 시 핵심 포인트

아래턱뼈의 내림에 저항한다.

### 촉진 시 주의사항

1. 아래턱뼈 내림에 저항이 가해질 때 붓목뿔근을 제외한 모든 목뿔근은 수축한다. 두힘살근, 턱목뿔근, 턱끝목뿔근은 턱관절에서 아래턱뼈를 누르는 작용근으로 수축한다. 다른 목뿔근들은 목뿔뼈를 안정시키기 위해 수축하는데, 두힘살근, 턱목뿔근, 턱끝목뿔근이 아래턱뼈를 당길 수 있는 견고한 기초를 제공한다.
2. 만일 목뿔근이 군(group)으로 수축하고 아래턱뼈가 관자뼈(관자근이나 깨물근 같은 아래턱뼈 올림근의 수축에 의해)에 고정된다면, 목뿔근은 머리를 잡아당겨 척추관절에서 머리와 목의 굽힘을 초래하게 된다.
3. 대부분의 목뿔근들은 작고 얇은 근육으로 서로 구분하기 어려울 수 있다.

### 통증 유발점(Trigger points)

12

모든 목뿔근 중에서 두힘살근의 연관통이 가장 잘 나타난다. 두힘살근의 각 힘살은 각각의 독특한 연관통을 지닌다.

1. 두힘살근의 통증 유발점은 대부분 근육의 급성 또는 만성적인 과사용(예: 코의 울혈 때문에 습관적으로 입으로 숨을 쉬는 개인에게 특히 일반적인 입을 벌리고 있는 자세, 관자근, 깨물근, 안쪽날개근과 같은 아래턱의 단단한 올림근에 반대하는 심한 긴장), 머리내밈 자세(모든 목뿔근을 만성적으로 당기는 원인이 됨), 편타성과 같은 외상에 의해 유발된다.
2. 두힘살근 앞힘살의 통증 유발점은 4개의 아래 앞니(2개는 TrP와 같은쪽이고 2개는 반대쪽임)의 통증과 혀의 통증, 인후 불편감이나 삼키기 어려움을 유발하는 경향이 있다. 두힘살근 뒤힘살의 통증 유발점은 뒤통수이마근(occipitofrontalis)에서 통증 유발점을 발생시키는 경향이 있다.
3. 두힘살근 통증 유발점의 연관통은 다른 목뿔근들, SCM, 위등세모근, 안쪽날개근, 긴목근과 긴머리근(인후통의 가능성 때문에), 뒤통수밑근육의 통증 유발점의 연관통과 구분되어야 한다.
4. 두힘살근의 통증 유발점은 종종 영향을 받는 치아 상태(예: 충치)나 단단한 SCM 근육조직으로 오진될 수 있다.
5. 관련 통증 유발점은 같은쪽 뒤통수이마근이나 SCM에서 발생한다. 또한 같은쪽 또는 반대쪽의 다른 목뿔근과 깨물근, 관자근, 안쪽날개근에서도 종종 발생한다.
6. 참고: (1) 붓목뿔근은 두힘살근 뒤힘살의 옆에 위치하고, 두힘살근과 구분하기 힘들며, 두힘살근 뒤힘살의 연관통과 비슷하다. 게다가 붓목뿔근은 바깥목동맥의 포획을 유발하는 것으로 알려져 있다. (2) 어깨목뿔근의 통증 유발점은 팔신경얼기를 누를 수 있는 근육에 긴장을 생성하는 것으로 생각되어 왔고(가슴출구증후군의 원인) 이것의 근막 부착을 통해 첫째 갈비뼈의 척추갈비관절(costospinal joints)의 기능장애에 기여할 수 있다. (3) 두힘살근의 앞힘살과 비슷하게 턱목뿔근은 혀에 연관통을 일으킨다고 보고되었다.

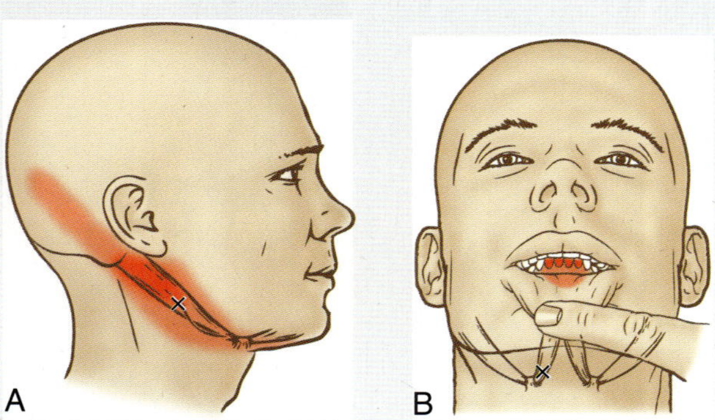


**그림 12-28.** 흔히 나타나는 두힘살근 통증 유발점과 그에 대응하는 연관통 영역. **A,** 가쪽 그림. **B,** 앞쪽 그림.

## 목뿔근군(설골근군, Hyoid group) – 바로 누운 자세(Supine)

### 목뿔근군의 스트레칭(Stretching the hyoid group)

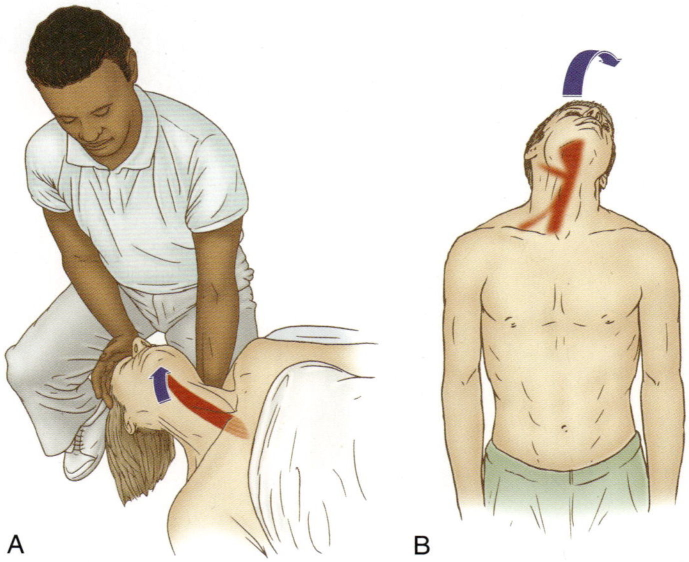


**그림 12-29.** 오른쪽 목뿔근의 스트레칭. 환자의 목을 펴서 왼쪽 가쪽으로 굽힌다. **A,** 치료사 보조 스트레칭. 참고: 환자의 목을 펴면서 내릴 때마다 주의한다. **B,** 자가 관리 스트레칭.

## 위등세모근(상승모근, Upper trapezius) – 앉은 자세(Seated) *(계속)*

### 부착 부위

- □ 바깥뒤통수뼈융기(외후두융기)와 뒤통수의 위목덜미선의 안쪽 1/3, 전체 목덜미 인대 및 C7의 가시돌기에서 기시하여
- □ 가쪽 빗장뼈와 어깨뼈의 봉우리돌기에 부착되어 있다.

### 작용

- □ ScC관절에서 어깨뼈를 올린다.
- □ ScC관절에서 어깨뼈를 뒤로 당긴다.
- □ ScC관절에서 어깨뼈를 위로 돌린다.
- □ 척추관절에서 머리와 목을 편다.
- □ 척추관절에서 머리와 목을 옆으로 굽힌다.
- □ 척추관절에서 머리와 목을 반대쪽으로 돌린다.

#### 시작 자세(그림 12-31)

- 환자는 몸의 반대쪽으로 머리와 목을 돌린 상태로 앉은 자세를 취한다.
- 치료사는 환자 옆에 선다.
- 촉진할 손을 어깨 부위의 위쪽인 위등세모근 위에 둔다.
- 지지할 손을 환자의 머리 뒤쪽에 둔다.

#### 촉진 과정

1. 척추관절에서 환자의 머리와 목의 폄에 저항하고 위등세모근의 수축을 느껴 본다(그림 12-32).
2. 위쪽으로는 뒤통수, 아래쪽으로는 어깨뼈와 빗장뼈(근섬유의 수직으로 가볍게 두드리면서)까지 위등세모근을 계속 촉진한다.
3. 위등세모근 위치를 확인한 후 환자에게 이완하도록 하여 기초 긴장 상태를 촉진하여 평가한다.

12

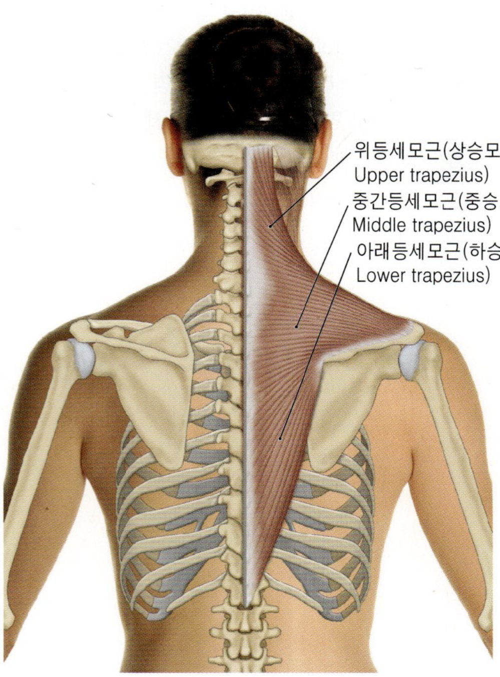


**그림 12-30.** 오른쪽 등세모근의 뒤쪽 그림. 목빗근, 머리널판근, 어깨올림근은 투명하게 나타나 있다.

## 위등세모근(상승모근, Upper trapezius) – 앉은 자세(Seated) *(계속)*

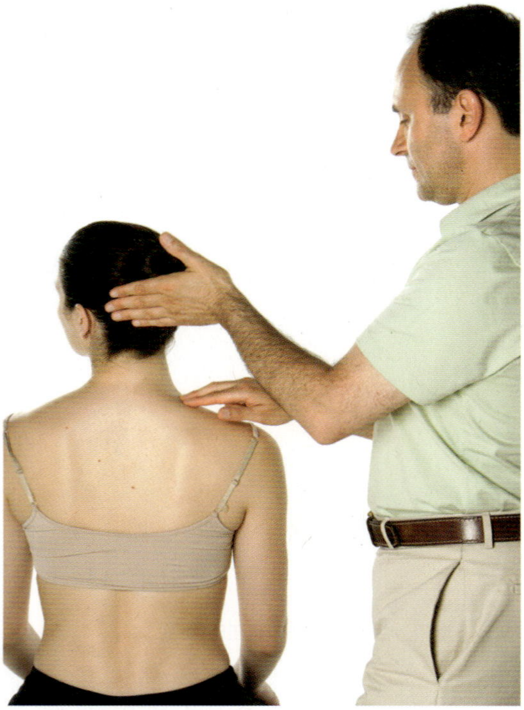

**그림 12-31.** 오른쪽 위등세모근의 앉은 자세 촉진을 위한 시작 자세.

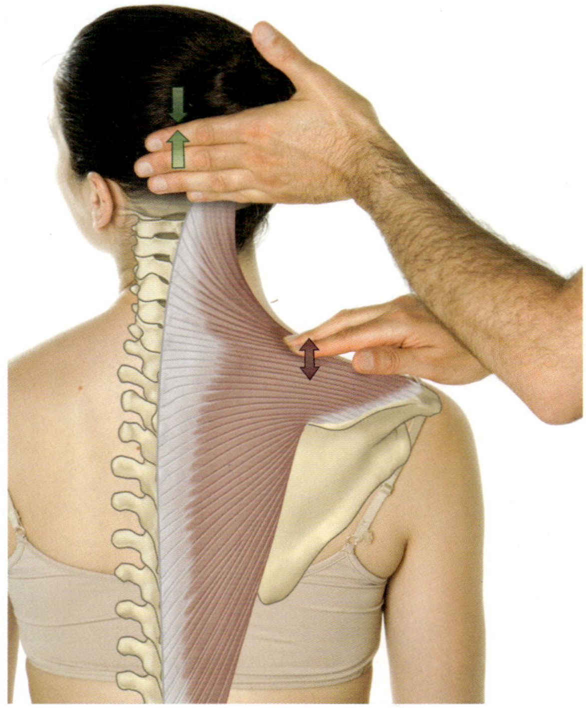

**그림 12-32.** 환자가 저항에 맞서 머리와 목을 펼 때 오른쪽 위등세모근을 촉진한다.



### 촉진 시 주의사항

1. 목 뒤쪽의 모든 근육은 척추관절에서 머리와 목의 폄에 대항하여 수축할 것이다. 환자가 머리와 목을 반대쪽으로 돌림으로써 머리널판근(두판상근, splenius capitis), 목널판근(경판상근, cervicis), 어깨올림근이 상호적으로 억제(이완)되며, 위등세모근은 더 강력하게 수축하여 쉽게 촉진될 것이다.

### 대안 촉진 자세 – 엎드려 누운 자세

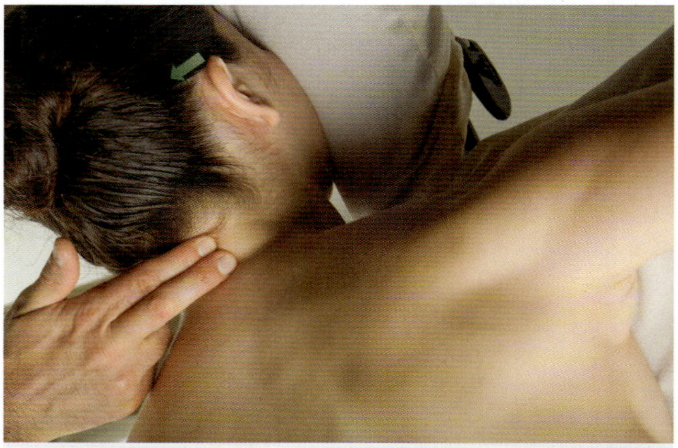

**그림 12-33.** 위등세모근은 환자가 엎드려 있을 때 촉진할 수 있다. 환자에게 얼굴 받침대로부터 머리를 들어 올리게 하여 위등세모근을 수축시킨다.

## 위등세모근(상승모근, Upper trapezius) – 앉은 자세(Seated)

### 통증 유발점(Trigger points)

1. 위등세모근의 통증 유발점은 종종 근육의 급성 또는 만성적인 과사용(예: 어깨이음대를 올리는 만성적인 자세, 머리를 앞쪽으로 향하는 자세 또는 열악한 인체공학으로 인한 만성적인 자세, 특히 컴퓨터를 하거나 귀와 어깨 사이에 전화기를 두는 자세, 팔로 매달려 있을 때 어깨이음대의 내려짐에 저항하는 경우, 그리고 특히 팔에 체중이 실릴 때), 외상(예: 편타성), 누르는 힘(예: 무거운 지갑이나 가방을 어깨에 메고 있는 것, 브래지어 끈이 꽉 조이는 경우), 타이나 깃을 꽉 조이는 셔츠를 입는 데서 오는 자극, 목에 찬바람이 들이치는 것, 만성적인 스트레스/긴장(어깨이음대를 올리고 있는 것)에 의해 발생하거나 지속된다.
2. 위등세모근의 통증 유발점은 척추관절에서 목의 반대쪽 굽힘과 같은쪽 회전을 제한하는 전형적인 경직된 목, 어깨이음대를 올리는 자세, 목의 같은쪽 회전이 끝날 때의 통증, 긴장성 두통을 발생시키는 경향이 있다.
3. 위등세모근 통증 유발점의 전이 패턴은 SCM, 깨물근, 관자근, 뒤통수근, 목널판근, 어깨올림근, 머리반가시근, 목뭇갈래근 및 아래등세모근의 TrPs의 전이 패턴과 구분되어야 한다.
4. 등세모근의 통증 유발점은 종종 목뼈디스크증후군(cervical disc syndrome), 턱관절증후군 또는 대후두신경통(greater occipital neuralgia)으로 오진될 수 있다.
5. 위등세모근의 통증 유발점은 종종 목갈비근, 머리널판근, 목널판근, 어깨올림근, 마름모근, 머리반가시근, 관자근, 깨물근, 반대쪽 위등세모근에서 종종 발생한다.
6. 참고: 위등세모근에는 우리 몸에서 가장 흔히 나타나는 통증 유발점이 있다. 더욱이 이 흔한 통증 유발점의 연관통은 때때로 신체의 다른 곳으로 퍼져나가기도 한다.

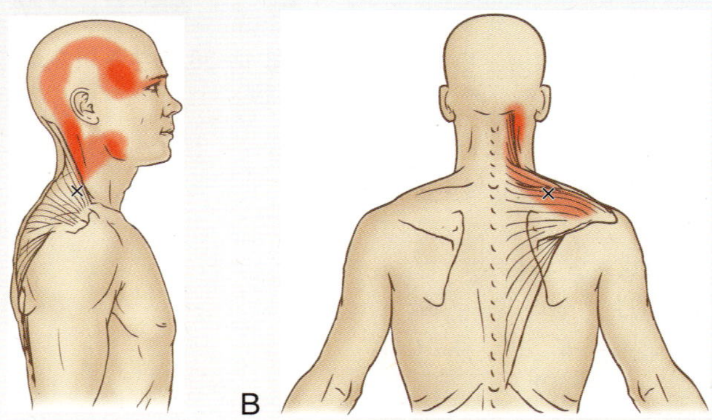


**그림 12-34.** 흔하게 나타나는 위등세모근 통증 유발점과 연관통 부위. **A**, 가쪽 그림. **B**, 뒤쪽 그림.

### 위등세모근의 스트레칭 (Stretching the upper trapezius)

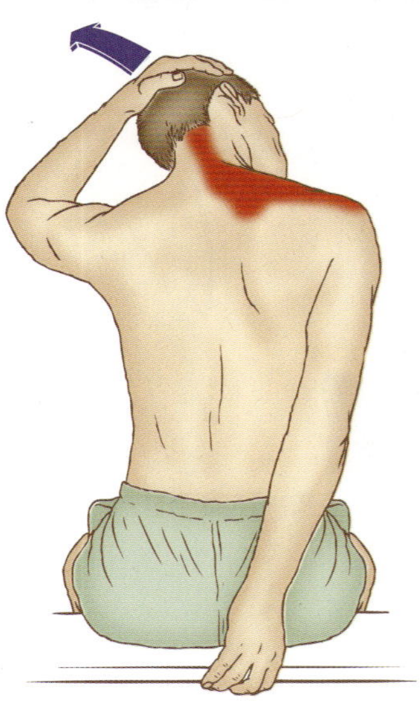

**그림 12-35.** 오른쪽 위등세모근의 스트레칭. 환자의 머리와 목은 굽히고, 왼쪽 옆으로 구부리며(반대쪽), 그리고 오른쪽으로 돌린다(같은쪽). 어깨이음대는 아래쪽으로 유지하면서 오른쪽 손은 실험대를 잡는다.

**촉진 시 핵심 포인트**

반대쪽으로 돌리고 뒤쪽으로 밀어 펴지도록 한다.

## 어깨올림근(견갑거근, Levator scapulae) – 앉은 자세(Seated) *(계속)*

### 부착 부위

- □ C1~C4 가로돌기에서 기시하여
- □ 어깨뼈 안쪽 경계의 어깨뼈가시 뿌리에서 위각(superior angle)까지 부착되어 있다.

### 작용

- □ ScC관절에서 어깨뼈를 올린다.
- □ ScC관절에서 어깨뼈를 아래쪽으로 돌린다.
- □ 척추관절에서 목을 편다.
- □ 척추관절에서 목을 옆으로 굽힌다.
- □ 척추관절에서 목을 같은쪽으로 돌린다.

#### 시작 자세(그림 12-37)

- 환자는 앉은 자세에서 손을 허리의 잘록한 부분에 놓는다.
- 치료사는 환자의 뒤나 옆에 선다.
- 촉진할 손을 어깨뼈 위각의 바로 위와 안쪽에 둔다.
- 지지할 손을 환자의 어깨 위에 둔다.

#### 촉진 과정

1. 환자에게 허리의 잘록한 부분에 손을 놓고 ScC관절에서 어깨뼈를 부드럽고 매우 짧은 범위의 움직임을 수행하도록 요청한다. 등세모근 깊숙이 어깨올림근의 수축을 느껴 본다(그림 12-38A).
2. 근섬유의 수직 방향으로 가볍게 두드리면서 위쪽 부착 방향으로 어깨올림근을 계속해서 촉진한다.
3. 목의 뒤삼각(등세모근의 위쪽)에서 어깨올림근을 촉진하면 환자의 손이 더 이상 허리의 잘록한 부분에 있을 필요가 없다. 환자에게 지금 어깨뼈를 더 강하게 들어 올리도록 요청할 수도 있다. 치료사의 지지하는 손으로 저항을 더할 수 있다(그림 12-38B).
4. 어깨올림근을 가능한 한 위쪽으로 촉진한다(위쪽 부착 부위 가까이에서는 SCM 깊숙이 들어간다.)
5. 어깨올림근의 위치를 찾으면, 환자에게 이완하도록 하여 기초 긴장 상태를 촉진하여 평가한다.

12

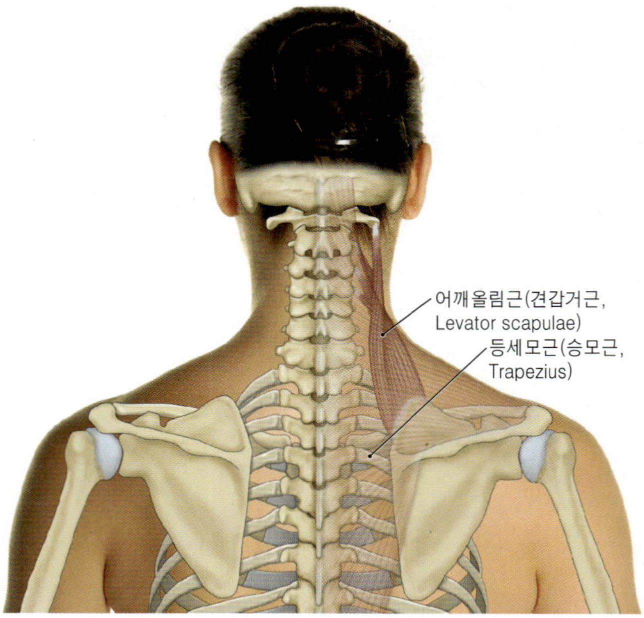


**그림 12-36.** 오른쪽 어깨올림근의 뒤쪽 그림. 등세모근은 투명하게 표시되어 있다.

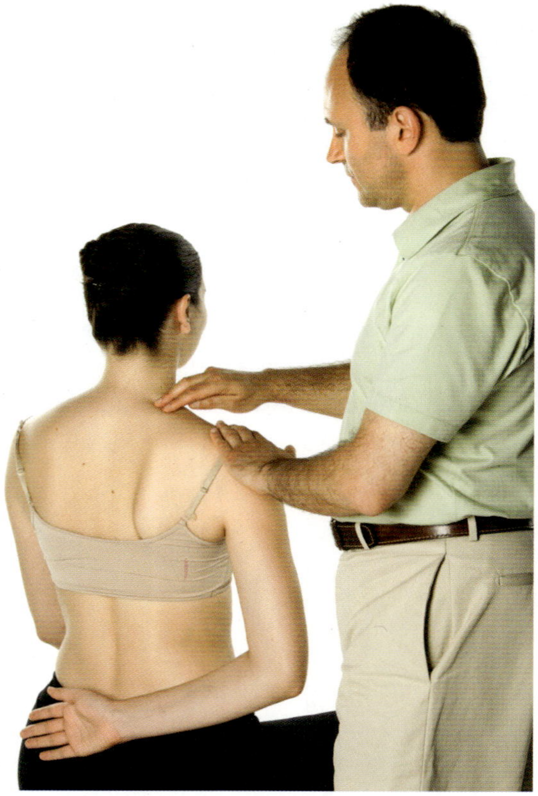

**그림 12-37.** 앉은 자세에서 오른쪽 어깨올림근의 촉진을 위한 시작 자세.

## 어깨올림근(견갑거근, Levator scapulae) – 앉은 자세(Seated) *(계속)*

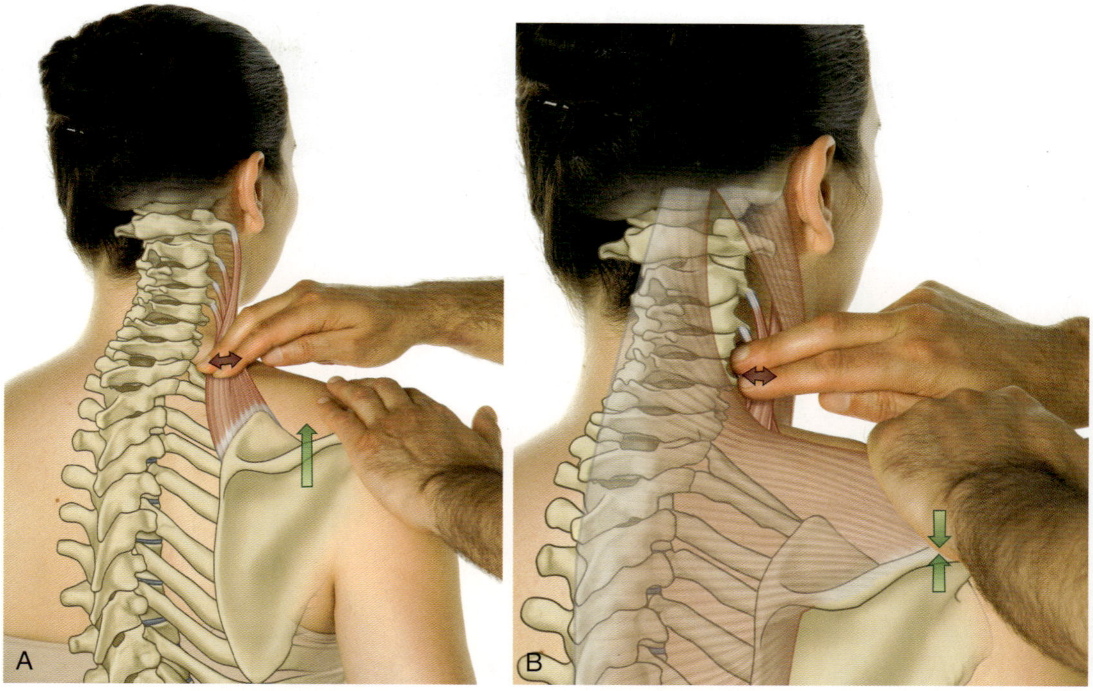


**그림 12-38.** 오른쪽 어깨올림근의 촉진. **A,** 환자에게 손을 허리의 잘록한 부위에 두게 하고, 부드럽게 짧은 범위로 어깨뼈를 올리도록 함으로써 등세모근 깊은 곳에서 어깨올림근을 촉진한다. 이때는 저항을 가하지 않는다. **B,** 목의 뒤삼각 부분을 촉진한다. 어깨올림근의 더 좋은 수축을 위해 어깨뼈의 올림에 대해 저항을 가할 수 있다.

12

### 촉진 시 주의사항

1. 환자가 허리의 잘록한 부위에 손을 올리려면 어깨관절에서 팔을 펴고 모으도록 해야 한다. 이것은 ScC관절에서 어깨뼈의 아래쪽 돌림의 결합된 작용을 필요로 하며, 등세모근을 이완시켜(상호 억제로 인해) 어깨올림근이 수축할 때 어깨올림근의 아래 부착 부위를 명확히 느낄 수 있게 한다. 또한 어깨올림근과 맞물리므로 수축이 더욱 명확히 느껴진다.
2. 환자가 어깨뼈를 올리는 강력한 동작을 수행하지 않도록 한다. 그렇지 않으면 상호 억제의 반사가 무효화되고 위등세모근이 수축하여 어깨올림근의 촉진을 차단한다.
3. 목의 뒤삼각에서 어깨올림근을 촉진하면, 위등세모근의 이완이 더 이상 필요하지 않기 때문에 허리의 잘록한 부위에 손을 놓을 필요가 없다. 게다가 일단 뒤삼각에서 어깨올림근을 촉진하면 어깨올림근의 강력한 수축이 더 잘 촉진되고 위치를 잘 찾을 수 있다.
4. 중년층과 노년층의 경우 어깨올림근이 의식적으로 수축하지 않아도 목의 뒤삼각 부위에서 종종 보인다(그림 12-23 참조).
5. SCM의 깊은 곳에서 어깨올림근의 가장 위쪽 면을 촉진하는 것은 어려울 수 있다. 촉진을 위해 SCM을 약간 구부리고 목을 같은쪽 가쪽으로 구부리며, 반대쪽으로 목을 회전시켜 SCM의 깊은 곳을 만지도록 노력한다(그림 12-39).
6. C1의 가로돌기는 귀 바로 아래쪽에 있다(꼭지돌기와 아래턱뼈가지 사이)(그림 12-39).

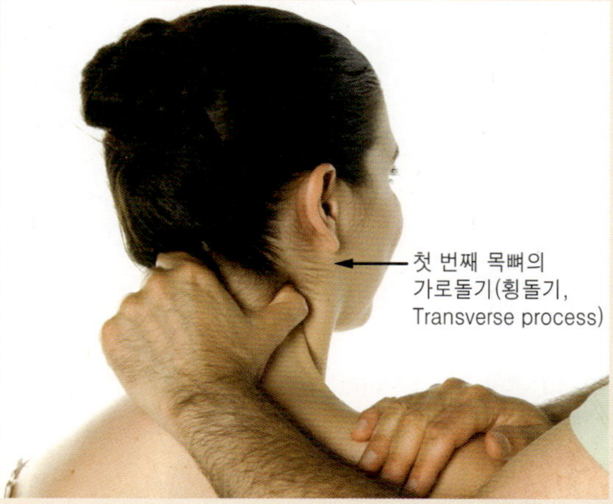


**그림 12-39.** 어깨올림근의 위쪽 부착 부위는 목빗근에 깊숙이 그리고 고리뼈(C1)의 가로돌기 방향으로 앞과 위쪽으로 누름으로써 확인할 수 있다. 이는 환자의 머리와 목을 구부리고 같은쪽 가쪽으로 구부리게 함으로써(보이지 않음) 목빗근을 먼저 수동으로 느슨하게 할 때 가장 잘 촉진될 수 있다. C1의 가로돌기의 위치를 확인한다.

## 어깨올림근(견갑거근, Levator scapulae) – 앉은 자세(Seated)

### 대안 촉진 자세

어깨올림근은 환자가 엎드린 자세에서 촉진할 수 있다(그림 11-21, 11-22 참조)

### 통증 유발점(Trigger points)

1. 어깨올림근의 통증 유발점은 대부분 근육의 급성 또는 만성적인 과사용(예: 어깨에 가방이나 지갑을 메는 동작, 귀와 어깨 사이에 전화기 끼우기, 테니스와 같은 과도한 운동, 어깨를 꼿꼿이 세우는 것), 부적절한 활동이나 여가 자세(예: 컴퓨터 모니터의 부적절한 위치, 머리를 앞으로 숙이고 책을 읽는 행위)로 인한 근육의 만성적인 단축이나 스트레칭, 자동차 사고, 목에 찬바람이 불거나 심리적으로 과도한 스트레스를 받는 것에 의해 발생하거나 지속된다.
2. 어깨올림근의 통증 유발점은 목의 반대쪽 회전이 제한된 전형적인 경직된 목(흔히 *'사경'* 또는 *'비틀린 목'*이라고 함)을 발생시키는 경향이 있다.
3. 어깨올림근 통증 유발점의 연관통은 목갈비근, 마름모근, 가시위근 및 가시아래근의 연관통과 구분되어야 한다.
4. 어깨올림근의 통증 유발점은 종종 목뼈의 기능장애로 오진될 수 있다.
5. 관련 통증 유발점은 대부분 위등세모근, 목널판근, 목갈비근, 목뼈의 척주세움근에서 발생한다.

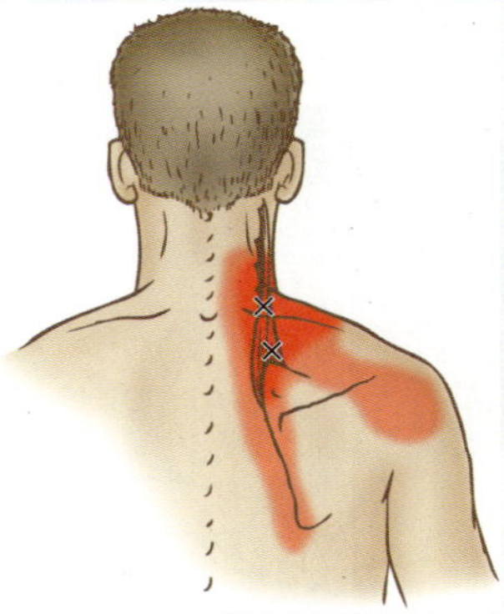

**그림 12-40.** 흔히 나타나는 어깨올림근 통증 유발점과 그에 대응하는 연관통 부위의 뒤쪽 그림.

12

### 어깨올림근의 스트레칭 (Stretching the levator scapulae)

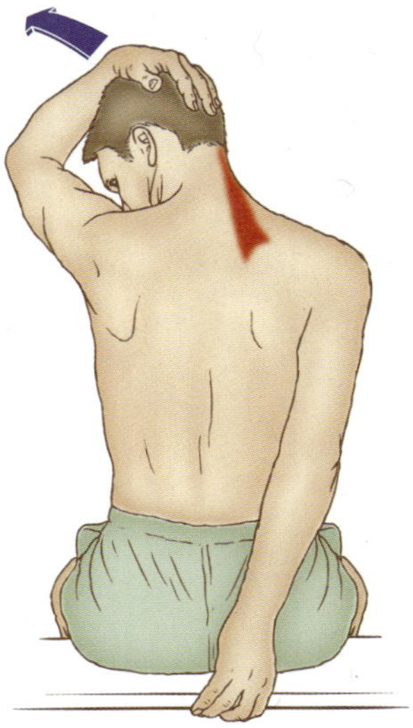

**그림 12-41.** 오른쪽 어깨올림근의 스트레칭. 환자의 목은 왼쪽 가쪽으로 구부리고, (반대로) 왼쪽으로 돌린다. 어깨이음대는 아래쪽으로 내리고, 오른쪽 손은 벤치를 잡는다.

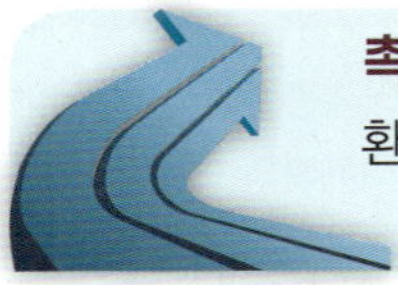

### 촉진 시 핵심 포인트

환자의 손은 허리의 잘록한 부위에 둔다.

## 머리널판근(두판상근, Splenius capitis) - 앉은 자세(Seated) *(계속)*

### 부착 부위

- □ C3~C6 수준의 목덜미 인대와 C7~T4의 가시돌기에서 기시하여
- □ 관자뼈의 꼭지돌기 및 뒤통수의 위목덜미선의 가쪽 1/3에 부착한다.

### 작용

- □ 척추관절에서 머리와 목을 편다.
- □ 척추관절에서 머리와 목을 옆으로 굽힌다.
- □ 척추관절에서 머리와 목을 같은쪽으로 돌린다.

#### 시작 자세(그림 12-43)

- 환자는 머리와 목을 같은쪽으로 회전시킨 상태로 앉는다.
- 치료사는 환자의 뒤에 선다.
- 촉진할 손을 뒤통수 바로 아래 및 SCM의 바로 뒤에 있는 목의 뒤삼각 윗면에 놓는다. 머리널판근은 이곳에서 얕게 위치한다.
- 지지하는 손을 환자의 머리 뒤쪽에 둔다.

#### 촉진 과정

1. 촉진할 손으로 자세를 잡고 환자의 목과 머리를 같은쪽으로 돌린 상태에서 환자는 척추관절에서 머리와 목을 펴지 못하도록 저항하여 머리널판근의 수축을 느껴 본다(그림 12-44).
2. 치료사는 위등세모근의 경계에 도달할 때까지 뒤삼각에 있는 머리널판근의 섬유에 수직으로 가볍게 두드린다.
3. 환자에게 부드러운 저항에 대항하여 머리와 목을 번갈아 펴고 긴장을 풀도록 요청하면서 위등세모근 깊은 곳에 있는 머리널판근의 수축과 이완을 느껴 본다.
4. 머리널판근의 위치를 확인한 후 환자에게 이완하도록 하여 기초 긴장 상태를 촉진하여 평가한다.

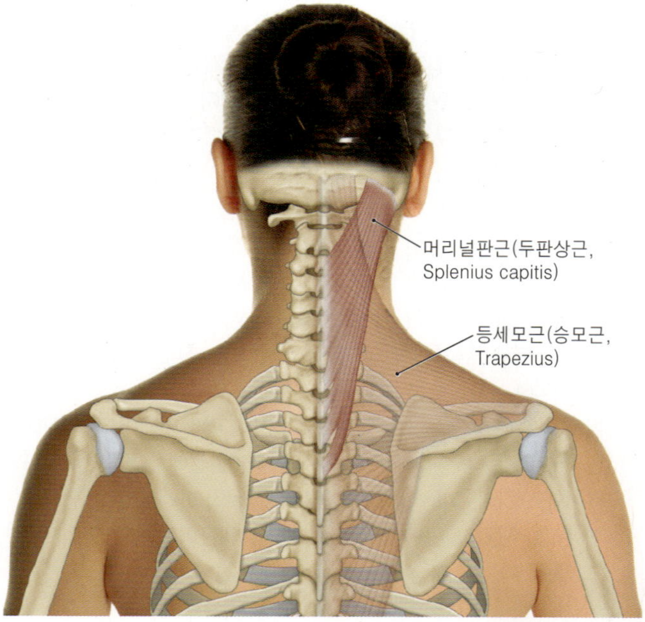


**그림 12-42.** 오른쪽 머리널판근의 뒤쪽 그림. 등세모근이 투명하게 표시되어 있다.



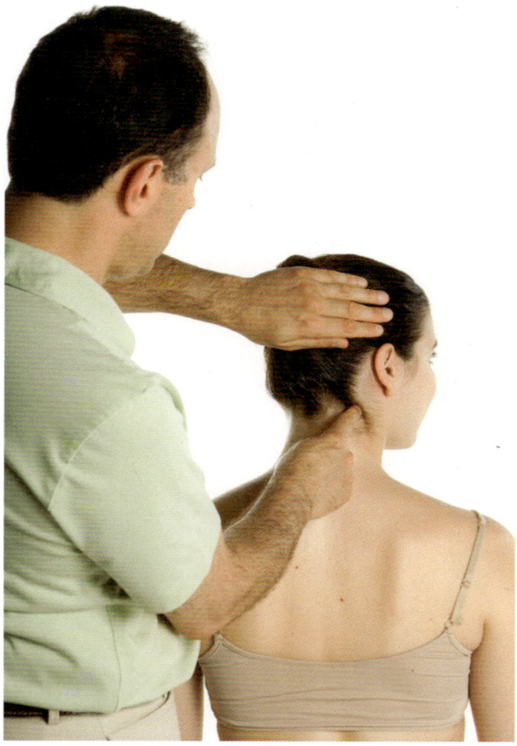

**그림 12-43.** 앉은 자세에서 오른쪽 머리널판근의 촉진을 위한 시작 자세.

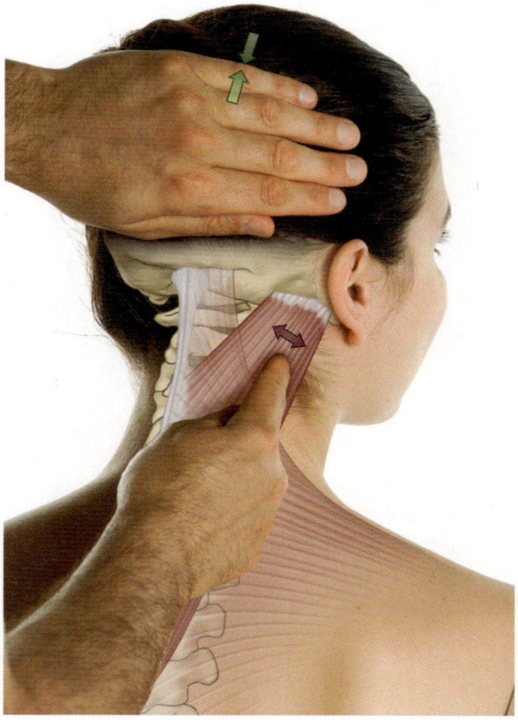

**그림 12-44.** 환자는 머리와 목을 저항에 대항하여 폄으로써 목의 뒤삼각 부분에서 오른쪽 머리널판근을 촉진한다.

## 머리널판근(두판상근, Splenius capitis) – 앉은 자세(Seated) *(계속)*

### 촉진 시 주의사항

1. 환자의 머리와 목을 같은쪽으로 회전시키면 머리널판근이 더 잘 수축하게 된다. 또한 같은쪽 회전은 상호 억제하여 SCM과 위등세모근을 이완시킨다. 위등세모근을 이완시키면 깊은 곳에서 머리널판근의 수축이 더 쉽게 느껴진다. 그러나 환자의 머리와 목의 폄에 대해 가벼운 저항만이 가해져야 한다. 그렇지 않으면 위등세모근의 상호 억제가 무시되고 수축되어 깊은 곳에 있는 머리널판근 촉진을 방해할 것이다.
2. 위쪽 등뼈(upper thoracic spine)의 가시돌기에 있는 머리널판근의 아래쪽 부착 부위는 위등세모근의 경계 앞쪽을 촉진하고 가시돌기 방향으로 아래로 눌러 직접 접근할 수 있다. 가시돌기 방향으로 깊숙이 촉진하기 위해 견고한 힘을 사용하여 치료사의 손가락 패드가 앞쪽을 향하도록 조직 안으로 천천히 내려간다(그림 12–45).
3. 환자의 손은 등세모근을 억제하고 이완시키기 위해 허리의 잘록한 부분에 둔다. 이러한 손의 자세는 어깨관절에서 팔의 폄과 모음이 필요하며, 이는 ScC관절에서 어깨뼈의 아래 돌림이 필요하게 된다. 위등세모근은 어깨뼈의 위쪽 돌림근이기 때문에 억제되고 이완된다.

12

### 대안 촉진 자세 – 엎드린 자세 또는 누운 자세

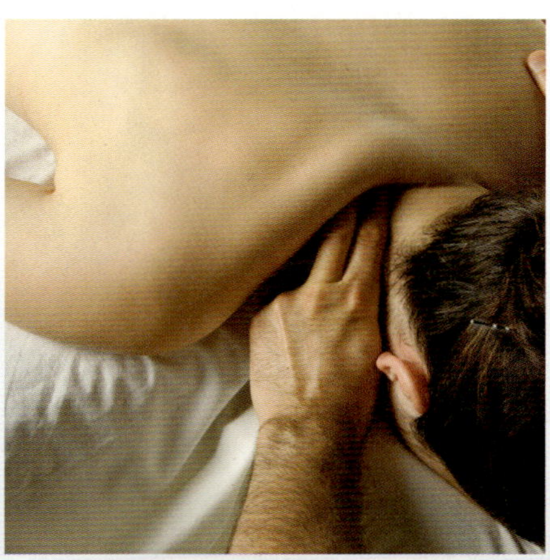

**그림 12–45.** 머리널판근은 환자가 엎드리거나 바로 누워 있을 때 잘 촉진된다. 엎드린 자세는 특히 등세모근에 깊숙이('촉진 시 주의사항' #2 참고), 가시돌기에 있는 아래쪽 부착 부위에 쉽게 접근이 가능하다.

### 촉진 시 핵심 포인트

뒤삼각의 위쪽에서 시작한다.

### 통증 유발점(Trigger points)

1. 머리널판근의 통증 유발점은 대개 근육의 급성 또는 만성적인 과사용(예: 머리를 앞으로 내미는 자세, 머리와 목을 오랫동안 한쪽으로 돌리는 자세, 모니터가 사용자의 바로 앞에 있지 않은 상태로 컴퓨터를 사용할 때 또는 바이올린을 연주할 때), 갑작스러운 과도한 스트레칭(예: 편타성 손상) 또는 목의 차가운 기류에 의해 발생하거나 지속된다.
2. 머리널판근의 통증 유발점은 척추관절에서 머리와 목의 제한된 굽힘 및 반대쪽 돌림, 같은 방향으로의 제한된 능동 회전(수축 시 통증 때문에), 목관절의 기능장애 또는 두통을 일으키는 경향이 있다.
3. 머리널판근 통증 유발점의 연관통은 뒤통수이마근과 SCM의 통증 유발점의 연관통과 구분되어야 한다.
4. 머리널판근의 통증 유발점은 종종 목관절의 기능장애, 편두통 또는 경련성 사경(spasmodic torticollis)으로 오진될 수 있다.
5. 관련 통증 유발점은 종종 목널판근, 위등세모근, 어깨올림근 및 머리반가시근에서 발생한다.

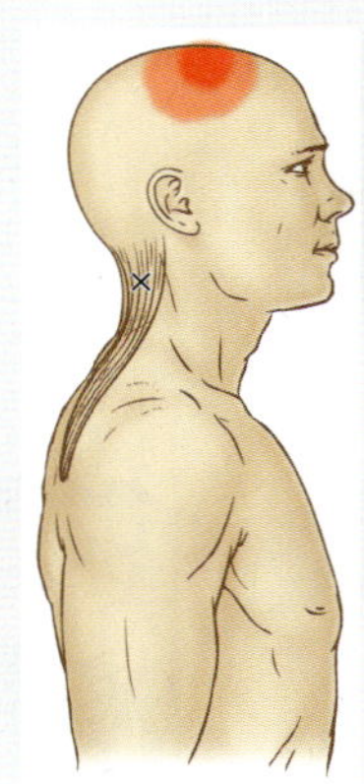

**그림 12–46.** 흔히 나타나는 머리널판근 통증 유발점과 그에 대응하는 연관통 부위를 보여 주는 가쪽 그림.

## 머리널판근(두판상근, Splenius capitis) – 앉은 자세(Seated) *(계속)*

### 머리널판근의 스트레칭(Stretching the splenius capitis)

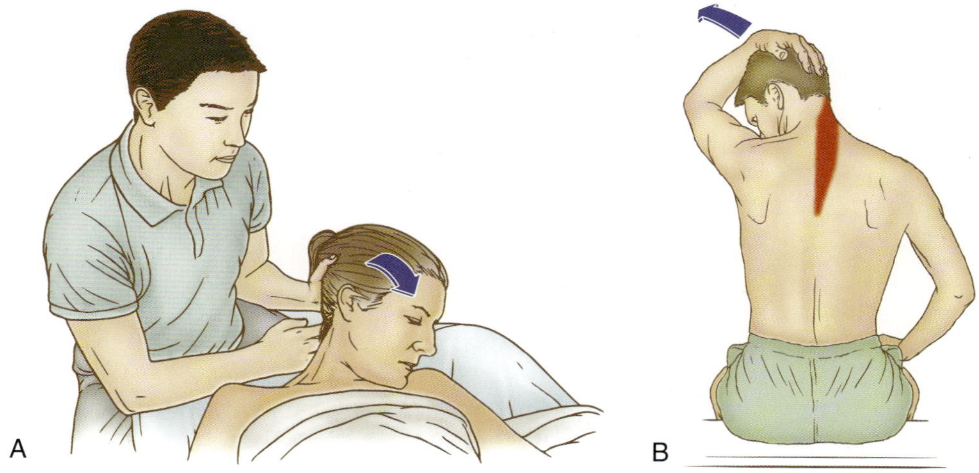


**그림 12-47.** 오른쪽 머리널판근과 목널판근의 스트레칭. 환자는 머리와 목을 구부리고, 왼쪽 가쪽으로 구부리며, 왼쪽(반대쪽) 돌림을 한다. 참고: 이 스트레칭을 하는 동안 어깨뼈를 아래로 둘 필요가 없는 것을 제외하고, 어깨올림근 스트레칭(그림 11-26 참조)과 매우 유사하다. **A,** 치료사 보조 스트레칭. **B,** 자가 관리 스트레칭.

12

### 인접 근육(Detour)

**목널판근(경판상근, splenius cervicis)**

목널판근은 T3~T6의 가시돌기에서 C1~C3 가로돌기까지 부착되어 있고(그림 12-48A), 전체 과정에서 다른 근육조직에 깊숙이 위치해 있다. 따라서 촉진과 구분이 어려울 수 있다. 처음에 목널판근을 찾고 촉진하기에 가장 좋은 곳은 어깨올림근과 머리널판근의 사이이다(그림 12-2A의 오른쪽 참조). 목널판근의 작용은 머리가 아닌 목만 움직인다는 점을 제외하고 머리널판근과 동일하다. 환자에게 같은쪽으로 회전하도록 요청하고(필요한 경우 저항을 가함) 수축을 느껴 본다. 위치를 확인하면 양쪽 부착 부위를 향해 따라가면서 촉진한다.

**촉진 시 주의사항**

머리널판근과 어깨올림근 사이를 촉진한다.

**통증 유발점(trigger points)**

1. 목널판근의 통증 유발점은 종종 머리널판근의 통증 유발점을 생성, 지속하는 동일한 요인에 의해 발생하거나 지속된다.
2. 목널판근의 통증 유발점은 같은쪽의 두통, 안구통, 시야의 흐림을 유발하는 경향이 있다.
3. 목널판근의 통증 유발점의 전이 부위는 등세모근, SCM, 뒤통수밑근, 뒤통수이마근, 관자근, 깨물근, 어깨올림근, 위쪽 몸통의 척주세움근과 가로돌기가시근의 통증 유발점과 구분되어야 한다.
4. 목널판근의 통증 유발점은 종종 목관절의 기능장애, 편두통 또는 경련성 사경으로 오진될 수 있다.
5. 관련 통증 유발점은 위등세모근, 어깨올림근, 머리반가시근에서 발생한다.

## 머리널판근(두판상근, Splenius capitis) – 앉은 자세(Seated)

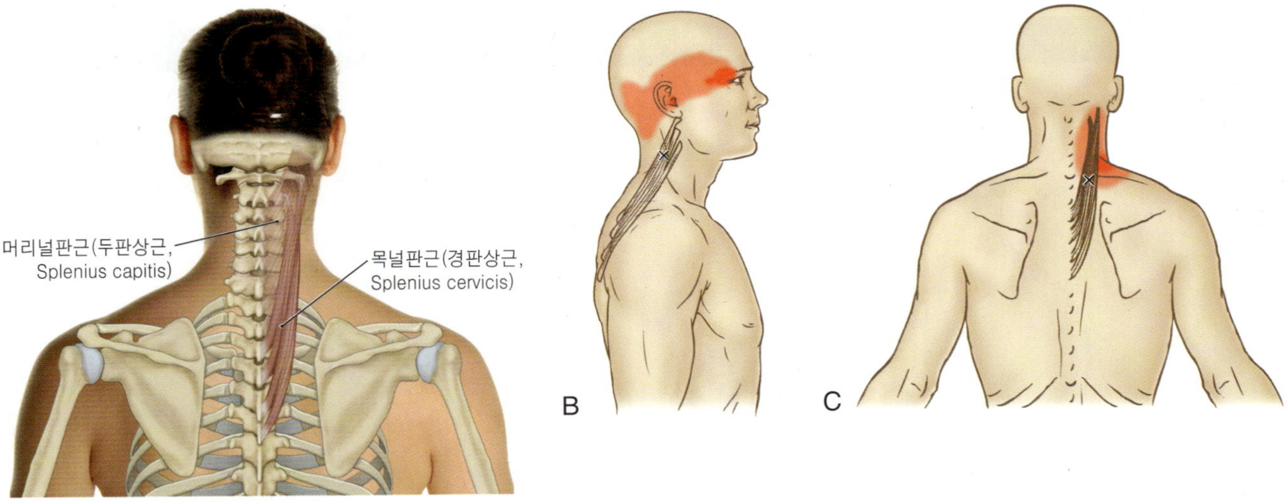


**그림 12-48.** 목널판근. A, 오른쪽 목널판근의 뒤쪽 그림. 머리널판근이 투명하게 그려져 있다. 흔히 나타나는 목널판근의 통증 유발점과 그에 대응하는 연관통 부위가 가쪽 그림(B)과 뒤쪽 그림(C)에서 보인다.

## 머리반가시근(두반극근, Semispinalis capitis) – 바로 누운 자세(Supine) *(계속)*

12

### 부착 부위

- □ C7~T6의 가로돌기와 C4~C6 관절돌기에서 기시하여
- □ 위목덜미선과 아래목덜미선 사이 뒤통수뼈의 안쪽 1/2에 부착되어 있다.

### 작용

- □ 척추관절에서 머리와 목을 편다.
- □ 척추관절에서 머리와 목을 옆으로 구부린다.

#### 시작 자세(그림 12-50)

- 환자는 손을 허리의 잘록한 부위에 두고 머리와 목을 같은 면(같은 쪽 돌림)으로 돌린 상태로 바로 눕는다.
- 치료사는 테이블 위쪽에 앉는다.
- 촉진할 손은 뒤통수 바로 아래와 척추 중심선에서 바로 옆(즉, 척수 결고랑 위)에 둔다.

#### 촉진 과정

1. 환자의 머리를 테이블 쪽으로 부드럽게 누르면서 척추관절에서 머리와 목을 펴도록 요청하고 위등세모근 깊숙이 머리반가시근의 수축을 느껴 본다(그림 12-51).
2. 일단 느껴지면, 근섬유에 수직으로 가볍게 두드리면서 뒤통수 위쪽으로 계속 촉진한 다음 아래쪽으로 가능한 한 멀리 촉진을 계속한다.
3. 머리반가시근의 위치를 확인하면 환자에게 이완하도록 하고 기초 긴장 상태를 촉진하여 평가한다.

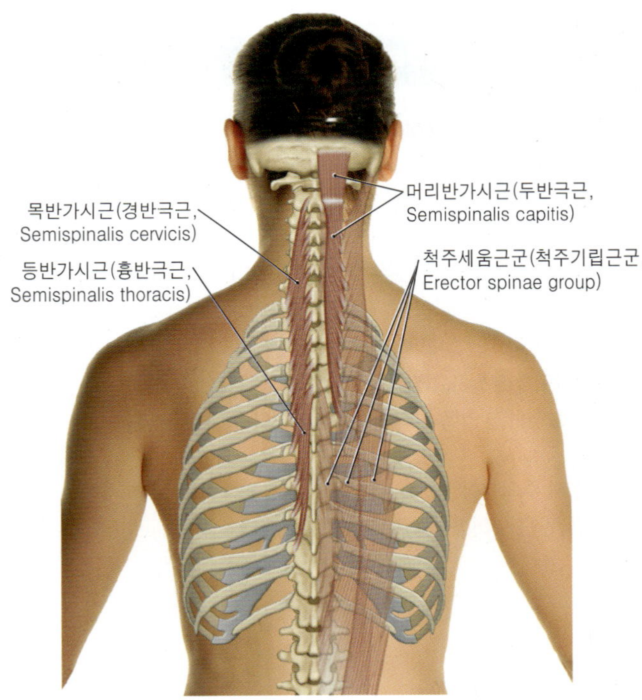


**그림 12-49.** 오른쪽 머리반가시근의 뒤쪽 그림. 등반가시근과 목반가시근은 왼쪽에 제시되어 있고, 머리반가시근은 오른쪽에 보인다. 척주세움근군은 오른쪽에서 투명하게 보인다.

## 머리반가시근(두반극근, Semispinalis capitis) – 바로 누운 자세(Supine) *(계속)*

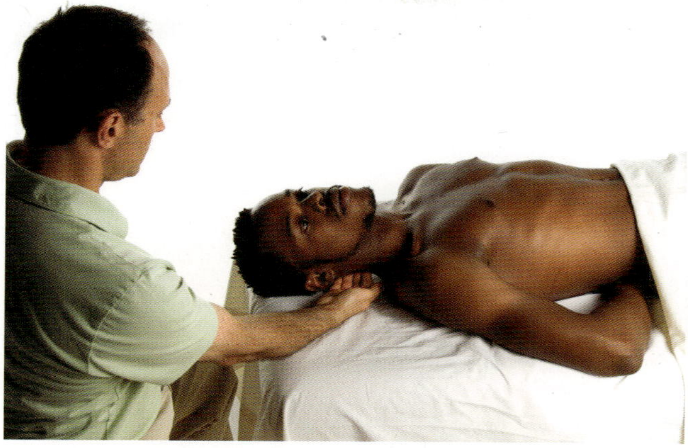

**그림 12-50.** 바로 누운 자세에서 오른쪽 머리반가시근의 촉진을 위한 시작 자세.

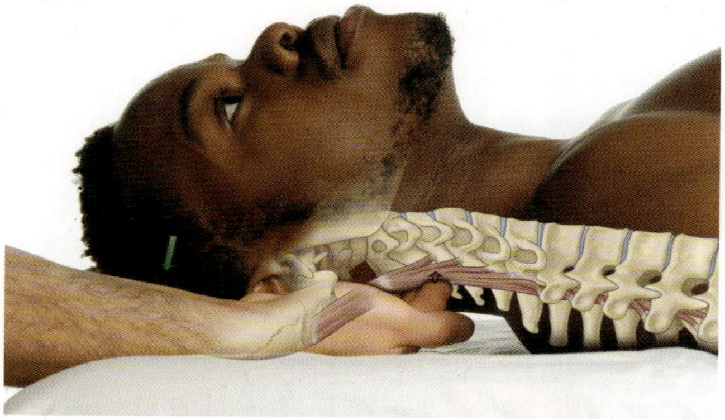

**그림 12-51.** 환자가 테이블에 대하여 머리와 목을 아래쪽으로 펼 때 오른쪽 머리반가시근을 촉진한다.

### 촉진 시 주의사항

1. 어깨관절에서 팔을 펴고 모으기 위해 손을 허리의 잘록한 부위에 놓는데, 이는 ScC관절에서 어깨뼈의 아래쪽 돌림을 필요로 한다. 이것은 위등세모근을 상호 억제하고 이완시켜 위등세모근보다 깊이 있는 머리반가시근을 더 쉽게 촉진할 수 있도록 한다. 환자가 머리와 목을 같은쪽으로 돌리는 것은 또한 위등세모근을 상호 억제한다.
2. 환자는 머리와 목을 편 상태로 너무 강하게 수축하지 않도록 한다. 그렇지 않으면 상호 억제의 신경학적 반사가 무효화되고 위등세모근이 수축하여 머리반가시근의 촉진을 어렵게 한다.
3. 뒷목의 근육 중에서 위등세모근이 가장 잘 알려져 있지만, 머리반가시근은 상당히 크고 두꺼우며, 뒷목에서 가장 큰 근육이다.

### 대안 촉진 자세 – 엎드린 자세

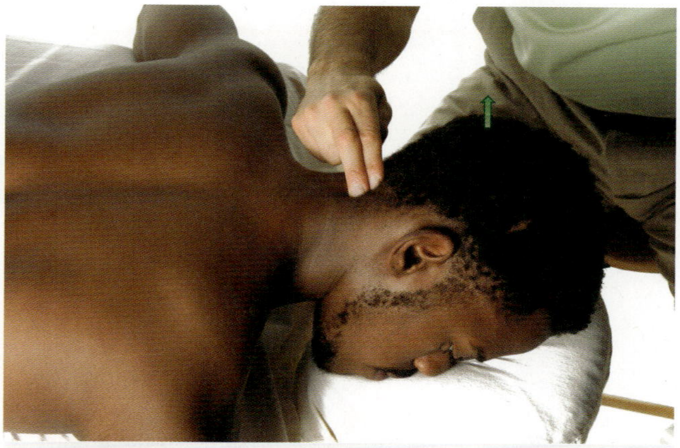

**그림 12-52.** 머리반가시근은 또한 환자가 엎드린 자세에서 촉진할 수 있다. 이 자세에서 이를 이완시키기 위해 위등세모근을 상호 억제하는 것이 중요하다. 척추관절에서 환자의 머리와 목을 같은쪽으로 돌리고, 머리를 약간 들어 올려 중력에 대항하여 폄으로써 머리널판근을 수축시킬 수 있다. 참고: 위등세모근은 또한 그림 12-50에서 볼 수 있는 것처럼 환자의 손을 허리의 잘록한 부분에 놓음으로써 억제할 수 있다.

12

## 머리반가시근(두반극근, Semispinalis capitis) – 바로 누운 자세(Supine) *(계속)*

### 통증 유발점(Trigger points)

1. 머리반가시근의 통증 유발점은 일반적으로 근육의 급성 또는 만성적인 과사용(예: 머리를 내미는 자세, 머리와 목이 구부러지고 무게 중심이 몸통 앞쪽으로 불균형한 자세), 근육 단축이 오는 장기간의 자세(예: TV 시청이나 침대에 엎드려 숙제를 하면서 머리를 지탱하기 위해 팔꿈치로 받치는 것), 편타성 또는 낙상과 같은 외상, 목뼈신경의 신경근병증(radiculopathy), 목뼈의 골관절염 변화, 타이나 칼라가 꽉 조이는 셔츠 착용으로 인한 자극, 목의 냉기, 위등세모근 또는 머리널판근의 통증 유발점에 의해 이차적으로 발생하거나 지속된다.
2. 머리반가시근의 통증 유발점은 두통, 제한된 머리와 목의 굽힘 또는 반대쪽 가쪽 굽힘, 큰뒤통수신경(대후두신경)의 조임(저림이나 통증 같은 뒤쪽 두피 감각의 변형을 초래할 수 있음) 또는 목관절의 기능장애 또는 골관절염을 발생시키는 경향이 있다.
3. 머리반가시근 통증 유발점의 연관통은 등세모근, SCM, 관자근, 뒤통수이마근 및 뒤통수밑근의 통증 유발점 연관통과 구분되어야 한다.
4. 머리반가시근 통증 유발점은 종종 목뼈의 골관절염, 코곁굴(부비동, sinus)이나 편두통으로 오진될 수 있다.
5. 관련 통증 유발점은 종종 등세모근, 목반가시근, 머리널판근 또는 목널판근, 몸통의 척추세움근과 가로돌기가시근육에서 발생한다.

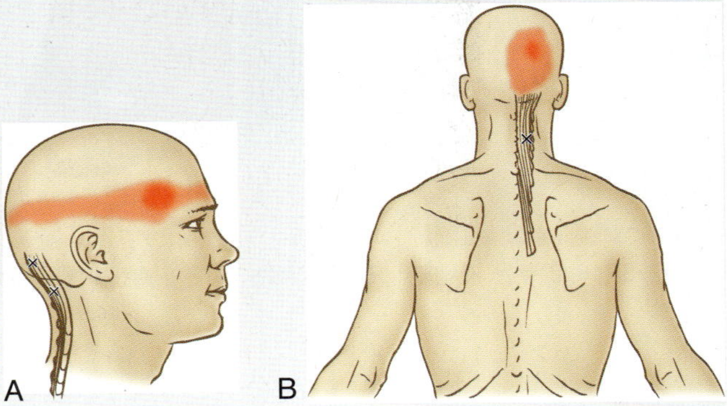


**그림 12-53.** 머리반가시근의 흔한 통증 유발점과 이에 대응하는 연관통 부위 지역. **A**, 가쪽 그림. **B**, 뒤쪽 그림.

12

## 머리반가시근의 스트레칭(Stretching the semispinalis capitis)

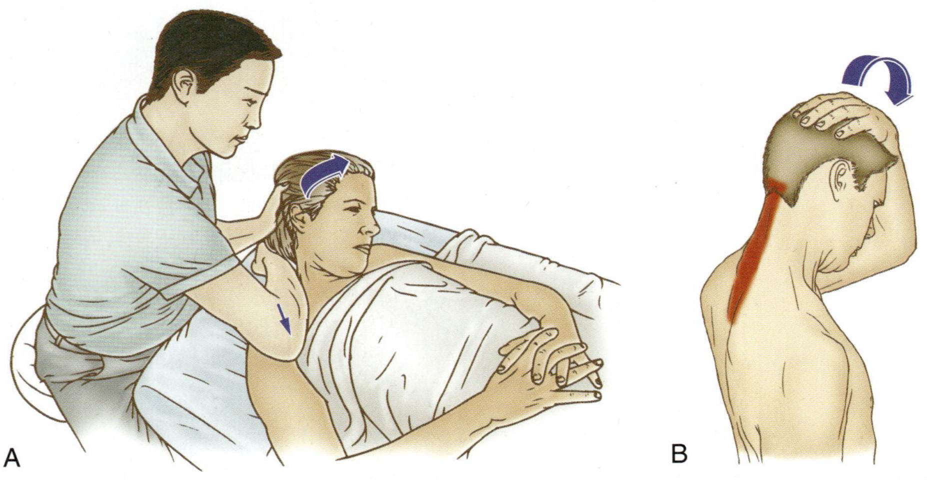


**그림 12-54.** 오른쪽 머리반가시근의 스트레칭. 환자는 머리와 목을 왼쪽 옆으로 굽힌다. 참고: 굽힘은 이 스트레칭에서 매우 중요한 요소이다. **A**, 치료사 보조 스트레칭. **B**, 자가 관리 스트레칭.

### 촉진 시 핵심 포인트

위등세모근을 상호 억제하며 근육 깊은 곳에서 촉진한다.

## 머리반가시근(두반극근, Semispinalis capitis) – 바로 누운 자세(Supine)

### 인접 근육(Detour)

**머리가장긴근(두최장근, longissimus capitis), 목반가시근(경반극근, semispinalis cervicis), 목뭇갈래근(경다열근, cervical multifidus)과 목돌림근(경회선근, rotatores cervicis)**

척주세움근군의 머리가장긴근은 C5~T5의 가로돌기 또는 관절돌기에서 관자뼈의 꼭지돌기에 부착되어 있다. 전체 경로가 깊게 위치하고 있어서 촉진과 구분이 힘들다. 이것의 작용은 척추관절에서 목과 머리의 폄과 같은쪽 돌림이다. 이를 찾으려면 환자가 바로 누운 상태에서 머리널판근의 가쪽, 어깨올림근과 등세모근의 깊은 곳을 촉진한다. 머리와 목을 같은쪽으로 돌린 상태에서 테이블에 대해 머리를 부드럽게 펴면 수축이 유발될 것이다(위등세모근을 상호 억제함).

목반가시근은 T1~T5의 가로돌기에서 C2~C5의 가시돌기까지 부착되어 있다. 이는 또한 깊어서(주로 머리반가시근으로) 촉진하고 구분하기가 어렵다.

목뭇갈래근과 목돌림근은 목뼈의 척추 결고랑(laminar groove) 내에 매우 깊이 위치해 있고, 촉진과 구분이 매우 어렵다. 목반가시근, 목뭇갈래근, 목돌림근은 가로돌기가시근군에 속하며 척추관절에서 목을 펴고 반대쪽으로 회전시킨다.

**통증 유발점(trigger points)**

1. 머리가장긴근의 통증 유발점은 보통 귀 뒤쪽에 통증을 전이시킨다. 통증 전이는 목이나 눈 주위에서도 발생할 수 있다. 이들 통증 유발점은 종종 첫째 갈비뼈의 갈비척추관절(costovertebral joint)의 기능장애에 관여한다(그림 12-55B).
2. 목반가시근의 통증 유발점은 머리반가시근과 비슷한 패턴으로 뒤통수 부위에 연관통을 일으킨다(그림 12-53B 참조).
3. 목뭇갈래근의 통증 유발점은 보통 위쪽으로는 뒤통수밑 영역, 아래쪽으로는 어깨뼈 안쪽 경계에 통증을 나타낸다(그림 12-55C).
4. 목돌림근에 있는 통증 유발점은 보통 통증 유발점의 분절 부위의 척추 정중선에 통증을 전이시킨다(가슴 및 허리 부위의 돌림근 통증 유발점과 유사)(그림 12-55D).

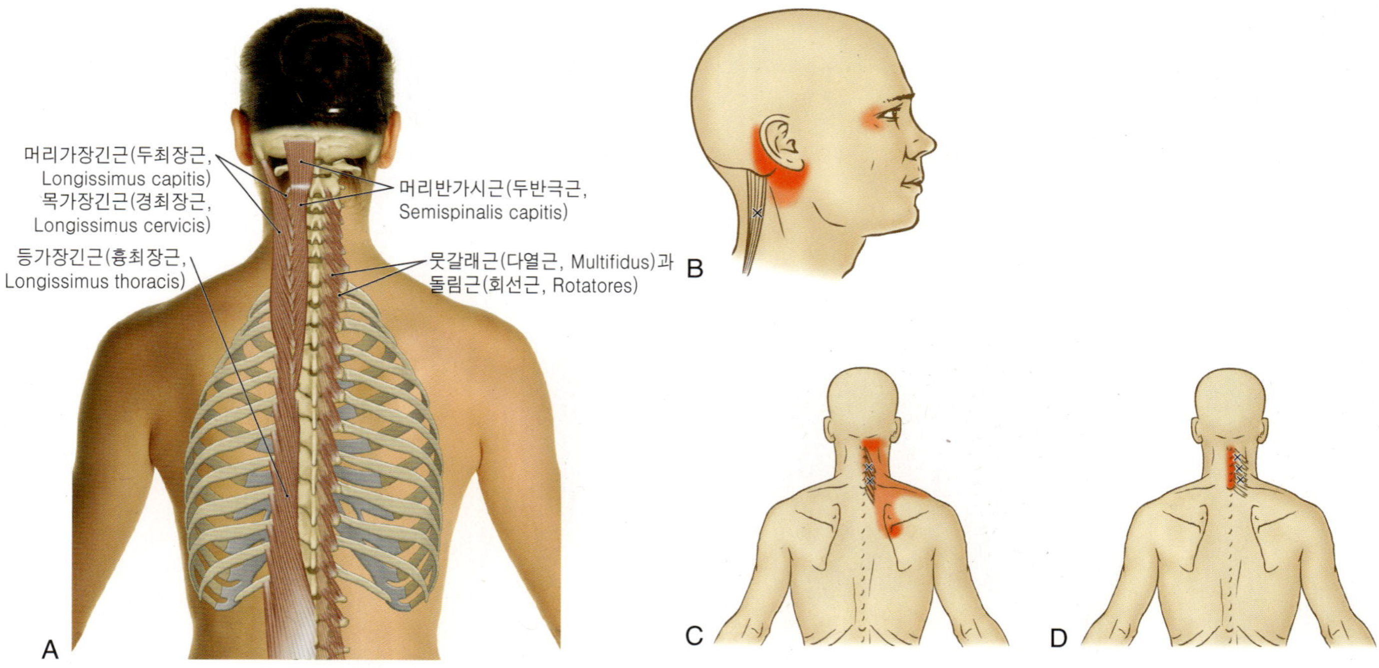


**그림 12-55.** **A,** 긴근육, 반가시근, 뭇갈래근 그리고 돌림근의 뒤쪽 그림. 긴근육과 반가시근이 왼쪽에 보인다. 뭇갈래근과 목돌림근이 오른쪽에 보인다. **B~D,** 흔히 나타나는 통증 유발점과 연관통 부위. **B,** 흔히 나타나는 긴머리근의 통증 유발점과 연관통의 가쪽 그림. **C,** 흔히 나타나는 목뭇갈래근의 통증 유발점과 연관통 부위의 뒤쪽 그림. **D,** 흔히 나타나는 목돌림근의 통증 유발점과 연관통 부위의 뒤쪽 그림.

## 뒤통수밑근육군(후두하근육군, Suboccipital group) – 바로 누운 자세(Supine) *(계속)*

뒤통수밑근육군은 다음과 같이 이루어진다.

- 큰뒤머리곧은근(대후두직근, rectus capitis posterior major; RCPMaj)
- 작은뒤머리곧은근(소후두직근, rectus capitis posterior minor; RCPMin)
- 아래머리빗근(하두사근, obliquus capitis inferior; OCI)
- 위머리빗근(상두사근, obliquus capitis superior; OCS)

### 부착 부위

- □ 큰뒤머리곧은근(RCPMaj): C2 가시돌기에서 기시하여
- □ 뒤통수의 아래목덜미선의 가쪽 1/2에 부착한다.
- □ 작은뒤머리곧은근(RCPMin): C1의 뒤쪽 결절에서 기시하여
- □ 뒤통수의 아래목덜미선의 안쪽 1/2에 부착한다.
- □ 아래머리빗근(OCI): C2 가시돌기에서 기시하여
- □ C1 가로돌기에 부착한다.
- □ 위머리빗근(OCS): C1 가로돌기에서 기시하여
- □ 목덜미선의 위와 아래 사이 뒤통수 가쪽에 부착되어 있다.

### 작용

- □ 뒤통수밑근육은 고리뒤통수관절(atlanto-occipital joint)에서 머리를 펴고 앞쪽으로 이동시킨다.
- □ 머리빗근은 고리중쇠관절(atlantoaxial joint)에서 고리뼈를 같은 쪽으로 회전시킨다.

12

### 시작 자세(그림 12-57)

- 환자는 바로 누운 자세를 취한다.
- 치료사는 테이블의 위쪽에 앉는다.
- 촉진할 손은 C2의 가시돌기의 바로 위와 약간 가쪽에 둔다.

### 촉진 과정

1. 가장 촉진하기 쉬운 뒤통수밑근육은 큰뒤머리곧은근이다. 위쪽 목에서 쉽게 찾을 수 있는 기준점인 C2의 가시돌기를 찾는 것으로 시작한다. 그 다음 바로 옆 위쪽을 촉진하고, 근섬유에 수직으로 가볍게 두드리며, 큰뒤머리곧은근을 느껴 본다.
2. 위치를 확인하면 수직으로 계속 가볍게 두드리면서 뒤통수 부착 부위를 향해 옆 위쪽으로 따라간다(그림 12-58A).
3. C1의 뒤쪽 결절 바로 옆쪽 위에서 시작하여 작은뒤머리곧은근의 촉진을 위해 동일한 과정을 반복한다. 근육의 위치를 파악하기 위해 수직으로 가볍게 두드린다. 그런 다음 뒤통수 부착 부위를 향하여 따라간다(그림 12-58B). 환자에게 고리뒤통수관절에서 머리를 앞쪽으로 숙이도록 요청하면 작은뒤머리곧은근이 수축하는 데 도움이 될 수 있다('촉진 시 주의사항' #3 참조).
4. 아래머리빗근을 촉진하기 위해 C2의 가시돌기와 C1의 가로돌기 사이를 근섬유에 수직으로 가볍게 두드리며 촉진한다. 환자의 머리를 같은쪽으로 돌리는 것을 부드럽게 제지하여 아래머리빗근을 수축시키는 것이 도움이 될 수 있다.
5. 위머리빗근은 주위 근육조직으로부터 구분하고 촉진하는 것이 매우 힘들다. 이것의 촉진을 시도하기 위해 큰뒤머리곧은근의 위쪽 부착 부위 바로 옆을 느껴 본다. 느껴지면 수직으로 가볍게 두드리며 아래쪽으로 촉진을 지속하도록 노력한다.
6. 뒤통수밑근육의 위치를 확인하면, 환자에게 이완하도록 하여 기초 긴장 상태를 촉진하고 평가한다.

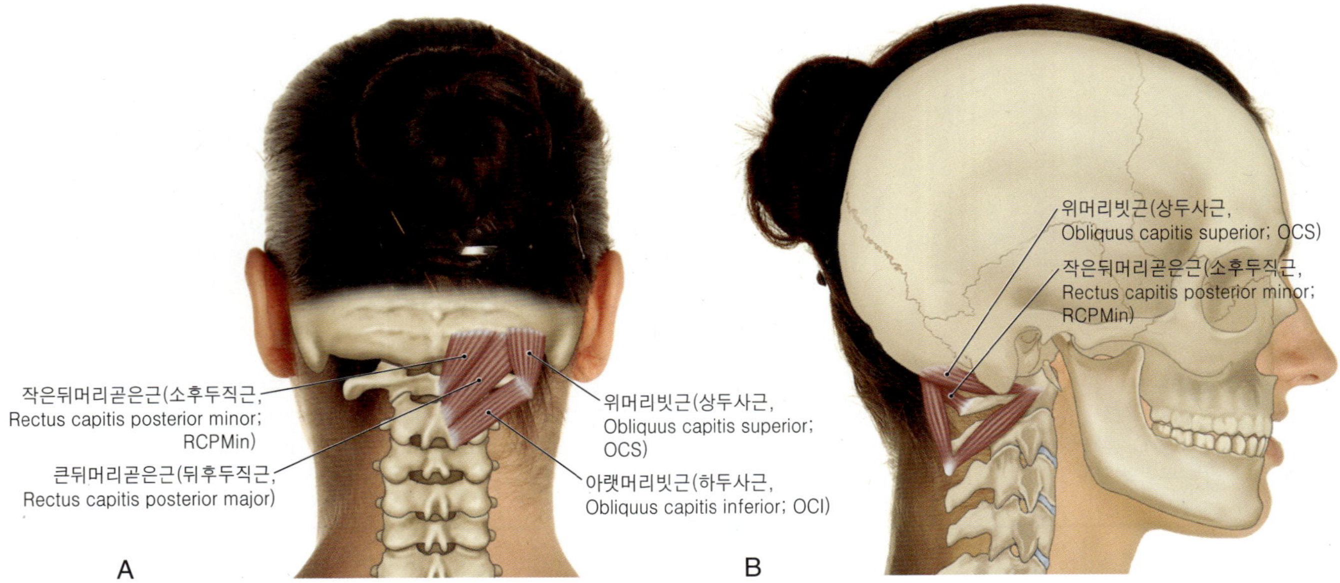


**그림 12-56.** 오른쪽 뒤통수밑근육군의 그림. **A**, 뒤쪽 그림. **B**, 가쪽 그림. 작은뒤머리곧은근(RCPMin)과 위머리빗근(OCS)의 앞쪽에서 뒤쪽 수평 방향에 주목한다. 이 근섬유 방향은 뒤통수고리관절에서 머리의 앞쪽 병진 운동에 이상적이다.

## 뒤통수밑근육군(후두하근육군, Suboccipital group) – 바로 누운 자세(Supine) *(계속)*

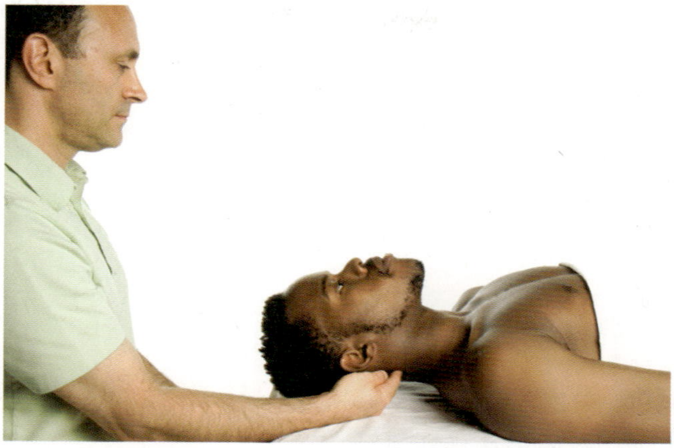

**그림 12-57.** 바로 누운 자세에서 오른쪽 뒤통수밑근육의 촉진을 위한 시작 자세.

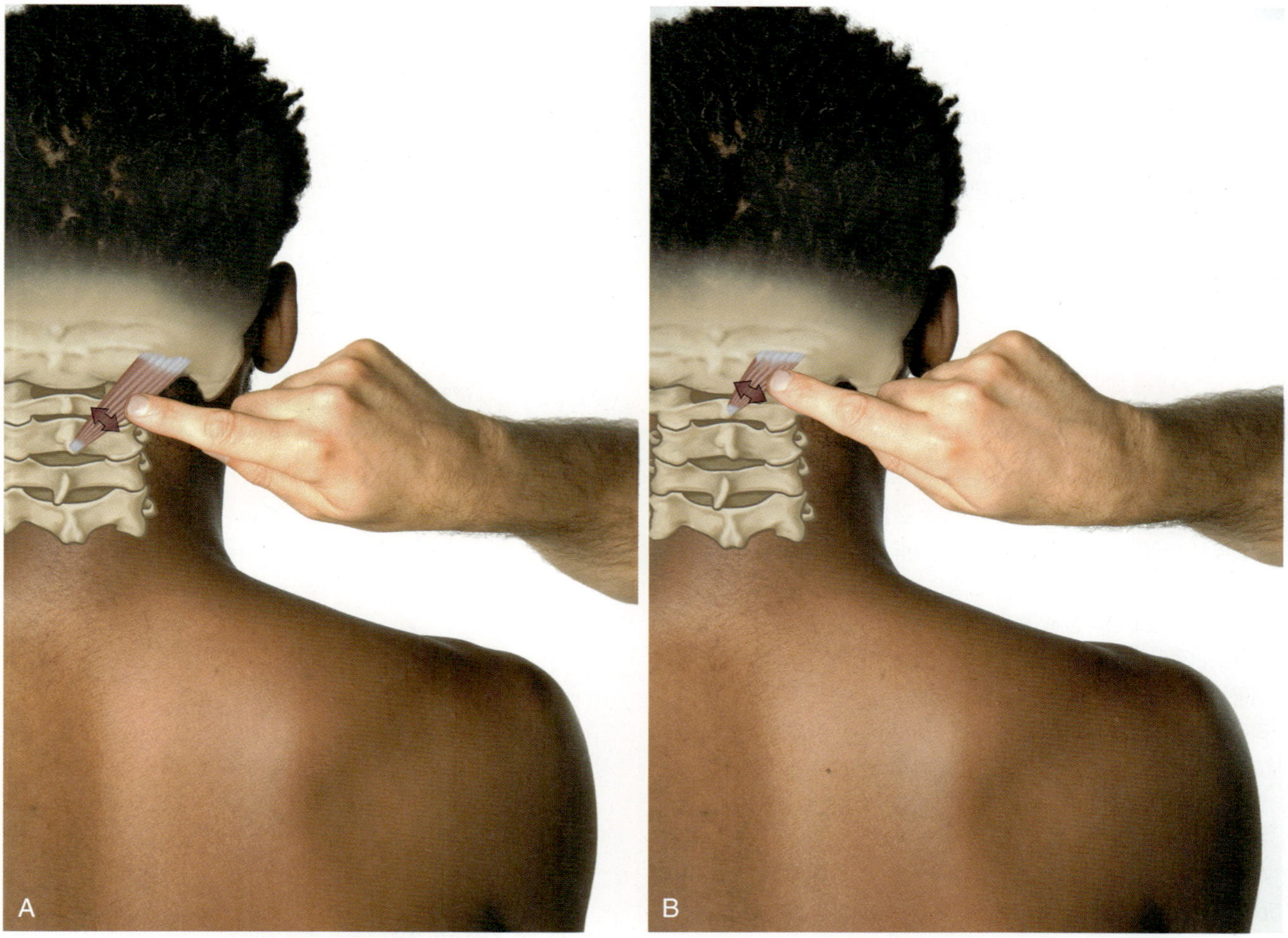


**그림 12-58.** 뒤통수밑근육의 촉진. **A,** 중쇠뼈(C2)의 가시돌기와 뒤통수 사이의 오른쪽 큰뒤머리곧은근을 촉진한다. **B,** 고리뼈(C1)의 뒤쪽 결절과 뒤통수 사이의 오른쪽 작은뒤머리곧은근을 촉진한다.

## 뒤통수밑근육군(후두하근육군, Suboccipital group) – 바로 누운 자세(Supine) *(계속)*

### 촉진 시 주의사항

1. 일반적으로 뒤통수밑근육들은 이완되었을 때 촉진하는 것이 가장 좋다. 그 근육들은 깊숙이 있기 때문에 촉진과 구분이 어려울 수 있다. 그러나 표재성 근육들이 느슨하고 뒤통수밑근육들이 단단하다면, 상당히 쉽게 촉진될 수 있다.
2. 가장 촉진하기 쉬운 뒤통수밑근육은 큰뒤머리곧은근이다. 위머리빗근은 대부분 촉진하기가 가장 어렵다.
3. 뒤통수밑근육 삼각부분(suboccipital triangle, 큰뒤머리곧은근과 두 머리빗근으로 경계를 이룸)에는 척추동맥과 뒤통수밑신경(suboccipital nerve)이 존재하기 때문에 촉진하고 누를 때 어느 정도 주의 깊게 진행해야 한다. 큰뒤통수신경(greater occipital nerve) 또한 근처에 있다. 그러나 일부 자료에 따르면, 머리와 목을 굽히면 뒷목 조직의 긴장으로 인해 신경혈관구조에 도달할 수 있을 만큼 접근할 수 없다. 머리와 목을 펴면 뒤통수가 고리뼈로 다시 내려가 이 두 뼈 사이에 위치한 영역으로의 촉진을 어렵게 하여 신경혈관구조의 접근이 어려워진다.
4. 머리를 앞쪽으로 옮기는 것은 고리뒤통수관절에서 바로 앞쪽으로 머리가 미끄러지는 것을 포함한다. 환자에게 이 동작을 요구하면 작은뒤머리곧은근과 위머리빗근을 수축하여 더 쉽게 촉진할 수 있다.

### 촉진 시 핵심 포인트

큰뒤머리곧은근을 촉진하기 위해 C2의 가시돌기에서부터 시작한다.

12

### 통증 유발점(Trigger points)

1. 뒤통수밑근육의 통증 유발점은 종종 근육의 급성 또는 만성적인 과사용[예: 천장에 그림을 그리거나 새를 관찰하는 동안 고리뒤통수관절에서 머리의 지속된 폄 동작 또는 머리를 한쪽으로 돌린 상태로 지속된 자세(아래머리빗근)], 만성으로 머리를 앞으로 내민 자세(앞으로 옮기는), 편타성 같은 외상, 목에 냉기가 있는 경우 또는 고리뒤통수관절이나 고리중쇠관절의 기능장애로 발생하거나 지속된다.
2. 뒤통수밑근육의 통증 유발점은 광범위하고 국소화하기 어려우며, 고리뒤통수관절에서 머리의 굽힘 또는 반대쪽 가쪽 굽힘을 제한하고, 고리중쇠관절에서 축(axis)의 반대쪽 돌림을 제한하는 두통을 유발하는 경향이 있다. 또는 고리뒤통수관절이나 고리중쇠관절에서의 관절 기능장애를 유발할 수 있다.
3. 뒤통수밑근육 통증 유발점의 연관통은 SCM, 관자근, 머리널판근, 머리반가시근의 통증 유발점 연관통과 구분되어야 한다.
4. 뒤통수밑근육의 통증 유발점은 종종 편두통 및 큰뒤통수신경통으로 오진될 수 있다.
5. 관련 통증 유발점은 종종 뒤목근육이나 뒤통수근육에 발생하기도 한다.

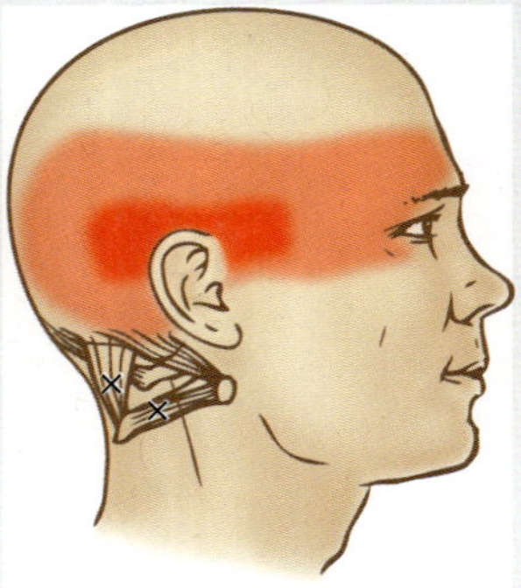

**그림 12-59.** 뒤통수밑근육의 흔한 통증 유발점과 그에 대응하는 연관통 부위의 가쪽 그림.

## 뒤통수밑근육군(후두하근육군, Suboccipital group) – 바로 누운 자세(Supine)

### 뒤통수밑근육의 스트레칭(Stretching the suboccipitals)

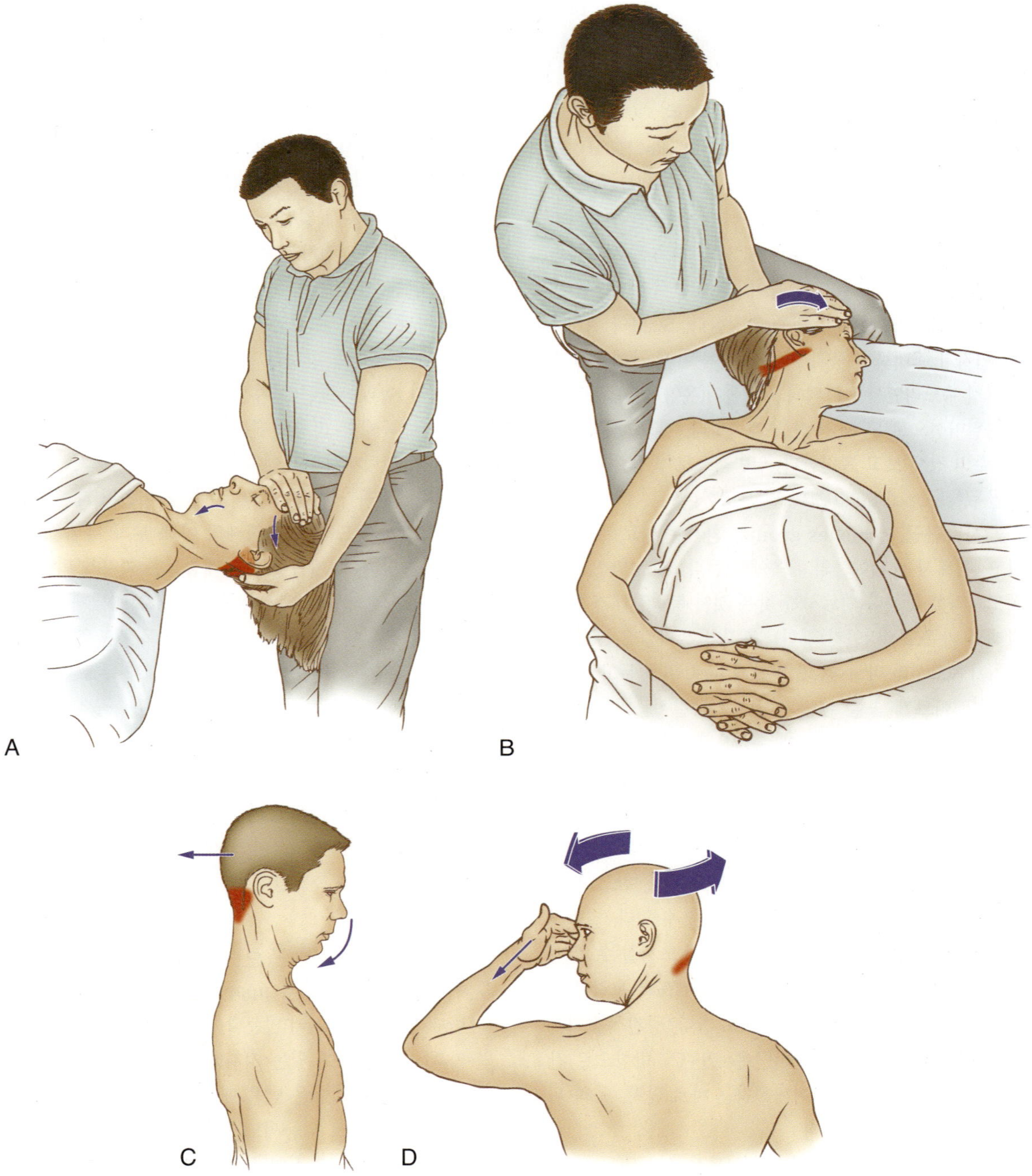




**그림 12-60.** 뒤통수밑근육의 스트레칭. 양쪽 위머리빗근뿐만 아니라 양쪽 큰뒤머리곧은근과 작은뒤머리곧은근을 스트레칭하는 것은 뒤통수고리관절에서 머리를 구부림으로써(턱을 가슴 쪽으로 당김), 그리고 머리를 뒤로 이동함으로써 수행된다. 이 스트레칭을 오른쪽 뒤통수밑근육에 중점적으로 하기 위해 왼쪽 가쪽 굽힘이 더해질 수 있다(보이지 않음). 오른쪽 아래머리빗근을 스트레칭하는 것은 환자의 목을 최대한 반대 방향으로 회전함으로써 이루어진다. **A,** 양쪽 큰뒤머리곧은근과 작은뒤머리곧은근의 치료사 보조 스트레칭. **B,** 오른쪽 아래머리빗근의 치료사 보조 스트레칭. **C,** 양쪽 큰뒤머리곧은근과 작은뒤머리곧은근, 위머리빗근의 자가 관리 스트레칭. **D,** 오른쪽 아래머리빗근의 자가 관리 스트레칭.

요약정리(Whirlwind Tour)

## 목의 근육들(Muscles of the neck)

이 장의 근육에 대한 촉진 프로토콜의 요약본이다. 지금까지 제시된 각 프로토콜을 읽고 익숙해지면 이 과정을 통해 이 장의 모든 근육에 대한 촉진 프로토콜을 빠르고 효율적으로 실행할 수 있다.

### 바로 누운 자세에서 촉진하는 방법(Client supine)

1. **목빗근(흉쇄유돌근, sternocleidomastoid muscle; SCM):** 환자는 머리와 목을 반대쪽으로 돌린 상태로 누운 자세를 취한다. 치료사는 테이블의 위쪽에 앉는다. 촉진하기 전에 먼저 환자가 테이블에서 머리와 목을 들어 올릴 때 SCM의 수축을 시각화한다. 그런 다음, 환자가 머리를 다시 들어 올릴 때 복장빗장관절(흉쇄관절) 바로 위의 SCM의 수축을 촉진한다. SCM의 위치를 확인한 후, 환자가 교대로 수축과 이완을 반복할 때 근섬유에 수직으로 가볍게 두드리면서 관자뼈의 꼭지돌기(유양돌기) 및 뒤통수뼈의 위목덜미선으로 SCM 촉진을 계속한다. 참고: 빗장갈래(쇄골두)를 주의 깊게 보고 촉진한다. 일반적으로 빗장갈래는 복장갈래(흉골두, sternal head)보다 덜 분명하다.
2. **목갈비근군(사각근군, scalenes group):** 환자는 바로 누운 자세를 취하고, 치료사는 테이블의 위쪽에 앉는다. SCM의 빗장갈래의 가쪽모서리를 찾는다(치료사가 찾은 것이 복장갈래가 아니라 빗장갈래의 가쪽모서리인지 확인). 촉진할 손가락을 SCM의 빗장갈래의 가쪽모서리 바로 옆 및 빗장뼈 바로 위에 두고, 환자에게 코로 짧고 빠르게 숨을 쉬도록 하면서 목갈비근의 수축을 느껴 본다. 일단 느껴지면, 근섬유에 수직으로 가볍게 두드리면서 목의 뒤삼각에서 가능한 한 목갈비근의 많은 부분을 촉진한다. 목갈비근의 가로돌기(횡돌기) 부착 부위는 환자의 머리와 목을 수동적으로 굽히고, 같은쪽 가쪽으로 굽힘하여 SCM이 먼저 느슨해지면 SCM의 깊은 곳을 누름으로써 촉진된다. 참고: 앞·중간·뒤목갈비근을 서로 구분하는 것은 어려울 수 있다. 일반적으로 앞목갈비근과 중간목갈비근 사이에 간격이 느껴질 수 있다. 또한 각 근육이 가지고 있는 섬유의 방향을 느끼도록 노력한다. 기억할 점: 앞목갈비근은 C3~C6 방향으로 간다. 중간목갈비근은 C2~C7 방향으로 간다. 뒤목갈비근은 C5~C7 방향으로 간다. 뒤목갈비근은 위등세모근과 어깨올림근 바로 앞쪽, 목의 뒤삼각에 위치한다는 것을 명심한다.
3. **긴목근(경장근, longus colli)과 긴머리근(두장근, longus capitis):** 환자는 바로 누운 자세를 취한다. 치료사는 테이블의 위쪽에 앉는다. SCM의 복장갈래의 안쪽모서리를 찾은 다음 바로 내리고 촉진할 손가락을 그 바로 안쪽에 놓는다. 척추뼈몸통 앞쪽 표면을 향해 부드럽고 천천히, 그러나 확실하게 내린다. 치료사의 손가락 아래에서 맥박이 느껴지면 손가락을 한쪽 혹은 다른 쪽으로 옮겨 척추뼈몸통 촉진을 위해 지속한다. 환자의 기관지를 몸의 반대쪽으로 부드럽게 밀어서 긴근육계(longus musculature)를 향해 밑으로 가라앉는 것이 종종 도움이 된다. 척추뼈몸통에 도달하면 환자에게 테이블로부터 머리를 들어 올려 머리와 목을 구부리도록 요청하여 촉진하는 손이 긴목근에 있는지 확인한다. 근섬유에 수직으로 가볍게 두드리면서 상하로 가능한 한 긴목근과 긴머리근의 많은 부분을 촉진한다. 참고: C6의 가로돌기에서 목동맥 결절(carotid tubercle)은 촉진하는 손가락의 분절 위치를 결정하는 좋은 기준점이 된다.
4. **목뿔근군(설골근군, hyoid group):** 촉진을 목적으로 목뿔근군은 아래목뿔근군(설골하근군)과 위목뿔근군(설골상근군)으로 구분할 수 있다. 환자를 바로 눕히고 치료사는 테이블의 위쪽에 앉는다. 아래목뿔근을 촉진하기 위해 촉진할 손가락을 목뿔뼈 바로 아래쪽에 두고 중앙에서 약간 벗어나서 환자의 턱관절(TMJ)에서 아래턱뼈의 내림에 대해 저항할 때 수축을 느낀다. 일단 느껴지면, 환자가 번갈아가며 수축 및 이완할 때 근섬유에 수직으로 가볍게 두드리며, 복장뼈의 아래 부착 부위를 향해 이 근육을 촉진한다. 어깨목뿔근 아래힘살은 환자가 턱관절(TMJ)에서 아래턱뼈의 내림을 제지하면 수직으로 가볍게 두드리면서 목의 뒤삼각 부위에서 촉진할 수 있다. 위목뿔근을 촉진하기 위해 촉진하는 손가락을 아래턱뼈 바로 아래에 두고, 환자가 턱관절에서 아래턱뼈의 내림을 제지함으로써 수축을 다시 느껴 본다. 느껴지면, 환자가 번갈아 수축과 이완할 때 근섬유에 수직으로 가볍게 두드리며 목뿔뼈 방향으로 이 근육을 촉진한다. 환자가 수축과 이완을 교대로 할 때, 목뿔뼈에서 관자뼈의 꼭지돌기 쪽으로 근섬유에 수직으로 가볍게 두드리면서 붓목뿔근과 두힘살근의 뒤쪽 힘살을 촉진한다.

### 앉은 자세에서 촉진하는 방법(Client seated)

5. **위등세모근(상승모근, upper trapezius):** 환자는 머리와 목을 반대쪽으로 회전시켜 앉는다. 치료사는 환자 쪽에 서 있는다. 환자의 머리 뒤쪽에 있는 지지하는 손의 저항에 대항하여 머리와 목을 펴는 데 저항을 받을 때 어깨 위에서 위등세모근의 수축을 느껴 본다(참고: 위등세모근의 수축은 종종 눈으로 볼 수 있고 촉진할 수 있다. 확실히 살펴본다). 환자가 위등세모근을 번갈아 가면서 수축과 이완을 할 때 근섬유에 수직 방향으로 가볍게 두드리면서 머리와 목의 안쪽 부착 부위와 가쪽 빗장뼈 및 봉우리돌기의 가쪽 부착 부위를 향해 위등세모근을 계속 촉진한다. 참고: 위등세모근의 위쪽 면은 실제로 아주 좁고, 뒤통수뼈 위목덜미선의 안쪽 1/3에만 부착되어 있다.

요약정리(Whirlwind Tour)

## 목의 근육들(Muscles of the neck)

6. **어깨올림근(견갑거근, levator scapulae)**: 참고: 어깨올림근의 촉진은 세 부분으로 나눌 수 있다: 어깨뼈 부착 부위 근처의 위등세모근에 대해 깊은 곳, 목의 뒤삼각 부분에 얕은 곳, 그리고 척추 부착 부위 근처 SCM에 깊이 있는 곳. 환자는 허리의 잘록한 부위에 손을 얹은 채로 앉는다. 치료사는 환자의 뒤나 옆에 서 있는다. 어깨뼈의 위각을 찾고 촉진하는 손을 어깨뼈 바로 위 및 안쪽에 놓는다. 환자가 ScC관절에서 어깨뼈를 부드럽고 짧은 범위로 올림 운동을 할 때 위등세모근 깊은 곳의 어깨올림근의 수축을 느껴 본다. 일단 느껴지면, 환자가 그 근육을 부드럽게 수축과 이완을 교대로 할 때, 근섬유에 수직으로 가볍게 두드리면서 목의 뒤삼각 부위에 들어갈 때까지(즉, 위등세모근에 더 이상 깊이 들어가지 않을 때까지) 촉진을 계속한다. 일단 어깨올림근이 뒤삼각 부위에 위치하면 쉽게 만져지고 눈에 보이기도 한다. 환자는 더 이상 허리에 손을 둘 필요가 없다. 환자에게 어깨뼈 올림의 보다 강력한 수축(원하는 경우 저항에 대해)을 하도록 요청할 수 있다. 환자가 그 근육을 교대로 수축과 이완을 할 때 근섬유에 수직으로 가볍게 두드리면서 위쪽으로 촉진을 계속한다. 척추 부착 부위(C1~C4 가로돌기)에 접근하면, 어깨올림근은 SCM 깊숙이 위치한다. SCM 깊숙이 있는 척추 부착 부위까지 촉진하려면 수동적으로 환자의 머리와 목을 굽히고 같은쪽 가쪽으로 굽힘하여 SCM을 느슨하게 하여야 한다. 참고: 어깨올림근을 위쪽으로 따라갈 때 대부분의 사람들이 알고 있는 것보다 더 앞쪽에 위치한 C1의 가로돌기 방향으로 확실히 따라가야 한다. C1의 가로돌기는 귀 바로 아래쪽에 위치한다.
7. **머리널판근(두판상근, splenius capitis)**: 환자는 머리와 목을 같은쪽으로 돌려 앉는다. 치료사는 환자의 뒤에 선다. 뒤통수 바로 아래 및 SCM 뒤쪽에서 목의 뒤삼각 부위의 가장 위쪽을 촉진한다. 이제 환자가 척추관절에서 머리와 목을 펴는 데 저항함에 따라 머리널판근의 수축을 느낀다. 일단 느껴지면, 환자가 근육의 수축과 이완을 교대로 할 때 근섬유에 수직으로 가볍게 두드리며, 아래쪽으로 따라가도록 한다. 치료사가 더 이상 목의 뒤삼각 부위에 있지 않으면 머리널판근은 다음과 같은 두 가지 방법으로 촉진될 수 있다. (1) 환자에게 부드러운 저항에 대해 머리와 목을 펴도록 요청함으로써 위등세모근을 통해 느낀다. 일단 느껴지면 가능한 한 멀리 아래쪽으로 따라가도록 노력한다. (2) 직접적으로 느낀다. 이것은 위등세모근의 경계까지 깊게(앞쪽) 촉진하고, 위등세모근과 머리널판근 사이에 촉진하는 손가락으로 도달하여 위쪽 가슴 가시돌기 방향으로 앞쪽으로 누를 것을 요구한다. 이를 달성하기 위해 치료사의 손가락 패드가 머리널판근을 향해 앞쪽으로 향하도록 환자의 앞에 서는 것이 가장 좋다. 또한 위등세모근이 이완되고 느슨해지는 것이 중요하다. 이는 환자가 머리와 목을 펴고 반대쪽으로 회전 또는 같은쪽 가쪽 굽힘으로 수동적으로 움직임으로써 이완시킬 수 있다.

### 바로 누운 자세에서 촉진하는 방법(Client supine)

8. **머리반가시근(두반극근, semispinalis capitis)**: 환자는 허리 잘록한 부분에 손을 두고 바로 누우며, 머리와 목을 같은 방향(같은쪽으로 돌림)으로 돌린다. 치료사는 테이블의 위쪽에 앉는다. 환자에게 머리를 테이블 쪽으로 부드럽게 눌러 척추관절에서 머리와 목을 펴도록 요청하고, 뒤통수뼈 바로 아래와 척추 바로 가쪽에서 위등세모근 깊이 머리널판근의 수축을 느껴 본다. 일단 느껴지면, 환자가 교대로 근육을 수축 및 이완하는 동안 가능한 한 멀리 아래쪽으로 머리널판근을 계속 촉진한다.
9. **뒤통수밑근육군(후두하근육군, suboccipital group)[큰뒤머리곧은근(대후두직근, rectuscapitis posterior major), 작은뒤머리곧은근(소후두직근, rectus capitis posterior minor), 아래머리빗근(하두사근, obliquus capitis inferior), 위머리빗근(상두사근, obliquus capitis superior)]**: 환자는 바로 눕고 치료사는 테이블의 위쪽에 앉는다. 먼저 큰뒤머리곧은근을 촉진하는 것부터 시작한다. C2 가시돌기 바로 위, 약간 옆쪽을 촉진하고 근섬유에 수직으로 가볍게 두드린다. 느껴지면, 근섬유에 수직으로 두드리면서 뒤통수 쪽으로 큰뒤머리곧은근을 계속해서 촉진한다. 작은뒤머리곧은근의 촉진은 같은 방법으로 수직으로 두드리면서, C1의 뒤쪽 결절(posterior tubercle)에서 바로 옆쪽 위에서 시작한다. 그 다음, 수직으로 가볍게 두드리면서 뒤통수에서 작은뒤머리곧은근을 계속 촉진한다. 아래머리빗근을 촉진하기 위해 C2의 가시돌기와 C1의 가로돌기 사이를 근섬유에 수직으로 두드리며 촉진한다. 이때 환자가 머리를 같은쪽으로 돌리는 것을 부드럽게 억제하여 아래머리빗근을 수축시키는 것이 도움이 될 수 있다. 위머리빗근은 촉진이 매우 어렵고 주위 근육조직들로부터 구분하는 것이 매우 어렵다. 촉진을 시도하기 위해 큰뒤머리곧은근의 위쪽 부착 부위의 바로 옆을 느껴 본다. 느껴지면, 수직으로 가볍게 두드리며 아래쪽으로 계속 촉진하도록 노력한다.

## 검토 질문(Review questions)

1. 목빗근의 작용은 무엇인가?
2. 목뿔근의 작용은 무엇인가?
3. 긴목근의 부착 부위를 열거해 보자.
4. 앞목갈비근, 중간목갈비근, 뒤목갈비근의 부착 부위를 설명해 보자.
5. 앉은 자세에서 위등세모근을 촉진할 때 그 근육을 사용하기 위해 환자가 취해야 할 자세와 움직임은 무엇인가?
6. 뒤통수밑근육을 촉진하는 동안 주의해야 하는 이유는 무엇인가?
7. 목갈비근의 위치를 확인하는 방법과 위치 확인에 도움이 되는 움직임을 기술해 보자.
8. 목뿔근 촉진을 위한 시작 자세를 기술해 보자.
9. 어깨올림근을 촉진하는 동안 환자의 손을 허리의 잘록한 부분에 위치시키는 것이 왜 도움이 되는가?
10. 머리널판근의 촉진을 시작하기 위해 가장 쉬운 곳은 어디인가?
11. 머리반가시근은 촉진 및 기능과 관련하여 어떤 구별을 해야 하는가?
12. 어떤 근육의 통증 유발점이 다음 증상을 유발하는가?
    – 두통, 목과 머리의 움직임 제한, 인후통, 위눈꺼풀의 안검하수, 어지러움, 현기증, 뇌신경 11번의 포착
13. 두힘살근 앞힘살의 통증 유발점에 의해 유발되는 통증 양상을 기술해 보자.
14. 왼쪽 목빗근의 스트레칭을 위한 적절한 자세는 무엇인가?
15. 왼쪽 위등세모근의 스트레칭을 위한 적절한 자세는 무엇인가?
16. 긴목근과 긴머리근을 촉진할 때 치료사가 알아야 할 구조와 이유는 무엇인가?
17. 저항에 대하여 환자의 머리와 목을 펼 때, 위등세모근의 확실한 촉진을 하기 위해 치료사는 어떻게 확신할 수 있는가?



## Case study

교통사고(충돌)가 일어난 지 3주 후에 목의 통증과 경직, 지속적인 둔한 두통, 전반적인 불쾌감을 호소하며 마사지 치료를 받기 위해 새로운 환자가 내원하였다. 환자는 삼중 충돌의 중간 차량의 앞좌석 승객이었다. 그녀의 주치의는 치료에 대한 제한 및 구체적인 권장사항 없이 마사지 치료를 권고하였다. 응급실 의사가 시행한 충돌 후 검사(척추 X-ray 포함)에서 골절이나 탈골은 관찰되지 않았고, 수일간의 휴식을 권고받아 퇴원하였으며, 약한 마약성 진통제를 처방받았다. 1주일 후 시행한 자기공명영상(MRI)도 정상이었다.

이 환자는 과거 병력상 20년 전 충수돌기절제술을 받았고 5년 전 제왕절개술을 받은 것 외에는 신체적으로 활동적인 사람이었다. 환자는 검진을 받으며 머리와 목 부위 전체에 약한 압력에도 전반적인 압통을 호소하였다. 능동가동범위는 정상에 비해 절반 정도였다. 치료사가 환자의 목을 수동적으로 움직일 수 있도록 충분한 이완이 이루어지지 않아 수동가동범위를 식별하는 것은 거의 불가능하였다.

**1. 치료하기 전 환자에게 물어볼 수 있는 추가적인 정보에는 무엇이 있는가?**
**2. 이 환자의 경우 어떤 종류의 치료가 유용한가?**
**3. 사고 유형에 따라 부상/경련이 있는 것으로 의심되는 근육은 무엇인가?**

제 13 장

# Tour #3 머리근육의 촉진
## (Palpation of the Muscles of the Head)

**개요(Overview)**

이 장에서는 머리근육의 촉진에 대해 살펴볼 것이다. 촉진의 시작은 두피근육(scalp muscle)으로 시작하여 저작근육(mastication)과 얼굴표정근육(안면표정근, facial expression) 촉진으로 끝난다. 각 근육의 촉진은 바로 누운 자세에서 이루어진다. 대안 촉진 자세도 기술되어 있다. 이 부위의 주요 근육 또는 근육군들은 각각 별도의 레이아웃이 제공된다. 관련 인접 근육도 다루고 있다. 통증 유발점(trigger point; TrP)과 치료사에 의한 스트레칭 및 자가 관리 스트레칭 모두 이 장에서 다루는 각 근육에 대해 제공된다. 이 장의 끝부분에서는 모든 근육의 순차적인 촉진을 설명하는 요약정리(Whirlwind Tour)로 마무리한다.

**학습 내용(Chapter outline)**

뒤통수이마근(후두전두근, Occipitofrontalis)
인접 근육: 관자마루근(측두두정근, Temporoparietalis)과 귓바퀴근(이개근, Auricularis muscles)
관자근(측두근, Temporalis)
깨물근(교근, Masseter)
가쪽날개근(외측익돌근, Lateral pterygoid)
안쪽날개근(내측익돌근, Medial pterygoid)
얼굴표정근(Muscles of facial expression)
요약정리(Whirlwind Tour): 머리의 근육들(Muscles of the head)

**학습목표(Chapter objectives)**

*이 장을 마치고 나면 학생/치료사는 이 장에서 다루는 각 근육에 대해 다음과 같은 사항을 수행할 수 있어야 한다.*

1. 근육 부착 부위를 설명한다.
2. 근육의 작용을 기술한다.
3. 촉진의 시작점을 기술한다.
4. 각 촉진 과정의 목적을 설명하고 기술한다.
5. 각 근육을 촉진한다.
6. '촉진 시 핵심 포인트'에 대해 기술한다.
7. 대안 촉진 자세를 기술한다.
8. 흔히 나타나는 통증 유발점(TrP)의 위치를 명시한다.
9. 통증 유발점의 연관통 부위를 기술한다.
10. 통증 유발점의 발생과 유지와 관련된 일반적인 원인에 대해 기술한다.
11. 통증 유발점에 의해 흔히 발생하는 증상에 대해 기술한다.
12. 치료사 보조 스트레칭과 자가 관리 스트레칭에 대해 설명하고 시행한다.

Go to http://evolve.elsevier.com/Muscolino/palpation for video demonstrations of the muscle palpations presented in this chapter.

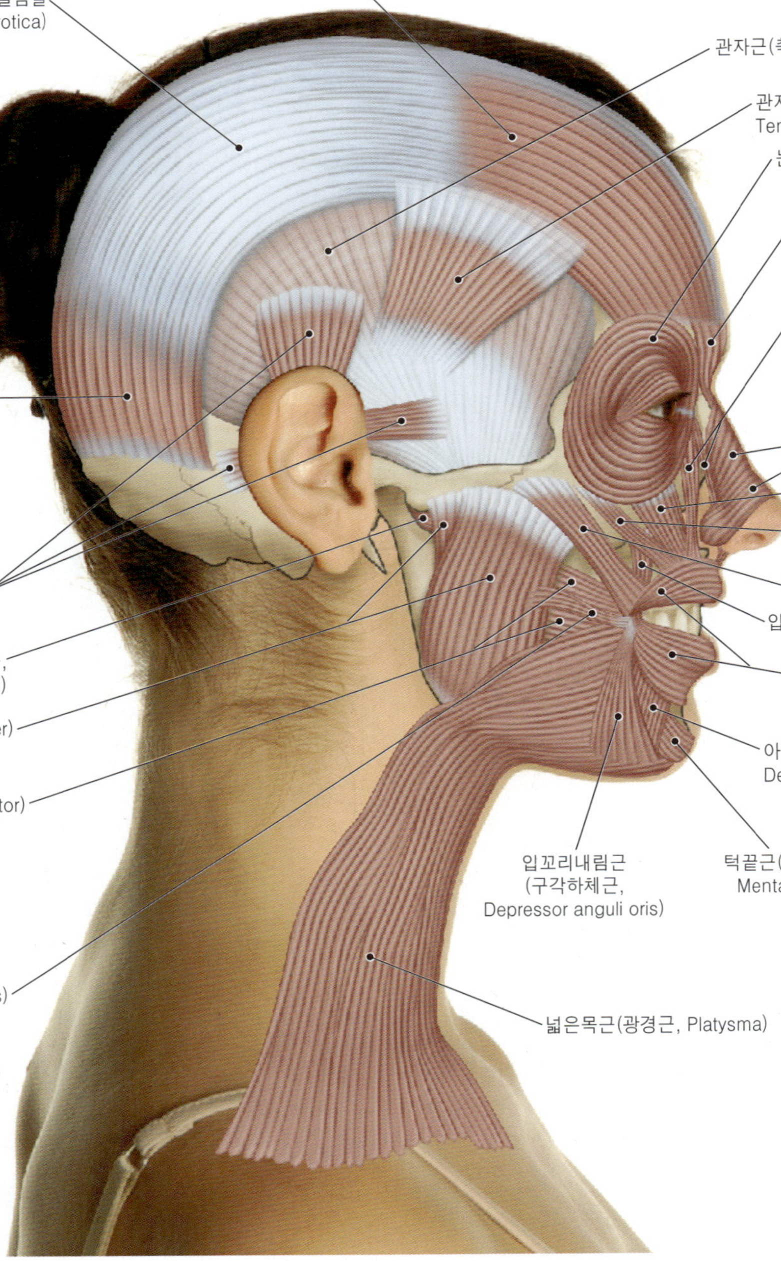


**그림 13-1.** 얕은 부위 머리근육의 가쪽 그림.

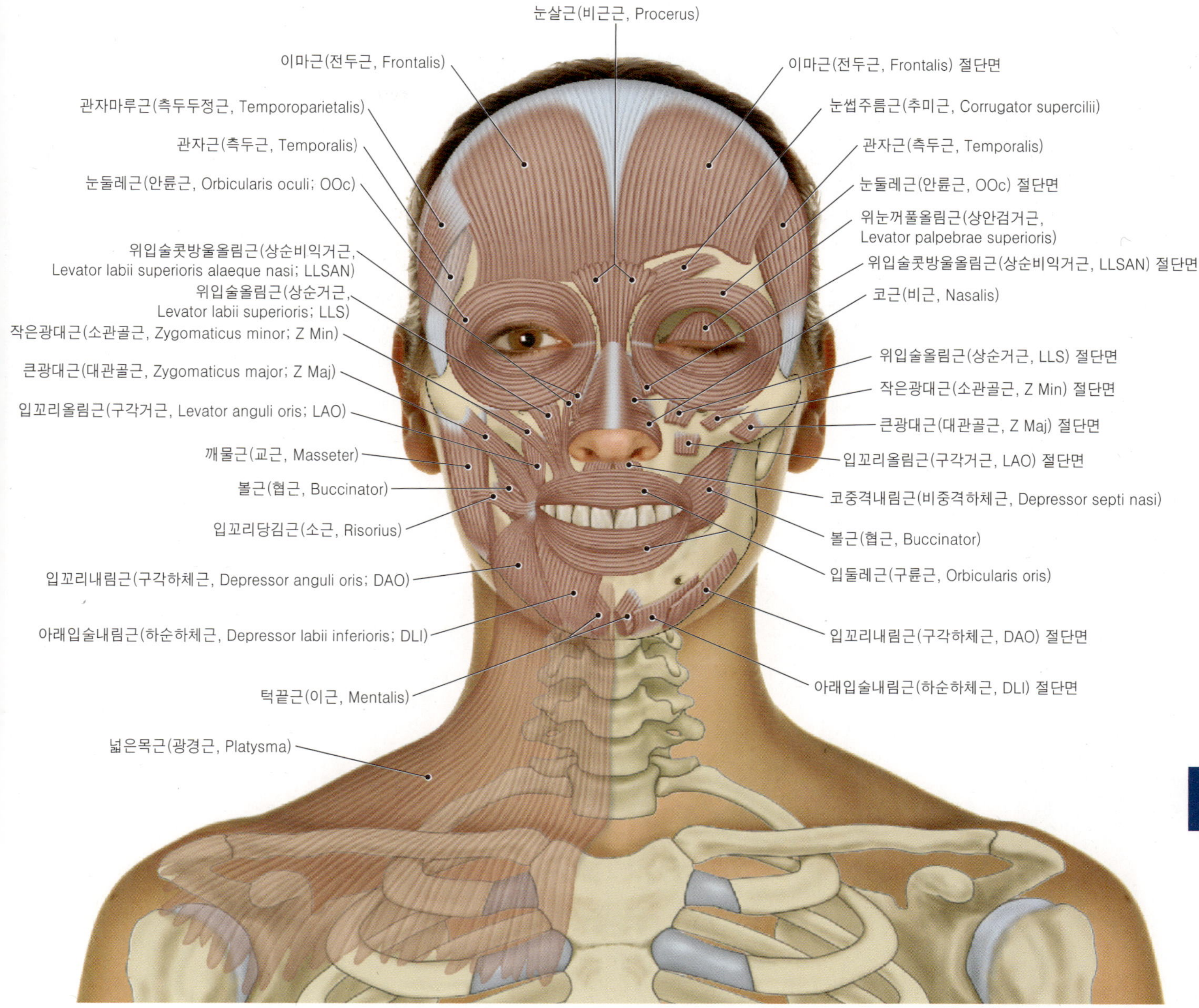


**그림 13-2.** 얕은 부위와 중간 부위 머리근육의 앞쪽 그림.

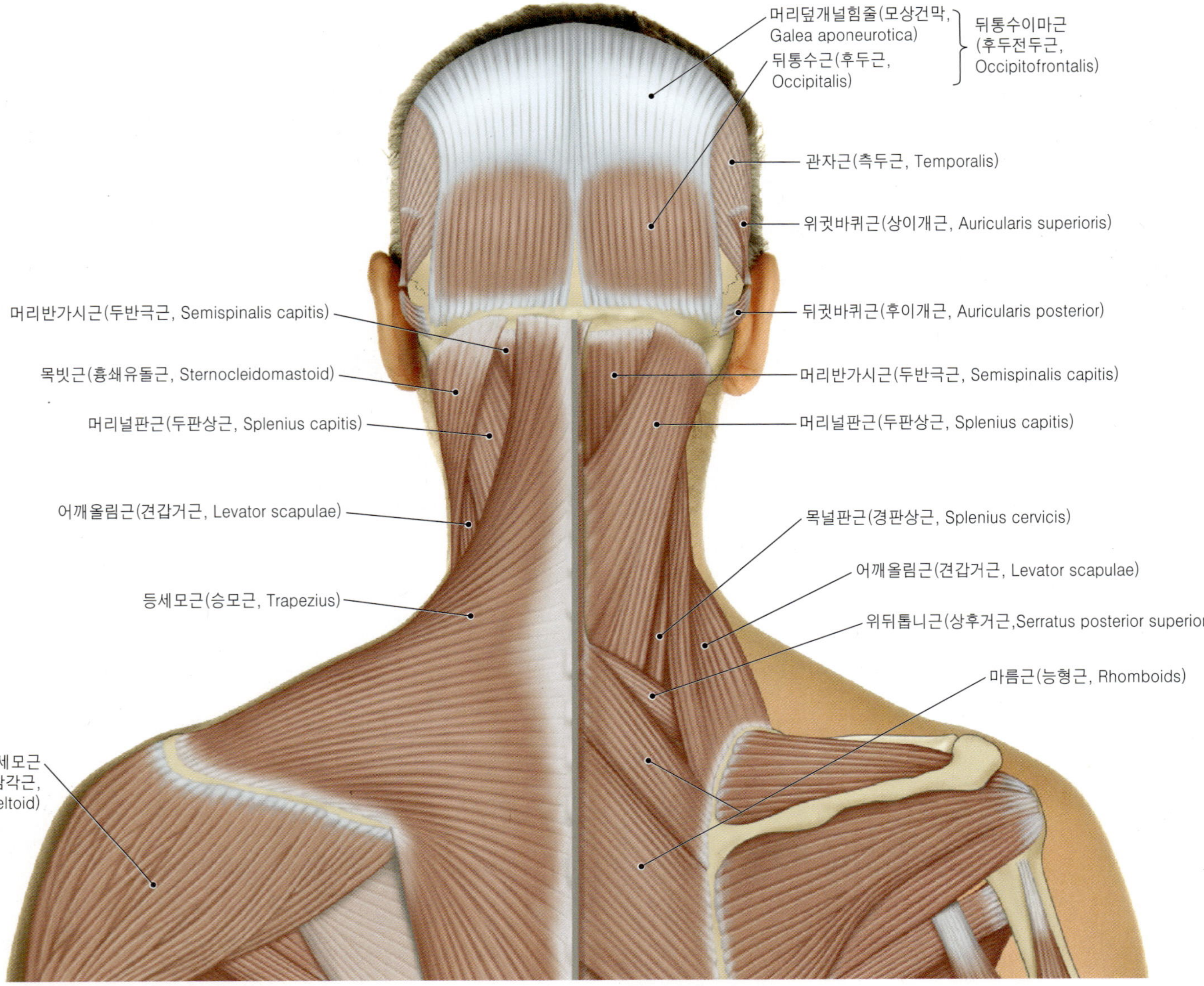


**그림 13-3.** 얕은 부위 머리근육의 뒤쪽 그림.

13

## 뒤통수이마근(후두전두근, Occipitofrontalis) – 바로 누운 자세(Supine) *(계속)*

### 부착 부위

- □ 뒤통수(후두부)의 맨위목덜미선(최상항선, nuchal line)과 관자뼈(측두골)의 꼭지돌기(유양돌기)에서 기시하여
- □ 머리덮개널힘줄(모상건막, galea aponeurotica)에 부착하고
- □ 이마뼈(전두골, frontal bone)를 덮는 근막에 부착되어 있다.

### 작용

- □ 앞쪽 두피를 뒤쪽으로 당긴다(눈썹을 올린다).
- □ 뒤쪽 두피를 앞으로 당긴다.

#### 시작 자세(그림 13-5)

- 환자는 바로 누운 자세를 취한다.
- 치료사는 테이블의 머리 쪽에 앉는다.
- 촉진할 손가락을 환자의 이마에 놓는다.

#### 촉진 과정

1. 촉진하는 손가락을 환자의 이마 위에 놓는다. 환자에게 눈썹을 올려 보게 한 다음, 이마근(그림 13-5)의 수축을 느껴 본다. 느껴지면, 이마근 힘살 전체를 촉진한다.
2. 이제 환자의 뒤통수뼈(후두골, occipital bone)를 촉진하고 환자에게 눈썹을 올려 보게 한 다음, 뒤통수근육의 수축을 느껴 본다(그림 13-6). 느껴지면, 뒤통수근육 전체를 촉진한다.
3. 뒤통수이마근의 위치를 확인하면 환자를 이완시키고 기초 긴장도를 촉진하여 평가한다.

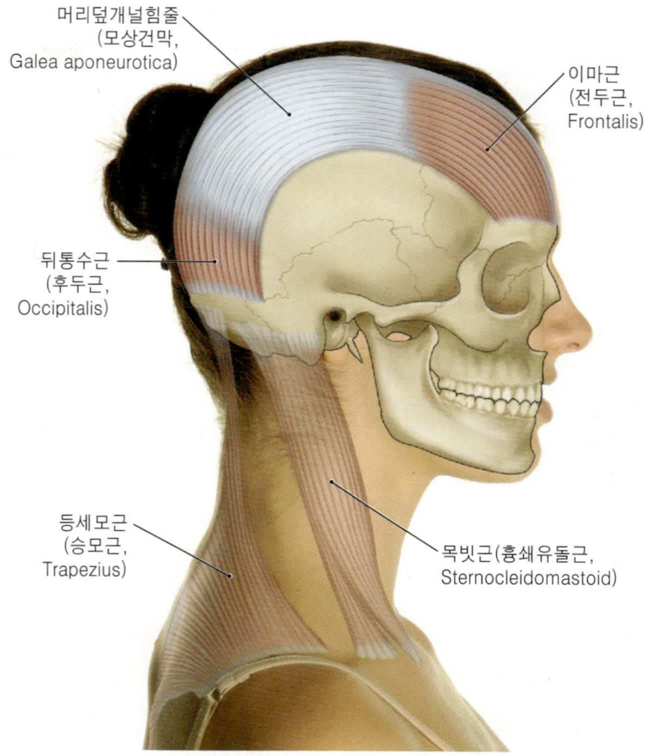


**그림 13-4.** 오른쪽 뒤통수이마근의 가쪽 그림. 등세모근과 목빗근이 투명하게 표시되어 있다.

13

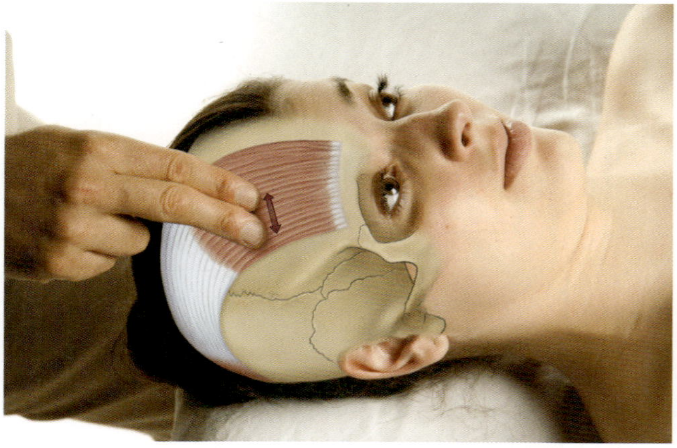

**그림 13-5.** 뒤통수이마근의 오른쪽 이마힘살의 촉진.

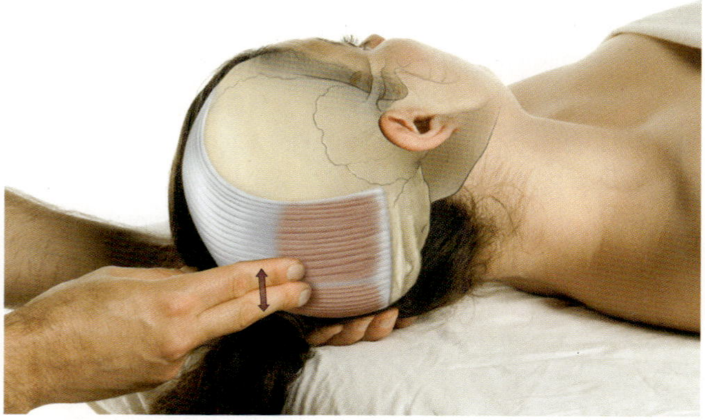

**그림 13-6.** 뒤통수이마근의 오른쪽과 왼쪽 뒤통수힘살의 촉진.

## 뒤통수이마근(후두전두근, Occipitofrontalis) – 바로 누운 자세(Supine) *(계속)*

### 대안 촉진 자세

뒤통수이마근의 두 힘살(이마힘살과 뒤통수힘살)은 환자가 앉아 있을 때 쉽게 촉진할 수 있으며, 뒤통수힘살(occipitalis belly)은 환자가 엎드린 자세일 때에도 쉽게 촉진할 수 있다.

### 촉진 시 핵심 포인트

환자의 이마뼈와 뒤통수뼈 위로 촉진한다.

### 촉진 시 주의사항

1. 뒤통수이마근은 두 힘살로 되어 있다. 이마힘살은 이마뼈 위에, 뒤통수힘살은 뒤통수뼈 위에 위치한다. 이 두 힘살은 *머리덮개널힘줄(galea aponeurotica)*로 불리는 큰널힘줄에 의해 서로 연결되어 있다.
2. 전체 뒤통수이마근은 얕은 부위에 있어 쉽게 촉진할 수 있다.
3. 뒤통수이마근은 얇은 근막 근육이기 때문에 이것의 수축은 크고 두꺼운 근육이 수축하는 느낌만큼 항상 명확하지는 않다. 이러한 이유로 수축을 느끼면서 전체 뒤통수이마근의 위치를 찾는 것은 대부분의 다른 근육만큼 유용하지 않다.
4. 뒤통수이마근은 긴장성 두통을 경험한 환자에서 종종 긴장되어 있다.

### 통증 유발점(Trigger points)

1. 뒤통수이마근의 통증 유발점은 근육의 급성이나 만성 과사용(이마를 주름지게 하는 만성 습관) 또는 직접적인 외상으로 인해 발생하거나 지속된다. 또한 뒤통수힘살의 통증 유발점은 종종 뒷목근육의 통증 유발점으로 인해 발생하거나 지속된다. 이마힘살의 통증 유발점은 종종 목빗근 빗장갈래의 통증 유발점으로 인해 발생하거나 지속된다.
2. 뒤통수힘살의 통증 유발점은 머리 뒤쪽과 눈 뒤쪽의 두통, 머리 뒤쪽에 압력을 가하는 불편함(예: 베개나 의자 등받이에 뒤통수가 눌릴 때 느껴지는 압력)과 때로는 이통(earache)까지 유발하는 경향이 있다. 이마힘살의 통증 유발점은 이마에 두통을 발생시키는 경향이 있고, 눈와위신경(안와상신경, supraorbital nerve)을 포착할 수도 있다[저린 감(tingling)과 찌르는(pricking) 통증과 같은 신경의 포착에 의해 나타나는 증상과 함께 이마 부위에 두통이 발생한다].
3. 뒤통수근육 통증 유발점의 연관통은 목널판근(splenius cervicis)과 관자근(temporalis)의 통증 유발점의 연관통과 구분되어야 한다. 이마근 통증 유발점의 연관통은 목빗근, 관자근, 깨물근(교근), 눈둘레근(안륜근, orbicularis oculi), 큰광대근(대관골근, zygomaticus major)의 통증 유발점의 연관통과 구분되어야 한다.
4. 뒤통수이마근의 통증 유발점은 가끔 편두통으로 오인될 수 있다. 특히 뒤통수힘살의 통증 유발점은 큰뒤통수신경통(greater occipital neuralgia)으로 잘못 진단될 수 있다.
5. 뒤통수근육 관련 통증 유발점은 위등세모근, 머리반가시근(semispinalis capitis), 두힘살근의 뒤힘살(posterior belly of the digastric)에서 발생한다. 이마근의 관련 통증 유발점은 종종 목빗근의 빗장갈래에서 발생한다.

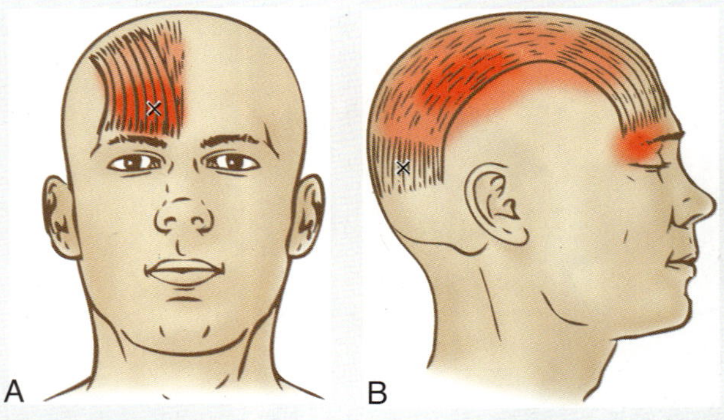


**그림 13–7.** 뒤통수이마근의 통증 유발점과 그에 대응하는 전이 부위. **A,** 앞쪽 그림. **B,** 가쪽 그림.

## 뒤통수이마근(후두전두근, Occipitofrontalis) – 바로 누운 자세(Supine)

### 인접 근육(Detour)

**관자마루근(측두두정근, temporoparietalis)과 귓바퀴근(이개근, auricularis)**

관자마루근과 3개의 귓바퀴근(앞귓바퀴근, 위귓바퀴근, 뒤귓바퀴근)은 두피의 다른 근육이다. 관자마루근은 귀 위쪽 근막에서부터 머리덮개널힘줄(모상건막, galea aponeurotica)에 부착되어 있다. 그 작용은 귀를 들어 올리는 것이다. 앞귓바퀴근과 위귓바퀴근은 머리덮개널힘줄에서 귀에 부착되어 있다. 이들은 각각 귀를 앞이나 위로 움직이게 한다. 뒤귓바퀴근은 꼭지돌기에서 귀에 부착되어 있다. 귀를 뒤로 움직이게 한다. 관자마루근과 3개의 귓바퀴근들은 두피를 팽팽하게 하는 역할도 한다. 이들 두피 근육은 바깥층에 있기 때문에 촉진하기 쉽다. 그러나 환자가 자발적으로 이 근육들을 수축시킬 수 없으며(이 근육을 사용하려면 귀를 움직일 수 있는 능력이 필요하며 대부분의 사람들은 할 수 없다), 위치로만 촉진될 수 있다. 하지만 정확한 위치를 확인하기 어려우며 인접한 다른 연부조직과의 구분도 어렵다. 관자마루근을 촉진하려면 귀의 위쪽과 약간 앞쪽에서 2.5~5cm(1~2인치)를 촉진한다. 환자에게 귀를 올려 보게 해서 근육의 수축을 느껴 본다(그림 13-8B).

귓바퀴근육(auricularis muscles)의 촉진을 위해 귀 바로 앞쪽이나 위쪽 또는 뒤쪽을 촉진한다. 환자에게 특정 방향으로 귀를 움직이게 하고 그 방향의 특정한 귓바퀴근의 수축을 느낀다. 다시 말하지만, 소수의 사람만이 의식적으로 이 근육들을 수축시킬 수 있으므로 대개의 경우에는 이완된 상태에서 위치별로 촉진해야 한다.

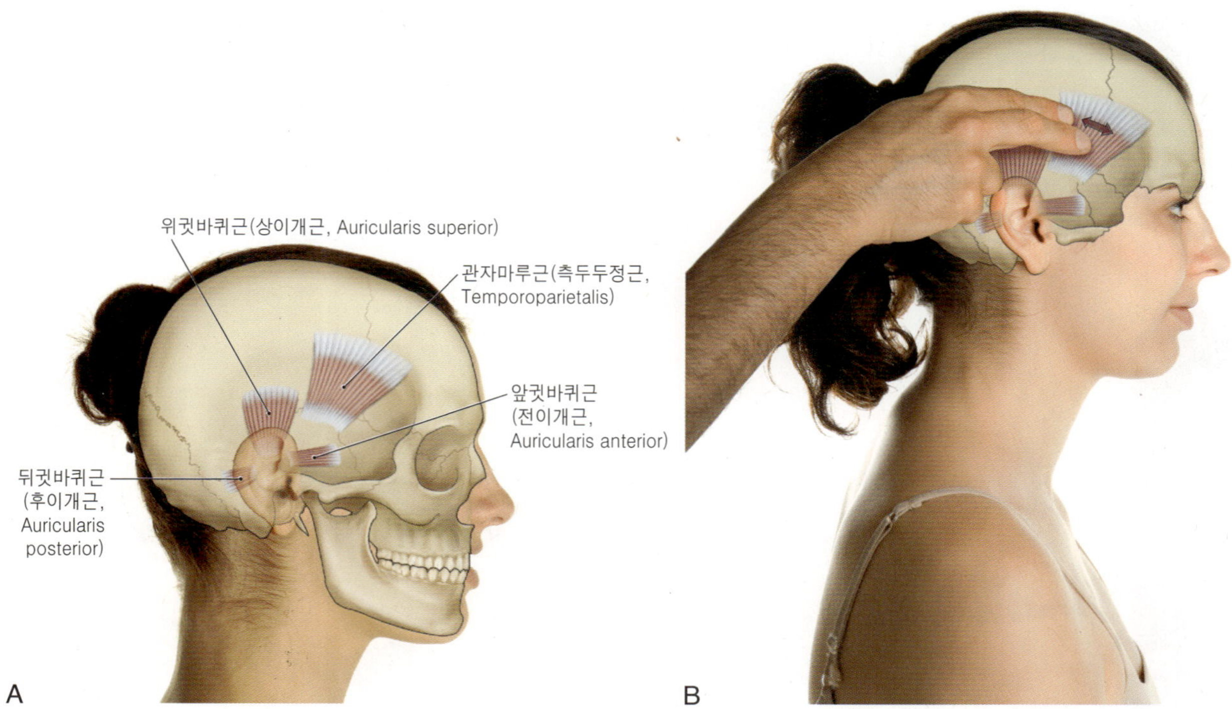


**그림 13-8.** 그 밖의 두피 근육들. **A,** 오른쪽 관자마루근과 귓바퀴근의 가쪽 그림. **B,** 오른쪽 관자마루근의 촉진.

## 관자근(측두근, Temporalis) – 바로 누운 자세(Supine) *(계속)*

### 부착 부위

- □ 관자우묵(측두와, temporal fossa)에서 기시하여
- □ 갈고리돌기(구상돌기, coronoid process)와 턱뼈가지(하악지, ramus of mandible) 앞윗부분에 부착되어 있다.

### 작용

- □ 턱관절(악관절, temporomadibular joints)에서 아래턱을 올린다.
- □ 턱관절에서 아래턱을 뒤로 당긴다.

#### 시작 자세(그림 13-10)

- 환자는 바로 누운 자세를 취한다.
- 치료사는 테이블의 위쪽에 앉는다.
- 촉진하는 손가락을 관자우묵 부위에 놓는다.

#### 촉진 과정

1. 촉진하는 손가락을 관자우묵에 두고, 환자에게 관자근을 교대로 수축 및 이완하도록 요청한다. 이것은 교대로 이를 악물고 턱을 이완함으로써 이루어진다. 환자가 이를 악무는 동안 관자근의 수축을 느껴 본다(그림 13-11).
2. 관자근의 수축을 느낀 다음, 1단계에 표시된 대로 계속 수축하고 이완하는 동안 전체 근육을 촉진한다.
3. 일단 관자근을 찾으면, 환자를 이완시켜 촉진하여 기준 긴장도를 평가한다.

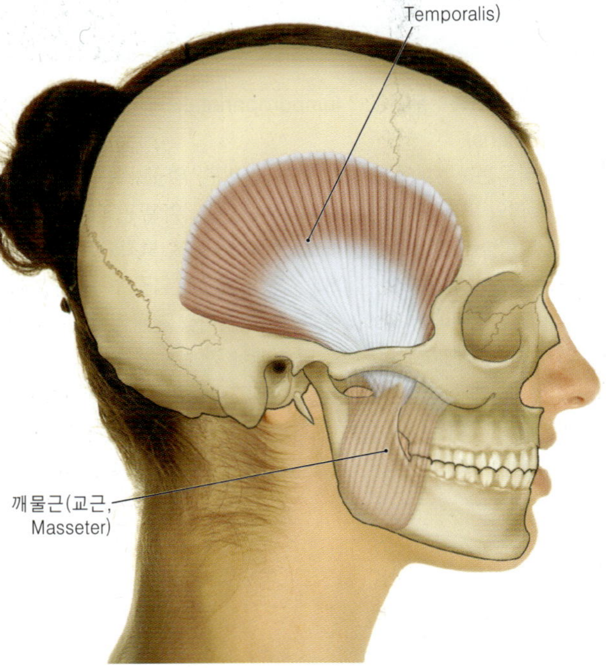


**그림 13-9.** 오른쪽 관자근의 가쪽 그림. 깨물근이 투명하게 표시되어 있다.



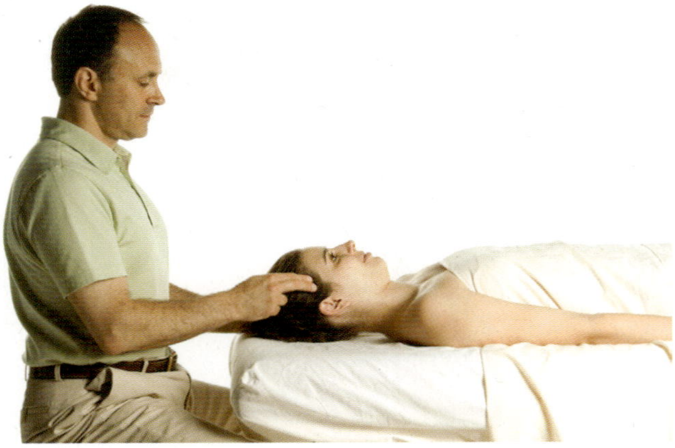

**그림 13-10.** 오른쪽 관자근의 촉진을 위한 바로 누운 자세의 시작 자세.

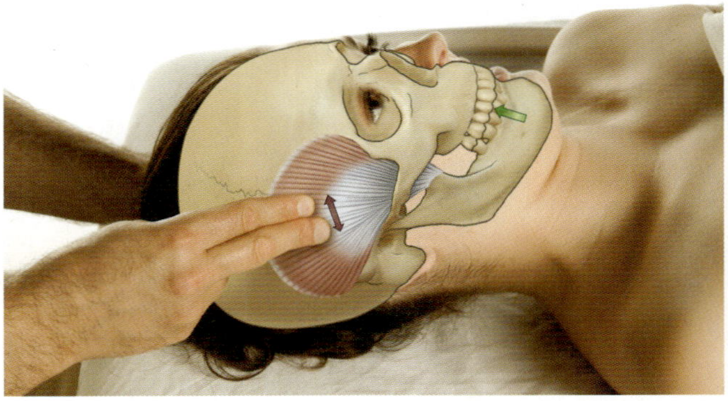

**그림 13-11.** 치아의 악물기 상태에서 오른쪽 관자근의 촉진.

**촉진 시 핵심 포인트**

환자가 이를 악물도록 한다.

## 관자근(측두근, Temporalis) – 바로 누운 자세(Supine) *(계속)*

### 촉진 시 주의사항

1. 이를 악물려면 턱관절(TMJ)에서 아래턱뼈를 들어 올리고, 관자근을 사용하는 것이 필요하다.
2. 대부분의 관자근은 바깥층에 존재하므로 쉽게 촉진할 수 있다. 다만 그것의 아래 끝 작은 부분[광대활(zygomatic arch)에 대해 깊숙이 있고 아래턱에 아래 부착 부위 있음]은 촉진하기가 쉽지 않다.
3. 특히 환자가 입을 크게 벌려 아래턱뼈의 갈고리돌기가 광대활의 뒤쪽에서 떨어져 내려오게 되면, 관자근의 턱뼈 아래 부착 부위는 촉진될 수 있다. 그러나 환자가 턱관절에서 아래턱을 들어 올림으로써 관자근을 수축시킨다면 더 표재성 근육인 깨물근 또한 수축할 것이고, 이는 관자근의 아래턱 부착 부위의 촉진을 더욱 어렵게 만들 것이다. 이러한 이유로 관자근의 아래턱 부착 부위의 촉진은 근육을 이완시킬 때가 최적이다.
4. 관자근의 아래턱 부착 부위는 또한 구강 내에서도 촉진할 수 있다. 장갑을 끼거나 집게손가락에 손가락 덮개(finger cot)를 하고 환자의 입안 안뜰(전정, vestibule) 부위 뒤쪽(볼과 치아 사이)에 도달한다. 그리고 근육조직이 이완된 상태에서 아래턱의 갈고리돌기를 느껴 본다. 확인되면, 관자근 부착 부위인 갈고리돌기의 앞쪽 및 안쪽 표면을 촉진한다(그림 13–12). 입안에서 아래턱 부착 부위를 촉진하는 동안 가능하면 환자에게 아래턱을 들어 올리도록 요청하여 관자근을 수축시킨다.

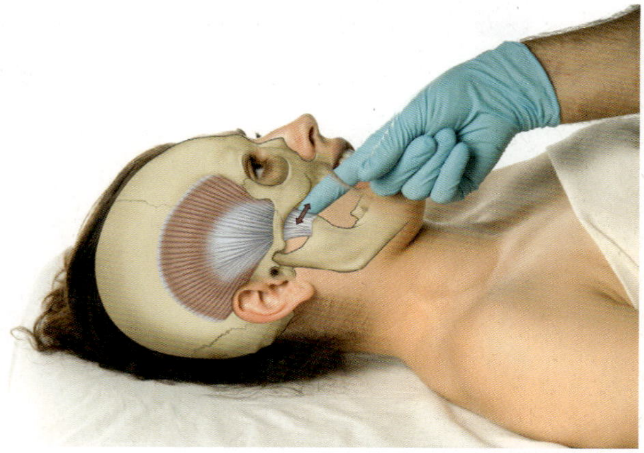

**그림 13–12.** 구강 내에서 오른쪽 관자근의 아래턱뼈 부착 부위의 촉진.

### 대안 촉진 자세 – 앉은 자세

관자근은 환자가 앉은 자세에서도 쉽게 촉진할 수 있다.

### 통증 유발점(Trigger points)

1. 관자근 통증 유발점은 급성 또는 만성적인 근육의 과사용(예: 만성적인 이 악물기 또는 이갈이, 과도한 껌 씹기, 손톱 물어뜯기), 장시간 스트레칭(예: 긴 치과 시술 중 입을 벌림), 교합 비대칭(부정교합), 내민 머리 자세(목뿔근을 잡아당겨서 아래턱을 잡아당기게 되고 관자근이 수축하게 됨), 턱관절의 기능장애, 직접적인 외상, 머리에 냉기 유입, 정서적 스트레스, 위등세모근이나 목빗근의 통증 유발점에 의해 발생하거나 지속된다.
2. 관자근 통증 유발점은 두통, 윗니와 인접 잇몸의 통증과 과민성, 교합 비대칭 또는 턱관절의 통증을 발생시키는 경향이 있다.
3. 관자근 통증 유발점의 연관통은 위등세모근, 목빗근, 깨물근 가쪽 및 안쪽날개근, 머리반가시근, 눈둘레근, 볼근의 연관통과 구분되어야 한다.
4. 관자근의 통증 유발점은 종종 두통과 치과 질환, 턱관절 장애(예: 골관절염이나 다른 내부 관절 장애)로 오진될 수 있다.
5. 관련 통증 유발점은 종종 반대쪽 관자근, 같은쪽 및 반대쪽 깨물근, 가쪽 및 안쪽날개근, 위등세모근, 목빗근에서 발생한다.

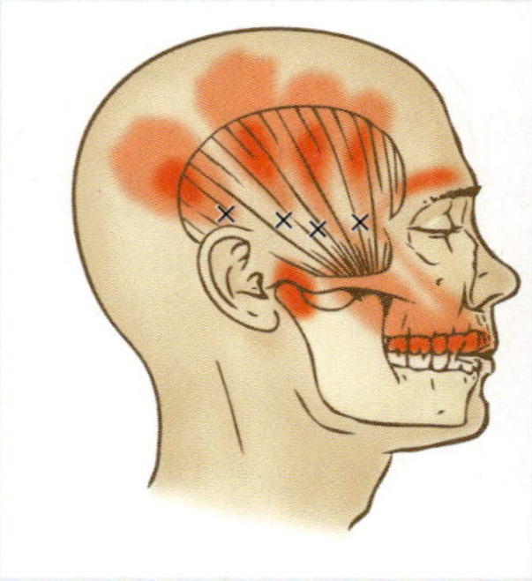

**그림 13–13.** 흔히 일어나는 관자근 통증 유발 부위의 가쪽 그림과 그에 대응하는 전이 부위.

## 관자근(측두근, Temporalis) – 바로 누운 자세(Supine)

### 관자근의 스트레칭(Stretching the temporalis)

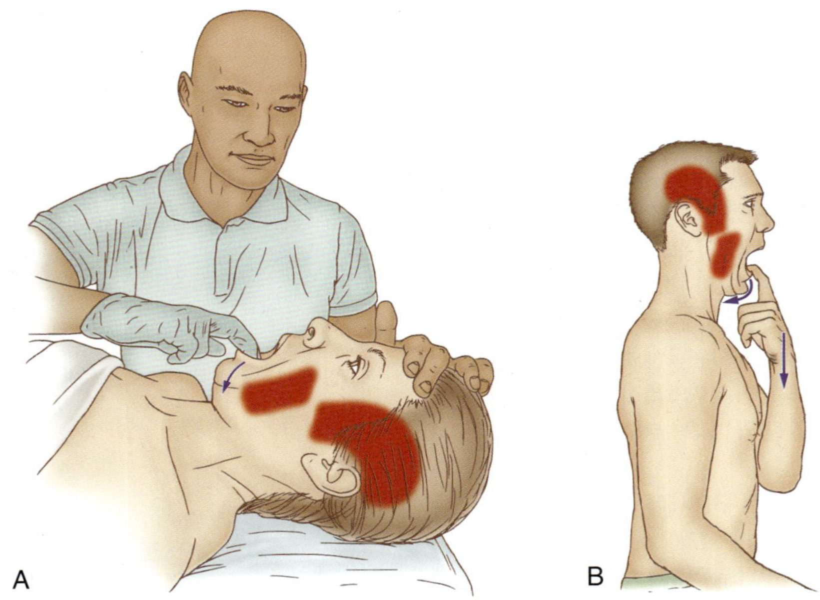


그림 13-14. 오른쪽 관자근과 깨물근의 벌리는 동작. 환자는 손을 이용하여 가능한 한 턱을 크게 벌린다. A, 치료사 보조 스트레칭. B, 자가 관리 스트레칭.

## 깨물근(교근, Masseter) – 바로 누운 자세(Supine) *(계속)*



### 부착 부위

- □ 광대뼈 아래 경계선과 관자뼈의 광대활에서 기시하여
- □ 아래턱 각의 앞쪽 표면, 가지(ramus), 갈고리돌기(구상돌기, coronoid process)에 부착되어 있다.

### 작용

- □ 턱관절에서 아래턱을 올린다.
- □ 턱관절에서 아래턱을 내민다.
- □ 턱관절에서 아래턱을 뒤로 당긴다.

#### 시작 자세(그림 13-16)

- 환자에게 바로 누운 자세를 취하게 한다.
- 치료사는 테이블의 위쪽에 앉는다.
- 촉진하는 손가락을 광대활과 아래턱뼈 각(angle of the mandible) 사이에 놓는다.

#### 촉진 과정

1. 환자에게 깨물근을 교대로 수축 및 이완하도록 요청한다. 이것은 교대로 치아를 악물고 턱을 이완함으로써 달성된다. 환자가 이를 악물 때 깨물근의 수축을 느낄 수 있다(그림 13-17).
2. 깨물근의 수축이 느껴지면 1단계에서 지시한 대로 환자가 계속 수축하고 이완하면서 광대활에서부터 아래턱뼈 각까지의 전반적인 근육을 촉진한다.
3. 깨물근 위치를 파악하면 환자에게 이완하도록 하고, 기초 긴장도를 촉진하여 평가한다.

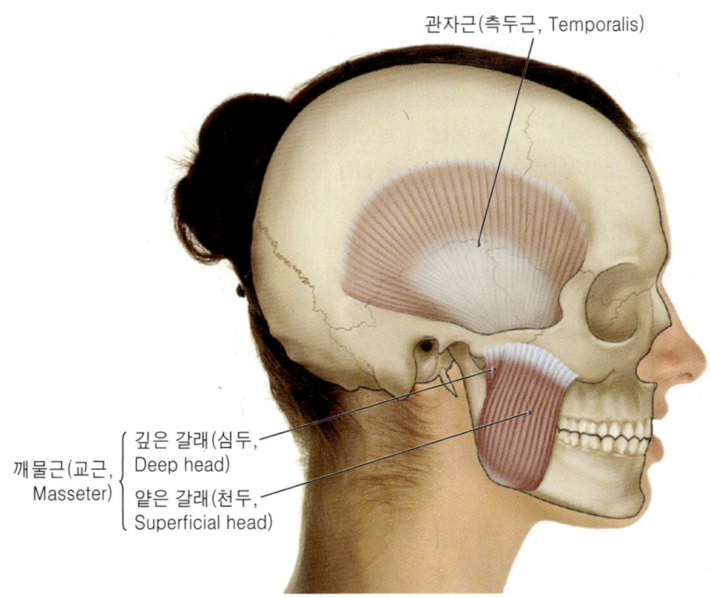


그림 13-15. 오른쪽 깨물근의 가쪽 그림. 관자근이 투명하게 표시되어 있다.

## 깨물근(교근, Masseter) – 바로 누운 자세(Supine) *(계속)*

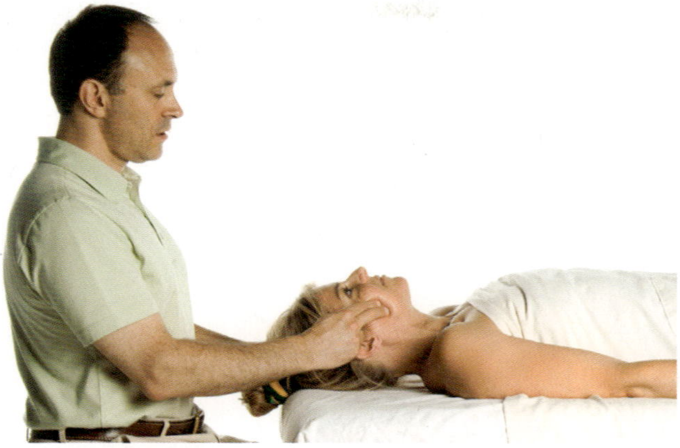

**그림 13-16.** 바로 누운 자세에서 오른쪽 깨물근의 촉진을 위한 시작 자세.

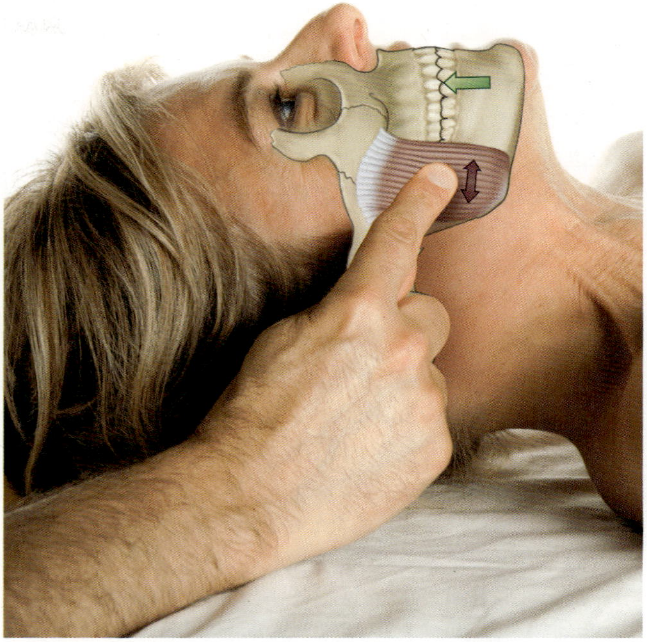

**그림 13-17.** 환자가 치아를 악물고 있는 상태에서 오른쪽 깨물근의 촉진.

### 촉진 시 주의사항

1. 전체 깨물근은 바깥층에 존재하므로 쉽게 촉진할 수 있으며, 인접한 근육조직과 구별된다.
2. 환자가 이를 악물고 있을 때 깨물근의 수축이 매우 분명해지고 눈에 띄게 부풀어 오르는 경우가 많다.
3. 깨물근은 입안에서도 쉽게 촉진된다. 장갑을 끼거나 집게손가락에 손가락덮개를 하고 집게손가락으로 환자의 입안 안뜰(전정, vestibule, 볼과 치아 사이에 위치)에, 엄지손가락은 입 밖에 있는 상태로 깨물근을 잡는다(그림 13-18). 깨물근을 사용하여 수축하기 위해 환자에게 이를 악물도록 요청할 수 있다.

### 대안 촉진 자세

깨물근은 환자가 앉은 자세에서도 쉽게 촉진할 수 있다.

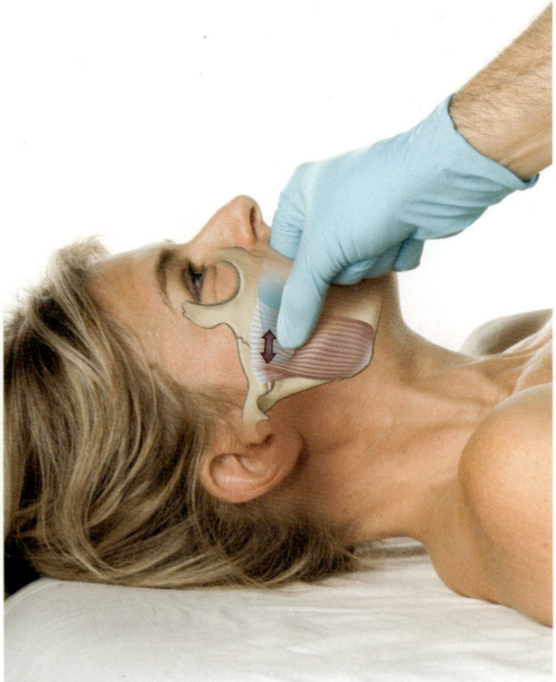

**그림 13-18.** 집게손가락과 엄지손가락 사이를 잡아 오른쪽 깨물근을 촉진한다.

### 촉진 시 핵심 포인트

환자에게 이를 악물게 하여 깨물근이 불룩해지게 한다.

13

## 깨물근(교근, Masseter) – 바로 누운 자세(Supine)

### 통증 유발점(Trigger points)

1. 깨물근의 통증 유발점은 근육의 급성 또는 만성적인 과사용(예: 만성적인 이 악물기 또는 이갈이, 과도한 껌 씹기, 손톱 물어뜯기), 장시간 스트레칭(예: 긴 치과 시술 중 입을 벌림), 교합 비대칭(부정교합), 내민 머리 자세(목뿔근을 잡아당겨서 아래턱을 잡아당기게 되고 관자근이 수축하게 됨), 턱관절의 기능장애, 직접적인 외상, 머리에 냉기 유입, 정서적 스트레스, 위등세모근이나 목빗근의 통증 유발점에 의해 발생하거나 지속된다.
2. 깨물근의 통증 유발점은 턱관절에서 아래턱의 제한된 벌림, 위아래 어금니 및 인접한 잇몸의 통증 및 과민성, 턱관절의 통증, 교합 비대칭, 같은쪽 눈의 붓기(puffiness)(위턱뼈정맥의 죄임으로 인해 나타남) 또는 이명이나 같은쪽 귀의 깊은 통증을 유발할 수 있다.
3. 깨물근의 통증 유발점의 연관통은 위등세모근, 목빗근, 머리반가시근, 관자근, 가쪽 및 안쪽날개근, 넓은목근, 볼근, 눈둘레근(안륜근)의 연관통과 구별되어야 한다.
4. 깨물근의 통증 유발점은 종종 턱관절의 장애(예: 골관절염이나 기타 내부 관절 장애), 치과 질환, 두통 또는 부비동염으로 오진될 수 있다.
5. 관련 통증 유발점은 종종 반대쪽 깨물근, 같은쪽 및 반대쪽 관자근, 가쪽 및 안쪽날개근, 위등세모근, 목빗근에서 발생한다.

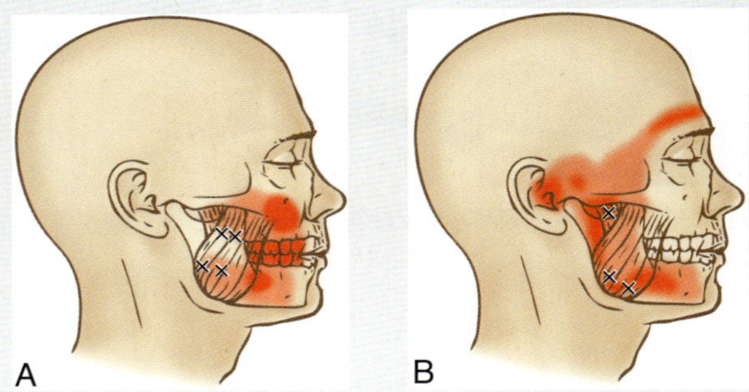


그림 13-19. 흔히 나타나는 깨물근 통증 유발 부위의 가쪽 그림과 그에 대응하는 전이 부위.



### 깨물근의 스트레칭(Stretching the masseter)

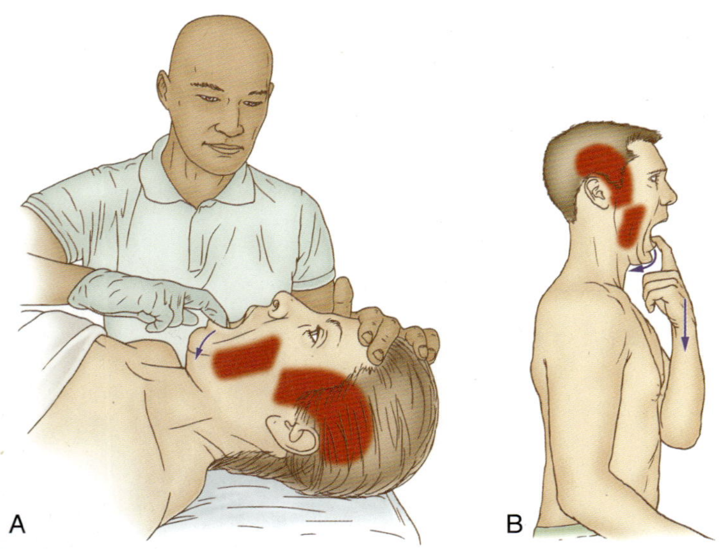


그림 13-20. 오른쪽 깨물근과 관자근의 폄. 환자는 가능한 만큼 턱을 크게 벌린다. A, 치료사 보조 스트레칭. B, 자가 관리 스트레칭.

## 가쪽날개근(외측익돌근, Lateral pterygoid) – 바로 누운 자세(Supine) *(계속)*

### 부착 부위

- □ 나비뼈(접형골, sphenoid bone)에서 기시하여
- □ 아래턱뼈 목 부위와 턱관절의 관절낭(capsule)과 관절원판(articular disc)에 부착되어 있다.

### 작용

- □ 턱관절에서 아래턱을 내민다.
- □ 턱관절에서 아래턱을 반대쪽으로 이동(편위)시킨다.

#### 시작 자세(그림 13-22A)

- 환자는 바로 누운 자세를 취한다.
- 치료사는 테이블의 위쪽이나 옆쪽에 앉는다.
- 장갑을 끼거나 손가락 덮개를 한 촉진하는 손가락을 환자의 구강 내 안뜰 안쪽(볼과 치아 사이)에 넣고 윗니의 바깥면을 따라 뒤쪽 어금니에 닿을 때까지 윗니의 외부 표면을 따라 움직인다. 그런 다음, 윗니 위 잇몸과 아래턱의 돌기(condyle) 사이 조직 내 작은 주머니로 뒤쪽과 위쪽으로 누른다('촉진 시 주의사항' #2 참고). 이때 치료사는 가쪽날개근의 안쪽 표면에 있을 것이다(그림 13-22B).

#### 촉진 과정

1. 촉진하는 손가락을 입의 안뜰 안쪽에 두고, 환자에게 턱관절에서 아래턱을 내밀거나 천천히 조심해서 아래턱을 반대쪽으로 이동(신체의 반대쪽으로 편위)하도록 요청하고, 가쪽날개근의 수축을 느껴본다(그림 13-23).
2. 일단 느껴지면, 아래턱뼈 돌기에서부터 입 내벽(윗니의 잇몸 위쪽)까지 가쪽날개근을 가능한 한 많이 촉진한다.
3. 가쪽날개근이 찾아지면, 환자가 이를 이완시키고 기초 긴장도를 촉진하여 평가한다.

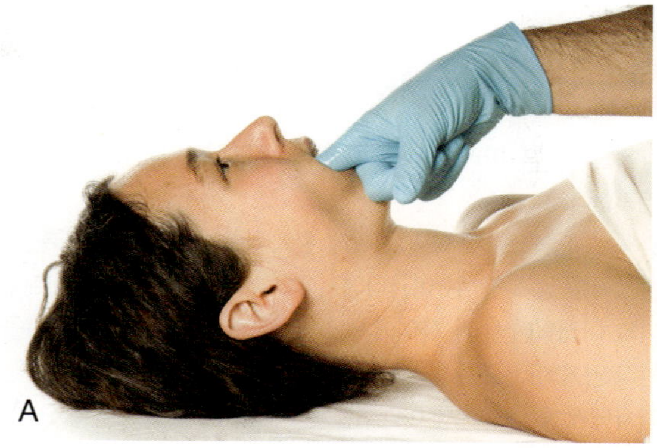


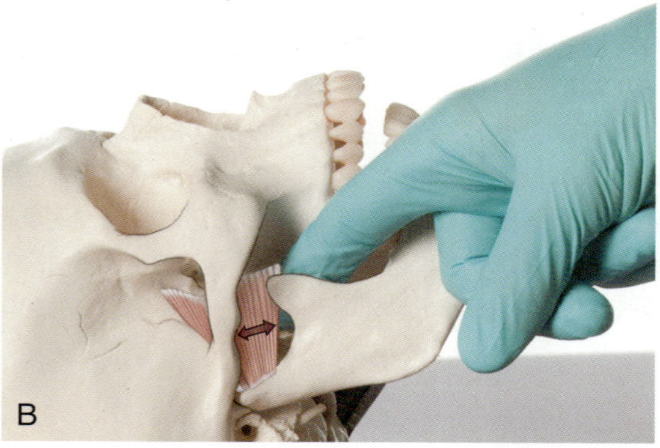


그림 13-22. 오른쪽 가쪽날개근의 촉진을 위한 바로 누운 자세에서의 시작 자세. A, 환자의 촉진. B, 머리뼈 모형의 촉진.

13

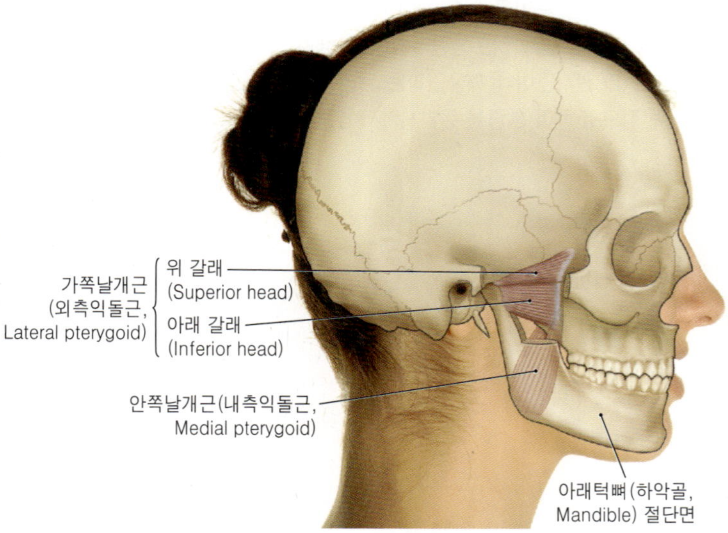


그림 13-21. 오른쪽 가쪽날개근의 가쪽 그림. 안쪽날개근이 투면하게 표시되어 있다. 참고: 가쪽날개근을 더욱 잘 보이도록 하기 위해 아래턱뼈가 잘려져 있다.

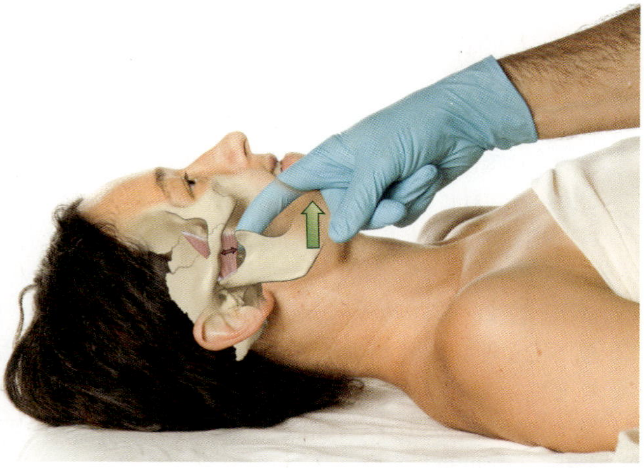

그림 13-23. 바로 누운 자세에서 환자가 아래턱을 내밈으로써 오른쪽 가쪽날개근을 촉진한다.

## 가쪽날개근(외측익돌근, Lateral pterygoid) – 바로 누운 자세(Supine) *(계속)*

### 촉진 시 주의사항

1. 가쪽날개근은 아래턱의 목 이외에 턱관절의 관절낭과 디스크에 부착한다.
2. 가쪽날개근의 위치 파악을 위해 환자의 입 안뜰 안쪽에 촉진하는 손가락을 넣고 맨 뒤 어금니에서부터 뒤쪽과 위쪽으로 누르며, 윗니와 아래턱뼈 돌기 사이에서 작은 주머니처럼 느껴지는 곳을 찾는다(땅콩버터 같은 음식은 종종 여기에 들러붙는다).
3. 환자에게 턱관절에서 아래턱을 반대쪽으로 이탈하도록 요청하면 환자는 천천히 조심스럽게 행해야 한다. 그렇지 않으면 촉진하는 손가락이 환자의 아래턱과 윗니 사이에 끼일 수 있다.
4. 가쪽 및 안쪽날개근은 종종 촉진에 매우 민감하다. 그 이유 중 하나는 얇은 점막층으로 덮여 있기 때문이다.
5. 일부 자료에서는 가쪽날개근이 입 밖에서 아래턱의 돌기와 갈고리돌기 사이에서 만져질 수 있다고 한다. 그러나 가쪽날개근은 깨물근 깊은 곳에 존재하기 때문에 여기서는 만져 보고 촉진하기 어렵다. 만일 치료사가 촉진을 시도한다면 환자에게 아래턱을 반대쪽으로 편위시키도록 요청하고 가쪽날개근의 수축을 느껴 본다.

### 대안 촉진 자세 – 앉은 자세

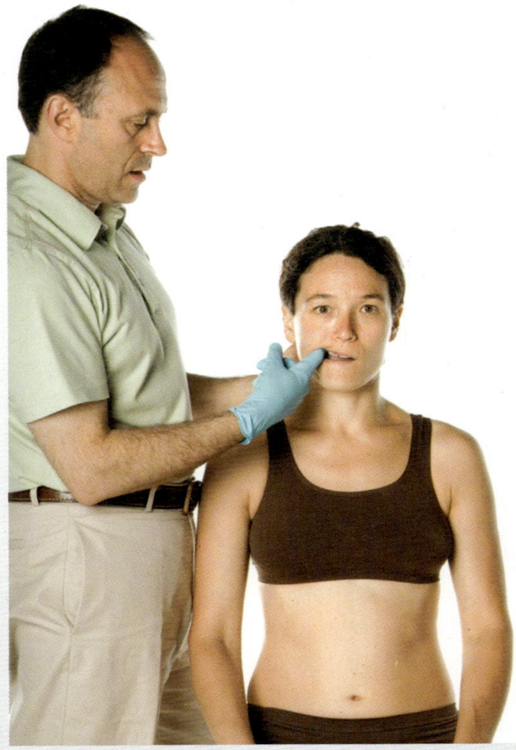

**그림 13-24.** 가쪽날개근은 환자가 앉은 자세로 있을 때에도 쉽게 찾을 수 있고 촉진이 가능하다.

13

### 통증 유발점(Trigger points)

1. 가쪽날개근의 통증 유발점은 종종 근육의 급성 또는 만성적인 과사용(예: 만성적인 치아 이갈이, 과도한 츄잉껌 씹기, 손톱 물어뜯기, 바이올린 연주 시 바이올린을 잡기 위한 턱의 사용), 부정교합, 내민 머리 자세(목뿔근을 잡아당긴 다음 아래턱을 잡아당겨 가쪽날개근을 수축시킴) 등으로 발생하거나 지속된다.
2. 가쪽날개근의 통증 유발점은 턱관절 깊은 부위에서 느껴지는 통증, 턱관절의 마찰음(crepitus), 턱관절에서 아래턱의 제한된 같은쪽 편위, 교합 비대칭, 볼의 저림 또는 볼 근육의 약화[볼신경(협신경, buccal nerve)이 가쪽날개근에 의해 포획됨] 또는 이명을 발생시키는 경향이 있다.
3. 가쪽날개근의 통증 유발점의 연관통은 관자근, 깨물근, 안쪽날개근, 목빗근 및 큰광대근(대광골근, zygomaticus major)의 연관통과 구별되어야 한다.
4. 가쪽날개근의 통증 유발점은 종종 턱관절 장애(예: 골관절염이나 다른 내부 관절 장애), 부비동염, 틱 돌로류(tic douloureux) 또는 귀의 감염(ear infections)으로 오진될 수 있다.
5. 관련 통증 유발점은 종종 반대쪽 가쪽 및 안쪽날개근, 같은쪽 관자근 및 깨물근, 목빗근에서 발생한다.
6. 참고: (1) 가쪽날개근은 통증 유발점이 생길 가능성이 큰 씹는 근육이다. (2) 관자근이나 깨물근과는 달리 가쪽날개근과 안쪽날개근은 일반적으로 치아 통증을 유발시키지 않는다.

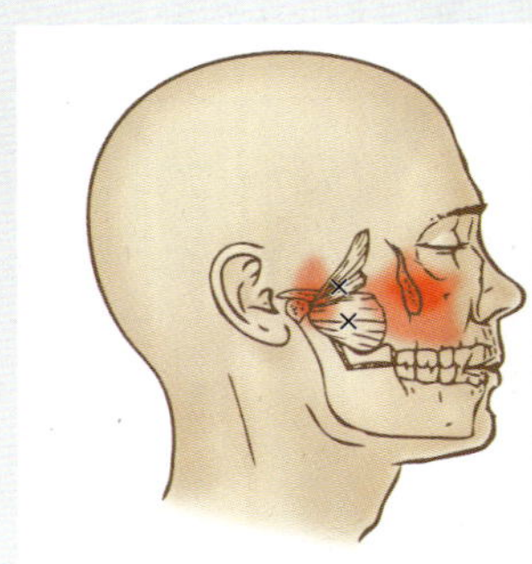

**그림 13-25.** 흔히 나타나는 가쪽날개근 통증 유발점의 가쪽 그림과 그에 대응하는 전이 부위.

## 가쪽날개근(외측익돌근, Lateral pterygoid) – 바로 누운 자세(Supine)

**촉진 시 핵심 포인트**

땅콩버터 등이 잘 끼는 입안의 안뜰(전정, vestibule) 부위 위쪽 주머니를 찾아본다.

### 가쪽날개근의 스트레칭(Stretching the lateral pterygoid)

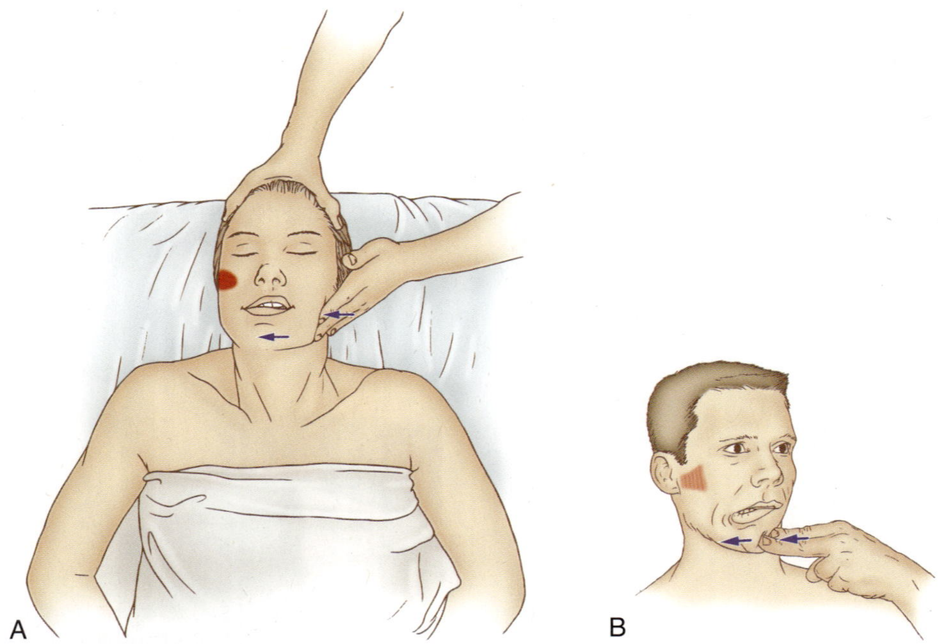


**그림 13-26.** 오른쪽 가쪽날개근의 폄. 손을 이용하여 턱을 오른쪽(같은쪽) 가쪽으로 밀어 치우침시킨다. **A,** 치료사 보조 스트레칭. **B,** 자가 관리 스트레칭.

## 안쪽날개근(내측익돌근, Medial pterygoid) – 바로 누운 자세(Supine) *(계속)*

### 부착 부위

□ 나비뼈(접형골)와 위턱뼈에서 기시하여
□ 아래턱뼈 각의 안쪽면과 아래턱뼈가지의 아랫면에 부착되어 있다.

### 작용

□ 턱관절에서 아래턱을 들어 올린다.
□ 턱관절에서 아래턱을 내민다.
□ 턱관절에서 아래턱을 반대쪽으로 이동(편위)시킨다.

#### 시작 자세(그림 13-28)

- 환자에게 바로 누운 자세를 취하게 한다.
- 치료사는 테이블의 위쪽이나 옆쪽에 앉는다.
- 촉진하는 손가락을 구부려서 아래턱뼈 각의 안쪽 표면 주변을 촉진한다.

#### 촉진 과정

1. 촉진 손가락을 아래턱 각의 안쪽 표면에 걸고, 환자에게 이를 악물게 하여 턱관절에서 아래턱뼈를 들어 올리도록 요청한 다음, 안쪽날개근의 수축을 느낀다(그림 13-29).
2. 느껴지면, 안쪽날개근을 최대한 위쪽으로 촉진한다.
3. 안쪽날개근의 위치가 확인되면 환자가 이를 이완시키고 기초 긴장도를 촉진하여 평가한다.

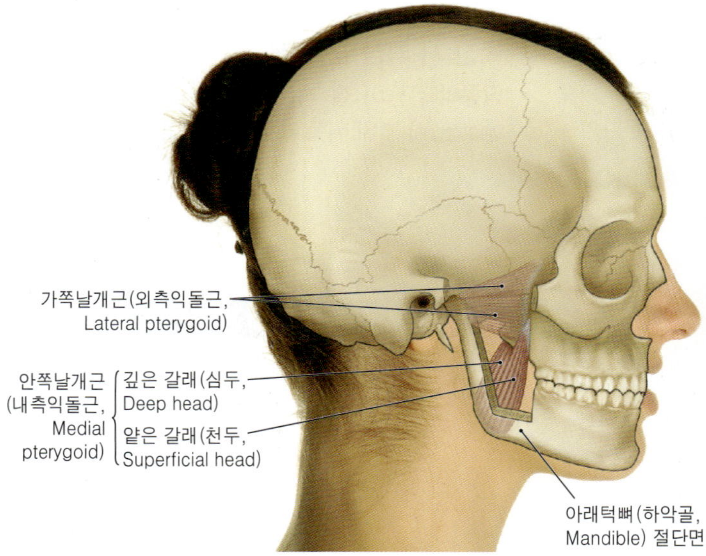


**그림 13-27.** 오른쪽 안쪽날개근의 가쪽 그림. 가쪽날개근이 투명하게 표시되어 있다. 참고: 안쪽날개근을 더욱 잘 보이도록 하기 위해 아래턱뼈는 잘린 상태이다.

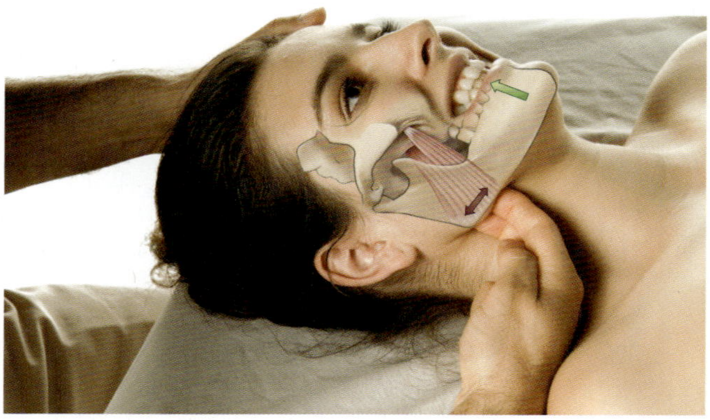

**그림 13-29.** 치아를 악물기한 상태에서 오른쪽 안쪽날개근의 촉진.

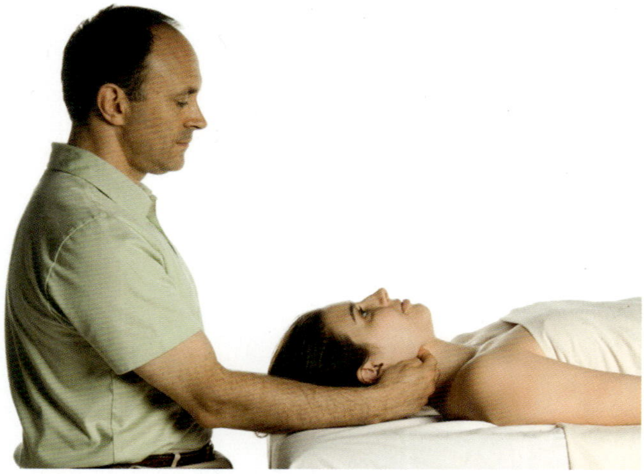

**그림 13-28.** 오른쪽 안쪽날개근의 촉진을 위한 바로 누운 자세에서의 시작 자세.

## 안쪽날개근(내측익돌근, Medial pterygoid) – 바로 누운 자세(Supine) *(계속)*

### 촉진 시 주의사항

1. 안쪽날개근의 아래쪽 부착 부위는 입 밖에서 쉽게 촉진할 수 있다. 그러나 대부분의 근육은 입안에서만 촉진된다.
2. 장갑이나 손가락 덮개를 하고 구강 내에서 안쪽날개근을 촉진하려면 촉진하는 손가락을 아랫니의 내부 표면을 따라 뒤쪽 어금니에 닿을 때까지 대고, 입 안쪽 벽에 도달할 때까지 뒤가쪽으로 누른다. 이제 환자에게 아래턱을 내밀도록 요청하고 안쪽날개근의 수축을 느껴 본다. 환자가 수축과 이완을 교대로 할 때 부착 부위를 향해 따라가면서 가능한 한 안쪽날개근을 많이 촉진한다(그림 13–30).
3. 구강 내에서 안쪽날개근의 부착 부위를 향해 촉진할 때 깨물근과 동일하게 주행하면서 그것을 시각화하는 것이 도움이 된다(깨물근은 아래턱의 바깥쪽 표면에 위치하고 안쪽날개근은 아래턱의 안쪽 표면에 위치한다는 것은 제외).
4. 안쪽 및 가쪽날개근은 종종 촉진하기에 매우 민감하다. 그 이유 중 하나는 얇은 점막층으로 덮여 있기 때문이다.

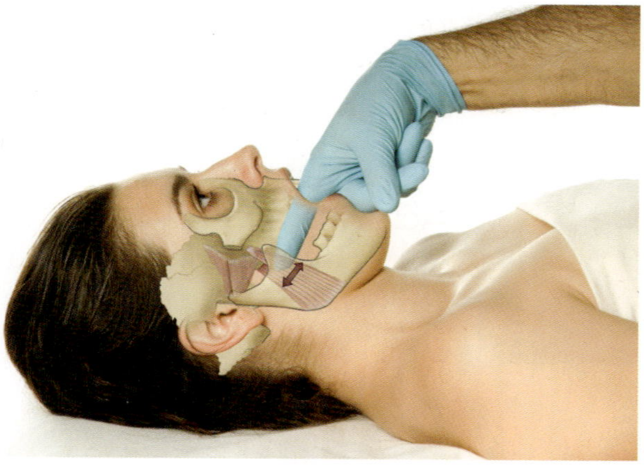

**그림 13–30.** 구강 내에서의 오른쪽 안쪽날개근의 촉진('촉진 시 주의사항' #2 참조).

### 대안 촉진 자세 – 앉은 자세

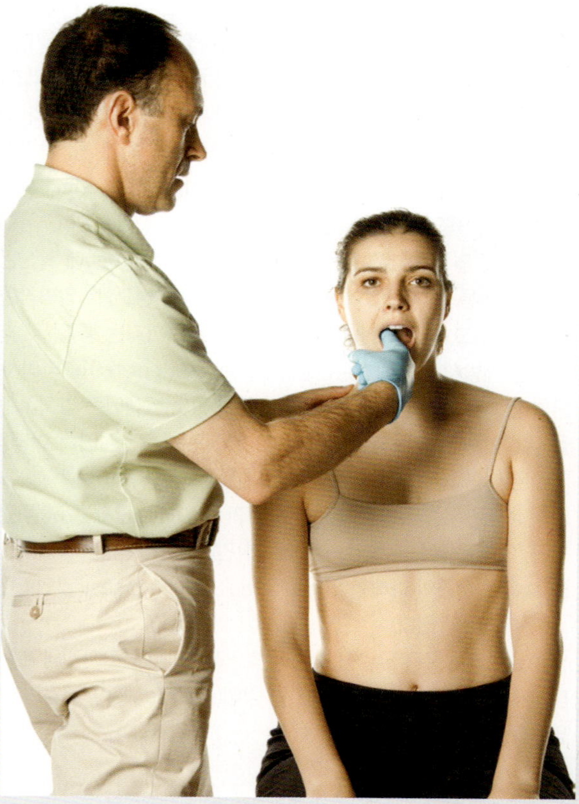

**그림 13–31.** 안쪽날개근은 환자가 앉은 자세에서도 쉽게 촉진 및 평가된다.

13

## 안쪽날개근(내측익돌근, Medial pterygoid) – 바로 누운 자세(Supine)

### 통증 유발점(Trigger points)

1. 안쪽날개근의 통증 유발점은 근육의 급성 또는 만성적인 과사용(예: 만성적인 이 악물기나 이갈이, 과도한 껌 씹기, 손톱 물어뜯기, 바이올린 연주 시 바이올린을 잡기 위한 턱의 사용), 장시간 스트레칭(예: 긴 치과 시술 중 입을 벌림), 교합 비대칭(부정교합), 내민 머리 자세(목뿔근과 아래턱을 잡아당겨 안쪽날개근이 수축하게 됨), 턱관절의 기능장애, 직접적인 외상, 머리에 냉기 유입, 정서적 스트레스 또는 다른 저작근육의 통증 유발점에 의해 발생하거나 지속된다.
2. 안쪽날개근의 통증 유발점은 입(혀 포함)과 인후(throat)에 확산된 에이는 듯한 통증, 턱관절의 통증, 교합 비대칭(부정교합), 압박감(종종 답답함이라고 설명됨)이나 귀 깊은 곳에서 느껴지는 통증[유스타키오관을 개방시키는 입천장긴장근(tensor veli palatini)을 막아서 단단한 안쪽날개근이 유스타키오관을 차단하여 발생되는 압력이 통증을 유발함], 삼킬 때의 통증이나 어려움 또는 턱관절에서 아래턱의 제한된 벌림을 유발하는 경향이 있다.
3. 안쪽날개근 통증 유발점의 연관통은 가쪽날개근, 관자근, 깨물근, 목빗근, 긴목근(경장근, longus colli)과 긴머리근(두장근, longus capitis), 두힘살근의 아래힘살(inferior belly of the digastric)의 연관통과 구분되어야 한다.
4. 안쪽날개근의 통증 유발점은 종종 턱관절 장애(예: 골관절염 또는 기타 내부 관절 장애), 두통 또는 귀 감염(ear infection), 코감기, 인후염으로 오진될 수 있다.
5. 관련 통증 유발점은 종종 반대쪽 안쪽날개근, 같은쪽 및 반대쪽 관자근, 깨물근, 가쪽날개근, 목빗근, 긴목근과 긴머리근, 두힘살근(digastric)에서 발생한다.
6. 참고: 관자근 및 깨물근과 달리 안쪽 및 가쪽날개근은 대부분 치아에 통증을 유발하지는 않는다.

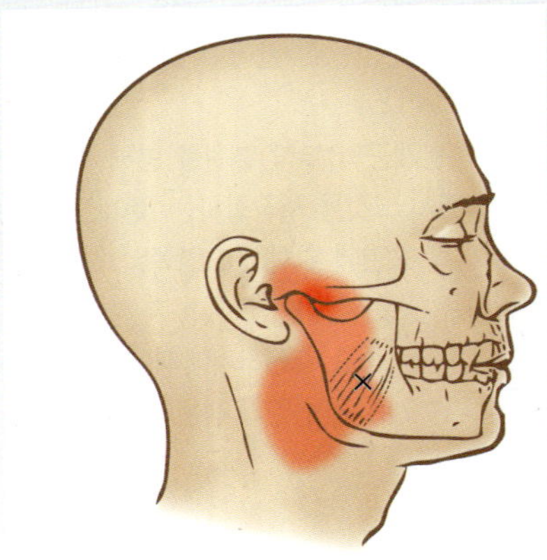

**그림 13-32.** 흔히 나타나는 안쪽날개근의 통증 유발 부위의 가쪽 그림과 이에 대응하는 전이 부위.

13

### 안쪽날개근의 스트레칭 (Stretching the medial pterygoid)

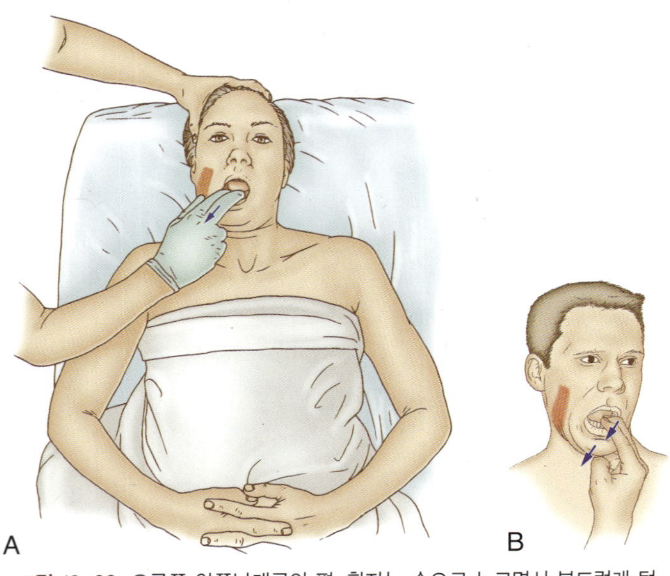

**그림 13-33.** 오른쪽 안쪽날개근의 폄. 환자는 손으로 누르면서 부드럽게 턱을 오른쪽 가쪽으로 치우침시킨다. **A,** 치료사 보조 스트레칭. **B,** 자가 관리 스트레칭.

**촉진 시 핵심 포인트**

촉진하는 손가락을 아래턱뼈 각의 안쪽 표면 주위에 갈고리 모양(curl)으로 넣는다.

## 얼굴표정근(Muscles of facial expression) – 앉은 자세(Seated) *(계속)*

얼굴표정근은 얼굴의 피부와 근막에 위치한 아주 얇은 표재성 근육이다. 얼굴표정근은 세 그룹으로 나뉜다: 눈(3개의 근육), 코(3개의 근육), 입(11개의 근육)을 움직이는 근육.

이 장에서 모든 얼굴근육의 촉진은 환자가 앉은 상태에서 시행한다. 이 근육들은 환자가 바로 누운 자세로 치료사가 테이블의 위쪽에 앉은 상태에서도 촉진될 수 있다. 또한 목표근육의 촉진에는 집게손가락만 이용되므로 목표근육이 가로막히지 않는다. 얼굴표정근육의 촉진은 두 손가락, 검지와 중지의 손가락 패드를 사용하여 촉진하는 것이 선호된다. 얼굴표정근육을 촉진하려면 부드러운 압력과 민감한 접촉이 필요하다. 얼굴표정근육은 작기 때문에 스트레칭이 중요하지 않은 것처럼 보일 수 있다. 그러나 다른 근육처럼 얼굴표정근육도 팽팽해질 수 있으며, 특히 같은 얼굴 표정이 습관적으로 만들어지면 반복적인 수축이 필요하다. 얼굴표정근육이 팽팽해지면 그 위의 근막과 피부를 중심 쪽으로 끌어당겨 근섬유 방향에 수직으로 주름이 생긴다. 얼굴 주름의 전형적인 패턴을 조사하면 주름이 얼굴 표정의 기본 근육에 수직임을 알 수 있다. 얼굴표정근을 스트레칭하기 위해 다양한 강한 표정을 만들어 얼굴을 움직여야 한다. 각각의 표정들은 반대 표정을 만드는 근육들을 스트레칭한다. 이러한 이유로 평소에 하지 않는 표정을 짓는 것이 특히 중요하다.

참고: 얼굴표정근에 대한 통증 유발점과 연관통에 대해서는 아직 완전하게 밝혀지지 않았다. 조사되고 그려지는 얼굴표정근육은 눈둘레근(안륜근), 큰광대근, 위입술올림근, 볼근(협근)이다.

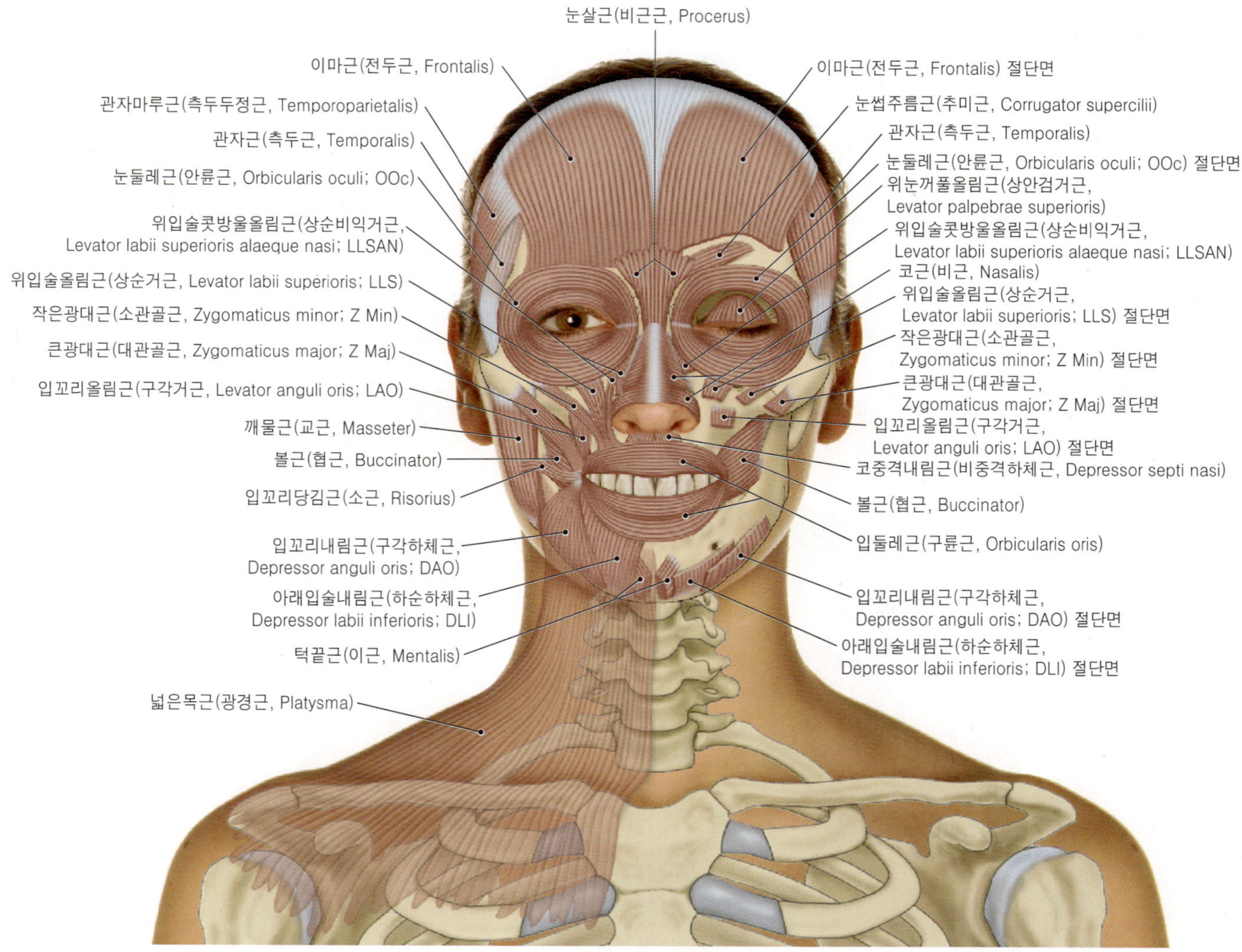


**그림 13-34.** 머리근육의 표재성 앞안쪽 그림.

13

## 자세(Seated) *(계속)*

### 눈의 얼굴표정근육 (Facial expression muscles of the eye)

### 눈둘레근(안륜근, Orbicularis oculi)

#### 부착 부위

- □ 눈둘레근은 눈을 에워싸고 있다(그림 13–35A).

#### 작용

- □ 눈 감기(closes)와 가늘게 뜨기(squints)를 한다.
- □ 위눈꺼풀(상안검)을 누른다.
- □ 아래눈꺼풀(하안검)을 올린다.

#### 촉진 과정

1. 촉진하는 손가락을 환자의 눈 주위 조직에 부드럽게 올려놓는다.
2. 환자에게 눈을 약간 세게 감도록 하고 눈둘레근의 수축을 느껴 본다(그림 13–35B).
3. 일단 느껴지면, 환자에게 수축과 이완을 교대로 하게 하여 전체 근육을 촉진한다. 참고: 환자에게 눈 감기와 가늘게 눈뜨기 동작을 분리하도록 하고 찡그리면서 눈썹을 아래쪽으로 당기지 않도록 해서 눈둘레근을 근처의 눈썹주름근(추미근, corrugator supercilii)과 확실히 구별해야 한다.

13

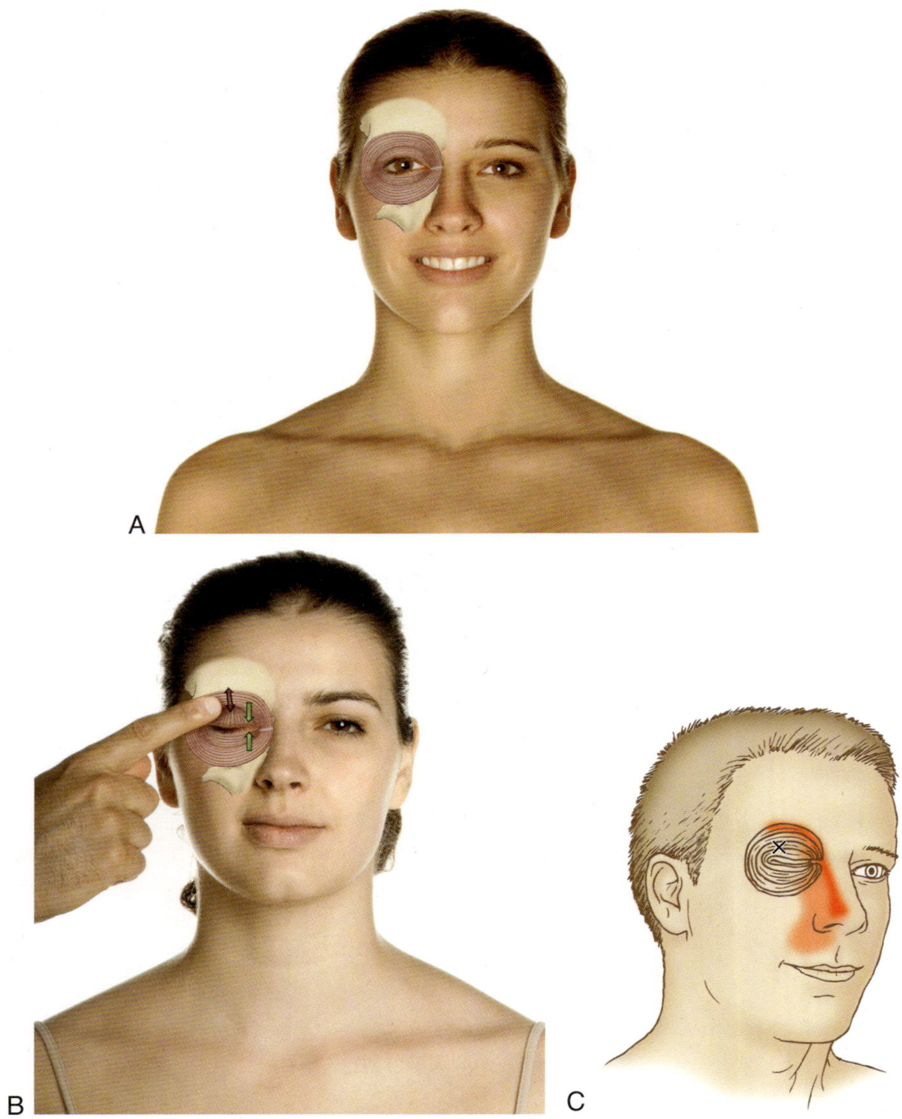


**그림 13–35.** A, 오른쪽 눈둘레근의 앞쪽 그림. B, 환자에게 사시처럼 눈을 뜨게 한 후, 다소 눈을 세게 감도록 하여 오른쪽 눈둘레근을 촉진한다. C, 흔하게 나타나는 눈둘레근 통증 유발점의 앞가쪽 그림과 그에 대응하는 전이 부위.

## 얼굴표정근(Muscles of facial expression) – 앉은 자세(Seated) *(계속)*

### 통증 유발점(Trigger points)

1. 눈둘레근의 통증 유발점(그림 13-35C)은 근육의 급성 또는 만성적인 과사용(예: 습관적으로 눈을 가늘게 뜨거나 찡그림)이나 목빗근(SCM)의 복장갈래의 통증 유발점에 의해 발생하거나 지속된다.
2. 눈둘레근의 통증 유발점은 코의 통증을 발생시킬 수 있다.
3. 눈둘레근의 통증 유발점의 연관통은 다른 얼굴표정근육, SCM, 관자근, 깨물근, 이마근의 통증 유발점 연관통과 구분되어야 한다.
4. 눈둘레근의 통증 유발점은 종종 부비동염이나 두통으로 오진될 수 있다.
5. 관련 통증 유발점은 종종 다른 얼굴표정근육, 저작근(관자근, 깨물근, 가쪽 및 안쪽날개근), SCM, 위등세모근과 관련하여 발생한다.

### 눈썹주름근(추미근, Corrugator supercilii)

#### 부착 부위

□ 이마뼈의 아랫면에서 기시하여
□ 눈썹 위의 피부와 근막에 부착되어 있다(그림 13-36A).

#### 작용

□ 눈썹을 아래 안쪽으로 당긴다.

**촉진 과정**

1. 촉진하는 손가락을 환자의 눈썹 안쪽 부분 위에 부드럽게 올려놓는다.
2. 환자에게 찡그리게 하고 눈썹을 아래쪽으로 향하도록 하면서 눈썹주름근의 수축을 느껴 본다(그림 13-36B).
3. 일단 느껴지면, 환자에게 수축과 이완을 교대로 하게 하면서 전체 근육을 촉진한다. 참고: 눈썹주름근과 수축 시 눈썹을 아래쪽으로 끌어당길 수 있는 인접한 눈둘레근을 확실히 구별해야 한다.

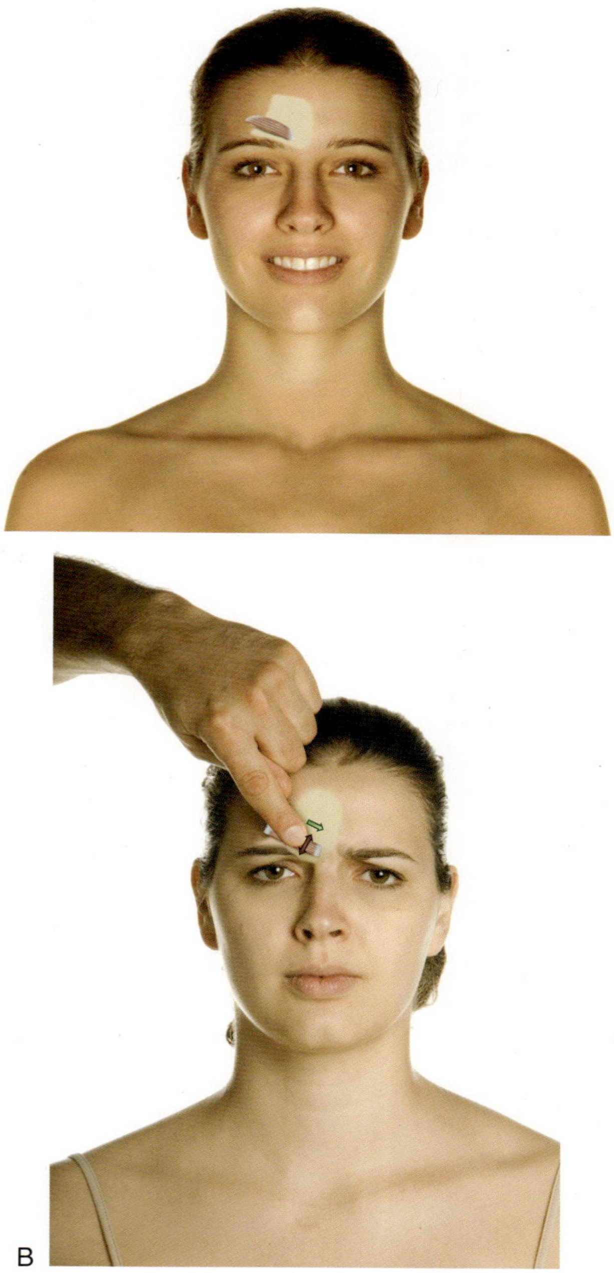


**그림 13-36.** **A,** 오른쪽 눈썹주름근의 앞쪽 그림. **B,** 환자가 눈을 찡그림으로써 눈썹주름근을 촉진한다.

13

## 얼굴표정근(Muscles of facial expression) – 앉은 자세(Seated) *(계속)*

### 위눈꺼풀올림근 (상안검거근, Levator palpebrae superioris)

#### 부착 부위

- □ 나비뼈(접형골, sphenoid bone)에서 기시하여
- □ 위눈꺼풀(상안검)의 피부와 근막에 부착되어 있다(그림 13-37A).

#### 작용

- □ 위눈꺼풀을 들어올린다.

**촉진 과정**

1. 촉진하는 손가락을 환자의 위눈꺼풀 위에 부드럽게 올린다. 환자에게 위눈꺼풀을 들어 올리도록 요청하고 위눈꺼풀올림근의 수축을 느껴 본다(그림 13-37B).
2. 일단 느껴지면, 환자가 수축과 이완을 교대로 하게 하여 가능한 한 많은 근육을 촉진한다.

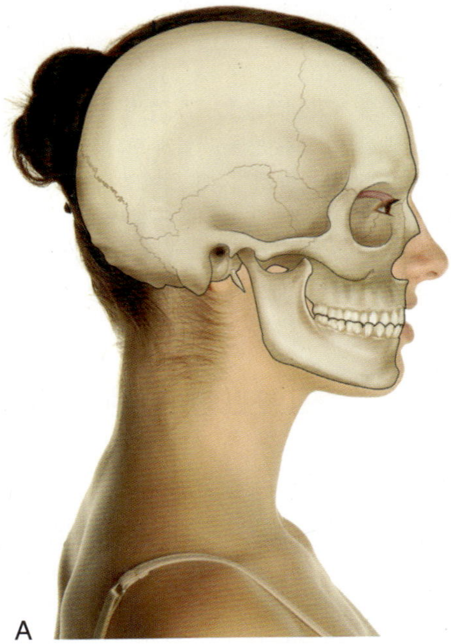

A

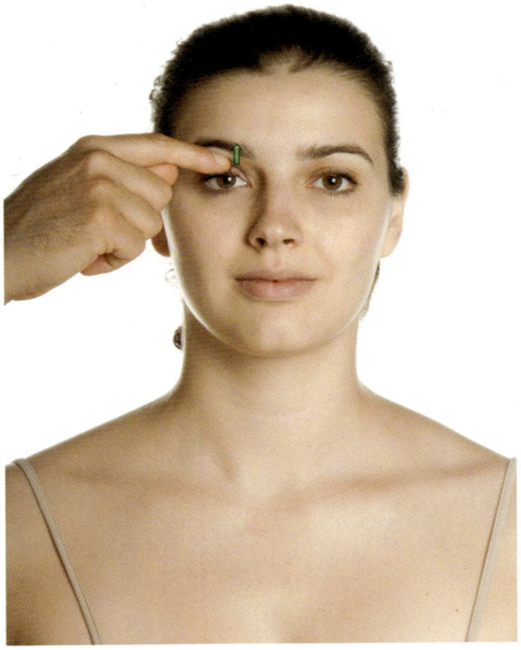

B

**그림 13-37.** **A,** 오른쪽 위눈꺼풀올림근의 가쪽 그림. **B,** 위눈꺼풀을 들어올려 오른쪽의 위눈꺼풀올림근을 촉진한다.

# 얼굴표정근(Muscles of facial expression) – 앉은 자세(Seated) *(계속)*

## 코의 얼굴표정근육 (Facial expression muscles of the nose)

### 눈살근(비근근, Procerus)

#### 부착 부위

- □ 코뼈 위 근막에서 기시하여
- □ 두 눈 사이 피부와 근막에 부착한다(그림 13-38A).

#### 작용

- □ 안쪽 눈썹을 아래쪽으로 당긴다.
- □ 코의 피부를 위로 주름지게 한다.

#### 촉진 과정

1. 촉진하는 손가락을 환자의 콧등 위에 부드럽게 놓는다.
2. 환자에게 경멸하는 듯한 표정을 짓게 요청하여, 눈썹을 아래로 내리거나 코 위쪽 피부를 주름지게 만들어서 눈살근(비근근)의 수축을 느껴 본다(그림 13-38B).
3. 일단 느껴지면, 환자에게 수축과 이완을 교대로 하게 하여 전체 근육을 촉진한다. 참고: 눈살근이 수축할 때 안쪽 눈썹을 아래로 끌어당기는 결과를 초래할 수 있는 근처의 눈썹주름근과 확실히 구별해야 한다.

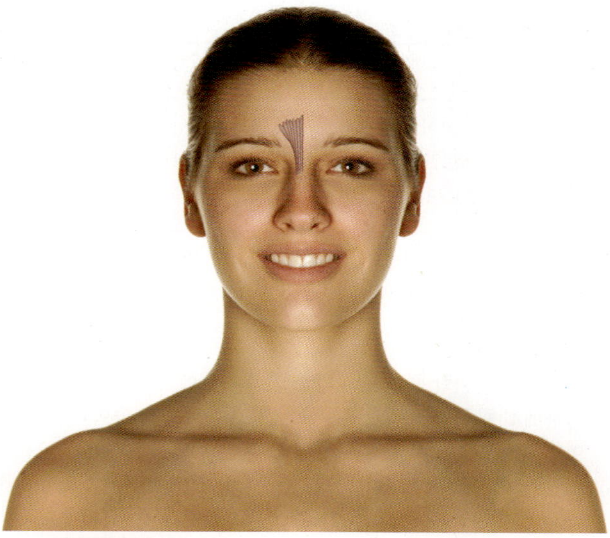

A

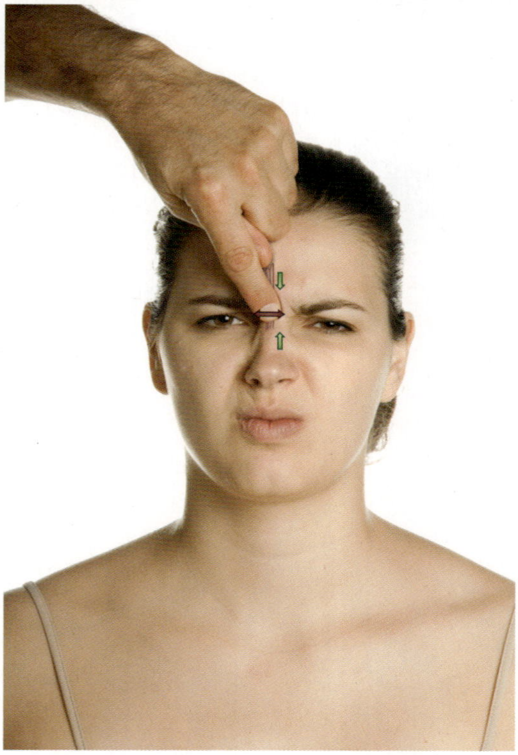

B

**그림 13-38.** **A,** 오른쪽 눈살근의 앞쪽 그림. **B,** 환자에게 경멸하는 듯한 표정을 짓도록 하고, 오른쪽 눈살근을 촉진한다.

## 얼굴표정근(Muscles of facial expression) – 앉은 자세(Seated) *(계속)*

### 코근(비근, Nasalis)

#### 부착 부위

- □ 위턱뼈에서 기시하여
- □ 코의 연골(또한 반대쪽 코근)에 부착되어 있다(그림 13-39A).

#### 작용

- □ 콧구멍(외비공, nostril)을 벌린다(방울 부분, alar part).
- □ 콧구멍을 수축시킨다(가로 부분, transverse part).

**촉진 과정**

1. 촉진하는 손가락을 환자 코의 아래쪽 측면에 부드럽게 놓는다.
2. 환자에게 콧구멍을 벌리도록 요청하고(깊이 숨을 들이마실 때와 같이), 코근의 방울 부분의 수축을 느껴 본다(그림 13-39B).
3. 일단 느껴지면, 환자에게 방울 부분의 수축과 이완을 교대로 하게 하고 전체 방울 부분을 촉진한다. 참고: 환자가 콧구멍을 벌릴 때 코의 피부를 들어 올리지 않도록 하여 코근과 근처의 눈살근을 구별해야 한다. 또한 콧구멍을 벌릴 수 있는 근처의 위입술콧방울올림근(상순비익거근, levator labii superioris alaeque nasi)과 구분한다.
4. 가로 부분을 촉진하기 위해서 촉진하는 손가락을 환자 코의 가쪽 뒷부분에 대고 환자에게 콧구멍을 수축하도록 요청한다(코의 중간을 입쪽으로 당기는 것처럼). 일단 느껴지면, 환자가 번갈아 수축과 이완을 하게 하여 근육의 전체 가로 부분을 촉진한다.

13

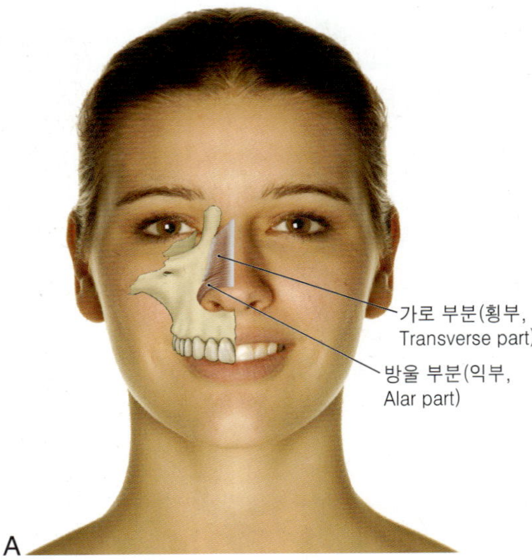


A

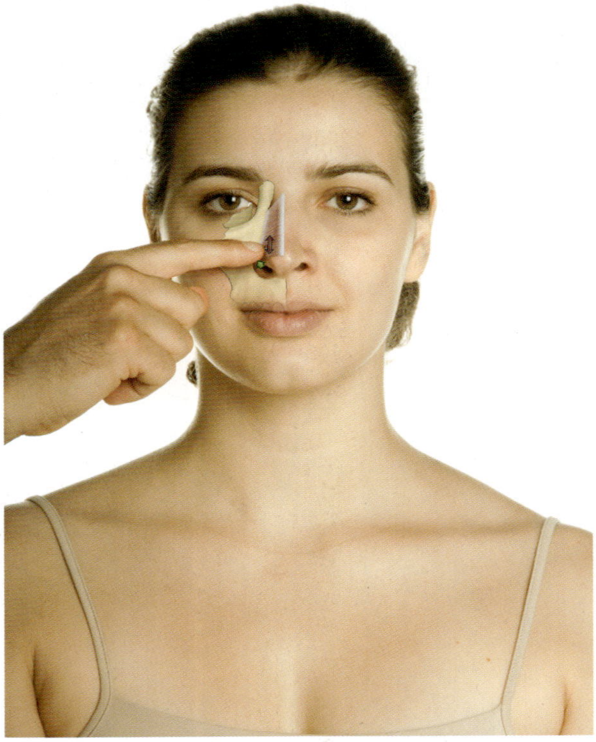

B

그림 13-39. A, 오른쪽 코근의 앞쪽 그림. B, 환자가 콧구멍을 벌리면 오른쪽 코근의 방울 부분을 촉진한다.

## 얼굴표정근(Muscles of facial expression) – 앉은 자세(Seated) *(계속)*

### 코중격내림근(비중격하체근, Depressor septi nasi)

#### 부착 부위

□ 위턱뼈에서 기시하여
□ 코연골에 부착되어 있다(그림 13-40A).

#### 작용

□ 콧구멍을 수축시킨다.

#### 촉진 과정

1. 촉진 손가락을 환자의 코 바로 아래에 부드럽게 놓는다.
2. 환자에게 콧구멍을 수축하도록 요청하고(코 중간을 입쪽으로 당겨 내리듯이) 코중격내림근의 수축을 느낀다(그림 13-40B).
3. 일단 느껴지면, 환자에게 수축과 이완을 교대로 하게 하여 전체 근육을 촉진한다. 참고: 환자에게 콧구멍을 수축할 때 입술을 다물거나 내밀지 않게 하여 코중격내림근과 인접한 눈둘레근을 확실히 구별해야 한다.

A

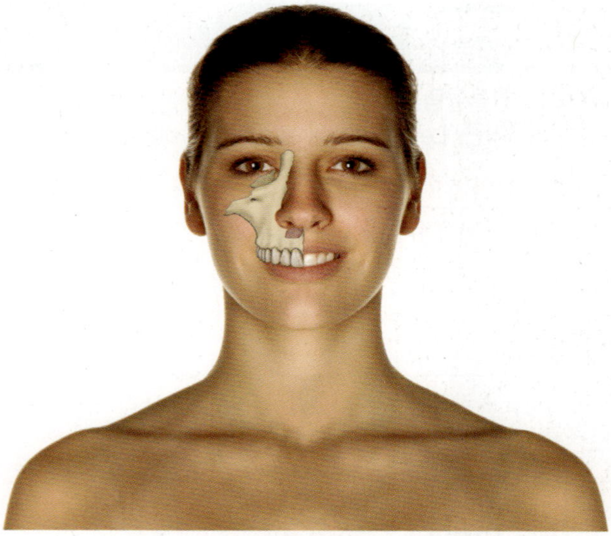

B

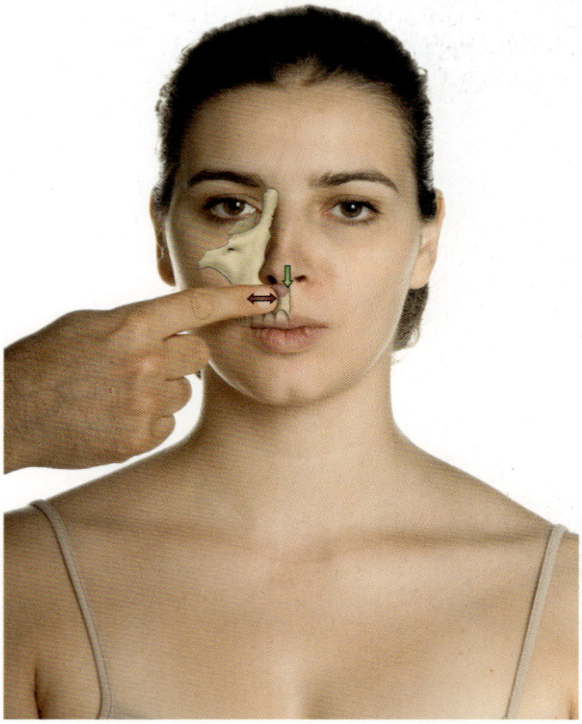

**그림 13-40.** **A,** 오른쪽 코중격내림근의 앞쪽 그림. **B,** 환자에게 콧구멍을 수축시키도록 하여 오른쪽 코중격내림근을 촉진한다.

## 얼굴표정근(Muscles of facial expression) – 앉은 자세(Seated) *(계속)*

### 입의 얼굴표정근육 (Facial expression muscles of the mouth)

### 위입술콧방울올림근 (상순비익거근, Levator labii superioris alaeque nasi)

#### 부착 부위

- □ 위턱뼈에서 기시하여
- □ 윗입술의 근막과 근육조직, 코의 근막과 연골에 부착되어 있다(그림 13-41A).

#### 작용

- □ 윗입술을 올리고 뒤집는다.
- □ 콧구멍을 벌린다.

#### 촉진 과정

1. 촉진 손가락을 환자의 코 바로 옆에 부드럽게 놓는다.
2. 환자에게 윗입술을 올려 위쪽 잇몸을 치료사에게 보여 주게 하거나 콧구멍을 벌리게 하고, 위입술콧방울올림근의 수축을 느껴 본다(그림 13-41B).
3. 수축을 느낀 후 환자에게 수축과 이완을 교대로 하게 하여 전체 근육을 촉진한다. 참고: 위입술콧방울올림근과 인접한 안쪽의 코근(콧구멍을 벌리게 함)과 가쪽의 위입술올림근(levator labii superioris laterally)(윗입술을 올릴 수 있음)을 구분하기 어려울 수 있다.
4. 추가 참고: 위입술콧방울올림근은 코뿐만 아니라 입의 얼굴표정근 역할을 할 수 있다.

13

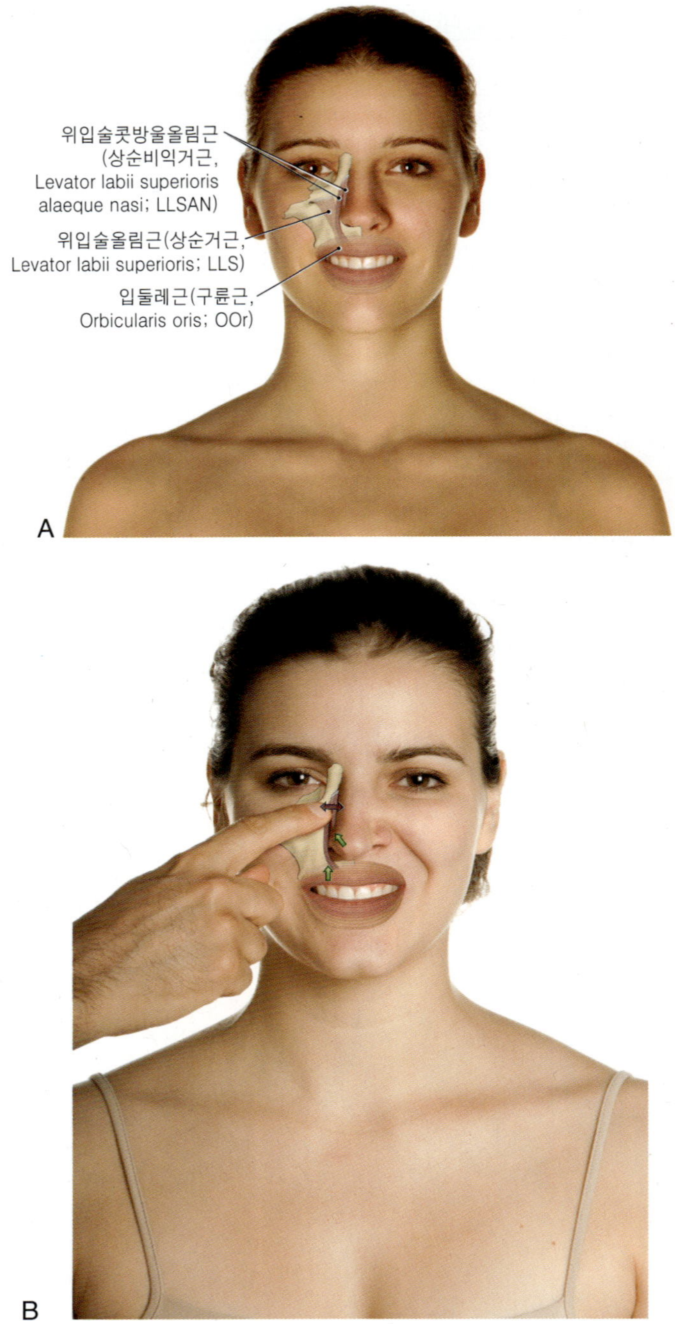


**그림 13-41.** **A**, 오른쪽 위입술콧방울올림근의 앞쪽 그림. 입둘레근과 위입술올림근이 투명하게 표시되어 있다. **B**, 환자가 윗입술을 올리고 콧구멍을 벌림으로써 오른쪽 위입술콧방울올림근을 촉진한다.

## 얼굴표정근(Muscles of facial expression) – 앉은 자세(Seated) (계속)

### 위입술올림근(상순거근, Levator labii superioris)

#### 부착 부위

- □ 위턱뼈에서 기시하여
- □ 윗입술 근육조직과 근막에 부착되어 있다(그림 13–42A).

#### 작용

- □ 윗입술을 올린다.
- □ 윗입술을 뒤집는다.

#### 촉진 과정

1. 촉진 손가락을 윗입술의 위쪽 경계 중심에서 가쪽으로 1cm(1/2인치) 인접한 곳에 부드럽게 놓는다.
2. 환자에게 윗입술을 올려 위잇몸을 치료사에게 보여 주도록 하고, 위입술올림근의 수축을 느낀다(그림 13–42B).
3. 수축을 느낀 다음 환자에게 수축과 이완을 교대로 하게 하여 전체 근육을 촉진한다. 참고: 위입술올림근과 인접한 위입술콧방울올림근(안쪽), 작은광대근(소관골근, zygomaticus minor)(가쪽)을 구분하기 어려울 수 있다. 둘 다 수축 시 윗입술을 올림시키기 때문이다.

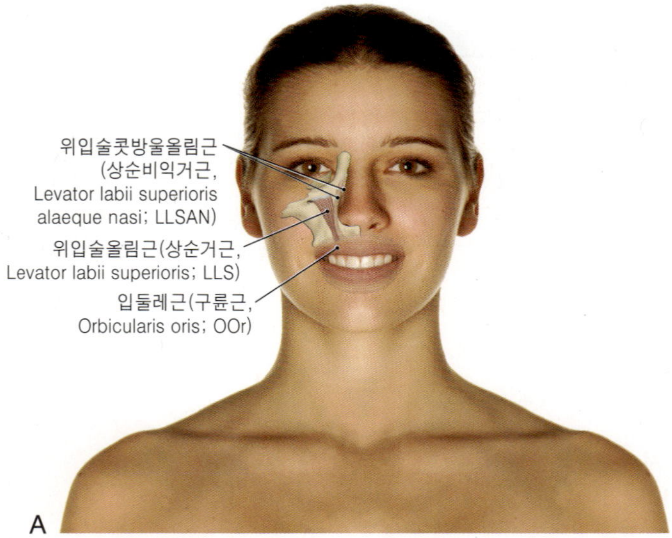


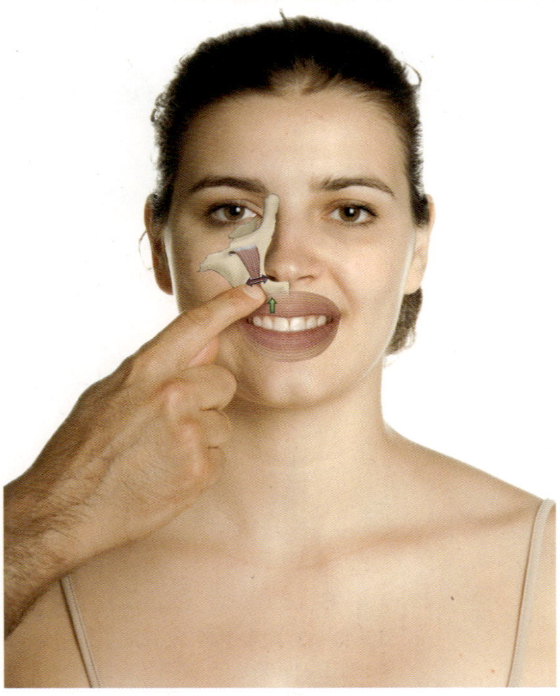


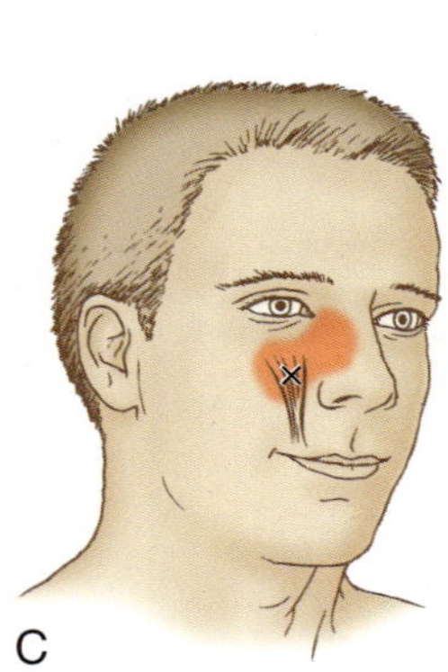


**그림 13–42.** **A,** 오른쪽 위입술올림근의 앞쪽 그림. 입둘레근과 위입술콧방울올림근이 투명하게 표시되어 있다. **B,** 오른쪽 위입술올림근은 환자가 윗입술을 올림으로써 촉진한다. **C,** 흔히 나타나는 위입술올림근 통증 유발점의 앞가쪽 그림과 이에 대응하는 전이 부위.

## 얼굴표정근(Muscles of facial expression) – 앉은 자세(Seated) *(계속)*

### 통증 유발점(Trigger points)

1. 위입술올림근의 통증 유발점(TrPs)(그림 13-42C)은 종종 근육의 급성 또는 만성 사용으로 인해 나타난다(예: 습관적인 미소).
2. 위입술올림근의 통증 유발점은 재채기가 나오거나 눈이 가려운 등의 알레르기 증상과 뚜렷한 부비동 통증(sinus pain)이 나타난다.
3. 위입술올림근의 통증 유발점의 연관통은 얼굴표정근, 목빗근(SCM), 관자근, 깨물근, 이마근의 통증 유발점의 연관통과 구분하여야 한다.
4. 위입술올림근의 통증 유발점은 종종 부비동염이나 감기, 두통과 구분이 어려울 수 있다.
5. 통증 유발점은 얼굴표정근, 씹기근육(관자근, 깨물근, 가쪽과 안쪽날개근), 목빗근, 위등세모근과 관련하여 종종 발생한다.

### 작은광대근(소관골근, Zygomaticus minor)

#### 부착 부위

- □ 광대뼈에서 기시하여
- □ 윗입술의 근육조직과 근막에 부착되어 있다(그림 13-43A).

#### 작용

- □ 윗입술을 들어 올린다
- □ 윗입술을 뒤집는다.

#### 촉진 과정

1. 촉진 손가락을 윗입술 위 모서리의 중간에서 가쪽으로 1~2cm(1/2~3/4인치) 인접한 곳에 부드럽게 놓는다.
2. 환자는 윗입술을 올려 위잇몸을 치료사에게 보여 주고, 치료사는 작은광대근의 수축을 느껴 본다(그림 13-43B).
3. 수축을 느낀 다음, 환자에게 수축과 이완을 교대로 하게 하여 광대근 쪽의 전체 근육을 촉진한다. 참고: 작은광대근은 인접한 위입술올림근(안쪽)(수축 시 윗입술을 올림), 큰광대근(가쪽)(수축 시 입꼬리를 들어올림)과 구분하기 어려울 수 있다.

13

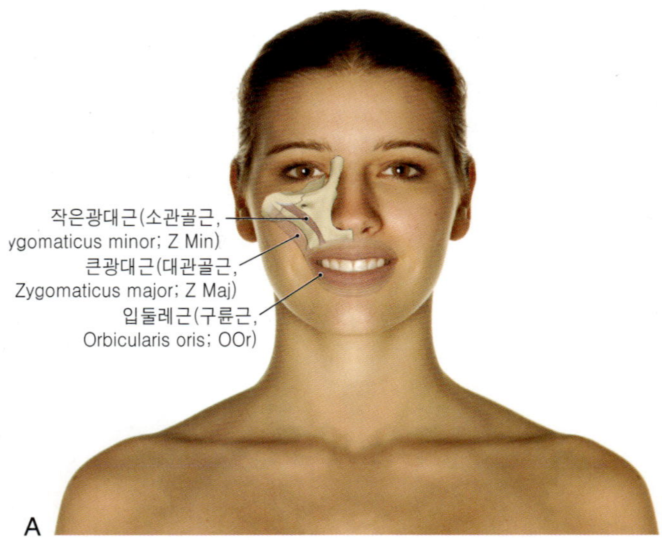


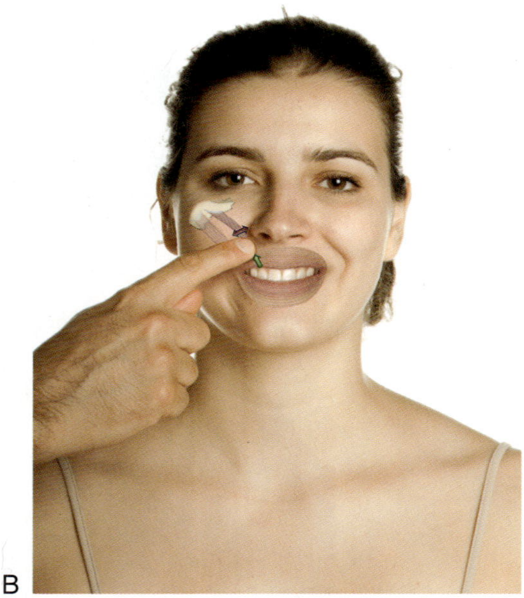


**그림 13-43.** **A,** 오른쪽 작은광대근의 앞쪽 그림. 입둘레근과 큰광대근이 투명하게 표시되어 있다. **B,** 윗입술을 들어서 작은광대근을 촉진한다. 큰광대근이 투명하게 표시되어 있다.

## 얼굴표정근(Muscles of facial expression) – 앉은 자세(Seated) (계속)

### 큰광대근(대관골근, Zygomaticus major)

#### 부착 부위

- □ 광대뼈에서 기시하여
- □ 입꼬리의 근막에 부착되어 있다*(그림 13–44A).

#### 작용

- □ 입꼬리의 가쪽을 올린다.
- □ 입꼬리의 가쪽을 당긴다.

#### 촉진 과정

1. 촉진 손가락을 입꼬리의 위가쪽면에 인접하여 부드럽게 놓는다.
2. 환자에게 입꼬리를 위와 가쪽으로 당겨 미소 짓도록 하고 큰광대근의 수축을 느낀다(그림 13–44B).
3. 수축을 느낀 다음, 환자에게 수축과 이완을 교대로 하게 하여 큰광대근 쪽의 전체 근육을 촉진한다. 참고: 큰광대근은 인접한 입꼬리올림근(구각거근, levator anguli oris)(입꼬리를 올림)과 구분하기 어려울 수 있다. 또한 큰광대근은 인접한 작은광대근(수축 시 윗입술을 올림)과 반드시 구분하여야 한다.

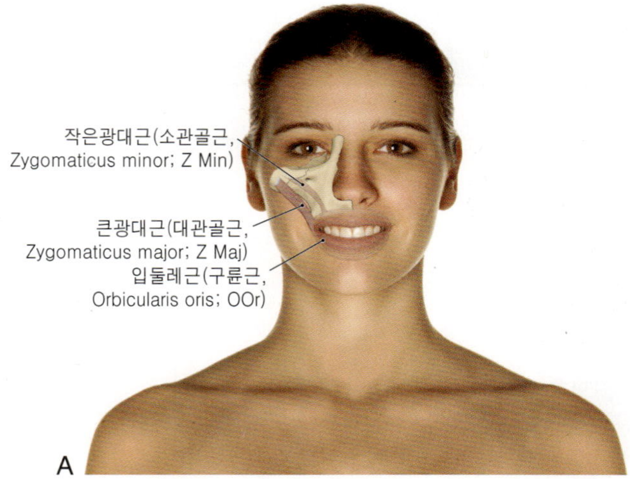


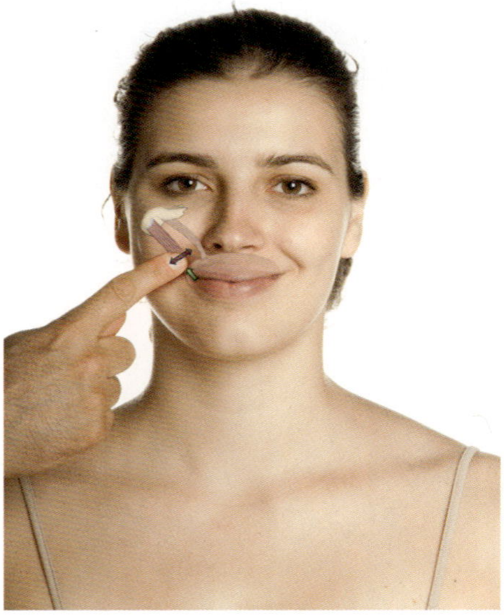


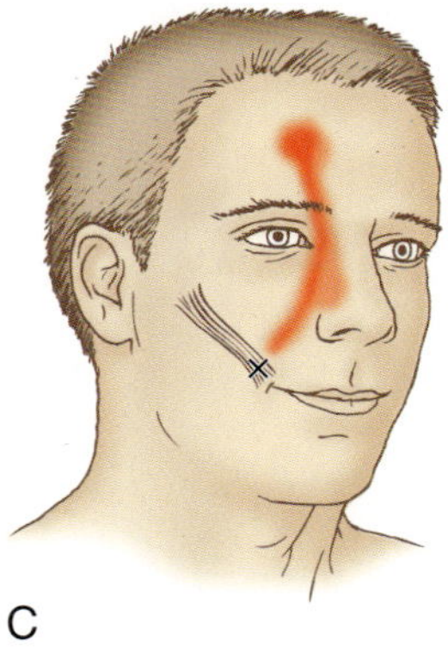


**그림 13–44.** A, 오른쪽 큰광대근의 앞쪽 그림. 입둘레근과 작은광대근이 투명하게 표시되어 있다. B, 환자가 미소를 지음으로써 오른쪽 큰광대근을 촉진한다. 작은광대근이 투명하게 표시되어 있다. C, 흔하게 나타나는 큰광대근 통증 유발점의 앞가쪽 그림과 그에 대응하는 전이 부위.



* '볼굴대근육(modiolus)'은 일반적으로 큰광대근(zygomaticus major), 입꼬리올림근(levator anguli oris), 입꼬리당김근(risorius), 입꼬리내림근(depressor anguli oris), 볼근(buccinator), 입둘레근(orbicularis oris)에 부착된 입꼬리의 근막을 묘사하는 용어로 사용된다. 볼굴대근육은 쉽게 촉진할 수 있다. 장갑이나 손가락 덮개를 하고 촉진할 손의 집게손가락을 환자의 가쪽 입꼬리의 입안에 넣고, 엄지손가락은 입 바깥쪽의 비슷한 위치에 놓는다. 그리고 집게손가락과 엄지손가락 사이의 볼 점막과 피부를 누르면서 볼굴대근육을 느껴 본다.

## 얼굴표정근(Muscles of facial expression) – 앉은 자세(Seated) (계속)

### 통증 유발점(Trigger points)

1. 큰광대근(그림 13-44C)의 통증 유발점은 종종 급성 또는 만성적인 근육의 과사용(예: 습관적인 미소)의 결과로 발생된다.
2. 큰광대근의 통증 유발점은 알레르기 증상(재채기, 눈의 가려움)과 부비동 통증(sinus pain)을 발생시킬 수 있다.
3. 큰광대근의 통증 유발점의 전이 패턴은 다른 얼굴표정근, 목빗근, 관자근, 깨물근, 이마근의 전이 패턴과 구분되어야 한다.
4. 큰광대근의 통증 유발점은 종종 부비동염, 감기, 두통과 구분이 어려울 수 있다.
5. 통증 유발점은 다른 얼굴표정근, 씹는 근육(관자근, 깨물근, 가쪽과 안쪽날개근), 목빗근, 위등세모근과 관련하여 종종 발생한다.

## 입꼬리올림근(구각거근, Levator anguli oris)

### 부착 부위

- □ 위턱뼈에서 기시하여
- □ 입꼬리의 근막에 부착되어 있다(그림 13-45A).

### 작용

- □ 입꼬리를 올린다.

**촉진 과정**

1. 촉진 손가락을 입꼬리의 위쪽 바로 가까이에 부드럽게 놓는다.
2. 환자에게 송곳니가 마치 드라큘라처럼 보일 수 있도록 입꼬리가 올라가게 하고, 입꼬리올림근의 수축을 느껴 본다(그림 13-45B).
3. 수축을 느낀 후 환자에게 수축과 이완을 교대로 하게 하여 전체 근육을 촉진한다. 참고: 이 근육의 위쪽면의 대부분이 작은광대근과 위입술올림근 쪽으로 깊이 위치해 있어, 촉진과 이 근육들과의 구분이 어려울 수 있다. 입꼬리올림근은 큰광대근(입꼬리를 올림)과 구분해야 한다.

13

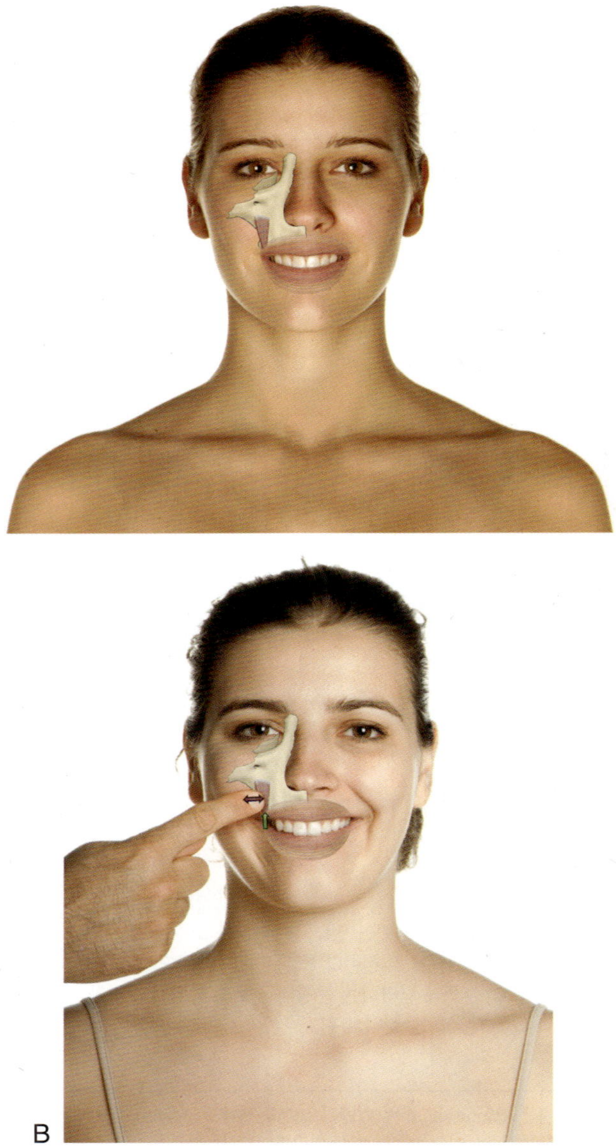

A

B

그림 13-45. A, 오른쪽 입꼬리올림근의 앞쪽 그림. 입둘레근이 투명하게 표시되어 있다. B, 환자가 입꼬리를 드라큘라처럼 보이게 들어 올리도록 하고 오른쪽 입꼬리올림근을 촉진한다.

## 얼굴표정근(Muscles of facial expression) – 앉은 자세(Seated) *(계속)*

### 입꼬리당김근(소근, Risorius)

#### 부착 부위

- 깨물근의 얕은 근막에서 기시하여
- 입꼬리의 근막에 부착되어 있다(그림 13-46A).

#### 작용

- 입꼬리 가쪽을 당긴다.

#### 촉진 과정

1. 촉진 손가락을 입꼬리 가쪽 바로 가까이에 부드럽게 놓는다.
2. 환자에게 입꼬리를 가쪽 방향으로 당기게 하고 입꼬리당김근의 수축을 느껴 본다(그림 13-46B).
3. 수축을 느낀 후 환자에게 수축과 이완을 교대로 하게 하여 전체 근육을 촉진한다. 참고: 큰광대근의 매우 먼 위쪽(입꼬리를 가쪽으로 당김)을 촉진하지 않도록 한다.

A

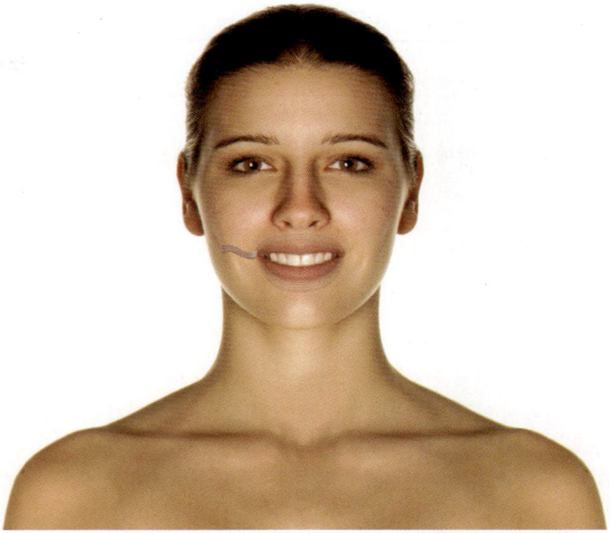

B

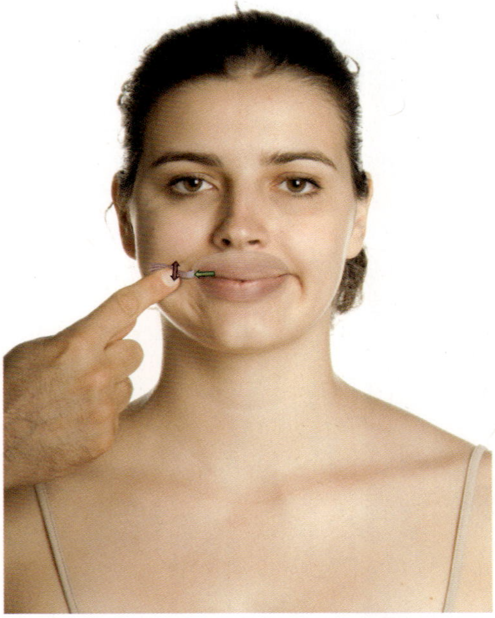

**그림 13-46.** A, 오른쪽 입꼬리당김근의 앞쪽 그림. 입둘레근이 투명하게 표시되어 있다. B, 환자가 입꼬리를 가쪽으로 내림으로써 오른쪽 입꼬리당김근을 촉진한다.

## 얼굴표정근(Muscles of facial expression) – 앉은 자세(Seated) *(계속)*

### 입꼬리내림근(구각하체근, Depressor anguli oris)

#### 부착 부위

- □ 아래턱뼈에서 기시하여
- □ 입꼬리의 근막에 부착되어 있다(그림 13–47A).

#### 작용

- □ 입꼬리를 내린다.
- □ 입꼬리를 가쪽으로 당긴다.

**촉진 과정**

1. 촉진 손가락을 입꼬리의 앞쪽과 살짝 옆쪽에 부드럽게 놓는다.
2. 환자에게 얼굴을 찡그리면서 입꼬리를 내리고 당기게 하여 입꼬리내림근의 수축을 느껴 본다(그림 13–47B).
3. 수축을 느낀 다음, 환자에게 수축과 이완을 교대로 하게 하여 전체 근육을 촉진한다. 참고: 입꼬리내림근은 인접한 아래입술내림근(depressor labii inferioris)과 구분하기 매우 어려울 수 있는데, 이는 두 근육이 아랫입술/입꼬리를 가쪽으로 당기고 내리기 때문이다.

A

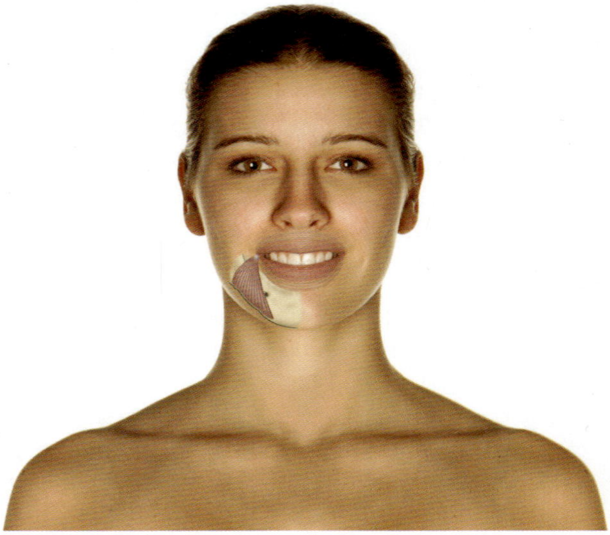

B

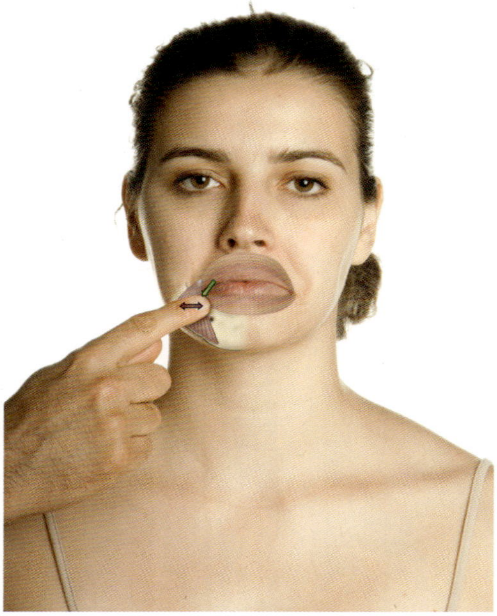

**그림 13–47.** **A,** 오른쪽 입꼬리내림근의 앞쪽 그림. 입둘레근이 투명하게 표시되어 있다. **B,** 환자가 찡그림으로써 오른쪽 입꼬리내림근을 촉진한다. 입둘레근이 투명하게 표시되어 있다.

13

## 얼굴표정근(Muscles of facial expression) – 앉은 자세(Seated) *(계속)*

### 아래입술내림근(하순하체근, Depressor labii inferioris)

#### 부착 부위

- □ 아래턱뼈에서 기시하여
- □ 아랫입술 근막에 부착되어 있다(그림 13–48A).

#### 작용

- □ 아랫입술을 내린다.
- □ 아랫입술을 뒤집는다.
- □ 아랫입술을 가쪽으로 당긴다.

#### 촉진 과정

1. 촉진 손가락을 아랫입술 아래의 중심에서 살짝 가쪽에 부드럽게 놓는다.
2. 환자에게 아랫입술을 가쪽으로 내리고 당기게 하여 아래입술내림근의 수축을 느껴 본다(그림 13–48B).
3. 수축을 느낀 다음 환자에게 수축과 이완을 교대로 하게 하여 전체 근육을 촉진한다. 참고: 아래입술내림근은 인접한 입꼬리내림근과의 구분이 매우 어려울 수 있는데, 이는 두 근육이 아랫입술/입꼬리를 가쪽으로 당기고 내리기 때문이다.

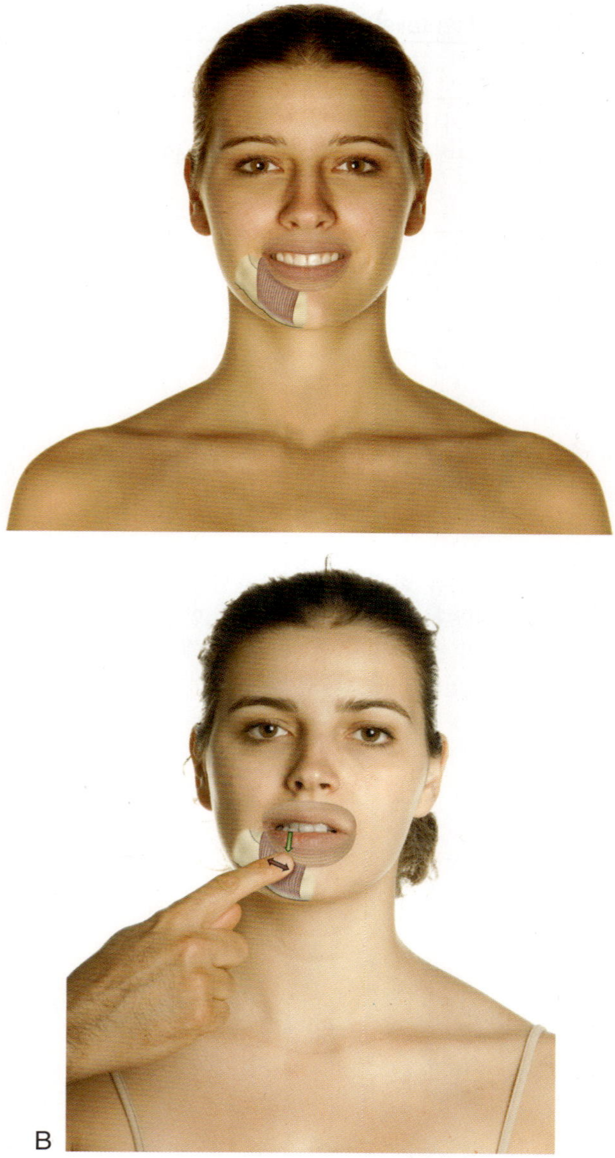

A

B

**그림 13–48.** **A,** 오른쪽 아래입술내림근의 앞쪽 그림. 입둘레근이 투명하게 표시되어 있다. **B,** 환자는 아랫입술을 가쪽으로 내리고 당겨서 오른쪽 아래입술내림근을 촉진한다. 입둘레근이 투명하게 표시되어 있다.

## 얼굴표정근(Muscles of facial expression) – 앉은 자세(Seated) *(계속)*

### 턱끝근(이근, Mentalis)

#### 부착 부위

- □ 아래턱뼈에서 기시하여
- □ 턱의 피부와 근막에 부착되어 있다(그림 13–49A).

#### 작용

- □ 아랫입술을 올린다.
- □ 아랫입술을 내민다.
- □ 아랫입술을 뒤집는다.
- □ 턱의 피부를 주름지게 한다.

#### 촉진 과정

1. 촉진 손가락을 아랫입술 아래 근처 2.5cm(1인치)와 중간에서 약간 가쪽에 부드럽게 놓는다.
2. 환자에게 아랫입술을 삐죽거리듯이 내리고 내밀게 하여 턱끝근의 수축을 느껴 본다(그림 13–49B).
3. 수축을 느낀 다음, 환자에게 수축과 이완을 교대로 하게 하여 전체 근육을 촉진한다. 참고: 턱끝근의 아랫면 얕은 부위에 위치해 있으므로 촉진하기 쉽다. 턱끝근 위쪽면의 촉진과 구분이 어려울 수 있는데, 이는 아래입술내림근보다 깊숙이 위치하기 때문이다.

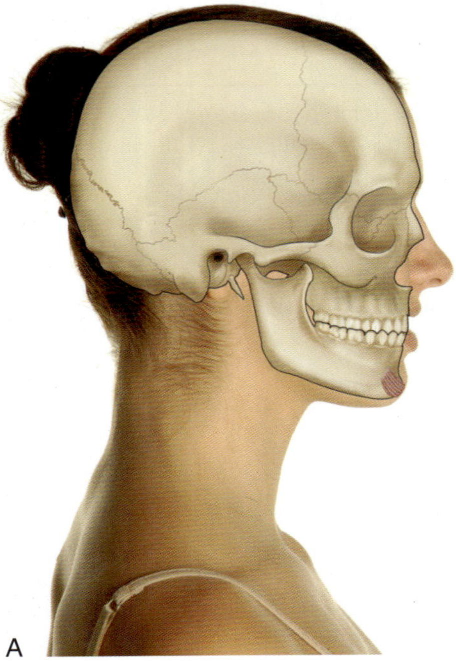

A

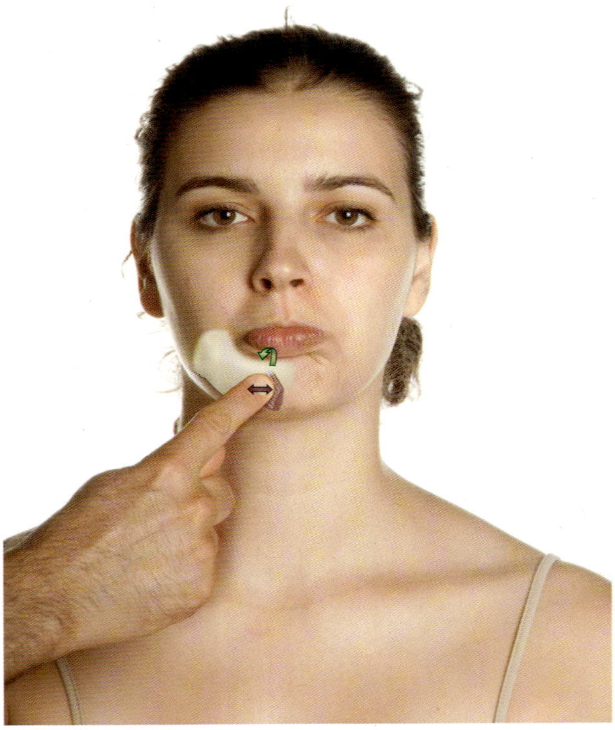

B

**그림 13–49.** **A,** 오른쪽 턱끝근의 가쪽 그림. **B,** 환자에게 아랫입술을 삐죽거리듯이 내리게 하여 오른쪽 턱끝을 촉진한다.

## 얼굴표정근(Muscles of facial expression) – 앉은 자세(Seated) *(계속)*

### 볼근(협근, Buccinator)

#### 부착 부위

- □ 위턱뼈와 아래턱뼈에서 기시하여
- □ 입꼬리의 근막과 입술의 근육조직에 부착되어 있다(그림 13-50A).

#### 작용

- □ 치아에 바싹 붙여 뺨을 압축시켜 누른다.

#### 촉진 과정

1. 촉진 손가락을 입꼬리의 약간 위쪽과 가쪽에 부드럽게 놓는다.
2. 환자에게 심호흡을 하고 입술을 모은 다음, 마치 트럼펫을 연주하는 동안 공기를 내뿜듯이 치아에 바싹 붙이게 한다. 그 상태에서 입술을 누르고 볼근의 수축을 느껴 본다(그림 13-50B).
3. 수축을 느낀 다음, 환자에게 수축과 이완을 교대로 하게 하여 전체 근육을 촉진한다. 참고: 대부분의 볼근은 깨물근과 다른 얼굴표정근육 쪽에 깊이 있기 때문에 촉진과 구분이 더욱 어렵다.

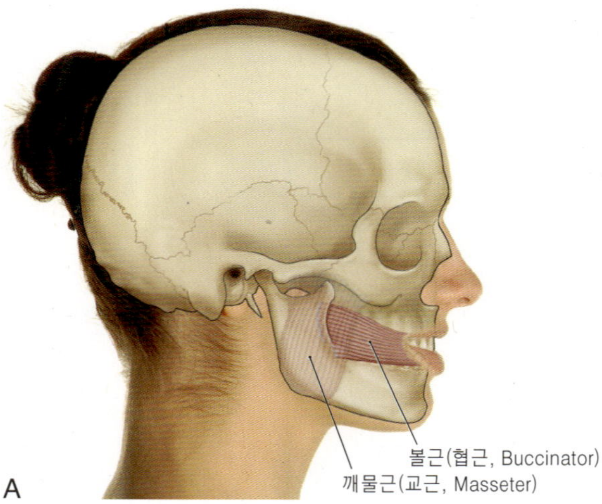


A

13

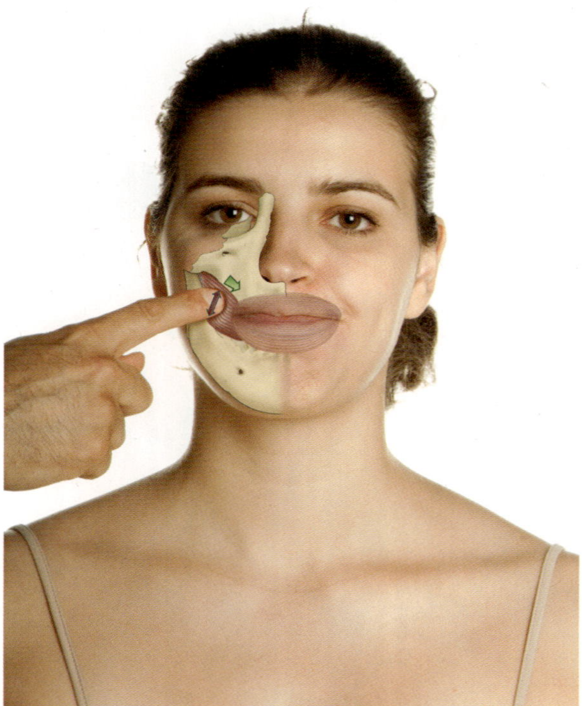

B

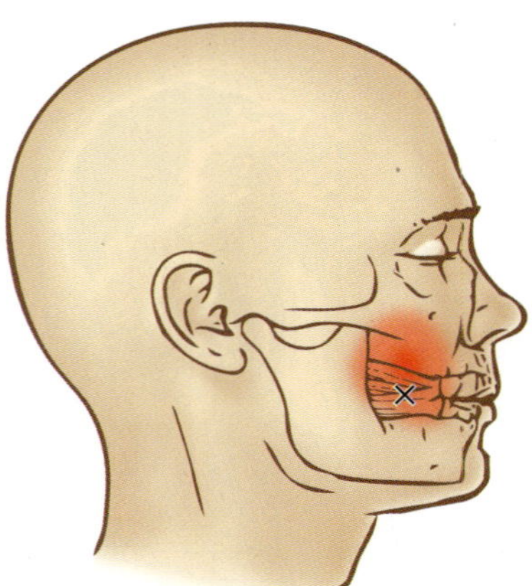

C

**그림 13-50.** **A,** 오른쪽 볼근의 가쪽 그림. 깨물근이 투명하게 표시되어 있다. **B,** 환자는 심호흡을 하고 입술을 모아 트럼펫을 연주하듯 치아에 붙인다. 그 상태에서 입술을 눌러 오른쪽 볼근을 촉진한다. **C,** 흔히 나타나는 볼근의 통증 유발점의 가쪽 그림과 그에 대응하는 전이 부위를 보여 준다.

# 얼굴표정근(Muscles of facial expression) – 앉은 자세(Seated)

## 통증 유발점(Trigger points)

1. 볼근의 통증 유발점(그림 13-50C)은 급성적 또는 만성적인 근육의 과사용(예: 금관악기나 목관악기 연주, 반복적인 풍선 불기)이나 잘 맞지 않는 치과 교정장치(예: 브레이스, 야간 보조장치)로 인해 생길 수 있다.
2. 볼근의 통증 유발점은 턱의 통증을 악화시키며, 씹기와 삼키기를 어렵게 하는 경향이 있다.
3. 볼근 통증 유발점의 전이 패턴은 다른 얼굴표정근, 관자근, 깨물근의 전이 패턴과 구분되어야 한다.
4. 볼근의 통증 유발점은 종종 두통이나 턱관절의 기능장애와 구분하기 어려울 수 있다.
5. 통증 유발점은 종종 다른 얼굴표정근, 씹기근육(관자근, 깨물근, 가쪽과 안쪽날개근), 목빗근, 위등세모근과 관련하여 발생한다.

## 입둘레근(구륜근, Orbicularis oris)

### 부착 부위

- 입둘레근은 입을 둘러싸고 있다(그림 13-51A).

### 작용

- 입을 닫는다.
- 입술을 내밀게 한다.

### 촉진 과정

13

1. 손가락 덮개나 장갑을 끼고 입술조직 위에 촉진 손가락을 부드럽게 놓는다.
2. 환자에게 입술을 오므리게 하고 입둘레근의 수축을 느껴 본다(그림 13-51B).
3. 수축을 느낀 다음 환자에게 수축과 이완을 교대로 하게 하여 전체 근육을 촉진한다. 참고: 턱끝근과 입둘레근 아랫면의 구분에 주의한다. 왜냐하면 두 근육들이 아랫입술을 올리고 내밀게 하기 때문이다.

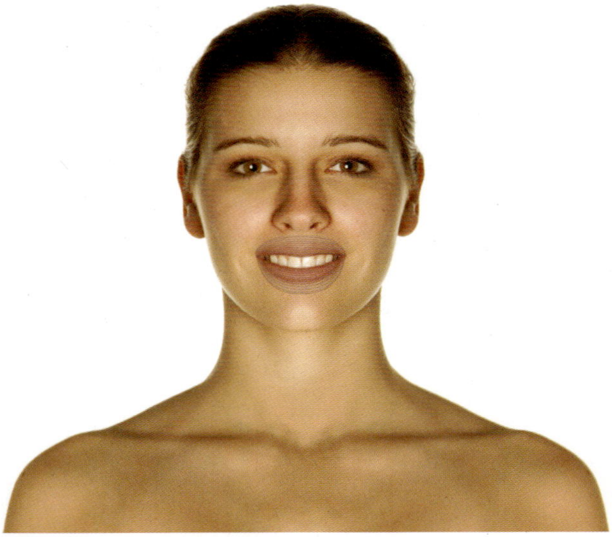

A

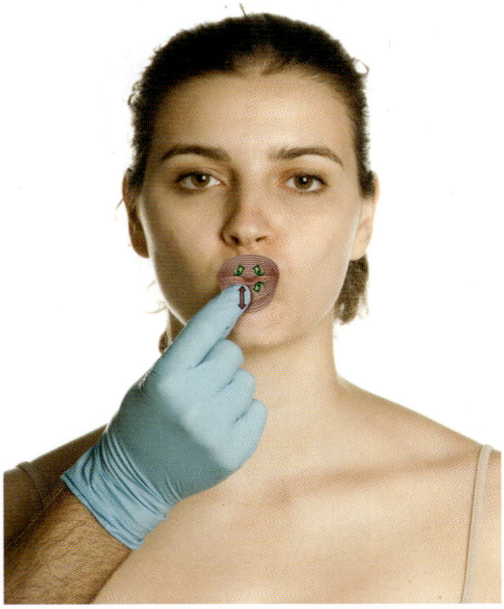

B

**그림 13-51.** **A,** 입둘레근(양쪽)의 앞쪽 그림. **B,** 환자에게 입술을 오므리게 하고 오른쪽에 있는 입둘레근을 촉진한다.

요약정리(Whirlwind Tour)

## 머리의 근육들(Muscles of the head)

이 장의 근육에 대한 촉진 프로토콜의 요약본이다. 지금까지 제시된 각 프로토콜을 읽고 익숙해지면 이 과정을 통해 이 장의 모든 근육에 대한 촉진 프로토콜을 빠르고 효율적으로 실행할 수 있다. 머리에 있는 모든 근육을 촉진하기 위해 환자는 바로 누운 자세를 취하고, 치료사는 테이블의 위쪽에 앉는다.

### 두피 근육(Scalp muscles)

1. **뒤통수이마근(후두전두근, occipitofrontalis):** 먼저 이마뼈 위에 촉진할 손을 얹은 다음, 뒤통수뼈까지 촉진한다. 환자가 눈썹을 올리도록 하고, 치료사는 수축되는 뒤통수이마근의 수축을 각각 느껴 본다. 수축을 느낀 후, 전체 근육을 촉진한다. 참고: 이 근육은 이완되었을 때 더욱 잘 촉진된다.
2. **다른 두피 근육으로의 연결[관자마루근(temporoparietalis)과 앞·위·뒤귓바퀴근(auricularis)]:** 관자마루근은 귀 바로 앞쪽과 위쪽으로 2.5~5cm(1~2인치)에서 촉진한다. 환자가 귀를 위쪽으로 올리는 동작을 할 때 관자마루근의 수축을 느껴 본다. 앞·위·뒤귓바퀴근은 귀의 앞쪽, 위쪽, 뒤쪽 바로 가까이에서 촉진하고 각각 환자가 그 방향으로 귀를 움직이도록 한다. 참고: 대부분의 사람들은 이 근육들을 의도대로 수축할 수 없으므로 이완되었을 때 촉진해야 한다.

### 씹기근육(Muscles of mastication)

3. **관자근(측두근, temporalis):** 촉진하려는 손가락을 관자우묵(측두와, temporal fossa) 위에 놓고 환자가 이를 악물어 턱관절에서 아래턱뼈를 들어 올림으로써 수축을 느껴 본다. 수축을 느낀 다음, 환자에게 수축과 이완을 교대로 하게 하여 전체 근육을 촉진한다.
4. **깨물근(교근, masseter):** 촉진하려는 손가락을 광대활과 아래턱뼈 각 사이에 두고 환자가 이를 악물어 턱관절에서 아래턱뼈를 들어 올림으로써 수축을 느껴 본다. 수축을 느낀 다음 환자에게 수축과 이완을 교대로 하게 하여 전체 근육을 촉진한다.
5. **가쪽날개근(외측익돌근, lateral pterygoid):** 손가락 덮개나 장갑을 끼고 윗니의 바깥 표면을 따라 뒤쪽 어금니까지 도달한다. 그 후 뒤쪽과 위쪽을 누르면서 작은 주머니를 느껴 본다. 이때 아래턱뼈 돌기와 윗니 위쪽 잇몸 사이의 가쪽날개근을 촉진한다. 가쪽날개근을 수축하기 위해 환자는 천천히 조심스럽게 턱관절(TMJ)에서 아래턱뼈를 반대쪽으로 이동하면서 내민다.
6. **안쪽날개근(내측익돌근, medial pterygoid):** 촉진 손가락을 갈고리 모양으로 구부려 아래턱뼈 각의 안쪽 표면 부위에 넣고 환자가 이를 악물어 턱관절에서 아래턱뼈를 들어 올림으로써 수축을 느껴 본다. 수축을 느꼈다면 가능한 한 위쪽을 촉진하도록 한다. 참고: 안쪽날개근은 구강 내에서 촉진할 수 있다. 손가락 덮개나 장갑을 끼고 집게손가락으로 아래 치아 안쪽 표면을 따라 뒤쪽 어금니까지 도달한다. 그 다음, 구강 안쪽 벽에 반대 방향으로 뒤가쪽을 누르고 환자가 턱관절에서 아래턱뼈를 내밀게 하여 안쪽날개근의 수축을 느낀다.

### 눈의 얼굴표정근육(Muscles of facial expression of the eye)

7. **눈둘레근(안륜근, orbicularis oculi):** 촉진 손가락을 환자의 눈 주위 조직에 부드럽게 얹는다. 환자에게 눈을 다소 세게 감아 사시처럼 보이게 하고 눈둘레근의 수축을 느껴 본다. 한 번 느꼈을 때 환자에게 수축과 이완을 교대로 하게 하여 전체 근육을 촉진한다.
8. **위눈꺼풀올림근(상안검거근, levator palpebrae superioris):** 촉진 손가락을 환자의 위눈꺼풀에 부드럽게 얹는다. 환자에게 위눈꺼풀을 들도록 하며 위눈꺼풀올림근의 수축을 느낀다. 한 번 느꼈을 때 환자에게 수축과 이완을 교대로 하게 하여 전체 근육을 촉진한다.
9. **눈썹주름근(추미근, corrugator supercilii):** 촉진 손가락을 환자의 눈썹 안쪽 부위에 부드럽게 얹는다. 환자에게 찡그리도록 하여 눈썹을 아래쪽으로 향하게 하고, 눈썹주름근의 수축을 느껴 본다. 한 번 느꼈을 때 환자에게 수축과 이완을 교대로 하게 하여 전체 근육을 촉진한다.

### 코의 얼굴표정근육 (Muscles of facial expression of the nose)

10. **눈살근(비근근, procerus):** 촉진 손가락을 환자의 콧등에 부드럽게 올린다. 환자에게 마치 경멸하는 듯한 표정을 짓게 하여 눈썹을 아래쪽으로 내리거나, 코 위쪽 피부를 주름지게 만들고 쳐다보게 하여 눈살근의 수축을 느껴 본다. 눈살근을 확인하면 환자에게 수축과 이완을 교대로 하게 하여 전체 근육을 촉진한다.
11. **코근(비근, nasalis):** 촉진 손가락을 환자 코의 아래 가쪽 부위에 부드럽게 놓는다. 환자에게 심호흡을 할 때처럼 콧구멍을 벌리도록 하고, 콧구멍의 수축을 느껴 본다. 일단 코근을 확인하면 환자에게 수축과 이완을 교대로 하게 하며 전체 근육을 촉진한다.
12. **코중격내림근(비중격하체근, depressor septi nasi):** 촉진 손가락을 환자 코 바로 아래에 부드럽게 놓는다. 환자에게 콧구멍을 수축시키도록 하고(코 중간을 입쪽으로 당겨 내리듯이) 코중격내림근의 수축을 느껴 본다. 코중격내림근을 확인하면 환자

요약정리(Whirlwind Tour)

## 머리의 근육들(Muscles of the head)

에게 수축과 이완을 교대로 하게 하여 전체 근육을 촉진한다.

### 입의 얼굴표정근육 (Muscles of facial expression of the mouth)

13. **위입술콧방울올림근(상순비익거근, levator labii superioris alaeque nasi)**: 촉진 손가락을 환자의 코 바로 옆에 부드럽게 놓는다. 환자에게 윗입술을 올려 위쪽 잇몸을 치료사에게 보여주도록 하거나 콧구멍을 벌리게 하고, 위입술콧방울올림근의 수축을 느껴 본다. 위입술콧방울올림근을 확인하면 환자에게 수축과 이완을 교대로 하게 하여 전체 근육을 촉진한다.
14. **위입술올림근(상순거근, levator labii superioris)**: 촉진 손가락을 윗입술 중심에서 가쪽으로 1cm(1/2인치) 인접한 곳의 위쪽 가장자리에 부드럽게 놓는다. 환자에게 윗입술을 올려 위쪽 잇몸을 치료사에게 보여 주도록 하고, 위입술올림근의 수축을 느껴 본다. 위입술올림근을 확인하면 환자에게 수축과 이완을 교대로 하게 하여 전체 근육을 촉진한다.
15. **작은광대근(소관골근, zygomaticus minor)**: 촉진 손가락을 윗입술 중간에서 가쪽으로 1~2cm(1/2~3/4인치) 인접한 곳 위 모서리에 부드럽게 놓는다. 환자에게 윗입술을 올려 위쪽 잇몸을 치료사에게 보이게 하고, 작은광대근의 수축을 느껴 본다. 작은광대근을 확인하면 환자에게 수축과 이완을 교대로 하게 하여 광대근 쪽의 전체 근육을 촉진한다.
16. **큰광대근(대관골근, zygomaticus major)**: 촉진 손가락을 입꼬리의 위가쪽면에 인접하여 부드럽게 놓는다. 환자에게 입꼬리를 위가쪽으로 당겨 미소 짓게 하고 큰광대근의 수축을 느껴 본다. 큰광대근을 확인하면 환자에게 수축과 이완을 교대로 하게 하여 큰광대근 쪽의 전체 근육을 촉진한다.
17. **입꼬리올림근(구각거근, levator anguli oris)**: 촉진 손가락을 입꼬리의 위쪽 바로 가까이에 부드럽게 놓는다. 환자에게 마치 드라큘처럼 송곳니를 보여주듯이 입꼬리를 올리게 하고 입꼬리올림근의 수축을 느껴 본다. 입꼬리올림근을 확인하면 환자에게 수축과 이완을 교대로 하게 하여 전체 근육을 촉진한다.
18. **입꼬리당김근(소근, risorius)**: 촉진 손가락을 입꼬리 가쪽 바로 가까이에 부드럽게 놓는다. 환자에게 입꼬리를 가쪽 방향으로 당기게 하고 입꼬리당김근의 수축을 느껴 본다. 입꼬리당김근을 확인하면 환자에게 수축과 이완을 교대로 하게 하여 전체 근육을 촉진한다.
19. **입꼬리내림근(구각하체근, depressor anguli oris)**: 촉진 손가락을 입꼬리의 앞쪽과 살짝 옆쪽에 부드럽게 놓는다. 환자에게 찡그리게 하여 입꼬리를 내리고 당기게 하면서 입꼬리내림근의 수축을 느껴 본다. 입꼬리내림근을 확인하면 환자에게 수축과 이완을 교대로 하게 하여 전체 근육을 촉진한다.
20. **아래입술내림근(하순하체근, depressor labii inferioris)**: 촉진 손가락을 아랫입술 아래의 중심에서 살짝 가쪽에 부드럽게 놓는다. 환자에게 아랫입술을 가쪽으로 내리고 당기게 하고, 아래입술내림근의 수축을 느껴 본다. 아래입술내림근을 확인하면 환자에게 수축과 이완을 교대로 하게 하여 전체 근육을 촉진한다.
21. **턱끝근(이근, mentalis)**: 촉진 손가락을 아랫입술 아래 근처 2.5cm(1인치)와 중간에서 약간 가쪽에 부드럽게 놓는다. 환자에게 아랫입술을 삐죽거리듯이 내리고 내밀게 하여 턱끝근의 수축을 느껴 본다. 턱끝근을 확인하면 환자에게 수축과 이완을 교대로 하게 하여 전체 근육을 촉진한다.
22. **볼근(협근, buccinator)**: 촉진 손가락을 입꼬리의 약간 위쪽과 가쪽에 부드럽게 놓는다. 환자에게 심호흡을 하고 입술을 오므린 다음, 마치 트럼펫을 연주하는 동안 공기를 내뿜듯이 치아에 붙이게 하고 입술을 누른다. 그리고 볼근의 수축을 느껴 본다. 볼근을 확인하면 환자에게 수축과 이완을 교대로 하게 하여 전체 근육을 촉진한다.
23. **입둘레근(구륜근, orbicularis oris)**: 손가락 덮개나 장갑을 끼고 입술 조직 위에 촉진 손가락을 부드럽게 놓는다. 환자에게 입술을 오므리게 하고 입둘레근의 수축을 느껴 본다. 입둘레근을 확인하면 환자에게 수축과 이완을 교대로 하게 하여 전체 근육을 촉진한다.

13

## 검토 질문(Review questions)

1. 가쪽날개근의 부착 부위를 열거해 보자.
2. 깨물근의 부착 부위를 열거해 보자.
3. 뒤통수이마근의 작용은 무엇인가?
4. 안쪽날개근의 작용은 무엇인가?
5. 관자근의 촉진 시 핵심 포인트는 무엇인가?
6. 귀를 움직임으로써 촉진이 용이해지는 근육은 무엇인가?
7. 치료사가 관자근의 아래 부착 부위에 접근할 수 있는 방법은 무엇인가?
8. 깨물근의 어떤 작용이 촉진에 가장 유리한가? 이 작용을 환자가 쉽게 이해할 수 있도록 설명할 수 있는 방법은 무엇인가?
9. 가쪽날개근의 촉진을 시작하기 위한 손가락의 위치를 기술해 보자.
10. 트럼펫을 연주할 때 공기를 불어넣는 것처럼 환자에게 심호흡을 시키고 입술을 오므리게 하며 입술에 압력을 가하도록 하는(치아에 대해) 것은 어떤 근육의 촉진을 위한 것인가?
11. 코근의 촉진 방법을 기술해 보자.
12. 어떤 근육의 통증 유발점이 습관적인 웃음으로 인해 유발되며 알레르기 증상(재채기, 눈 가려움), 부비동성 통증을 일으키는가?
13. 관자근/깨물근과 안쪽날개근/가쪽날개근 사이의 전이 패턴은 어떻게 다른가?
14. 환자가 자신의 손으로 아래턱을 왼쪽으로 미는 것은 어떤 근육의 스트레칭을 위한 것인가?
15. 날개근군과 각 날개근의 스트레칭 방법에 대해 기술해 보자.
16. 얼굴표정근을 촉진함에 있어 어려움과 이를 최소화할 수 있는 방법을 기술해 보자.

## Case study

60세 남성 환자가 6개월 동안 이명, 관자아래턱관절의 통증과 파열감, 오른쪽 귀 깊은 부위에서의 압력감을 호소하였다. 또한 음식을 씹을 때나 말을 할 때 통증을 호소했으며 통증 점수는 10점 만점에 5점이었고, 휴식 시에는 2점이었다.

이전의 다른 치료사에 의한 치료는 통증과 증상을 경감시키는 데 실패하였다. 환자는 이전 치료 세션에 대한 기록을 복사해 왔다. 안쪽날개근과 가쪽날개근의 긴장과 연축이 있으며 구강 외 방법으로 해당 근육의 이완은 실패하였음을 알 수 있었다.

과거력상 해당 부위의 손상은 없었으나 증상 시작 바로 전에 2개의 치아뿌리관이 있었다. 이갈이 습관이나 감염의 징후는 보이지 않았다. 신체검사에서 양쪽 관자우묵과 관자아래턱관절의 긴장과 압통이 있었고 아래턱을 따라 전반적인 불편감을 호소하였다.

**1. 어떤 근육이 추가적인 검사가 필요한가?**
**2. 씹기근육의 구강 내 치료와 구강 외 치료를 위한 고려사항을 논의해 보자.**
**3. 이 환자에게 권할 만한 자가 치료는 무엇인가?**

제 14 장

# Tour #4 위팔근육의 촉진
## (Palpation of the Muscles of the Arm)

**개요(Overview)**

이 장에서는 위팔근육의 촉진에 대해 살펴본다. 먼저 위팔 앞쪽을 덮고 있는 어깨세모근에서 시작하여 위팔 뒤쪽까지 촉진을 마친다. 각 근육의 촉진은 앉은 자세에서 시행하는 것을 보여 주고 있으나, 대안 촉진 자세에 대해서도 기술되어 있다. 이 부위의 주요 근육들은 각각 별도의 레이아웃이 제공된다. 그 부위에 인접한 다른 근육들도 살펴본다. 각 근육의 통증 유발점(TrP) 정보 및 스트레칭, 치료사 보조 및 자가 관리 스트레칭 모두 이 장에서 다루는 각 근육에 대해 제공된다. 그리고 이 장의 모든 근육을 순차적으로 촉진하는 것을 설명하는 *요약정리(Whirl-wind Tour)*로 마무리한다.

**학습 내용(Chapter outline)**

어깨세모근(삼각근, Deltoid) – 앉은 자세
위팔두갈래근(상완이두근, Biceps brachii) – 앉은 자세
위팔근(상완근, Brachialis) – 앉은 자세
  인접 근육: 위팔노근(상완요골근, Brachioradialis)
부리위팔근(오훼완근, Coracobrachialis) – 앉은 자세
  인접 근육: 어깨밑근(견갑하근, Subscapularis), 넓은등근(광배근, Latissimus dorsi), 큰원근(대원근, Teres major)의 위팔뼈(상완골, Humeral) 부착 부위
위팔세갈래근(상완삼두근, Triceps brachii) – 앉은 자세
  인접 근육: 팔꿈치근(주근, Anconeus)
요약정리: 위팔의 근육(Muscles of the arm)

**학습목표(Chapter objectives)**

*이 장을 마치고 나면 학생/치료사는 이 장에서 다루는 각 근육에 대해 다음과 같은 사항을 수행할 수 있어야 한다.*

1. 근육 부착 부위를 기술한다.
2. 근육의 작용을 기술한다.
3. 촉진의 시작점을 기술한다.
4. 각 촉진 과정의 목적을 설명한다.
5. 각 근육을 촉진한다.
6. '촉진 시 핵심 포인트'에 대해 기술한다.
7. 대안 촉진 자세에 대해 기술한다.
8. 흔히 나타나는 통증 유발점(TrPs)의 위치를 기술한다.
9. 통증 유발점의 연관통을 기술한다.
10. 통증 유발점을 발생 또는 지속시키는 가장 일반적인 원인을 기술한다.
11. 통증 유발점에 의해 일반적으로 발생하는 증상을 기술한다.
12. 치료사 보조 스트레칭과 자가 관리 스트레칭에 대하여 설명하고 시행한다.

Go to http://evolve.elsevier.com/Muscolino/palpation for video demonstrations of the muscle palpations presented in this chapter.

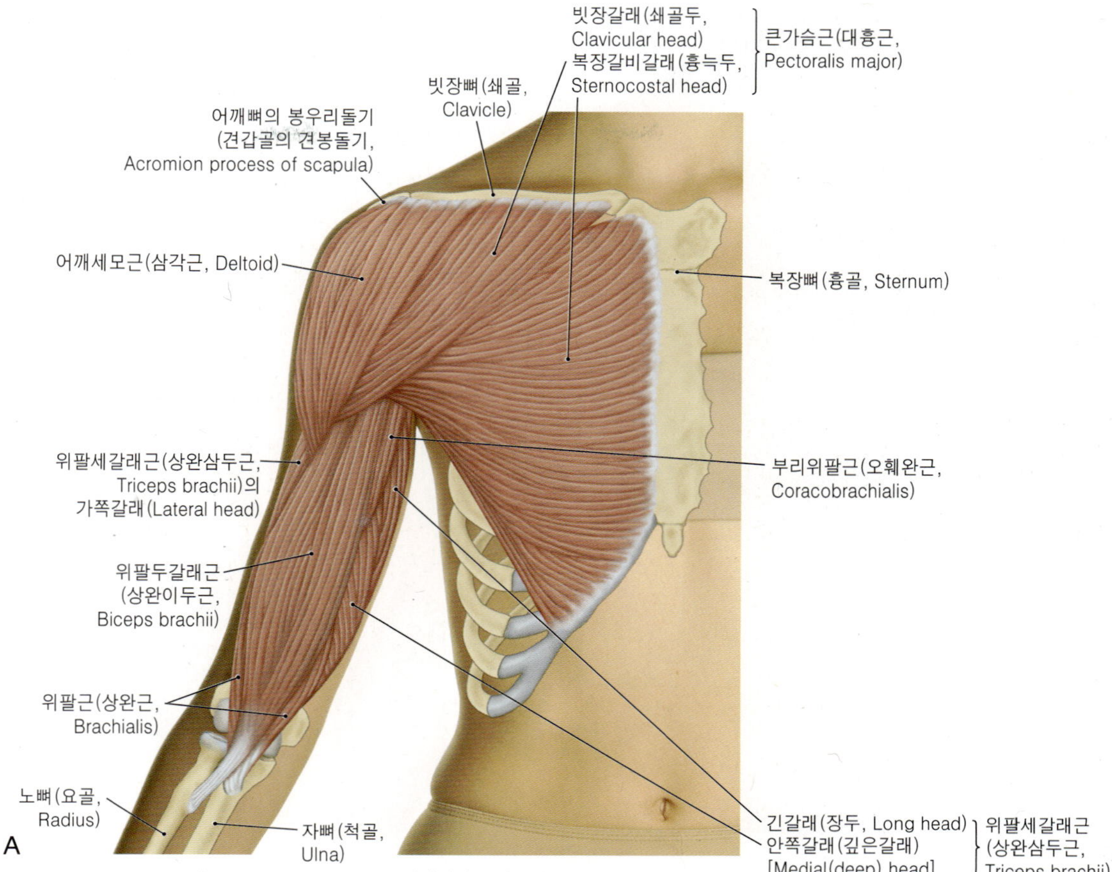


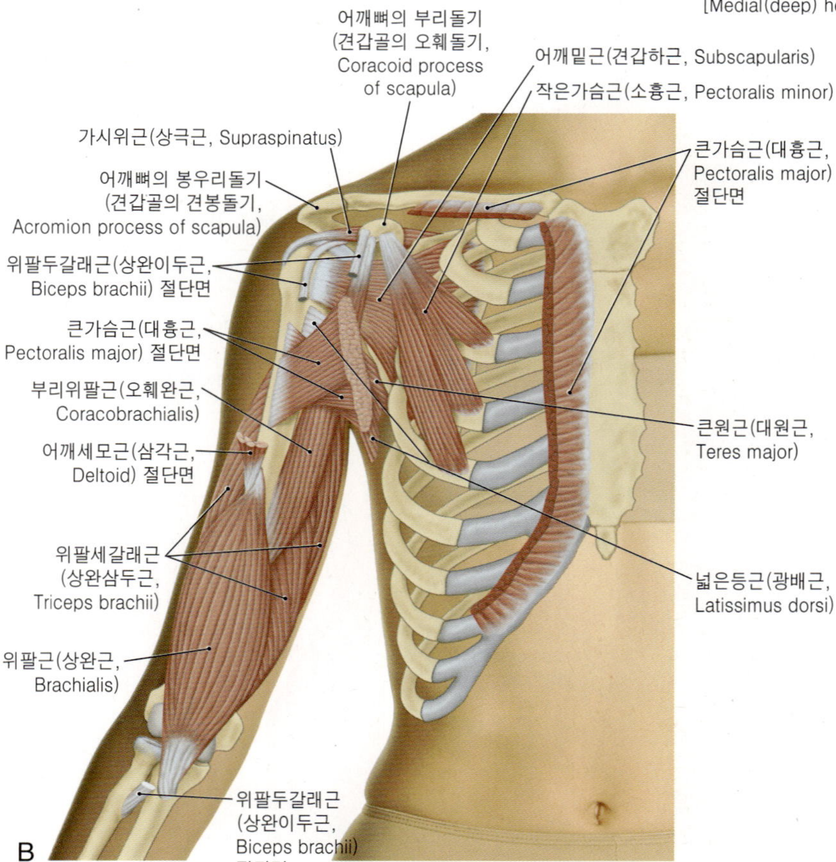


**그림 14–1.** 오른쪽 위팔 부위의 앞쪽 그림. **A**, 표면 부위 그림. **B**, 큰가슴근과 어깨세모근을 제거한 깊은 부위의 그림.

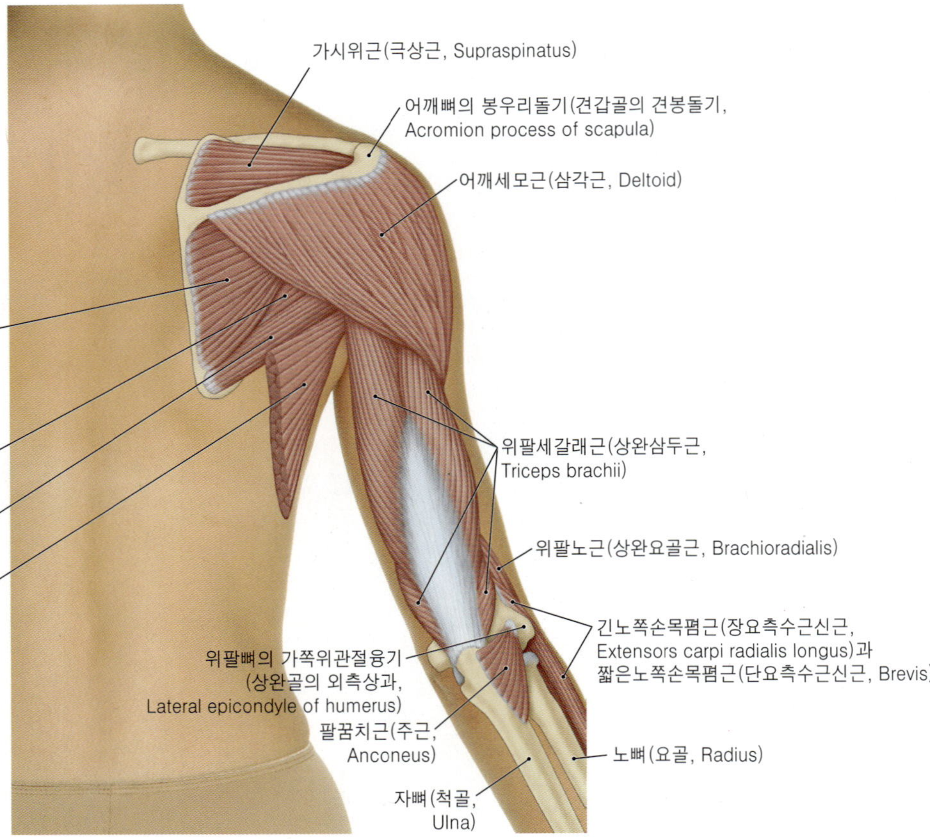


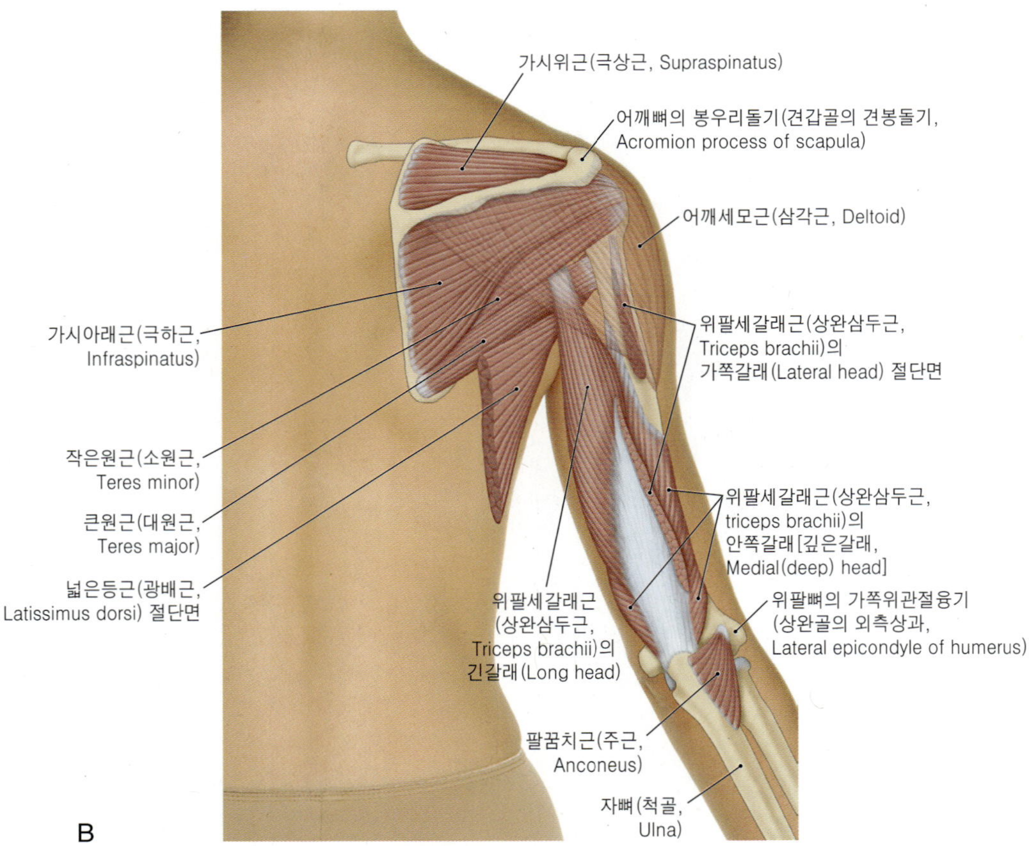


**그림 14-2.** 오른쪽 위팔 부위의 뒤쪽 그림. **A,** 표면 부위 그림. **B,** 어깨세모근을 투명하게 표시한 깊은 부위의 그림.

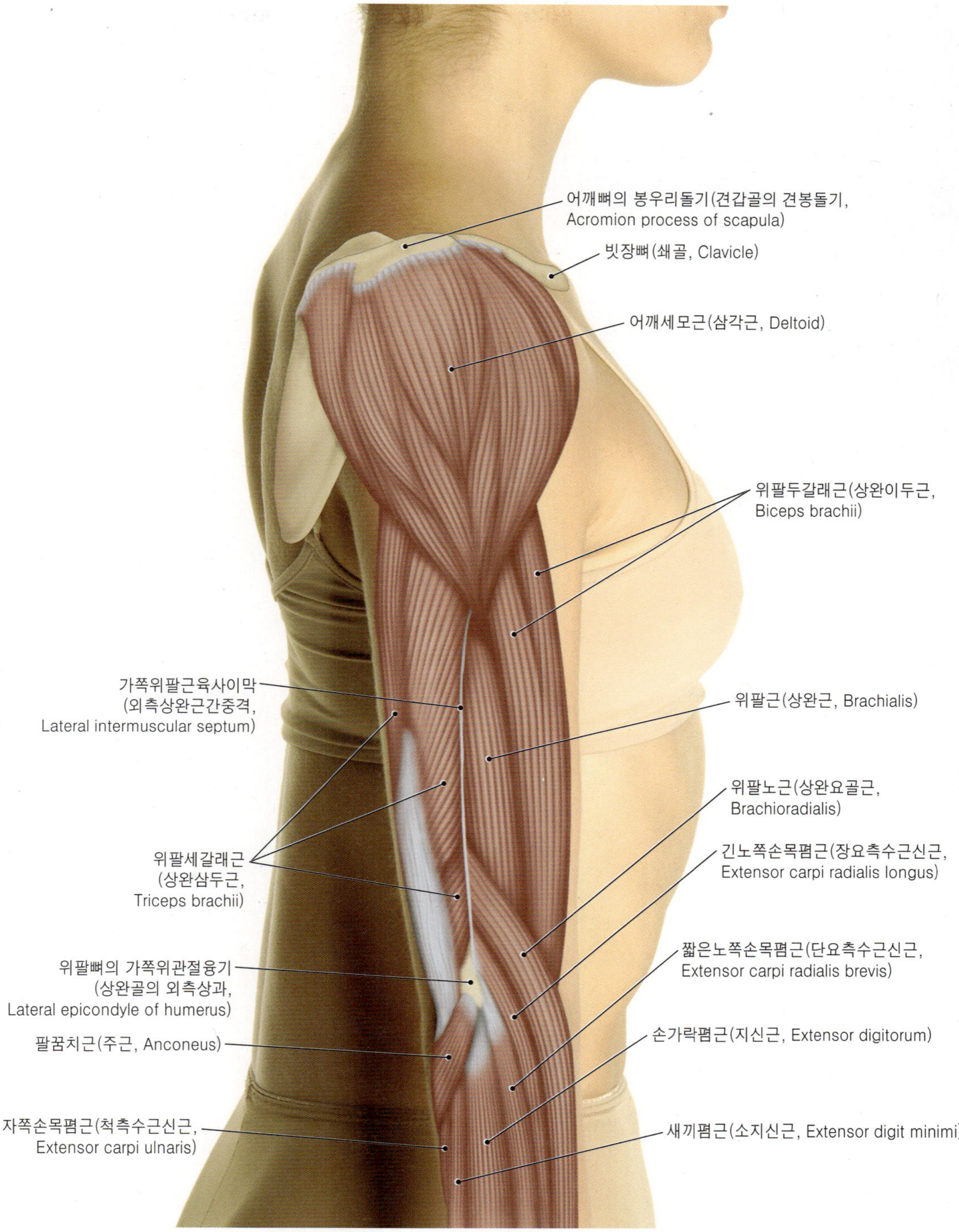


**그림 14-3.** 오른쪽 위팔 부위의 가쪽 그림.

14

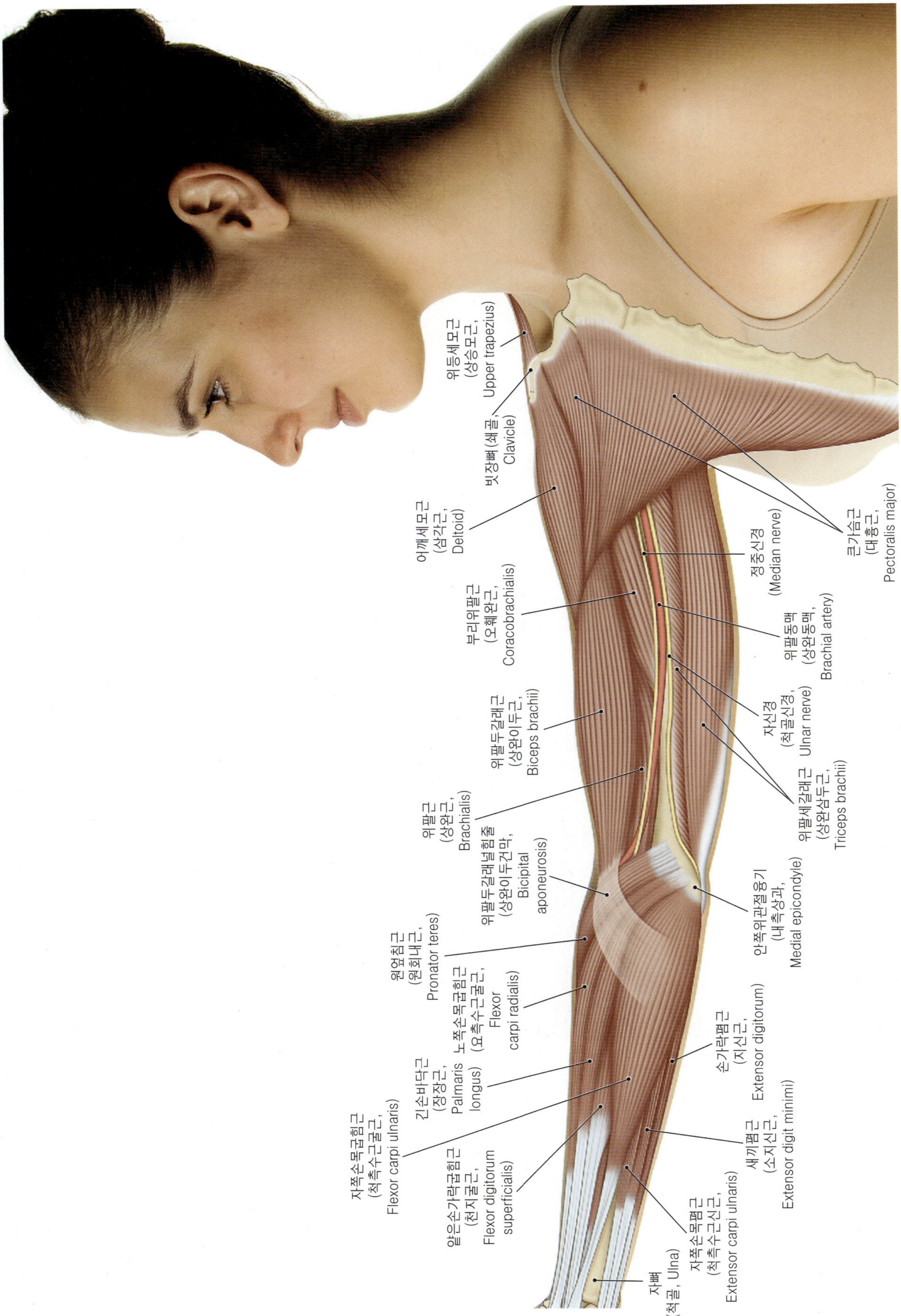


**그림 14-4.** 오른팔 부위의 안쪽 그림.

## 어깨세모근(삼각근, Deltoid) – 앉은 자세(Seated) *(계속)*

### 부착 부위

- □ 빗장뼈의 가쪽 1/3과 어깨뼈의 봉우리돌기와 어깨뼈가시(spine)에서 기시하여
- □ 위팔뼈의 세모근거친면(삼각근결절, deltoid tuberosity)에 부착되어 있다.

### 작용

전체 어깨세모근

- □ GH관절에서 팔을 벌린다(abduction).
- □ 어깨갈비관절과 GH관절에서 어깨뼈를 아래쪽으로 돌린다.

앞어깨세모근:

- □ GH관절에서 위팔을 굽힌다.
- □ GH관절에서 위팔을 안쪽으로 돌린다.
- □ GH관절에서 위팔을 수평으로 굽힌다.
- □ GH관절에서 위팔을 모은다(가장 아래 근육섬유).

뒤어깨세모근:

- □ GH관절에서 위팔을 편다.
- □ GH관절에서 위팔을 가쪽으로 돌린다.
- □ GH관절에서 위팔을 수평으로 편다.
- □ GH관절에서 위팔을 모은다(가장 아래 근육섬유).

#### 시작 자세(그림 14-6)

- 환자는 앉은 자세를 취한다.
- 치료사는 환자 뒤에 선다.
- 촉진하는 손은 어깨뼈 봉우리돌기의 바로 먼쪽 부위인 위팔 가쪽에 놓는다.
- 보조하는 손은 팔꿉관절의 바로 가까운 쪽인 위팔 아랫부분에 놓는다.

#### 촉진 과정

1. 전체 어깨세모근을 촉진하기 위해 환자가 GH관절에서 위팔을 저항에 반하여 벌리도록 한 뒤 어깨세모근의 수축을 느낀다.
2. 근육섬유에 대해 수직으로 가볍게 두드리면서, 어깨세모근의 먼쪽 부착 부위 쪽으로 계속 촉진해 간다(그림 14-7).
3. 앞어깨세모근을 분리하기 위해 촉진하는 손을 빗장뼈 가쪽 바로 아래쪽에 두고, 환자에게 GH관절에서 위팔을 저항에 대항하여 수평으로 굽히라고 한 뒤, 앞어깨세모근의 수축을 느낀다. 근육섬유에 수직으로 두드리면서 먼쪽 부착 부위까지 촉진해 간다(그림 14-8A).
4. 뒤어깨세모근을 분리하기 위해 촉진하는 손을 어깨뼈가시의 바로 아래쪽에 두고 환자에게 GH관절에서 위팔을 저항에 대항하여 수평으로 펴도록 한 뒤, 뒤어깨세모근의 수축을 느낀다. 근육섬유에 수직으로 두드리면서 먼쪽 부착 부위까지 촉진해 간다(그림 14-8B).
5. 전체 어깨세모근을 확인한 후 환자를 이완시키고 기초 긴장 상태를 촉진하여 평가한다.

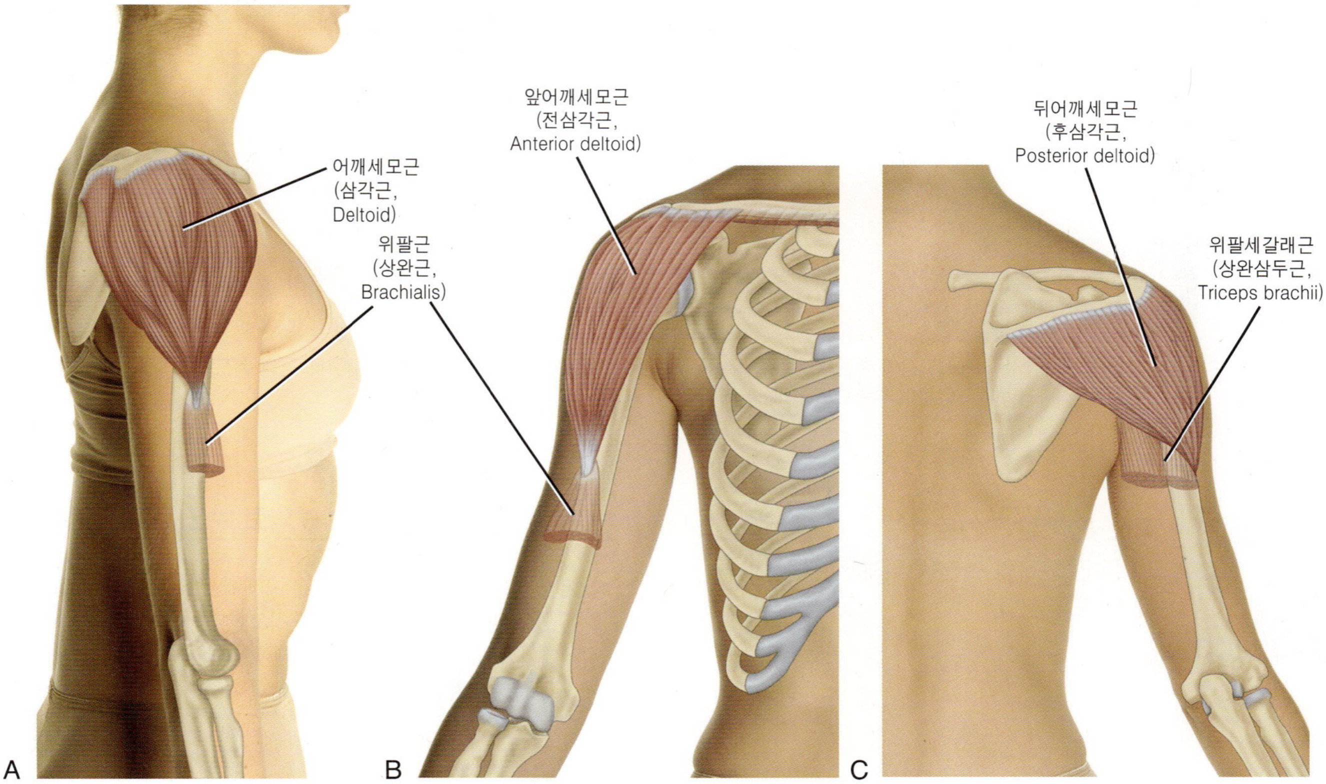


**그림 14-5.** 오른쪽 어깨세모근. **A,** 가쪽 그림. 위팔근의 몸쪽 끝부분이 투명하게 표시되어 있다. **B,** 앞쪽 그림. 큰가슴근과 위팔근의 몸쪽 끝부분이 투명하게 표시되어 있다. **C,** 뒤쪽 그림. 위팔세갈래근의 몸쪽 끝부분이 투명하게 표시되어 있다.

14

## 어깨세모근(삼각근, Deltoid) – 앉은 자세(Seated) *(계속)*

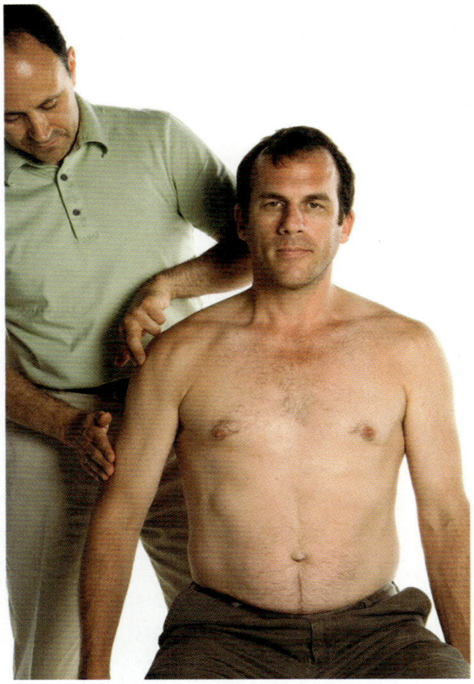

**그림 14-6.** 오른쪽 어깨세모근 촉진 시 앉은 자세에서의 시작 자세.

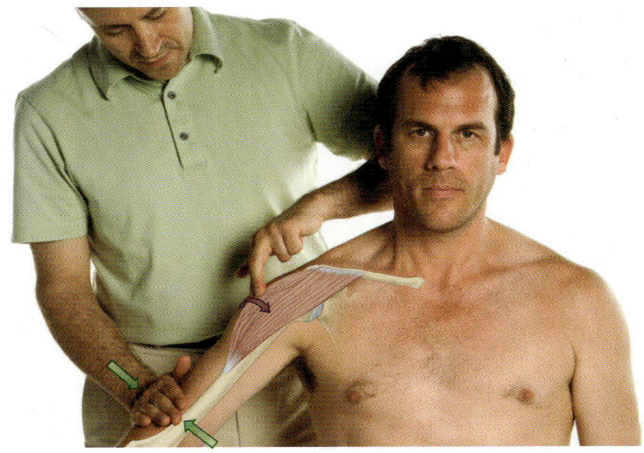

**그림 14-7.** 환자가 팔을 저항에 대항하여 벌릴 때 오른쪽 중간어깨세모근을 따라 내려가며 촉진한다.

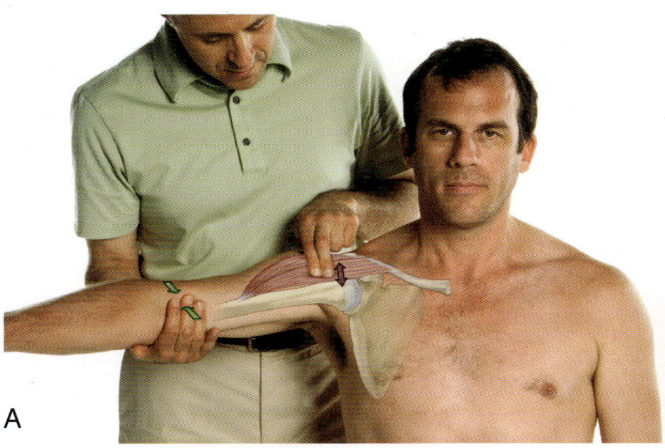

A

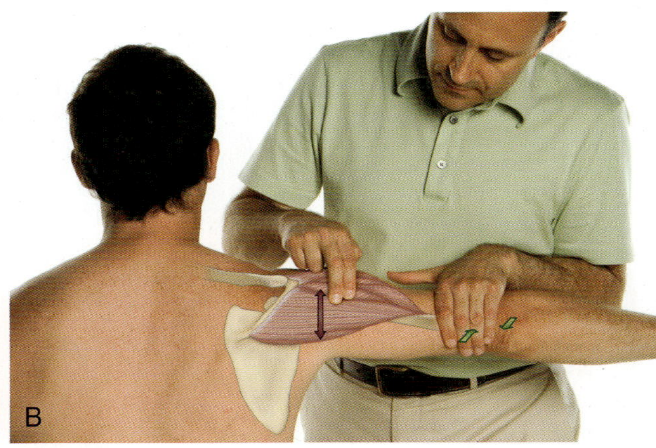

B

**그림 14-8.** 앞·뒤어깨세모근의 촉진. **A,** 환자가 팔을 저항에 대항하여 수평으로 굽힐 때 앞어깨세모근의 촉진. **B,** 환자가 팔을 저항에 대항하여 수평으로 펼 때 뒤어깨세모근의 촉진.

14

### 촉진 시 핵심 포인트

전체적인 근육의 촉진을 위해서는 벌림에 저항하도록 한다.

### 대안 촉진 자세 – 바로 누운 자세

앞어깨세모근은 환자가 바로 누운 자세에서 잘 촉진된다. Tour #1에 있는 앞어깨세모근의 촉진을 참고한다.
뒤어깨세모근은 환자가 엎드린 자세에서 잘 촉진된다. Tour #1에 있는 뒤어깨세모근의 촉진을 참고한다.

## 어깨세모근(삼각근, Deltoid) – 앉은 자세(Seated) (계속)

### 촉진 시 주의사항

1. 뒤어깨세모근은 대부분의 사람들이 인식하는 것보다 훨씬 더 안쪽으로 어깨뼈가시에 부착되어 있다. 거의 어깨뼈가시의 뿌리 부분까지 깊게 부착되어 있다.
2. 앞어깨세모근을 촉진하기 위해 GH관절에서 위팔을 수평으로 굽힐 때 큰가슴근의 빗장갈래도 수축한다. 이 두 근육 사이에는 눈에 보이고 만져지는 작은 고랑이 있기 때문에 그 사이를 경계 짓는 것이 어렵지 않다.
3. 어깨뼈는 정면에서 시상면 방향으로 약 30° 정도 기울어진 경사면에 위치하기 때문에 전체 어깨세모근에 의한 움직임은 반드시 순수한 벌림이 아니라 굽힘의 요소도 있다.

### 통증 유발점(Trigger points)

1. 어깨세모근의 통증 유발점은 근육의 급성과 만성적인 과사용(예: 장시간 동안 벌림 상태에서 팔을 들고 있음), 직접적인 외상(예: 운동 중 충격), 주사 및 가시위근이나 가시아래근의 통증 유발점에 의해 발생하거나 지속된다.
2. 어깨세모근의 통증 유발점은 GH관절에서 팔의 벌림 시 근력 약화를 유발할 수 있다.
3. 어깨세모근 통증 유발점의 연관통은 목갈비근, 가시위근, 가시아래근, 작은원근, 큰원근, 어깨밑근, 큰가슴근과 작은가슴근, 부리위팔근, 위팔두갈래근, 위팔세갈래근의 통증 유발점의 연관통과 구분되어야 한다.
4. 어깨세모근의 통증 유발점은 회전근개파열, 두갈래근힘줄염(bicipital tendinitis), 어깨세모근밑윤활낭염/봉우리밑윤활낭염(subdeltoid/subacromial bursitis), 위팔어깨관절염(glenohumeral arthritis)이나 봉우리빗장관절염(acromioclavicular joint arthritis), C5 신경근 압박 등으로 오진될 수 있다.
5. 관련 통증 유발점은 종종 큰가슴근의 빗장갈래, 가시위근, 위팔두갈래근, 작은원근, 가시아래근, 위팔세갈래근 및 넓은등근에서 발생한다.

14

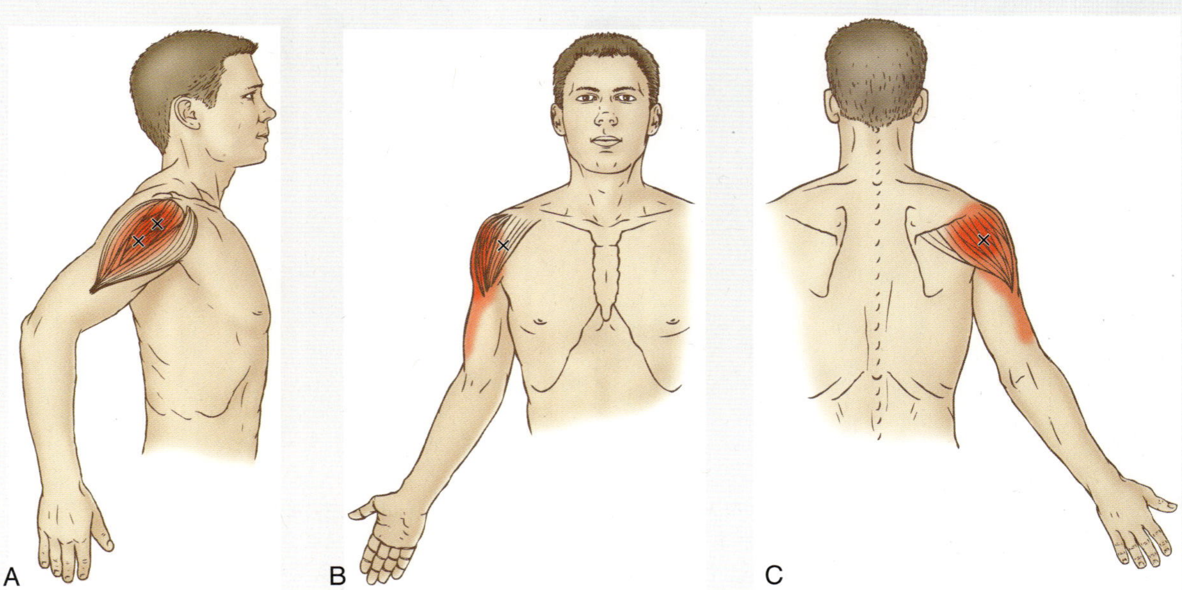


**그림 14–9.** 어깨세모근에 흔히 나타나는 통증 유발점과 그에 대응하는 연관통 부위. **A,** 중간어깨세모근. **B,** 앞어깨세모근. **C,** 뒤어깨세모근.

## 어깨세모근(삼각근, Deltoid) – 앉은 자세(Seated)

### 어깨세모근의 스트레칭(Stretching the deltoid)

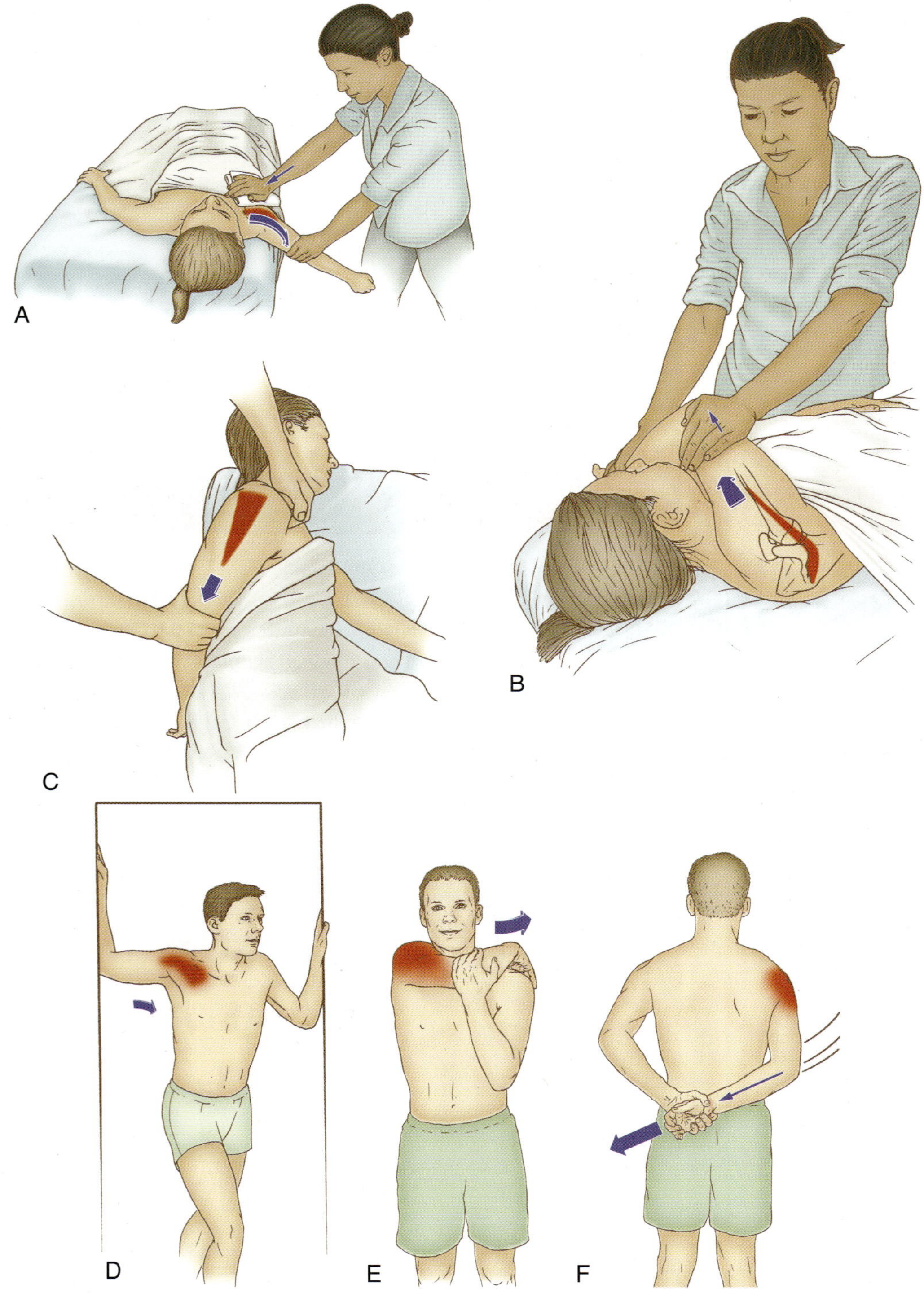




**그림 14–10.** 오른쪽 어깨세모근의 기능적 세 부분 스트레칭. **A~C,** 앞·중간·뒤어깨세모근의 치료사 보조 스트레칭. **A,** 팔을 90°로 벌리고 수평으로 뻗는다. 환자의 몸통/어깨이음대는 치료사의 오른손으로 고정된다. 편안함을 위해 쿠션을 사용한다. **B,** 환자의 오른팔은 수평으로 구부리고 몸통은 앞을 향하게 한다. **C,** 환자는 옆으로 누운 상태에서 팔을 펴고 몸 뒤로 떨어뜨려 모은다. **D~F,** 각각 앞·중간·뒤어깨세모근의 자가 관리 스트레칭. **D,** 환자는 문틀에 아래팔을 대고 누르며 같은쪽 발로 안으로 들어서서 몸을 기울인다. **E,** 환자는 몸 앞쪽으로 팔을 당긴다. **F,** 환자는 팔을 몸 뒤로 잡아당긴다. 참고: 또 다른 중간어깨세모근 스트레칭에 대해서는 그림 11–50B를 참조한다.

## 위팔두갈래근(상완이두근, Biceps brachii) – 앉은 자세(Seated) *(계속)*

### 부착 부위

- □ 어깨뼈의 관절위결절(긴갈래)과 부리돌기(짧은갈래)에서 기시하여
- □ 노뼈거친면(요골결절, radial tuberosity)과 모든 손가락굽힘근 힘줄(common flexor tendon)을 덮는 깊은 근막에 부착되어 있다.

### 작용

- □ 팔꿉관절에서 아래팔을 굽힌다.
- □ 노자관절에서 아래팔을 뒤침(회외)한다.
- □ GH관절에서 위팔을 굽힌다.
- □ 긴갈래는 GH관절에서 위팔을 벌린다.
- □ 짧은갈래는 GH관절에서 위팔을 모은다.

#### 시작 자세(그림 14–12)

- 환자는 앉은 자세로 위팔을 이완시키고 아래팔은 충분히 뒤집어 허벅지에 올려놓는다.
- 치료사는 환자의 옆쪽에서 환자를 향한다.
- 앞쪽 팔의 중앙에 촉진하는 손을 올려놓는다.
- 보조하는 손은 손목관절 바로 위쪽, 앞쪽 아래팔의 먼쪽 부위에 올려놓는다.

#### 촉진 과정

1. 환자에게 팔꿉관절에서 약하거나 중등도의 저항에 대항하여 아래팔을 굽히도록 한 뒤 위팔두갈래근의 수축을 느낀다(그림 14–13).
2. 근육섬유에 수직으로 두드리면서 먼저 노뼈(요골, radius)의 먼쪽 힘줄을 촉진한다. 그런 다음 가능한 한 몸쪽 부착 부위를 향해 촉진한다.
3. 위팔두갈래근의 위치를 확인한 다음, 환자를 이완시키고 기초 긴장 상태를 촉진하여 평가한다.

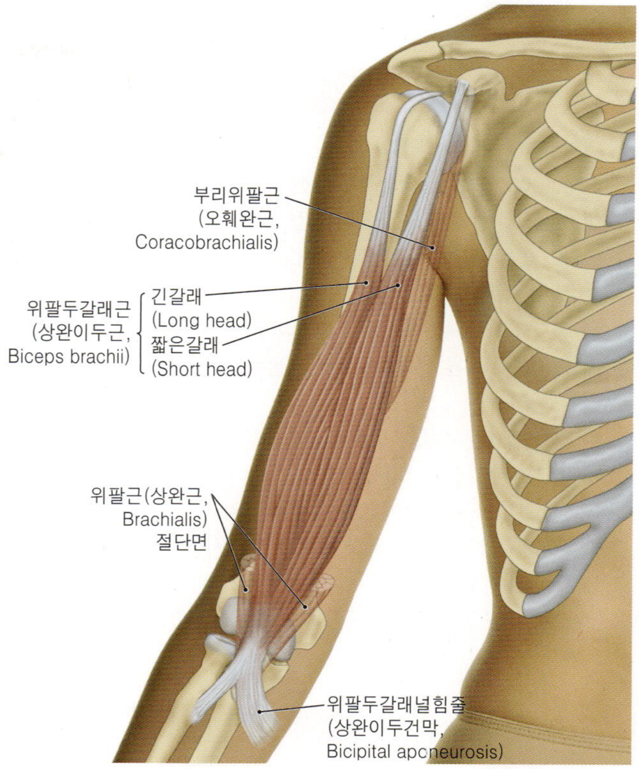


**그림 14–11.** 오른쪽 위팔두갈래근의 앞쪽 그림. 부리위팔근과 위팔근의 먼쪽 끝부분이 투명하게 표시되어 있다.

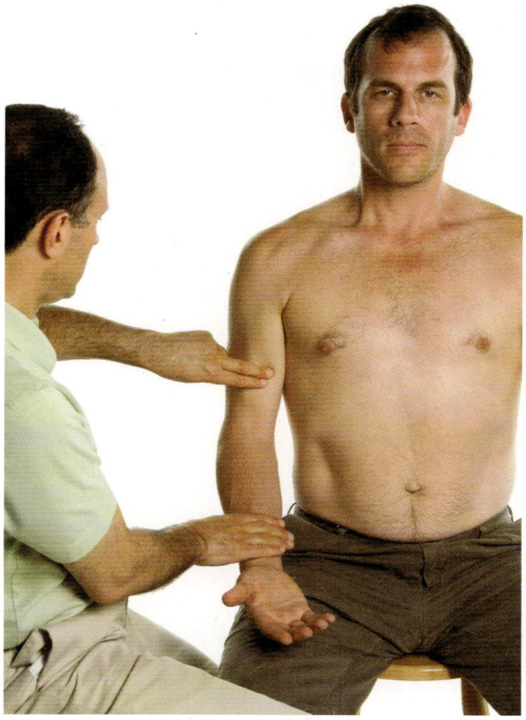

**그림 14–12.** 오른쪽 위팔두갈래근 촉진 시 앉은 자세에서의 시작 자세.

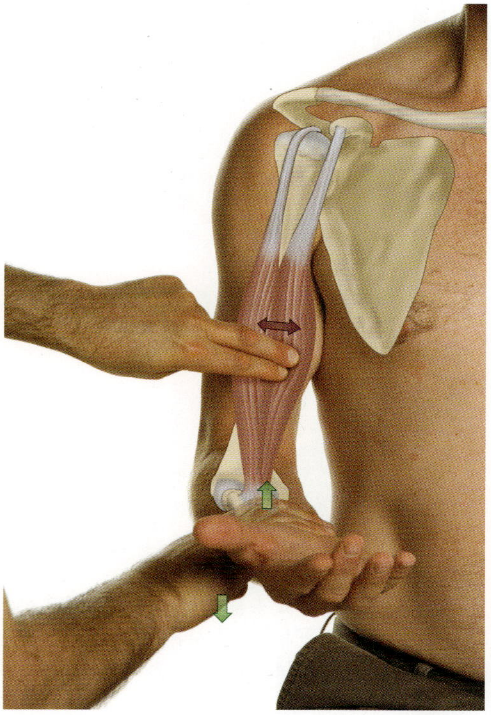

**그림 14–13.** 환자가 저항에 대항하여 팔꿉관절에서 아래팔을 굽힐 때 오른쪽 위팔두갈래근을 촉진한다.

14

## 위팔두갈래근(상완이두근, Biceps brachii) - 앉은 자세(Seated) (계속)

### 촉진 시 주의사항

1. 위팔두갈래근은 아래팔의 굽힘근(flexor)이면서 뒤침근(회외근, supinator)이기 때문에 아래팔이 완전히 뒤침되었을 때 저항에 대항하여 아래팔을 굽히게 하는 것이 가장 좋다.
2. 환자의 팔을 충분히 이완시켜 내려놓는 것(수직으로 매달려 있게 하는 것)이 중요하다. 그렇지 않으면, GH관절에서 팔의 굽힘근이 수축을 유지하기 위해 수축해야 하며 이러한 근육의 수축으로 인해 팔의 몸쪽에서 다른 근육들로부터 위팔두갈래근을 구별하기가 더 어려워진다.
3. 위팔두갈래근은 수축한 상태에서 촉진할 수도 있고 이완시킨 상태에서 촉진하기도 쉽다. 이완되었을 때 위팔두갈래근은 일반적으로 밑에 있는 근육에서 부드럽게 꼬집어낼 수 있다. 또한 팔이 이완되었을 때 위팔두갈래근과 팔 가쪽에 있는 위팔근 사이의 고랑을 느낄 수 있다(그림 14-14A).
4. 위팔두갈래근은 대부분의 사람들이 생각하는 것만큼 넓지 않다. 위팔두갈래근은 전체 앞쪽 팔을 덮지 않는다. 팔의 앞쪽 가쪽 부위의 대부분은 위팔근으로 구성되어 있다(그림 14-1 참조).
5. 위팔뼈의 안쪽위관절융기 근처에 있는 손가락굽힘근 힘줄(common flexor tendon) 위에 있는 연조직에 붙어 있는 위팔두갈래근의 먼쪽 부위 널힘줄(distal aponeurosis)은 종종 촉진되어 인접한 연조직에서 구별될 수 있다.
6. 어깨뼈 부리돌기에 부착하는 위팔두갈래근의 몸쪽 부착부는 큰가슴근과 앞어깨세모근에 깊숙이 도달하여 겨드랑이를 통해 촉진할 수 있다. 이를 위해서는 큰가슴근과 앞어깨세모근이 느슨해지고 이완되어야 한다. 수동으로 위팔을 굽힌 뒤 치료사가 이를 받쳐 준다(그림 14-14B). 그리고 촉진하는 손가락으로 부리돌기를 향하여 천천히 접근하면 된다. 위팔두갈래근 긴갈래의 몸쪽 힘줄도 몸쪽으로는 아니지만, 이와 같은 방법으로 촉진된다(그림 14-14B). 어깨뼈의 어깨뼈 관절위결절(supraglenoid tubercle) 부착 부위는 만져지지 않는다.

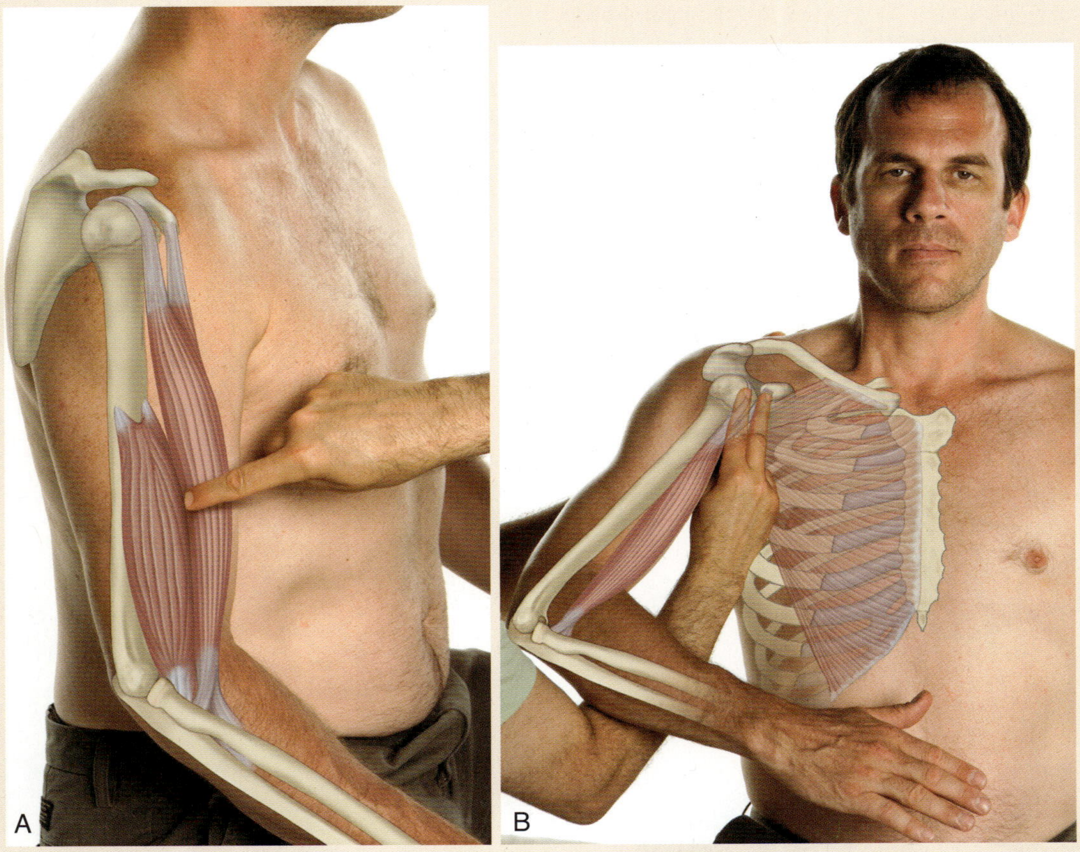


**그림 14-14.** 오른쪽 위팔두갈래근의 몸쪽 부위 힘줄과 가쪽 경계를 촉진한다. **A,** 이 근육들이 이완되었을 때 위팔두갈래근과 위팔근 사이의 경계를 촉진한다. **B,** 겨드랑이에서 큰가슴근(투명하게 표시되어 있음)과 앞어깨세모근(보이지 않음)에 깊숙이 있는 위팔두갈래근의 몸쪽 부위 힘줄을 촉진한다.

## 위팔두갈래근(상완이두근, Biceps brachii) – 앉은 자세(Seated) *(계속)*

### 통증 유발점(Trigger points)

1. 위팔두갈래근의 통증 유발점은 근육의 급·만성 과사용(예: 노자관절에서 아래팔을 완전히 뒤집은 상태로 무거운 물건을 들어 올리거나 수동 스크루 드라이버를 장시간 사용하였을 때)이나 가시아래근에 통증 유발점이 있을 때 발생하거나 지속된다.
2. 위팔두갈래근의 통증 유발점은 얕고 둔한 통증을 유발하거나 팔꿉관절의 폄을 제한할 수 있다.
3. 위팔두갈래근의 연관통은 어깨세모근, 부리위팔근, 위팔근, 뒤침근(회외근), 큰가슴근 및 작은가슴근, 빗장밑근, 가시아래근, 어깨밑근, 목갈비근에 있는 통증 유발점의 연관통과 감별하여야 한다.
4. 위팔두갈래근의 통증 유발점은 두갈래근 힘줄염, 어깨세모근밑윤활낭염/봉우리밑윤활낭염, GH관절 관절염 또는 C5 신경근 압박으로 오진될 수 있다.
5. 관련 통증 유발점은 위팔근, 부리위팔근, 뒤침근, 위팔세갈래근, 앞어깨세모근, 가시위근, 위등세모근에서 발생한다.

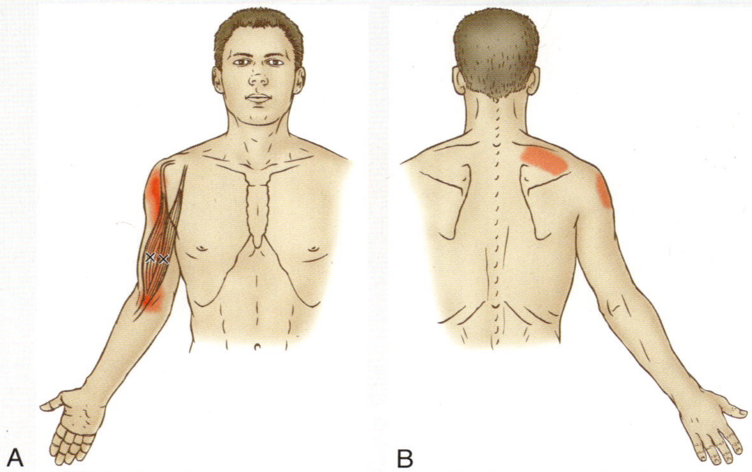


**그림 14-15. A,** 위팔두갈래근의 흔한 통증 유발점과 그에 대응하는 연관통 부위를 보여 주는 앞쪽 그림, **B,** 연관통 부위의 나머지를 보여 주는 뒤쪽 그림.



### 촉진 시 핵심 포인트

아래팔을 충분히 뒤친 상태에서 저항에 대항하여 아래팔을 굽힌다.

### 대안 촉진 자세 – 바로 누운 자세

위팔두갈래근은 바로 누운 자세에서도 쉽게 촉진되는데, 앉은 자세에서와 같은 방법으로 시행한다.

# 위팔두갈래근(상완이두근, Biceps brachii) – 앉은 자세(Seated)

## 위팔두갈래근의 스트레칭(Stretching the biceps brachii)

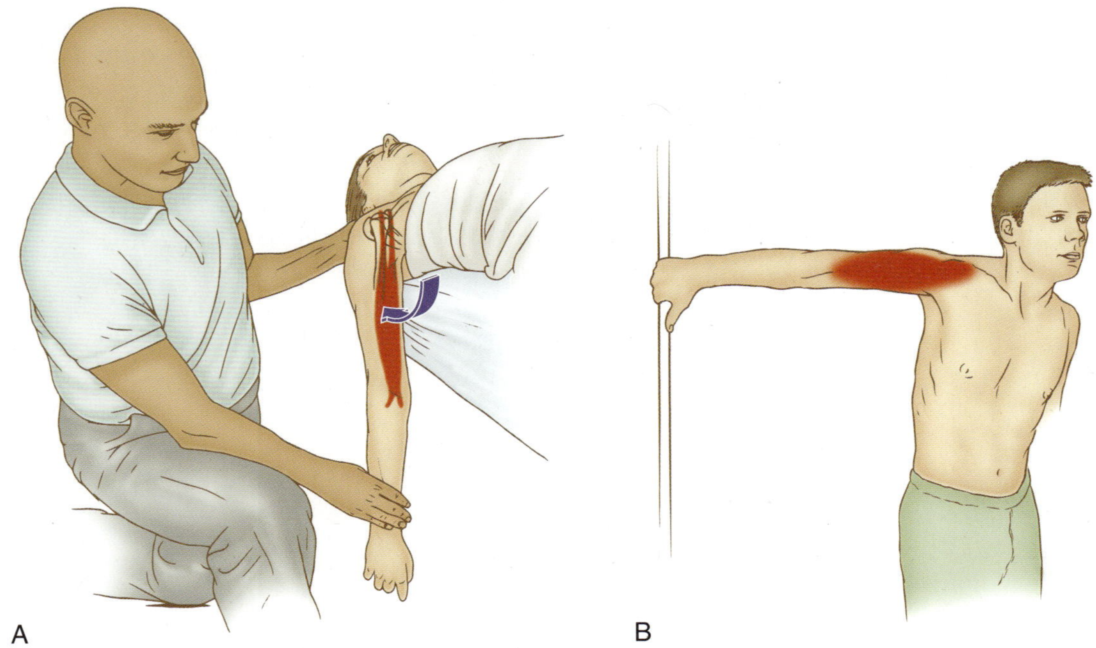


**그림 14-16.** 오른쪽 위팔두갈래근의 스트레칭. 아래팔이 완전히 엎친 상태에서 팔꿉관절을 완전히 편다. **A,** 치료사 보조 스트레칭. 치료사는 환자의 아래팔을 잡고 팔을 최대로 펴면서 뒤로 가져간다. 치료사는 다른 손으로 환자의 어깨이음대를 고정한다. **B.** 자가 관리 스트레칭. 환자는 문틀을 잡고 몸을 기울인다.

## 위팔근(상완근, Brachialis) – 앉은 자세(Seated) *(계속)*

### 부착 부위

- □ 위팔뼈 앞쪽면의 먼쪽 1/2[세모근거친면(deltoid tuberosity) 바로 아래에서 시작]에서 기시하여
- □ 자뼈의 융기 및 갈고리돌기에 부착되어 있다.

### 작용

- □ 팔꿉관절에서 아래팔을 굽힌다.

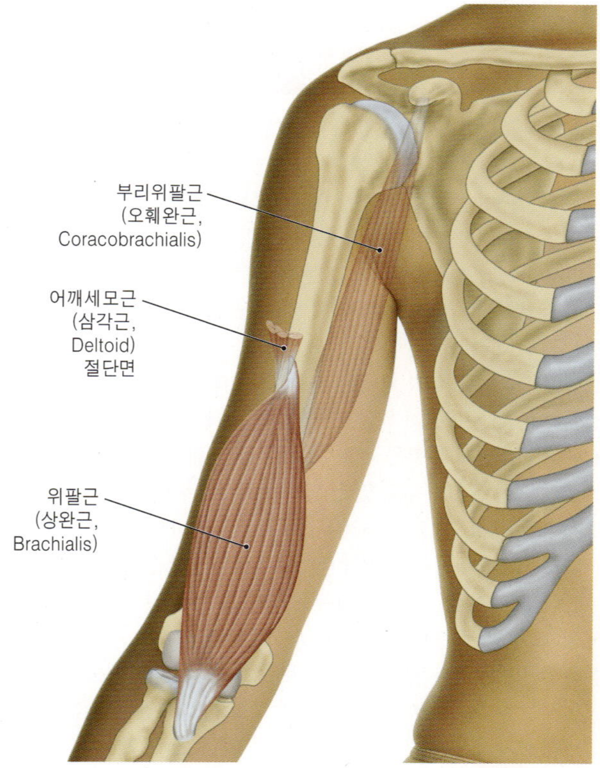


**그림 14–17.** 오른쪽 위팔근의 앞쪽 그림. 부리위팔근과 어깨세모근의 먼쪽 끝부분은 투명하게 표시되어 있다.

#### 시작 자세(그림 14–18)

- 환자는 앉은 자세로 팔을 이완시키고 아래팔은 완전히 엎친 상태로 허벅지 위에 올려놓는다.
- 치료사는 환자의 옆에 앉아서 환자를 향한다.
- 촉진하는 손은 위팔의 앞가쪽에 올려놓는다(위팔두갈래근의 바로 뒤쪽).
- 보조하는 손은 환자의 아래팔 앞쪽 말단 부위, 손목관절 바로 위쪽에 올려놓는다.

#### 촉진 과정

1. 환자에게 팔꿉관절에서 아래팔을 적당한 힘에 대항하여 굽히라고 (아래팔을 충분히 엎친 상태에서) 한 뒤, 위팔근의 수축을 느낀다 (그림 14–19).
2. 근육섬유에 수직으로 두드리면서 위팔근 가쪽의 몸쪽 부착과 먼쪽 부착을 촉진한다.
3. 앞선 두 과정은 위팔근이 수축할 때, 이완된 위팔두갈래근을 통해 위팔근의 앞쪽 부분을 촉진하는 데에도 사용할 수 있다.
4. 위팔근을 확인하면 환자가 이를 이완시키고 기초 긴장 상태를 촉진하여 평가한다.

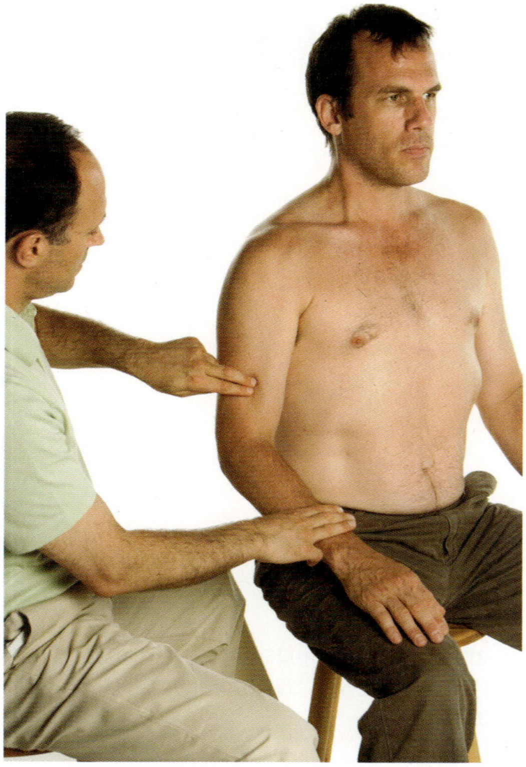

**그림 14–18.** 오른쪽 위팔근 촉진 시 앉은 자세에서의 시작 자세.

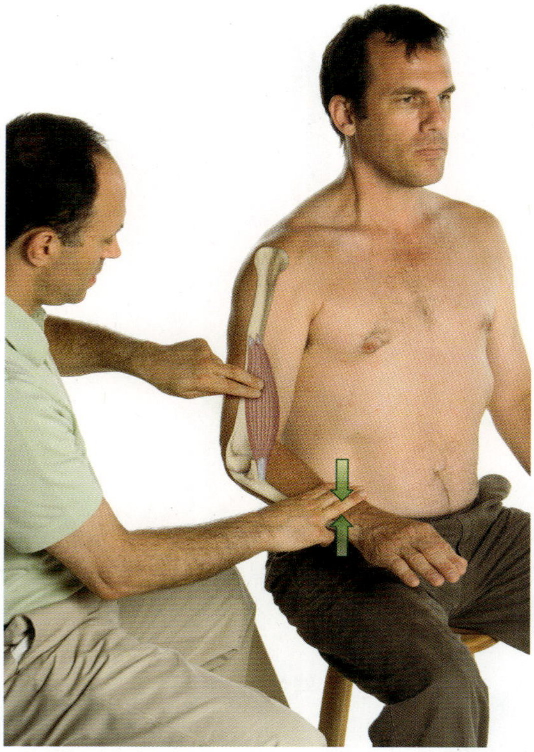

**그림 14–19.** 환자가 아래팔을 완전히 엎친 상태에서 팔꿉관절에서 약간의 저항에 대항하여 아래팔을 구부릴 때 오른쪽 위팔근을 촉진한다.

## 위팔근(상완근, Brachialis) – 앉은 자세(Seated) *(계속)*

### 촉진 시 주의사항

1. 위팔근은 아래팔의 엎침이나 뒤침에 관계없이 팔꿉관절에서 아래팔을 구부릴 수 있다. 아래팔을 엎친 상태에서 위팔근(가쪽 또는 앞쪽)을 촉진하는 것이 중요한 이유는 상호 억제를 통해 위팔두갈래근을 이완시키기 때문이다(위팔두갈래근은 아래팔의 뒤침근이다). 그러나 아래팔 굽힘 시 가해지는 저항은 적당해야 하며, 상호 억제가 무효화되어 위팔두갈래근이 수축하도록 동원되면 위팔근의 촉진이 더 어려워진다.
2. 위팔근의 몸쪽 부착 부위는 위팔뼈의 어깨세모근 결절 주위에 위치하며, 이 구조물이 위팔근을 확인하는 데 도움이 된다.
3. 위팔근의 앞쪽 부분은 위팔두갈래근을 통해 촉진하기 어렵다. 오히려 직접 촉진될 수도 있다. 환자의 완전히 뒤침된 아래팔을 수동적으로 약 45° 정도 구부려 위팔두갈래근을 이완하고 느슨하게 한다. 이때 이 두 근육 사이의 경계를 찾아 위팔두갈래근을 안쪽으로 민다. 이제 위팔근의 앞쪽 부분을 바로 촉진하기 위해 위팔뼈 축을 향해 뒤쪽으로 촉진한다(그림 14–20).
4. 위팔근의 안쪽 부분은 부분적으로 얕아서 팔 안쪽의 먼쪽 1/2에서 만져질 수 있다. 여기에서의 촉진은 위팔동맥과 정중신경 및 자신경이 존재하기 때문에 신중하게 이루어져야 한다(그림 14–4 참조).
5. 자뼈 부착 부위까지 위팔근을 촉진하는 것은 어렵다.

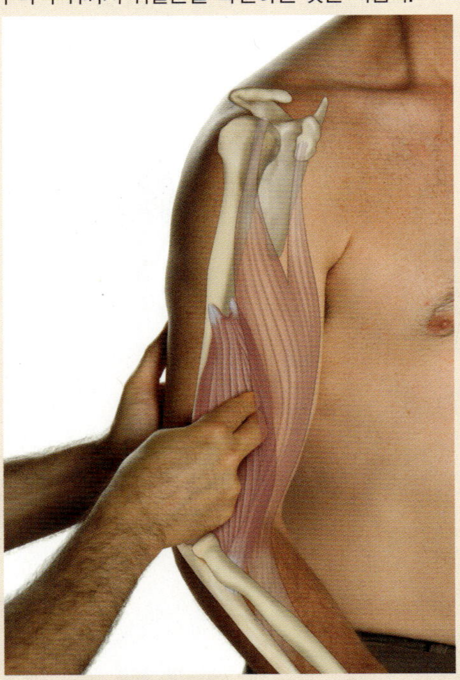

**그림 14–20.** 오른쪽 위팔근의 앞쪽 부위로 접근하기 위해 위팔두갈래근을 안쪽으로 밀어낸다.

### 촉진 시 핵심 포인트

아래팔을 완전히 엎친 상태에서 가벼운 저항에 반하여 굽힌다.

### 대안 촉진 자세 – 바로 누운 자세

위팔근은 환자가 바로 누운 자세에서도 쉽게 촉진되는데, 앉은 자세와 같은 방법으로 시행한다.

### 통증 유발점(Trigger points)

1. 위팔근의 통증 유발점은 종종 근육의 급성 또는 만성 과사용(예: 특히 아래팔을 완전히 엎친 상태에서 무거운 물건을 들었을 때), 장기적인 근육의 단축(예: 팔꿉관절을 완전히 구부린 채로 수면)으로 인해 발생하거나 지속된다.
2. 위팔근의 통증 유발점은 엄지손가락의 시린 통증이나 노신경 포획(radial nerve entrapment)을 유발할 수 있다.
3. 위팔근 통증 유발점의 연관통은 위팔노근(brachioradialis), 빗장밑근, 긴노쪽손목폄근(extensor carpi radialis longus), 원엎침근(원회내근, pronator teres), 뒤침근, 엄지모음근(무지내전근, adductor pollicis), 엄지맞섬근(무지대립근, opponens pollicis), 목갈비근의 통증 유발점의 연관통과 감별되어야 한다.
4. 위팔근의 통증 유발점은 두갈래근힘줄염, 가시위근힘줄염, C5 또는 C6 신경 압박, 손목터널증후군(carpal tunnel syndrome)으로 오진될 수 있다.
5. 관련된 통증 유발점은 위팔두갈래근, 위팔노근, 뒤침근, 엄지모음근에서 종종 발생한다.

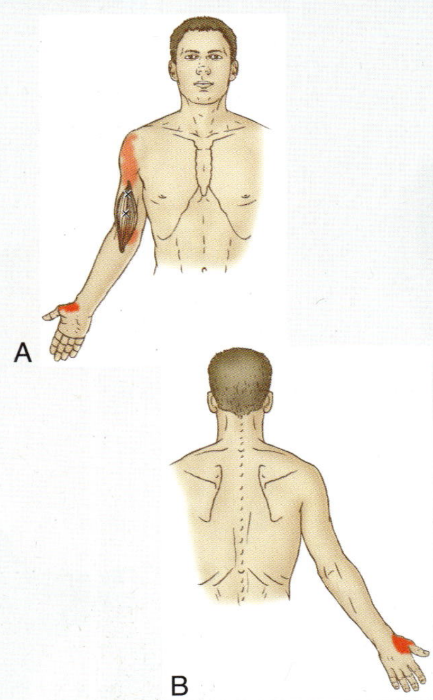


**그림 14–21.** **A,** 위팔근에 흔히 나타나는 통증 유발점과 그에 대응하는 연관통 부위를 보여 주는 앞쪽 그림. **B,** 연관통 부위의 나머지를 보여 주는 뒤쪽 그림.

## 위팔근(상완근, Brachialis) – 앉은 자세(Seated)

### 위팔근의 스트레칭(Stretching the brachialis)

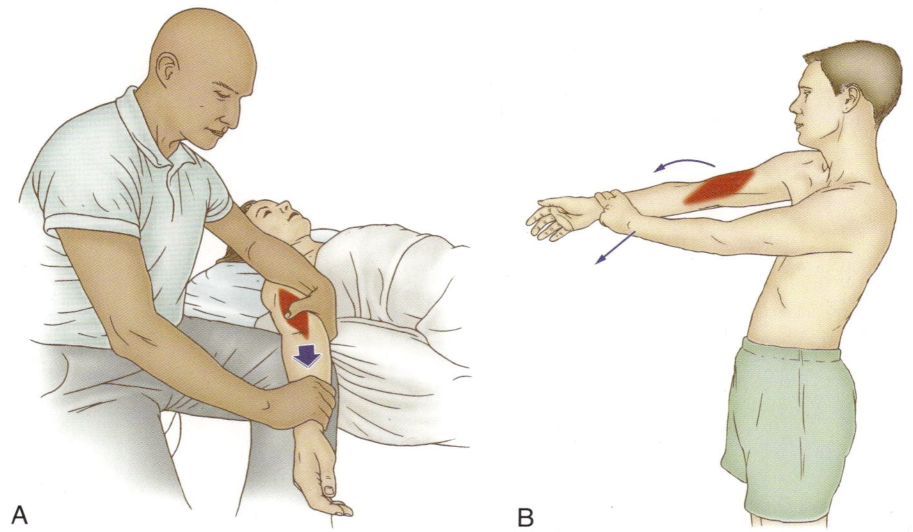

그림 14-22. 오른쪽 위팔근의 스트레칭. 환자의 아래팔은 완전 뒤침과 엎침의 중간 위치에 두고 팔꿉관절을 완전히 편다. A, 치료사 보조 스트레칭. 치료사의 무릎은 환자의 팔꿉관절을 최대한 펴기 위한 받침대로 사용한다. B, 자가관리 스트레칭. 환자의 다른 손은 팔꿉관절을 최대한 펴기 위해 사용된다.

### 인접 근육(Detour)

**위팔노근(상완요골근, brachioradialis)**

팔꿉관절에서 아래팔의 주요한 3대 굽힘근(위팔두갈래근, 위팔근 및 위팔노근)은 모두 팔꿉관절에서 아래팔이 저항에 대항하여 굽혔을 때 촉진된다. 차이점은 아래팔을 완전히 뒤친(supination) 상태에서 위팔두갈래근이 촉진된다는 것이다. 위팔근은 아래팔이 완전히 엎친 상태에서 촉진되며, 위팔노근은 아래팔의 완전 엎침과 완전 뒤침 사이의 중간 위치에서 촉진된다.

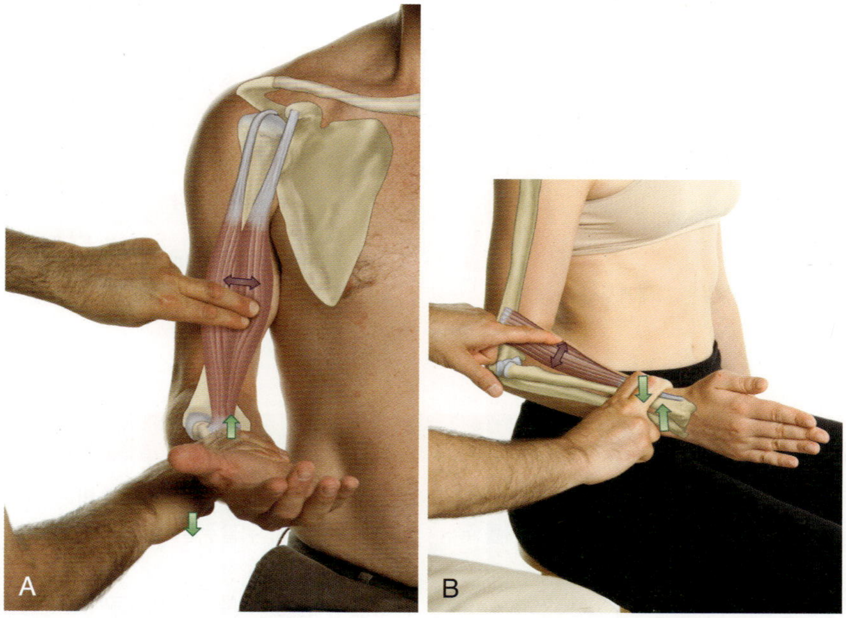

그림 14-23. 오른쪽 위팔두갈래근과 위팔노근의 촉진. A, 환자의 아래팔을 완전히 뒤친 상태에서 위팔두갈래근을 촉진한다. B, 환자의 아래팔을 완전 뒤침과 엎침의 중간에 위치시켜 위팔노근을 촉진한다.

## 부리위팔근(오훼완근, Coracobrachialis) – 앉은 자세(Seated) *(계속)*

### 부착 부위

- □ 어깨뼈의 부리돌기(오훼돌기)에서 기시하여
- □ 위팔뼈 축의 안쪽 중간 1/3 지점에 부착되어 있다.

### 작용

- □ GH관절에서 위팔을 굽힌다.
- □ GH관절에서 위팔을 모은다.
- □ GH관절에서 위팔을 수평으로 굽힌다.

#### 시작 자세(그림 14-25)

- 환자는 앉아서 팔을 90°로 벌려 GH관절에서 옆으로 돌리고 아래팔은 팔꿉관절에서 약 90°로 굽히고 자세를 취한다.
- 치료사는 환자 앞에 앉거나 선다.
- 촉진하는 손은 환자 팔의 몸쪽 절반의 안쪽면에 올려놓는다.
- 보조하는 손은 팔꿉관절 바로 위, 환자 팔의 말단 부분에 놓는다.

#### 촉진 과정

1. GH관절에서 환자의 팔을 저항에 대항하여 수평으로 굽히게 한 뒤, 부리위팔근의 수축을 느낀다(그림 14-26).
2. 근육섬유에 수직으로 두드리면서 부착 부위에서 부착 부위로 촉진한다.
3. 부리위팔근을 확인한 후 환자에게 그 근육을 이완시키고 기초 긴장 상태를 촉진하여 평가한다.

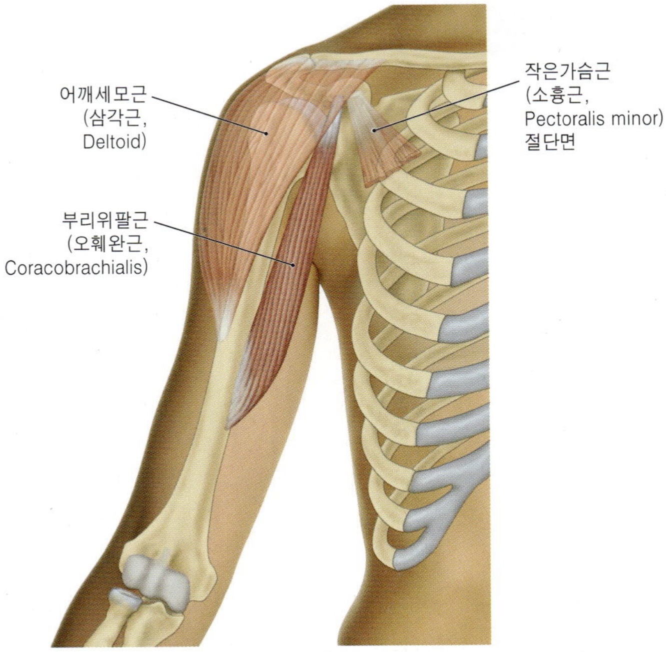


**그림 14-24.** 오른쪽 부리위팔근의 앞쪽 그림. 어깨세모근과 작은가슴근의 몸쪽 끝부분은 투명하게 표시되어 있다.

14

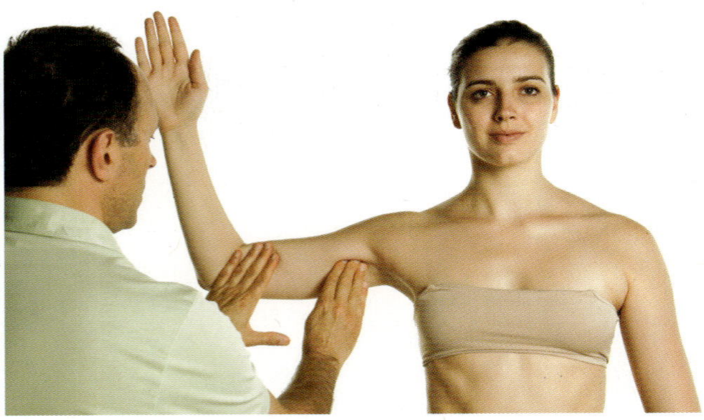

**그림 14-25.** 오른쪽 부리위팔근 촉진 시 앉은 자세에서의 시작 자세.

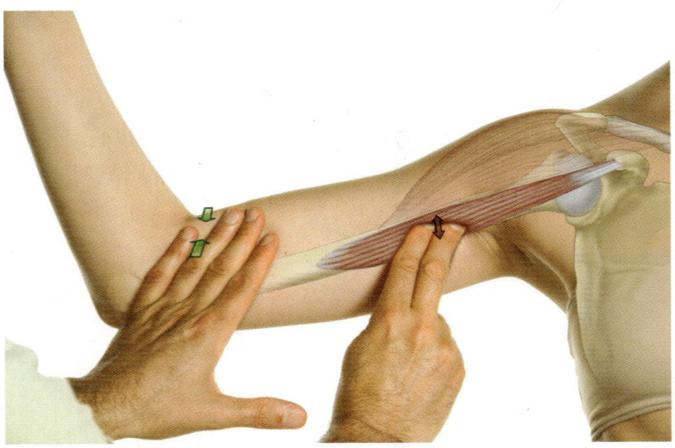

**그림 14-26.** 환자가 저항에 대항하여 GH관절에서 팔을 수평으로 구부릴 때, 오른쪽 부리위팔근을 촉진한다. 참고: 어깨세모근은 투명하게 표시되어 있다.

### 촉진 시 주의사항

1. 위팔두갈래근의 짧은갈래와 부리위팔근을 쉽게 식별하려면 아래팔을 수동적으로 90° 이상 구부려 위팔두갈래근이 이완된 상태를 유지하는 것이 중요하다.
2. 부리위팔근에 있는지, 위팔두갈래근의 짧은갈래에 있는지 의문이 가는 경우 환자에게 팔꿉관절에서 아래팔을 저항에 대항하여 굽혀 보도록 한다. 이것은 위팔두갈래근의 짧은갈래를 수축시키지만 부리위팔근은 수축시키지 않는다. 이 두 근육이 겹치는 부분에서는 부리위팔근이 위팔두갈래근의 짧은갈래보다 좀 더 깊은 부위(뒤쪽)에 위치한다.
3. 부리위팔근의 촉진은 위팔동맥과 정중신경, 자신경, 근육피부신경(musculocutaneous nerve)이 존재하기 때문에 신중하게 이루어져야 한다(그림 14-4 참조).

## 부리위팔근(오훼완근, Coracobrachialis) – 앉은 자세(Seated) *(계속)*

### 통증 유발점(Trigger points)

1. 부리위팔근의 통증 유발점은 근육의 급성 또는 만성적인 과사용(예: 몸 앞에서 무거운 물건 들기) 또는 협동근(synergistic muscles)에 통증 유발점이 있을 때 발생하거나 지속된다.
2. 부리위팔근의 통증 유발점은 심한 통증, 제한된 GH관절 운동(벌림 및 폄), 근육피부신경 포착을 유발할 수 있다.
3. 부리위팔근 통증 유발점의 연관통은 위팔두갈래근, 위팔세갈래근, 목갈비근, 가시위근, 가시아래근, 앞어깨세모근, 큰가슴근 및 작은 가슴근, 긴노쪽손목폄근, 손가락폄근, 집게폄근(시지신근, extensor indicis), 둘째 등쪽뼈사이근(second dorsal interosseus manus)의 통증 유발점의 연관통과 감별되어야 한다.
4. 부리위팔근의 통증 유발점은 종종 손목터널증후군, 어깨세모근밑윤활낭염/봉우리밑윤활낭염, 봉우리빗장관절염, 가시위근힘줄염, C5, C6, C7 신경 압박으로 오진될 수 있다.
5. 관련 통증 유발점은 앞어깨세모근, 위팔두갈래근, 큰가슴근, 위팔세갈래근의 긴갈래에서 종종 발생한다.

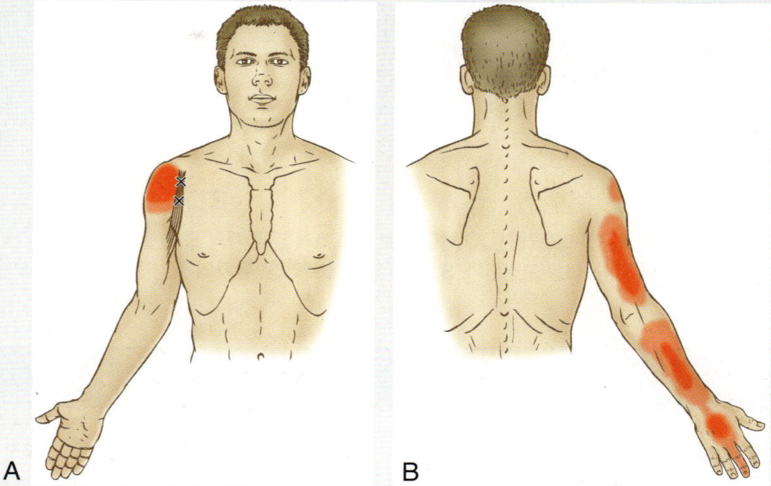


**그림 14-27. A,** 부리위팔근의 흔한 통증 유발점과 그에 대응하는 연관통 부위를 보여 주는 앞쪽 그림. **B,** 연관통 부위의 나머지를 보여 주는 뒤쪽 그림.

14

### 대안 촉진 자세 – 바로 누운 자세

부리위팔근은 환자가 바로 누운 자세에서도 촉진할 수 있다. 앉은 자세와 같은 방법으로 시행한다.

### 촉진 시 핵심 포인트

팔꿉관절을 굽힌 상태에서 팔을 저항에 대항하여 수평으로 굽힌다.

## 부리위팔근(오훼완근, Coracobrachialis) – 앉은 자세(Seated)

### 부리위팔근의 스트레칭(Stretching the coracobrachialis)

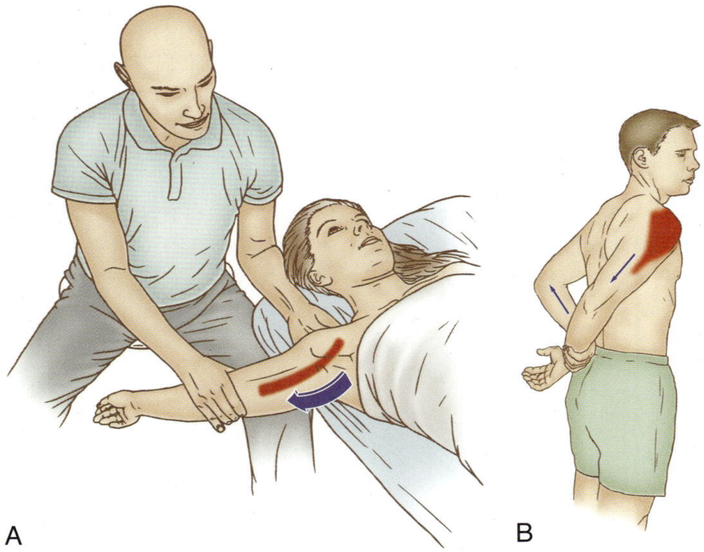


**그림 14-28.** 오른쪽 부리위팔근의 스트레칭. **A,** 치료사 보조 스트레칭. 환자의 팔을 벌리고 펴진 상태로 돌아간다. 치료사의 왼손이 환자의 어깨이음대를 고정한다. **B,** 자가 관리 스트레칭. 환자의 팔을 몸 뒤로 펴고 모은다.

### 인접 근육(Detour)

**어깨밑근, 넓은등근, 큰원근의 위팔뼈 부착 부위**

부리위팔근의 위팔뼈 부착 부위를 찾았다면 바로 근처에 어깨밑근, 넓은등근, 큰원근의 위팔뼈 부착 부위가 위치한다. 넓은등근과 큰원근은 부리위팔근의 위팔뼈 부착 부위에 근접한 두갈래근고랑(이두근구, bicipital groove)의 안쪽 능선에 부착되며, 이 두 근육의 두갈래근고랑 부착 부위 바로 위에는 위팔뼈 작은결절에 있는 어깨밑근의 위팔뼈 부착부가 있다. 이 세 근육의 부착 부위를 확인하기 위해서, 먼저 넓은등근과 큰원근을 위해 팔을 저항에 대항하여 펴고 모으면서 위팔뼈에 대해 겨드랑이를 몸쪽으로 더 촉진한다. 그런 다음 어깨밑근을 위해 팔을 저항에 대항하여 안쪽으로 돌리면서 작은결절까지 몸쪽으로 더 촉진한다.

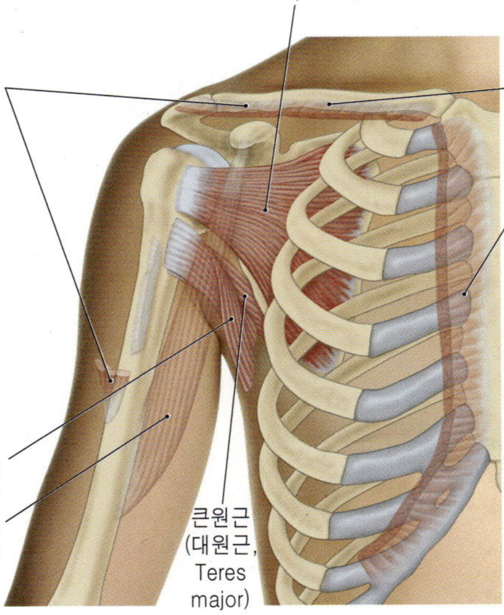


**그림 14-29.** 오른쪽 넓은등근, 큰원근, 어깨밑근의 위팔뼈 부착 부위를 나타낸다. 부리위팔근과 큰가슴근, 어깨세모근의 절단면이 투명하게 표시되어 있다.

14

## 위팔세갈래근(상완삼두근, Triceps brachii) – 앉은 자세(Seated) *(계속)*

### 부착 부위

- ▢ 어깨뼈의 관절아래결절(긴갈래)과 위팔뼈 축의 뒤쪽(가쪽 및 안쪽 갈래)에서 기시하여
- ▢ 자뼈의 팔꿈치머리 돌기(olecranon process)에 부착되어 있다.

### 작용

#### 전체 근육

- ▢ 팔꿉관절에서 아래팔을 편다.

긴갈래 역시:

- ▢ GH관절에서 팔을 모은다.
- ▢ GH관절에서 팔을 편다.

#### 시작 자세(그림 14-31)

- 환자는 앉은 자세에서 팔의 긴장을 풀고 늘어뜨려 놓으며, 아래팔 뒤쪽 부분을 환자 또는 치료사의 허벅지에 올려놓는다.
- 치료사는 환자의 앞쪽 또는 옆에 앉는다.
- 촉진하는 손은 위팔의 뒤쪽에 놓는다.

#### 촉진 과정

1. 환자에게 허벅지에 대고 아래팔을 눌러 팔꿉관절에서 아래팔을 펴도록 하고 위팔세갈래근의 수축을 느낀다(그림 14-32).
2. 근육섬유에 수직으로 두드리면서 부착 부위에서 부착 부위까지 촉진해 나간다.
3. 위팔세갈래근을 확인한 후 환자를 이완시키고 기초 긴장 상태를 촉진하여 평가한다.

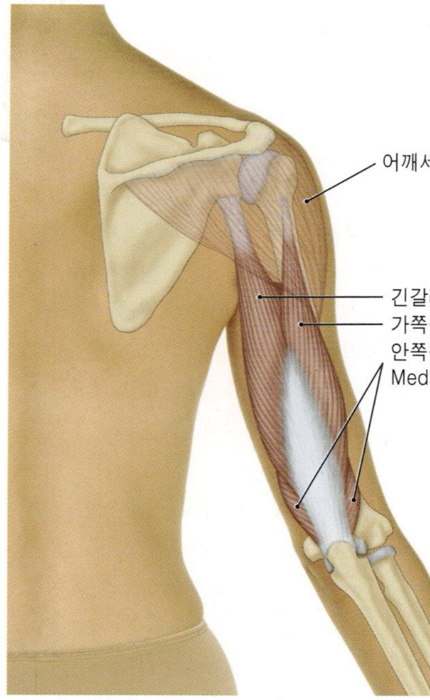


**그림 14-30.** 오른쪽 위팔세갈래근의 뒤쪽 그림. 어깨세모근은 투명하게 표시되어 있다.

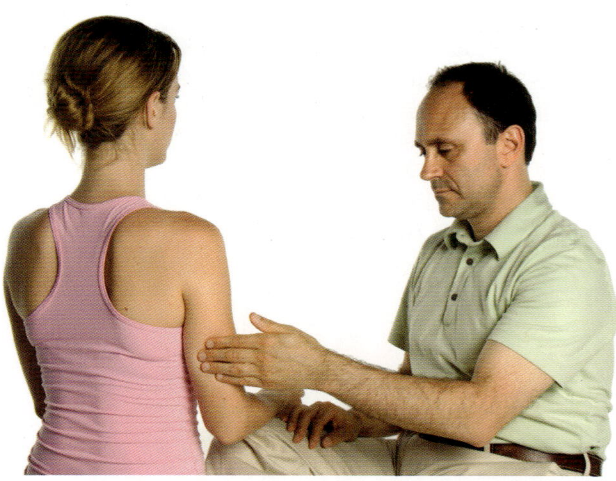

**그림 14-31.** 오른쪽 위팔세갈래근 촉진 시 앉은 자세에서의 시작 자세.

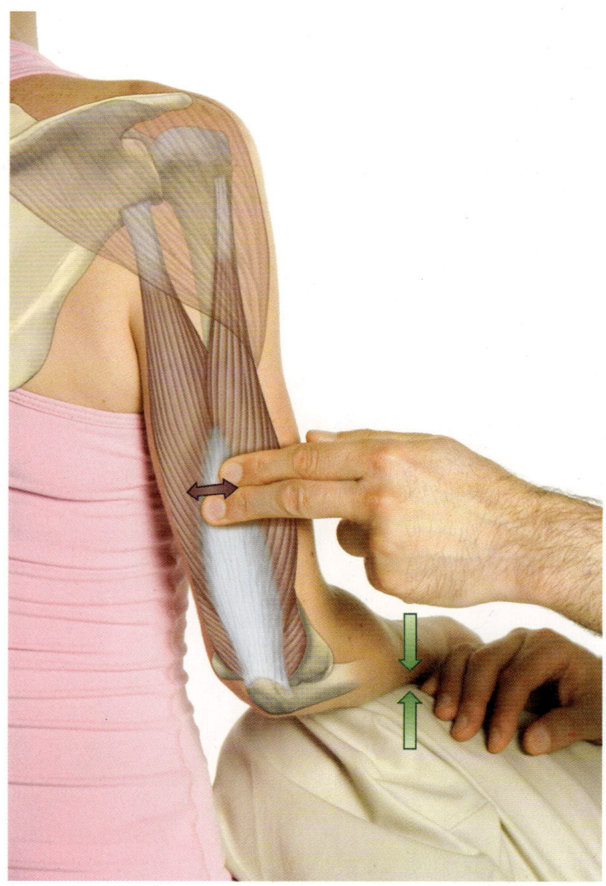

**그림 14-32.** 환자가 저항에 대항하여 아래팔을 펼 때 오른쪽 위팔세갈래근의 힘살을 촉진한다.

## 위팔세갈래근(상완삼두근, Triceps brachii) – 앉은 자세(Seated) *(계속)*

### 촉진 시 주의사항

1. 어깨뼈에 있는 위팔세갈래근의 몸쪽 부착은 위팔세갈래근이 뒤어깨세모근과 작은원근의 깊은 부위에 있기 때문에 촉진하고 구분하는 것은 어렵다(그림 14–33). 이를 촉진하기 위해 환자가 위팔세갈래근을 번갈아 수축하고 이완할 때(아래팔을 허벅지에 대고 누른 다음 이완하여 팔꿉관절에서 아래팔을 펴게 함) 천천히 위팔세갈래근을 몸쪽으로 따라간다. GH관절 전체의 모든 근육들이 이완된 상태를 유지하는 것이 중요하다. 환자의 어깨관절을 약간의 수동적인 폄과 가쪽돌림으로 유지함으로써 뒤어깨세모근과 작은원근이 느슨해지면 일반적으로 위팔세갈래근에 더 많이 접근할 수 있다.
2. 위팔세갈래근의 가쪽 및 안쪽모서리는 환자에게 저항에 대항해 아래팔을 펴기(아래팔로 허벅지를 누르게 함)와 굽히기(보조하는 손으로 아래팔 굽힘에 저항을 제공함)를 번갈아 수행하도록 요청하여 위팔근에서 식별할 수 있다. 위팔세갈래근의 수축은 아래팔을 펼 때 느낀다. 위팔근의 수축은 아래팔을 굽힐 때 느낀다.
3. GH관절에서 모음 또는 폄의 저항은 위팔세갈래근의 긴갈래가 관여할 수 있고, 가쪽 및 안쪽 갈래에서 식별하는 데 사용할 수 있다.

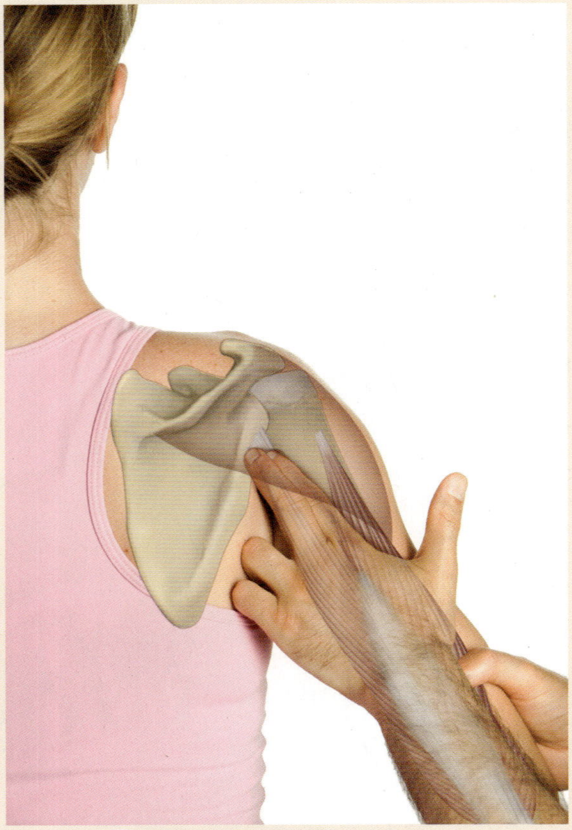

**그림 14–33.** 뒤어깨세모근(투명하게 보임)과 작은원근(보이지 않음)에 깊숙이 위팔세갈래근의 몸쪽 어깨뼈 부착 부위를 촉진한다.

### 대안 촉진 자세 – 엎드린 자세

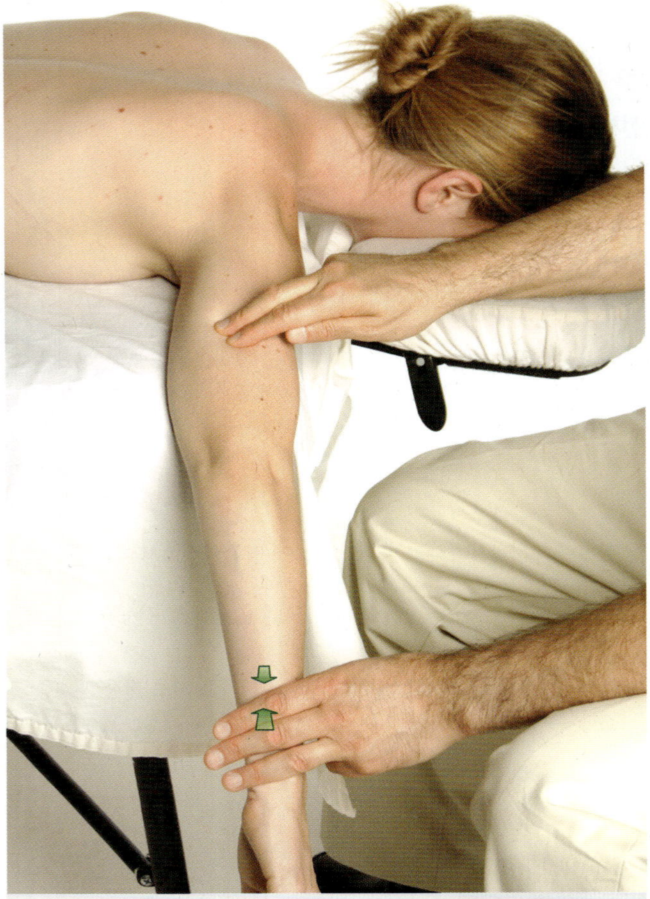

**그림 14–34.** 위팔세갈래근은 환자가 엎드린 자세에서 쉽게 촉진된다. GH관절에서 팔을 90°로 벌리고 침대 위에 엎드린 자세를 취한다. 그리고 아래팔은 팔꿉관절에서 90°로 굽힌 뒤 테이블에서 떨어뜨려 놓는다. 이 자세에서 환자에게 중력에 대항하여 팔꿉관절에서 아래팔을 펴도록 요청하고 위팔세갈래근의 수축을 느낀다(지지하는 손으로 아래팔을 펴는 데 추가 저항을 줄 수 있다).

### 촉진 시 핵심 포인트

환자에게 아래팔로 허벅지를 누르게 한다.

# 위팔세갈래근(상완삼두근, Triceps brachii) – 앉은 자세(Seated) (계속)

## 통증 유발점(Trigger points)

1. 위팔세갈래근의 통증 유발점은 종종 근육의 급성 혹은 만성 과사용(예: 테니스의 백핸드 스트로크, 팔굽혀펴기, 운전 시 수동으로 기어 변속, 목발 사용)으로 발생하거나 지속된다.
2. 위팔세갈래근의 통증 유발점은 연관된 부위나 노신경을 포착(먼쪽 아래팔 뒤나 손 뒤로 감각이상을 초래)하여 막연히 넓은 통증을 유발할 수 있다.
3. 위팔세갈래근 통증 유발점의 연관통은 팔꿈치근, 긴노쪽손목폄근, 위팔노근, 손가락폄근(extensor digitorum), 뒤침근(supinator), 목갈비근, 작은가슴근, 가시위근, 가시아래근, 작은원근, 큰원근, 어깨밑근, 어깨세모근, 부리위팔근, 넓은등근, 얕은손가락굽힘근(표재지굴근), 깊은손가락굽힘근(심수지굴근), 새끼벌림근(abductor digiti minimi manus), 첫째 손등쪽뼈사이근(first dorsal interosseus manus) 등에서의 통증 유발점의 연관통과 구별되어야 한다.
4. 위팔세갈래근의 통증 유발점은 종종 가쪽 또는 안쪽위관절융기염, 팔꿈치머리돌기윤활낭염, 가슴출구증후군, 팔꿉굴증후군(cubital tunnel syndrome), C7 신경 압박 또는 팔꿉관절 관절염으로 오진될 수 있다.
5. 연관된 통증 유발점이 종종 위팔두갈래근, 위팔근, 위팔노근, 팔꿈치근, 뒤침근, 긴노쪽손목폄근, 넓은등근, 큰원근, 작은원근, 위뒤톱니근에서 발생한다.

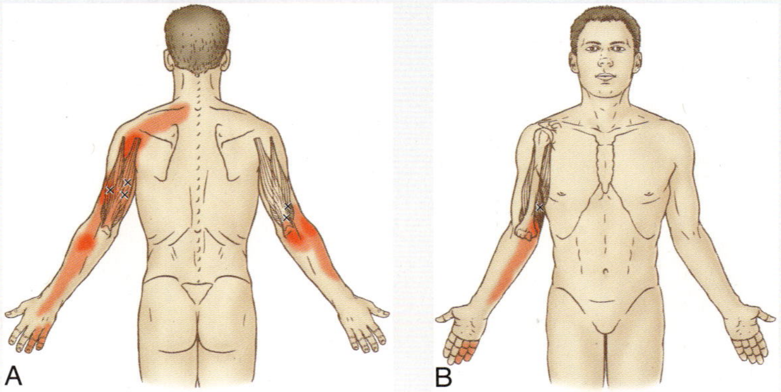


**그림 14-35.** 위팔세갈래근의 흔히 나타나는 통증 유발점과 그에 대응하는 연관통 부위. **A,** 왼쪽은 긴갈래와 가쪽갈래의 통증 유발점을 보여 주는 뒤쪽 그림이고 오른쪽은 안쪽 갈래와 부착 부위 통증 유발점을 보여 준다. **B,** 안쪽 갈래 통증 유발점의 앞쪽 그림.

## 위팔세갈래근의 스트레칭(Stretching the triceps brachii)

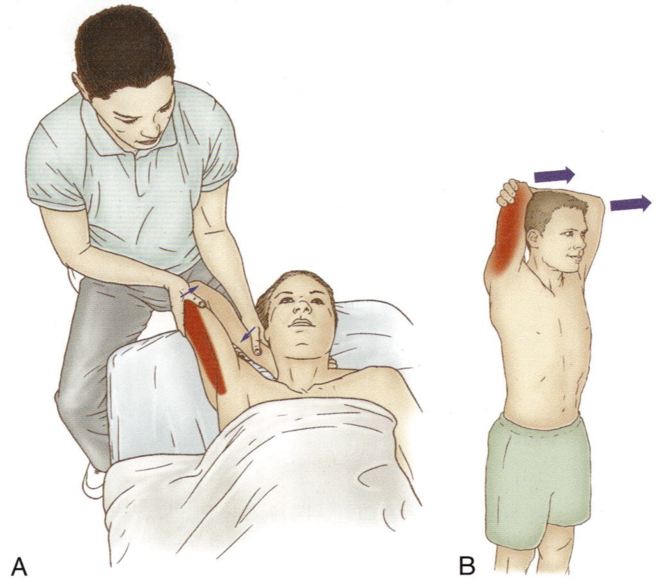


**그림 14-36.** 오른쪽 위팔세갈래근의 스트레칭. **A,** 치료사 보조 스트레칭. 치료사는 팔꿉관절을 굽힌 상태로 유지하면서 스트레칭을 증가시킨다. **B,** 자가 관리 스트레칭. 환자는 팔꿉관절 굽힘을 유지하면서 머리 뒤로 팔을 잡아 당긴다.

## 위팔세갈래근(상완삼두근, Triceps brachii) – 앉은 자세(Seated)

### 인접 근육(Detour)

**팔꿈치근(주근, anconeus)**

팔꿈치근은 아래팔 몸쪽의 뒤쪽에서 쉽게 촉진되는 얕은 부위 근육이다. 위팔뼈의 가쪽위관절융기에서 기시하여 몸쪽 자뼈의 뒤쪽에 부착되어 있으며(그림 14-37A), 팔꿉관절에서 아래팔을 편다. 팔꿈치근을 촉진하려면 자뼈의 팔꿈치머리돌기(olecranon process)와 위팔뼈의 가쪽위관절융기 사이에 촉진하는 손가락을 직접 놓는다. 그런 다음, 환자가 저항에 대항하여 팔꿉관절에서 아래팔을 펴는 동안 근육섬유에 수직으로 두드리면서 먼쪽 부착 부위를 향해 팔꿈치근을 촉진해 가면 된다(그림 14-37B).

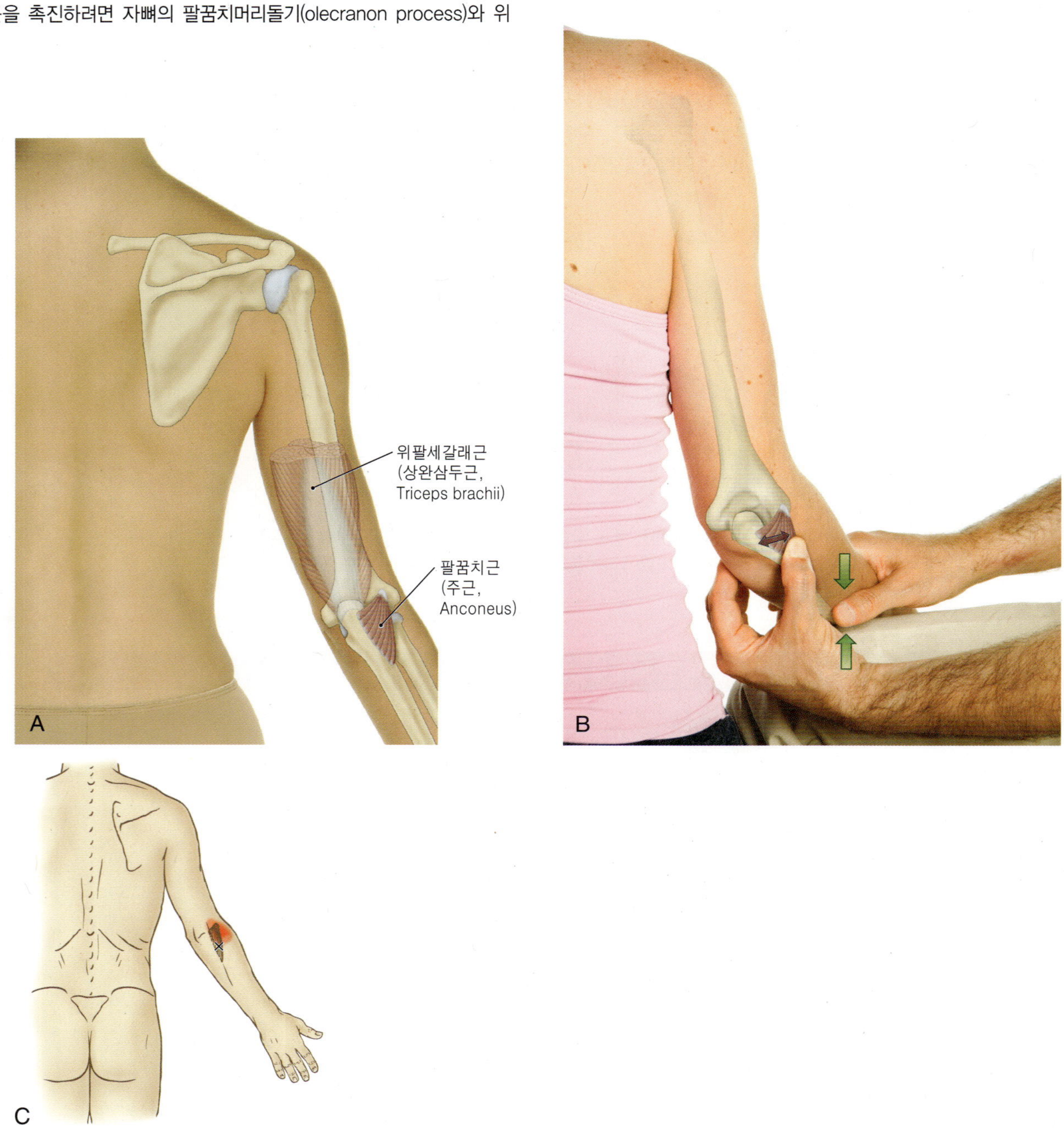


**그림 14-37.** 오른쪽 팔꿈치근. **A,** 팔꿈치근의 뒤쪽 그림. 위팔세갈래근의 먼쪽 끝부분이 투명하게 표시되어 있다. **B,** 환자에게 저항에 대항하여 아래팔을 펴게 할 때 근육섬유에 수직으로 두드리면서 팔꿈치근을 촉진한다. **C,** 팔꿈치근의 흔하게 나타나는 통증 유발점과 그에 대응하는 연관통의 뒤쪽 그림. 참고: 팔꿈치근의 통증 유발점은 테니스 팔꿉증(tennis elbow)으로 오진될 수 있다.

요약정리(Whirlwind Tour)

## 위팔의 근육(Muscles of the arm)

이 장의 근육에 대한 촉진 프로토콜의 요약본이다. 지금까지 제시된 각 프로토콜을 읽고 익숙해지면 이 과정을 통해 이 장의 모든 근육에 대한 촉진 프로토콜을 빠르고 효율적으로 실행할 수 있다.

### 앉은 자세에서 촉진하는 방법(Client seated)

1. **어깨세모근(삼각근, deltoid):** 환자는 앉은 자세를 취하고, 치료사는 환자의 뒤쪽에 선다. 전체 어깨세모근을 촉진하기 위해 어깨뼈의 봉우리돌기 바로 먼쪽 팔 가쪽의 몸쪽 부위를 촉진하고, 환자가 GH관절에서 팔을 벌릴 때 어깨세모근의 수축을 느껴 본다(필요하다면 저항을 추가해도 좋음). 환자가 교대로 어깨세모근을 수축 및 이완할 때 근육섬유 방향에 수직으로 두드리면서 먼쪽 부착 부위를 향해 어깨세모근을 촉진해 간다. 앞어깨세모근을 분리하려면 GH관절에서 환자의 팔의 수평 굽힘에 저항하고 근육의 수축을 느낀다. 기시 부위에서 부착 부위까지 섬유 방향에 수직으로 두드려 본다. 뒤어깨세모근을 분리하기 위해 GH관절에서 환자의 팔의 수평 폄에 저항하여 근육의 수축을 느낀다. 기시 부위에서 부착 부위까지 섬유 방향에 수직으로 두드려 본다.
2. **위팔두갈래근(상완이두근, biceps brachii):** 환자는 앉은 자세를 취하고, 치료사는 환자를 향해 옆쪽에 앉는다. 팔의 앞쪽 중앙 부분을 촉진하고, 환자에게 아래팔을 완전히 뒤침 상태로 팔꿉관절에서 아래팔 굽힘에 저항하도록 하면서 근육의 수축을 느낀다(참고: 저항을 주는 보조하는 손이 환자의 손이 아니라 아래팔 말단에 있는지 확인한다). 일단 느껴지면, 환자가 번갈아 근육을 수축 및 이완할 때 섬유에 수직으로 두드리면서 먼쪽 힘줄을 계속 촉진한 다음 가능한 한 몸쪽으로 계속 촉진한다. 몸쪽 힘줄은 겨드랑이에서 큰가슴근 및 앞어깨세모근에 깊숙이 만져질 수 있다. 짧은갈래의 힘줄은 부리돌기까지 촉진될 수 있다. 긴갈래의 관절위결절에 부착한 부위는 일반적으로 촉진되지 않는다(참고: 짧은갈래를 부리위팔근과 구별하기 위해 팔꿉관절에서 아래팔을 굽히면 위팔두갈래근은 수축하지만 부리위팔근은 수축하지 않는다). 위팔두갈래근의 가쪽모서리를 위팔근과 구별하기 위해 환자에게 아래팔을 뒤침시킨 다음 엎친 상태로 아래팔을 굽히도록 요청한다. 위팔두갈래근의 수축은 아래팔이 완전히 뒤친 상태에서 잘 촉진되며, 위팔근의 수축은 아래팔이 완전히 엎친 상태일 때 더 쉽게 느껴진다.
3. **위팔근(상완근, brachialis):** 환자는 앉은 자세를 취하고, 치료사는 환자를 향해 옆쪽에 앉는다. 환자에게 아래팔을 완전히 엎친 상태로 팔꿉관절에서 굽히도록 하고 팔의 앞가쪽에서 위팔근의 수축을 느낀다. 만약 저항을 주려면 환자의 아래팔 굽힘에 대해 약간의 힘만 가한다. 일단 느껴지면, 몸쪽으로 어깨세모근 결절을 향하고 가능한 한 아래까지 앞가쪽의 위팔근을 계속 촉진한다. 그런 다음 환자가 아래팔을 완전히 엎친 상태에서 약간의 저항에 맞서 구부릴 때 위팔두갈래근에 깊숙이 위팔근을 촉진한다. 팔의 앞가쪽에서 위팔근과 위팔두갈래근의 경계를 구별하기 위해 환자에게 아래팔을 엎친 다음 뒤친 상태에서 부드럽게 번갈아 구부리도록 요청한다. 위팔근 수축은 아래팔이 완전히 엎친 상태에서 잘 느껴진다. 위팔두갈래근의 수축은 아래팔이 완전히 뒤친 상태일 때 잘 느껴진다. 위팔근과 위팔세갈래근의 경계를 구별하기 위해 환자가 중등도 이상의 저항에 대해 아래팔을 번갈아 굽혔다 폈다 하도록 한다. 위팔근 수축은 아래팔을 굽혔을 때 느껴진다. 위팔세갈래근의 수축은 아래팔을 폈을 때 느껴진다.
4. **부리위팔근(오훼완근, coracobrachialis):** 환자는 팔을 90° 벌리고 어깨관절에서 가쪽으로 돌린다. 그리고 아래팔은 팔꿉관절에서 약 90° 구부린 상태로 앉게 한다. 치료사는 환자 앞쪽에 앉거나 선다. 촉진하는 손을 환자 팔의 몸쪽 절반의 안쪽면에 올려놓고 어깨관절에서 환자의 팔의 수평 굽힘에 저항을 가할 때 부리위팔근의 수축을 느낀다. 일단 느껴지면, 근육 부착 부위 사이를 따라 수직으로 두드리면서 촉진해 간다. 참고: 부리위팔근과 위팔세갈래근의 짧은갈래를 구별하려면, 팔꿉관절에서 아래팔의 굽힘을 사용한다. 위팔두갈래근의 짧은갈래는 팔꿉관절을 굽히면 수축하고, 부리위팔근은 수축하지 않는다.
5. **위팔세갈래근(상완삼두근, triceps brachii):** 환자는 앉은 자세에서 팔을 이완하고 수직으로 늘어뜨리며 아래팔의 뒷부분을 환자 또는 치료사의 허벅지 위에 올려놓는다. 치료사는 환자를 마주 보고 앉는다. 촉진하는 손을 팔의 뒤쪽에 두고 환자의 아래팔로 허벅지를 누르면서 저항하여 펴보도록 할 때 위팔세갈래근의 수축을 촉진한다. 일단 느껴지면, 환자가 교대로 근육을 수축 및 이완할 때 섬유에 수직으로 두드리면서 팔꿈치머리 부착 부위를 최대한 몸쪽으로 촉진한다. 어깨세모근과 작은원근에 깊숙이 있는 위팔세갈래근의 긴갈래 어깨뼈 부착 부위까지 따라가는 것은 어렵지만, 어깨세모근이 충분히 이완된 경우라면 수행할 수 있다. 위팔세갈래근과 위팔근의 경계를 구분하기 위해 환자가 중등도 이상의 저항에 대해 아래팔을 번갈아 폈다 굽혔다를 하게 한다. 위팔세갈래근의 수축은 아래팔을 폈을 때 느껴진다. 위팔근의 수축은 아래팔을 굽혔을 때 느껴진다.

## 검토 질문(Review questions)

1. 어깨세모근의 부착 부위는 무엇인가?
2. 팔꿈치근의 부착 부위는 무엇인가?
3. 부리위팔근의 작용을 나열해 보자.
4. 위팔세갈래근의 작용을 나열해 보자.
5. 어깨세모근을 촉진할 때 어느 관절의 작용이 전체 근육을 수축시키는가?
6. 전체 위팔두갈래근의 촉진을 위한 자세를 설명해 보자.
7. 위팔근 촉진 시 표면에 있는 근육으로부터 구별하기 위해 어떤 자세가 이점이 있는가?
8. 촉진하는 동안 위팔노근을 동원할 수 있는 옳은 방법은 무엇인가?
9. 부리위팔근의 촉진은 주위에 어떤 구조물이 있어 주의 깊게 행해야 하는가?
10. 어깨뼈에 있는 위팔세갈래근의 몸쪽 부착 부위 촉진은 어떤 자세와 관절의 작용이 도움이 되는가?
11. 팔꿈치근은 어떤 2개의 해부학적 구조물 사이에서 작용하는가?
12. 어깨세모근의 통증 유발점의 경우 종종 오진될 수 있는 두 가지 경우는 무엇인가?
13. 위팔세갈래근의 통증 유발점은 어떤 신경의 포획을 유발할 수 있는가?
14. 위팔두갈래근 전체의 스트레칭을 위한 방법을 설명해 보자.
15. 왼쪽 어깨세모근의 모든 부분에 대한 스트레칭을 설명해 보자.
16. 위팔근과 위팔두갈래근의 촉진 방법의 차이점을 설명해 보자.
17. 위팔세갈래근의 촉진 시 긴갈래로부터 안쪽 및 가쪽 갈래를 구별하는 방법을 설명해 보자.

## Case study

분기별 마사지 세션을 위해 준정기(semi-regular) 환자가 토요일에 오른쪽 아래팔에 통증을 호소하면서 내원하였다. 그녀는 오른손잡이이고 32세이며, 신체 조건이 뛰어나다. 정규직 차량 정비공으로 일하고 있으며 매일 요가와 규칙적인 운동을 하였고, 축구팀에서 골키퍼로 활약하는 등 활동적인 생활 습관을 가지고 있었다. 그녀는 지난 주 직장에서 강제 리콜로 인해 수많은 자동차를 최대한 빨리 수리해야 하는 반복 작업을 수행하였다. 이 작업은 수동으로 도구를 사용하여 볼트를 풀고 조이는 일에 과도한 시간을 소비하게 했다. 수요일부터 그녀는 통증 척도에서 10점 만점에 3점을 기록하는 통증과 함께 팔꿈치로 방사되는 오른쪽 아래팔의 뒤쪽 몸쪽 부위에 통증을 알아차리기 시작했다. 다음날 통증이 심해졌고, 목요일 밤 축구 경기에서 공을 던질 때 통증이 둔탁한 통증에서 날카로운 통증으로 바뀌었다. 축구 경기를 하면서 통증은 통증 척도에서 10점 만점에 8점으로 악화되었다. 경기 후, 그녀는 냉찜질을 했고 와인 한 잔을 마셨다.
검진과 촉진에서 호소하는 부위에 압통과 부종이 있었다.

**1. 환자의 어떤 행동이 초기 손상을 야기했을 것 같은가? 그리고 시간이 지남에 따라 어떻게 악화되어 갔는가?**
**2. 영향을 받은 근육과 관절을 평가하기 위해 어떤 평가를 수행해야 하는가?**
**3. 이 환자를 어떻게 치료할 것인가?**

제 15 장

# Tour #5 아래팔근육의 촉진
## (Palpation of the Muscles of the Forearm)

### 개요(Overview)

이 장에서는 아래팔근육의 촉진에 대하여 살펴본다. 이 부분은 얕은 근육에서 깊은 근육까지 아래팔 앞쪽 근육으로 시작하여 노쪽근육군의 촉진을 설명하고, 아래팔 뒤쪽의 얕은 근육에서 깊은 근육의 촉진으로 끝나게 된다. 각 근육의 촉진은 앉은 자세로 표시되지만, 대안 촉진 자세도 기술되어 있다. 해당 부위의 주요 근육이나 근육군은 각각 분리되어 기술되어 있다. 인접 근육인 네모엎침근에 대해서도 설명한다. 통증 유발점(TrP) 정보 및 스트레칭, 치료사 보조 및 자가 관리 스트레칭 모두 이 장에서 다루는 각 근육에 대해 제공된다. 이 장에서 기술된 모든 근육의 순차적인 촉진을 설명하는 *요약정리(Whirlwind Tour)*로 마무리한다.

### 학습 내용(Chapter outline)

위팔노근(상완요골근, Brachioradialis) – 앉은 자세
원엎침근(원회내근, Pronator teres) – 앉은 자세
손목굽힘근육군(Wrist flexor group) – 앉은 자세
얕은손가락굽힘근(천지굴근, Flexor digitorum superficialis)과 깊은손가락굽힘근(심지굴근, Profundus) – 앉은 자세
긴엄지굽힘근(장무지굴근, Flexor pollicis longus) – 앉은 자세
인접 근육: 네모엎침근(방형회내근, Pronator quadratus)
노쪽근육군(요측근육군, Radial group) – 앉은 자세
손가락폄근(지신근, Extensor digitorum)과 새끼폄근(소지신근, Extensor digiti minimi) – 앉은 자세
자쪽손목폄근(척측수근신근, Extensor carpi ulnaris) – 앉은 자세
손뒤침근(회외근, Supinator) – 앉은 자세
깊은 먼쪽 4근육군(Deep distal four group) – 앉은 자세

### 학습목표(Chapter objectives)

*이 장을 마치고 나면 학생/치료사는 이 장에서 다루는 각 근육에 대해 다음과 같은 사항을 수행할 수 있어야 한다.*

1. 근육 부착 부위를 기술한다.
2. 근육의 작용을 기술한다.
3. 촉진의 시작점을 기술한다.
4. 각 촉진 과정의 목적을 설명하고 기술한다.
5. 각 근육을 촉진한다.
6. '촉진 시 핵심 포인트'에 대해 기술한다.
7. 대안 촉진 자세에 대해 기술한다.
8. 흔하게 나타나는 통증 유발점(TrPs)의 위치를 기술한다.
9. 통증 유발점의 연관통 부위를 기술한다.
10. 통증 유발점의 발생 또는 지속과 관련해 흔히 나타나는 원인을 기술한다.
11. 통증 유발점에 의해 흔히 발생하는 증상에 대해 기술한다.
12. 치료사 보조 스트레칭과 자가 관리 스트레칭에 대하여 설명하고 시행한다.

Go to http://evolve.elsevier.com/Muscolino/palpation for video demonstrations of the muscle palpations presented in this chapter.

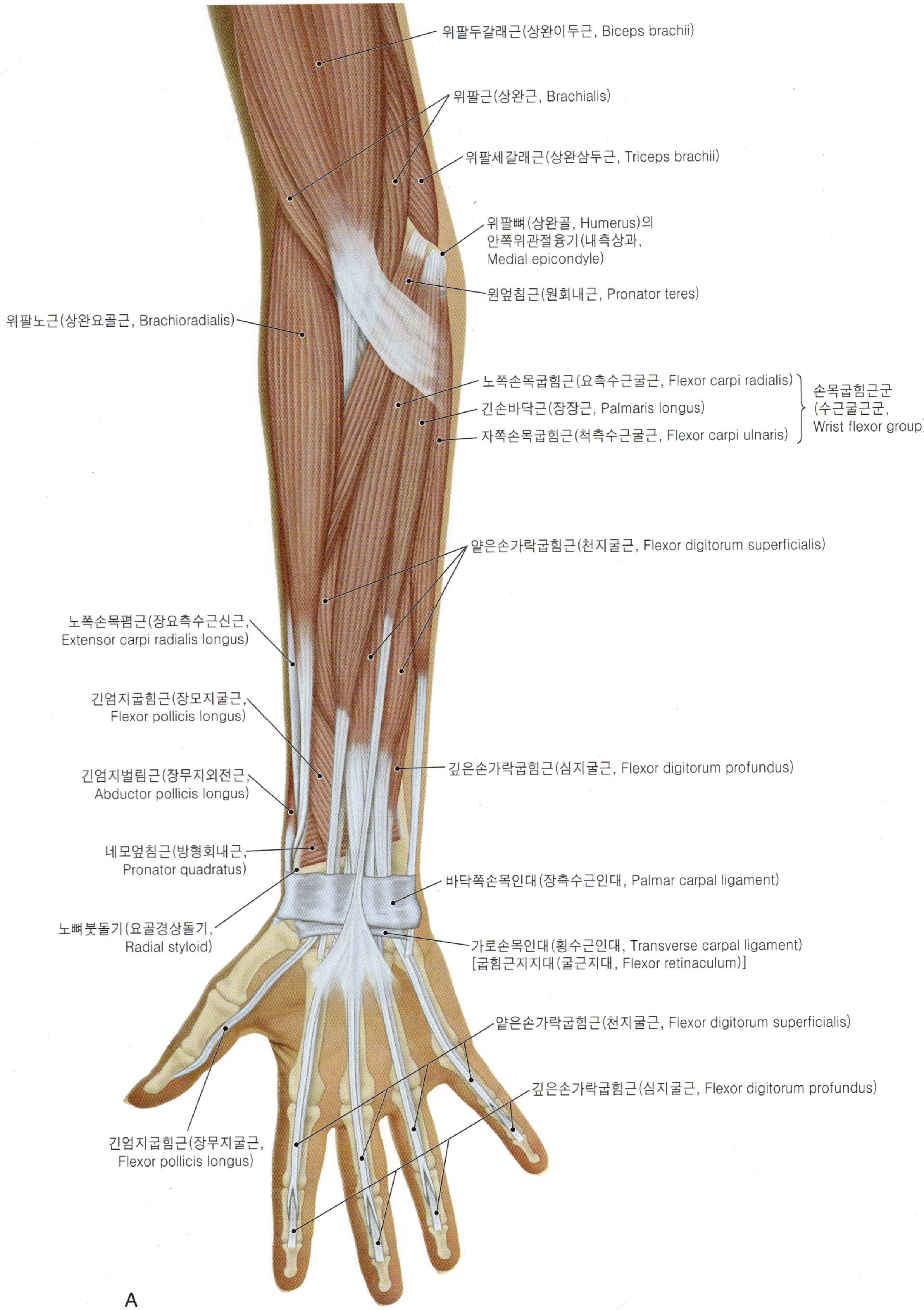


15

**그림 15-1.** 오른쪽 아래팔의 앞쪽 그림. A, 얕은 부위 근육 그림. *(계속)*

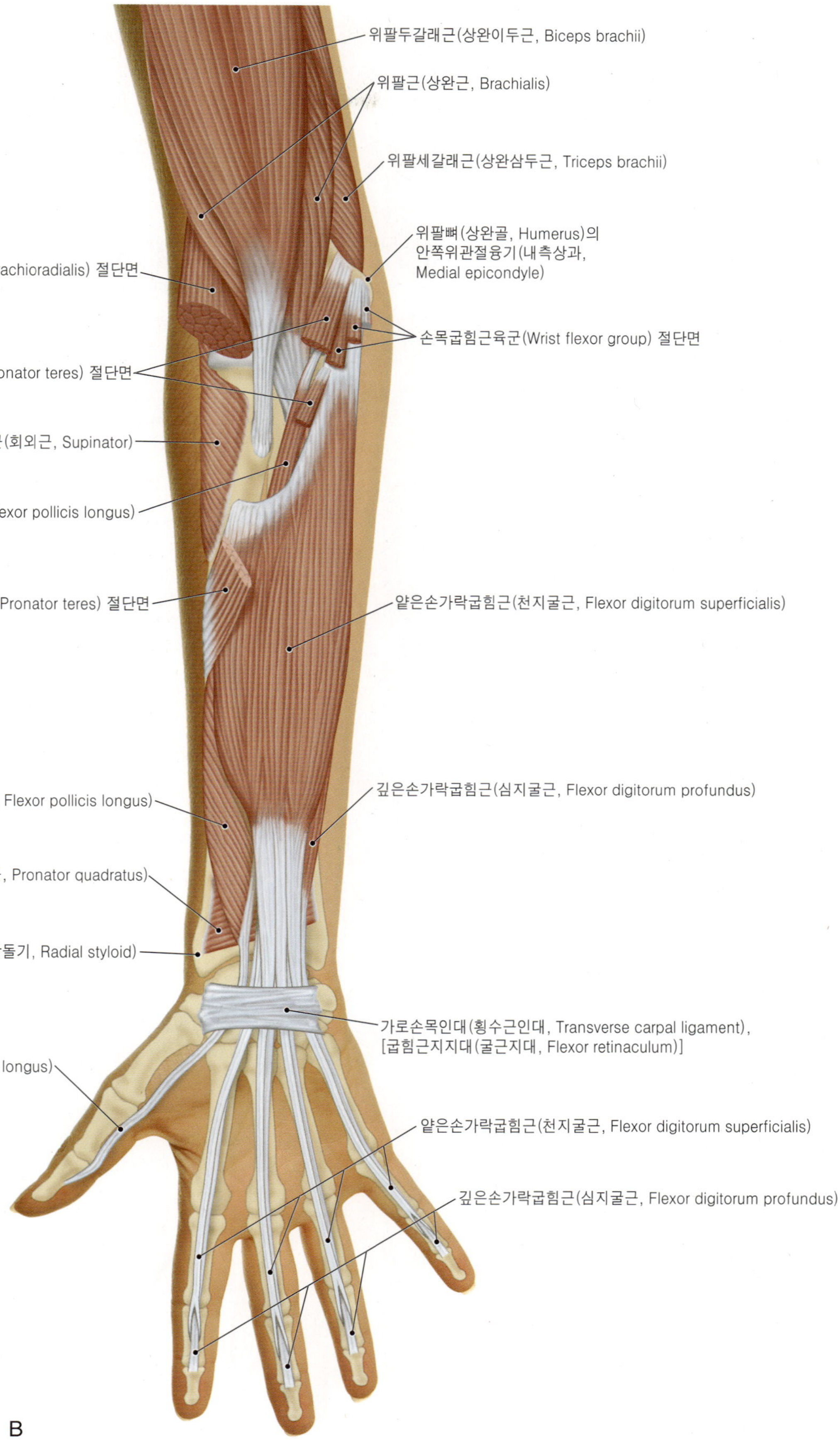


**그림 15-1.** *(계속)* **B**, 중간 부위 근육 그림. *(계속)*

15

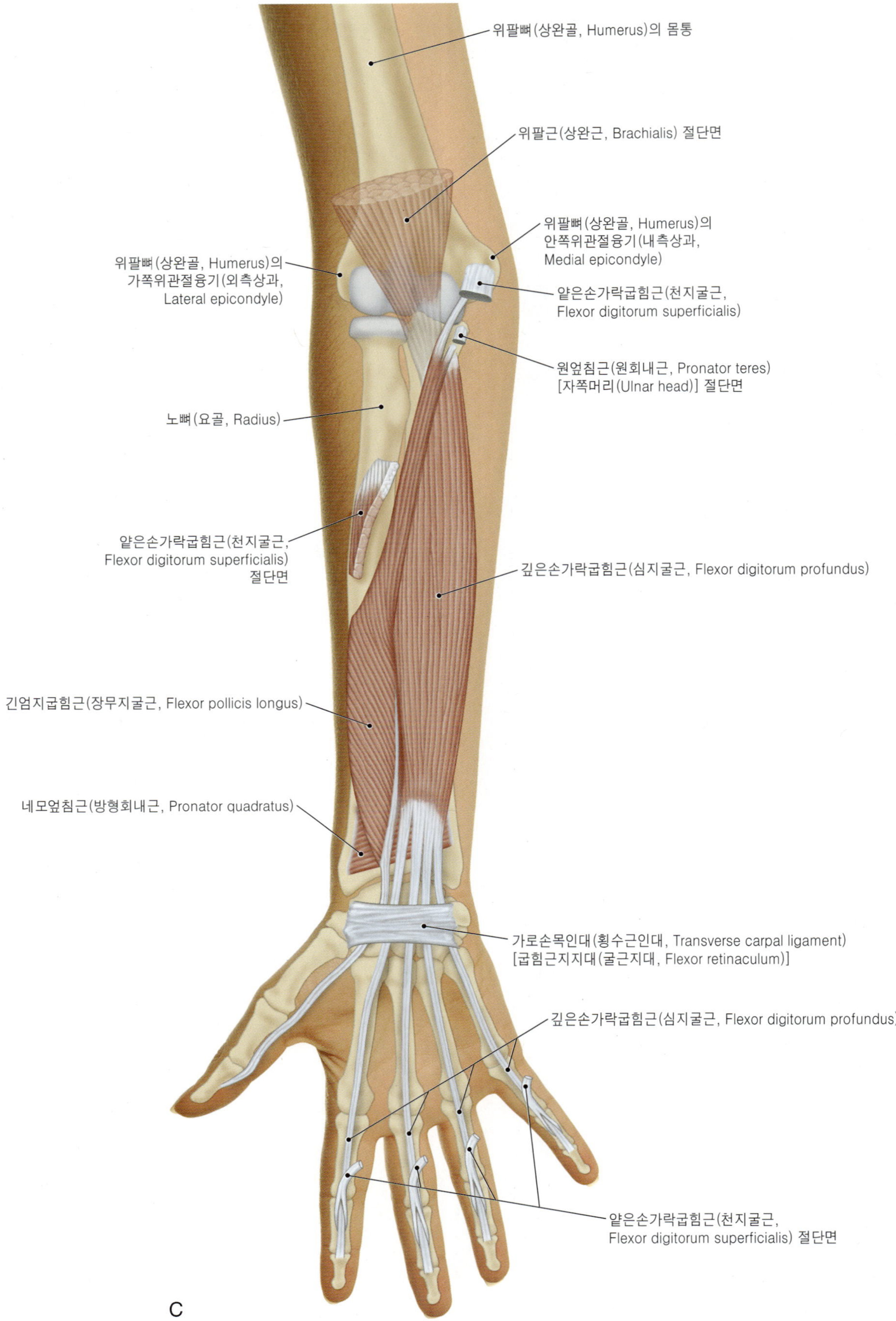


**그림 15-1.** *(계속)* **C**, 깊은 부위 근육 그림.

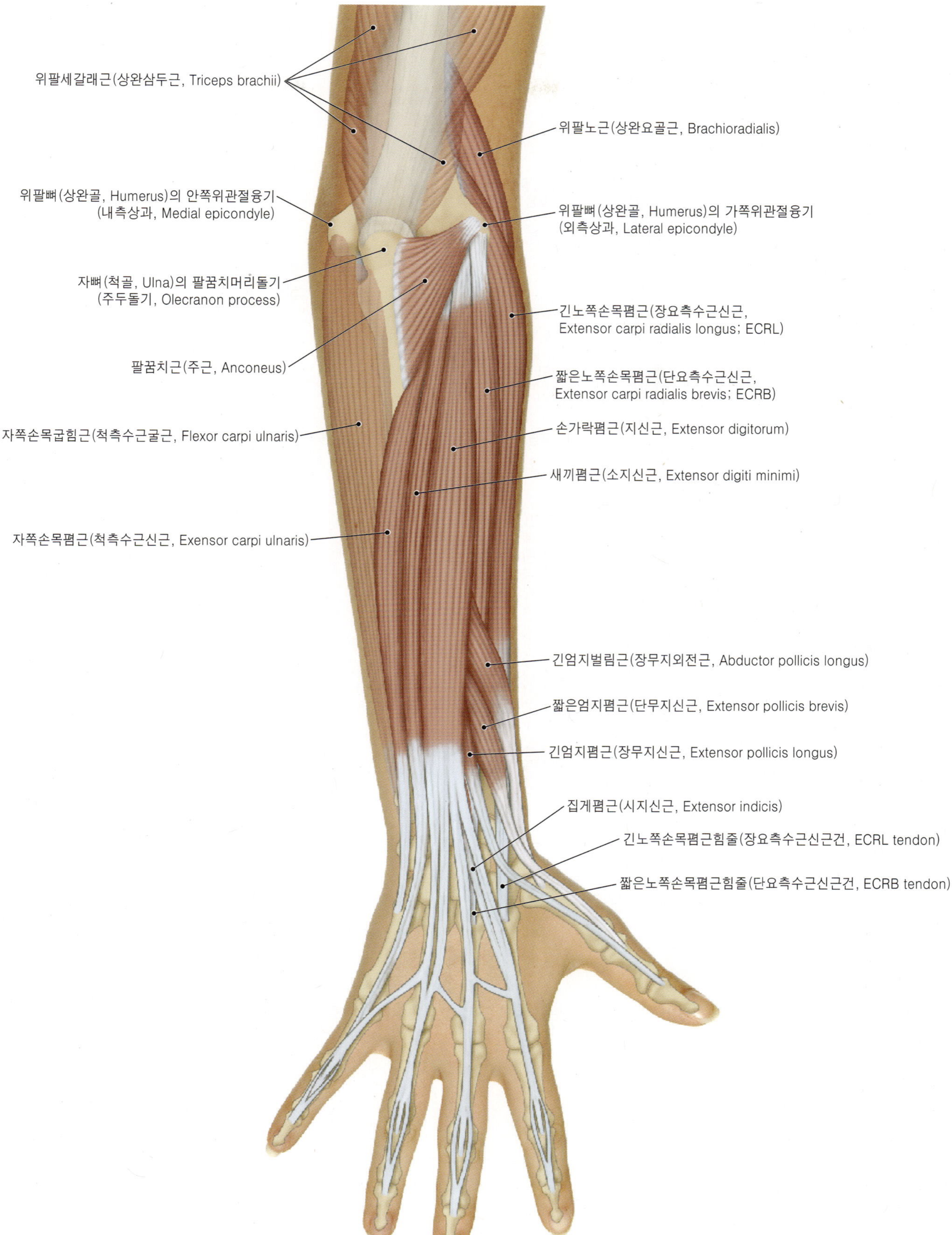


**그림 15-2.** 오른쪽 아래팔의 뒤쪽 그림. **A**, 얕은 부위의 근육 그림. *(계속)*

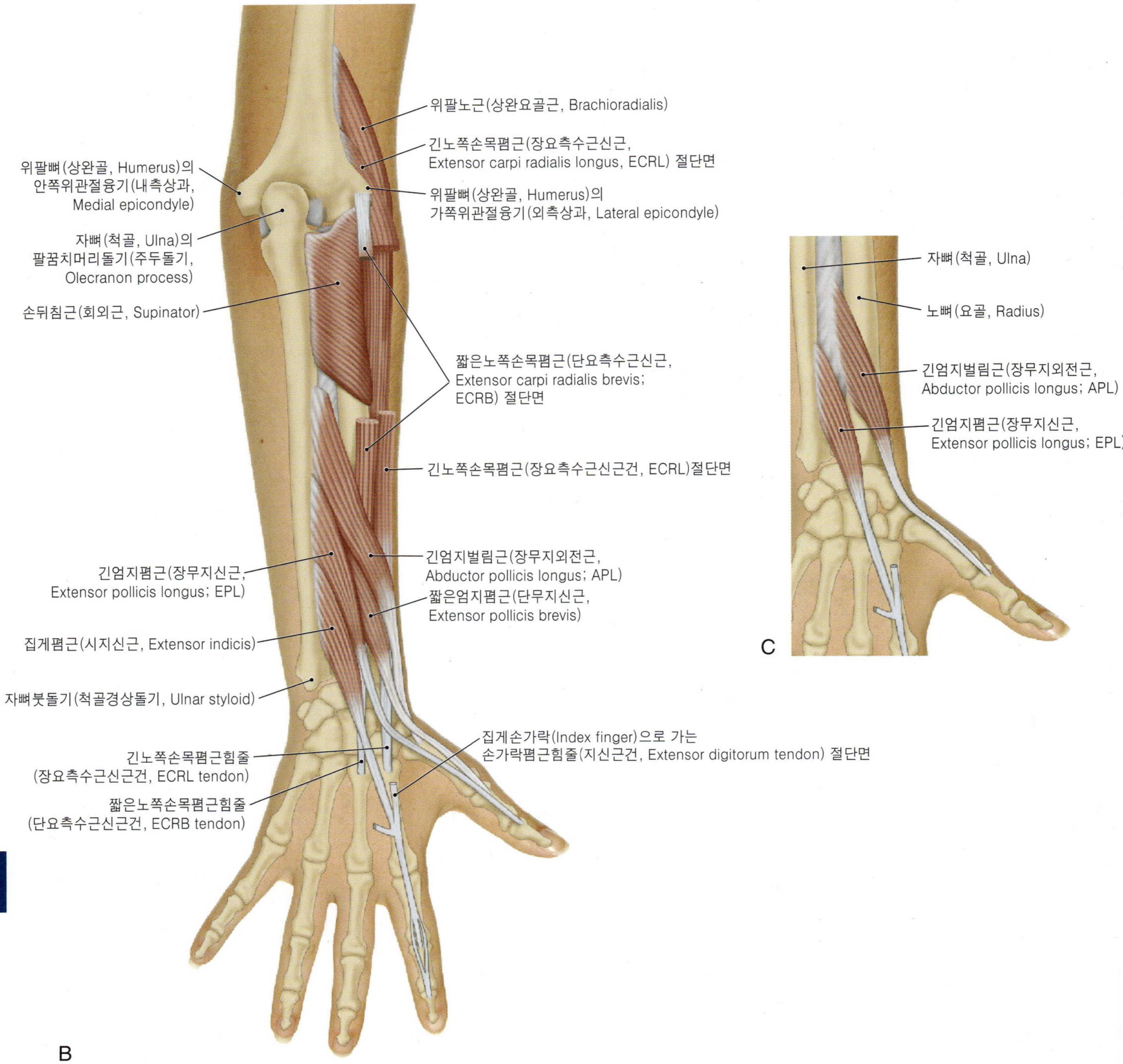


**그림 15-2.** *(계속)* **B,** 깊은 부위의 근육. **C,** 깊은 부위 두 근육의 확대 그림.

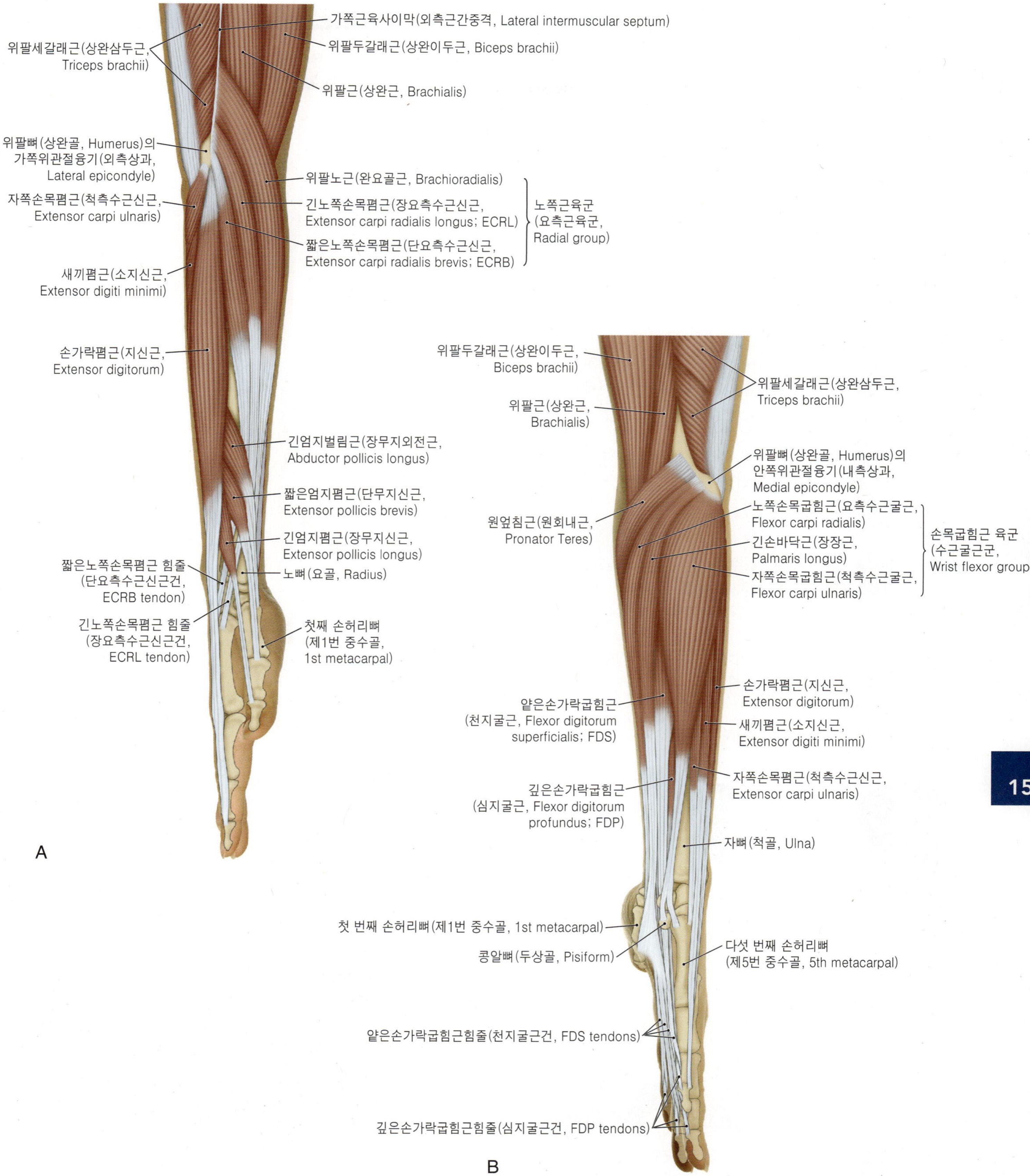


**그림 15–3. A,** 오른쪽 아래팔의 가쪽 그림. **B,** 오른쪽 아래팔의 안쪽 그림.

15

## 위팔노근(상완요골근, Brachioradialis) – 앉은 자세(Seated) *(계속)*

### 부착 부위

- □ 위팔뼈의 가쪽 관절융기위능선(과상릉, supracondylar ridge)의 몸쪽 2/3에서 기시하여
- □ 노뼈의 붓돌기(경상돌기, styloid process)에 부착되어 있다.

### 작용

- □ 팔꿉관절(elbow joint)에서 아래팔(전완, forearm)을 굽힌다.
- □ 완전한 엎침과 완전한 뒤침의 중간 정도의 위치로 노자관절(요척골관절, radioulnar joint)에서 뒤침된 아래팔을 엎친다.
- □ 완전한 엎침과 완전한 뒤침의 중간 정도의 위치로 노자관절에서 엎침된 아래팔을 뒤친다.

#### 시작 자세(그림 15-5)

- 환자는 앉아서 팔을 이완하고 아래팔을 팔꿉관절에서 구부린다. 이때 완전한 엎침과 완전한 뒤침 사이의 중간 정도의 위치에서 아래팔을 허벅지 위에 놓는다.
- 치료사는 옆에 앉아서 환자를 향한다.
- 촉진하는 손은 아래팔 앞가쪽 몸쪽 부분에 위치시킨다.
- 보조하는 손은 환자의 앞쪽 아래팔의 먼쪽 부분, 손목관절의 바로 위쪽에 위치시킨다.

#### 촉진 과정

1. 환자가 팔꿉관절에서 아래팔을 구부리는 것을 중등도의 힘으로 저항하며 위팔노근의 수축을 느낀다(그림 15-6).
2. 섬유에 수직으로 두드리면서 부착 부위에서 부착 부위까지 촉진한다.
3. 위팔노근의 위치를 찾으면 환자에게 그 근육이 이완되도록 하고, 기초 긴장 상태를 촉진하여 평가한다.

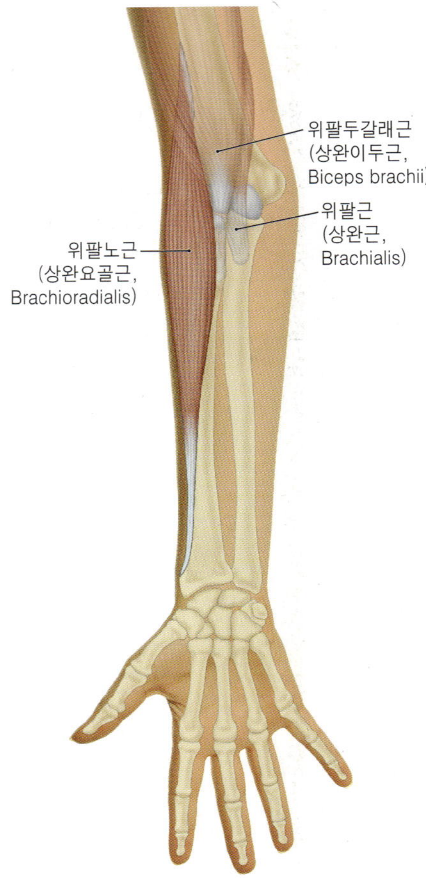


**그림 15-4.** 오른쪽 위팔노근의 앞쪽 그림. 위팔두갈래근과 위팔근은 투명하게 표시되어 있다.

15

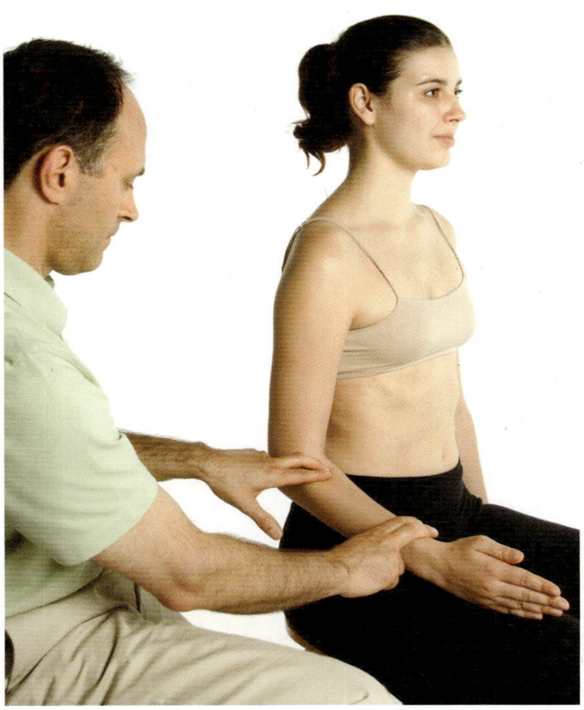

**그림 15-5.** 앉은 자세에서 오른쪽 위팔노근을 촉진하는 시작 자세.

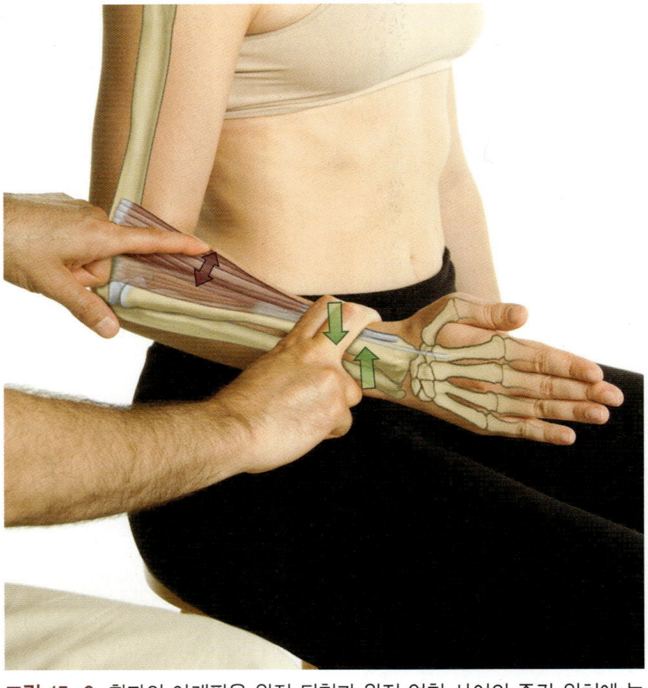

**그림 15-6.** 환자의 아래팔을 완전 뒤침과 완전 엎침 사이의 중간 위치에 놓고, 팔꿉관절에서 저항에 대항하여 아래팔을 굽힐 때 오른쪽 위팔노근을 촉진한다. 참고: 노쪽손목폄근(extensor carpi radialis)은 투명하게 표시되어 있다.

## 위팔노근(상완요골근, Brachioradialis) – 앉은 자세(Seated) *(계속)*

### 촉진 시 주의사항

1. 위팔노근은 긴엄지벌림근(장무지외전근, abductor pollicis longus)과 짧은엄지폄근(단무지신근, extensor pollicis brevis)이 아래팔 먼쪽에서 얕은 부위로 교차하는 곳을 제외하고 전 경로를 따라 얕게 위치한다.
2. 팔꿉관절의 주요 3개 굽힘근은 위팔두갈래근, 위팔근, 위팔노근이다. 이들 모두는 팔꿉관절에서 아래팔의 굽힘에 저항하는 동안 촉진된다. 차이점은 아래팔의 위치이다. 위팔두갈래근을 촉진하기 위해 아래팔은 완전히 뒤침되어야 하고, 위팔근을 촉진하려면 아래팔이 완전히 엎침되어야 한다. 위팔노근을 촉진하려면 아래팔이 완전한 엎침과 완전한 뒤침 사이의 중간 정도 위치에 있어야 한다(그림 15–7).
3. 위팔노근의 촉진 위치를 기억하는 '핵심'은 히치하이킹(hitchhiking)을 할 때 팔의 위치를 생각하는 것이다. 아래팔은 구부리고 완전한 뒤침과 완전한 엎침의 중간 정도에 둔다. 그러나 엄지손가락은 이완시켜야 한다. 만약 히치하이킹을 하듯이 엄지손가락을 펴하면 긴엄지벌림근과 짧은엄지폄근이 수축하여 위팔노근의 먼쪽 끝부분을 촉진하기가 더 어려워진다.

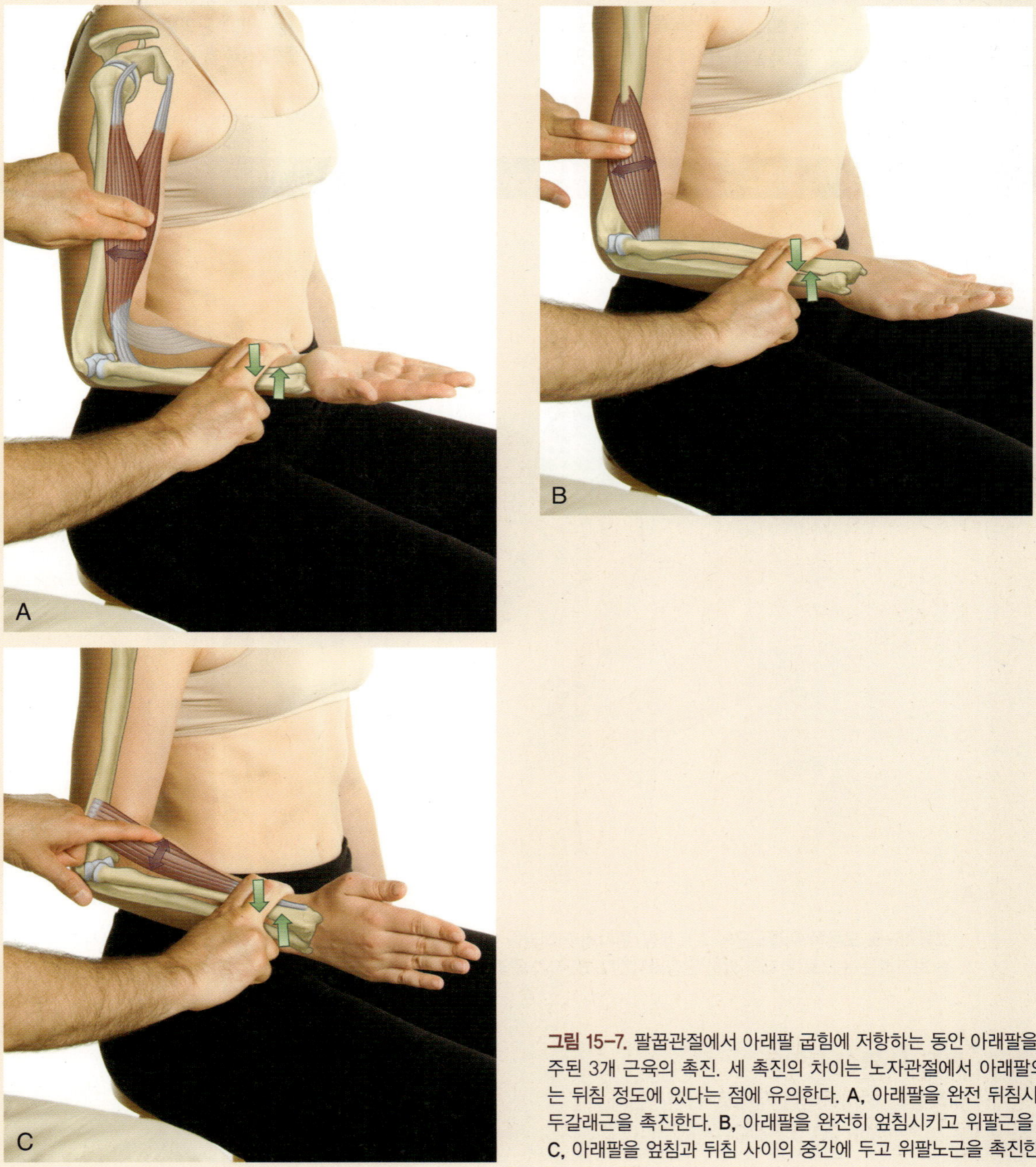


**그림 15–7.** 팔꿉관절에서 아래팔 굽힘에 저항하는 동안 아래팔을 구부리는 주된 3개 근육의 촉진. 세 촉진의 차이는 노자관절에서 아래팔의 엎침 또는 뒤침 정도에 있다는 점에 유의한다. **A,** 아래팔을 완전 뒤침시키고 위팔두갈래근을 촉진한다. **B,** 아래팔을 완전히 엎침시키고 위팔근을 촉진한다. **C,** 아래팔을 엎침과 뒤침 사이의 중간에 두고 위팔노근을 촉진한다.

## 위팔노근(상완요골근, Brachioradialis) - 앉은 자세(Seated)

### 통증 유발점(Trigger points)

1. 위팔노근의 통증 유발점은 종종 근육의 급성 또는 만성적인 과사용(예: 완전한 엎침과 완전한 뒤침의 중간 위치에서 아래팔로 물건 들어올리기, 삽으로 땅 파기, 과도한 악수)으로 인해 발생하거나 지속된다.
2. 위팔노근의 통증 유발점은 팔꿉관절에서 아래팔 굽힘의 약화, 아래팔의 폄 상태에서 아래팔 엎침 제한을 유발할 수 있다.
3. 위팔노근 통증 유발점의 연관통은 손뒤침근, 긴노쪽손목폄근 및 짧은노쪽손목폄근, 손가락폄근, 빗장밑근, 목갈비근, 가시위근, 부리위팔근, 위팔근, 위팔세갈래근, 첫째 손등쪽뼈사이근에서의 통증 유발점의 연관통과 구분되어야 한다.
4. 위팔노근의 통증 유발점은 종종 가쪽위관절융기염, C5 또는 C6 신경 압박, 드퀘르뱅 협착 건초염 등으로 오진될 수 있다.
5. 관련 통증 유발점은 종종 긴노쪽손목폄근 및 짧은노쪽손목폄근, 손가락폄근, 새끼폄근, 손뒤침근 및 위팔세갈래근에서 나타날 수 있다.

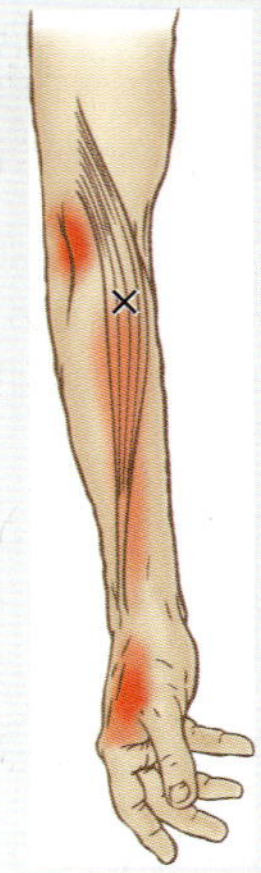

**그림 15-8.** 흔하게 나타나는 위팔노근의 통증 유발점과 그에 대응하는 연관통 부위를 표시하는 오른쪽 가쪽 그림.

### 위팔노근의 스트레칭(Stretching the brachioradialis)

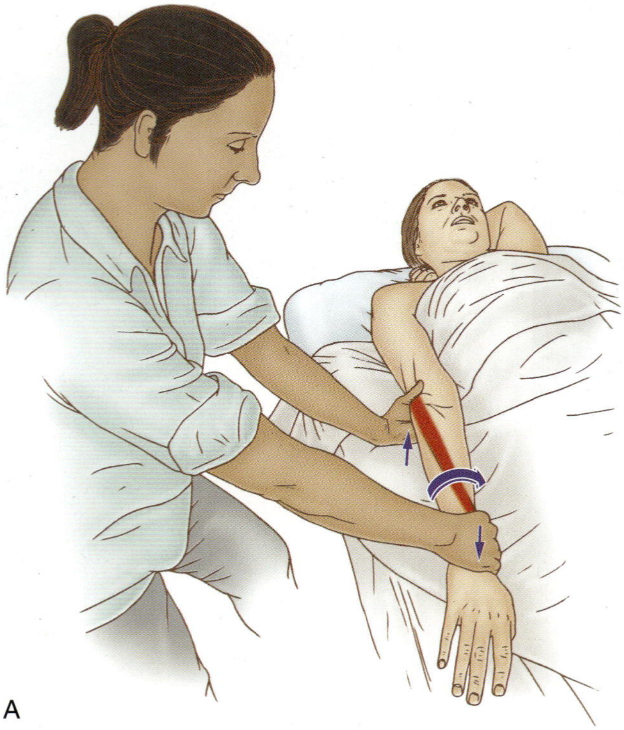

A

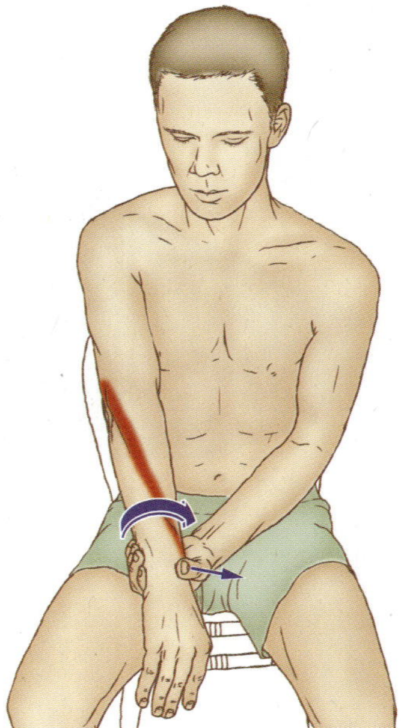

B

**그림 15-9.** 오른쪽 위팔노근의 스트레칭. 환자의 아래팔을 완전히 펴고 엎친다. **A,** 치료사 보조 스트레칭. 치료사는 보조하는 손으로 환자의 팔을 안정화시킨다. **B,** 자가 관리 스트레칭.

**촉진 시 핵심 포인트**

아래팔을 히치하이킹 자세로 위치시킨다.

## 원엎침근(원회내근, Pronator teres) – 앉은 자세(Seated) *(계속)*

### 부착 부위

- □ 위팔뼈의 안쪽위관절융기(손가락굽힘근 공통힘줄집, common flexor tendon), 위팔뼈의 안쪽관절융기위능선, 자뼈의 갈고리돌기에서 기시하여
- □ 노뼈 가쪽의 중간 1/3에 부착되어 있다.

### 작용

- □ 노자관절(radioulnar joint)에서 아래팔을 엎친다.
- □ 팔꿉관절에서 아래팔을 굽힌다.

#### 시작 자세(그림 15-11)

- 환자는 앉아서 팔을 이완하고 아래팔을 팔꿉관절에서 구부린 다음, 완전한 엎침과 완전한 뒤침의 중간 정도의 위치에서 허벅지 위에 놓는다.
- 치료사는 환자와 마주 보고 앉는다.
- 촉진하는 손가락은 환자의 아래팔 앞쪽 몸쪽 부분에 위치시킨다.
- 보조하는 손은 환자의 아래팔 앞쪽 먼쪽 부분, 손목관절의 바로 위쪽에 위치시킨다.

#### 촉진 과정

1. 환자가 노자관절에서 아래팔이 엎침하는 것을 중등도의 강도로 저항하고, 원엎침근의 수축을 느낀다(그림 15-12).
2. 섬유에 수직으로 두드리면서 부착부에서 부착부까지 촉진한다. 전체 근육힘살을 두드리면서 촉진한다.
3. 원엎침근의 위치를 찾으면, 환자에게 그 근육을 이완하게 하고 기초 긴장 상태를 촉진하여 평가한다.

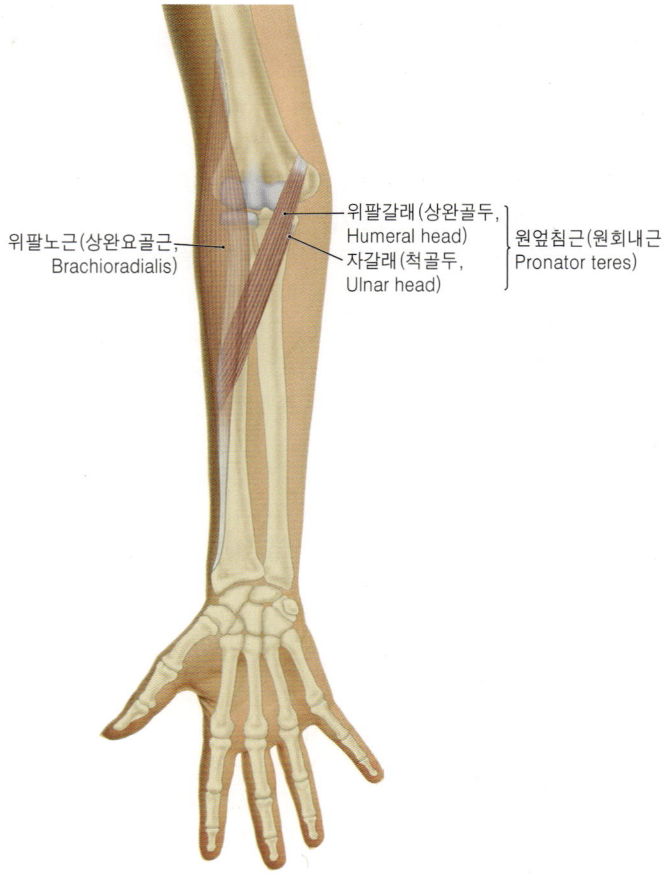


**그림 15-10.** 오른쪽 원엎침근의 앞쪽 그림. 위팔노근은 투명하게 그려져 있다.

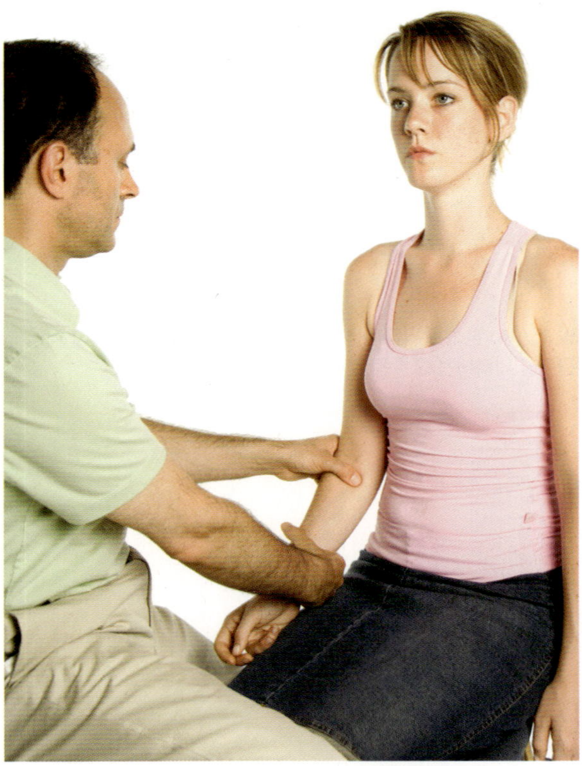

**그림 15-11.** 앉은 자세에서 오른쪽 원엎침근의 촉진을 위한 시작 자세.

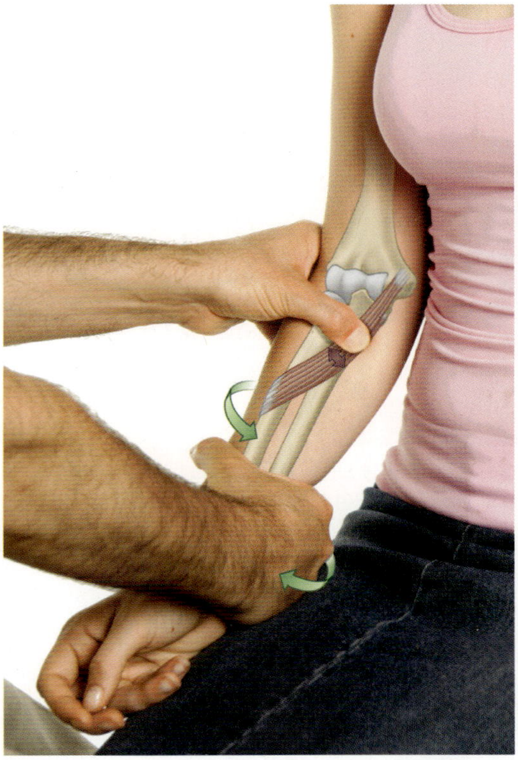

**그림 15-12.** 환자가 노자관절에서 아래팔을 저항에 대항하여 엎침할 때, 오른쪽 원엎침근을 촉진한다.

## 원엎침근(원회내근, Pronator teres) – 앉은 자세(Seated) *(계속)*

### 촉진 시 주의사항

1. 환자가 아래팔 엎침에 저항하는 동안 보조하는 손으로 부드럽지만 확실하게 손목을 잡아 주어야 한다. 그렇지 않으면 피부만 고정되고 밑에 있는 아래팔의 뼈들은 움직이게 된다. 이로 인해 아래팔 엎침에 대한 저항이 실패하고 환자는 불편해 한다.
2. 원엎침근의 힘살은 얕게 위치하여 쉽게 촉진 가능하다.
3. 원엎침근의 먼쪽 끝부분은 위팔노근에 깊숙이 있어 촉진하기 어려울 수 있다. 노뼈의 먼쪽 부착 부위를 촉진하려면 환자의 팔꿉관절을 수동으로 굽힘하여 위팔노근을 느슨하게 해야 한다. 그런 다음, 위팔노근을 측면으로 밀고 그 밑을 깊게 눌러 노뼈의 부착 부위를 촉진한다(그림 15-13).
4. 아래팔이 해부학적 위치에서 시작하여 엎침으로부터 저항할 때 대부분의 원엎침근은 촉진할 수 있다. 그러나 이 위치에서 위팔노근은 엎침하는 데 동원되어, 원엎침근의 먼쪽 부착 부위를 촉진하는 능력을 차단할 수 있다. 위팔노근을 통해 원엎침근의 먼쪽 부착 부위를 더 잘 촉진하기 위해 환자에게 아래팔을 완전한 엎침과 완전한 뒤침의 중간에 위치하게 하여 촉진을 시작함으로써 위팔노근을 이완시킨다.
5. 원엎침근은 팔꿉관절에서 아래팔을 굽힘시키는 것에 저항할 때에도 촉진될 수 있다. 그러나 이로 인해 모든 팔꿉관절 굽힘근이 수축하여 인접한 근육에서 원엎침근을 구별하기 어렵다.
6. 원엎침근의 위팔뼈머리와 자뼈머리를 구분하기 어렵다.
7. 정중신경이 원엎침근의 위팔뼈머리와 자뼈머리 사이로 주행하므로 깊이 촉진할 때에는 신중해야 한다.

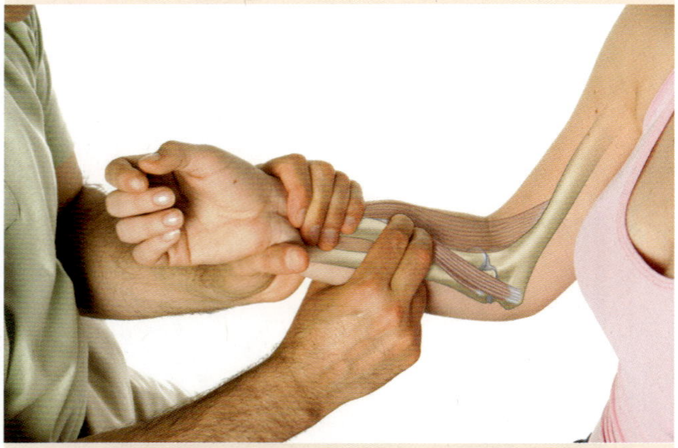

**그림 15-13.** 위팔노근을 느슨하게 하여 밀고, 오른쪽 원엎침근의 노뼈 부착 부위의 촉진을 확대하여 보여 준다('촉진 시 주의사항' #3 참조).

### 대안 촉진 자세 – 바로 누운 자세

원엎침근은 환자가 바로 누운 자세를 취했을 때도 촉진 가능하다. 앉은 자세에서의 촉진 단계를 따른다.

### 통증 유발점(Trigger points)

1. 원엎침근의 통증 유발점은 근육의 급성 또는 만성적인 과사용(예: 스크류 드라이버 사용, 나쁜 자세로 테니스에서 포핸드 타격)에 의해 발생하거나 지속된다.
2. 원엎침근의 통증 유발점은 정중신경을 포착할 수 있다.
3. 원엎침근 통증 유발점의 연관통은 노쪽손목굽힘근, 위팔근, 어깨밑근, 가시위근, 가시아래근, 빗장밑근, 목갈비근, 엄지모음근에서의 통증 유발점의 연관통과 구분되어야 한다.
4. 원엎침근의 통증 유발점은 종종 안쪽위관절융기염, 가슴출구증후군, 손목터널증후군, 손목관절장애 등으로 오진할 수 있다.
5. 연관된 통증 유발점은 위팔두갈래근, 위팔근, 네모엎침근에서 종종 나타날 수 있다.

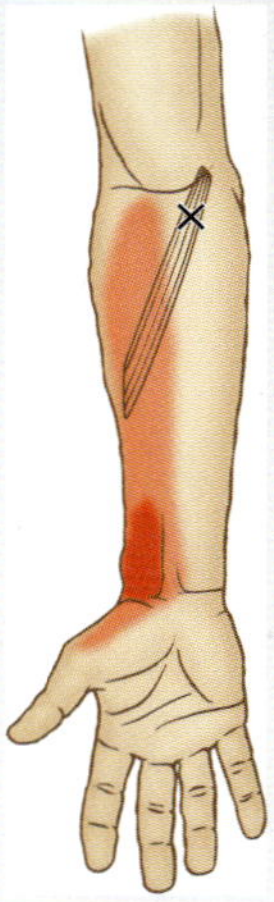

**그림 15-14.** 흔하게 나타나는 원엎침근의 통증 유발점과 그에 대응하는 연관통을 나타내는 오른쪽 앞쪽 그림.

15

## 원엎침근(원회내근, Pronator teres) – 앉은 자세(Seated)

### 원엎침근의 스트레칭(Stretching the pronator teres)

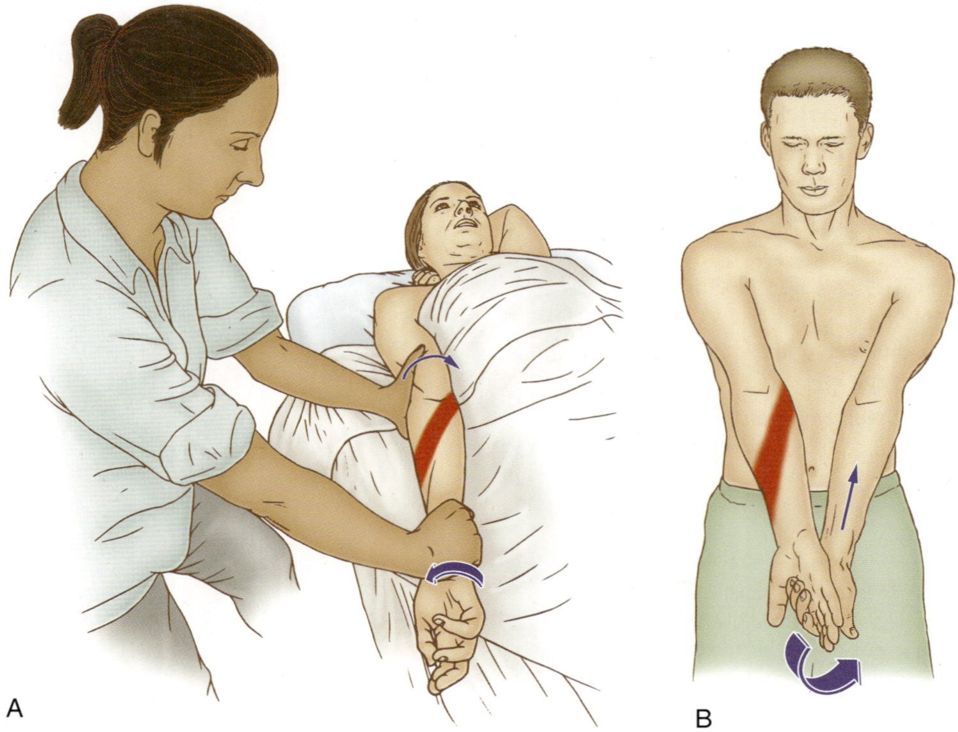

A B

그림 15-15. 오른쪽 원엎침근의 스트레칭. 환자의 아래팔을 완전히 펴고 뒤침한다. A, 치료사 보조 스트레칭. 치료사가 보조하는 손으로 환자의 팔을 안정화시킨다. B, 자가 관리 스트레칭.

**촉진 시 핵심 포인트**

엎침과 뒤침의 중간 위치에서 아래팔의 엎침에 저항한다.

## 손목굽힘근육군(Wrist flexor group) – 앉은 자세(Seated) *(계속)*

손목굽힘근육군(wrist flexor group)은 노쪽손목굽힘근(요측수근굴근, flexor carpi radialis; FCR), 긴손바닥근(장장근, palmaris longus; PL), 자쪽손목굽힘근(척측수근굴근, flexor carpi ulnaris; FCU)으로 구성된다.

### 부착 부위

- 몸쪽 부착 부위
  - 3개의 손목굽힘근은 모두 손가락굽힘근 공통힘줄집(common flexor tendon)을 통해 위팔뼈의 안쪽위관절융기에 부착되어 있다.
  - 자쪽손목굽힘근(FCU) 또한 자뼈의 몸쪽 2/3에 부착되어 있다.
- 먼쪽 부착 부위
  - 노쪽손목굽힘근(FCR)은 둘째 및 셋째 손허리뼈바닥의 앞쪽 손의 노쪽에 부착되어 있다.
  - 긴손바닥근(PL)은 손바닥의 손바닥널힘줄(수장건막, palmar aponeurosis)에 부착되어 있다.
  - FCU는 다섯째 손허리뼈바닥, 콩알뼈(두상골, pisiform bone), 갈고리뼈(유구골, hamate)의 갈고리 부분에서 앞쪽 손의 자쪽에 부착되어 있다.

### 작용

- 3개의 손목굽힘근 모두 손목관절에서 손을 굽힌다.
- FCR 또한 손목관절에서 손을 노쪽으로 치우치게 한다.
- FCU 또한 손목관절에서 손을 자쪽으로 치우치게 한다.

#### 시작 자세(그림 15-17)

- 환자는 앉아서 팔을 이완하고 아래팔을 팔꿉관절에서 구부린 다음, 완전히 뒤침한 상태로 허벅지 위에 놓는다.
- 치료사는 옆에 앉아서 환자를 향한다.
- 아래팔의 앞쪽 먼쪽 부분에 촉진하는 손을 놓는다(먼쪽 힘줄을 눈으로 확인한 뒤).
- 보조하는 손은 환자의 손, 손가락 바로 위쪽에 위치시킨다.

15

#### 촉진 과정

1. 환자가 손목관절에서 손을 굽힘하는 것을 저항하며 3개의 모든 손목굽힘근의 먼쪽 힘줄이 보이는지 확인한다(저항을 줄 때 손가락에 닿지 않도록 한다. 그렇지 않으면 손가락굽힘근이 관여하게 되어 손목굽힘근과 구분이 어려워진다)(그림 15-18).
2. 만약 3개의 손목굽힘근이 보이지 않으면, 이를 가로질러 수직 방향으로 두드리는 동안 만져질 수 있다.
3. FCR의 섬유를 가로질러 두드리면서 안쪽위관절융기까지 몸쪽으로 FCR을 계속 촉진해 간다. 이 과정을 다른 두 손목굽힘근에 대해서도 반복한다.
4. 일단 손목굽힘근의 위치를 확인하면, 환자에게 근육이 이완되도록 하고, 촉진하여 기초 긴장 상태를 평가한다.

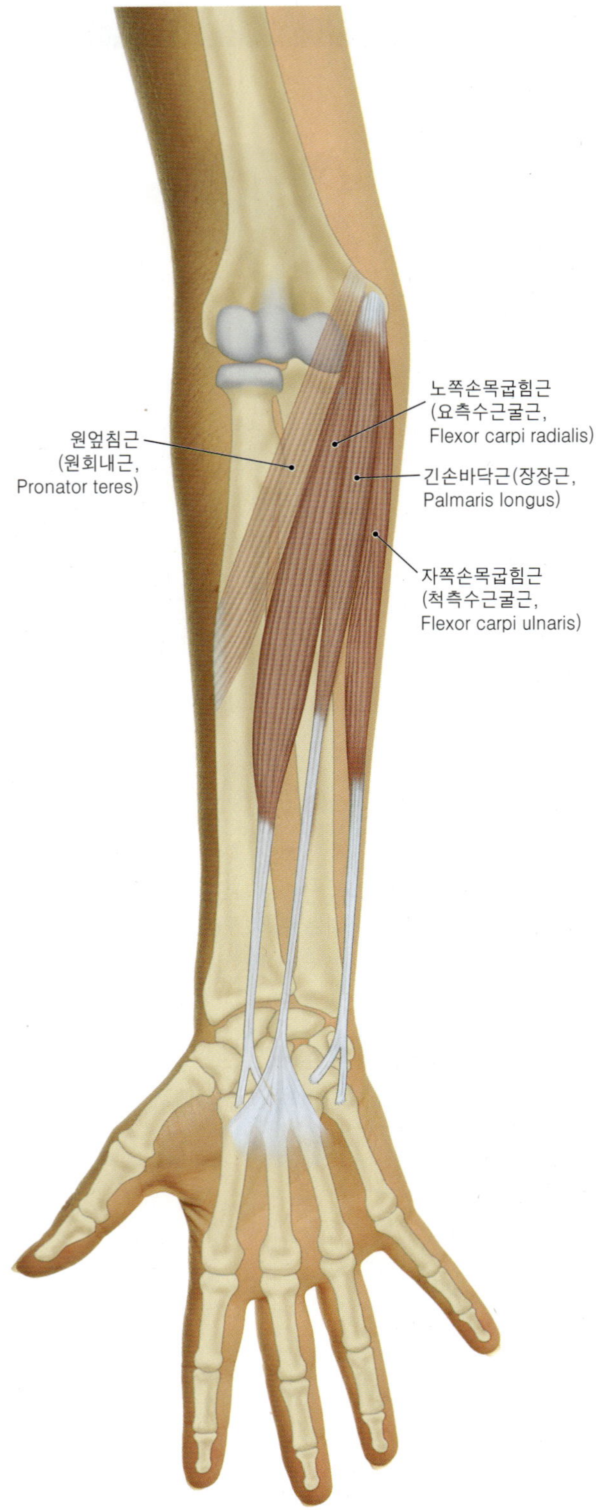


**그림 15-16.** 오른쪽 손목굽힘근육군의 앞쪽 그림. 원엎침근은 투명하게 그려져 있다.

## 손목굽힘근육군(Wrist flexor group) – 앉은 자세(Seated) *(계속)*

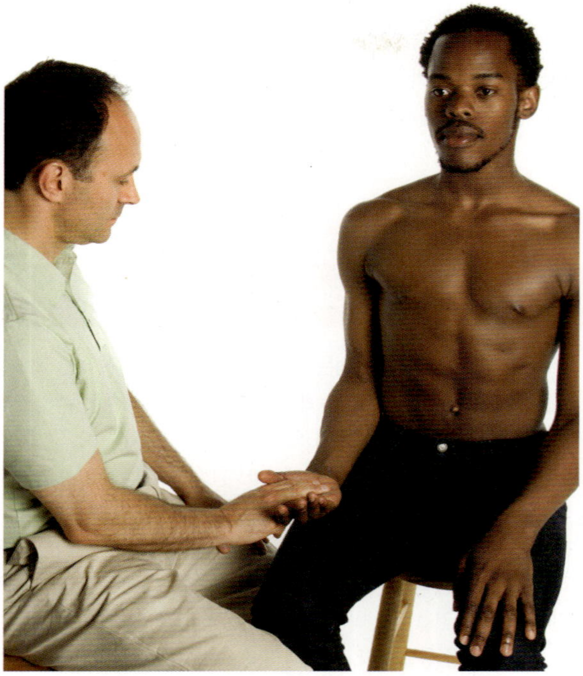

**그림 15-17.** 앉은 자세에서 오른쪽 손목굽힘근육군의 촉진 시작 자세.

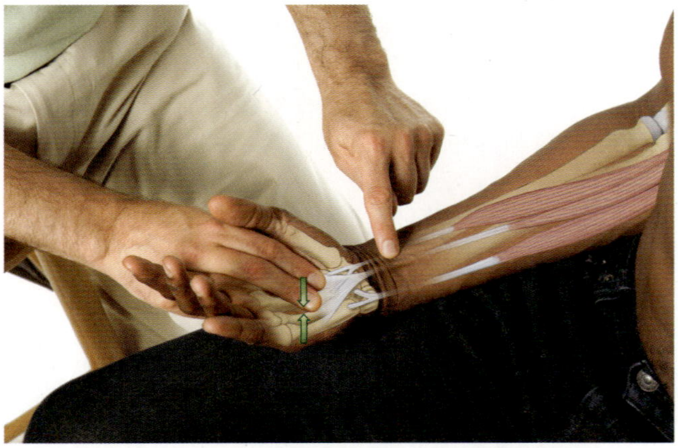

**그림 15-18.** 오른쪽 손목굽힘근육군의 모든 3개 근육들이 손을 구부릴 때 저항에 대항하여 작용한다. 여기서 볼 수 있듯 먼쪽 힘줄들이 종종 보인다. 노쪽손목굽힘근(FCR)의 힘살이 촉진되고 있다.

### 촉진 시 핵심 포인트

손목굽힘근을 촉진하려면 손목의 굽힘 동작에 저항한다.

### 촉진 시 주의사항

1. PL은 종종 없는 경우가 있다(한쪽 또는 양쪽 모두).
2. FCR의 먼쪽 힘줄은 FCU의 먼쪽 힘줄보다 손목 근처에서 PL의 먼쪽 힘줄에 훨씬 더 가깝다.
3. 손목굽힘근 모두 손목관절 굽힘과 함께 수축하므로 한 개의 근육만 사용하여 분리하려면 그들의 근육 힘살이 몸쪽에서 합쳐지기 때문에 다른 동작을 사용해야 한다. FCR(그림 15-19A)이 맞물리도록 손목관절에서 손의 노쪽 치우침에 저항하고, FCU(그림 15-19B)와 맞물리도록 손의 자쪽 치우침에 저항한다. 노쪽과 자쪽 치우침이 모두 수행될 때 PL은 이완된 상태를 유지한다(환자가 해부학적 자세에서 시작하는 경우).
4. PL은 종종 환자에게 손을 컵 모양으로 만들도록 요청함으로써 볼 수 있고 촉진할 수 있다(그림 15-19C).
5. 환자의 손목관절 굽힘에 저항할 때 손가락 관절을 교차하지 않는 것이 특히 중요하다. 그렇게 하면 손가락의 굽힘근(얕은손가락굽힘근과 깊은손가락굽힘근, 긴엄지굽힘근)이 관여되기 때문이다. 이는 얕게 위치하는 손목굽힘근과 깊이 위치하는 손가락굽힘근의 구분을 어렵게 만든다.
6. FCU를 사용하고 촉진하는 또 다른 방법은 환자가 손허리손가락관절(중수지절관절, metacarpophalangeal joint; MCP joint)에서 새끼손가락을 능동적으로 벌리도록 하게 하는 것이다. 이때 콩알뼈를 안정화하기 위해 FCU가 수축해야 한다(그림 15-20).

*(계속)*

## 손목굽힘근육군(Wrist flexor group) – 앉은 자세(Seated) *(계속)*

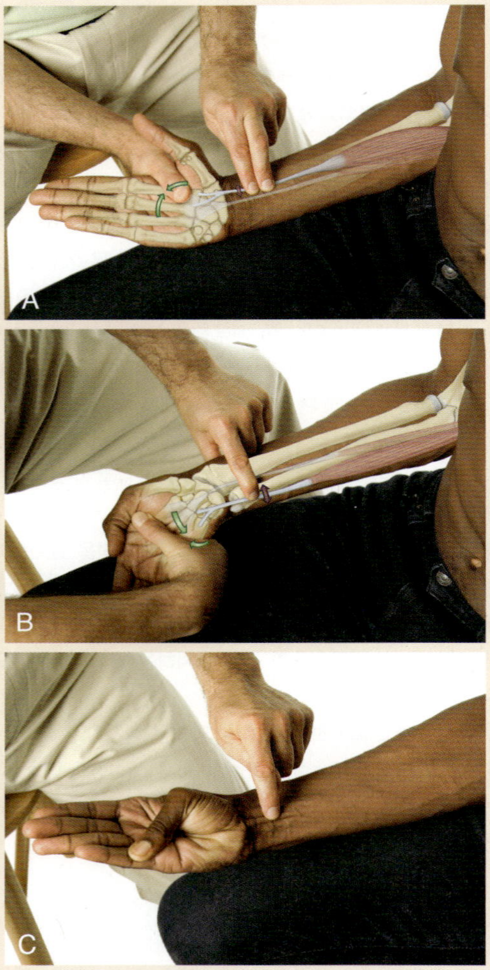


**그림 15-19.** 오른쪽 손목굽힘근육군의 촉진. **A,** 환자가 손을 저항에 대항하여 노쪽으로 치우침할 때 노쪽손목굽힘근(FCR)을 촉진한다. 긴손바닥근(PL)은 투명하게 표시되어 있다. **B,** 환자가 손을 저항에 대항하여 자쪽으로 치우침할 때 자쪽손목굽힘근(FCU)을 촉진한다(PL은 투명하게 표시되어 있다). **C,** 환자의 손을 컵 모양으로 모아 쥐면 PL이 관여한다.



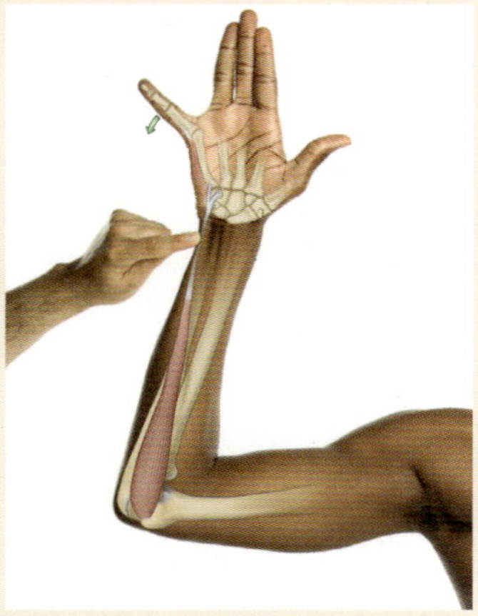

**그림 15-20.** 손허리손가락(MCP)관절에서 새끼손가락을 가쪽돌림하면 자쪽손목굽힘근(FCU)이 콩알뼈를 안정화하는 작용을 하게 된다.

### 대안 촉진 자세 – 바로 누운 자세

손목굽힘근은 환자가 바로 누운 자세를 취했을 때도 촉진 가능하다. 앉은 자세에서의 촉진 단계를 따른다.

### 통증 유발점(Trigger points)

1. 손목굽힘근의 통증 유발점은 근육의 급성 또는 만성적인 과사용(예: 물체 잡기, 그림 그리기, 테니스 경기), 아래팔/손목/손의 외상 또는 작은가슴근(FCR과 FCU의 경우), 위팔세갈래근(PL의 경우), 넓은등근, 위뒤톱니근(FCU의 경우)에 통증 유발점이 있는 경우에 의해 발생하거나 지속된다.
2. PL의 통증 유발점은 전형적인 통증 유발점의 더 깊고 아리는 통증과는 다른 양상의 날카로운 바늘로 찌르는 듯한 연관통을 발생시킨다. 또한 물건을 잡거나 조작할 때(예: 원예나 전동공구 사용) 손바닥에 압통을 유발한다. FCU의 통증 유발점은 자신경 포착을 유발할 수 있다.
3. 손목굽힘근 통증 유발점의 연관통은 다른 손목굽힘근, 원엎침근, 빗장밑근, 어깨밑근, 가시아래근, 넓은등근, 위팔근, 엄지맞섬근에서의 통증 유발점의 연관통과 구분하여야 한다.
4. 손목굽힘근의 통증 유발점은 종종 안쪽위관절융기염, 병적 목뼈추간판탈출증, 가슴출구증후군, 손목터널증후군, 손목관절장애(FCR, FCU의 경우), 자신경 압박(FCU의 경우) 등으로 오진할 수 있다.
5. 연관된 통증 유발점이 다른 손목굽힘근, 얕은손가락굽힘근, 깊은손가락굽힘근에서 종종 나타날 수 있다.

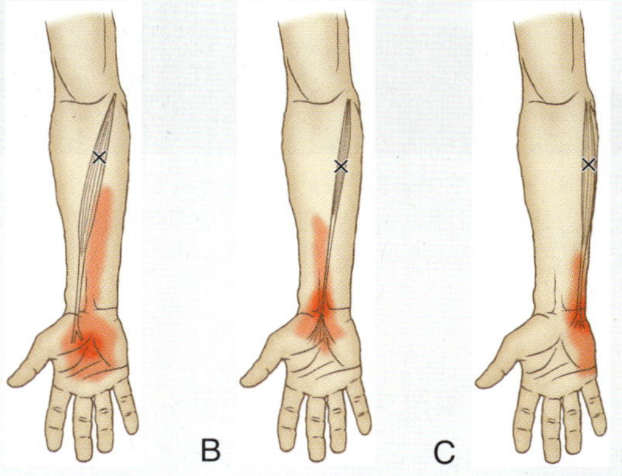


**그림 15-21.** 손목굽힘근육군의 흔한 통증 유발점과 그에 대응하는 연관통 부위. **A,** 노쪽손목굽힘근. **B,** 긴손바닥근. **C,** 자쪽손목굽힘근.

## 손목굽힘근육군(Wrist flexor group) – 앉은 자세(Seated)

### 손목굽힘근육군의 스트레칭(Stretching the wrist flexor group)

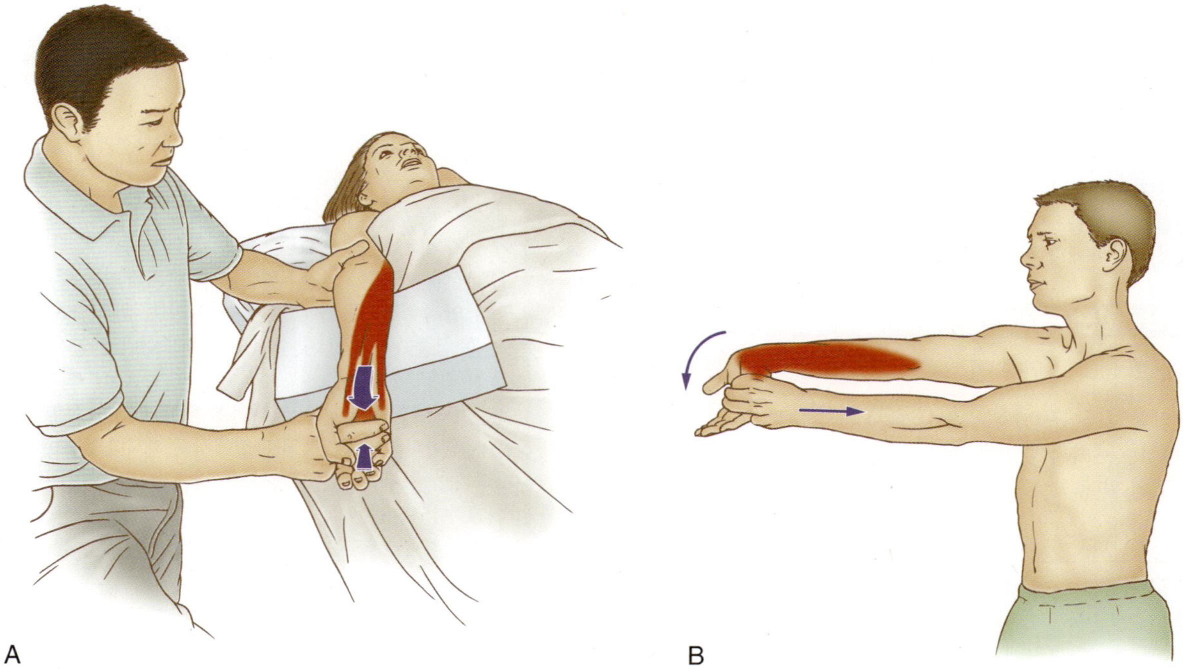

**그림 15-22.** 오른쪽 손목굽힘근육군의 스트레칭. 손을 손목관절에서 펴고 아래팔도 팔꿉관절에서 완전히 편다. 손가락은 펴지 않는 것에 유의한다. 만약 자쪽 치우침이 폄에 더해지면 노쪽손목굽힘근의 스트레칭이 강화된다(자쪽손목굽힘근은 느슨하게 됨). 노쪽 치우침이 폄에 더해지면 자쪽손목굽힘근의 스트레칭이 강화된다(노쪽손목굽힘근은 느슨하게 됨). **A,** 치료사 보조 스트레칭. 치료사는 보조하는 손으로 환자의 팔을 안정화시키고 팔꿉관절에서 폄을 유지하는 것을 돕기 위해 환자의 아래팔 아래에 쿠션을 두는 것을 명심한다. **B,** 자가 관리 스트레칭.

## 얕은손가락굽힘근(천지굴근, Flexor digitorum superficialis), 깊은손가락굽힘근(심지굴근, Profundus) – 앉은 자세(Seated) (계속)

### 얕은손가락굽힘근(Flexor digitorum superficialis)

#### 부착 부위

- □ 위팔뼈의 안쪽위관절융기(손가락굽힘근 공통힘줄집을 통해), 자뼈의 갈고리돌기, 노뼈의 앞쪽 축의 몸쪽 1/2에서 기시하여
- □ 둘째~다섯째 손가락 중간마디뼈의 앞면에 부착되어 있다.

#### 작용

- □ 손가락손허리관절(MCP)과 몸쪽 손가락뼈사이관절(IP)에서 둘째~다섯째 손가락을 구부린다.
- □ 손목관절에서 손을 구부린다.
- □ 팔꿉관절에서 아래팔을 구부린다.

### 깊은손가락굽힘근(Flexor digitorum profundus)

#### 부착 부위

- □ 자뼈의 앞면(뼈사이근막)의 몸쪽 1/2에서 기시하여
- □ 둘째~다섯째 손가락의 먼쪽 손가락뼈(distal phalanges)의 앞면에 부착되어 있다.

#### 작용

- □ 둘째~다섯째 손가락을 MCP과 IP에서 구부린다.
- □ 손목관절에서 손을 구부린다.

#### 시작 자세(그림 15–24)

- 환자는 앉아서 팔을 이완하고 아래팔을 팔꿉관절에서 굽힌 다음, 완전히 뒤침 상태로 허벅지에 놓는다.
- 치료사는 옆에 앉아서 환자를 향한다.
- 촉진하는 손가락을 아래팔 안쪽의 몸쪽(위팔뼈 위관절융기의 약간 앞쪽 및 먼쪽 부분)에 위치시켜 얕은손가락굽힘근 촉진을 시작한다.

#### 촉진 과정

1. 얕은손가락굽힘근의 경우, 환자에게 MCP관절에서 둘째~다섯째 손가락의 몸쪽 손가락뼈를 구부리도록 요청한다. 그리고 얕은손가락굽힘근의 수축을 느낀다(그림 15–25A). 만약 보조하는 손으로 저항이 추가되면, 몸쪽 손가락뼈에만 압력을 주도록 유의한다(즉, 몸쪽 IP관절을 가로지나 중간 또는 먼쪽 손가락뼈에 닿지 않아야 함).
2. 위팔뼈 안쪽위관절융기에 있는 몸쪽 부착부에서 손목의 앞에 있는 먼쪽 힘줄까지 섬유에 수직으로 두드리면서 얕은손가락굽힘근을 촉진한다.
3. 깊은손가락굽힘근의 경우, 자뼈몸통에 대해 더 안쪽 및 뒤쪽으로 촉진을 시작한다. 환자에게 IP관절에서 둘째~다섯째 손가락의 먼쪽 손가락뼈를 구부리도록 요청하고, 깊은손가락굽힘근의 수축을 느낀다(그림 15–25B).
4. 섬유에 수직으로 두드려서 가능한 한 멀리 먼쪽으로 깊은손가락굽힘근을 촉진한다.
5. 일단 얕은손가락굽힘근과 깊은손가락굽힘근의 위치를 확인하면 환자에게 그 근육을 이완시키게 하고, 촉진하여 기초 긴장 상태를 평가한다.

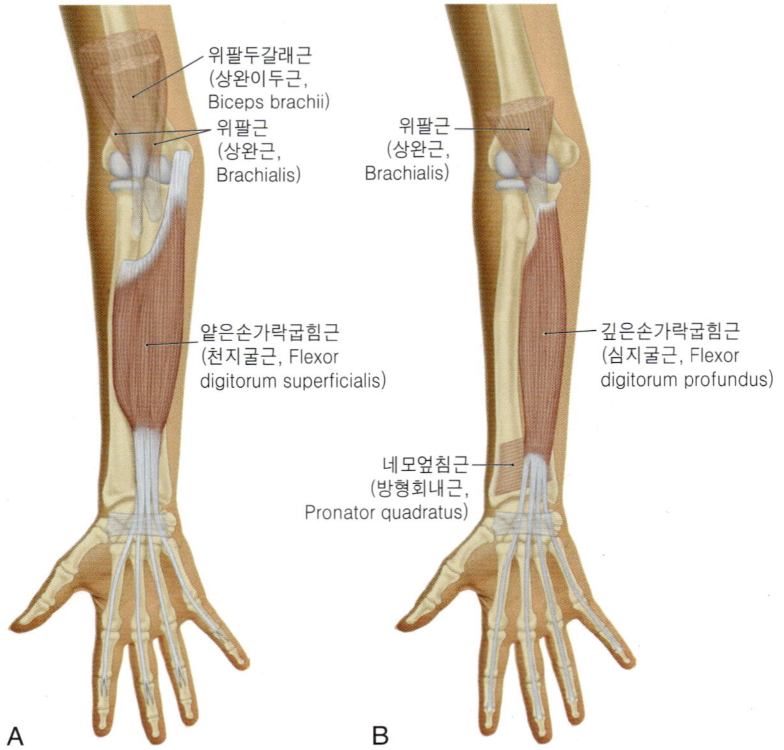


**그림 15–23.** 오른쪽 얕은손가락굽힘근과 깊은손가락굽힘근의 앞쪽 그림. **A,** 오른쪽 얕은손가락굽힘근의 앞쪽 그림. 위팔두갈래근과 위팔근의 먼쪽 부착 부위는 투명하게 그려져 있다. **B,** 오른쪽 깊은손가락굽힘근의 앞쪽 그림. 위팔근의 먼쪽 끝부분과 네모엎침근은 투명하게 표시되어 있다.

15

## 얕은손가락굽힘근(천지굴근, Flexor digitorum superficialis), 깊은손가락굽힘근(심지굴근, Profundus) – 앉은 자세(Seated) (계속)

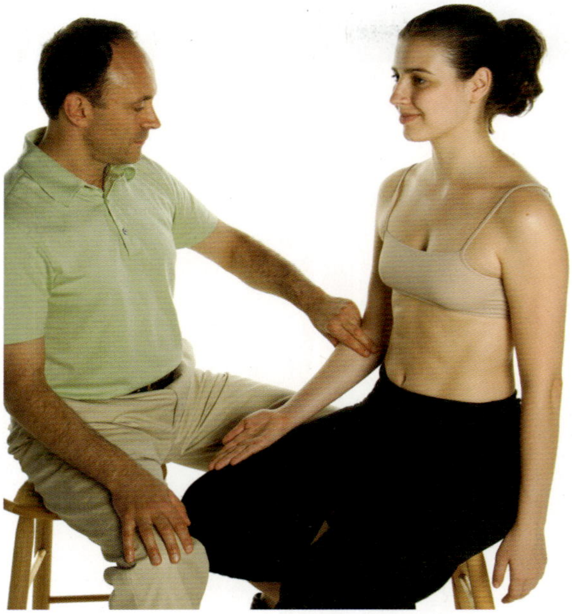

그림 15-24. 앉은 자세에서 오른쪽 얕은손가락굽힘근의 촉진 시작 자세.

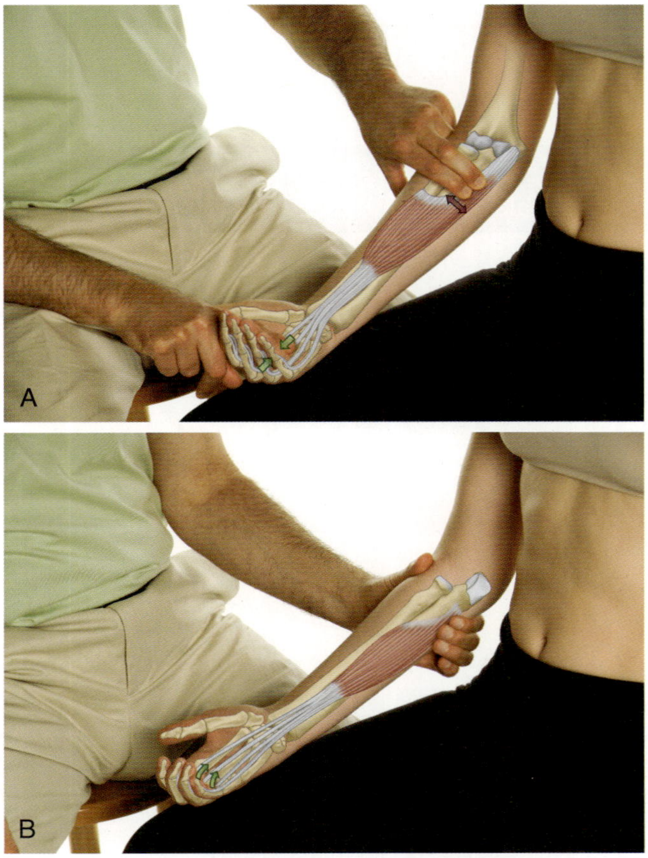


그림 15-25. 얕은손가락굽힘근과 깊은손가락굽힘근의 촉진. A, 위팔뼈의 안쪽위관절융기에 대해 먼쪽 앞쪽에서 시작하여 오른쪽 얕은손가락굽힘근을 촉진. B, 자뼈몸통에 대해 시작하여 오른쪽 깊은손가락굽힘근을 촉진. 저항에 대항하여 환자에 의해 수행되는 손가락 굽힘 유형의 차이에 주목한다.

### 촉진 시 주의사항

1. 대부분의 환자가 얕은손가락굽힘근의 촉진을 위해 MCP관절에서 손가락의 굽힘은 잘하는 반면, 일반적으로 깊은손가락굽힘근을 촉진하기 위해 먼쪽 IP관절에서 손가락을 굽히는 데는 어려움을 겪는다. 그러나 이 촉진을 위해 몸쪽 IP관절에서 다소 구부러지더라도, 깊은손가락굽힘근을 식별하는 것은 여전히 가능하다.
2. 깊은손가락굽힘근을 촉진하려면, 자뼈몸통의 안쪽 경계를 기준점으로 이용하는 것이 중요하다. 일단 기준점이 발견되면, 앞쪽으로 조금만 떨어뜨리면 깊은손가락굽힘근 위에 있게 된다(치료사는 FCU의 자뼈머리를 통해 촉진하게 되지만, 여기에서 FCU는 매우 얇아 깊은손가락굽힘근의 촉진을 방해하지 않음).
3. 일단 얕은손가락굽힘근과 깊은손가락굽힘근이 분리된 힘줄을 형성하기 위해 먼쪽으로 나누어지면 손가락의 굽힘을 분리하여 각 힘줄을 개별적으로 촉진할 수 있다. 예를 들어 환자에게 집게손가락만 굽히게 하여 그 손가락 힘줄이 긴장하고 연관된 근육 힘살 섬유가 수축하는 것을 느낀다. 이것은 얕은손가락굽힘근과 깊은손가락굽힘근에 대해 시행할 수 있다.

### 대안 촉진 자세 – 바로 누운 자세

두 손가락굽힘근은 환자가 바로 누운 자세를 취했을 때도 촉진이 가능하다. 앉은 자세에서의 촉진 단계를 따른다.

15

### 촉진 시 핵심 포인트

얕은손가락굽힘근을 촉진하기 위해 MCP 관절을 굽힌다. 깊은손가락굽힘근을 촉진하기 위해 먼쪽 IP관절을 구부리고 자뼈몸통에 대항하여 촉진한다.

## 얕은손가락굽힘근(천지굴근, Flexor digitorum superficialis), 깊은손가락굽힘근(심지굴근, Profundus) – 앉은 자세(Seated)

### 통증 유발점(Trigger points)

1. 얕은손가락굽힘근과 깊은손가락굽힘근의 통증 유발점은 근육의 급성 또는 만성적인 과사용(예: 핸들, 테니스 라켓, 골프 클럽, 원예 도구나 공구를 반복적으로 또는 세게 쥐는 동작)에 의해 생기거나 지속된다.
2. 얕은손가락굽힘근과 깊은손가락굽힘근의 통증 유발점은 굽히는 손가락의 앞쪽 전체에 걸쳐 느껴지는 예리한 연관통뿐 아니라 손가락 끝 너머에서 느껴지는 환상통(phantom pain), 정중신경 또는 자신경의 포착, 손가락관절이나 손목관절의 폄 제한 등을 일으킨다.
3. 얕은손가락굽힘근과 깊은손가락굽힘근의 통증 유발점의 연관통은 위팔세갈래근, 빗장밑근, 작은가슴근, 넓은등근, 첫째 등쪽뼈사이근에서의 통증 유발점의 연관통과 구분되어야 한다.
4. 얕은손가락굽힘근과 깊은손가락굽힘근의 통증 유발점은 종종 병적 목뼈추간판탈출증, 가슴출구증후군, 손목터널증후군, 원엎침근증후군, MCP 및 IP관절의 관절장애 또는 관절염 등으로 오진될 수 있다.
5. 연관된 통증 유발점은 FCR, FCU, 작은가슴근 및 목갈비근에서 종종 나타날 수 있다.
6. 참고: 얕은손가락굽힘근과 깊은손가락굽힘근 내의 통증 유발점 사이에는 구별이 없다.

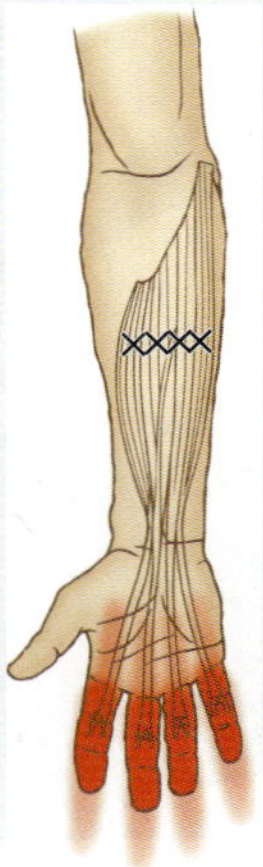

**그림 15-26.** 얕은손가락굽힘근과 깊은손가락굽힘근의 흔히 나타나는 통증 유발점과 그에 대응하는 연관통 부위.

### 얕은손가락굽힘근과 깊은손가락굽힘근의 스트레칭 (Stretching the flexors digitorum superficials and profundus)



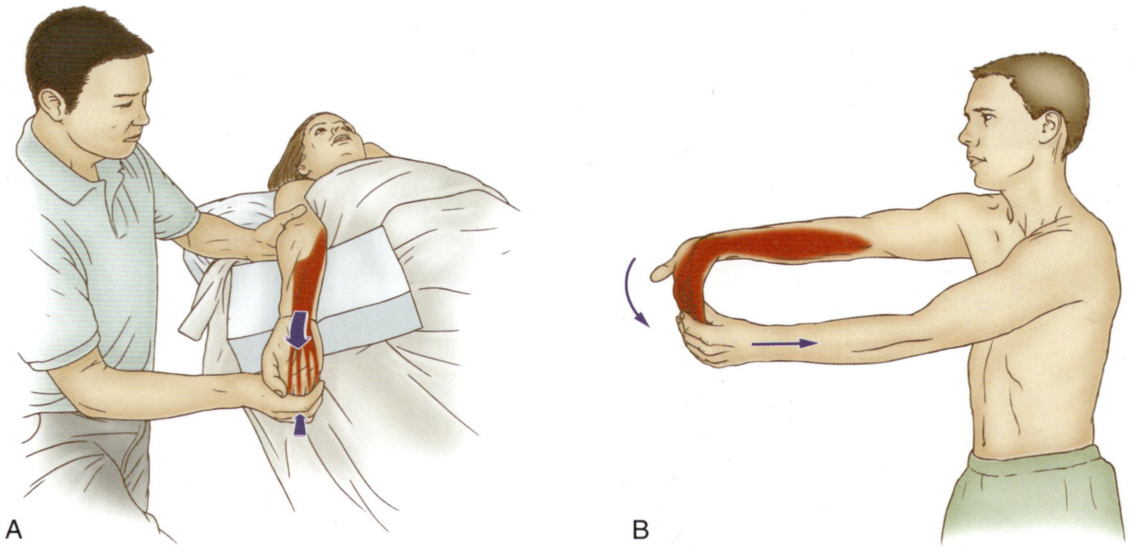


**그림 15-27.** 얕은손가락굽힘근과 깊은손가락굽힘근의 스트레칭. 아래팔과 손을 완전히 펴고 손가락도 MCP와 IP 관절에서 완전히 편다. **A,** 치료사 보조 스트레칭. 치료사는 보조하는 손으로 환자의 팔을 안정화시키고 팔꿉관절에서 폄을 유지하는 것을 돕기 위해 환자의 아래팔 아래에 쿠션을 두는 것을 명심한다. **B,** 자가 관리 스트레칭.

## 긴엄지굽힘근(장무지굴근, Flexor pollicis longus) – 앉은 자세(Seated) *(계속)*

### 부착 부위

- 먼쪽 노뼈와 뼈사이막(골간막, interosseus membrane)의 앞면, 자뼈의 갈고리돌기, 위팔뼈의 안쪽위관절융기에서 기시하여
- 엄지손가락의 먼쪽 손가락뼈바닥의 앞면에 부착되어 있다.

### 작용

- 손목손허리관절(수근중수관절, carpometacarpal; CMC), 손허리손가락관절(중수지절관절, metacarpophalangeal; MCP), 손가락뼈사이관절(수지절간관절, interphalangeal joint; IP)에서 엄지손가락을 구부린다.
- 손목관절에서 손을 구부린다.
- 팔꿉관절에서 아래팔을 구부린다.

#### 시작 자세(그림 15-29)

- 환자는 앉아서 팔을 이완하고 아래팔을 팔꿉관절에서 구부린 다음, 완전히 뒤침 상태에서 허벅지 위에 놓는다.
- 치료사는 옆에 앉아서 환자를 향한다.
- 촉진하는 손가락은 아래팔의 앞쪽 먼쪽 부분(FCR의 힘줄 근처)에 위치시킨다.

#### 촉진 과정

1. 환자에게 IP관절에서 엄지손가락의 먼쪽 손가락뼈를 굽히게 하고 손목 근처에서 긴엄지굽힘근의 수축을 느낀다(그림 15-30).
2. 환자가 IP관절에서 엄지손가락을 구부려 수축 및 이완을 교대로 수행하는 동안 가능한 한 긴엄지굽힘근을 최대한 몸쪽으로 촉진한다. 이 근육은 깊게 위치하므로 일반적으로 섬유에 수직으로 두드림을 시도하는 것은 도움이 되지 않는다.
3. 일단 긴엄지굽힘근이 촉진되면, 환자에게 그 근육을 이완시키게 하고 촉진하여 기초 긴장 상태를 평가한다.

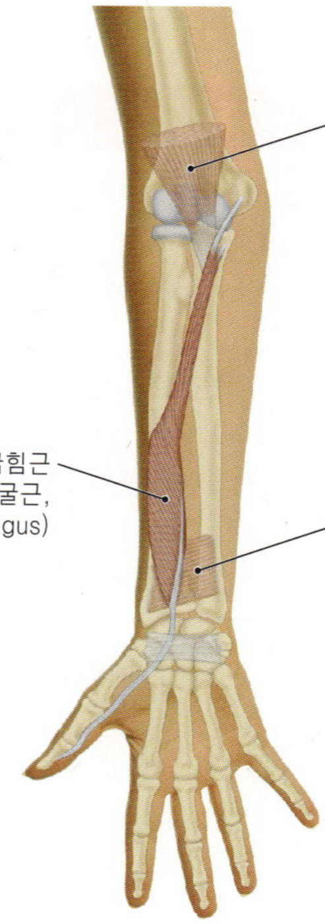


**그림 15-28.** 오른쪽 긴엄지굽힘근의 앞쪽 그림. 네모엎침근과 위팔근의 먼쪽 부착 부위는 투명하게 그려져 있다.

15

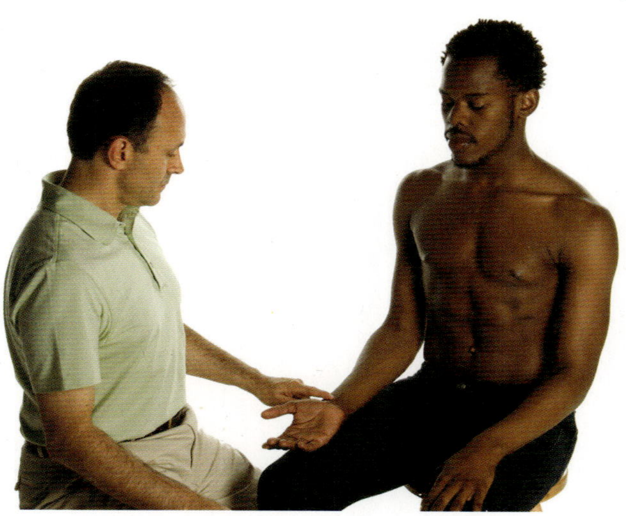

**그림 15-29.** 앉은 자세에서 오른쪽 긴엄지굽힘근 촉진의 시작 자세.

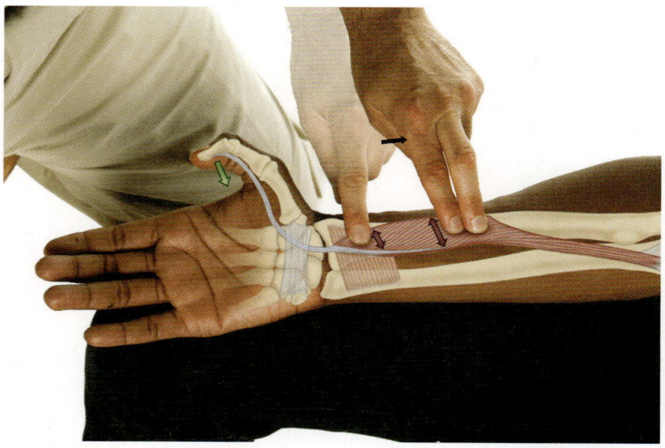

**그림 15-30.** 엄지손가락을 IP관절에서 구부리고 오른쪽 긴엄지굽힘근 힘살을 촉진한다. 네모엎침근은 투명하게 표시되어 있다.

## 긴엄지굽힘근(장무지굴근, Flexor pollicis longus) – 앉은 자세(Seated) (계속)

### 촉진 시 주의사항

1. 긴엄지굽힘근은 종종 팔꿉관절에서 자뼈와 위팔뼈 부착 부위가 없다. 이런 경우 근육은 아래팔의 중간 정도에서 멈춘다. 위팔자갈래(상완척골두, humeroulnar head)는 일반적으로 작아서 촉진하기 어렵다.
2. 근육이 깊게 위치하지만, 일반적으로 환자가 IP관절에서 엄지손가락을 구부릴 때 수축을 느끼기 위해 많은 압력을 가할 필요는 없다.
3. 노동맥(요골동맥)은 긴엄지굽힘근 근처에 있으므로, 박동이 느껴지면 동맥을 피하여 촉진한다.
4. 환자에게 IP관절에서 엄지손가락만 구부리도록 요청하여 긴엄지굽힘근을 촉진하는 것이 가장 좋다. 만약 환자가 손목손허리관절(CMC) 또는 손허리손가락관절(MCP)에서 엄지손가락을 구부리면 엄지손가락의 다른 근육들이 관여되어 긴엄지굽힘근의 수축 강도가 감소한다. 게다가 이 다른 근육들이 엄지두덩융기(thenar eminence)에 위치하여, 이들의 수축은 긴엄지굽힘근의 먼쪽 힘줄을 촉진하고 식별하는 것을 더 어렵게 만든다.

### 촉진 시 핵심 포인트

엄지손가락으로 라이터를 켜는 동작을 그려 본다.

### 대안 촉진 자세 – 바로 누운 자세

긴엄지굽힘근은 환자가 바로 누운 자세를 취했을 때도 촉진이 가능하다. 앉은 자세에서의 촉진 과정을 따른다.

### 통증 유발점(Trigger points)

1. 긴엄지굽힘근의 통증 유발점은 근육의 급성 또는 만성적인 과사용(예: 핸들, 테니스 라켓, 골프 클럽, 원예 도구나 공구를 반복적으로 또는 세게 쥐는 동작)에 의해 발생하거나 지속된다.
2. 긴엄지굽힘근의 통증 유발점은 엄지손가락의 앞쪽뿐만 아니라 엄지손가락 끝 너머에서도 느껴지는 예리한 연관통(환상통)을 유발한다. 또한 엄지관절과 손목관절의 폄이 제한될 수 있다.
3. 긴엄지굽힘근 통증 유발점의 연관통은 엄지맞섬근(무지대립근, opponens pollicis), 엄지모음근(무지내전근, adductor pollicis), 위팔근, 빗장밑근에서 통증 유발점의 연관통과 구분되어야 한다.
4. 긴엄지굽힘근의 통증 유발점은 종종 안쪽위관절융기염, 손목터널증후군, 가슴출구증후군, 병적 목뼈추간판탈출증, 엄지 골관절염 등으로 오진될 수 있다.
5. 연관된 통증 유발점이 얕은손가락굽힘근, 깊은손가락굽힘근에서 종종 나타날 수 있다.

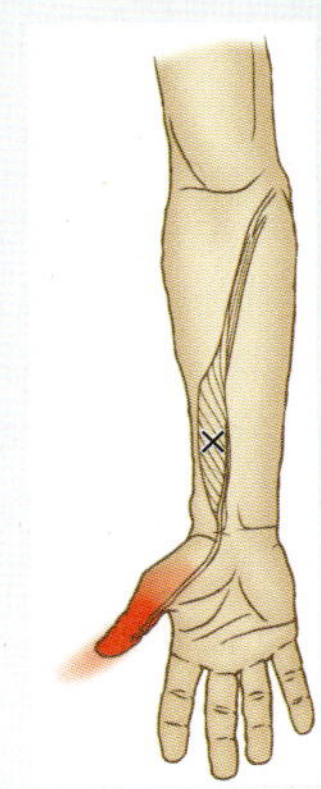

**그림 15-31.** 긴엄지굽힘근의 흔한 통증 유발점과 그에 대응하는 연관통 부위를 표시하는 앞쪽 그림.

## 긴엄지굽힘근(장무지굴근, Flexor pollicis longus) – 앉은 자세(Seated)

### 긴엄지굽힘근의 스트레칭(Stretching the flexor pollicis longus)

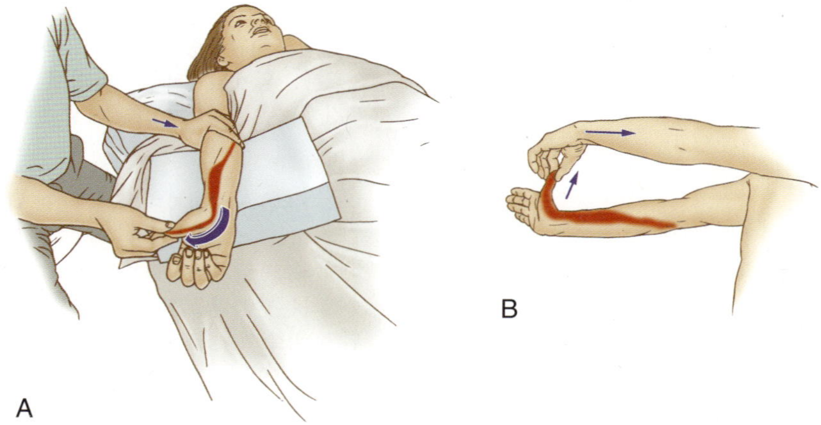


**그림 15–32.** 오른쪽 긴엄지굽힘근의 스트레칭. 환자의 엄지손가락과 아래팔을 완전히 폄과 동시에 뒤침 상태에서 손도 완전히 편다. **A,** 치료사 보조 스트레칭. 치료사는 보조하는 손으로 환자의 팔을 안정화시키고 팔꿉관절에서 폄을 유지하는 것을 돕기 위해 환자의 아래팔 아래에 쿠션을 두는 것을 명심한다. **B,** 자가 관리 스트레칭.

## 인접 근육(Detour)

**네모엎침근(방형회내근, pronator quadratus)**

네모엎침근(그림 15–33A)은 깊게 위치하여 촉진하고 구분하기 어렵다. 이 근육은 자뼈 먼쪽 앞쪽에서 기시하여 노뼈 먼쪽 앞쪽에 부착하고, 노자관절(요척골관절)에서 아래팔을 엎침시킨다. 환자가 노자관절에서 아래팔을 엎침하는 것에 저항하며, 노쪽의 아래팔 먼쪽 앞쪽에 강한 압력을 가하여 촉진한다. 이때 환자의 손이 아닌 아래팔에 저항을 가해야 한다(그림 15–33B). 만약 네모엎침근을 촉진했다면, 자뼈 부착부를 향해 촉진해 간다. 참고: 정중신경과 자신경, 노동맥과 자동맥 모두 손목 앞에 위치하기 때문에 이곳을 깊게 촉진할 때 신중해야 한다.

**통증 유발점(trigger points)**

1. 원엎침근의 통증 유발점을 생성 또는 지속화하는 동일한 요인이 네모엎침근에서 통증 유발점을 생성 또는 지속화할 가능성이 있다.
2. 네모엎침근의 통증 유발점은 원엎침근의 유발점과 연관성이 있다.
3. 네모엎침근 통증 유발점의 연관통은 아직 확립된 바가 없다.



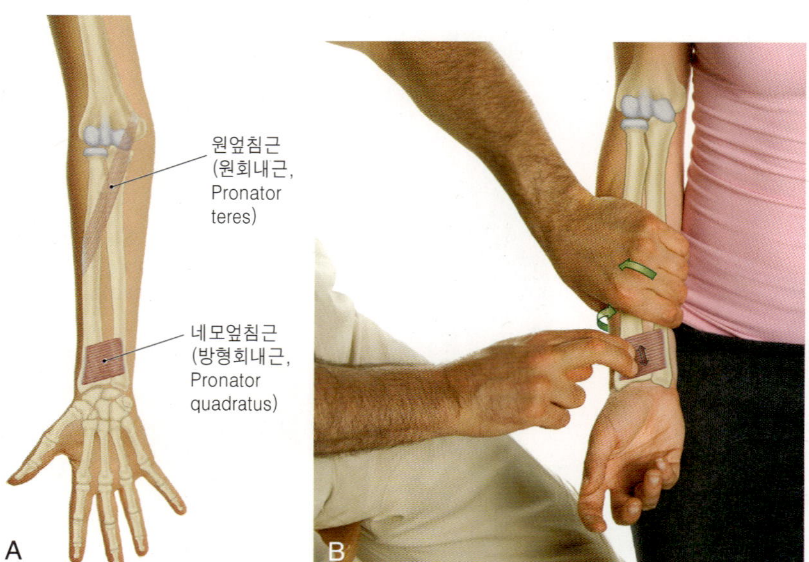


**그림 15–33. A,** 오른쪽 네모엎침근의 앞쪽 그림. 원엎침근은 투명하게 표시되어 있다. **B,** 노자관절에서 아래팔의 엎침동작이 저항받을 때 네모엎침근이 촉진되고 있는 그림.

## 노쪽근육군(요측근육군, Radial group) – 앉은 자세(Seated) *(계속)*

노쪽근육군은 위팔노근, 긴노쪽손목폄근(장요측수근신근, extensor carpi radialis longus; ECRL), 짧은노쪽손목폄근(단요측수근신근, extensor carpi radialis brevis; ECRB)으로 구성된다. 위팔노근의 촉진은 앞에서 이미 다루었다. 여기에서는 다른 두 노쪽근육군에 대해 살펴본다.

### 부착 부위

#### 긴노쪽손목폄근

- □ 위팔뼈 가쪽 관절융기위능선의 먼쪽 1/3에서 기시하여
- □ 둘째 손허리뼈바닥에 있는 손등의 노쪽에 부착되어 있다.

#### 짧은노쪽손목폄근

- □ 위팔뼈의 가쪽위관절융기(손가락폄근 공통힘줄집을 통해)에서 기시하여
- □ 셋째 손허리뼈바닥에 있는 손등 노뼈쪽에 부착되어 있다.

### 작용

#### 노쪽손목폄근 모두

- □ 손목관절에서 손을 노쪽으로 치우침(벌림, 외전)을 한다.
- □ 손목관절에서 손을 편다.
- □ 팔꿉관절에서 아래팔을 굽힌다.

#### 시작 자세(그림 15-35)

- 환자는 앉아서 팔을 이완하고 아래팔을 팔꿉관절에서 구부리며, 완전히 엎침과 뒤침의 중간 정도의 위치에서 허벅지 위에 놓는다.
- 치료사는 옆에 앉아서 환자를 향해 본다.
- 촉진하는 손가락으로 노쪽근육군을 집는다.

#### 촉진 과정

1. 노쪽근육군은 일반적으로 아래팔의 나머지 근육에서 구분하여 집을 수 있다. 엄지와 검지(또는 검지와 중지) 사이에 노쪽근육군을 집어서 아래팔에서 부드럽게 당긴다(그림 15-35).
2. 촉진하는 손가락을 긴노쪽손목폄근과 짧은노쪽손목폄근(위팔노근 뒤쪽) 위로 이동하고 환자가 손목관절에서 손을 노쪽으로 치우치게 하여 근육이 수축하는 것을 느낀다(그림 15-36A). 필요한 경우 보조하는 손으로 노쪽 치우침에 저항을 가할 수 있다.
3. 노쪽손목폄근을 가로질러 수직으로 두드리면서 먼쪽 부착 부위를 향해 계속 촉진한다.
4. 일단 긴노쪽손목폄근과 짧은노쪽손목폄근을 찾으면, 환자에게 그 근육을 이완시키게 하고, 촉진하여 기초 긴장 상태를 평가한다.

15

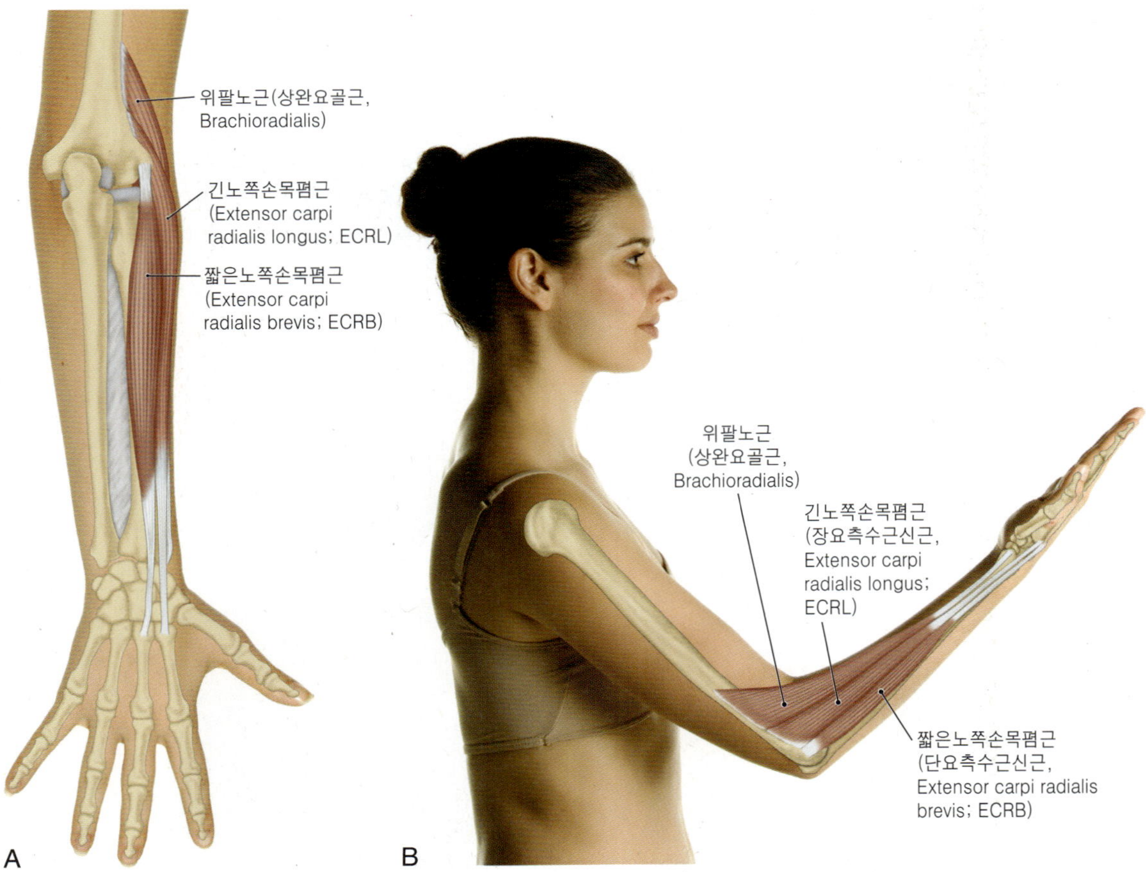


**그림 15-34.** 오른쪽 노쪽근육군의 그림. **A**, 뒤쪽 그림. **B**, 가쪽 그림.

## 노쪽근육군(요측근육군, Radial group) – 앉은 자세(Seated) *(계속)*

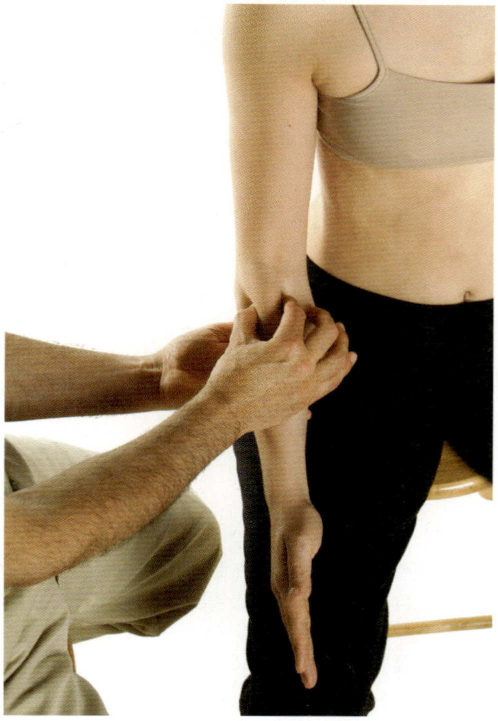

**그림 15–35.** 오른쪽 노쪽근육군을 치료사의 엄지와 집게손가락으로 집는다.

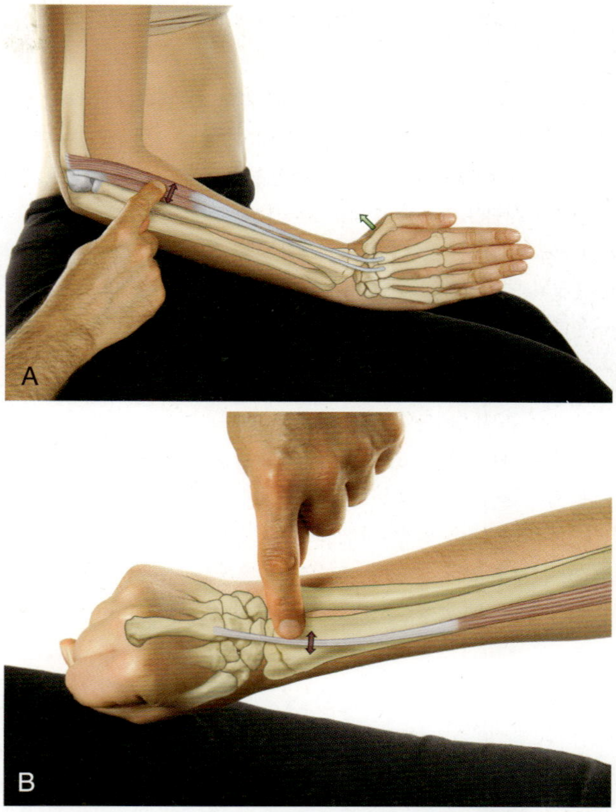


**그림 15–36.** 오른쪽 긴노쪽손목폄근과 짧은노쪽손목폄근의 촉진. **A,** 환자가 손을 손목관절에서 노쪽으로 치우침할 때, 긴노쪽손목폄근과 짧은노쪽손목폄근의 촉진. **B,** 환자의 손을 주먹 쥐게 한 상태로, 손목관절에서 손을 굽힘하는 것을 안정화시키는 짧은노쪽손목폄근의 먼쪽 힘줄을 촉진한다('촉진 시 주의사항' #5 참조).

### 촉진 시 핵심 포인트

노쪽근육군을 아래팔에서 집어 당긴다.

### 촉진 시 주의사항

1. 위팔노근은 노쪽근육 중 가장 앞에 있는 근육이다. 짧은노쪽손목폄근은 가장 뒤에 있고, 긴노쪽손목폄근은 중간에 있다.
2. 노쪽근육근 바로 뒤에는 손가락폄근(extensor digitorum)이 있다.
3. 손가락폄근과 짧은노쪽손목폄근 사이의 경계를 구분하기 위해 환자는 손목관절에서 노쪽 치우침과 MCP 및 IP관절에서 손가락 폄을 번갈아 수행하도록 한다. 짧은노쪽손가락폄근은 손의 노쪽 치우침으로 수축하고 손가락폄근은 손가락을 펼 때 수축한다.
4. 긴노쪽손가락폄근과 위팔노근 사이의 경계를 구분하기 위해 환자에게 손목관절에서 손을 노쪽 치우침과 팔꿈관절에서 아래팔의 굽힘을 번갈아 수행하도록 한다. 긴노쪽손가락폄근은 손을 노쪽 치우침할 때 수축하고 위팔노근은 아래팔을 굽힐 때 수축한다.
5. 2개의 노쪽손목폄근을 구분하는 것은 어렵다. 한 가지 방법은 위치이다. 또 다른방법은 환자에게 부드럽게 또는 중간 정도로 손가락을 굽히게 하는 것이다(즉, 주먹 쥐기). 이것은 굽힘으로부터 손목관절을 안정화시키기 위해 짧은노쪽손목폄근을 이용하는 경향이 있다(손가락굽힘근의 당김으로 인해). 손가락의 굽힘은 일반적으로 짧은노쪽손목폄근의 먼쪽 힘줄을 만져지게 하거나 눈에 띄게 긴장되게 한다(그림 15–36B).

15

### 대안 촉진 자세 – 바로 누운 자세

노쪽손목폄근은 환자가 바로 누운 자세에서도 촉진될 수 있다. 앉은 자세에서의 촉진 과정을 따라야 한다.

## 노쪽근육군(요측근육군, Radial group) – 앉은 자세(Seated)

### 통증 유발점(Trigger points)

1. 긴노쪽손목폄근(ECRL) 및 짧은노쪽손목폄근(ECRB)의 통증 유발점은 근육의 급성 또는 만성적인 과사용(예: 손을 강하게 또는 반복적으로 움켜쥐는 것, 테니스에서 한 손으로 백핸드를 칠 때), 목갈비근이나 가시위근의 통증 유발점에 의해 발생하거나 지속된다.
2. 노쪽손목폄근의 통증 유발점은 약하거나 통증이 있는 주먹 쥐기(예: 악수할 때), 손목관절에서 손의 제한된 자쪽 치우침과 자신경의 포획을 유발할 수 있다.
3. 노쪽손목폄근 통증 유발점의 연관통은 위팔노근, 손가락폄근, 집게폄근(extensor indicis), 손뒤침근(회외근), 위팔세갈래근, 빗장밑근, 목갈비근, 가시위근, 가시아래근, 어깨밑근, 부리위팔근, 위팔근, 넓은등근, 엄지모음근 및 첫째 등쪽뼈사이근 등의 통증 유발점의 연관통과 구분되어야 한다.
4. 노쪽손목폄근의 통증 유발점은 종종 가쪽위관절융기염, C7 또는 C8 신경근 압박, 손목터널증후군, 손목관절 기능장애 또는 관절염이나 드퀘르뱅 협착건초염으로 오진될 수 있다.
5. 노쪽손목폄근의 연관된 통증 유발점은 위팔노근, 손가락폄근, 손뒤침근, 목갈비근, 가시위근에서 종종 나타날 수 있다.

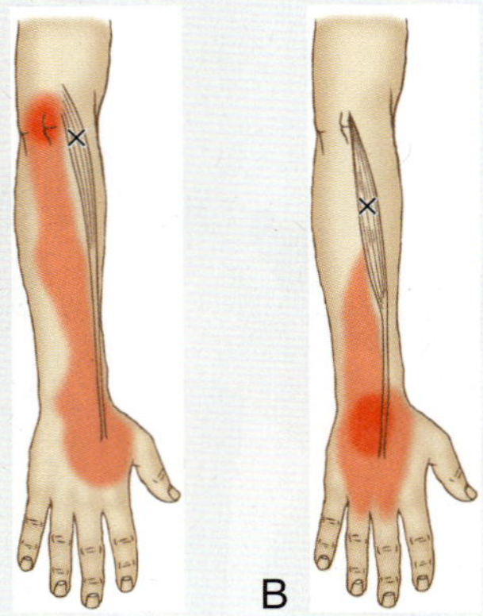


**그림 15-37.** 긴노쪽손목폄근과 짧은노쪽손목폄근의 흔하게 나타나는 통증 유발점과 그에 대응하는 연관통 부위를 표시하는 뒤쪽 그림. **A,** 긴노쪽손목폄근(ECRL), **B,** 짧은노쪽손목폄근(ECRB).

## 노쪽근육군의 스트레칭(Stretching the radial group)

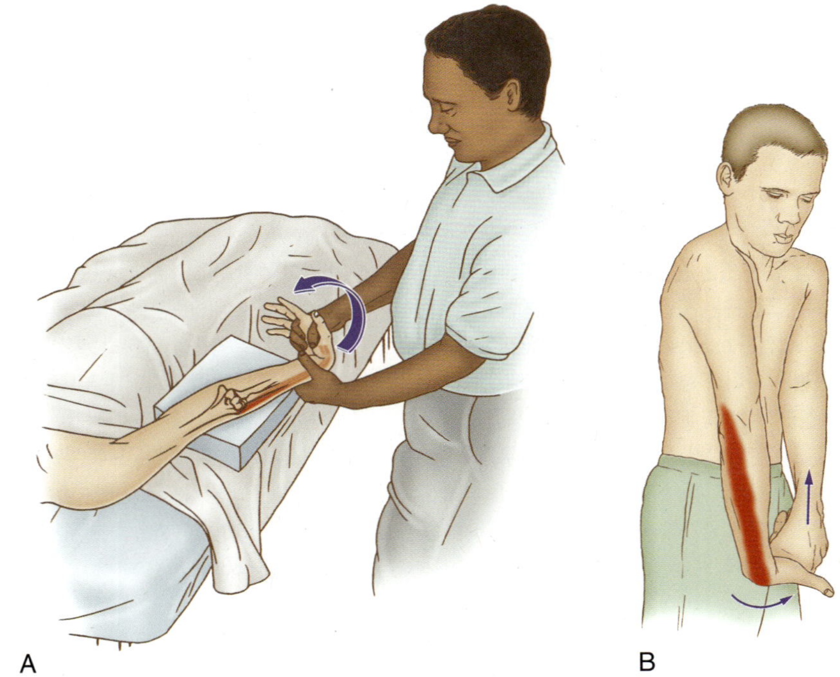


**그림 15-38.** 오른쪽 긴노쪽손목폄근과 짧은노쪽손목폄근의 스트레칭. 환자의 손은 구부리고 자쪽 치우침을 한다. **A,** 치료사 보조 스트레칭. 치료사는 보조하는 손으로 환자의 아래팔을 안정화시키고 팔꿉관절에서 폄을 유지하는 것을 돕기 위해 환자의 아래팔 아래에 쿠션을 두는 것을 명심한다. **B,** 자가 관리 스트레칭. 참고: 노쪽근육군의 위팔노근 스트레칭을 위하여 그림 14-9를 참조한다.

15

## 손가락폄근(지신근, Extensor digitorum)과 새끼폄근(소지신근, Extensor digiti minimi) – 앉은 자세(Seated) *(계속)*

### 부착 부위

**손가락폄근**

- □ 위팔뼈의 가쪽위관절융기(손가락굽힘근 공통힘줄집을 통해)에서 기시하여
- □ 둘째~다섯째 손가락의 중간, 먼쪽 손가락뼈 등쪽 면에 부착되어 있다.

**새끼폄근**

- □ 위팔뼈의 가쪽위관절융기(손가락굽힘근 공통힘줄집을 통해)에서 기시하여
- □ 새끼손가락의 중간, 먼쪽 손가락뼈의 등쪽 면(새끼손가락에 부착되는 손가락폄근의 먼쪽 힘줄에 부착)에 부착되어 있다.

### 작용

**손가락폄근**

- □ MCP와 IP관절에서 둘째~다섯째 손가락을 편다.
- □ 손목관절에서 손을 편다.
- □ 팔꿉관절에서 아래팔을 편다.

**새끼폄근**

- □ MCP와 IP관절에서 새끼손가락을 편다.
- □ 손목관절에서 손을 편다.
- □ 팔꿉관절에서 아래팔을 편다.

**시작 자세(그림 15-40)**

- 환자는 앉아서 팔을 이완하고 팔꿉관절에서 아래팔을 구부리며, 노자관절에서 완전히 엎친 상태로 허벅지 위에 놓는다.
- 치료사는 환자와 마주 보고 앉는다.
- 촉진하는 손가락은 아래팔의 뒤쪽 몸쪽 중앙에 위치시킨다.
- 보조하는 손은 손가락의 등쪽에 위치시킨다(저항을 줄 때).

**촉진 과정**

1. 환자에게 MCP 및 IP관절에서 둘째~다섯째 손가락을 완전히 펴도록 요청하고, 손가락폄근과 새끼폄근의 수축을 느낀다(그림 15-41). 필요시 보조하는 손으로 손가락을 펴는 것에 저항을 줄 수 있다(환자가 손목관절에서 손을 펴지 않도록 해야 하는데, 그렇지 않으면 아래팔 뒷면의 모든 근육이 수축하게 된다).
2. 이 두 근육의 섬유에 수직으로 두드리면서 먼쪽 부착 부위를 향해 계속 촉진해 간다.
3. 손가락폄근의 먼쪽 힘줄은 종종 손등 쪽에서 볼 수 있다. 만약 보이지 않으면 수직으로 두드리는 동안 쉽게 촉진할 수 있다.
4. 일단 손가락폄근과 새끼폄근의 위치를 확인하면, 환자에게 그 근육을 이완시키게 하고, 촉진하여 기초 긴장 상태를 평가한다.

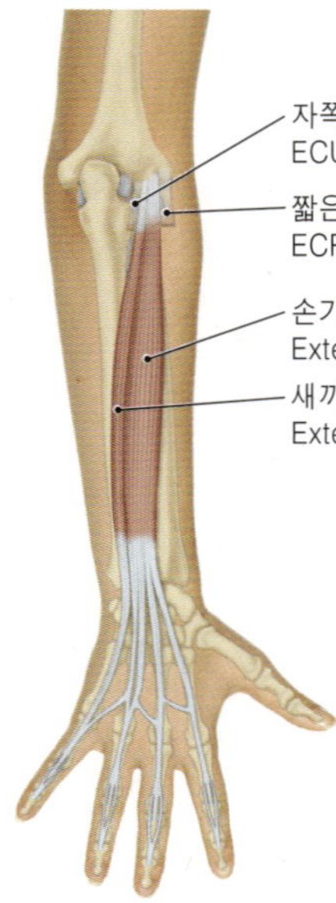


**그림 15-39.** 오른쪽 손가락폄근과 새끼폄근의 뒤쪽(손등) 그림. 자쪽손목폄근(ECU)과 짧은노쪽손목폄근(ECRB)의 몸쪽 끝부분이 절단되어 투명하게 나타나 있다.

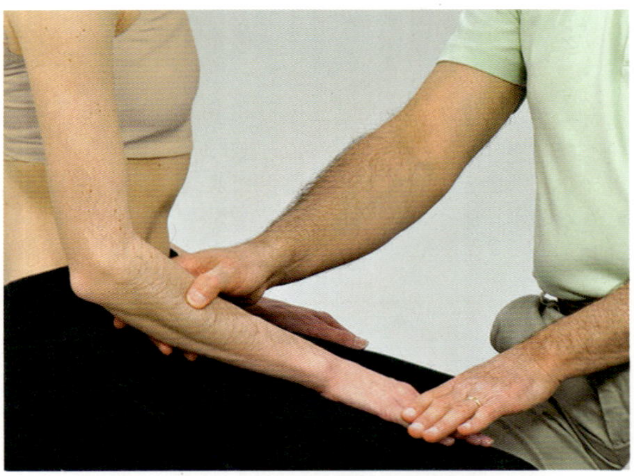

**그림 15-40.** 앉은 자세에서 손가락폄근과 새끼폄근을 촉진하는 시작 자세.

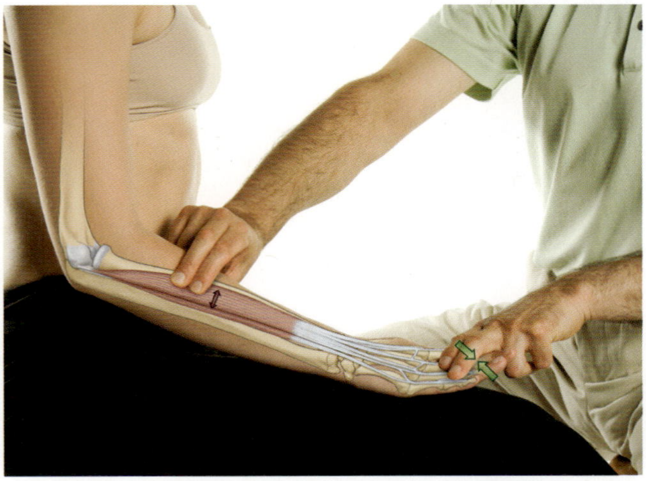

**그림 15-41.** 환자가 둘째~다섯째 손가락을 저항에 대항하여 펼 때, 오른쪽 손가락폄근과 새끼폄근을 촉진한다.

15

## 손가락폄근(지신근, Extensor digitorum)과 새끼폄근(소지신근, Extensor digiti minimi) – 앉은 자세(Seated) *(계속)*

### 촉진 시 주의사항

1. 환자가 한 번에 한 손가락씩 펴도록 요청받은 경우, 그 손가락으로 가는 손가락폄근의 힘줄과 관련 근육 힘살 섬유(belly fiber)를 각각 촉진할 수 있다.
2. 손가락폄근과 ECRB를 구분하기 위해 환자에게 손목관절에서 손을 노쪽으로 치우치게 한다. 이때 손가락폄근이 아닌 ECRB가 관여하게 된다. 또는 환자에게 손가락을 펴도록 하면 ECRB가 아닌 손가락폄근이 관여하게 된다.
3. 새끼폄근과 자쪽손목폄근(ECU)을 구분하기 위해 환자에게 손목관절에서 손을 자쪽 치우침하도록 요청한다. 이것은 새끼폄근이 아닌 ECU가 관여하게 된다. 또는 손가락을 펴도록 하면 ECU가 아닌 새끼폄근이 관여하게 된다.
4. 새끼손가락으로 가는 손가락폄근 섬유와 새끼폄근을 구분하기(즉, 이들 두 근육 사이의 경계를 찾는 것)는 매우 어려운데, 이는 두 근육이 바로 옆에 위치하고, 두 근육 모두 같은 동작(새끼손가락의 폄)에 관여하기 때문이다.

### 대안 촉진 자세 – 바로 누운 자세

손가락폄근과 새끼폄근은 환자가 바로 누운 자세에서도 촉진이 가능하다. 앉은 자세에서의 촉진 과정을 따른다.

### 촉진 시 핵심 포인트

손가락을 펴고 아래팔의 뒤쪽 중앙 부위에서 촉진한다.

### 통증 유발점(Trigger points)

1. 손가락폄근과 새끼폄근의 통증 유발점은 근육의 급성 또는 만성적인 과사용(예: 타이핑 또는 피아노 연주와 같은 반복적인 손가락 움직임), 근육을 지속적으로 편 상태로 유지하는 것(예: 손가락을 구부린 채로 수면), 또는 목갈비근의 통증 유발점에 의해 발생하거나 지속된다.
2. 손가락폄근과 새끼폄근의 통증 유발점은 손가락의 경직(즉, 굽힘의 감소)을 일으킬 수 있다.
3. 손가락폄근과 새끼폄근의 통증 유발점의 연관통은 집게폄근, 등쪽뼈사이근, 목갈비근, 빗장밑근, 넓은등근, 부리위팔근, 위팔세갈래근의 통증 유발점의 연관통과 구분되어야 한다.
4. 손가락폄근과 새끼폄근의 통증 유발점은 종종 가쪽위관절융기염, 손가락의 관절염, C7 또는 C6 신경 압박, 손목관절장애로 오진될 수 있다.
5. 연관된 통증 유발점이 ECRL, ECRB, 손뒤침근, 위팔노근 및 ECU에서 종종 나타날 수 있다.
6. 참고: 손가락폄근과 새끼폄근의 통증 유발점은 일반적으로 이 근육섬유에 의해 제어되는 손등과 손가락에서 통증 연관통을 유발한다. 통증 유발점은 셋째와 넷째 손가락의 근육섬유에서 가장 흔히 나타난다.

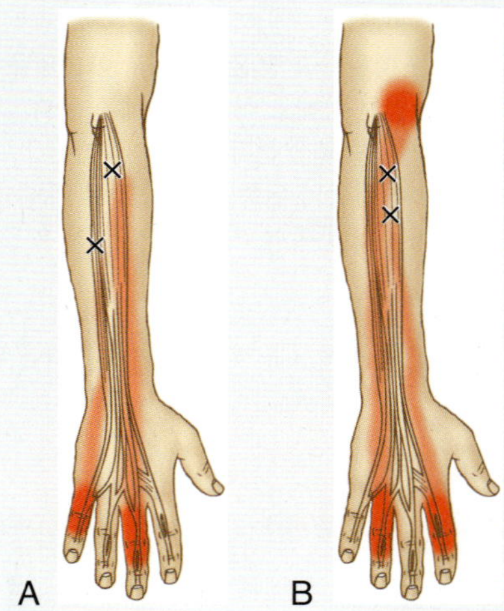


**그림 15-42.** 손가락폄근과 새끼폄근의 흔히 나타나는 통증 유발점과 그에 대응하는 연관통 부위를 나타낸 뒤쪽 그림. **A**, 새끼폄근의 통증 유발점은 새끼손가락으로 전이되고, 손가락폄근의 통증 유발점은 가운뎃손가락으로 전이된다. **B**, 손가락폄근의 통증 유발점은 집게와 반지손가락으로 전이된다.

## 손가락폄근(지신근, Extensor digitorum)과 새끼폄근(소지신근, Extensor digiti minimi) – 앉은 자세(Seated)

### 손가락폄근과 새끼폄근의 스트레칭 (Stretching the extensor digitorum and extensor digiti minimi)

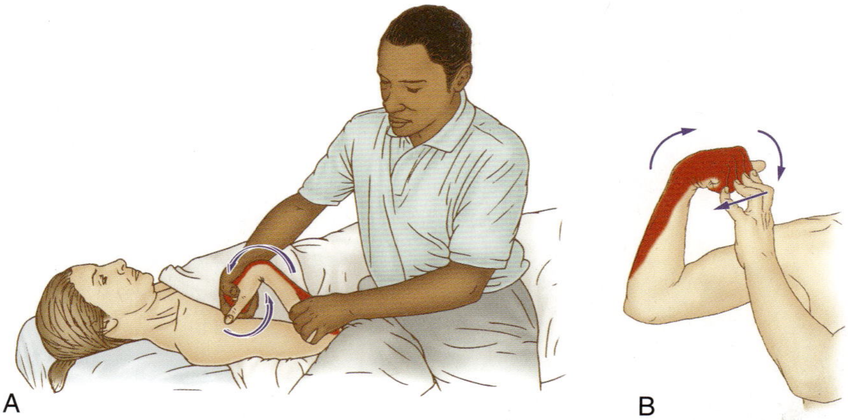


**그림 15-43.** 오른쪽 손가락폄근과 새끼폄근의 스트레칭. 환자의 아래팔과 손을 완전히 굽힌 다음에 MCP와 IP관절에서 둘째~다섯째 손가락을 완전히 굽힌다. **A,** 치료사 보조 스트레칭. 치료사는 한 손으로 환자의 손과 손가락을 굽히고 다른 손으로 환자의 아래팔을 굽힌다. **B,** 자가 관리 스트레칭.

## 자쪽손목폄근(척측수근신근, Extensor carpi ulnaris; ECU) – 앉은 자세(Seated) *(계속)*

### 부착 부위

- 위팔뼈의 가쪽위관절융기(손가락굽힘근 공통힘줄집을 통해)와 자뼈 뒷면 중앙 1/3에서 기시하여
- 다섯째 손허리뼈바닥에서 손등의 자쪽에 부착되어 있다.

### 작용

- 손목관절에서 손을 편다.
- 손목관절에서 자쪽으로 치우침한다.
- 팔꿉관절에서 아래팔을 편다.

#### 시작 자세(그림 15-45)

- 환자는 앉아서 팔을 이완하고 팔꿉관절에서 아래팔을 구부리며, 노자관절에서 완전히 엎친 상태로 허벅지 위에 놓는다.
- 치료사는 환자와 마주 보고 앉는다.
- 촉진하는 손가락은 자뼈몸통 바로 뒤에 위치시킨다.
- 보조하는 손은 환자 손의 자쪽, 손가락의 몸쪽에 위치시킨다(저항을 줄 때).

#### 촉진 과정

1. 환자에게 손목관절에서 손을 자쪽 치우침하도록 요청하고, ECU의 수축을 느낀다(그림 15-46). 필요하면 보조하는 손으로 저항을 가할 수 있다.
2. 환자가 근육의 수축과 이완을 반복하는 동안 근육섬유에 수직으로 두드리면서 몸쪽으로 가쪽위관절융기를 향해, 먼쪽으로는 다섯째 손허리뼈를 향해 촉진해 간다.
3. 일단 ECU의 위치를 확인하면 환자에게 그 근육을 이완하게 하고, 촉진하여 기초 긴장 상태를 평가한다.

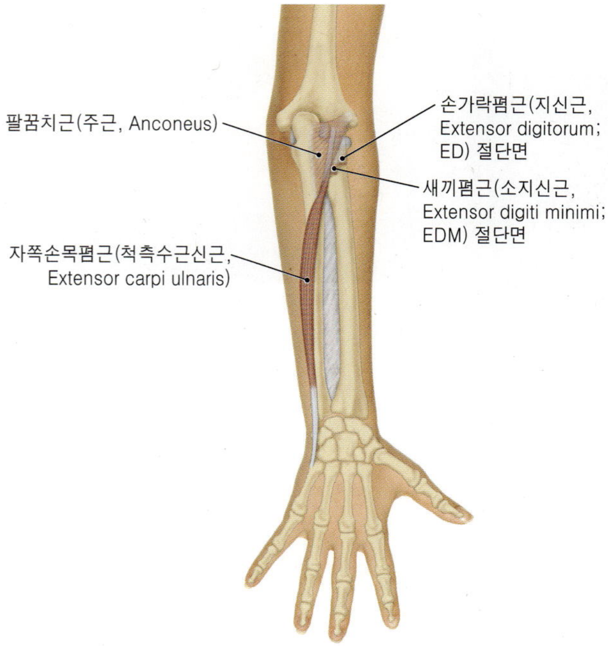


**그림 15-44.** 오른쪽 자쪽손목폄근의 뒤쪽 그림. 팔꿈치근은 투명하게 표시되어 있다. 손가락폄근과 새끼폄근의 몸쪽 힘줄은 절단되어 투명하게 표시되어 있다.

15

## 자쪽손목폄근(척측수근신근, Extensor carpi ulnaris; ECU) – 앉은 자세(Seated) *(계속)*

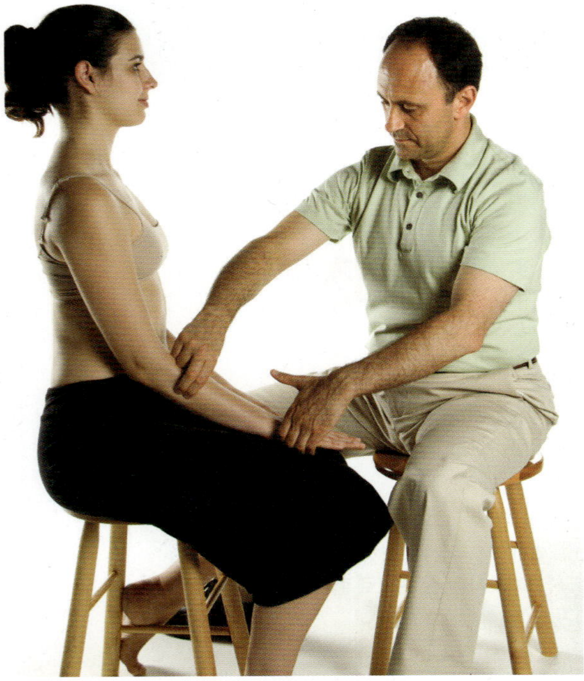

그림 15-45. 앉은 자세에서 오른쪽 자쪽손목폄근 촉진의 시작 자세.

### 촉진 시 주의사항

1. 자쪽손목폄근(ECU)은 자뼈몸통에 바로 인접한 아래팔 뒷부분의 자뼈 쪽에 길게 위치하고 있다.
2. 환자에게 손목관절에서 손을 자쪽으로 치우침하게 할 때, 환자의 손가락은 이완되어 있는지 확인한다. 손가락을 펴면 손가락폄근과 새끼폄근이 관여하여 ECU와 이들 근육의 구분을 어렵게 한다.
3. ECU와 새끼폄근을 구분하기 위해 환자에게 새끼손가락을 펴도록 요청한다. 이렇게 하면 ECU가 아닌 새끼폄근이 관여하게 된다. 또는 환자가 손목관절에서 손을 자쪽 치우침하게 한다. 이것은 새끼폄근이 아닌 ECU만 관여하게 된다.

### 대안 촉진 자세 – 바로 누운 자세

ECU는 환자가 바로 누운 자세를 취했을 때도 촉진 가능하다. 앉은 자세에서의 촉진 과정을 따른다.

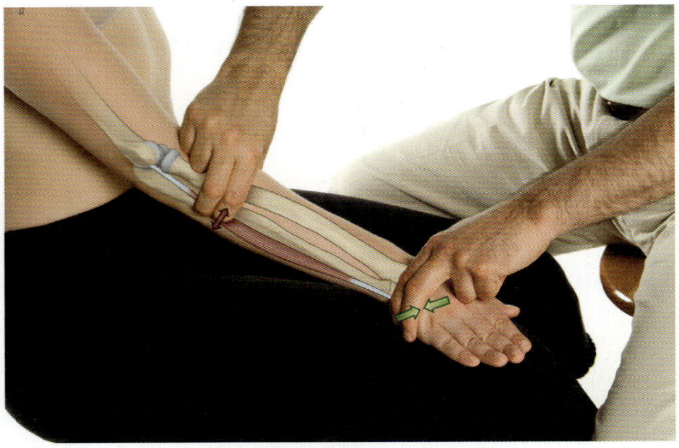

그림 15-46. 환자가 손목관절에서 저항에 대항하여 손을 자쪽 치우침할 때 자뼈몸통 바로 뒤에 있는 오른쪽 자쪽손목폄근을 촉진한다.

### 촉진 시 핵심 포인트

자뼈몸통의 바로 뒤쪽을 촉진한다.

# 자쪽손목폄근(척측수근신근, Extensor carpi ulnaris; ECU) – 앉은 자세(Seated)

## 통증 유발점(Trigger points)

1. ECU의 통증 유발점은 근육의 급성 또는 만성적인 과사용(예: 타이핑 시 손을 자쪽 치우침 상태로 지속하는 동작), 직접적 외상, 목갈비근이나 위뒤톱니근(상후거근, serratus posterior superior)의 통증 유발점에 의해 발생하거나 지속된다.
2. ECU 통증 유발점의 연관통은 ECRB, 집게폄근, 손뒤침근, 목갈비근, 어깨밑근, 부리위팔근의 통증 유발점의 연관통과 구분되어야 한다.
3. ECU의 통증 유발점은 종종 손목관절 장애 또는 관절염, 손목터널증후군, C7 또는 C8 신경 압박으로 오진될 수 있다.
4. 관련 통증 유발점은 손가락폄근, 새끼폄근, 목갈비근, 위뒤톱니근에서 종종 나타날 수 있다.
5. 참고: ECU는 손의 노쪽으로 치우침하는 근육만큼 자주 중력에 대항하여 무게를 지탱할 필요가 없기 때문에 일반적으로 통증 유발점이 자주 발생하지 않는다.

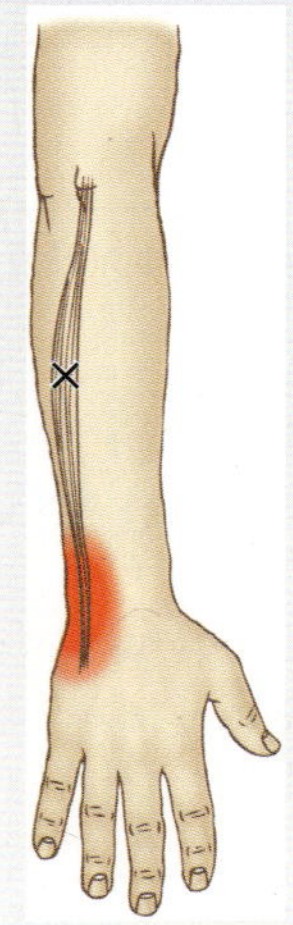

**그림 15-47.** 자쪽손목폄근에서 흔하게 나타나는 통증 유발점과 그에 대응하는 연관통 부위를 나타낸 뒤쪽 그림.

## 자쪽손목폄근의 스트레칭(Stretching the extensor carpi ulnaris)

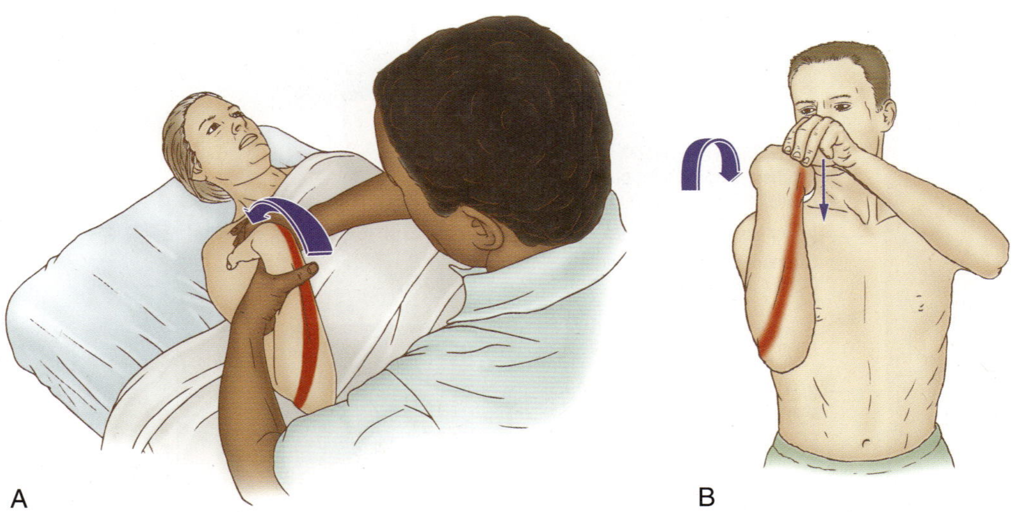



**그림 15-48.** 오른쪽 자쪽손목폄근의 스트레칭. 환자의 아래팔을 완전히 구부리고 손을 구부린 다음 노쪽 치우침시킨다. **A,** 치료사 보조 스트레칭. 치료사는 한손으로 손목관절에서 환자의 손을 굽히고 다른 손으로 환자의 팔꿉관절에서 아래팔을 굽힌다. **B,** 자가 관리 스트레칭.

## 손뒤침근(회외근, Supinator) – 앉은 자세(Seated) *(계속)*

### 부착 부위

- □ 위팔뼈의 가쪽위관절융기와 자뼈의 손뒤침근(회외근, supinator) 능선에서 기시하여
- □ 노뼈의 몸쪽 1/3(뒤쪽, 옆쪽, 앞쪽)에 부착되어 있다.

### 작용

- □ 노자관절(radioulnar joint)에서 아래팔을 뒤침한다.

#### 시작 자세(그림 15-50)

- 환자는 앉아서 팔을 이완시키며 아래팔을 팔꿉관절에서 구부리고, 완전히 엎침과 완전히 뒤침의 중간 정도의 위치에서 허벅지 위에 놓는다.
- 치료사는 환자와 마주 보고 앉는다.
- 촉진하는 손가락은 아래팔에서 노쪽근육군을 집는다.
- 보조하는 손은 환자의 아래팔 끝부분, 손목관절 바로 위쪽에 위치시킨다.

#### 촉진 과정

1. 노쪽근육군은 집어서 아래팔근육들의 나머지와 분리시킨다. 엄지로 노쪽근육군의 한 면을, 둘째와 셋째손가락으로 다른 면을 집어서 부드럽게 들어올린다.
2. 부드럽지만 확실하게 노뼈의 손뒤침근 부착 부위를 향해(노쪽근육군의 ECRB와 손가락폄근 사이) 파고들어간다. 환자에게 저항에 대항하여 아래팔을 뒤침하도록 요청하고 손뒤침근의 수축을 느낀다(그림 15-51).
3. 손뒤침근의 몸쪽 부착 부위를 향해(더 얕게 위치하는 근육조직을 지나) 촉진해 가는데, 환자에게 손뒤침근의 수축과 이완을 반복하여 계속하게 하면서 그 수축을 느낀다.
4. 일단 손뒤침근의 위치를 확인하면 환자에게 그 근육을 이완시키게 하고, 촉진하여 기초 긴장 상태를 평가한다.

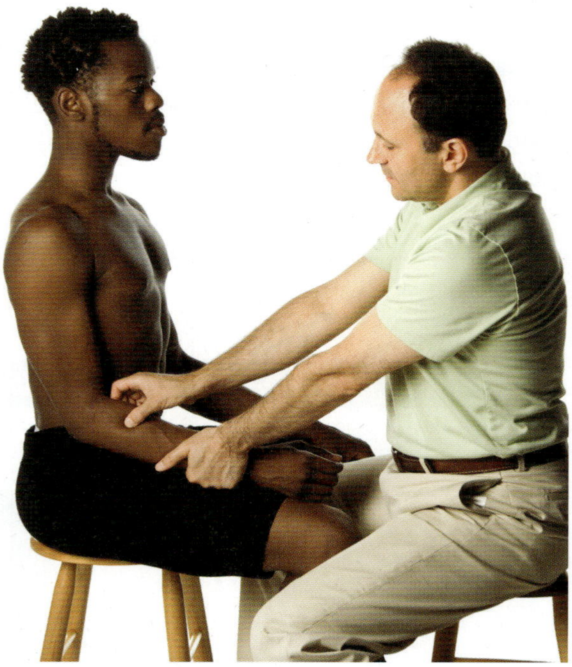

그림 15-50. 앉은 자세에서 오른쪽 손뒤침근의 촉진 시작 자세.



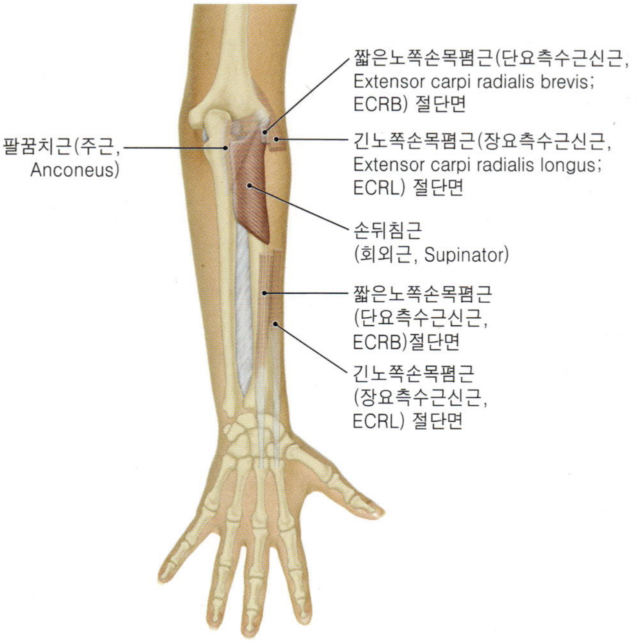


그림 15-49. 오른쪽 손뒤침근의 뒤쪽 그림. 팔꿈치근은 투명하게 표시되어 있다. 긴노쪽손목폄근과 짧은노쪽손목폄근은 절단되어 투명하게 표시되어 있다.

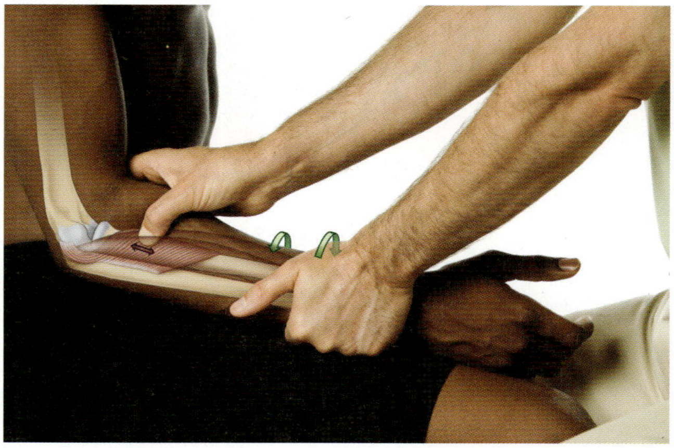

그림 15-51. 자뼈에 대하여 노쪽근육군과 손가락폄근 사이에 있는 오른쪽 손뒤침근의 촉진.

## 손뒤침근(회외근, Supinator) – 앉은 자세(Seated) *(계속)*

### 촉진 시 주의사항

1. 환자가 아래팔을 뒤침하는 것에 저항할 때, 보조하는 손으로 부드럽지만 확실하게 잡아 주어야 한다. 그렇지 않으면 환자 피부만 붙들리게 되어 밑에 있는 아래팔뼈가 움직이게 된다. 이로 인해 아래팔 뒤침에 대한 저항이 잘못되어 환자에게 불편함을 줄 수 있다.
2. 손뒤침근은 또한 위팔노근의 앞쪽/안쪽에서 촉진된다. 환자의 팔꿉관절을 20~30°가량 수동적으로 굽혀서 위팔노근을 느슨하게 한다. 위팔노근을 가쪽으로 민 다음, 노뼈의 머리와 몸통을 향해 깊게 누르면 손뒤침근을 촉진할 수 있다(그림 15-52).
3. 노신경의 깊은 가지가 손뒤침근을 통과하기 때문에 손뒤침근을 깊게 누를 때 주의해야 한다.

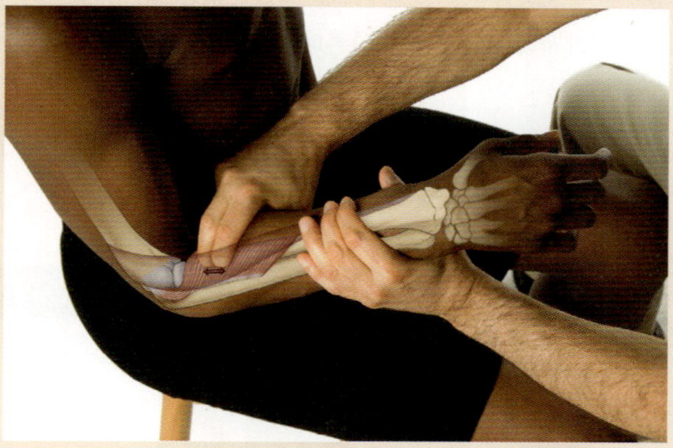

**그림 15-52.** 위팔노근을 바깥쪽, 노쪽으로 계속 밀어서 오른쪽 손뒤침근을 촉진한다('촉진 시 주의사항' #2 참조).

### 통증 유발점(Trigger points)

1. 손뒤침근의 통증 유발점은 근육의 급성 또는 만성적인 과사용(예: 스크루드라이버 사용, 꽉 조이는 문손잡이 돌리기, 나쁜 자세로 테니스에서 백핸드 치기)에 의해 발생하거나 지속된다.
2. 손뒤침근의 통증 유발점은 노신경의 깊은 가지의 포착을 일으킬 수 있다. 손뒤침근 통증 유발점은 가쪽위관절융기 통증을 일으키는 가장 흔한 원인이다.
3. 손뒤침근 통증 유발점의 연관통은 긴노쪽손목폄근, 위팔노근, 손가락폄근, 위팔두갈래근, 위팔근, 위팔세갈래근, 가시위근, 가시아래근, 빗장밑근, 목갈비근, 엄지모음근, 첫째 등쪽뼈사이근 통증 유발점의 연관통과 구분되어야 한다.
4. 손뒤침근의 통증 유발점은 종종 가쪽위관절융기염, C5 또는 C6 신경 압박, 드퀘르뱅 협착건초염으로 오진될 수 있다.
5. 연관된 통증 유발점은 긴노쪽손목폄근, 짧은노쪽손목폄근, 손가락폄근, 새끼폄근, 위팔세갈래근, 팔꿈치근, 위팔노근, 위팔두갈래근, 위팔근, 긴손바닥근에서 종종 나타날 수 있다.

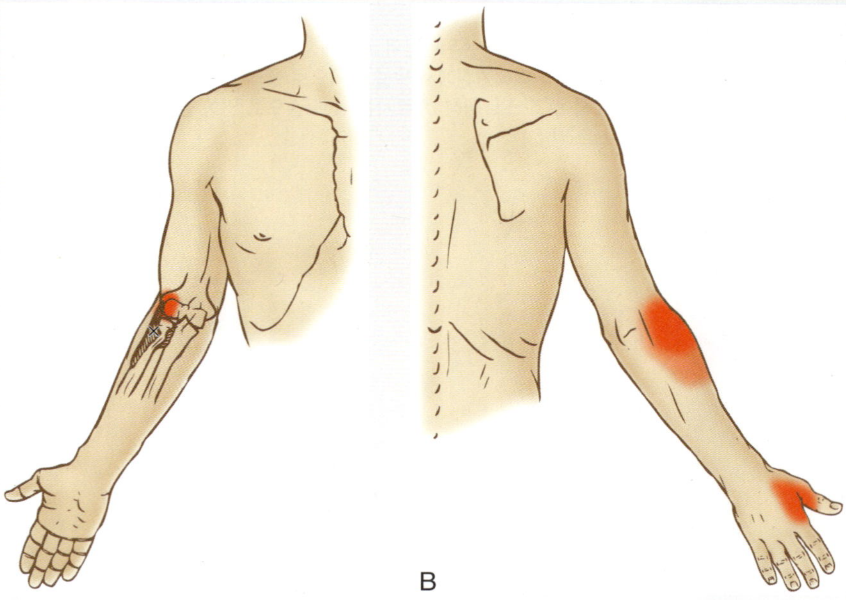


**그림 15-53.** **A,** 손뒤침근의 흔한 통증 유발점과 그에 대응하는 연관통 부위를 나타낸 앞쪽 그림. **B,** 손뒤침근 연관통의 나머지 부분을 보여 주는 뒤쪽 그림.

15

## 손뒤침근(회외근, Supinator) – 앉은 자세(Seated) (계속)

### 대안 촉진 자세 – 바로 누운 자세

손뒤침근은 환자가 바로 누운 자세를 취했을 때도 촉진이 가능하다. 앉은 자세에서의 촉진 과정을 따른다.

### 촉진 시 핵심 포인트

노쪽근육군을 당기고 노뼈에 대해 손뒤침근 쪽으로 파고든다.

## 손뒤침근의 스트레칭(Stretching the supinator)

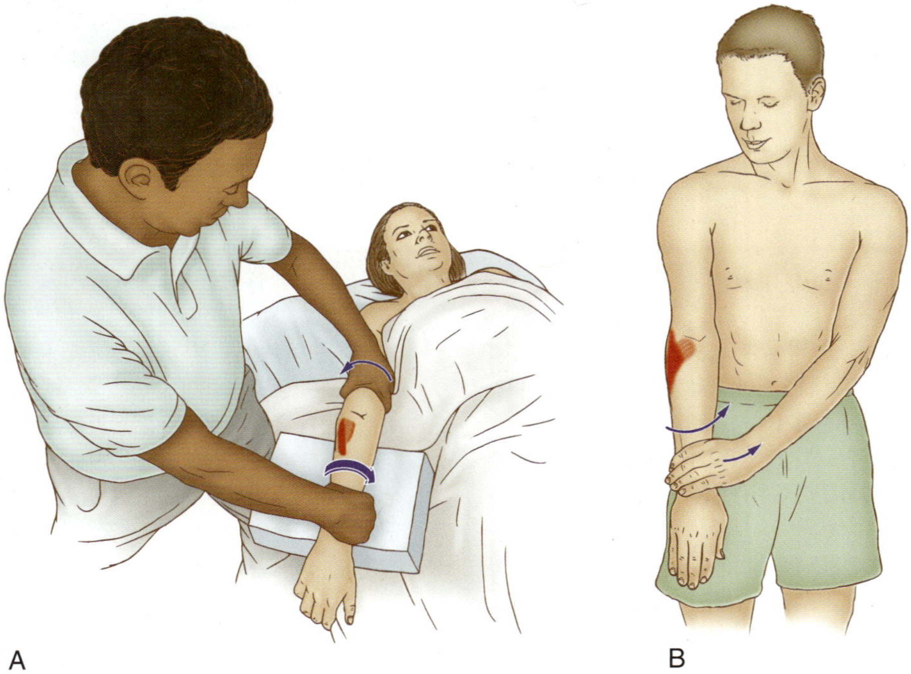


**그림 15-54.** 오른쪽 손뒤침근의 스트레칭. 환자의 아래팔은 완전히 엎침시킨다. 참고: 노자관절에서 아래팔을 엎침시키는 것과 어깨관절에서 팔을 안쪽으로 돌리는 것은 혼동하기 쉽다. 아래팔 엎침이 되고 있는 것을 확인한다. **A,** 치료사 보조 스트레칭. 치료사는 다른 손으로 안쪽 돌림시키는 것으로부터 환자의 팔을 안정화시킨다. **B,** 자가관리 스트레칭.

## 깊은 먼쪽 4근육군(Deep distal four group) – 앉은 자세(Seated) *(계속)*

깊은 먼쪽 4근육군(deep distal four group)은 긴엄지벌림근(장무지외전근, abductor pollicis longus), 짧은엄지폄근(단무지신근, extensor pollicis brevis), 긴엄지폄근(장무지신근, extensor pollicis longus), 집게폄근(시지신근, extensor indicis)으로 구성된다.

### 부착 부위

#### 긴엄지벌림근

- □ 노뼈의 뒤쪽 중간 1/3 및 뼈사이막, 자뼈에서 기시하여
- □ 엄지손가락의 손허리뼈바닥(중수골 기저부, metacarpal base)에 부착되어 있다.

#### 짧은엄지폄근

- □ 노뼈의 뒤쪽 먼쪽 1/3 및 뼈사이막에서 기시하여
- □ 엄지손가락의 몸쪽 손가락뼈바닥에 부착되어 있다.

#### 긴엄지폄근

- □ 자뼈의 뒤쪽 중간 1/3 및 뼈사이막에서 기시하여
- □ 엄지손가락의 먼쪽 손가락뼈바닥에 부착되어 있다.

#### 집게폄근

- □ 자뼈의 뒤쪽 먼쪽 1/3 및 뼈사이막에서 기시하여
- □ 집게손가락의 중간과 먼쪽 손가락뼈의 뒤쪽면(집게손가락에 부착된 손가락폄근 먼쪽 힘줄의 자쪽에 부착됨으로써)에 부착되어 있다.

### 작용

#### 긴엄지벌림근

- □ 손목손허리관절(CMC관절)에서 엄지손가락을 벌린다.
- □ CMC관절에서 엄지손가락을 편다.
- □ 손목관절에서 손을 노쪽으로 치우치게 한다.

#### 짧은엄지폄근

- □ 손목손허리관절(CMC관절)에서 엄지손가락을 벌린다.
- □ CMC관절과 손허리손가락관절(MCP관절)에서 엄지손가락을 편다.
- □ 손목관절에서 손을 노쪽으로 치우치게 한다.

#### 긴엄지폄근

- □ CMC관절, MCP관절, 손가락뼈사이관절(IP관절)에서 엄지손가락을 편다.
- □ 손목관절에서 손을 노쪽으로 치우치게 한다.

#### 집게폄근

- □ MCP관절, IP관절에서 집게손가락을 편다.
- □ 손목관절에서 손을 편다.

#### 시작 자세(그림 15-56)

- 환자는 앉아서 팔을 이완하며 팔꿉관절에서 아래팔을 굽히고 노자관절에서 완전히 엎친 상태에서 허벅지 위에 놓는다. 환자의 엄지손가락은 능동적으로 편다(참고: CMC관절에서 엄지손가락을 펴는 동작은 손바닥으로부터 멀어지는 정면 평면 운동이다).
- 치료사는 환자와 마주 보고 앉는다.
- 촉진하는 손가락은 (힘줄을 눈으로 확인한 후) 손목 등쪽의 노쪽에 위치한다.

#### 촉진 과정

1. 먼저 환자에게 CMC관절에서 엄지손가락을 능동적으로 펴도록 요청함으로써 해부학적 코담배갑(anatomical snuffbox)을 경계 짓는 긴엄지벌림근, 짧은엄지폄근, 긴엄지폄근의 먼쪽 힘줄을 시각화한다('촉진 시 주의사항' #1 참조)(그림 15-56). 긴엄지벌림근과 짧은엄지폄근의 힘줄은 서로 바로 옆에 위치하여 하나의 힘줄처럼 보일 수 있다('촉진 시 주의사항' #2 참조).
2. 일단 위치를 확인하면, 환자가 엄지손가락을 펴서 해당 근육의 수축과 이완을 반복할 때 섬유에 수직으로 두드리면서 각 근육을 개별적으로 몸쪽 부착 부위로 촉진해 간다(그림 15-57).
3. 집게폄근을 촉진하기 위해 먼저 환자에게 MCP 및 IP관절에서 집게손가락을 펴도록 요청함으로써 손등 쪽 먼쪽 힘줄의 위치를 확인한다(그림 15-58).
4. 환자가 집게폄근을 교대로 수축 및 이완할 때 섬유에 수직으로 두드리면서 몸쪽으로 집게폄근을 계속 촉진한다.
5. 일단 깊은 먼쪽 4근육군의 위치를 확인하면, 환자에게 그 근육을 이완시키게 하고, 촉진하여 기초 긴장 상태를 평가한다.

## 깊은 먼쪽 4근육군(Deep distal four group) – 앉은 자세(Seated) *(계속)*

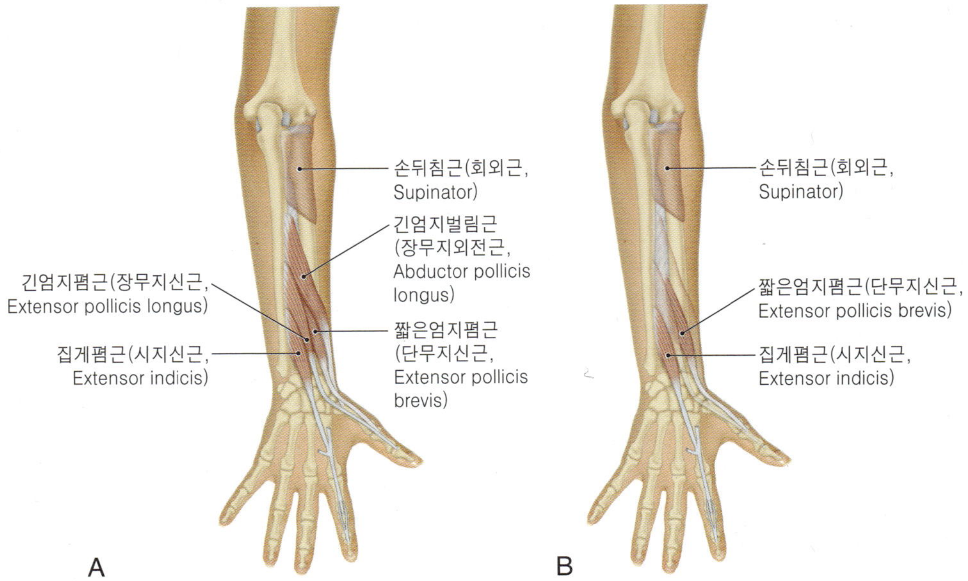


**그림 15-55.** 오른쪽 깊은 먼쪽 4근육군의 뒤쪽 그림. **A,** 4개의 모든 근육들과 손뒤침근은 투명하게 표시되어 있다. **B,** 긴엄지벌림근과 긴엄지폄근을 투명하게 표시한 같은 그림.

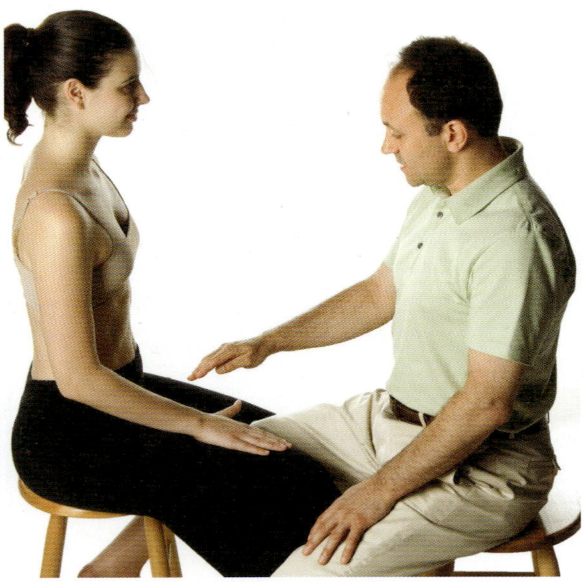

**그림 15-56.** 앉은 자세에서 오른쪽 깊은 먼쪽 4근육군의 촉진 자세. 촉진을 시작하기 전에 환자가 엄지손가락을 펴게 함으로써, 해부학적 코담배갑의 힘줄들을 시각화한다('촉진 시 주의사항' #1 참조).

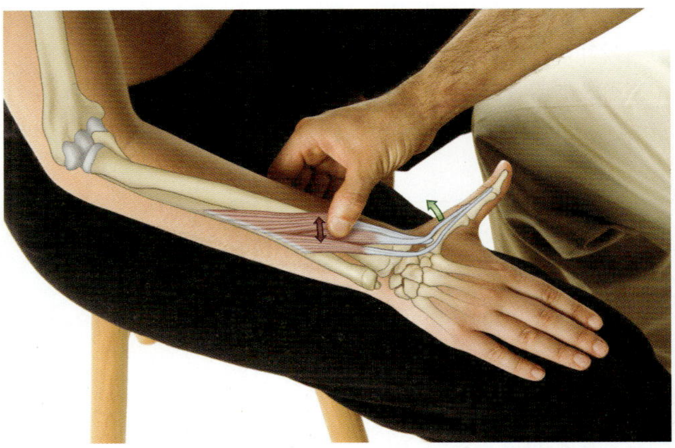

**그림 15-57.** 환자가 손목손허리(CMC)관절에서 엄지손가락을 폈을 때, 오른쪽 깊은 먼쪽 4근육들 중 3개의 엄지손가락근육(긴엄지벌림근, 긴엄지폄근, 짧은엄지폄근)을 촉진한다.

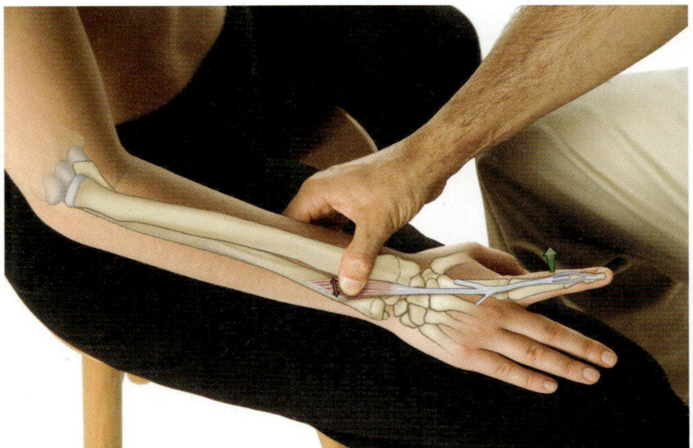

**그림 15-58.** 환자가 손허리손가락(MCP)관절에서 집게손가락을 펼 때, 깊은 먼쪽 4근육군 중 오른쪽 집게폄근을 촉진한다.

### 촉진 시 핵심 포인트

엄지손가락(엄지근육)을 편다.
집게손가락을 편다(집게폄근).

15

## 깊은 먼쪽 4근육군(Deep distal four group) – 앉은 자세(Seated) *(계속)*

### 촉진 시 주의사항

1. 해부학적 코담배갑은 깊은 먼쪽 4근육군의 3개 엄지(pollicis)근육으로 둘러싸여 있는 함몰된 공간이다. 긴엄지벌림근, 짧은엄지폄근이 코담배갑의 노쪽면 경계를 이루고, 긴엄지폄근이 자쪽면 경계를 이룬다.
2. 긴엄지벌림근, 짧은엄지폄근의 먼쪽 힘줄은 서로 매우 가깝고 종종 하나의 힘줄처럼 보인다. 이 두 힘줄 사이에 손톱을 부드럽게 넣어 분리시켜 구분한다. 이 두 힘줄은 위팔노근의 먼쪽 끝보다 얕게 주행한다.
3. 깊은 먼쪽 4근육군의 엄지손가락 근육을 움직이게 하고, 더 쉽게 촉진하기 위해 엄지손가락을 편 상태에서 CMC관절에서 약간 벌림 동작을 더한다.
4. 깊은 먼쪽 4근육군은 깊이 위치하지만 보통은 더 얕게 위치하는 근육을 통해 쉽게 촉진된다.
5. 집게손가락으로 가는 손가락폄근 부분에서 집게폄근을 식별하기 어려울 수 있다. 이 두 근육을 구분하는 가장 좋은 방법은 힘살의 다른 위치와 섬유의 다른 방향에 주목하는 것이다. 집게폄근은 노뼈에서 자뼈까지 아래팔의 먼쪽 부분을 가로질러 훨씬 더 가로 방향으로 향하여 자뼈의 몸쪽 부착 부위에 도달한다. 반면 손가락폄근은 아래팔에서 훨씬 더 세로 방향으로 향하고 위팔뼈의 가쪽위관절융기에 부착된다. 손등에서 집게폄근의 먼쪽 힘줄은 집게손가락으로 가는 손가락폄근 먼쪽 힘줄보다 자쪽에 위치한다.

### 대안 촉진 자세 – 바로 누운 자세

깊은 먼쪽 4근육군은 환자가 바로 누운 자세를 취했을 때도 촉진이 가능하다. 앉은 자세에서의 촉진 단계를 따른다.

### 통증 유발점(Trigger points)

1. 깊은 먼쪽 4근육군의 통증 유발점은 근육의 급성 또는 만성적인 과사용(예: 악기 연주, 타이핑처럼 집게나 엄지손가락의 반복적인 움직임)에 의해 발생하거나 지속된다.
2. 깊은 먼쪽 4근육군의 통증 유발점은 집게 또는 엄지손가락의 정교한 동작을 수행할 때 불편함이나 어려움을 느끼게 한다.
3. 집게폄근의 연관통은 짧은노쪽손목폄근(단요측수근신근, ECRB)과 긴노쪽손목폄근(장요측수근신근, ECRL), 자쪽손목폄근(척측수근신근), 손가락폄근, 부리위팔근, 위팔근, 손뒤침근, 목갈비근, 빗장밑근, 첫째 손등뼈사이근의 통증 유발점의 연관통과 구분되어야 한다.
4. 깊은 먼쪽 4근육군의 통증 유발점은 종종 손목관절 장애, 드퀘르뱅 협착성 건초염으로 오진될 수 있다.
5. 연관된 통증 유발점이 손가락폄근, 새끼폄근에서 종종 나타날 수 있다.
6. 참고: 엄지손가락으로 가는 깊은 먼쪽 4근육군의 통증 유발점의 연관통은 아직 확립되지 않았다. 이 근육들의 통증 유발점을 평가할 때는 먼저 힘살 가운데의 중심 통증 유발점(central TrPs)을 살펴보아야 한다.

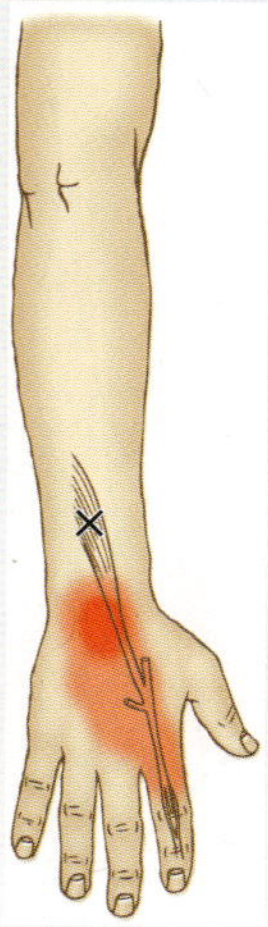

**그림 15-59.** 집게폄근의 흔한 통증 유발점과 그에 대응하는 연관통 부위를 나타낸 뒤쪽 그림.

15

## 깊은 먼쪽 4근육군(Deep distal four group) – 앉은 자세(Seated)

### 깊은 먼쪽 4근육군의 스트레칭(Stretching the deep distal four group)

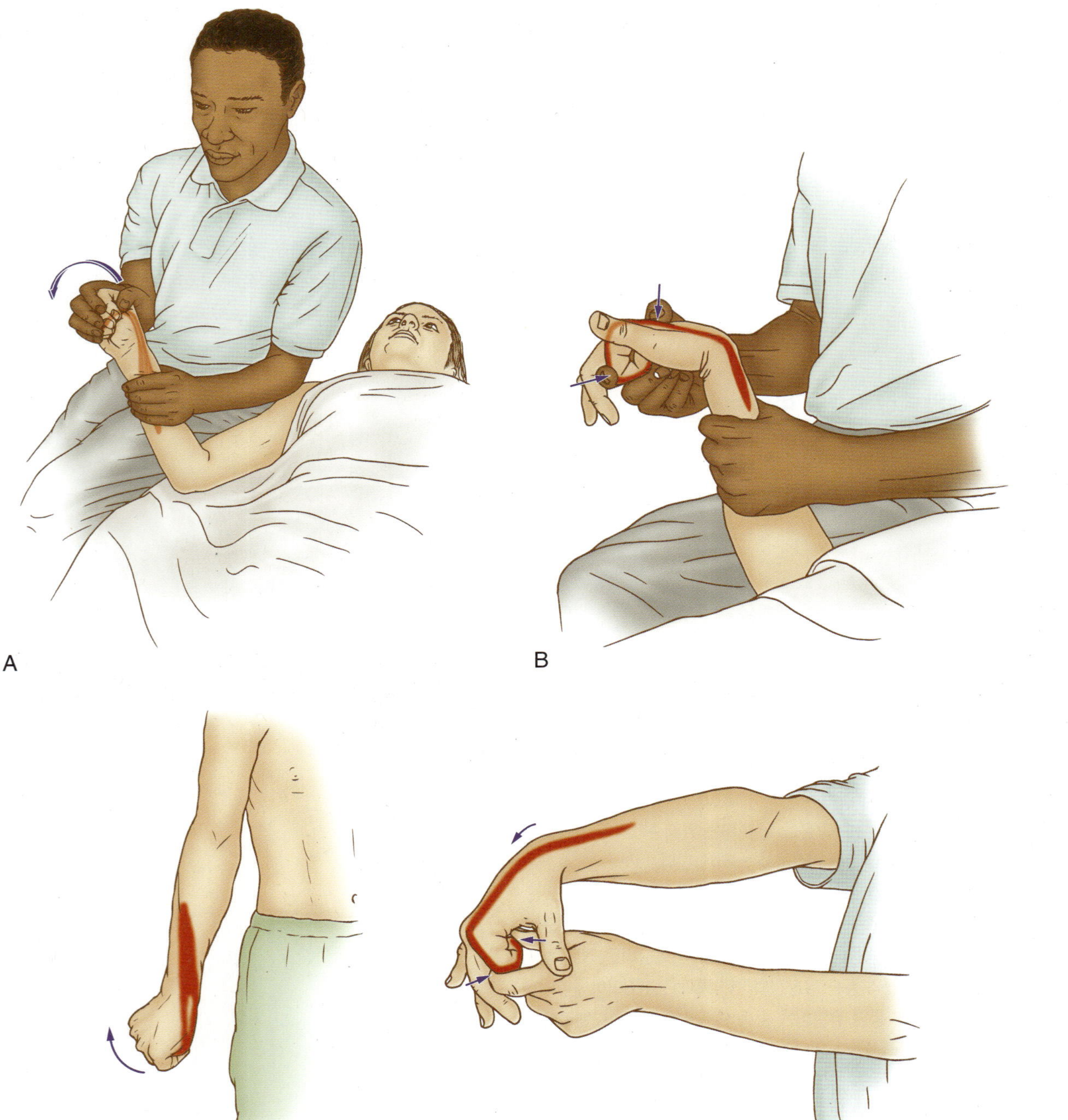

A B C D



**그림 15-60.** 깊은 먼쪽 4근육군의 스트레칭. 엄지근육을 스트레칭하기 위해 손목관절에서 손을 자쪽으로 치우치게 하면서 환자의 엄지를 구부리고 모은다(다른 손가락 아래에 컵 모양으로 나타난다). 집게폄근을 스트레칭하기 위해 손목관절에서 손을 구부리게 하면서 집게손가락은 MCP와 IP관절에서 구부린다. **A, B,** 3개의 엄지근육과 집게폄근의 치료사 보조 스트레칭. 치료사가 다른 손으로 환자의 아래팔을 안정시키는 것을 주목한다. **C, D,** 3개의 엄지근육과 집게폄근의 자가 관리 스트레칭.

요약정리(Whirlwind Tour)

## 아래팔의 근육들(Muscles of the forearm)

이 장의 근육에 대한 촉진 프로토콜의 요약본이다. 지금까지 제시된 각 프로토콜을 읽고 익숙해지면 이 과정을 통해 이 장의 모든 근육에 대한 촉진 프로토콜을 빠르고 효율적으로 실행할 수 있다.

아래팔의 근육을 모두 촉진하기 위해 환자는 중립적인 자세에서 팔을 이완시킨 상태로 앉아 팔꿉관절에서 90°로 구부리고 허벅지 위에 이완한다. 치료사는 환자의 옆이나 앞에 앉아 환자를 마주 본다.

1. **위팔노근(상완요골근, brachioradialis):** 환자는 팔을 이완시킨 채로 앉는다. 아래팔은 구부리고 완전한 엎침과 완전한 뒤침 사이의 중간 정도의 위치로 허벅지 위에 놓는다. 환자는 팔꿉관절에서 아래팔을 더 굽힘시키는 것에 저항한다. 먼저 위팔노근이 보이는지 확인하고, 아래팔의 앞가쪽 몸쪽에서 근육을 촉진한다. 일단 느껴지면, 환자가 근육을 교대로 수축 및 이완할 때 섬유에 수직으로 두드리면서 위팔노근의 몸쪽과 먼쪽 부착 부위까지 계속 촉진한다. 참고: 위팔노근은 얕게 위치하여 긴엄지벌림근과 짧은엄지폄근보다 깊게 위치하는 먼쪽을 제외하고 근육 전체를 쉽게 촉진할 수 있다.
2. **원엎침근(원회내근, pronator teres):** 환자는 팔을 이완시킨 채로 앉는다. 아래팔은 구부리고 완전한 엎침과 완전한 뒤침 사이의 중간 정도의 위치로 허벅지 위에 놓는다. 아래팔을 더 엎침시키는 것에 저항하며 아래팔의 앞쪽 몸쪽에서 원엎침근의 수축을 느낀다. 일단 느껴지면, 환자가 근육을 교대로 수축 및 이완할 때 섬유에 수직으로 두드리면서 안쪽위관절융기의 부착 부위에서 시작하여 노뼈의 몸쪽 부착 부위를 향해 계속 촉진한다. 참고: 원엎침근은 위팔노근보다 깊게 위치하는 노뼈의 부착 부위를 제외하고 전 주행에 걸쳐 얕게 위치한다. 그곳을 촉진하려면 위팔노근을 통해 촉진하거나, 위팔노근을 느슨하게 할 수 있다면 위팔노근을 주행에서 밀어내어 원엎침근의 노뼈 부착 부위를 직접 촉진할 수 있다.
3. **손목굽힘근육군**(wrist flexor group: FCR, PL, FCU): 환자는 팔을 이완시킨 채로 앉는다. 아래팔은 구부리고 완전히 뒤침 상태로 허벅지 위에 놓는다. 환자가 손목관절에서 손을 굽힘시키는 것에 저항하고 먼저 3개의 손목굽힘근 힘줄이 보이는지 확인한다. 긴손바닥근(장장근, PL)은 정중앙에 위치하고 노쪽손목굽힘근(요측수근굴근, FCR)은 PL에 대해 약간 노쪽에 있으며, 자쪽손목굽힘근(척측수근굴근, FCU)은 손목의 자쪽으로 멀리 떨어져 있다. 그런 다음 한 번에 하나씩 촉진한다. 일단 힘줄이 느껴지면, 환자가 근육을 교대로 수축 및 이완할 때 섬유에 수직으로 두드리면서 안쪽위관절융기의 몸쪽 부착 부위까지 몸쪽으로 계속 촉진한다. 참고: 손목굽힘근육의 힘살이 몸쪽에서 병합할 때 이 근육들을 구분하려면 환자에게 노쪽으로 치우치게 하면 FCR이 수축하고, 자쪽으로 치우치게 하면 FCU가 수축한다. PL은 다른 2개의 근육 사이에 위치하여 손의 노쪽 또는 자쪽 치우침 시에 이완된 상태를 유지한다.
4. **얕은손가락굽힘근(천지굴근, flexor digitorum superficialis; FDS)과 깊은손가락굽힘근(심지굴근, flexor digitorum profundus; FDP):** 환자는 팔을 이완시킨 채로 앉는다. 아래팔은 구부리고 완전히 뒤침 상태로 허벅지 위에 놓는다. 환자에게 손허리손가락관절(MCP관절)에서 둘째~다섯째 손가락의 몸쪽 손가락뼈를 구부리도록 요청하고, FCU의 위팔뼈 힘살 바로 뒤에, 아래팔의 앞안쪽 몸쪽에 얕은손가락굽힘근(FDS)의 수축을 느낀다(만약 저항을 준다면, 몸쪽 손가락뼈에만 압력을 가하지 않도록 한다). 일단 느껴지면, 환자가 근육을 교대로 수축 및 이완할 때 섬유에 수직으로 두드리면서 몸쪽으로 안쪽위관절융기까지 먼쪽으로 가능한 한 멀리까지 얕은손가락굽힘근(FDS)을 촉진한다. 깊은손가락굽힘근(FDP)을 촉진하려면, 자뼈몸통에 대해 아래팔의 안쪽 및 뒤쪽을 더 촉진하고 환자가 손가락뼈사이관절(IP관절)에서 둘째~다섯째 손가락을 구부릴 때 근육이 수축하는 것을 느낀다. 일단 느껴지면, 환자가 깊은손가락굽힘근을 교대로 수축 및 이완할 때 근육섬유에 수직으로 두드리면서 몸쪽과 먼쪽으로 깊은손가락굽힘근을 촉진한다.
5. **긴엄지굽힘근(장무지굴근, flexor pollicis longus):** 환자는 팔을 이완시킨 채로 앉는다. 아래팔을 구부리고 완전히 뒤침 상태로 허벅지 위에 놓는다. 촉진하는 손가락을 아래팔의 앞쪽 먼쪽(FCR 힘줄의 바로 노쪽)에 위치시키고 환자가 IP관절에서 엄지손가락의 먼쪽 손가락뼈를 구부릴 때 긴엄지굽힘근의 수축을 느낀다. 일단 느껴지면, 환자가 교대로 근육을 수축, 이완하는 동안 가능한 한 몸쪽으로 긴엄지굽힘근을 촉진해 간다. 참고: 일반적으로 섬유에 수직으로 두드리려고 애쓰는 것은 도움이 되지 않는다.
6. **인접한 네모엎침근(방형회내근, pronator quadratus):** 네모엎침근은 깊게 위치하여 촉진이 어렵다. 노자관절에서 아래팔의 엎침에 저항하는 동안 노쪽 아래팔의 앞쪽 먼쪽을 강한 압력을 주어 촉진한다. 손목과 손가락굽힘근의 더 얕은 힘줄이 네모엎침근을 긴장시키고 수축을 방해하는 것을 막기 위해, 환자가 아래팔 엎침에 저항할 때 아래팔에만 저항을 적용해야 한다. 만약 환자의 손에 저항을 가하면, 더 얕게 위치하는 근육과 힘줄들이 수축하고 긴장하게 된다. 만약 네모엎침근을 느끼는 데 성공하면 자뼈 부착 부위를 향해 따라간다.
7. **노쪽근육군(요측근육군, radial group)[위팔노근(상완요골근, brachioradialis), 긴노쪽손목폄근(장요측수근신근, ECRL),**

15

요약정리(Whirlwind Tour)

## 아래팔의 근육들(Muscles of the forearm)

**짧은노쪽손목폄근(단요측수근신근, ECRB)]:** 환자는 팔을 이완시킨 채로 앉는다. 아래팔은 구부리고 완전한 엎침과 완전한 뒤침 사이의 중간 위치로 허벅지 위에 놓는다. 엄지와 둘째, 셋째손가락 사이로 노쪽근육군을 집어 올려 아래팔의 나머지 근육들과 분리한다. 위팔노근이 가장 앞쪽에 있고, 짧은노쪽손목폄근(ECRB)이 가장 뒤쪽에 있다. 긴노쪽손목폄근(ECRL)은 다른 두 근육 사이에 있다. 그런 다음 환자가 손목관절에서 손을 노쪽 치우침 시(저항이 추가될 수 있음) ECRL과 ECRB의 수축을 촉진한다. 일단 느껴지면, 환자가 근육을 교대로 수축, 이완할 때 섬유에 수직으로 두드리면서 ECRL과 ECRB의 먼쪽 부착 부위를 향해 계속 촉진해 간다. 참고: ECRB의 먼쪽 힘줄은 손이 중립 위치에 있거나 손목관절에서 약간 편 상태에서 주먹을 쥐도록 요청하는 경우 손목에서 촉진되고 종종 눈으로 관찰할 수도 있다.

8. **손가락폄근(지신근, extensor digitorum; ED), 새끼폄근(소지신근, extensor digiti minimi; EDM):** 환자는 팔을 이완시킨 채로 앉는다. 아래팔은 팔꿉관절에서 구부리고 노자관절에서 완전히 엎침 상태로 허벅지 위에 놓는다. 환자에게 MCP 및 IP관절에서 둘째~다섯째 손가락을 완전히 펴게 하여 아래팔 뒤쪽 중앙에서 손가락폄근(ED)과 새끼폄근(EDM)의 수축을 느낀다. 일단 느껴지면, 환자가 번갈아 근육을 수축 및 이완할 때 섬유에 수직으로 두드리면서 몸쪽으로 위팔뼈의 가쪽위관절융기에서 먼쪽으로 가능한 한 멀리까지 손가락폄근과 새끼폄근을 계속 촉진한다. 새끼폄근은 수축하는 근육섬유의 가장 자쪽에 위치한다(손가락폄근과 새끼폄근의 경계를 구분하는 것은 매우 어려움). 참고: 손가락폄근의 먼쪽 힘줄은 일반적으로 손등에서 볼 수 있다. 만약 보이지 않는다면 그 방향에 수직으로 두드리면서 촉진하면 보다 쉽게 만져질 수 있다.
9. **자쪽손목폄근(척측수근신근, extensor carpi unlaris; ECU):** 환자는 팔을 이완시킨 채로 앉는다. 아래팔은 팔꿉관절에서 구부리고 노자관절에서 완전히 엎침 상태로 허벅지 위에 놓는다. 환자가 손목관절에서 손을 자쪽으로 치우칠 때(저항을 더할 수 있음) 자뼈몸통 바로 뒤로 자쪽손목폄근(ECU)의 수축을 느낀다. 일단 느껴지면, 환자가 근육을 교대로 수축 및 이완할 때 근육섬유에 수직으로 두드리면서 몸쪽으로 위팔뼈 가쪽위관절융기에서 먼쪽으로 다섯째 손허리뼈까지 계속 촉진해 간다.
10. **손뒤침근(회외근, supinator):** 환자는 팔을 이완시킨 채로 앉는다. 아래팔은 구부리고 완전히 엎침과 완전히 뒤침 사이의 중간 위치로 허벅지 위에 놓는다. 노쪽근육군을 엄지와 둘째/셋째 손가락으로 집어 올려 아래팔의 나머지 근육들과 분리시킨다. 느리고 부드럽지만 확실하게 ECRB와 손가락폄근(ED) 사이 노쪽으로 파고들어 환자가 저항에 대항해 아래팔을 뒤침하는 동안 손뒤침근의 수축을 느낀다. 일단 느껴지면, 환자가 교대로 근육을 수축 및 이완할 때 손뒤침근의 몸쪽 부착 부위를 향해 손뒤침근(더 얕게 위치하는 근육계를 통해)을 계속 촉진해 간다.
11. **깊은 먼쪽 4근육군(deep distal four group)[긴엄지벌림근(장무지외전근, APL), 짧은엄지폄근(단무지신근, EPB), 긴엄지폄근(장무지신근, EPL), 집게폄근(시지신근, EI)]:** 환자는 팔을 이완시킨 채로 앉는다. 아래팔은 구부리고 완전히 엎침 상태로 허벅지 위에 놓는다. 먼저 환자에게 손목손허리관절(CMC)에서 엄지손가락을 능동적으로 펴게 하여 해부학적 코담배갑(anatomic snuffbox)을 정의할 때 손목 등쪽 노쪽에 있는 긴엄지벌림근(APL), 짧은엄지폄근(EPB), 긴엄지폄근(EPL)의 먼쪽 힘줄을 시각화한다. [참고: 긴엄지벌림근(APL)과 짧은엄지폄근(EPB)의 힘줄이 서로 옆에 위치하므로 하나의 힘줄처럼 보일 수 있다.] 그런 다음 CMC관절에서 엄지손가락을 편 상태로 환자가 근육을 교대로 수축, 이완시키는 동안 근육섬유에 수직으로 두드리면서 각 힘줄을 한 번에 하나씩 촉진한다. 각 근육의 부착 부위를 몸쪽에서 가능한 한 멀리 먼쪽으로 촉진하도록 한다. 집게폄근(EI)을 촉진하기 위해 먼저 MCP와 IP관절에서 집게손가락을 펼 때 손등에 있는 먼쪽 힘줄을 시각적으로 찾는다. 그런 다음 환자가 근육을 교대로 수축, 이완시키는 동안 근육섬유에 수직으로 두드리면서 먼쪽 및 몸쪽으로 근육을 촉진한다. 참고: 집게폄근은 섬유의 방향에 따라 손가락폄근(ED)과 구분된다. 집게폄근은 아래팔 먼쪽을 가로질러 다소 가로 방향으로 이동하여 자뼈 먼쪽의 몸쪽 부착 부위에 도달한다. 손가락폄근은 아래팔에서 훨씬 더 세로 방향으로 향하고 위팔뼈의 가쪽위관절융기 몸쪽 부착 부위에 도달한다. 손등에서 집게폄근의 먼쪽 힘줄은 집게손가락으로 가는 손가락폄근의 먼쪽 힘줄보다 자쪽에 위치한다.

## 검토 질문(Review questions)

1. 원엎침근의 부착점을 나열해 보자.
2. 짧은노쪽손목폄근의 부착점을 나열해 보자.
3. 위팔노근의 작용은 무엇인가?
4. 긴엄지굽힘근의 작용은 무엇인가?
5. 위팔노근의 촉진 시 핵심 포인트가 아래팔을 히치하이킹 자세로 두는 거지만, 이 상징적인 자세는 어떤 촉진의 어려움을 나타내는가?
6. 원엎침근의 몸쪽 촉진에 의해 영향을 받을 수 있는 민감한 구조물은 무엇인가?
7. 손목관절 굽힘을 수행하지 않는 자쪽손목굽힘근을 사용하는 대안 방법은 무엇인가?
8. 촉진하는 동안에 치료사가 깊은손가락굽힘근으로부터 얕은손가락굽힘근을 구별하는 데 사용할 수 있는 근육의 움직임은 무엇인가?
9. 손뒤침근을 촉진 시 보조하는 손으로 적절하게 잡는 것의 중요성은 무엇인가?
10. 해부학적 코담배갑(anatomic snuffbox)을 구성하는 3개의 근육은 무엇이며 각각 어느 쪽에 있는가?
11. 치료사는 어떤 방법으로 자쪽손목폄근으로부터 새끼폄근을 구별할 수 있는가?
12. 어느 근육의 통증 유발점이 정중신경의 포획을 유발하는가?
13. 어느 근육의 통증 유발점이 노신경의 포획을 유발하는가?
14. 얕은손가락굽힘근과 깊은손가락굽힘근의 스트레칭을 설명해 보자.
15. 손가락폄근과 새끼폄근의 스트레칭을 설명해 보자.
16. 손목굽힘근군을 스트레칭할 때 어떤 자세가 고려되는가?
17. 앞부터 뒤까지 노쪽근육군의 순서는? 치료사는 이 근육군의 뒤쪽 경계를 어떻게 명확하게 구분할 수 있는가?

### Case study

58세 남성이 오른쪽 아래팔과 손목, 손 통증과 경직으로 내원했다. 통증은 쉴 때 10에서 2 정도였고 일할 때에는 6에서 8로 증가했다. 주로 하는 일은 50파운드가 넘는 짐을 정기적으로 들어 올리고, 정밀 금형에서 가공되지 않은 부분을 제거하기 위해 절단 도구를 반복적으로 사용하는 작업, 그리고 잦은 사다리 오르기이다. 통증은 수년간 지속됐고 이제 때때로 손의 힘이 약해지는 것을 느끼기 시작했다. 그는 주치의에 의해 검사를 받았고 나이와 활동에 따라 팔꿈치와 손목관절에 관절염 변화가 있다는 말을 들었다고 진술했다. 검사 결과 환자의 팔꿈치 및 손목관절의 운동 범위는 정상이었고, 손목 움직임에 저항이 있을 때만 통증이 발생했으며, 악력 활동도 통증을 야기했다.

**1. 면담 중에 이 환자에게 어떤 다른 질문을 할 수 있는가?**
**2. 어떤 근육이 팽팽해질 것으로 예상되며 그 이유는 무엇인가?**
**3. 이 환자를 위한 치료 계획과 권장 사항은 무엇인가?**

제 16 장

# Tour #6 손의 안쪽 근육의 촉진
## (Palpation of the Intrinsic Muscles of the Hand)

### 개요(Overview)

이 장에서는 손의 안쪽 근육의 촉진에 대해 살펴본다. 촉진은 먼저 엄지두덩군(thenar group)에서 시작하여 새끼두덩군(hypothenar group)의 근육을 다루고, 중앙 구획의 근육을 촉진하는 것으로 마무리한다. 각 근육의 촉진은 앉은 자세에서 시행하고, 대안 촉진 자세에 대해서도 기술되어 있다. 부위별 주요 근육이나 근육군은 각각 별도의 레이아웃이 제공된다. 인접 근육으로 짧은손바닥근(단장근, palmaris brevis)에 대해서도 살펴본다. 통증 유발점과 스트레칭, 치료사 보조와 자가 관리 스트레칭 모두 이 장에서 다루는 각 주요 근육에 대해 제공된다. 끝부분에서는 이 장에 제시된 모든 근육의 순차적인 촉진을 설명하는 *요약정리(Whirlwind Tour)*로 마무리한다.

### 학습 내용(Chapter outline)

엄지두덩근육군(무지구근군, Thenar group) – 앉은 자세
- 짧은엄지벌림근(단무지외전근, Abductor pollicis brevis; APB)
- 짧은엄지굽힘근(단무지굴근, Flexor pollicis brevis; FPB)
- 엄지맞섬근(무지대립근, Opponens pollicis; OP)

새끼두덩군(소지구근군, Hypothenar group) – 앉은 자세
- 새끼벌림근(소지외전근, Abductor digiti minimi manus; ADMM)
- 새끼굽힘근(소지굴근, Flexor digiti minimi manus; FDMM)
- 새끼맞섬근(소지대립근, Opponens digiti minimi; ODM)
- 인접 근육: 짧은손바닥근(단장근, Palmaris brevis)

엄지모음근(무지내전근, Adductor pollicis) – 앉은 자세
벌레근(충양근, Lumbricals manus) – 앉은 자세
손바닥뼈사이근(장측골간근, Palmar interossei; PI) – 앉은 자세
등쪽뼈사이근(배측골간근, Dorsal interossei manus; DIM) – 앉은 자세

### 학습목표(Chapter objectives)

이 장을 마치고 나면 학생/치료사는 이 장에서 다루는 각 근육에 대해 다음과 같은 사항을 수행할 수 있어야 한다.
1. 근육 부착 부위를 기술한다.
2. 근육의 작용을 기술한다.
3. 촉진의 시작점을 기술한다.
4. 각 촉진 과정의 목적을 설명한다.
5. 각 근육을 촉진한다.
6. '촉진 시 핵심 포인트'에 대해 기술한다.
7. 대안 촉진 자세에 대해 기술한다.
8. 흔히 나타나는 통증 유발점의 위치를 기술한다.
9. 통증 유발점의 연관통을 기술한다.
10. 통증 유발점의 발생과 유지에 관련된 일반적인 원인에 대해 기술한다.
11. 통증 유발점에 의해 흔히 발생하는 증상에 대해 기술한다.
12. 치료사 보조 스트레칭과 자가 관리 스트레칭에 대해 설명하고 시행한다.

Go to http://evolve.elsevier.com/Muscolino/palpation for video demonstrations of the muscle palpations presented in this chapter.

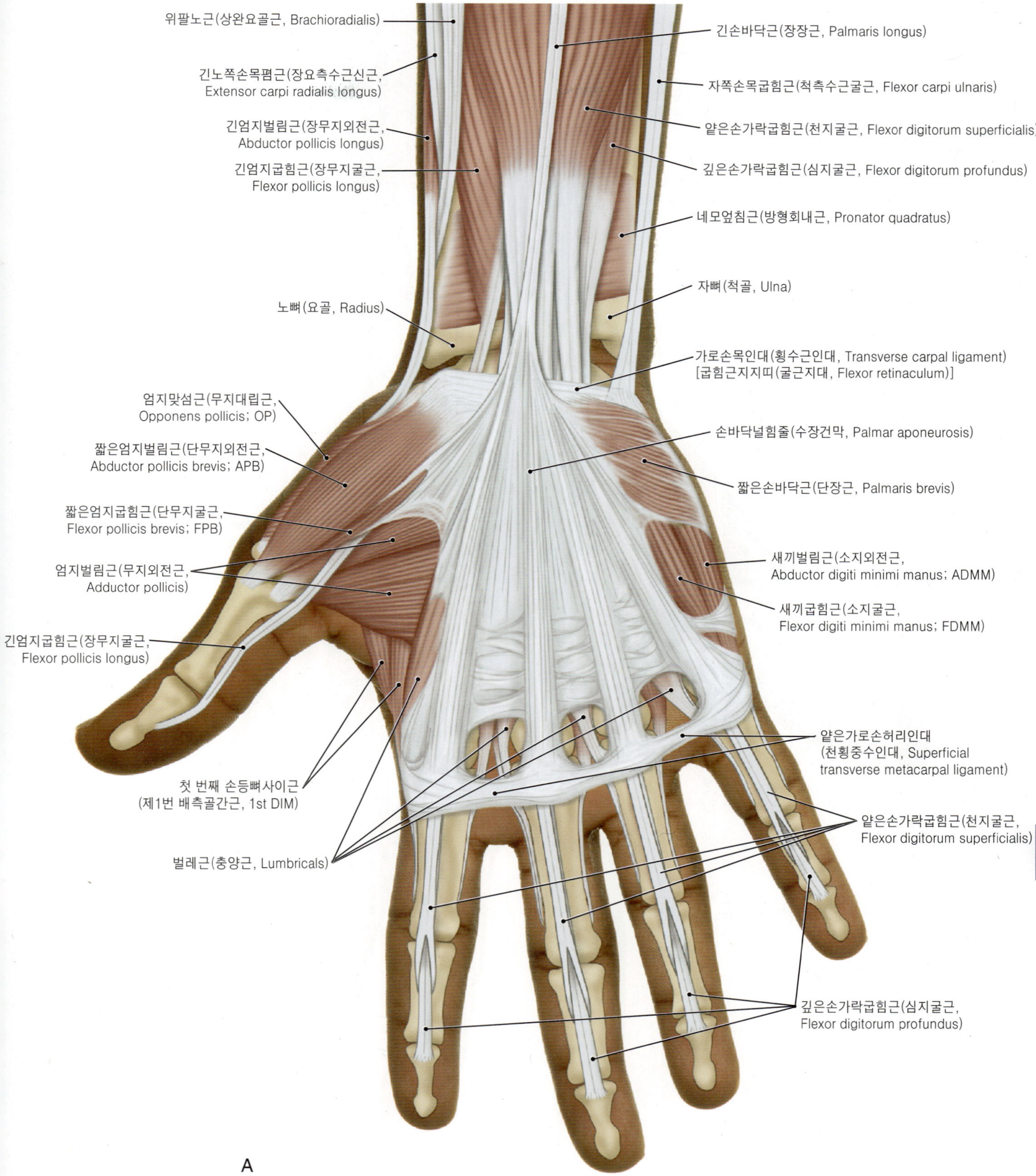


**그림 16–1.** 손의 근육군의 앞면(손바닥) 그림. **A,** 손바닥널힘줄과 손의 얕은 부위의 근육. 새끼벌림근, 짧은엄지벌림근, 등쪽뼈사이근, 새끼굽힘근, 짧은엄지굽힘근, 새끼맞섬근, 엄지맞섬근, 손바닥뼈사이근. *(계속)*

16

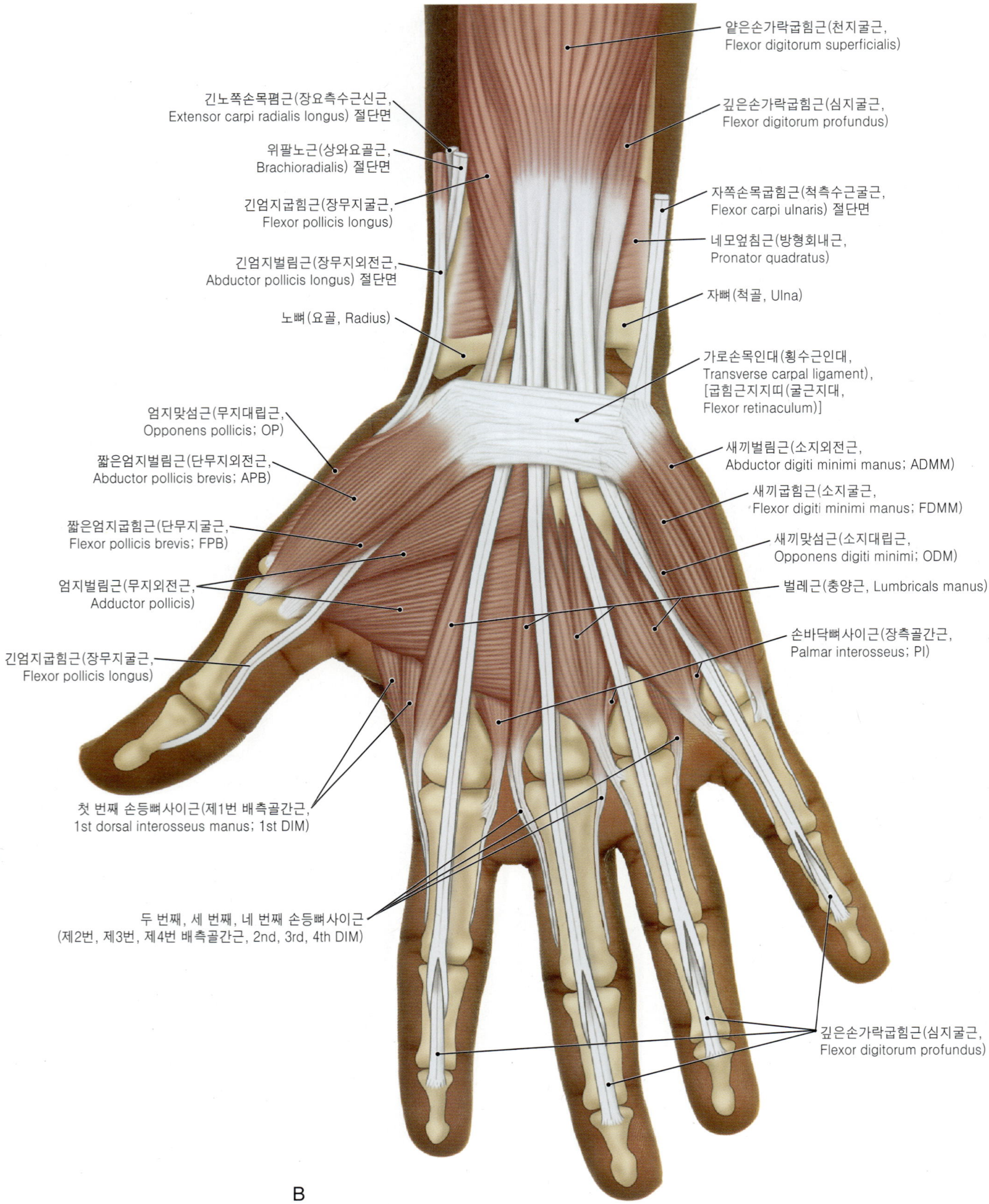


**그림 16-1.** *(계속)* **B,** 손바닥널힘줄을 제거한 손의 얕은 부위의 근육. 새끼벌림근, 짧은엄지벌림근, 등쪽뼈사이근, 새끼굽힘근, 새끼맞섬근, 엄지맞섬근, 손바닥뼈사이근. *(계속)*

16

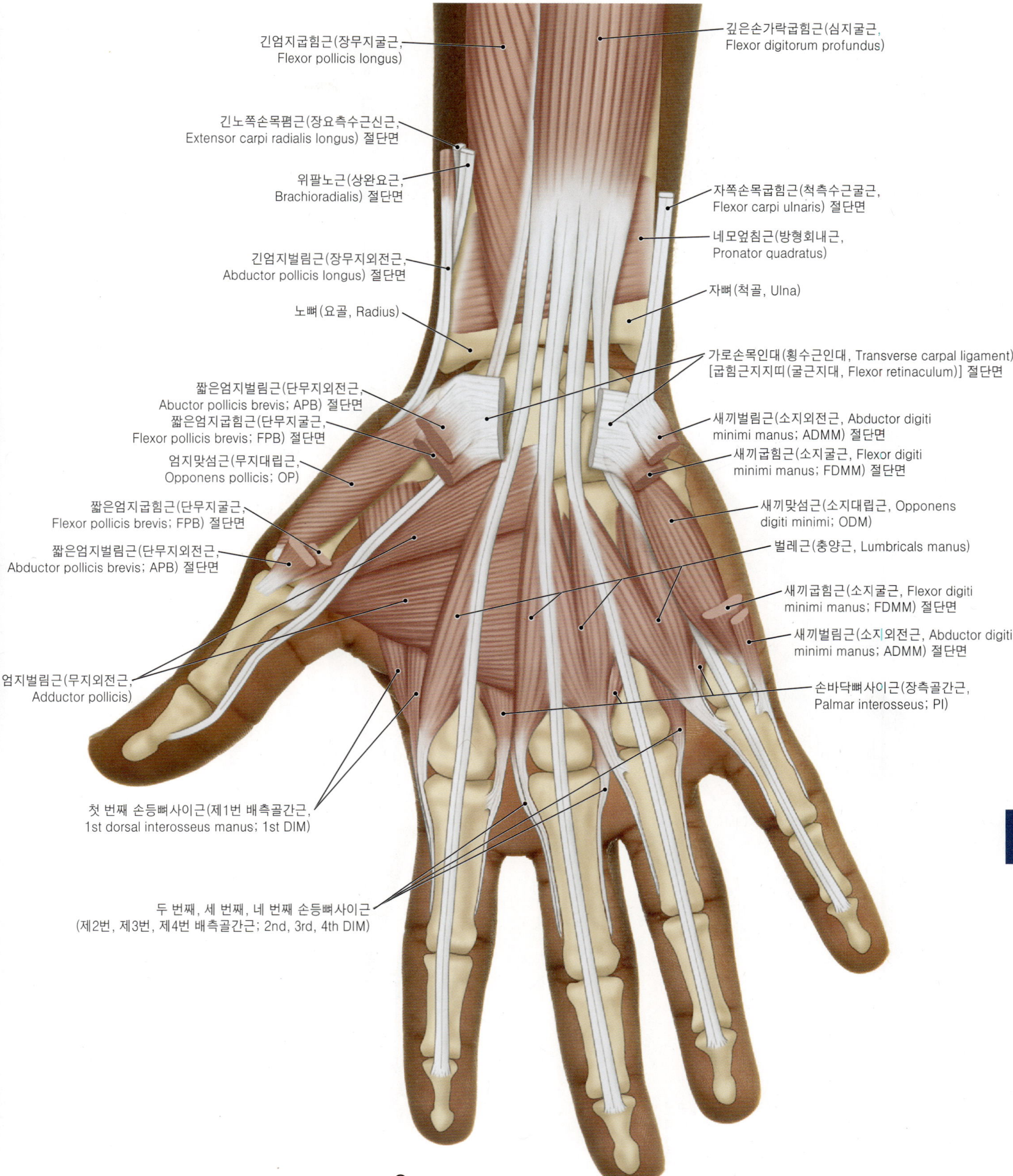


**그림 16–1.** *(계속)* **C,** 얕은엄지두덩근육 및 새끼두덩근육을 절단한 중간 부위의 근육 그림. 새끼벌림근, 짧은엄지벌림근, 등쪽뼈사이근, 새끼굽힘근, 새끼맞섬근, 엄지맞섬근, 손바닥뼈사이근. *(계속)*

16

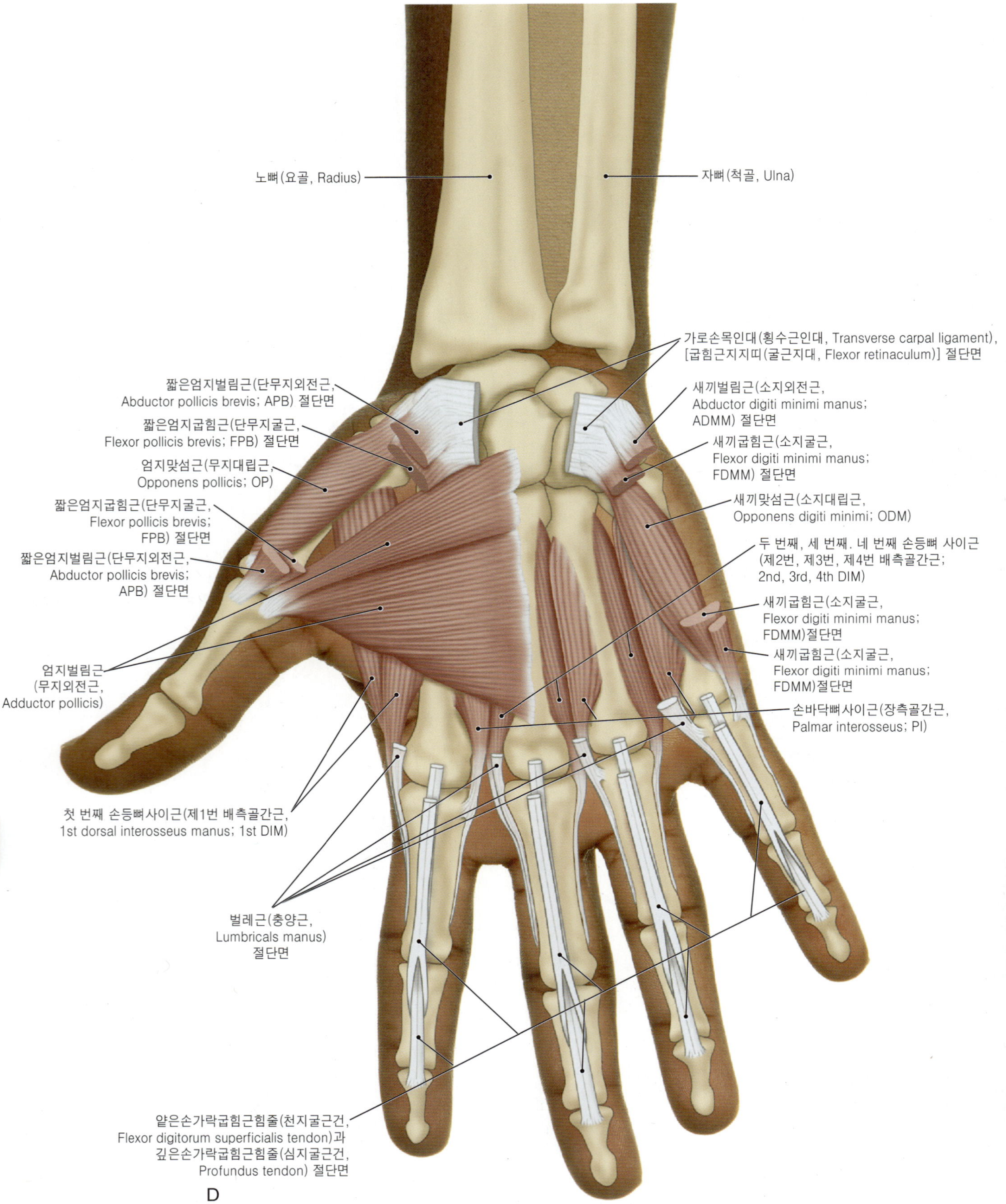


**그림 16-1.** *(계속)* **D,** 벌레근, 손가락굽힘근의 힘줄을 나타낸 깊은 부위의 그림. 모든 아래팔 근육은 절단 또는 제거되었다. 새끼벌림근, 짧은엄지벌림근, 등쪽뼈사이근, 새끼굽힘근, 짧은엄지굽힘근, 새끼맞섬근, 엄지맞섬근, 손바닥뼈사이근. *(계속)*

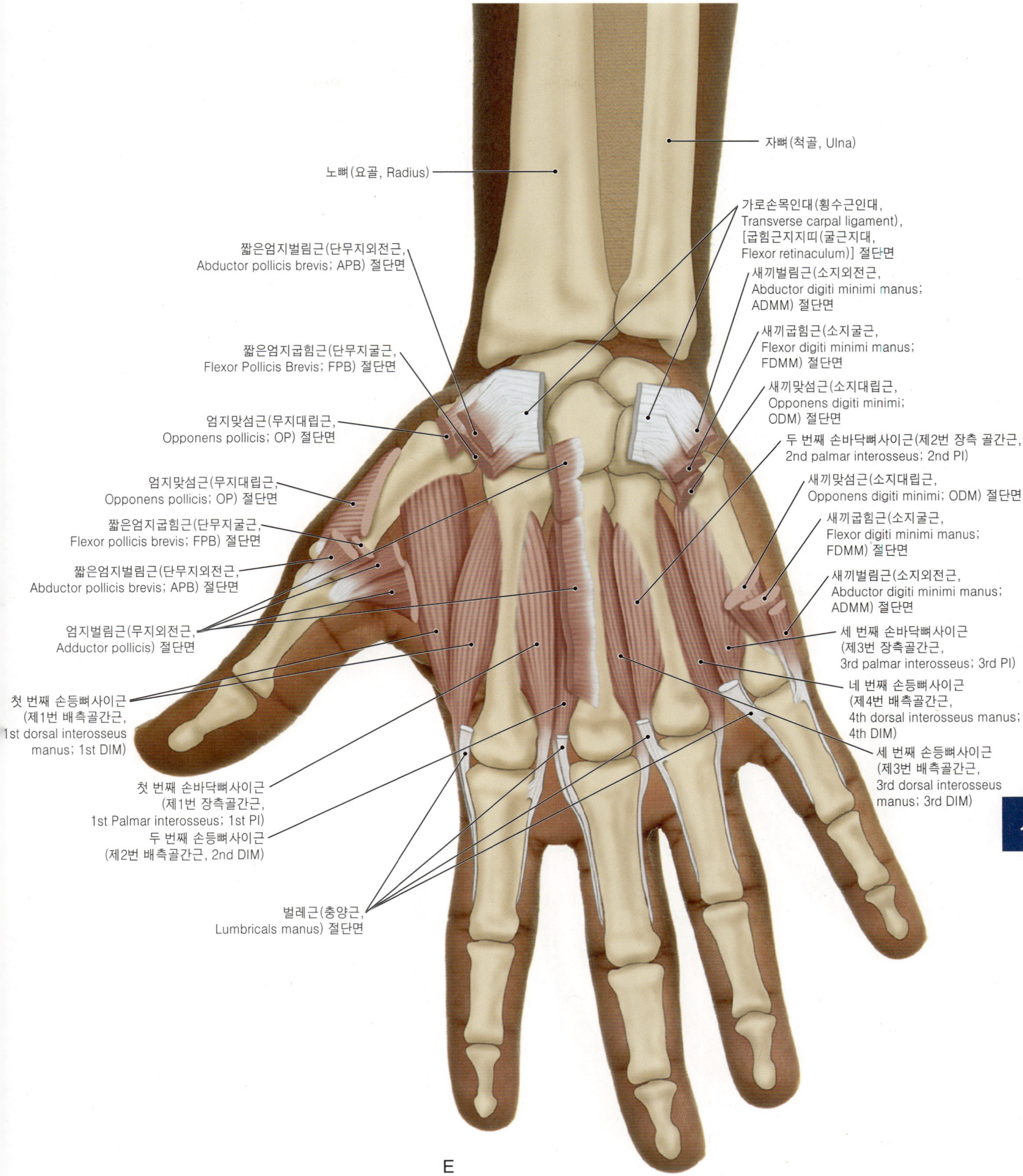


**그림 16-1.** *(계속)* **E,** 손바닥근육군의 깊은 부위의 근육. 새끼벌림근, 짧은엄지벌림근, 등쪽뼈사이근, 새끼굽힘근, 짧은엄지굽힘근, 새끼맞섬근, 엄지맞섬근, 손바닥뼈사이근.

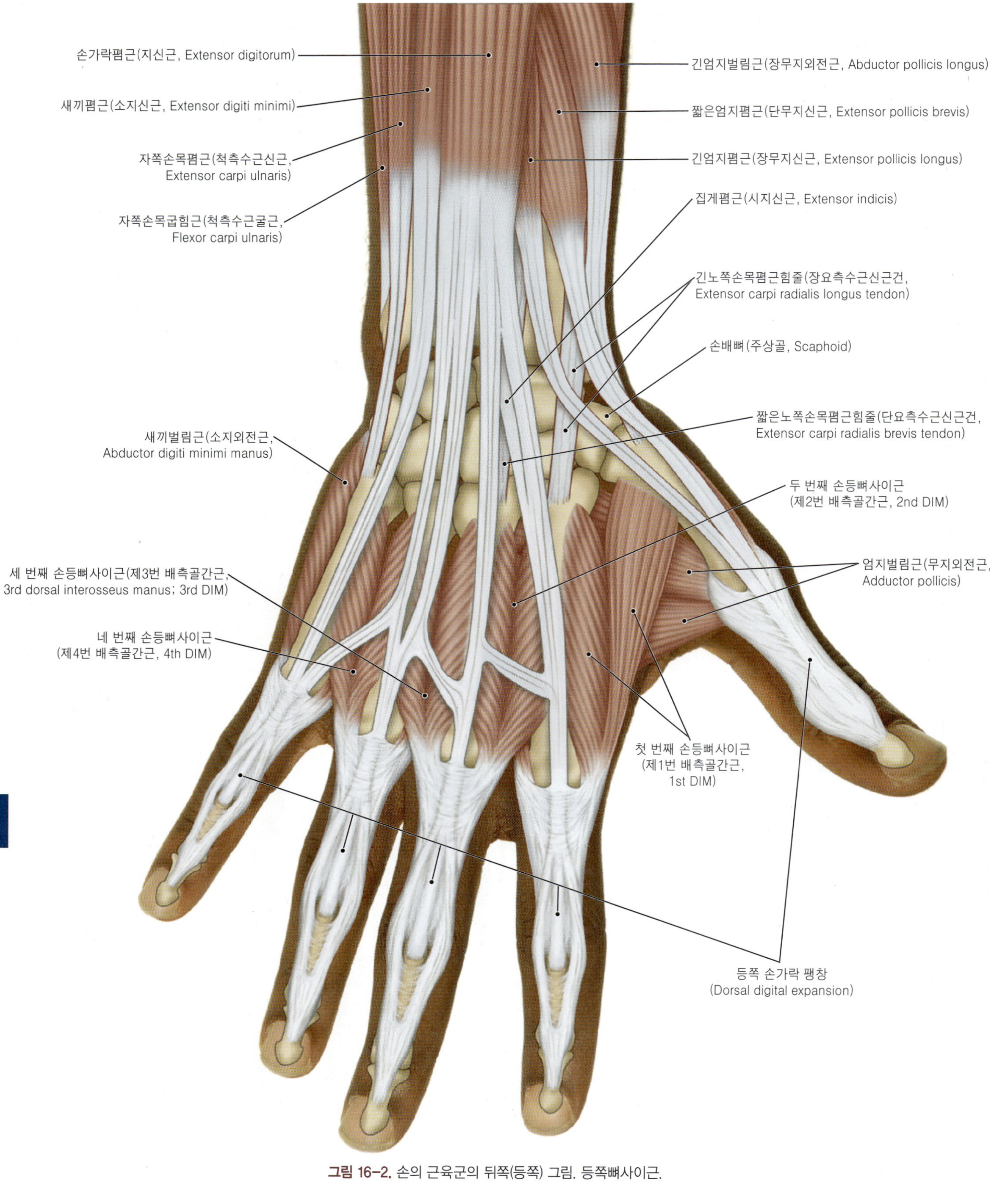


**그림 16-2.** 손의 근육군의 뒤쪽(등쪽) 그림. 등쪽뼈사이근.

## 엄지두덩근육군(무지구근군, Thenar group) – 앉은 자세(Seated) *(계속)*

엄지두덩근육군은 짧은엄지벌림근(APB), 짧은엄지굽힘근(FPB), 엄지맞섬근(OP)으로 구성된다.

### 짧은엄지벌림근 (단무지외전근, Abductor pollicis brevis; APB)

#### 부착 부위

- □ 손배뼈(주상골)와 큰마름뼈(대능형골)의 결절과 굽힘근지지띠(굴근지지대)에서 기시하여
- □ 엄지손가락의 첫마디뼈 바닥의 가쪽에 부착되어 있다(등쪽 손가락으로 확장되어 부착됨).

#### 작용

- □ 손목손허리관절(수근중수관절, CMC관절)에서 엄지손가락을 벌린다.
- □ CMC관절에서 엄지손가락을 편다.
- □ 손허리손가락관절(중수지절관절, MCP관절)에서 엄지손가락을 구부린다.
- □ 손가락뼈사이관절(지절간관절, IP관절)에서 엄지손가락을 편다.

### 짧은엄지굽힘근(단무지굴근, Flexor pollicis brevis; FPB)

#### 부착 부위

- □ 큰마름뼈의 손바닥 쪽과 굽힘근지지띠에서 기시하여
- □ 엄지손가락의 몸쪽 손가락뼈 바닥의 가쪽에 부착되어 있다.

#### 작용

- □ CMC관절에서 엄지손가락을 구부린다.
- □ CMC관절에서 엄지손가락을 벌린다.
- □ MCP관절에서 엄지손가락을 구부린다.

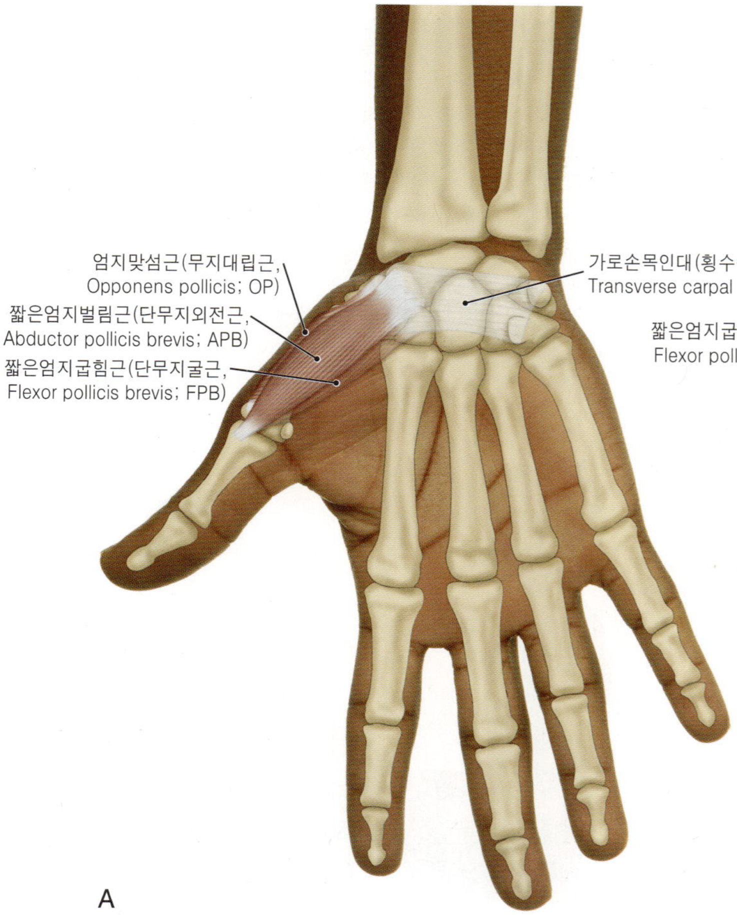


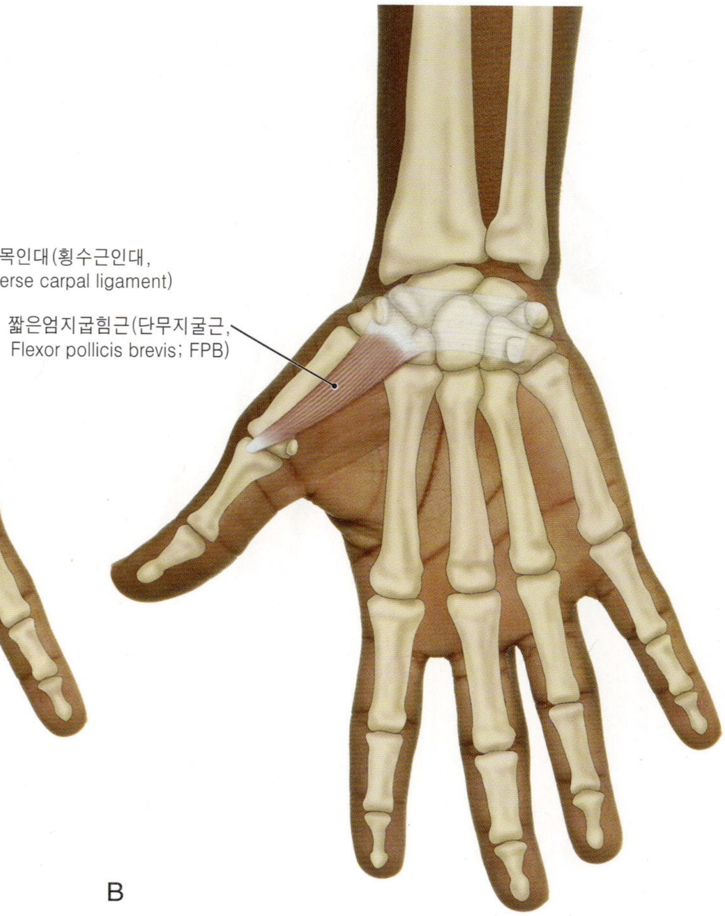


**그림 16-3.** 오른쪽 엄지두덩근육의 앞쪽 그림. **A,** 짧은엄지벌림근. 짧은엄지굽힘근과 엄지맞섬근은 투명하게 표시되어 있다. **B,** 짧은엄지굽힘근. *(계속)*

## 엄지두덩근육군(무지구근군, Thenar group) – 앉은 자세(Seated) *(계속)*

### 엄지맞섬근(무지대립근, Opponens pollicis; OP)

#### 부착 부위

- □ 큰마름뼈의 결절과 굽힘근지지띠에서 기시하여
- □ (엄지손가락의) 첫째 손허리뼈몸통의 앞면과 가쪽면에 부착되어 있다.

#### 작용

- □ CMC관절에서 엄지손가락을 맞섬(굽힘, 안쪽돌림 및 벌림)한다.

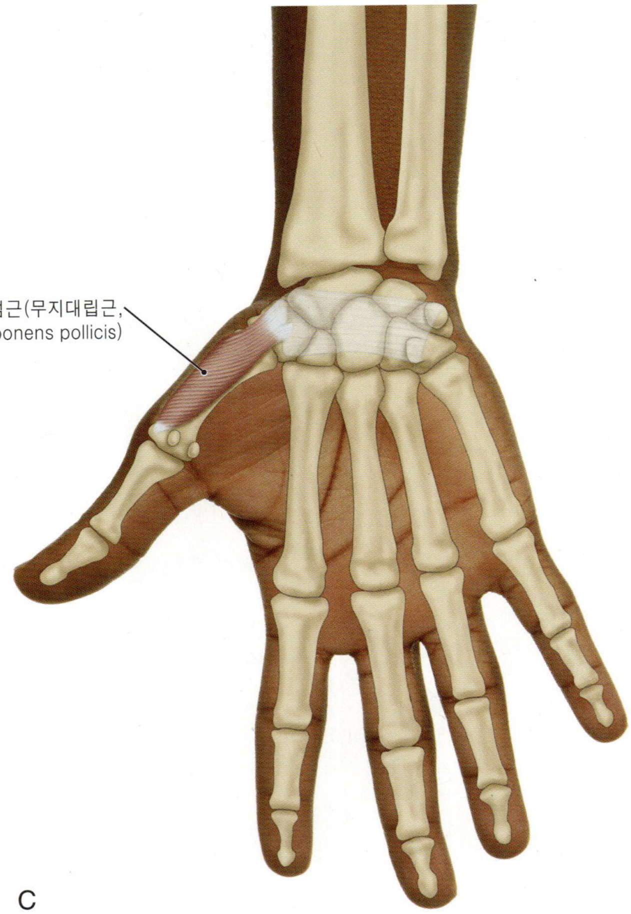


**그림 16–3.** *(계속)* **C,** 엄지맞섬근.

#### 시작 자세(그림 16–4)

- 환자는 앉은 자세를 취한다.
- 치료사는 환자와 마주 보고 앉는다.
- 촉진하는 손가락은 환자의 엄지두덩의 가쪽에 위치시킨다.
- 보조하는 손을 환자의 엄지손가락 첫마디뼈의 앞면에 위치시킨다.

#### 촉진 과정

1. 짧은엄지벌림근(단무지외전근, APB): 엄지두덩의 가쪽을 촉진하면서 CMC관절에서 엄지손가락의 벌림을 경도에서 중등도의 강도로 저항하며 APB의 수축을 느낀다. 그림 16–5A에서 볼 수 있듯이 엄지와 집게손가락으로 근육을 집는 것이 도움이 될 수 있다.
2. 일단 느껴지면, 짧은엄지벌림근의 몸쪽 및 먼쪽 부착 부위를 촉진한다. 또한 짧은엄지굽힘근(단무지굴근, FPB)에서 짧은엄지벌림근의 안쪽 경계를 식별하도록 노력한다.
3. 짧은엄지굽힘근(단무지굴근, FPB): 이제 촉진하는 손가락을 엄지두덩의 가장 안쪽에 놓고, CMC관절에서 엄지손가락의 굽힘에 경도에서 중등도로 저항하며 짧은엄지굽힘근의 수축을 느낀다(그림 16–5B).
4. 일단 짧은엄지굽힘근(FPB)의 수축이 엄지두덩의 안쪽에서 느껴지면, 환자가 경도의 저항에 대항하여 교대로 근육을 수축하고 이완할 때 짧은엄지벌림근보다 깊은 곳에서 이 근육을 촉진한다.
5. 엄지맞섬근(무지대립근, OP): 엄지맞섬근을 촉진하려면 그림 16–5C와 같이 촉진하는 손가락을 엄지의 손허리뼈몸통 주위로 구부린다. 환자에게 엄지손가락을 새끼손가락에 대고 부드럽게 힘을 주어 새끼손가락 패드에 압력을 가하며, OP가 수축하는 것을 느낀다.
6. 일단 손허리뼈에 대해 OP 수축이 느껴지면, 다른 엄지두덩근에 비해 깊이 위치한 이 근육의 나머지 부분의 촉진을 시도한다. 다른 엄지두덩근에서 OP를 구분하는 것은 매우 어려울 수 있다. 따라서 엄지두덩근이 이완된 상태에서 근육의 단단한 부분을 촉진하는 것이 더 효과적이다.
7. 일단 엄지두덩근을 확인하면, 환자에게 근육을 이완하도록 하고 기초 긴장 상태를 촉진하여 평가한다.

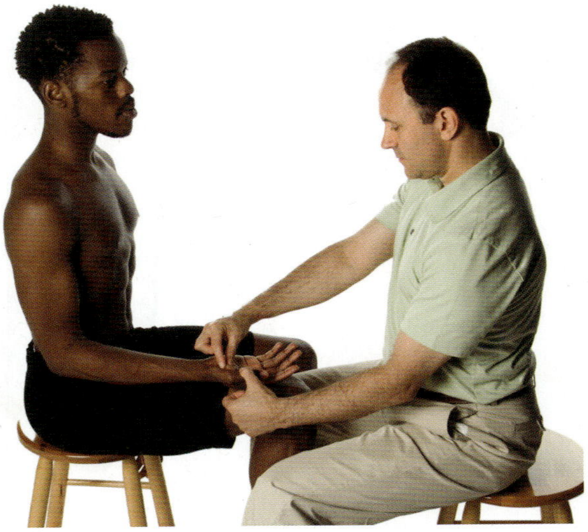

**그림 16–4.** 앉은 자세에서 오른쪽 엄지두덩근육군 촉진의 시작 자세.

## 엄지두덩근육군(무지구근군, Thenar group) – 앉은 자세(Seated) *(계속)*

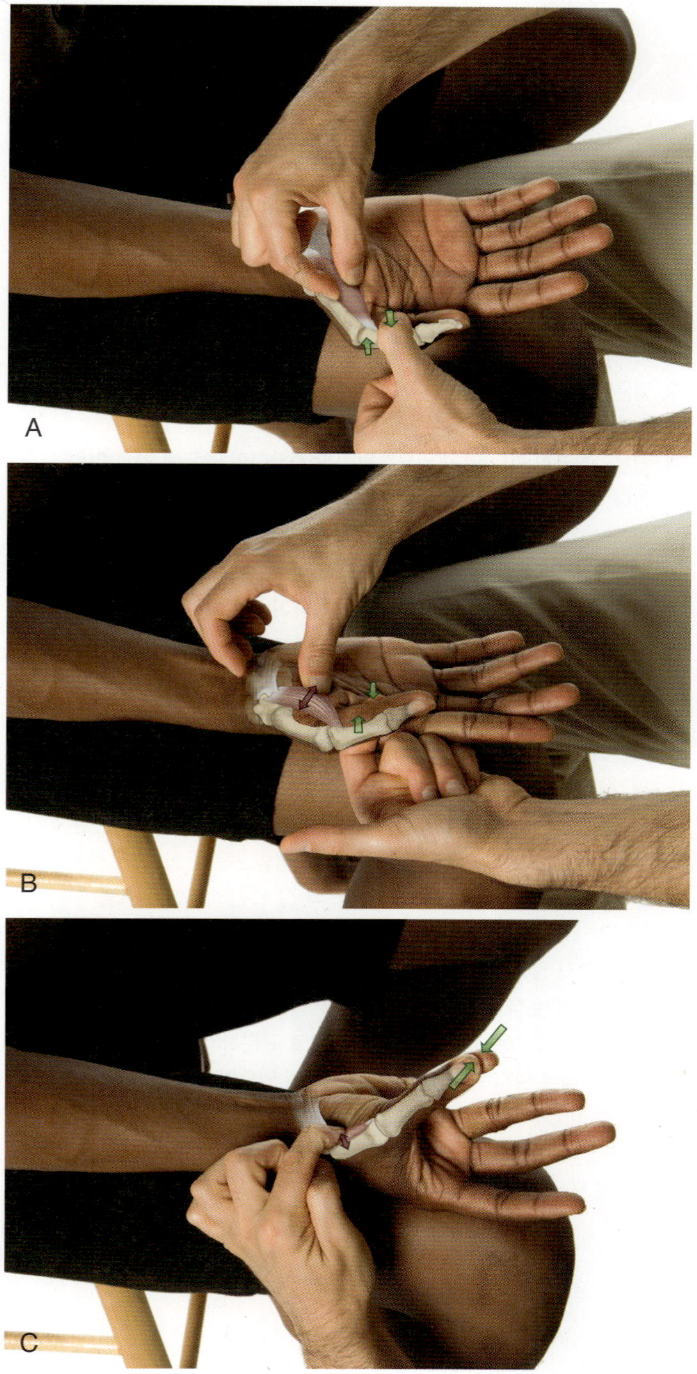


**그림 16–5.** 오른쪽 엄지두덩근육군의 촉진. **A,** 환자가 저항에 대항하여 손목손허리관절(CMC관절)에서 엄지손가락을 벌릴 때 짧은엄지벌림근을 촉진한다. **B,** 환자가 CMC관절에서 저항에 대항하여 엄지손가락을 구부릴 때 짧은엄지굽힘근을 촉진한다. **C,** 환자가 CMC관절에서 엄지손가락을 새끼손가락에 대면 엄지손가락의 손허리뼈 주위를 감아 엄지맞섬근을 촉진한다.

### 촉진 시 핵심 포인트

짧은엄지벌림근(APB): 엄지두덩의 가쪽을 촉진한다.

짧은엄지굽힘근(FPB): 엄지두덩의 가장 안쪽을 촉진한다.

엄지맞섬근(OP): 엄지손가락의 손허리뼈몸통 주위를 손가락으로 감싼다.

## 엄지두덩근육군(무지구근군, Thenar group) – 앉은 자세(Seated) (계속)

### 촉진 시 주의사항

1. 손목손허리관절(CMC관절)에서 엄지손가락의 운동 방향은 특이하다. 굽힘과 폄 동작은 손바닥 면을 따라 정면 평면(frontal plane)에서 일어난다. 벌림(외전) 및 모음(내전)은 시상면(sagittal plane; 손바닥 면에 수직으로)에서 일어난다. 그리고 대립운동(opposition)은 굽힘, 벌림, 안쪽돌림의 결합으로 나타난다. 촉진 시 환자에게 올바른 근육을 수축하기 위해 적절한 관절운동을 수행하도록 요청하려면 이러한 동작을 아는 것이 중요하다.
2. 짧은엄지벌림근(APB)은 엄지두덩에 얕게 위치하기 때문에 쉽게 촉진할 수 있다.
3. 짧은엄지굽힘근(FPB)의 일부분만이 엄지두덩의 안쪽에 얕게 위치한다. 대부분은 APB보다 깊게 위치한다.
4. 엄지맞섬근(OP)의 매우 작은 부분만이 엄지 손허리뼈몸통에 대한 엄지두덩의 가쪽에서 표면적으로 접근할 수 있다. OP의 나머지 부분은 다른 엄지두덩근에 비해 깊숙이 위치하여 촉진과 구분이 어렵다.
5. 짧은엄지벌림근(APB)은 얕게 위치해 있어 쉽게 촉진할 수 있지만, 가끔 짧은엄지굽힘근으로부터 그 안쪽 경계를 구분하기 어려운데, 이는 이 두 근육이 모두 CMC관절에서 엄지손가락을 벌리고 구부리기 때문이다. 따라서 한쪽 관절운동에 과도한 저항이 가해지면 두 근육이 모두 수축에 관여하게 된다. 그러나 짧은엄지벌림근은 벌림 시 우선적으로 수축하고, 짧은엄지굽힘근은 굽힘 시 우선적으로 수축한다. 따라서 이 근육들을 더 잘 촉진하고 그 경계를 구분하기 위해서는 경도에서 중등도의 저항을 가하는 것이 중요하다. 그렇지 않을 경우에는 두 근육이 함께 수축하여 서로 구분이 불가능하게 된다.
6. 엄지맞섬근(OP)은 가장 촉진하기 어렵고 구분하기 힘든 엄지두덩근이다. 다른 엄지두덩근보다 깊이 위치해 있으며 엄지손가락의 대립운동이 CMC관절에서 엄지의 벌림과 굽힘을 모두 통합하기 때문이다. 따라서 OP가 수축할 때 더 얕게 위치한 짧은엄지벌림근과 짧은엄지굽힘근도 수축하는 경향이 있다.

16

### 통증 유발점(Trigger points)

1. 엄지두덩근의 통증 유발점은 종종 근육의 급성 또는 만성적인 과사용(예: 글을 쓸 때처럼 장시간 집게 쥐기) 또는 외상(예: 뻗은 손으로 넘어짐)에 의해 발생하거나 지속된다.
2. 엄지두덩근의 통증 유발점은 엄지손가락을 사용할 때(특히 물건을 집을 때) 통증을 유발하거나, 엄지손가락의 정교한 운동 기능에 쇠약과 어려움을 줄 수 있다.
3. 엄지맞섬근 통증 유발점의 연관통은 엄지모음근, 노쪽손목굽힘근, 원엎침근, 위팔근, 어깨밑근, 빗장밑근, 목갈비근에서의 통증 유발점의 연관통과 구분되어야 한다.
4. 엄지두덩근의 통증 유발점은 종종 손목터널증후군, 드퀘르뱅 협착윤활막염, 목뼈디스크증후군, 첫째 CMC 골관절염(osteoarthritis) 등으로 오진될 수 있다.
5. 연관된 통증 유발점이 엄지모음근, 첫째 손등뼈사이근, 짧은엄지벌림근, 짧은엄지굽힘근에서 발생한다.
6. 참고: 엄지두덩근의 통증 유발점의 연관통은 짧은엄지벌림근과 짧은엄지굽힘근에서 아직 정립된 바가 없다. 이들의 연관통은 엄지맞섬근의 연관통을 따른다. 통증 유발점과 관련하여 이들 근육을 평가할 때 힘살의 중앙에 위치한 중앙 통증 유발점을 우선적으로 고려한다.

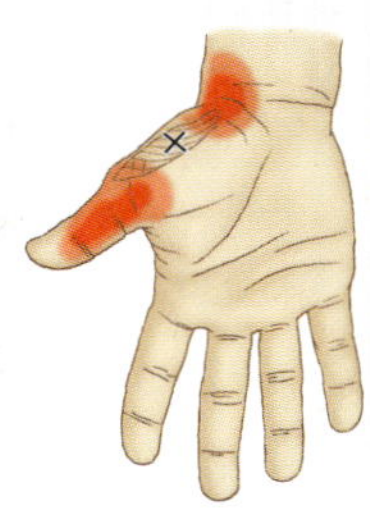

**그림 16–6.** 엄지맞섬근에서 흔히 나타나는 통증 유발점과 이에 대응하는 연관통 부위를 표시한 앞쪽 그림.

## 엄지두덩근육군(무지구근군, Thenar group) – 앉은 자세(Seated)

### 엄지두덩근육군의 스트레칭(Stretching the thenar group)

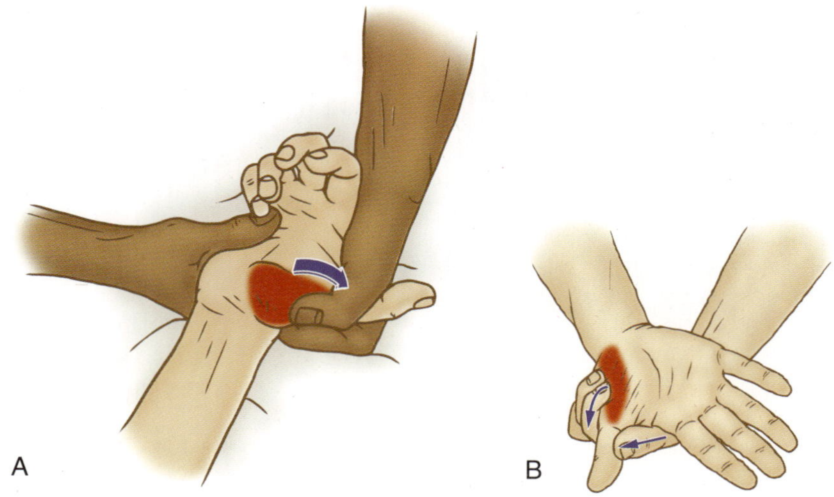


**그림 16-7.** 오른쪽 엄지두덩근육군의 스트레칭. 환자의 엄지손가락을 손목손허리관절과 손허리손가락관절에서 폄과 모음시킨다. **A**, 치료사 보조 스트레칭. 치료사는 환자의 손을 안정화시키기 위해 다른 손을 사용한다. **B**, 자가관리 스트레칭.

### 대안 촉진 자세 – 바로 누운 자세나 엎드린 자세

손의 엄지두덩근은 환자가 바로 누운 자세나 엎드린 자세를 취했을 때도 쉽게 촉진 가능하다. 앉은 자세에서의 촉진 단계를 따른다.

## 새끼두덩근육군(소지구근군, Hypothenar group) – 앉은 자세(Seated) *(계속)*

새끼두덩근육군은 새끼벌림근, 새끼굽힘근, 새끼맞섬근으로 구성된다.

### 새끼벌림근
### (소지외전근, Abductor digiti minimi manus; ADMM)

#### 부착 부위

- □ 콩알뼈(두상골)와 자쪽손목굽힘근의 힘줄에서 기시하여
- □ 새끼손가락의 첫마디뼈 바닥 안쪽(등쪽 손가락 확장 부위)에 부착되어 있다.

#### 작용

- □ 손허리손가락관절(중수지절관절, MCP관절)과 손목손허리관절(수근중수관절, CMC관절)에서 새끼손가락을 벌린다.
- □ 몸쪽 및 먼쪽 손가락뼈사이관절(지절간관절, IP관절)에서 새끼손가락을 편다.

### 새끼굽힘근(소지굴근, Flexor digiti minimi manus; FDMM)

#### 부착 부위

- □ 갈고리뼈의 갈고리와 굽힘근지지띠에서 기시하여
- □ 새끼손가락의 첫마디뼈 바닥의 앞안쪽에 부착한다.

#### 작용

- □ MCP와 CMC관절에서 새끼손가락을 구부린다.

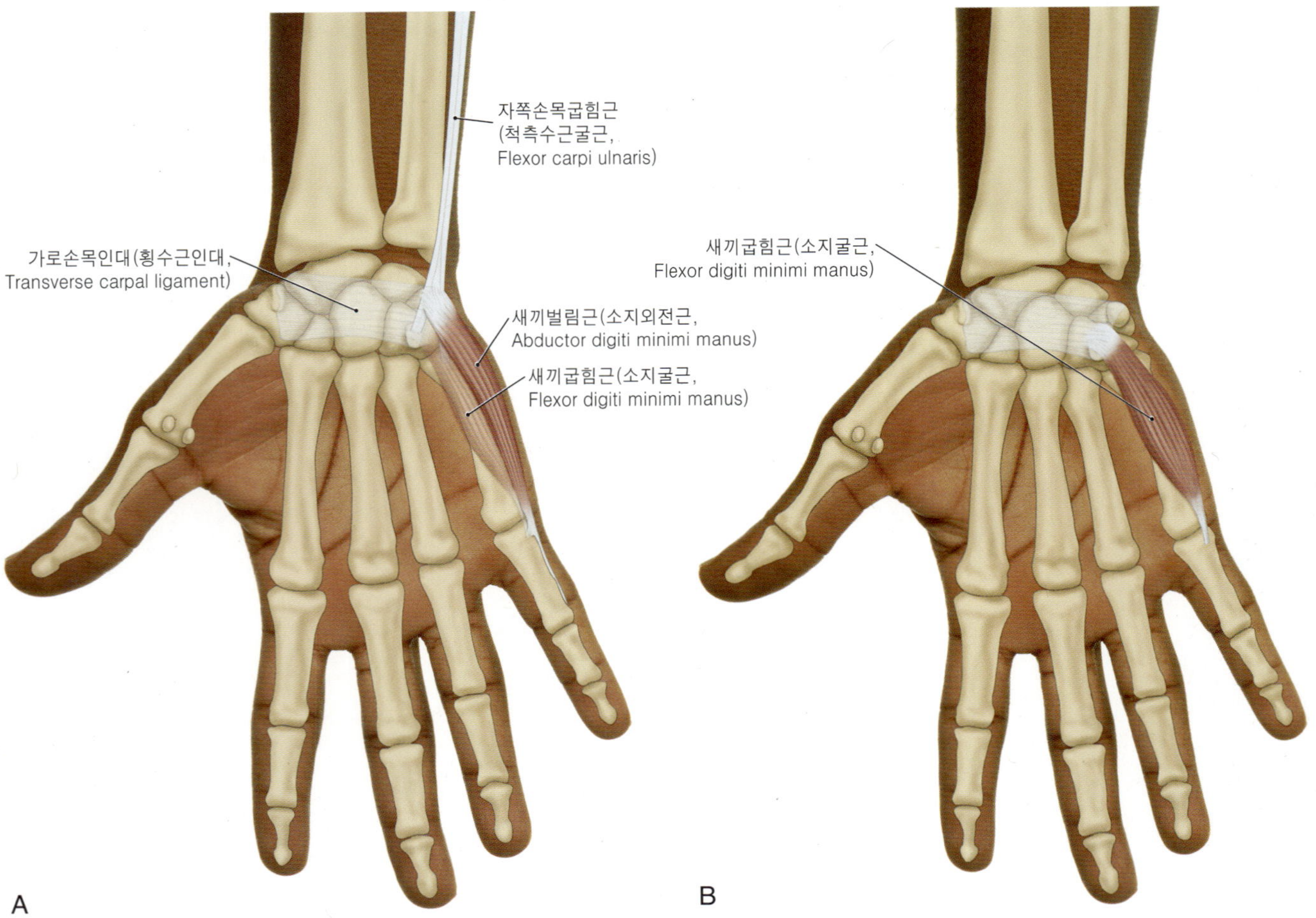


**그림 16-8.** 오른쪽 새끼두덩근육군의 앞쪽 그림. **A,** 새끼벌림근. 새끼굽힘근은 투명하게 표시되어 있다. **B,** 새끼굽힘근. *(계속)*

16

## 새끼두덩근육군(소지구근군, Hypothenar group) – 앉은 자세(Seated) *(계속)*

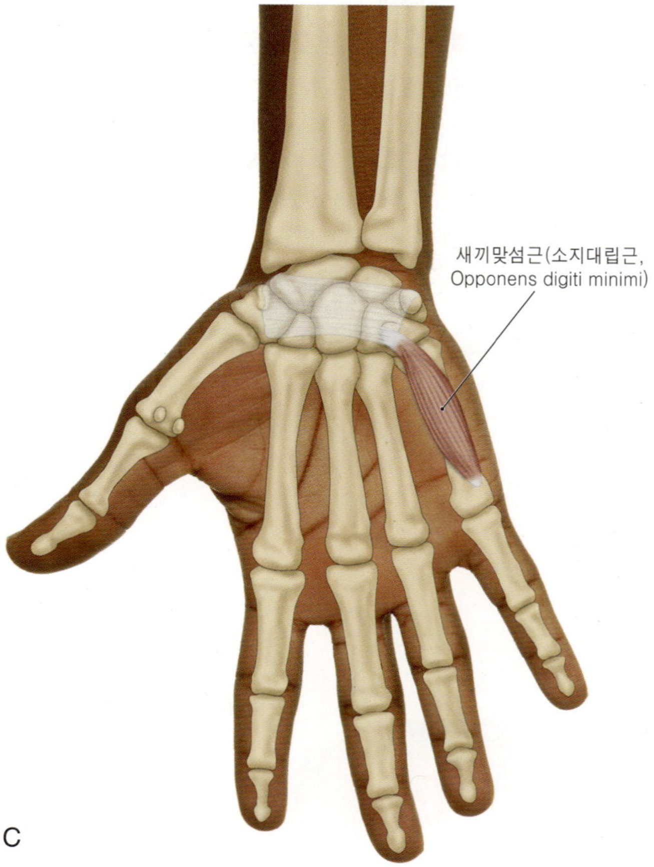


**그림 16-8.** *(계속)* C, 새끼맞섬근.

### 새끼맞섬근(소지대립근, Opponens digiti minimi; ODM)

#### 부착 부위

□ 갈고리뼈의 갈고리와 굽힘근지지띠에서 기시하여
□ 다섯째 손허리뼈몸통의 안쪽 경계선과 앞면에 부착되어 있다.

#### 작용

□ CMC관절에서 새끼손가락을 맞섬(굽힘, 벌림, 가쪽돌림)한다.

#### 시작 자세(그림 16-9)

- 환자는 앉은 자세를 취한다.
- 치료사는 환자와 마주 보고 앉는다.
- 촉진하는 손가락은 환자의 새끼두덩의 안쪽 면에 위치시킨다.
- 보조하는 손은 환자의 새끼손가락의 첫마디뼈 안쪽 면에 위치시킨다.

#### 촉진 과정

1. 새끼벌림근(ADMM): 새끼두덩의 안쪽을 촉진하고, 환자는 MCP관절에서 새끼손가락의 벌림에 저항하도록 하고 새끼벌림근이 수축하는 것을 느낀다(그림 16-10A).
2. 일단 느껴지면, 먼쪽으로는 첫마디뼈 바닥 안쪽까지, 몸쪽으로는 콩알뼈까지 촉진한다.
3. 새끼굽힘근(FDMM): 새끼두덩의 바깥쪽을 촉진하고, 환자에게 MCP관절에서 새끼손가락을 구부리도록 하면서(IP관절에서는 완전히 편 상태로 유지시킴) 새끼굽힘근의 수축을 느낀다. 필요한 경우 치료사의 보조하는 손의 손가락을 환자의 새끼손가락의 첫마디뼈 앞면에 대고 굽힘에 부드럽게 저항할 수 있다(그림 16-10B).
4. 일단 느껴지면, 먼쪽으로는 첫마디뼈 바닥 안쪽까지, 몸쪽으로는 갈고리뼈의 갈고리까지 촉진한다. 이전 단계에서 구분하지 못했다면 여기에서 새끼굽힘근(FDMM)과 새끼벌림근(ADMM) 사이의 경계를 구분해 본다.
5. 새끼맞섬근(ODM): 갈고리뼈의 갈고리를 찾고 새끼두덩의 가장 바깥쪽에서 갈고리의 바로 뒤를 촉진한다. 환자가 새끼손가락을 엄지에 대면(맞섬), 새끼맞섬근의 수축을 느낀다(그림 16-10C).
6. 일단 느껴지면, 새끼두덩의 다른 근육들에 대해 깊게, 가능한 한 멀리 먼쪽으로 촉진한다.
7. 새끼맞섬근(ODM)의 가장 먼쪽 부착 부위는 다섯째 손허리뼈몸통의 앞쪽 주위로 치료사의 촉진하는 손가락을 감듯이 촉진하면 대부분 만져진다[참고: 이것은 첫째 손허리뼈에 대해 엄지맞섬근(OP)을 촉진하는 방법과 비슷하다(그림 16-10D)].
8. 일단 새끼두덩근을 찾으면, 환자에게 그 근육들을 이완하게 한 후 기초 긴장 상태를 촉진하여 평가한다.

16

## 새끼두덩근육군(소지구근군, Hypothenar group) – 앉은 자세(Seated) *(계속)*

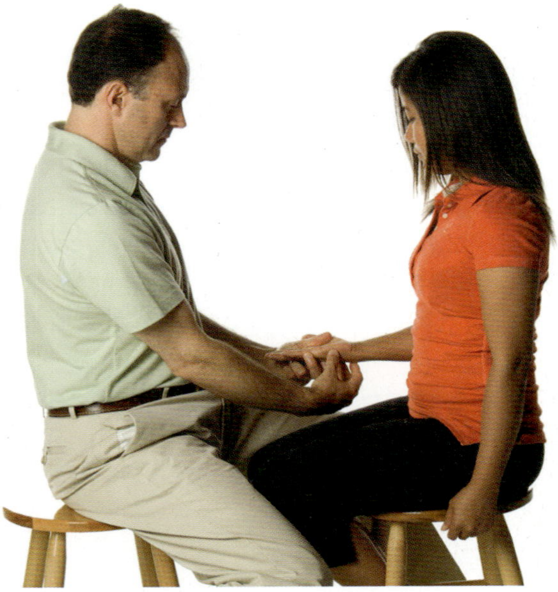

그림 16-9. 앉은 자세에서 오른쪽 새끼두덩근육군의 촉진 시작 자세.

### 촉진 시 핵심 포인트

새끼벌림근(ADMM): 새끼두덩의 안쪽을 촉진한다.

새끼굽힘근(FDMM): MCP관절에서만 새끼손가락을 구부린다.

새끼맞섬근(ODM): 갈고리뼈의 갈고리를 찾아 새끼두덩의 가장 바깥쪽에서 갈고리의 바로 아래쪽을 촉진한다.

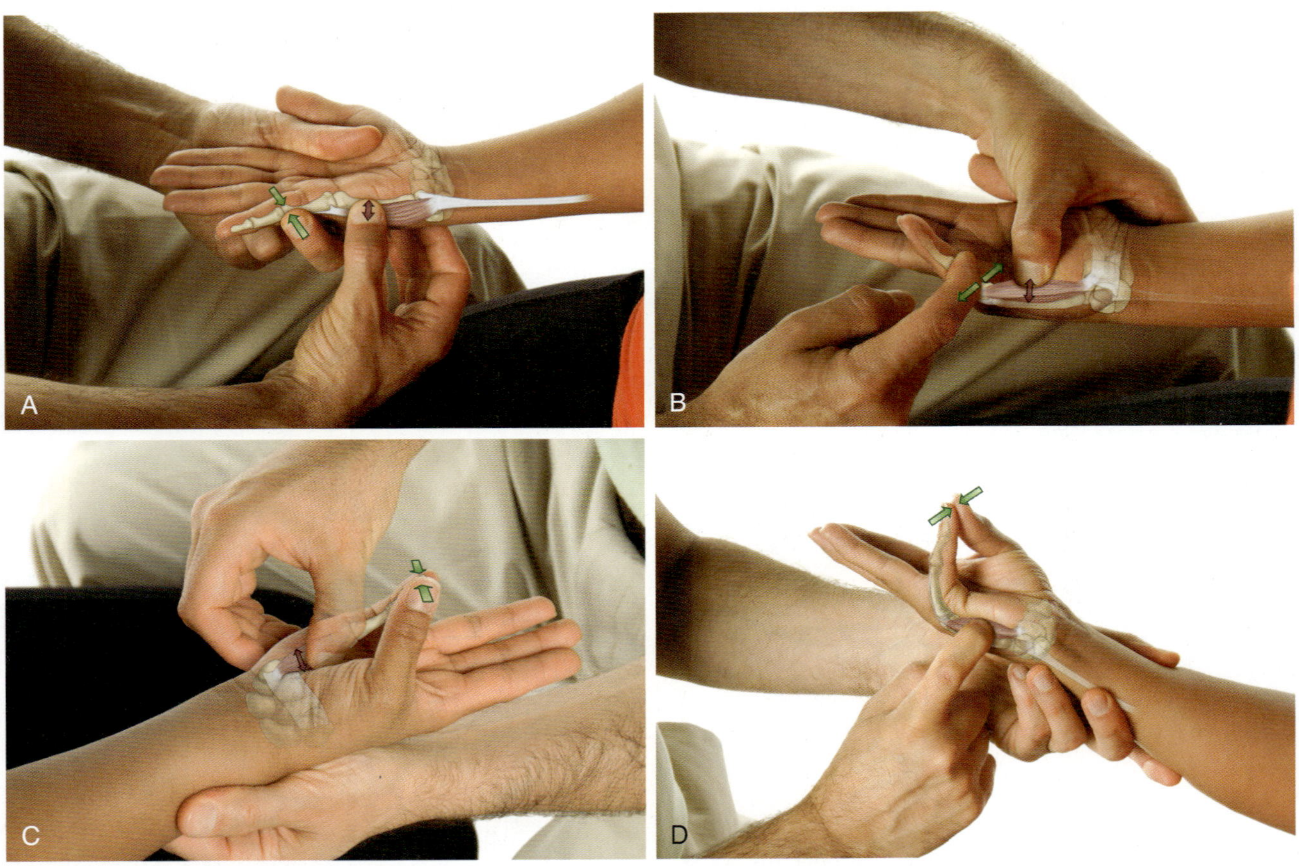


그림 16-10. 오른쪽 새끼두덩근육군의 촉진. A, 환자가 저항에 대항하여 새끼손가락을 벌릴 때 새끼두덩의 안쪽에 위치한 새끼벌림근을 촉진한다. B, 환자가 저항에 대항하여 새끼손가락의 첫마디뼈를 구부릴 때, 새끼두덩의 가쪽에 위치한 새끼굽힘근을 촉진한다. C, 환자가 저항에 대항하여 새끼손가락을 엄지손가락과 맞대고 있을 때, 새끼두덩의 가장 가쪽에 위치한 새끼맞섬근을 촉진한다. D, 환자가 저항에 대항하여 새끼손가락을 맞서게 할 때, 새끼손가락의 손허리뼈에 대해 새끼맞섬근을 촉진한다.

## 새끼두덩근육군(소지구근군, Hypothenar group) – 앉은 자세(Seated) *(계속)*

### 촉진 시 주의사항

1. 새끼벌림근(ADMM)은 새끼두덩에서 전체적으로 얕게 위치해 있기 때문에 쉽게 만져진다.
2. 새끼굽힘근(FDMM)의 대부분은 새끼두덩의 가쪽에 얕게 위치해 있다. 새끼굽힘근의 가장 안쪽면은 새끼벌림근에 대해 깊게 위치한다.
3. 새끼맞섬근(ODM)의 대부분은 다른 새끼두덩근보다 깊게 위치한다. 그러나 그것의 가장 가쪽은 새끼두덩의 가쪽에서 얕게 위치한다.
4. 때로는 새끼벌림근(ADMM)과 새끼굽힘근(FDMM) 사이의 경계를 구분하기가 어렵다. 새끼벌림근을 촉진할 때는 환자가 새끼손가락을 굽히지 말아야 하고, 새끼굽힘근을 촉진할 때는 환자가 새끼손가락을 벌리지 말아야 한다.
5. 새끼굽힘근(FDMM)을 촉진할 때는 환자가 MCP관절에서 첫마디뼈만 움직이는 것이 중요하다. 만약 IP관절이 움직이면 아래팔의 긴손가락굽힘근(얕은손가락굽힘근과 깊은손가락굽힘근)이 관여하게 된다. 이러한 이유로 주어진 저항이 첫마디뼈에만 적용되는 것도 중요하다.
6. 새끼굽힘근(FDMM)을 촉진할 때 경도에서 중등도 저항만 새끼손가락의 굽힘에 주어지거나 긴손가락굽힘근이 관여하는 것도 중요하다.
7. 새끼맞섬근(ODM) 옆에 있는 긴손가락굽힘근 힘줄의 위치가 주어지면, 이 구조들을 서로 구분해야 한다.
8. 새끼손가락의 긴손가락굽힘근 힘줄은 새끼굽힘근(FDMM)과 새끼맞섬근(ODM) 힘살의 바로 옆쪽에 위치한다. 긴손가락굽힘근 힘줄의 수축을 느끼기 위해서는 환자에게 IP관절에서 새끼손가락의 중간 및 끝마디뼈만 구부리도록 한다. 이렇게 하면 긴손가락굽힘근은 관여하지만 새끼굽힘근(FDMM)은 관여하지 않는다.
9. 새끼굽힘근(FDMM)에 대해 깊숙이 있는 새끼맞섬근(ODM)을 촉진하고 구분하는 일은 매우 어려운데, 이는 새끼손가락의 굽힘이 맞섬(opposition)의 일부가 되기 때문이다. 이러한 이유로 새끼손가락의 맞섬이 일어날 때, 새끼굽힘근이 관여하므로 깊게 위치한 새끼맞섬근의 수축을 느끼기가 어렵다.

### 통증 유발점(Trigger points)

1. 새끼두덩근의 통증 유발점은 근육의 급성 또는 만성적인 과사용(예: 글을 쓸 때처럼 지속적으로 집게 쥐기) 또는 외상(예: 뻗은 손으로 넘어짐)에 의해 발생하거나 지속된다.
2. 새끼두덩근의 통증 유발점은 새끼손가락의 정교한 운동 기능에 약화 또는 어려움을 일으키거나, 새끼맞섬근(ODM)에 의한 자신경 포착을 유발하여 손의 내재근육 약화를 야기할 수 있다.
3. 새끼벌림근(ADMM) 통증 유발점의 연관통은 첫째 손등뼈사이근, 넓은등근 및 위팔세갈래근의 통증 유발점의 연관통과 구분되어야 한다.
4. 새끼두덩근의 통증 유발점은 종종 손가락의 골관절염이나 목뼈디스크증후군, 가슴출구증후군으로 오진될 수 있다.
5. 관련된 통증 유발점은 종종 새끼두덩근과 손등뼈사이근에서 발생한다.
6. 참고: 새끼굽힘근(FDMM) 및 새끼벌림근(ADMM)의 통증 유발점 연관통은 아직까지 확립되어 있지 않다. 이 근육들은 새끼맞섬근(ODM)의 연관통을 따른다. 이 근육들의 통증 유발점을 평가할 때 힘살의 중앙에 위치한 중심성 통증 유발점(central TrPs)을 우선적으로 고려한다.

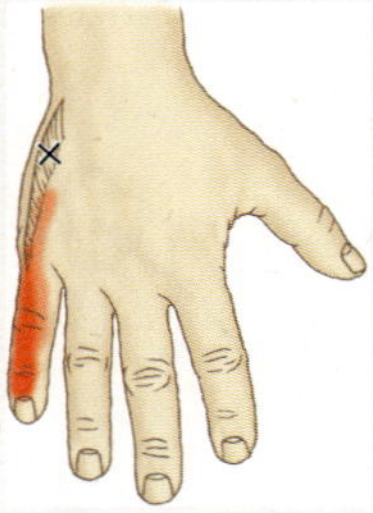

**그림 16-11.** 새끼벌림근에서 흔히 나타나는 통증 유발점과 이에 대응하는 연관통 부위를 보여 주는 뒤쪽 그림.

16

### 대안 촉진 자세 – 바로 누운 자세나 엎드린 자세

손의 새끼두덩근은 환자가 바로 누운 자세 또는 엎드린 자세를 취했을 때도 쉽게 촉진 가능하다. 앉은 자세에서의 촉진 과정을 따른다.

## 새끼두덩근육군(소지구근군, Hypothenar group) – 앉은 자세(Seated) *(계속)*

### 새끼두덩근육군의 스트레칭(Stretching the hypothenar group)

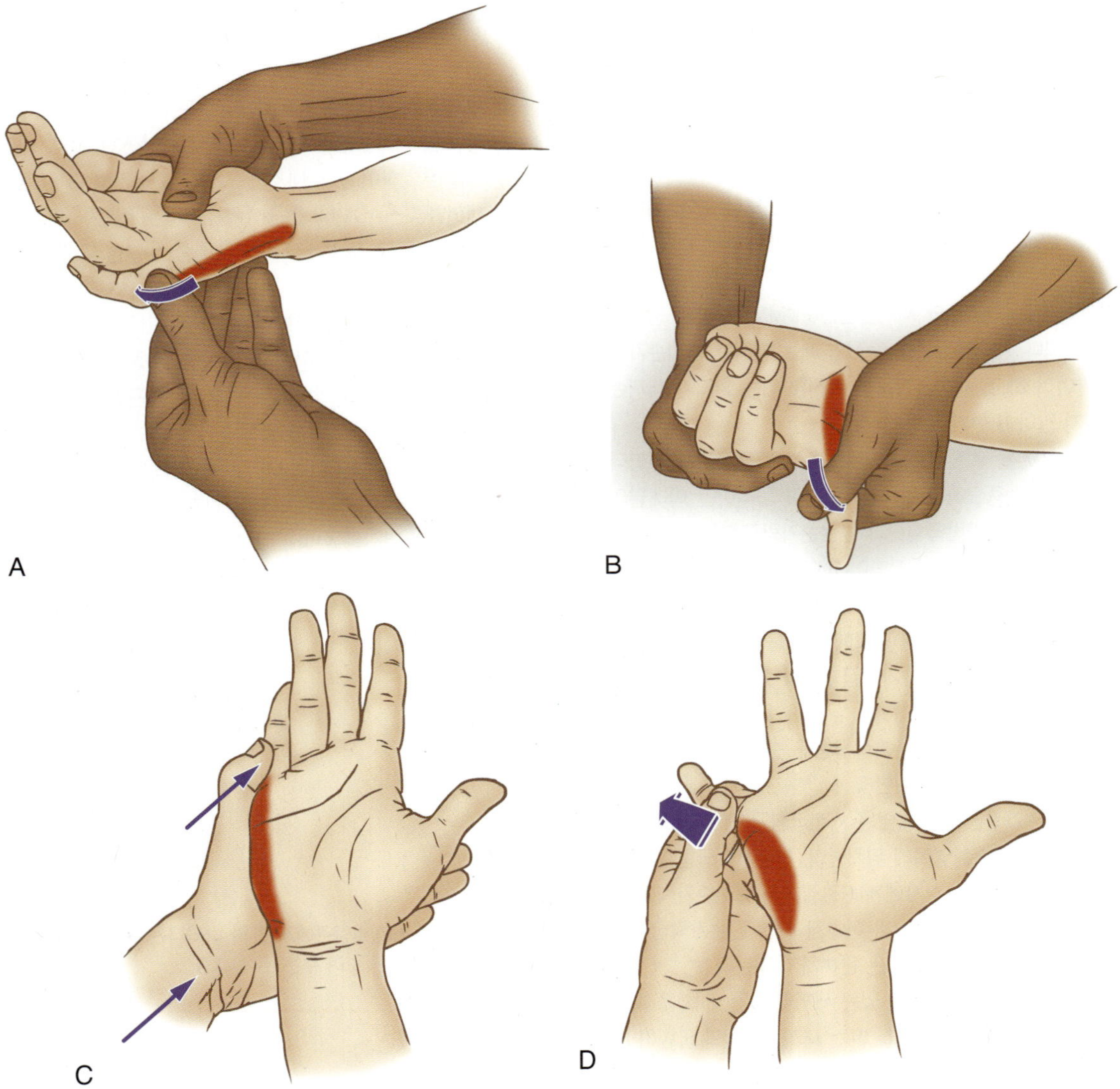




**그림 16-12.** 오른쪽 새끼두덩근육군의 스트레칭. 새끼벌림근의 스트레칭을 위해 환자의 새끼손가락을 펴고 모으게 한다. 새끼굽힘근과 새끼맞섬근을 스트레칭하기 위해 환자의 새끼손가락과 손허리뼈를 펴고 벌린다. 새끼벌림근(**A**)과 새끼굽힘근 및 새끼맞섬근(**B**)의 치료사 보조 스트레칭. 참고: 치료사는 다른 손으로 환자의 손을 안정화시킨다. 새끼벌림근(**C**)과 새끼굽힘근 및 새끼맞섬근(**D**)의 자가 관리 스트레칭.

## 새끼두덩근육군(소지구근군, Hypothenar group) – 앉은 자세(Seated)

### 인접 근육(Detour)

**짧은손바닥근(단장근, palmaris brevis)**

짧은손바닥근은 새끼두덩 위에, 손의 안쪽에 있는 몸쪽 부위의 진피층에 위치한다(그림 16-13A). 이 근육은 아주 얇아서 주위 연부조직과 구분하기가 어렵다. 이 근육의 작용은 손바닥의 피부에 주름을 만드는 것이므로 환자에게 손바닥을 컵 모양으로 잡도록 요청하고, 그 근육의 수축을 느낀다(이것은 긴손바닥근의 수축 또한 유발함)(그림 16-13B). 참고: 새끼손가락이 움직이지 않거나 가능한 한 적게 움직이는 것을 확인하거나 새끼두덩근의 수축을 느낄 수 있다.

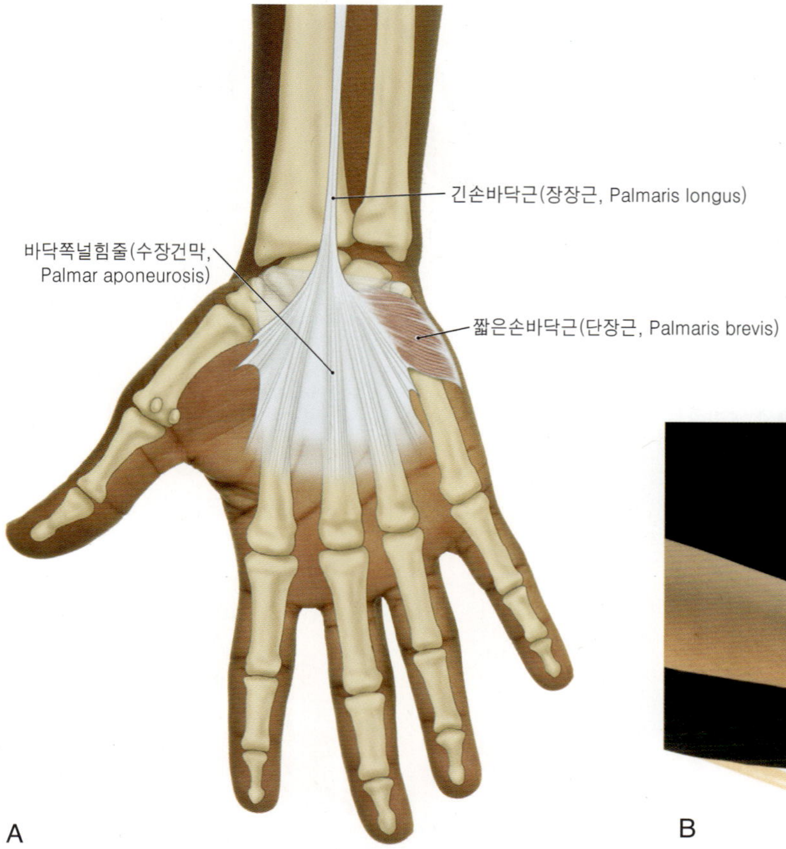


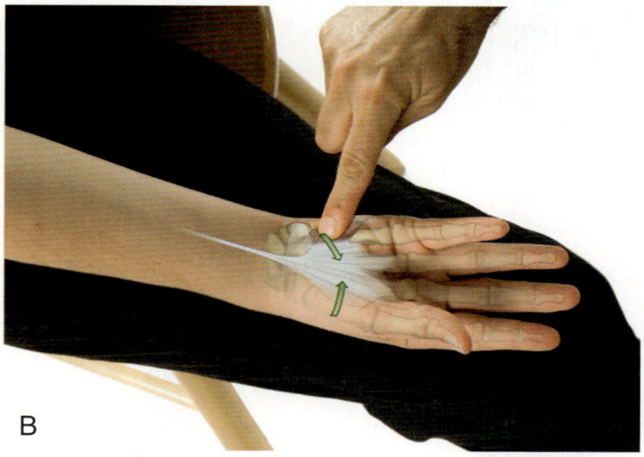


**그림 16-13.** 짧은손바닥근. **A**, 오른쪽 짧은손바닥근의 앞쪽 그림. **B**, 오른쪽 짧은손바닥근의 촉진.

## 엄지모음근(무지내전근, Adductor pollicis) – 앉은 자세(Seated) (계속)

### 부착 부위

□ 알머리뼈(유두골, capitate), 셋째 손허리뼈의 앞쪽 바닥과 몸통, 둘째 손허리뼈의 앞쪽 바닥에서 기시하여

□ 엄지의 첫마디뼈바닥의 앞안쪽(등쪽 손가락 확장부)에 부착되어 있다.

### 작용

□ CMC관절에서 엄지손가락을 모은다.

□ CMC관절에서 엄지손가락을 굽힌다.

□ IP관절에서 엄지손가락을 편다.

#### 시작 자세(그림 16–15)

- 환자는 앉은 자세를 취한다.
- 치료사는 환자와 마주 보고 앉는다.
- 촉진하는 손가락은 환자 손의 엄지살(thumb web) 앞면에 위치시킨다.
- 보조하는 손의 손가락을 환자의 엄지 첫마디뼈 뒷면에 위치시킨다.

#### 촉진 과정

1. 손의 엄지살 앞면을 촉진하면서 환자에게 CMC관절에서 엄지의 모음에 저항하게 하여 엄지모음근의 수축을 느껴 본다(그림 16–16).
2. 일단 느껴지면, 엄지의 첫마디뼈에서부터 셋째 손허리뼈와 알머리뼈까지 엄지모음근 전체를 촉진한다.
3. 엄지모음근의 위치를 확인하면, 환자에게 근육을 이완하게 하여 기초 긴장 상태를 촉진하여 평가한다.

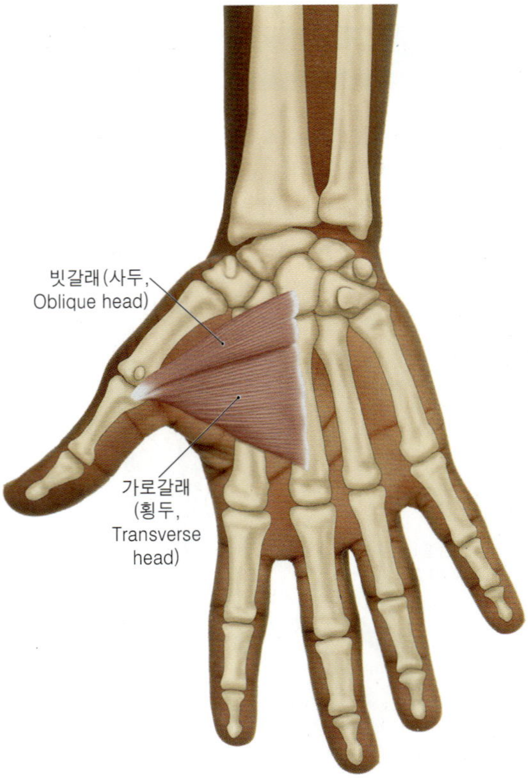


그림 16–14. 오른쪽 엄지모음근의 앞쪽 그림.

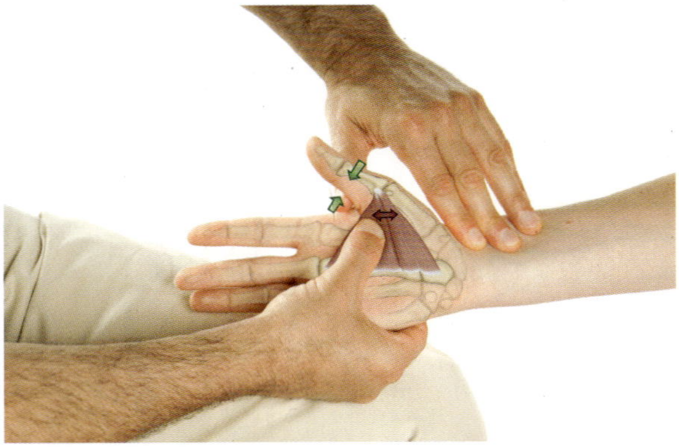

그림 16–16. 환자가 저항에 대항하여 엄지손가락을 모을 때 오른쪽 엄지모음근을 촉진한다.

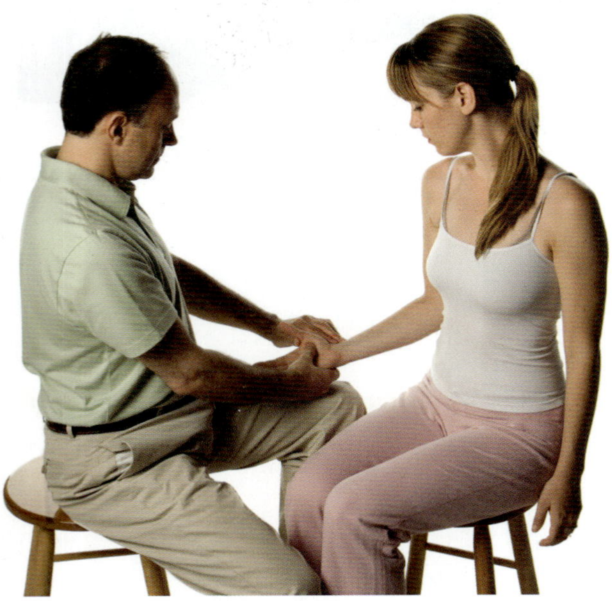

그림 16–15. 앉은 자세에서 오른쪽 엄지모음근의 촉진 시작 자세.

**촉진 시 핵심 포인트**

손의 엄지살을 촉진한다.

#### 대안 촉진 자세 – 바로 누운 자세 또는 엎드린 자세

손의 엄지모음근은 환자가 바로 누운 자세 또는 엎드린 자세를 취했을 때도 쉽게 촉진이 가능하다. 앉은 자세에서의 촉진 단계를 따른다.

## 엄지모음근(무지내전근, Adductor pollicis) - 앉은 자세(Seated)

### 촉진 시 주의사항

1. CMC관절에서 엄지손가락의 모음은 시상면(sagittal plane)에서 일어나고, 손바닥을 향한 동작이다.
2. 엄지샅에서 엄지모음근을 촉진할 때 다른 근육이 그물막(web)에 위치하고 있음에 주의한다(그림 16–1 참조). 첫째 손등뼈사이근이 엄지샅에 위치하며 첫째와 둘째 손허리뼈 모두에 부착된다. 짧은엄지굽힘근(FPB) 또한 첫째 손허리뼈에 가까운 엄지샅에 위치하며, 첫째 벌레근(lumbrical manus)은 둘째 손허리뼈에 가까운 엄지샅 내에 위치한다. 이러한 근육 중에서는 짧은엄지굽힘근만이 엄지손가락을 움직이며, 환자에게 엄지를 움직이라고 요청했을 때 관여한다. 짧은엄지굽힘근을 사용하고 있지 않은지 확인하려면 환자가 엄지를 완전히 모으고 있는지 확인한다(즉, 엄지손가락을 굽히지도 않음).

### 통증 유발점(Trigger points)

1. 엄지모음근의 통증 유발점은 근육의 급성 또는 만성적 과사용(예: 글씨를 쓸 때처럼 지속적인 집게 쥐기)이나 외상(예: 뻗은 손으로 넘어짐)에 의해 발생하거나 지속될 수 있다.
2. 엄지모음근의 통증 유발점은 엄지샅에 통증을 유발하고 엄지 사용 시(특히 집게손으로 물건을 잡을 때) 통증, 정교한 운동 활동을 위해 엄지를 조정하는 능력 약화 및 어려움을 가져올 수 있다.
3. 엄지모음근 통증 유발점의 연관통은 엄지맞섬근, 손뒤침근, 긴노쪽손목폄근, 위팔노근, 위팔근, 목갈비근, 원엎침근, 빗장밑근의 통증 유발점 연관통과 구분되어야 한다.
4. 엄지모음근의 통증 유발점은 종종 드퀘르뱅 협착윤활막염, 손목터널증후군, 목뼈디스크증후군, 가슴출구증후군, 첫째 CMC 또는 MCP 관절 기능장애 또는 골관절염으로 오진될 수 있다.
5. 관련 통증 유발점은 엄지맞섬근, 첫째 등쪽뼈사이근, 짧은엄지벌림근, 짧은엄지굽힘근에서 발생한다.

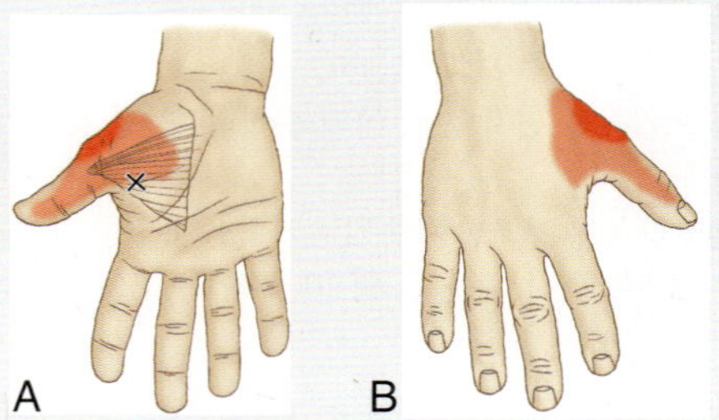


그림 16–17. A, 엄지모음근의 흔한 통증 유발점과 그에 대응하는 연관통의 앞쪽 그림. B, 연관통의 나머지 부위를 보여 주는 뒤쪽 그림.

## 엄지모음근의 스트레칭(Stretching the adductor pollicis)

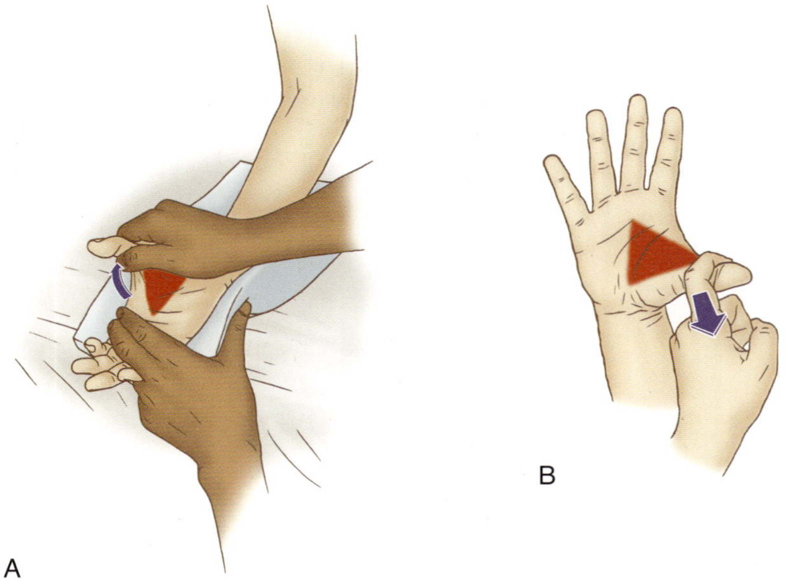


그림 16–18. 오른쪽 엄지모음근의 스트레칭. 엄지손가락을 벌려서 편다. A, 치료사 보조 스트레칭. 치료사는 다른 손으로 환자의 손을 안정화시킨다. B, 자가 관리 스트레칭.

## 벌레근(충양근, Lumbricals manus) - 앉은 자세(Seated) *(계속)*

벌레근은 4개가 있다. 바깥쪽에서 안쪽 방향으로 첫째 벌레근에서 넷째 벌레근까지 있다.

### 부착 부위

- 깊은손가락굽힘근(FDP)의 먼쪽 힘줄에서 기시하여
- 손가락폄근의 먼쪽 힘줄(등쪽 손가락 확장부)에 부착한다.
- 몸쪽에서 각 벌레근은 깊은손가락굽힘근의 힘줄에 부착되며 먼쪽에서 그것이 부착하는 손가락의 가쪽에 있는 손허리뼈 사이에 위치한다.
- 먼쪽에서 각 벌레근은 손가락폄근의 먼쪽 힘줄(등쪽 손가락 확장부)의 가쪽에 부착되어 있다.
- 전반적으로 벌레근은 둘째~다섯째 손가락까지 부착되어 있다.

### 작용

- MCP관절에서 둘째~다섯째 손가락까지 구부린다.
- 몸쪽과 먼쪽 IP관절에서 둘째~다섯째 손가락까지 편다.

#### 시작 자세(그림 16-20)

- 환자는 앉은 자세를 취한다.
- 치료사는 환자와 마주 보고 앉는다.
- 촉진하는 손가락을 환자 손의 둘째 손허리뼈몸통의 앞가쪽에 위치시킨다.
- 저항이 필요한 경우 보조하는 손의 손가락을 촉진할 벌레근 손가락의 첫마디뼈 앞면에 위치시킨다(그림 16-20에는 보이지 않음).

#### 촉진 과정

1. 첫째 벌레근: 둘째 손허리뼈몸통의 앞가쪽 면을 촉진하고 환자에게 IP관절이 완전히 펴진 상태에서 집게손가락을 MCP관절에서 구부리도록 요청하면서 벌레근의 수축을 느낀다(그림 16-21A).
2. 일단 위치를 찾으면, 1단계에서 지시한 대로 환자가 번갈아 근육의 수축과 이완을 하는 동안 첫째 벌레근의 몸쪽 부착 부위에서 먼쪽 부착 부위까지 촉진한다.
3. 둘째 벌레근: 첫째 벌레근 촉진 시와 같은 과정을 따른다. 셋째 손허리뼈의 앞가쪽 면을 촉진하고, 환자가 MCP관절에서 가운뎃손가락을 구부릴 때(IP관절이 완전히 펴진 상태) 둘째 벌레근의 수축을 느낀다(그림 16-21B). 일단 위치를 확인하면 부착 부위에서 부착 부위까지 촉진한다.

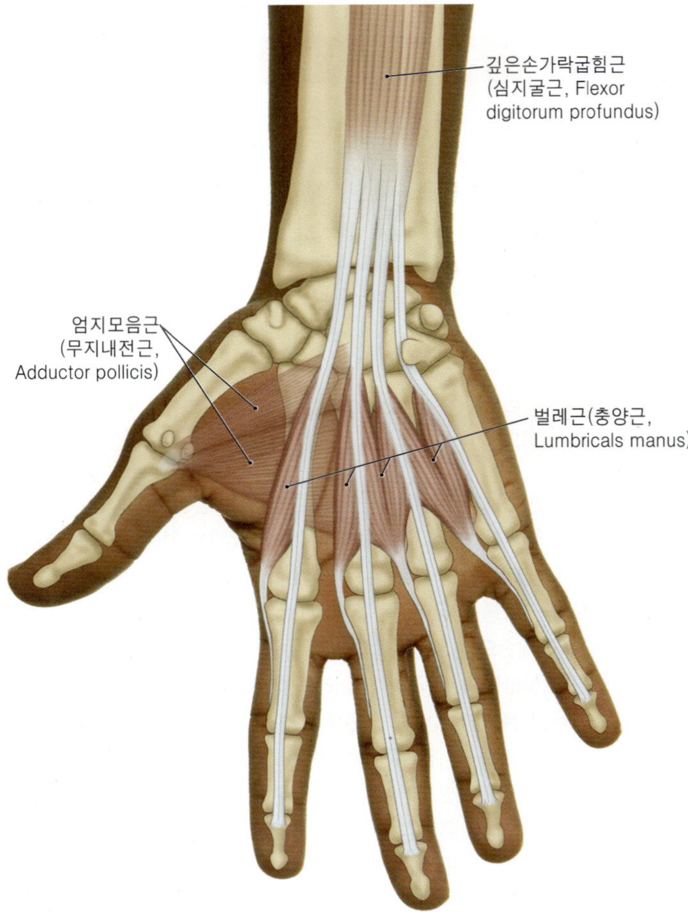


**그림 16-19.** 오른쪽 벌레근의 앞쪽 그림. 엄지모음근은 투명하게 표시되어 있다.

4. 셋째와 넷째 벌레근: 셋째와 넷째 벌레근 촉진은 첫째와 둘째 벌레근 촉진과 비슷하다. 유일한 차이점은 촉진하는 손가락의 위치가 이 벌레근들의 더 넓은 몸쪽 부착 부위 때문에 근접한 손허리뼈 사이의 중앙에 위치해야 한다. 셋째 벌레근의 경우, 셋째와 넷째 손허리뼈 사이를 촉진한다. 넷째 벌레근의 경우, 넷째와 다섯째 손허리뼈 사이를 촉진한다.
5. 각 벌레근의 위치를 확인하면, 환자에게 근육을 이완하도록 하고 기초 긴장 상태를 촉진하여 평가한다.

16

## 벌레근(충양근, Lumbricals manus) – 앉은 자세(Seated) *(계속)*

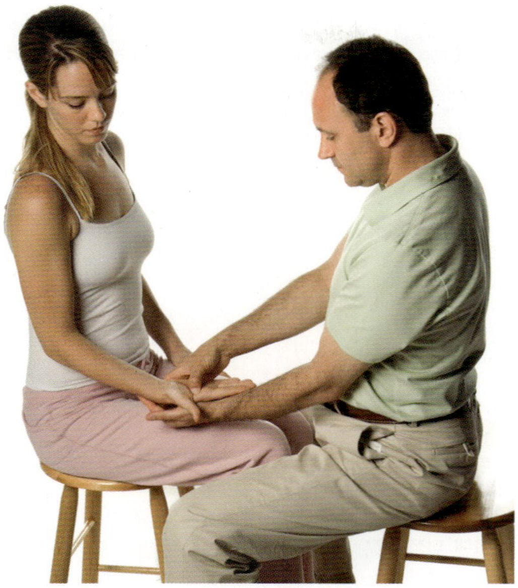

**그림 16-20.** 앉은 자세에서 오른쪽 벌레근의 촉진 시작 자세.

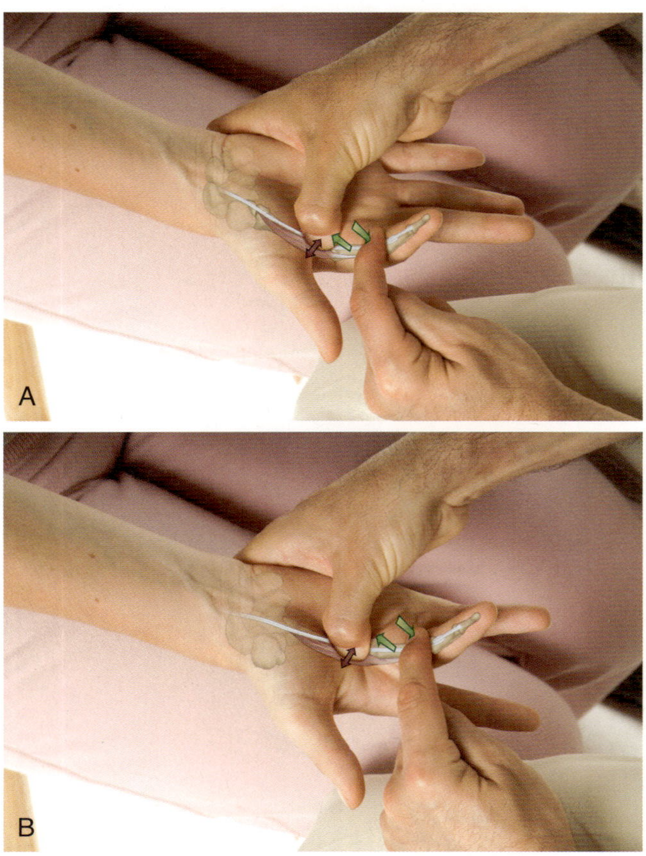


**그림 16-21.** 오른쪽 벌레근의 촉진. **A**, 집게손가락의 손허리뼈의 노쪽에서 첫째 벌레근을 촉진한다. **B**, 가운뎃손가락의 손허리뼈의 노쪽에서 둘째 벌레근을 촉진한다.

### 촉진 시 주의사항

1. 벌레근은 손에서 실제로 얕은 부위에 위치하기 때문에(대부분 손바닥 근막에 대해 깊숙이 있음) 상당히 촉진하기 쉽다.
2. 벌레근을 촉진하려면 손가락 첫마디뼈가 MCP관절에서 굽힌 상태를, 중간 및 끝마디뼈가 IP관절에서 완전히 펴진 상태를 유지한다. 그렇지 않을 경우 손가락의 긴굽힘근(얕은손가락굽힘근과 깊은손가락굽힘근)이 수축하게 되어 벌레근을 촉진하고 구분하기가 더 어려워진다.
3. 얕은손가락굽힘근(FDS)이나 깊은손가락굽힘근(FDP)의 힘줄이 아닌 벌레근을 촉진하고 있는지 확인하기 위해 환자에게 몸쪽 및 먼쪽 IP관절에서 손가락을 구부리도록 요청한다. 촉진하고 있는 근육이 이 동작으로 수축하고 있다면, 손가락굽힘근(FDS 또는 FDP) 중 하나 또는 둘 모두의 힘줄에 있는 것이다. 만약 촉진하고 있는 근육이 수축하지 않는다면 그 손가락의 벌레근에 있는 것이다.
4. 등쪽뼈사이근과 손바닥뼈사이근은 손가락의 MCP관절을 굽힐 수 있고 IP관절을 펼 수 있기 때문에 환자가 MCP관절에서 손가락을 굽힐 때 벌림이나 모음을 하지 않는 것이 중요하다. 이렇게 하지 않으면 해당 손가락의 뼈사이근도 관여하게 되어 촉진하고 있는 벌레근을 식별하기 어렵게 된다.
5. 촉진과 구분이 가장 어려운 벌레근은 넷째 벌레근이다. 이는 새끼손가락이 MCP관절에서 굽힘 동작 시 수축하는 새끼굽힘근(FD-MM) 근처에 위치하기 때문이다.

### 대안 촉진 자세 – 바로 누운 자세 또는 엎드린 자세

손의 벌레근은 환자가 바로 누운 자세 또는 엎드린 자세를 취했을 때 쉽게 촉진이 가능하다. 앉은 자세에서의 촉진 단계를 따른다.

### 촉진 시 핵심 포인트

IP관절은 편 채로 MCP관절을 굽힌다.

16

## 벌레근(충양근, Lumbricals manus) – 앉은 자세(Seated)

### 통증 유발점(Trigger points)

1. 벌레근의 통증 유발점은 근육의 급성 또는 만성적인 과사용(예: 타이핑, 글쓰기 같이 지속적으로 집게를 쥐는 동작), 손가락의 생체역학 변화(종종 관절염 변화 때문)에 의해 발생하거나 지속된다.
2. 벌레근의 통증 유발점은 일반적으로 근육이 부착하는 손가락의 노쪽을 따라 통증을 유발한다. 벌레근의 통증 유발점은 또한 손가락의 정교한 운동 기능에 약화나 어려움을 유발할 수 있다.
3. 벌레근 통증 유발점의 연관통은 손바닥뼈사이근 또는 등쪽뼈사이근, 손가락폄근, 새끼폄근, 얕은손가락굽힘근과 깊은손가락굽힘근, 작은가슴근, 목갈비근, 넓은등근, 빗장밑근, 위팔세갈래근의 통증 유발점 연관통과 구분되어야 한다.
4. 벌레근의 통증 유발점은 손가락의 골관절염이나 목뼈디스크증후군, 가슴출구증후군, 손목터널증후군으로 종종 오진될 수 있다.
5. 관련 통증 유발점은 손바닥뼈사이근, 등쪽뼈사이근, 엄지의 엄지두덩근에서 종종 나타난다.
6. 참고: 벌레근 통증 유발점의 연관통은 손바닥뼈사이근과 등쪽뼈사이근의 연관통과 구분되지 않는다.

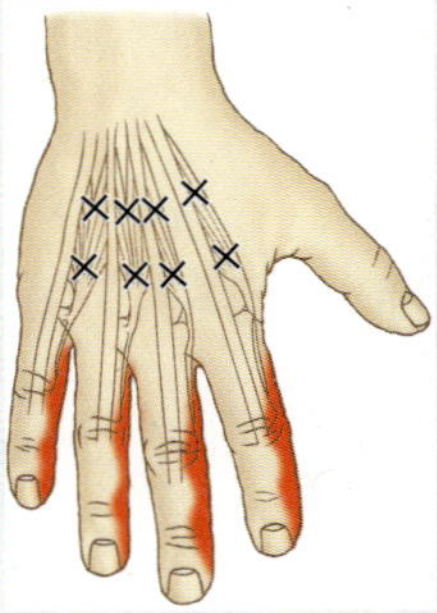

**그림 16-22.** 벌레근에서 흔히 나타나는 통증 유발점과 그에 대응하는 연관통을 나타낸 뒤쪽(등쪽) 그림. 참고: 이 통증 유발점은 앞쪽에서 촉진할 수 있다.

### 벌레근의 스트레칭(Stretching the lumbricals manus)

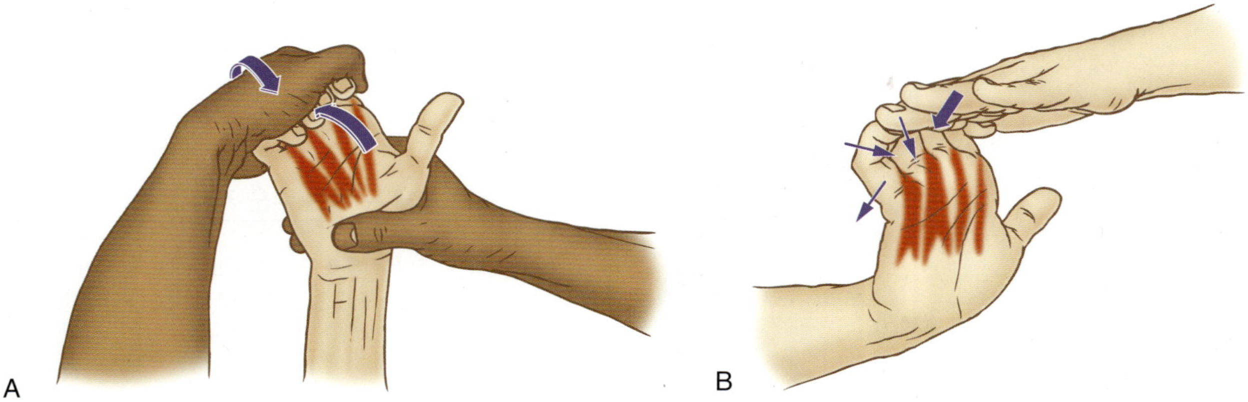


**그림 16-23.** 오른쪽 벌레근의 스트레칭. 환자의 손가락들은 손허리손가락관절에서 펴고 손가락뼈사이관절에서 굽힌다. **A**, 치료사 보조 스트레칭. 치료사는 다른 손으로 환자의 손을 안정화시킨다. **B**, 자가 관리 스트레칭.

## 손바닥뼈사이근(장측골간근, Palmar interossei; PI) – 앉은 자세(Seated) *(계속)*

3개의 손바닥뼈사이근이 있는데, 가쪽에서 안쪽 방향으로 첫째에서 셋째까지 번호가 매겨져 있다.

### 부착 부위

- ☐ 둘째, 넷째, 다섯째 손가락의 손허리뼈 앞면의 가운뎃손가락 쪽에서 기시하여
- ☐ 둘째, 넷째, 다섯째 손가락의 가운뎃손가락 쪽의 첫마디뼈 바닥에 부착한다(등쪽 손가락 확장부).

### 작용

- ☐ MCP관절에서 둘째, 넷째, 다섯째 손가락을 모은다.
- ☐ MCP관절에서 둘째, 넷째, 다섯째 손가락을 굽힌다.
- ☐ 몸쪽 및 먼쪽 IP관절에서 둘째, 넷째, 다섯째 손가락을 편다.

#### 시작 자세(그림 16-25)

- 환자는 집게손가락과 가운뎃손가락 사이에 연필이나 형광펜을 쥐고 앉는다.
- 치료사는 환자와 마주 보고 앉는다.
- 촉진하는 손가락(들)은 환자의 둘째와 셋째 손허리뼈 사이의 손바닥에 위치시킨다.

#### 촉진 과정

1. 첫째 손바닥뼈사이근(PI): 손바닥에서 둘째와 셋째 손허리뼈 사이에서 둘째 손허리뼈에 대해 촉진할 때 환자에게 집게손가락과 가운뎃손가락 사이에 형광펜을 꽉 쥐게 요청하고, 첫째 손바닥뼈사이근의 수축을 느낀다(그림 16-26A).
2. 일단 느껴지면, 환자가 1단계에서 지시한 대로 근육을 번갈아 수축 및 이완하는 동안 첫째 손바닥뼈사이근을 몸쪽 부착 부위에서 먼쪽 부착 부위까지 촉진해 간다.
3. 둘째 손바닥뼈사이근(PI): 첫째 손바닥뼈사이근과 동일한 과정을 따른다. 손바닥에서 셋째와 넷째 손허리뼈 사이에서 넷째 손허리뼈에 대해 촉진할 때 환자에게 가운뎃손가락과 반지손가락 사이에 형광펜을 놓고 꽉 쥐게 하여 둘째 손바닥뼈사이근의 수축을 느낀다. 일단 위치를 확인하면 부착 부위에서 부착 부위까지 촉진한다(그림 16-26B).

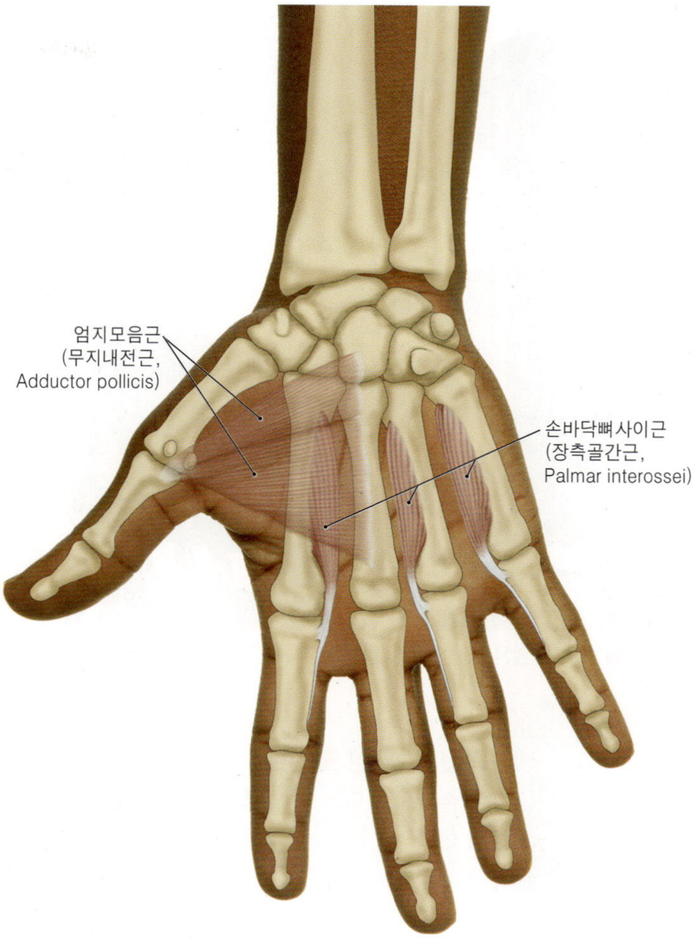


**그림 16-24.** 오른쪽 손바닥뼈사이근의 앞쪽 그림. 엄지모음근은 투명하게 표시되어 있다.

4. 셋째 손바닥뼈사이근(PI): 동일한 과정을 따라 손바닥에서 넷째와 다섯째 손허리뼈 사이에서 다섯째 손허리뼈를 촉진할 때 환자에게 반지손가락과 새끼손가락 사이에 형광펜을 꽉 쥐게 하여 셋째 손바닥뼈사이근의 수축을 느낀다. 일단 위치를 확인하면 부착 부위에서 부착 부위까지 촉진한다(그림 16-26C).
5. 각 손바닥뼈사이근의 위치를 확인하면, 환자에게 근육을 이완하도록 하여 기초 긴장 상태를 촉진하여 평가한다.

## 손바닥뼈사이근(장측골간근, Palmar interossei; PI) – 앉은 자세(Seated) (계속)

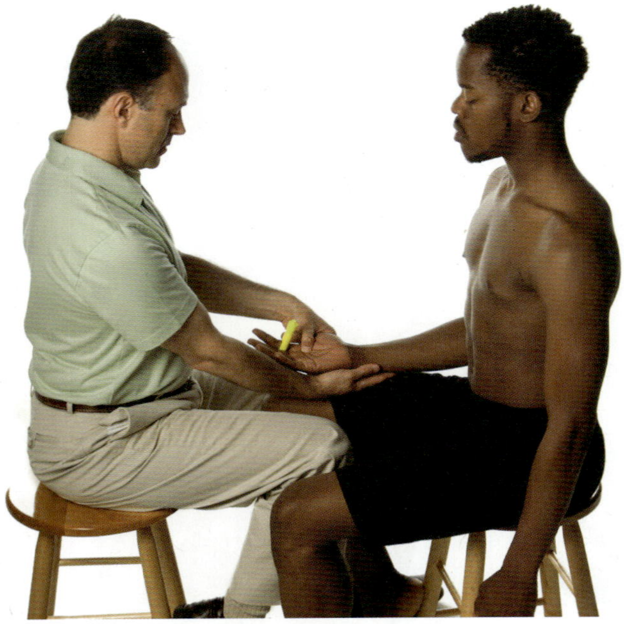

**그림 16-25.** 앉은 자세에서 오른쪽 손바닥뼈사이근의 촉진 시작 자세.

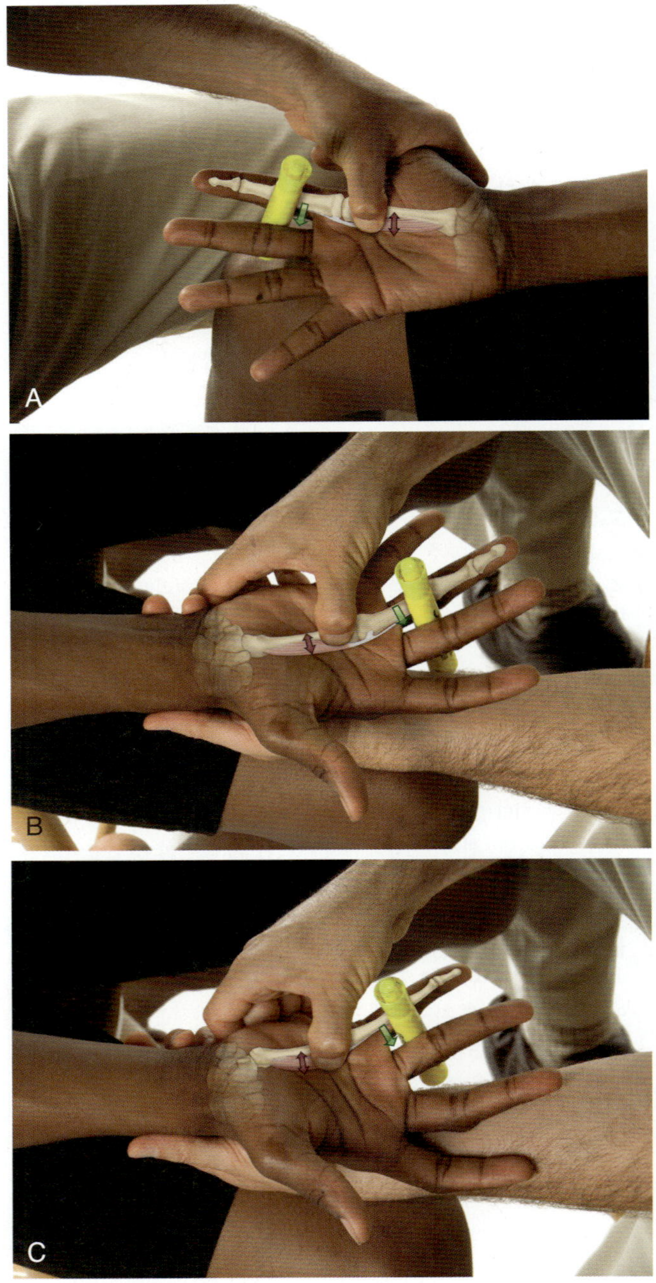

**그림 16-26.** 오른쪽 손바닥뼈사이근의 촉진. **A,** 환자가 저항에 대항하여 집게손가락을 모을 때 첫째 손바닥뼈사이근을 촉진한다. **B,** 환자가 저항에 대항하여 반지손가락을 모을 때 둘째 손바닥뼈사이근을 촉진한다. **C,** 환자가 저항에 대항하여 새끼손가락을 모을 때 셋째 손바닥뼈사이근을 촉진한다.

### 촉진 시 핵심 포인트

두 손가락 사이에 연필이나 형광펜을 꽉 쥐게 한다.

### 촉진 시 주의사항

1. 집게, 반지, 새끼손가락의 모음은 가운뎃손가락을 향한 정면 평면운동(frontal plane motion)이다.
2. 손바닥뼈사이근(PI)은 손바닥에 깊숙이 위치하지만, 상당히 쉽게 촉진되고 식별될 수 있다.
3. 집게와 가운뎃손가락 사이에 연필이나 형광펜을 꽉 쥐게 하는 동작은 집게손가락을 모아야 하므로 첫째 손바닥뼈사이근(PI)이 관여하게 된다. 비슷하게 다른 2개의 뼈사이근을 수축시키기 위해서 연필이나 형광펜을 꽉 쥐는 동작이 적용될 수 있다.
4. 손바닥뼈사이근(PI)을 분리하려면, 환자가 손가락을 꽉 쥐는 동작(모음)을 할 때, MCP나 IP관절에서 손가락을 구부리려고 시도하지 않는 것이 중요하다. 그렇지 않으면 벌레근이나 손가락굽힘근[얕은손가락굽힘근(FDS)과 깊은손가락굽힘근(FDP)]이 관여하여 손바닥뼈사이근(PI)을 촉진하고 구분하기 어렵게 된다.
5. 손바닥뼈사이근(PI)을 촉진할 때 근처의 긴손가락굽힘근 힘줄과 구분하기 위해 주의 깊게 촉진해야 하는데, 이 근육들이 손가락의 모음에 모두 관여하기 때문이다. 긴손가락굽힘근 힘줄을 촉진하고 있는지 확인하려면 환자에게 IP관절에서 손가락을 구부리도록 요청하고 MCP관절에서 완전히 펴진 상태를 유지하도록 한다. 만지고 있는 근육이 팽팽하다면, 그것은 긴손가락굽힘근이다.

## 손바닥뼈사이근(장측골간근, Palmar interossei; PI) – 앉은 자세(Seated)

### 대안 촉진 자세 – 바로 누운 자세 또는 엎드린 자세

손바닥뼈사이근(PI)은 환자가 바로 누운 자세 또는 엎드린 자세를 취했을 때도 쉽게 촉진이 가능하다. 앉은 자세에서의 촉진 과정을 따른다.

### 통증 유발점(Trigger points)

1. 손바닥뼈사이근(PI)의 통증 유발점은 근육의 급성 또는 만성적인 과사용(예: 테니스 라켓이나 도구를 잡는 것과 같은 장시간의 규칙적인 쥐기 또는 글쓰기 같은 집게 쥐기) 또는 손가락의 변형된 생체역학(종종 관절염 변화에 의한)에 의해 발생하거나 지속된다.
2. 손바닥뼈사이근의 통증 유발점은 근육이 부착하는 손가락의 옆면을 따라 통증을 유발한다. 손바닥뼈사이근의 통증 유발점은 관련된 손가락의 정교한 동작 시에 근육의 약화나 어려움, 정중신경 또는 자신경의 포착 또는 MCP관절에서 손가락 벌림의 제한을 유발할 수 있다.
3. 손바닥뼈사이근의 통증 유발점의 연관통은 벌레근, 손가락폄근, 새끼폄근, 얕은손가락굽힘근과 깊은손가락굽힘근, 목갈비근, 작은가슴근, 넓은등근, 빗장밑근, 위팔세갈래근의 통증 유발점 연관통과 구분되어야 한다.
4. 손바닥뼈사이근 통증 유발점은 손가락의 골관절염이나 목뼈디스크증후군, 가슴출구증후군, 손목터널증후군으로 종종 오진될 수 있다.
5. 연관된 통증 유발점이 등쪽뼈사이근, 벌레근, 엄지두덩근, 엄지모음근에서 종종 나타난다.
6. 참고: 손바닥뼈사이근의 통증 유발점의 연관통은 벌레근과 등쪽뼈사이근의 연관통과 구분되지 않는다.

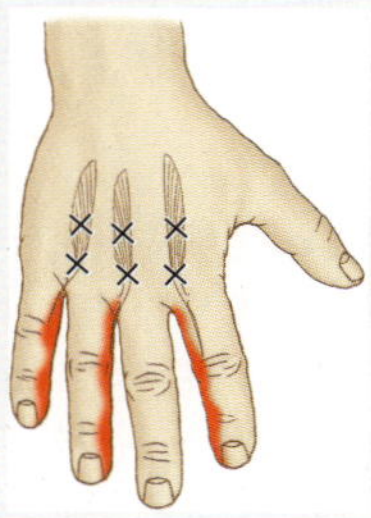

**그림 16-27.** 손바닥뼈사이근의 흔히 나타나는 통증 유발점과 이에 대응하는 연관통을 나타내는 뒤쪽 그림. 이 통증 유발점은 앞쪽에서 촉진할 수 있다.

### 손바닥뼈사이근의 스트레칭(Stretching the palmar interossei)

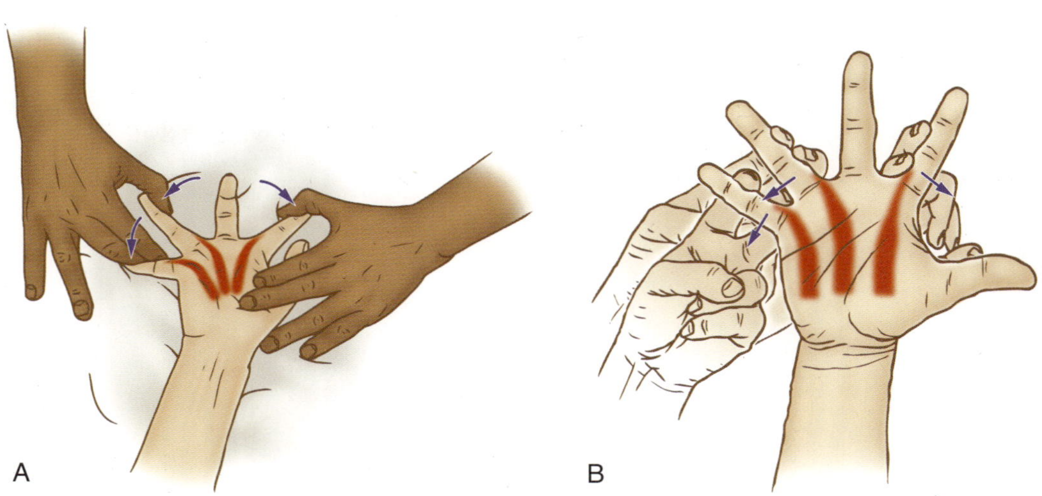


**그림 16-28.** 오른손의 3개의 손바닥뼈사이근의 스트레칭. 집게, 반지, 새끼손가락은 가운뎃손가락에서 멀리 벌린다. **A,** 치료사 보조 스트레칭. 환자의 손을 책상에 두고 안정화시킨다. **B,** 자가 관리 스트레칭.

16

## 등쪽뼈사이근(배측골간근, Dorsal interossei manus; DIM) – 앉은 자세(Seated) *(계속)*

4개의 등쪽뼈사이근이 있는데, 이는 가쪽에서 안쪽으로 첫째에서 넷째 등쪽뼈사이근이라고 한다.

### 부착 부위

- □ 몸쪽에서 각 등쪽뼈사이근은 첫째~다섯째 손가락의 인접한 손허리뼈의 양쪽에 부착되어 있다.
- □ 먼쪽에서 손가락 첫마디뼈의 한쪽(셋째 손가락의 중심에서 먼쪽)과 해당 손가락의 손가락폄근 힘줄에 각각 부착되어 있다.

### 작용

- □ MCP관절에서 둘째~넷째 손가락을 벌린다.
- □ MCP관절에서 둘째~넷째 손가락을 굽힌다.
- □ 몸쪽과 먼쪽 IP관절에서 둘째~넷째 손가락을 편다.

#### 시작 자세(그림 16-30)

- 환자는 앉은 자세를 취한다.
- 치료사는 환자와 마주 보고 앉는다.
- 촉진하는 손가락은 환자 손등의 넷째와 다섯째 손허리뼈 사이에 위치시킨다.
- 보조하는 손의 손가락은 넷째 손가락의 첫마디뼈 안쪽에 놓는다.

#### 촉진 과정

1. 넷째 등쪽뼈사이근: 넷째와 다섯째 손허리뼈 사이의 손등을 촉진하고, 환자에게 저항에 대항하여 넷째 손가락을 벌리도록 요청하며 넷째 등쪽뼈사이근의 수축을 느낀다(그림 16-31A).
2. 일단 느껴지면, 환자가 1단계에서 지시한 대로 근육을 번갈아 수축 및 이완하는 동안 넷째 등쪽뼈사이근을 몸쪽 부착 부위에서 먼쪽 부착 부위까지 촉진하도록 노력한다.
3. 셋째 등쪽뼈사이근: 동일한 과정에 따라 가운뎃손가락의 자쪽 벌림에 저항하는 동안 셋째와 넷째 손허리뼈 사이를 촉진하고 셋째 등쪽뼈사이근의 수축을 느낀다(그림 16-31B). 일단 느껴지면, 환자가 수축과 이완을 반복하는 동안 부착 부위에서 부착 부위까지 촉진한다.
4. 둘째 등쪽뼈사이근: 동일한 과정에 따라 가운뎃손가락의 노쪽 벌림에 저항하는 동안 둘째와 셋째 손허리뼈 사이를 촉진하여 둘째 등쪽뼈사이근의 수축을 느낀다(그림 16-31C). 일단 느껴지면, 환자가 수축과 이완을 반복하는 동안 부착 부위에서 부착 부위까지 촉진한다.

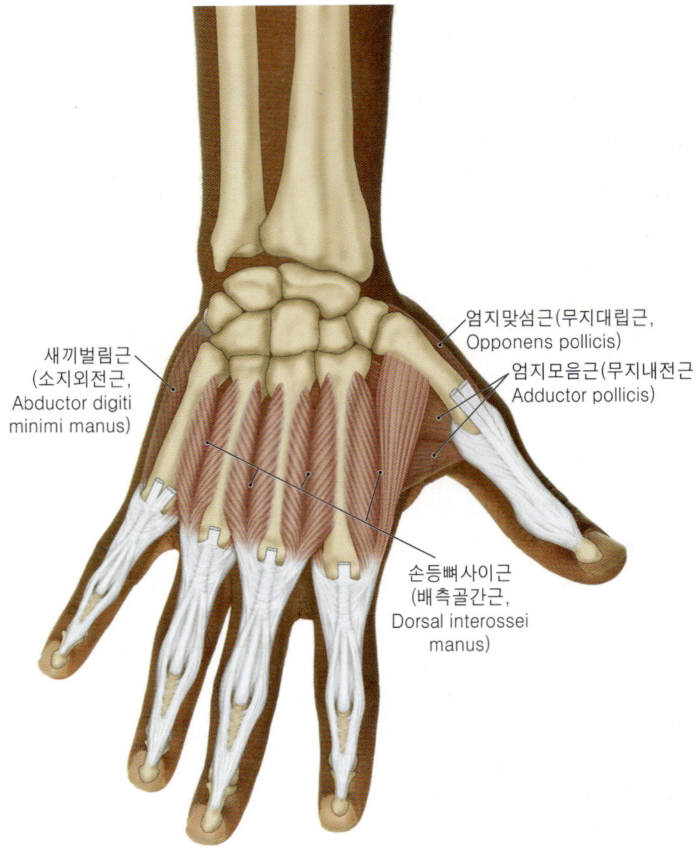


**그림 16-29.** 오른쪽 등쪽뼈사이근의 뒤쪽(손등) 그림. 엄지모음근, 엄지맞섬근, 새끼벌림근은 투명하게 표시되어 있다.

5. 첫째 등쪽뼈사이근: 손등에서 특히 둘째 손허리뼈에 대해 엄지샅(thumb web)을 촉진하고, 환자가 집게손가락을 벌릴 때 첫째 등쪽뼈사이근의 수축을 느낀다. 필요하다면 저항을 가할 수 있다(그림 16-31D). 일단 느껴지면 환자가 수축과 이완을 반복하는 동안 부착 부위에서 부착 부위까지 촉진한다.
6. 일단 각 등쪽뼈사이근의 위치를 확인하면, 환자에게 근육을 이완하도록 하여 기초 긴장 상태를 촉진하여 평가한다.

## 등쪽뼈사이근(배측골간근, Dorsal interossei manus; DIM) – 앉은 자세(Seated) *(계속)*

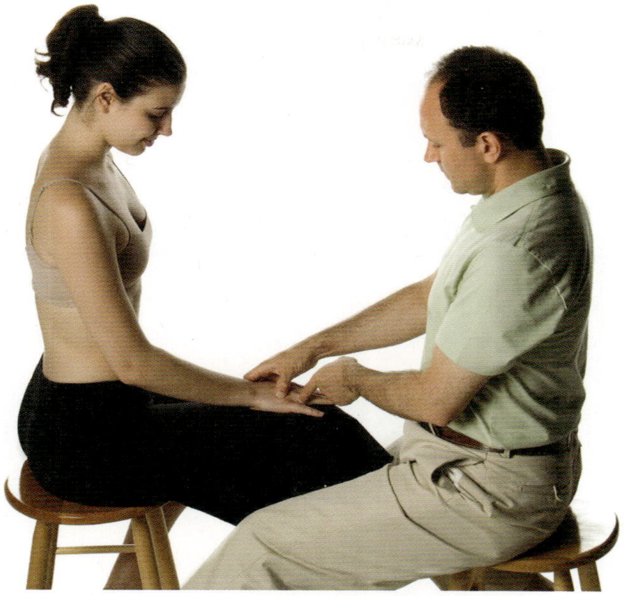

그림 16–30. 앉은 자세에서 오른쪽 등쪽뼈사이근의 촉진 시작 자세.

**촉진 시 핵심 포인트**
손등에서 손허리뼈 사이를 촉진한다.

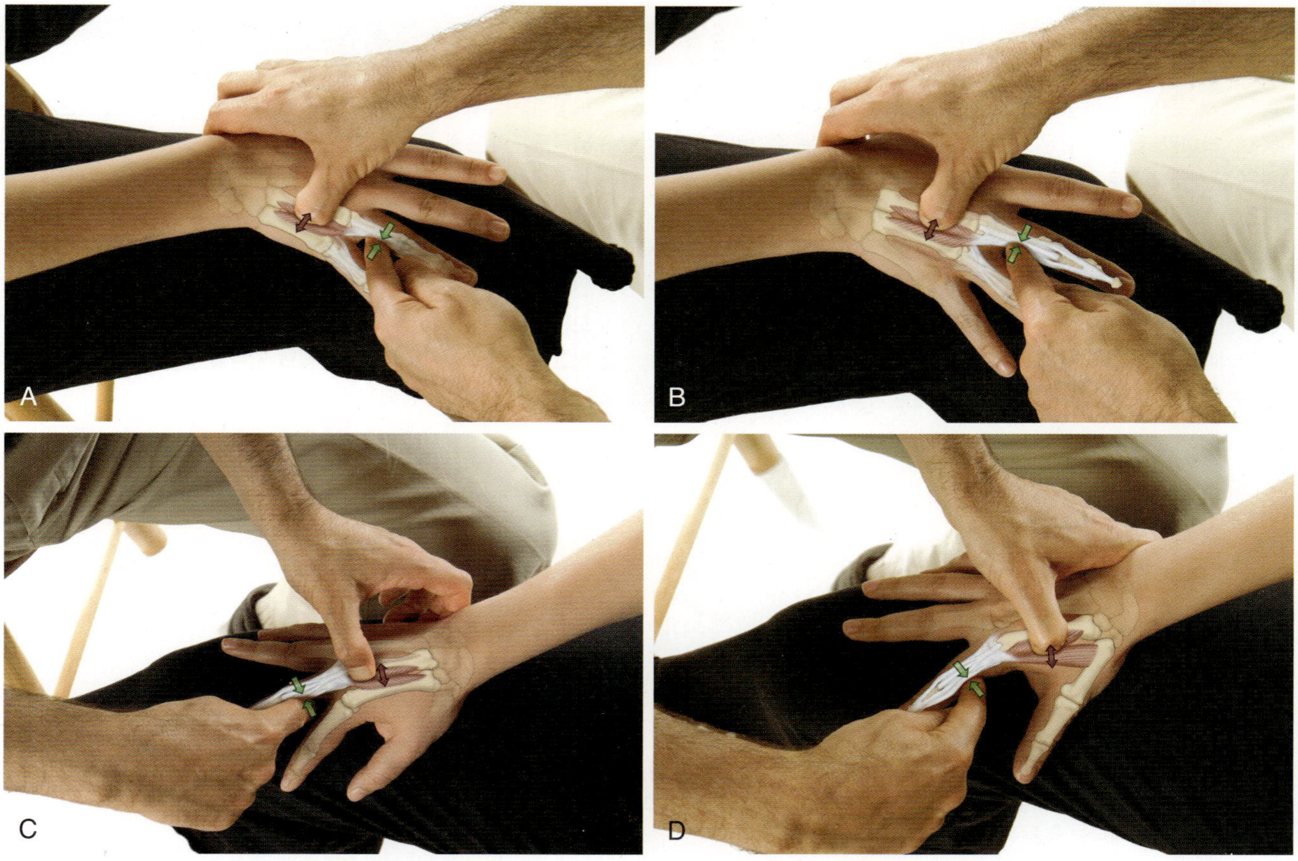


그림 16–31. 오른쪽 등쪽뼈사이근의 촉진. A, 환자가 저항에 대항하여 반지손가락을 벌리고 넷째 등쪽뼈사이근을 촉진한다. B, 환자가 저항에 대항하여 가운뎃손가락을 자쪽으로 벌리고 셋째 등쪽뼈사이근을 촉진한다. C, 환자가 저항에 대항하여 가운뎃손가락을 노쪽으로 벌리고 둘째 등쪽뼈사이근을 촉진한다. D, 환자가 저항에 대항하여 집게손가락을 벌리고 첫째 등쪽뼈사이근을 촉진한다.

## 등쪽뼈사이근(배측골간근, Dorsal interossei manus; DIM) – 앉은 자세(Seated) (계속)

### 촉진 시 주의사항

1. 손가락 벌림은 해부학적 위치에 있을 때, 가운뎃손가락의 중심을 통과하는 기준선에서 멀어지는 정면 평면 운동(frontal plane motion)이다.
2. 가운뎃손가락은 두 방향으로 벌림되는데, 안쪽(자쪽 방향)으로 움직일 때 자쪽 벌림과 가쪽(노쪽 방향)으로 움직일 때 노쪽 벌림이다.
3. 많은 사람들이 손가락의 벌림 동작을 분리하는 데 어려움을 갖는다.
4. 등쪽뼈사이근은 얕게 위치하여 손등에서 손허리뼈 사이에서 쉽게 촉진된다. 이 근육보다 얕게 위치한 근골격 구조는 손가락폄근의 힘줄(손가락폄근, 새끼폄근, 집게폄근)뿐이다. 이러한 다른 근육들이 수축하여 힘줄에 긴장이 가해지면(등쪽뼈사이근의 촉진과 구분이 더 어렵게 되므로), 환자가 손가락을 벌릴 때 손가락을 펴지 않도록 한다.

### 대안 촉진 자세 – 바로 누운 자세 또는 엎드린 자세

등쪽뼈사이근(DIM)은 환자가 바로 누운 자세 또는 엎드린 자세를 취했을 때도 쉽게 촉진할 수 있다. 앉은 자세에서의 촉진 단계를 따른다.

### 통증 유발점(Trigger points)

1. 등쪽뼈사이근(DIM) 통증 유발점은 근육의 급성 또는 만성적인 과사용(예: 타이핑, 글쓰기 같은 지속적인 집게 쥐기) 또는 손가락의 변형된 생체역학(주로 관절염성 변화에 의함)에 의해 발생하거나 지속된다.
2. 등쪽뼈사이근 통증 유발점은 근육이 부착된 손가락의 가쪽을 따라 통증을 유발시키고, 손가락의 정교한 동작에 대한 약화 또는 어려움, 정중신경 또는 자신경의 포착을 일으킬 수 있다.
3. 등쪽뼈사이근 통증 유발점의 연관통은 벌레근, 엄지모음근, 위팔노근, 손뒤침근, 목갈비근, 손가락폄근, 얕은손가락굽힘근과 깊은손가락굽힘근, 부리위팔근, 위팔근, 위팔세갈래근, 빗장밑근, 작은가슴근, 넓은등근의 통증 유발점의 연관통과 구분되어야 한다.
4. 등쪽뼈사이근 통증 유발점은 손가락의 골관절염이나 관절장애, 목뼈디스크증후군, 가슴출구증후군, 손목터널증후군으로 종종 오진될 수 있다.
5. 연관된 통증 유발점이 손바닥뼈사이근(PI), 벌레근, 엄지두덩근, 엄지모음근에 종종 발생한다.
6. 참고: 등쪽뼈사이근 통증 유발점의 연관통은 벌레근과 손바닥뼈사이근의 연관통과 구분되지 않는다.

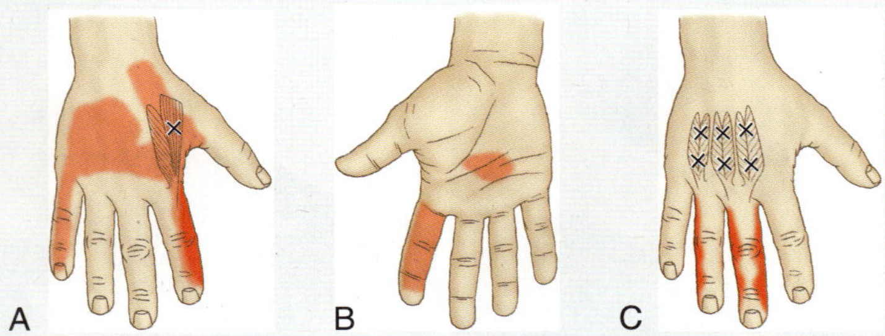


**그림 16-32.** 등쪽뼈사이근의 흔한 통증 유발점과 그에 상응하는 연관통. **A,** 첫째 등쪽뼈사이근의 통증 유발점과 연관통 부위. **B,** 첫째 등쪽뼈사이근의 통증 유발점 연관통의 나머지. **C,** 둘째, 셋째, 넷째 등쪽뼈사이근에서 흔히 나타나는 통증 유발점과 그에 상응하는 연관통 부위.

## 등쪽뼈사이근(배측골간근, Dorsal interossei manus; DIM) – 앉은 자세(Seated) *(계속)*

### 등쪽뼈사이근의 스트레칭(Stretching the dorsal interossei manus)

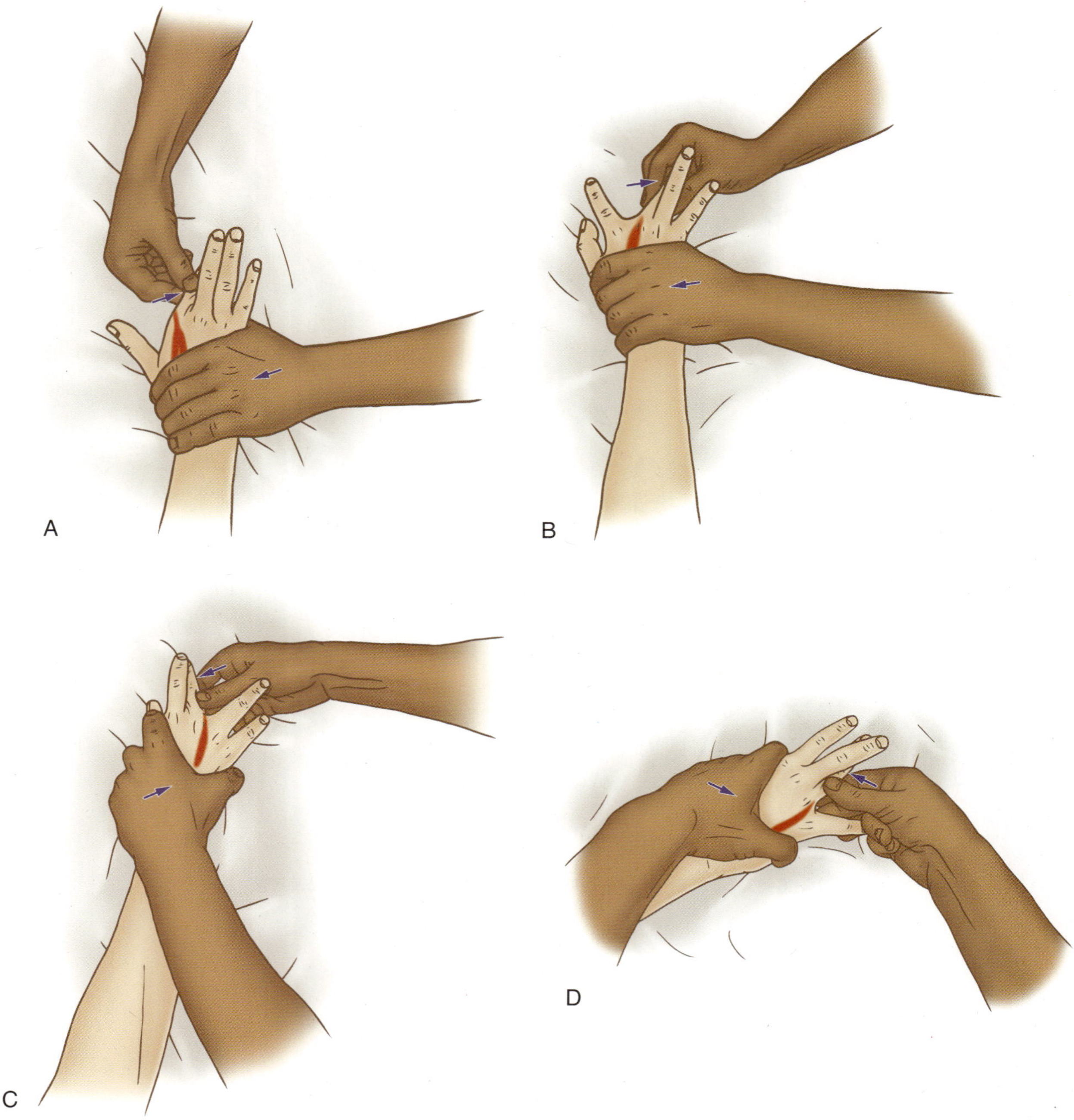


**그림 16-33.** 오른손의 4개 등쪽뼈사이근의 스트레칭. 첫째 등쪽뼈사이근은 집게손가락을 가운뎃손가락 쪽으로 모으는 동작으로 스트레칭한다. 둘째 등쪽뼈사이근은 가운뎃손가락을 반지손가락을 향해 벌림을 하여 스트레칭한다. 셋째 등쪽뼈사이근은 가운뎃손가락을 집게손가락 쪽으로 노쪽 벌림을 하여 스트레칭한다. 넷째 등쪽뼈사이근은 반지손가락을 가운뎃손가락 쪽으로 모으는 동작으로 스트레칭한다. **A~D,** 첫째, 둘째, 셋째 등쪽뼈사이근의 치료사 보조 스트레칭. 치료사의 다른 손으로 환자의 손을 안정화시킨다. *(계속)*

## 등쪽뼈사이근(배측골간근, Dorsal interossei manus; DIM) – 앉은 자세(Seated)

### 등쪽뼈사이근의 스트레칭(Stretching the dorsal interossei manus) *(계속)*

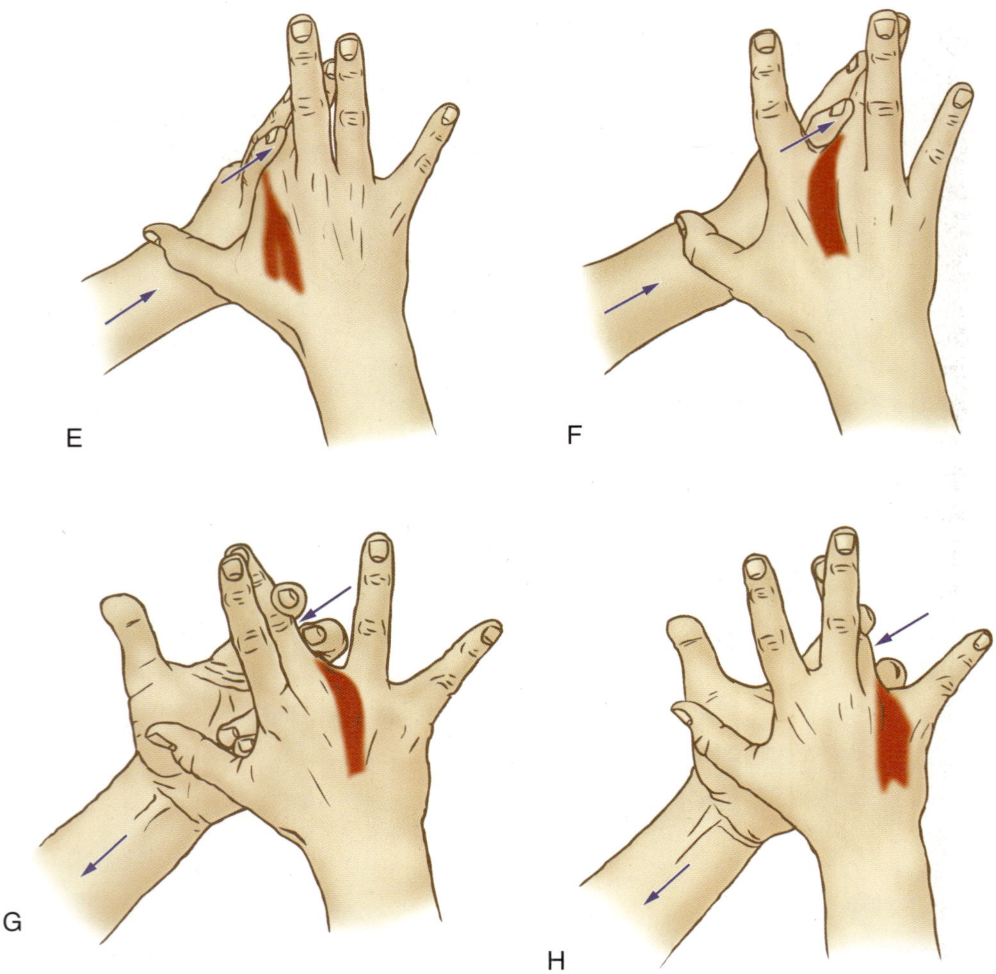


**그림 16–33.** *(계속)* **E~H,** 첫째, 둘째, 셋째 등쪽뼈사이근의 자가 관리 스트레칭.

요약정리(Whirlwind Tour)

## 손의 안쪽 근육(Intrinsic muscles of the hand)

이 장의 근육에 대한 촉진 프로토콜의 요약본이다. 지금까지 제시된 각 프로토콜을 읽고 익숙해지면 이 과정을 통해 이 장의 모든 근육에 대한 촉진 프로토콜을 빠르고 효율적으로 실행할 수 있다. 손의 안쪽 근육을 모두 촉진하기 위해 환자와 치료사가 마주 보고 앉는다.

### 엄지두덩근육군(무지구군, Thenar group)

1. **짧은엄지벌림근(단무지외전근, abductor pollicis brevis; APB):** 환자가 부드러운 저항에 대항하여 CMC관절에서 엄지손가락을 벌릴 때 엄지두덩의 가쪽을 촉진하면서 짧은엄지벌림근을 느낀다. 손배뼈의 결절과 큰마름뼈에서 엄지의 첫마디뼈 바닥의 가쪽까지 촉진한다.
2. **짧은엄지굽힘근(단무지굴근, flexor pollicis brevis; FPB):** 이제 엄지두덩의 안쪽으로 이동하고 환자가 부드러운 저항에 대항하여 CMC관절에서 엄지손가락을 구부릴 때 짧은엄지굽힘근을 느낀다. 짧은엄지벌림근보다 깊이 있는 근육까지 포함하여 부착 부위에서 부착 부위(큰마름뼈의 손바닥 표면에서 엄지의 첫마디뼈 바닥의 가쪽까지)로 가능한 한 최선을 다해 촉진한다.
3. **엄지맞섬근(무지대립근, opponens pollicis; OP):** 이제 엄지손가락의 손허리뼈몸통으로 이동한다. 촉진하는 손가락을 가쪽 몸통의 뒤쪽에서 앞쪽으로 구부리고, 환자가 엄지손가락을 새끼손가락의 패드에 부드럽게 대면, 손허리뼈에 대해 엄지맞섬근의 수축을 느낀다. 일단 느껴지면, 다른 두 엄지두덩근보다 깊이 위치한 근육의 나머지 부분을 촉진한다. 다른 엄지두덩근의 수축으로부터 엄지맞섬근의 수축을 구분하고 촉진하는 것은 매우 어려울 수 있기 때문에 엄지두덩근이 이완되었을 때 촉진하는 것이 종종 권장된다.

### 새끼두덩근육군(소지구군, Hypothenar group)

4. **새끼벌림근(소지외전근, abductor digiti minimi manus; ADMM):** 새끼두덩의 안쪽을 촉진하고 환자가 저항에 대항하여 MCP관절에서 새끼손가락을 벌릴 때 새끼벌림근을 느껴 본다. 손배뼈에서 새끼손가락의 첫마디뼈 바닥의 안쪽까지 촉진한다.
5. **새끼굽힘근(소지굴근, flexor digiti minimi manus; FDMM):** 이제 새끼두덩의 가쪽을 촉진하고 환자가 MCP관절에서 새끼손가락을 구부릴 때(IP관절은 편 상태임) 새끼굽힘근(FDMM)을 느낀다. 필요한 경우에만 저항을 준다. 갈고리뼈의 갈고리에서 새끼손가락의 첫마디뼈 바닥의 앞안쪽까지 촉진한다.
6. **새끼맞섬근(소지대립근, opponens digiti minimi; ODM):** 갈고리뼈의 갈고리를 찾은 다음 새끼두덩의 가장 바깥쪽에서 갈고리뼈 바로 아래쪽을 촉진한다. 일단 느껴지면, 다른 새끼두덩근보다 가능한 한 깊게 촉진한다. 참고: 새끼맞섬근(ODM)의 먼쪽 부착 부위는 다섯째 손허리뼈몸통의 앞면에 촉진하는 손가락을 구부려서 촉진할 수 있다.
7. **인접 근육-짧은손바닥근(단장근, palmaris brevis):** 환자에게 손바닥을 오목하게 하여 피부에 주름을 만들게 요청하고 새끼두덩의 몸쪽 부분을 부드럽게 촉진한다. 이 근육은 촉진과 구분이 어렵다.

### 중앙 부위의 근육(Central compartment muscles)

8. **엄지모음근(무지내전근, adductor pollicis):** 환자가 엄지손가락의 모음에 저항하는 동안 앞쪽에서 엄지살(thumb web)을 촉진하여 엄지모음근의 수축을 느낀다. 일단 느껴지면 엄지손가락 첫마디뼈 바닥에서 셋째 손허리뼈와 알머리뼈까지 촉진한다.
9. **벌레근(충양근, lumbricals manus):** 첫째와 둘째 벌레근의 경우, 각각 집게와 가운뎃손가락의 손허리뼈의 앞가쪽을 촉진한다. 셋째와 넷째 벌레근의 경우, 각각 반지와 새끼손가락의 가쪽 손허리뼈 사이를 촉진한다. 환자에게 IP관절은 편 상태에서 MCP관절에서는 손가락을 굽히게 요청하고 근육의 수축을 느낀다. 일단 느껴지면, 환자가 근육의 이완과 수축을 반복하는 동안 각각의 근육을 부착 부위에서 부착 부위까지 촉진한다.
10. **손바닥뼈사이근(장측골간근, palmar interossei; PI):** 첫째~셋째 손바닥뼈사이근(PI)의 경우, 환자가 연필이나 형광펜을 꽉 쥠으로써 MCP관절에서 각 손가락을 모으게 할 때, 각각 둘째, 넷째, 다섯째 손가락의 손허리뼈의 옆면(가운뎃손가락 쪽을 향함)을 촉진한다. 일단 각 근육이 느껴지면 환자가 근육을 번갈아 수축하고 이완하는 동안 각각의 근육을 부착 부위에서 부착 부위까지 촉진한다.
11. **등쪽뼈사이근(배측골간근, dorsal interossei manus; DIM):** 손등에서 환자가 MCP관절에서 손가락을 벌리는 동안 가운뎃손가락의 중심에서 멀리 있는 손가락 쪽(둘째~넷째 손가락) 옆면으로 손허리뼈 사이를 촉진한다. 일단 각 등쪽뼈사이근이 느껴지면, 부착 부위에서 부착 부위까지 촉진한다.

## 검토 질문(Review questions)

1. 엄지맞섬근의 부착 부위를 나열해 보자.
2. 새끼굽힘근의 부착 부위를 나열해 보자.
3. 벌레근의 작용은 무엇인가?
4. 등쪽뼈사이근의 작용은 무엇인가?
5. 새끼굽힘근의 촉진 시 어디에서 저항이 주어져야 하고 그 이유는 무엇인가?
6. 짧은손바닥근의 촉진은 왜 어려운가? 촉진을 좀 더 명확하게 하기 위해 도움이 되는 것은 무엇인가?
7. 엄지손가락의 구부림 없이 순수한 모음은 어떤 근육의 촉진에 필요한가?
8. 치료사가 벌레근 촉진 시 손가락 운동에 어떤 중요한 제한점을 두어야 하는가?
9. 집게와 가운뎃손가락 사이에 펜이나 형광펜을 집고 꽉 쥐라고 요청하면 어떤 근육을 사용하는 방법인가?
10. 등쪽뼈사이근과 관련하여 가운뎃손가락에 대한 어떤 정보가 중요한가?
11. 새끼맞섬근의 통증 유발점은 어떤 신경의 포획을 유발하는가?
12. 손의 안쪽 근육의 통증 유발점은 주로 어떤 요인에 의해 유발되는가?
13. 벌레근의 스트레칭을 위해 어떤 자세가 추천되는가?
14. 오른쪽 등쪽뼈사이근의 스트레칭을 위해 어떤 단계가 필요한가?
15. 엄지두덩근육군의 촉진 시 치료사가 직면하는 어려움에 대해 설명해 보자.
16. 논리적 추론과 일반적인 해부학적 지식을 사용하여 어느 손가락에 손바닥뼈사이근이 있고 어느 손가락에 등쪽뼈사이근이 붙는지 어떻게 알 수 있는가?

## Case study

38세의 세미프로 사이클 선수가 왼손의 쇠약과 경련을 호소하며 마사지를 받기 위해 내원하였다. 이것은 직업상 일을 하는 데에도 영향을 미치는 같은 손의 서투름을 동반한다. MRI 스캔상 병변이나 손상은 보이지 않았다. 그녀는 일주일 전에 열흘간 400마일 정도의 거리를 자전거로 이동한 적이 있다고 하였고 문제는 여행 3일째에 시작되었다고 설명하였다.

왼손의 검진 및 촉진에서 넷째 및 다섯째 손가락에서 감각이 둔화되는 것으로 나타났고 나머지 손은 정상이었다. 새끼벌림근과 새끼굽힘근 그리고 모든 3개의 손바닥뼈사이근(PI)에서 통증 유발점이 발견되었다.

**1. 주어진 정보를 기반으로 환자가 보이는 증상의 원인에 대한 평가는 무엇인가?**
**2. 치료 계획에는 치료 및 자가 관리 측면에서 무엇이 포함되는가?**

제 17 장

# Tour #7 몸통근육의 촉진
## (Palpation of the Trunk Muscles)

**개요(Overview)**

이 장에서는 몸통근육의 촉진에 대해 살펴본다. 먼저 뒤쪽 몸통근육부터 시작하여 앞가쪽 및 앞쪽 근육의 순서로 촉진을 시행한다. 뒤쪽 몸통근육은 엎드린 자세에서 촉진한다[앉은 자세에서 보이는 가시사이근(극간근, interspinales) 제외]. 앞가쪽 근육은 환자가 누운 자세에서 촉진한다. 앞쪽 근육은 바로 누운 자세에서 촉진하는데, 예외로 엉덩허리근(장요근, iliopsoas)은 앉은 자세에서 촉진한다. 대안 촉진 자세에 대해서도 설명하고 있다. 해당 부위의 주요 근육이나 근육군은 각각 별도의 레이아웃이 제공되며, 그 부위의 인접한 몇몇 다른 근육 또한 기술되어 있다. 그리고 이 장에서 다루는 주요 각 근육에 대한 통증 유발점과 스트레칭, 치료사 보조 및 자가 관리 스트레칭 모두 각 근육에 대해 제공된다. 이 장에서 나오는 모든 근육의 순차적인 촉진을 설명하는 *요약정리(Whirlwind Tour)*로 마무리한다.

**학습 내용(Chapter outline)**

넓은등근(광배근, Latissimus dorsi) – 엎드린 자세
인접 근육: 아래뒤톱니근(하후거근, Serratus posterior inferior; SPI)
인접 근육: 등세모근(승모근, Trapezius)과 마름모근(능형근, Rhomboids)
척주세움근군(척주기립근군, Erector spinae group) – 엎드린 자세
가로돌기가시근군[횡돌기극근군, Transversospinalis(TS) group] – 엎드린 자세
허리네모근(요방형근, Quadratus lumborum; QL) – 엎드린 자세
가시사이근(극간근, Interspinales) – 앉은 자세
인접 근육: 가로돌기사이근(횡돌기간근, Intertransversarii)과 갈비올림근(늑골거근, Levatores costarum)
바깥갈비사이근(외늑간근, External intercostals)과 속갈비사이근(내늑간근, Internal intercostals) – 옆으로 누운 자세
인접 근육: 갈비밑근(늑하근, Subcostales)과 가슴가로근(흉횡근, Transversus thoracis)
인접 근육: 앞쪽 가슴의 다른 근육들(Other muscles of the anterior chest)
배곧은근(복직근, Rectus abdominis) – 바로 누운 자세
배바깥빗근(외복사근, External abdominal obliques)과 배속빗근(내복사근, Internal abdominal obliques) – 바로 누운 자세
인접 근육: 배가로근(복횡근, Transversus abdominis)
가로막(횡격막, Diaphragm) – 바로 누운 자세
엉덩허리근(장요근, Iliopsoas) – 앉은 자세
인접 근육: 엉덩허리근(장요근, Iliopsoas) 먼쪽 힘살과 힘줄(Distal belly and tendon)
인접 근육: 작은허리근(소요근, Psoas minor)
요약정리: 몸통의 근육들(Muscles of the trunk)

**학습목표(Chapter objectives)**

*이 장을 마치고 나면 학생/치료사는 이 장에서 다루는 각 근육에 대해 다음과 같은 사항을 수행할 수 있어야 한다.*

1. 근육 부착 부위를 기술한다.
2. 근육의 작용을 기술한다.
3. 촉진의 시작점을 기술한다.
4. 각 촉진 과정의 목적을 설명한다.
5. 각 근육을 촉진한다.
6. '촉진 시 핵심 포인트'에 대해 기술한다.
7. 대안 촉진 자세를 기술한다.
8. 흔히 나타나는 통증 유발점의 위치를 기술한다.
9. 통증 유발점의 연관통 부위를 기술한다.
10. 통증 유발점의 발생과 유지에 관련된 흔한 원인에 대해 기술한다.
11. 통증 유발점에 의해 흔히 발생하는 증상에 대해 기술한다.
12. 치료사 보조 스트레칭과 자가 관리 스트레칭에 대해 설명하고 시행한다.

Go to http://evolve.elsevier.com/Muscolino/palpation for video demonstrations of the muscle palpations presented in this chapter.

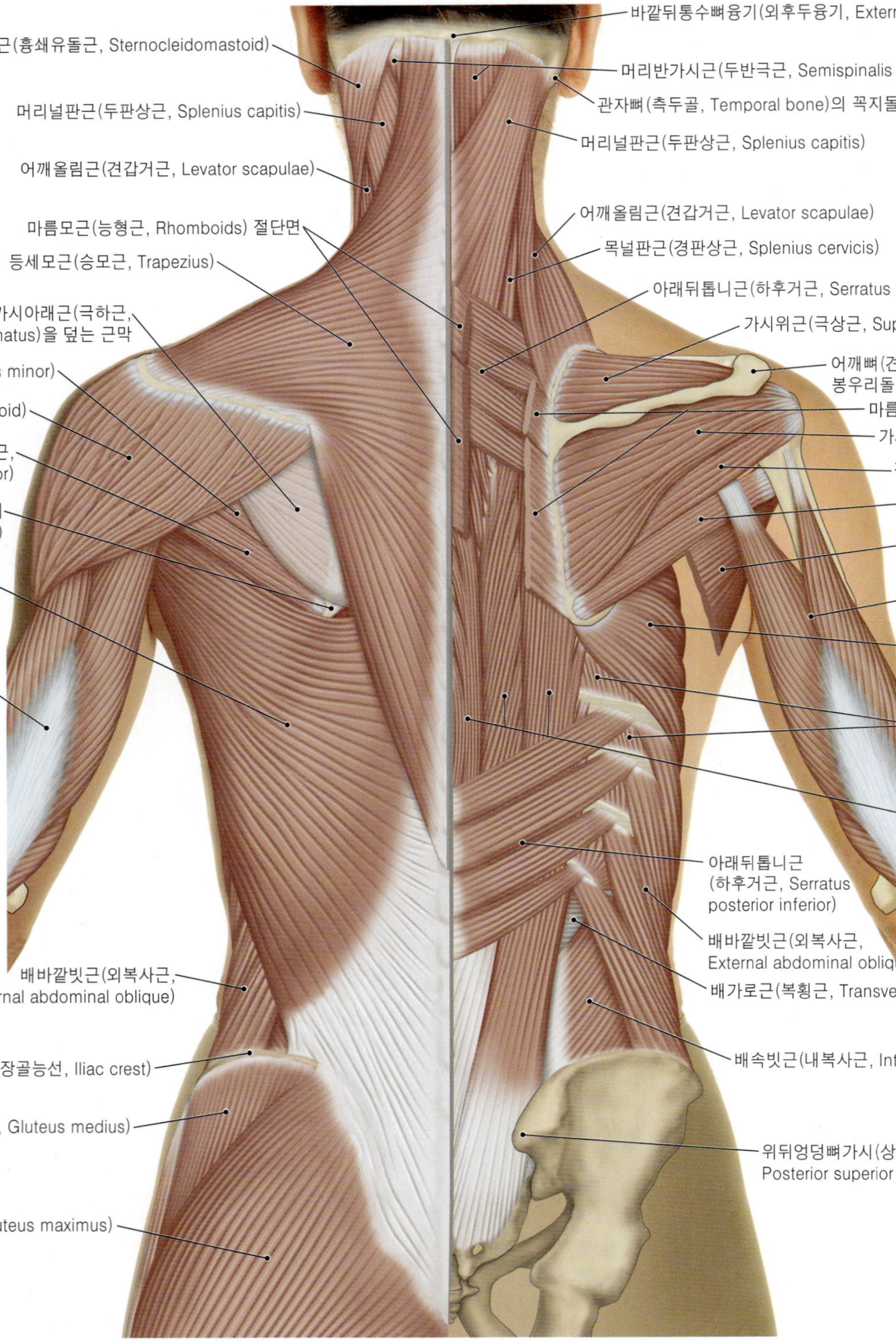


17

**그림 17–1.** 몸통근육의 뒤쪽 그림. A, 왼쪽 그림에 얕은 부위 근육과 오른쪽 그림의 중간 부위 근육. *(계속)*

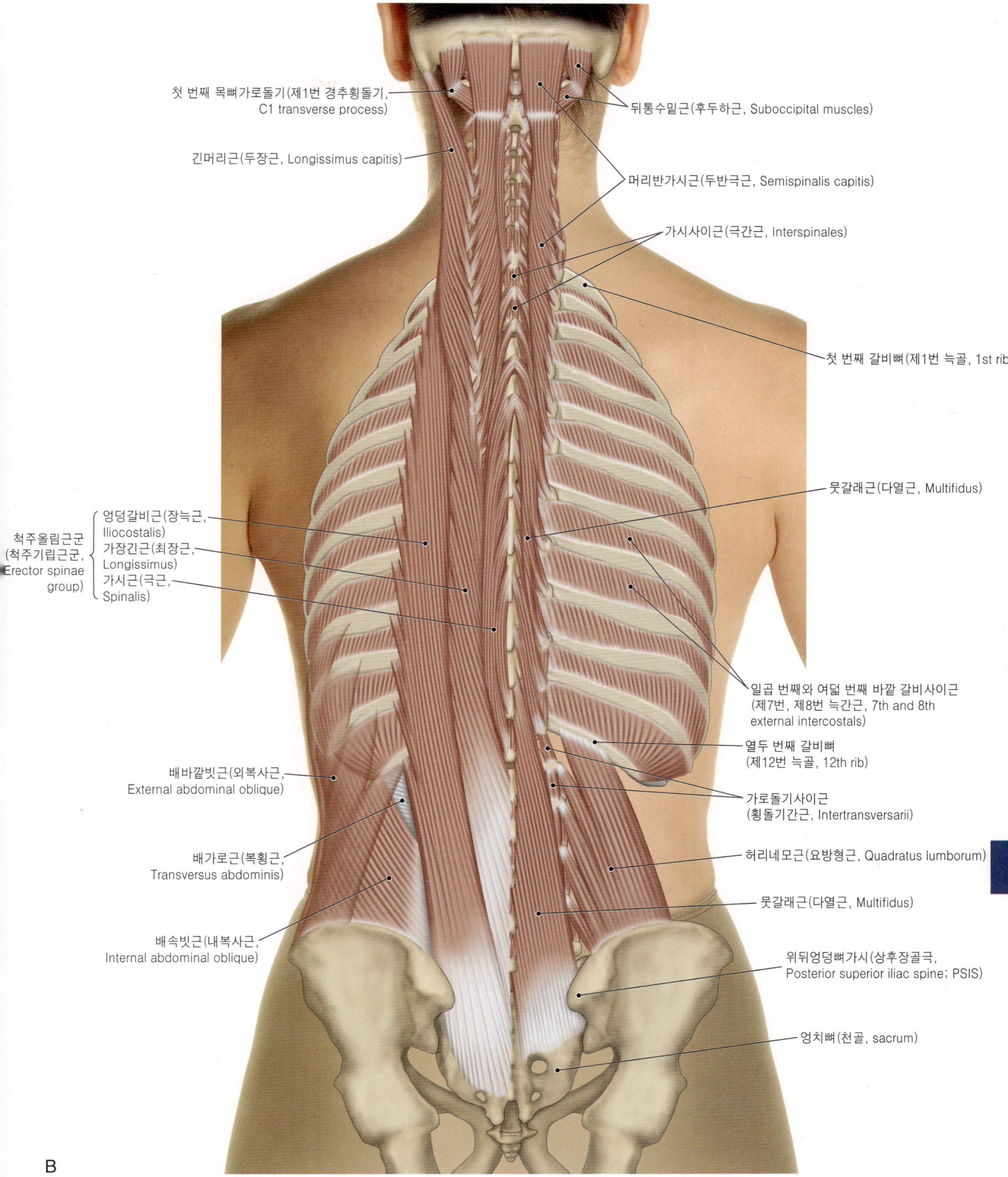


**그림 17-1.** *(계속)* **B**, 깊은 부위 근육의 두 그림. 오른쪽이 왼쪽보다 더 깊은 근육 그림.

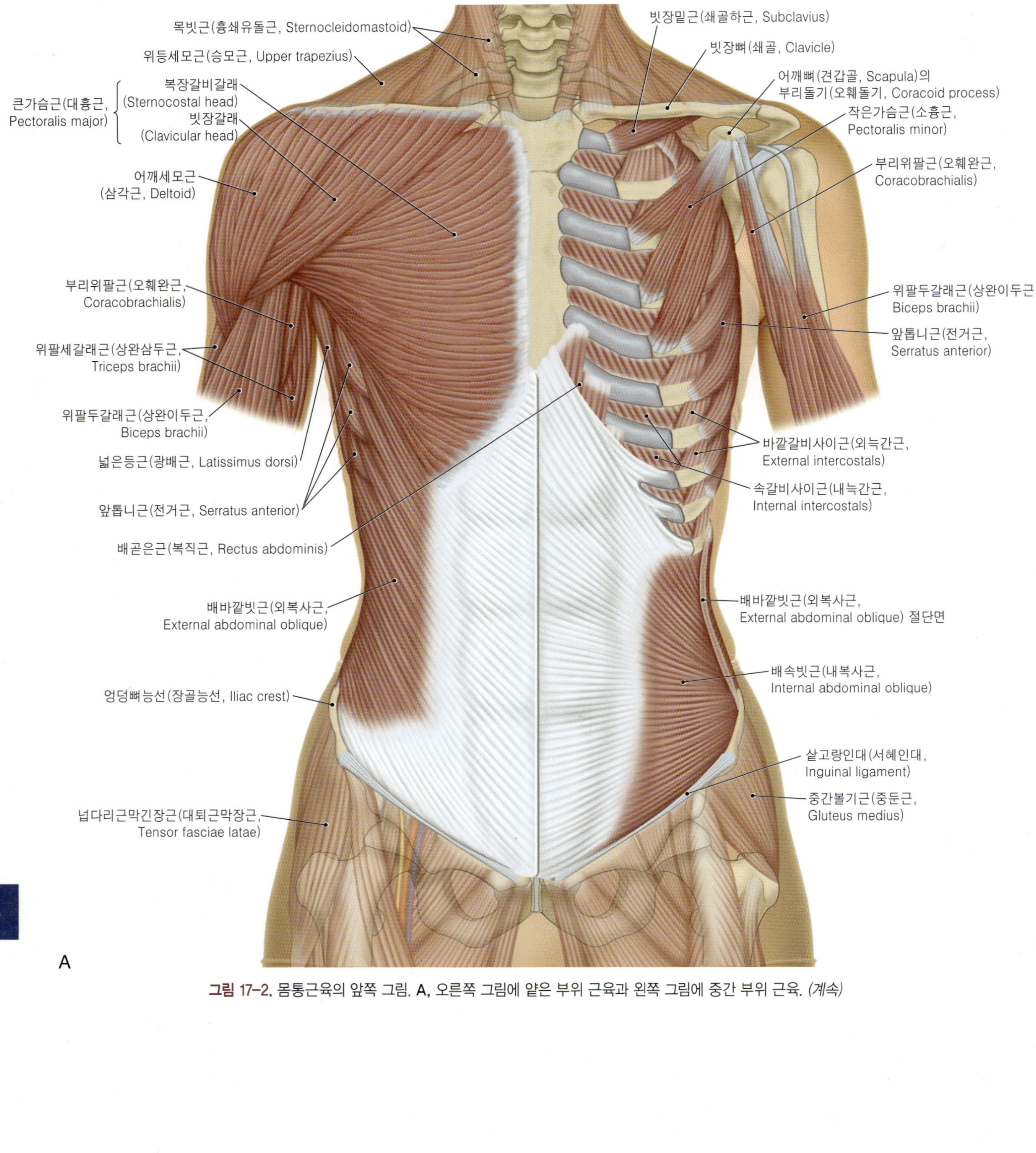


**그림 17-2.** 몸통근육의 앞쪽 그림. **A,** 오른쪽 그림에 얕은 부위 근육과 왼쪽 그림에 중간 부위 근육. *(계속)*

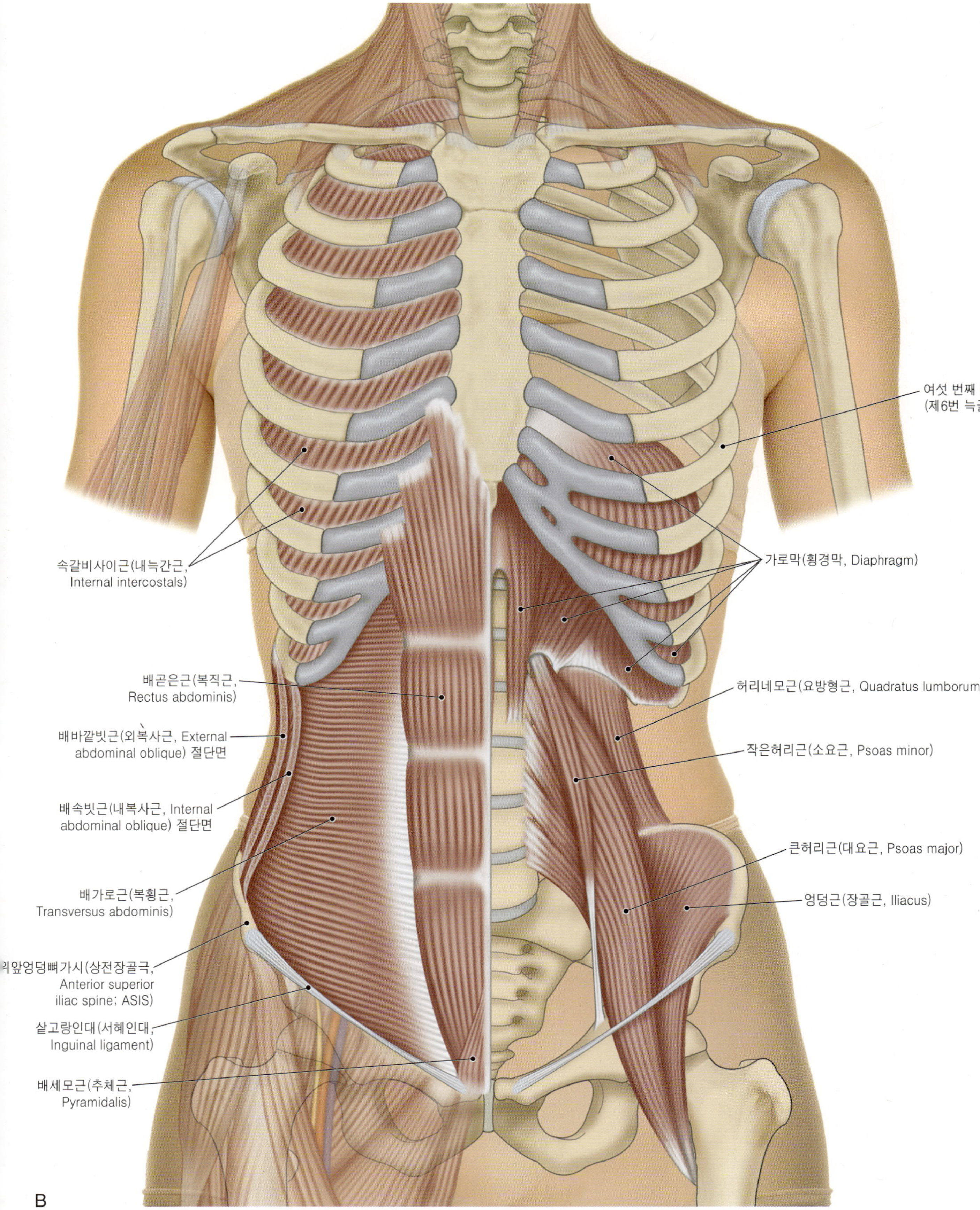


**그림 17–2.** *(계속)* **B**, 왼쪽에 보이는 뒤쪽 배벽과 더 깊은 부위 근육.

17

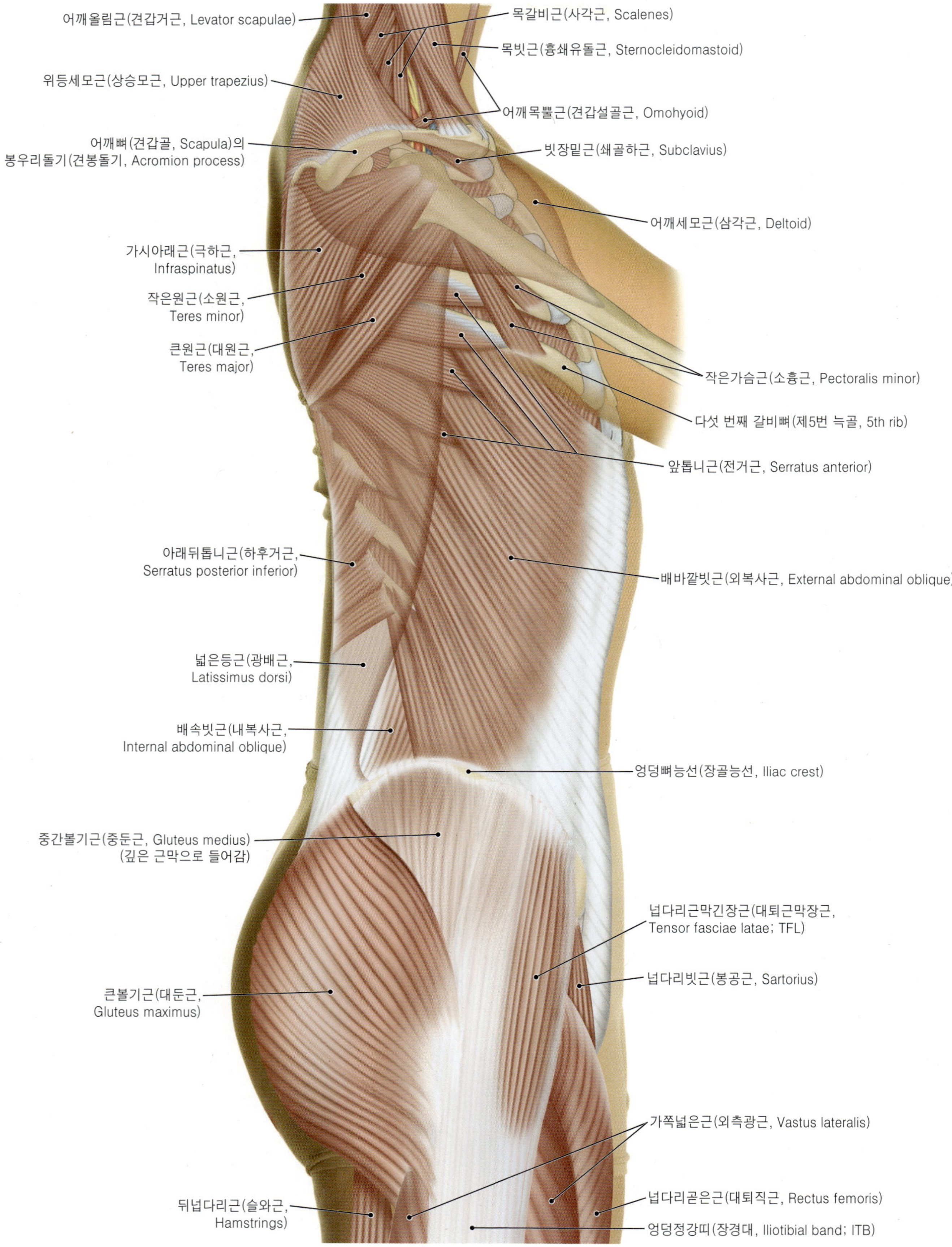


**그림 17-3.** 몸통의 가쪽 그림. 넓은등근과 어깨세모근이 투명하게 나타나 있다.

## 넓은등근(광배근, Latissimus dorsi) – 엎드린 자세(Prone) *(계속)*

### 부착 부위

- □ T7~L5까지의 가시돌기(극상돌기, spinous processes), 뒤엉치뼈(후천골, posterior sacrum), 뒤엉덩뼈능선(후장골능선, posterior iliac crest)[모두 등허리근막(흉요근막, thoracolumbar fascia)을 통해]에서 기시하여
- □ 가장 아래 3~4개의 갈비뼈(늑골)와 어깨뼈(견갑골)의 아래각(하각, inferior angle)에
- □ 위팔뼈(상완골, humerus)의 두갈래근고랑(결간구, bicipital groove)의 안쪽선(medial lip)에 부착되어 있다.

### 작용

- □ 어깨관절에서 팔을 편다.
- □ 어깨관절에서 팔을 모은다.
- □ 어깨관절에서 팔을 안쪽으로 돌린다.
- □ 허리엉치관절(요천관절, lumbosacral joint)에서 골반을 앞쪽으로 기울인다.
- □ 어깨갈비관절(견갑늑골관절, scapulocostal joint)에서 어깨이음대를 내린다(어깨뼈에 대한 부착을 통해).

#### 시작 자세(그림 17-5)

- 환자는 팔을 옆으로 편안하게 하고 엎드린다.
- 치료사는 환자의 옆에 앉는다.
- 촉진하는 손가락은 뒤겨드랑주름(posterior axillary fold)에 놓는다.
- 보조하는 손은 환자의 팔 뒷면(팔꿉관절 바로 위쪽)에 놓는다.

#### 촉진 과정

1. 환자에게 어깨관절에서 팔을 펴도록 요청하고, 뒤겨드랑주름에서 넓은등근의 수축을 느껴 본다(그림 17-6A).
2. 환자가 넓은등근을 교대로 수축 및 이완할 때 아래쪽 부착 부위를 향해 촉진한다.
3. 뒤겨드랑주름에서 촉진을 다시 시작한다. 수직으로 두드리면서 먼쪽 힘줄을 겨드랑이에서 위팔뼈까지 촉진한다(그림 17-6B).
4. 넓은등근의 위치를 확인한 후, 환자에게 이를 이완시키고 촉진하여 기초 긴장 상태를 평가한다.

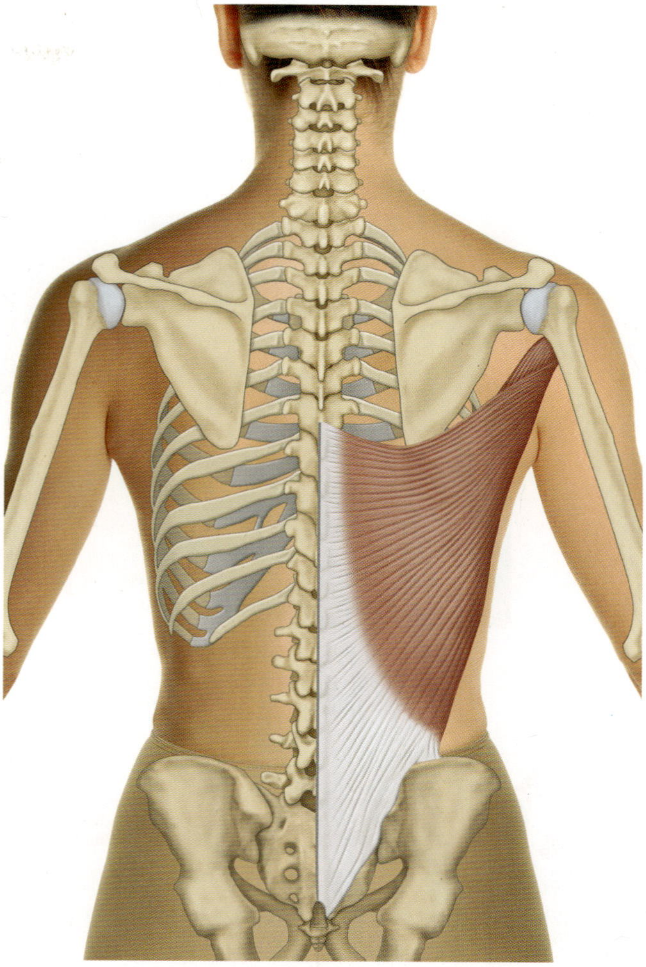

그림 17-4. 오른쪽 넓은등근의 뒤쪽 그림.

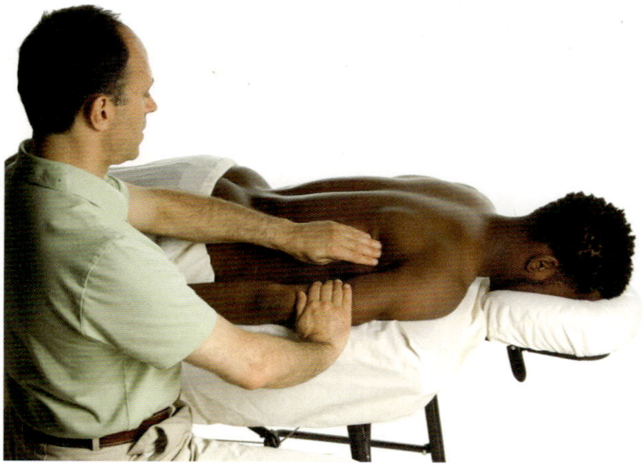

그림 17-5. 엎드린 자세에서 오른쪽 넓은등근을 촉진하는 시작 자세.

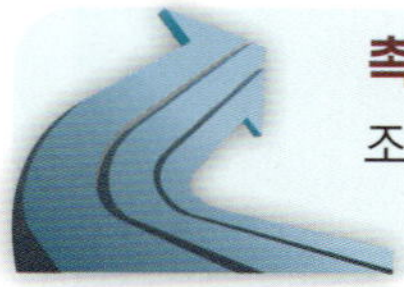

**촉진 시 핵심 포인트**

조직의 뒤겨드랑주름을 촉진한다.

## 넓은등근(광배근, Latissimus dorsi) – 엎드린 자세(Prone) *(계속)*

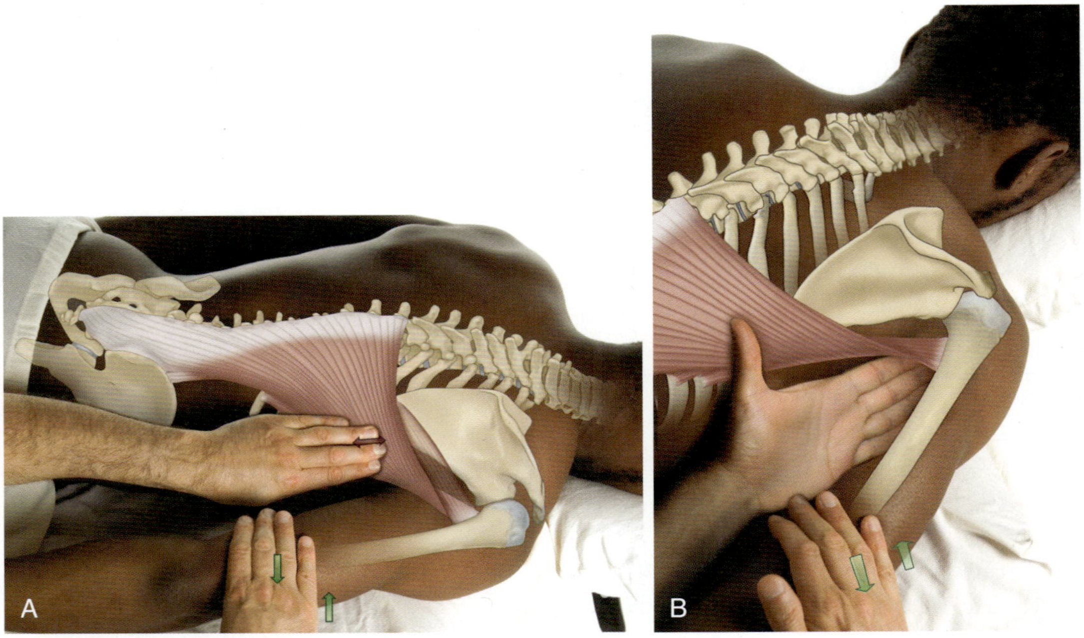


**그림 17–6.** 환자가 저항에 대항하여 팔을 펴게 하고 오른쪽 넓은등근을 촉진한다. **A,** 뒤겨드랑주름에서 넓은등근을 촉진한다. **B,** 위팔뼈의 두갈래근고랑 안쪽선에 위치한 위팔뼈 부착 부위를 촉진한다.

### 촉진 시 주의사항

1. 조직의 뒤겨드랑주름은 넓은등근과 큰원근으로 구성된다. 환자가 팔을 체벽(body wall)에서 멀리 옮기고 치료사가 촉진 손가락으로 조직의 뒤쪽 주름을 부드럽게 잡는 경우 촉진되는 근육이 넓은등근과 큰원근이다(그림 17–7).
2. 넓은등근의 먼쪽 힘줄이 겨드랑이보다 위에 있더라도 위팔뼈까지 따라가서 촉진하기는 쉽다. 위팔뼈에서 넓은등근의 힘줄은 큰원근 힘줄의 앞쪽에 있다(그림 17–6B 참조).
3. 큰원근은 조직의 뒤겨드랑주름 내에서 넓은등근 바로 옆(안쪽)에 위치한다. 큰원근도 위팔뼈의 두갈래근고랑의 안쪽선에 부착되어 있고, 어깨관절에서 팔에 동일한 세 가지 작용을 한다. 조직의 뒤겨드랑주름 내에서 이 2개의 근육을 구분하는 것은 어렵다. 넓은등근 안쪽에 어깨뼈 가까이 큰원근의 동그란 윤곽을 느껴 본다. 큰원근의 촉진에 대해서는 Tour #1을 참조한다.

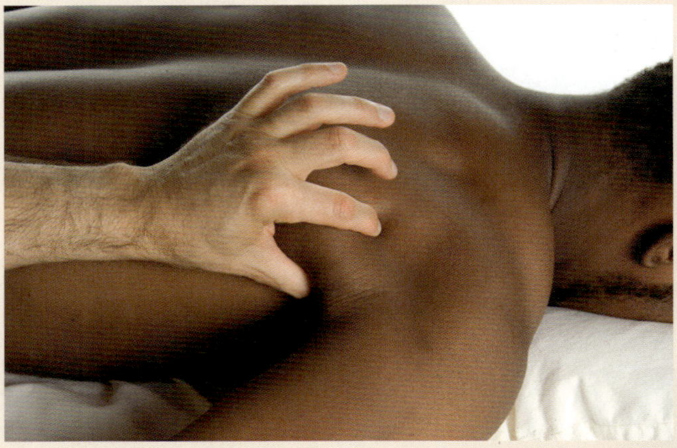

**그림 17–7.** 넓은등근과 큰원근으로 이루어진 뒤겨드랑주름을 엄지와 집게손가락으로 쥐는 그림.

17

## 넓은등근(광배근, Latissimus dorsi) – 엎드린 자세(Prone) *(계속)*

### 대안 촉진 자세 – 서 있는 자세

넓은등근은 환자가 서 있는 자세에서 쉽게 촉진된다. 환자의 바로 앞가쪽에 서 있는 치료사의 어깨에 팔을 놓는다. 환자에게 어깨관절에서 팔을 펴고 모음(내전) 방향으로 치료사의 어깨를 누르듯이 당기도록 요청하고, 넓은등근의 수축을 느낀다. 이 자세에서 특히 넓은등근의 위팔뼈 부착 부위를 따라가기 쉽다.

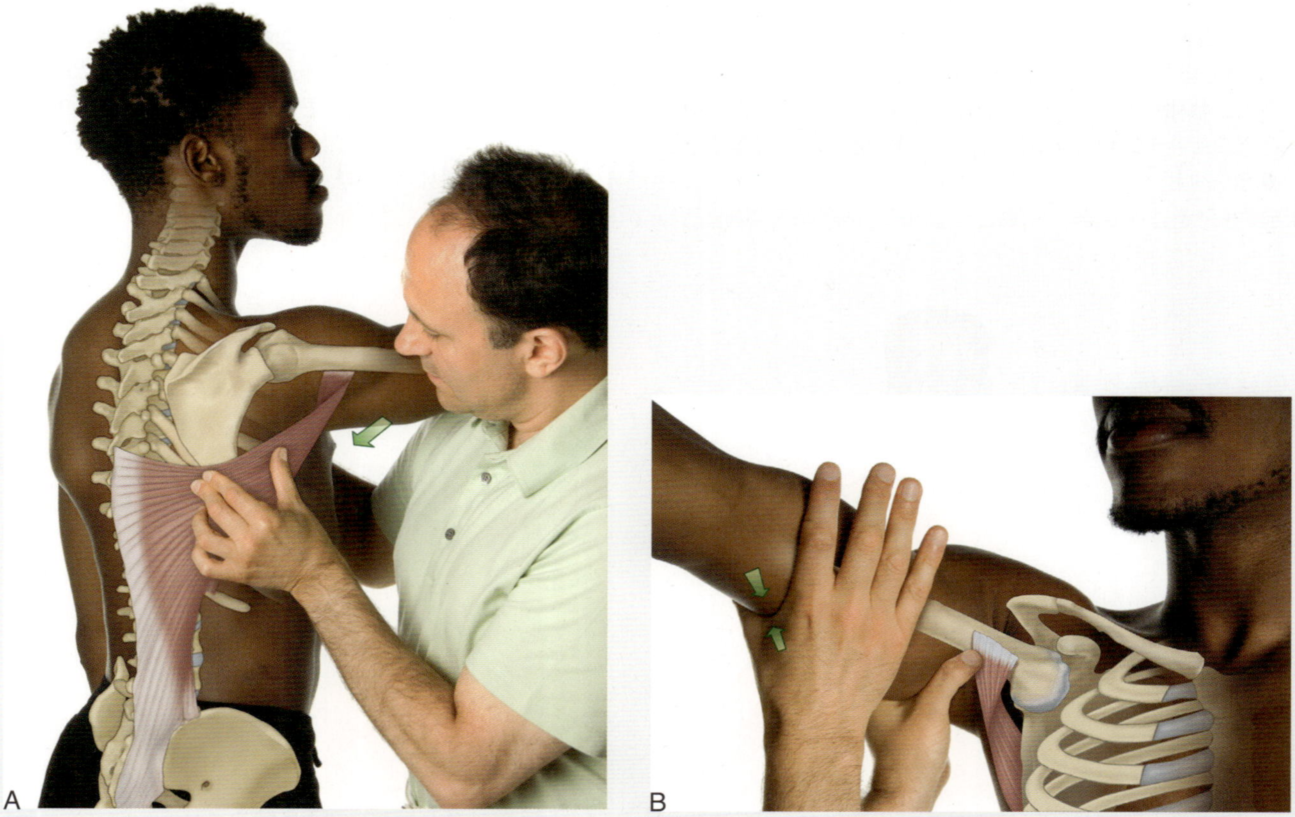


**그림 17–8.** 서 있는 자세에서 오른쪽 넓은등근을 촉진한다. **A,** 치료사의 어깨에 환자의 먼쪽 팔(팔꿉관절 바로 윗부분)을 얹고 넓은등근을 촉진하는 시작 자세. **B,** 환자가 저항에 대항하여 팔을 비스듬히 앞으로 펴서 모았을 때 넓은등근의 위팔뼈 부착 부위를 촉진한다.

## 넓은등근(광배근, Latissimus dorsi) – 엎드린 자세(Prone) *(계속)*

### 통증 유발점(Trigger points)

1. 넓은등근의 통증 유발점은 근육의 급성 또는 만성 과사용(예: 노 젓기, 몸을 움직이기 위해 손을 바닥에 짚고 밀기, 팔을 머리 위에서 아래로 당기기), 한쪽 손이나 양손으로 매달린 근육의 과도한 스트레칭, 자극과 허혈을 초래하는 근육의 압박(예: 몸에 꽉 끼는 브래지어의 착용), 앞뒤톱니근(sarratus posterior superior)의 통증 유발점의 결과로 발생하거나 지속된다.
2. 넓은등근의 통증 유발점은 근육이 수축할 때나 휴식할 때 모두 지속적으로 쑤시는 통증을 유발하고, 통증 유발점에 대한 압박으로 아픈 쪽으로 수면할 때의 어려움, 근육이 부착하는 척추의 관절 장애를 일으킨다.
3. 넓은등근 통증 유발점의 연관통은 목갈비근, 가시아래근, 어깨밑근, 가슴 부위의 척주세움근과 가로돌기가시근, 앞톱니근(serratus anterior), 위뒤톱니근(serratus posterior superior), 배곧은근, 마름모근, 아래등세모근, 큰원근(teres major), 어깨세모근, 작은가슴근의 통증 유발점의 연관통과 구분하여야 한다.
4. 넓은등근 통증 유발점은 종종 목뼈디스크증후군(cervical disc syndrome), 가슴출구증후군, 자신경의 압박, 어깨위신경(suprascapular nerve)의 포착, 두갈래근힘줄염으로 오진될 수 있다.
5. 연관된 통증 유발점은 대개 큰원근, 위팔세갈래근의 긴머리갈래(long head), 아래등세모근, 가슴 부위의 척주세움근, 자쪽손목굽힘근, 위뒤톱니근에서 나타난다.

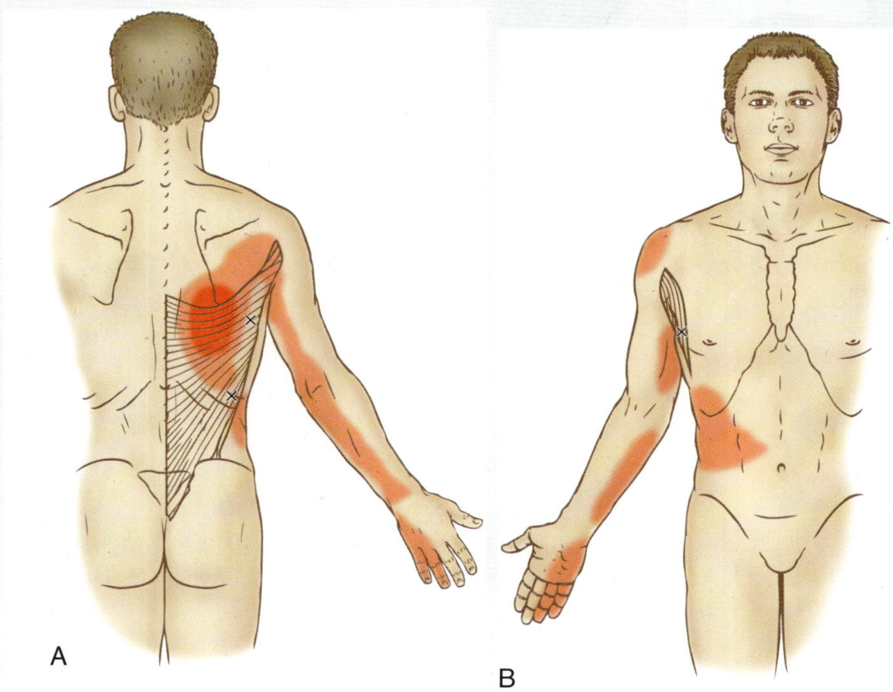

A B

**그림 17–9.** **A**, 넓은등근에서 흔히 나타나는 통증 유발점 및 연관통 부위를 그린 뒤쪽 그림. **B**, 넓은등근의 흔히 나타나는 다른 통증 유발점 및 연관통 부위를 그린 앞쪽 그림.

## 넓은등근(광배근, Latissimus dorsi) – 엎드린 자세(Prone) *(계속)*

### 넓은등근의 스트레칭(Stretching the latissimus dorsi)

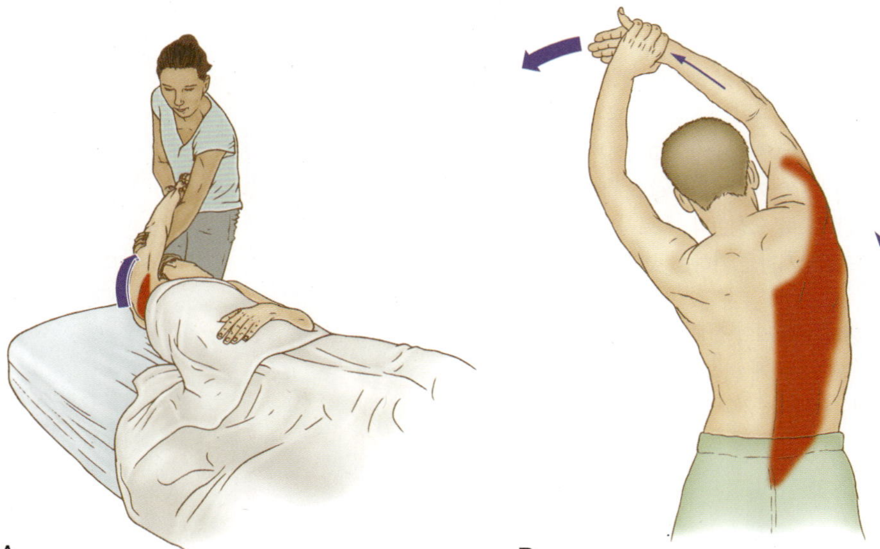

A B

**그림 17-10.** 오른쪽 넓은등근의 스트레칭. 환자는 오른쪽 팔을 구부리고, 옆으로 돌리고, 수평으로 몸을 가로질러 구부린다. **A,** 치료사 보조 스트레칭. **B,** 자가 관리 스트레칭. 환자는 몸통을 왼쪽 옆으로 구부린다. 넓은등근에 있어 자가 관리 스트레칭은 그림 11-43을 참조한다.

### 인접 근육(Detour)

**아래뒤톱니근(하후거근, serratus posterior inferior; SPI)**

아래뒤톱니근(SPI)은 T11~L2의 가시돌기에서 아홉째~열두째 갈비뼈에 부착되는 얇은 호흡근육이다. 이 근육은 아홉째~열두째 갈비뼈를 누르는 작용을 한다. 그것은 넓은등근에 대해 깊숙이 위치하며 넓은등근과 같은 방향의 근섬유를 가지므로 아래뒤톱니근을 구분하고 촉진하는 것은 어렵다. 이 근육은 만성폐쇄폐질환(chronic obstructive pulmonary diseases; COPD)이 있는 환자의 경우 비대화되어 쉽게 촉진할 수 있다. 촉진을 시행할 때 촉진 손가락을 근육의 가쪽(척주세움근의 가쪽)에 놓고 환자에게 숨을 내쉬게 요청하고, 근섬유에 수직으로 두드리면서 근육이 수축하는 것을 느낀다.

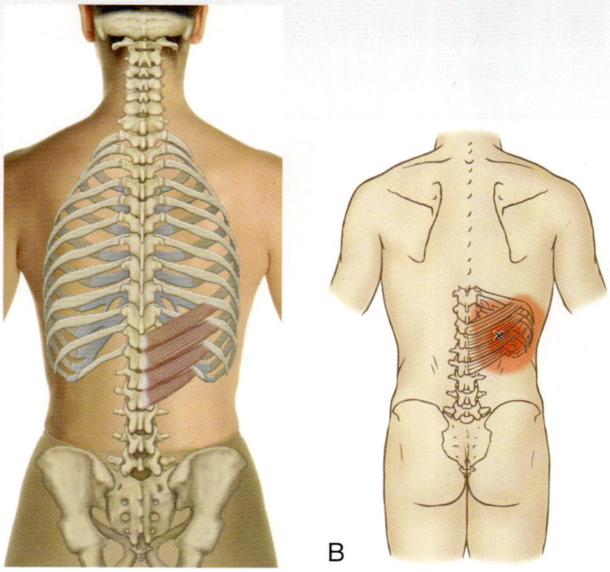

A B

**그림 17-11.** 오른쪽 아래뒤톱니근. **A,** 오른쪽 아래뒤톱니근의 뒤쪽 그림. **B,** 아래뒤톱니근에서 흔히 나타나는 통증 유발점과 그의 연관통 부위.

**통증 유발점(trigger points)**

1. 아래뒤톱니근(SPI)의 통증 유발점은 근육의 급성 또는 만성 과사용[예: 천식, 기관지염, 폐기종(emphysema) 같은 만성폐쇄폐질환(COPD)으로 인해 호흡에 어려움을 겪는 환자], 외상(예: 허리 염좌)으로 인해 발생하거나 지속된다.
2. 아래뒤톱니근의 통증 유발점은 뒤아래쪽 가슴에 쑤시는 통증을 유발하고 T11~L2의 관절 기능장애를 유발하는 경향이 있다.
3. 아래뒤톱니근의 통증 유발점 연관통은 갈비사이근(intercostal muscles), 넓은등근 및 배곧은근의 통증 유발점 연관통과 구분되어야 한다.
4. 아래뒤톱니근의 통증 유발점은 종종 신장병과 갈비관절 기능장애로 오진될 수 있다.
5. 연관된 통증 유발점은 몸통의 넓은등근, 척주세움근, 가로돌기가시근에서 일어날 수 있다.

17

# 넓은등근(광배근, Latissimus dorsi) – 엎드린 자세(Prone)

## 인접 근육(Detour)

**등세모근과 마름모근(trapezius and rhomboids)**

등세모근과 마름모근은 어깨이음대(제11장 참조)에서 촉진된다. 또한 몸통에서도 촉진할 수 있다. 등세모근의 촉진은 엎드린 자세에서 팔꿉관절을 펴고 어깨관절에서 팔을 90°로 벌리고, 어깨뼈(shoulder blade)를 척추 쪽으로 집어내어 어깨갈비관절(scapulocostal joint)에서 어깨뼈를 약간 뒤로 당기도록 요청한다. 치료사의 지지하는 손으로 환자의 팔 벌림에 부드럽게 저항을 가하는 것이 도움이 될 수 있다(그림 17–12).

마름모근 촉진을 위해 환자는 허리의 잘록한 곳에 손을 놓고 엎드린 자세를 취한다. 그런 다음 환자에게 허리의 잘록한 곳에서 손을 떼도록 요청하고, 마름모근의 수축을 느낀다(그림 17–13).

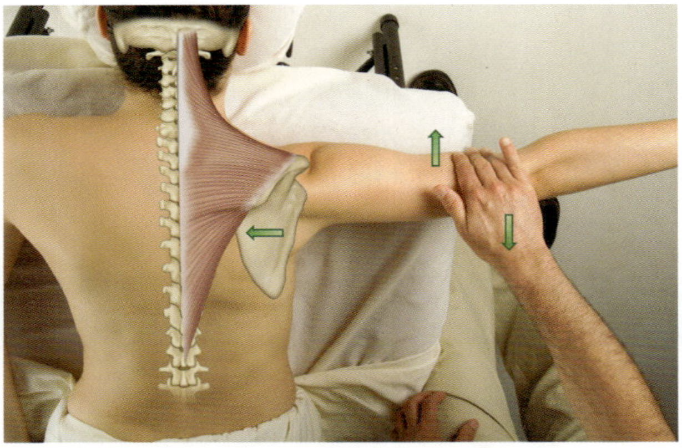

**그림 17–12.** 엎드린 자세에서 등세모근의 촉진.

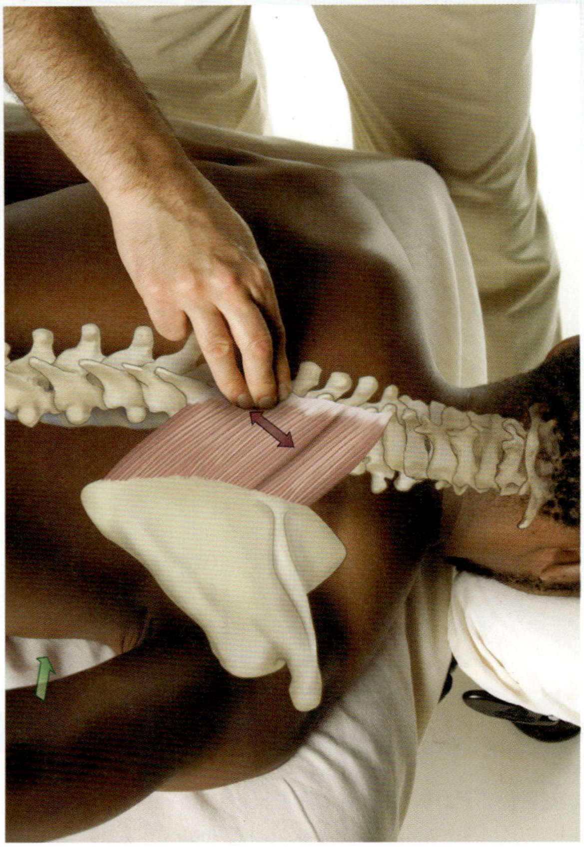

**그림 17–13.** 엎드린 자세에서 마름모근의 촉진.

## 척주세움근군(척주기립근군, Erector spinae group) – 엎드린 자세(Prone) *(계속)*

### 부착 부위

- □ 척추와 평행하게 진행하고 골반(pelvis), 척추가시(spine), 가슴우리(ribcage) 및 머리에 부착되어 있다.

### 작용

- □ 척추관절에서 몸통, 목, 머리를 편다.
- □ 척추관절에서 몸통, 목, 머리를 옆으로 구부린다.
- □ 척추관절에서 몸통, 목, 머리를 같은쪽으로 돌린다.
- □ 허리엉치관절에서 골반을 앞쪽으로 기울인다.
- □ 허리엉치관절에서 골반을 들어 올린다.

#### 시작 자세(그림 17–15)

- 환자는 엎드린 자세를 취한다.
- 치료사는 환자의 옆에 선다.
- 촉진하는 손은 허리 바로 옆에 놓는다.

#### 촉진 과정

1. 환자에게 몸통, 목, 머리를 펴도록 하고, 허리 부위에서 척주세움근의 수축을 느낀다(그림 17–16).
2. 근육섬유에서 수직으로 두드리면서 골반의 아래쪽 부착 부위를 촉진한 다음 가능한 한 위쪽 부착 부위까지 촉진한다.
3. 일단 척주세움근을 확인하면, 환자에게 근육을 이완시키게 하고 기초 긴장 상태를 촉진하여 평가한다.

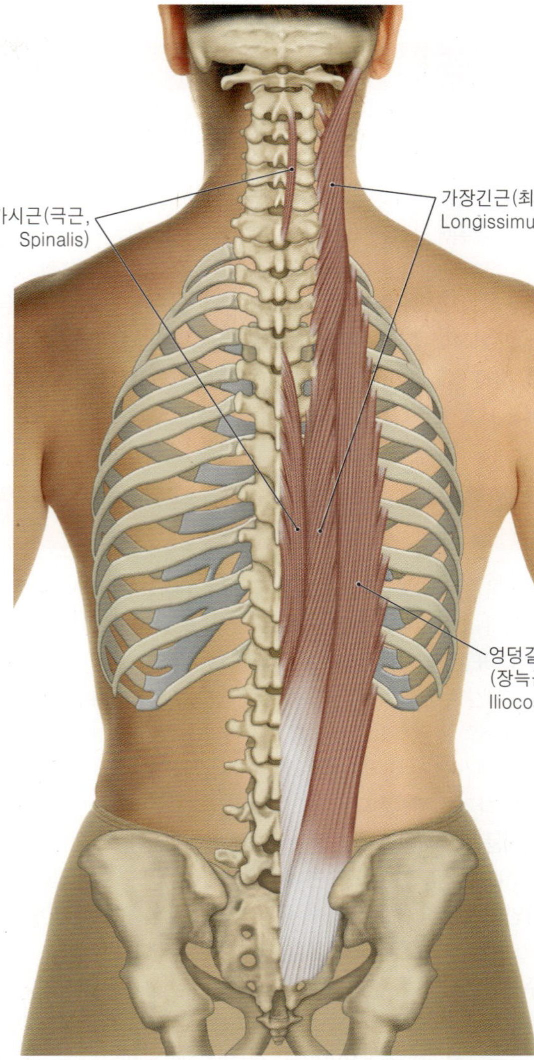


**그림 17–14.** 오른쪽 척주세움근군의 뒤쪽 그림.

17

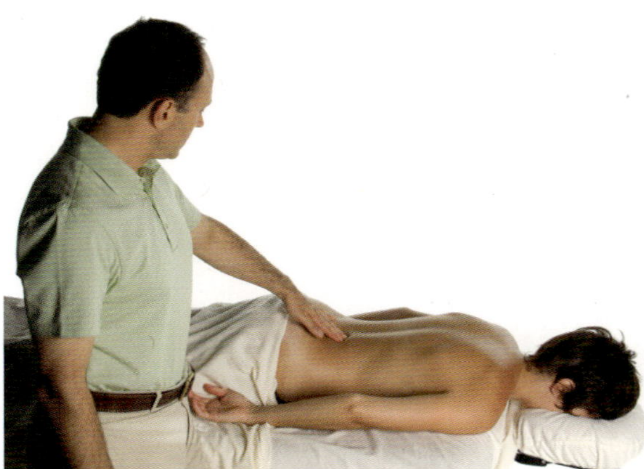

**그림 17–15.** 엎드린 자세에서 오른쪽 척주세움근군의 촉진 시작 자세.

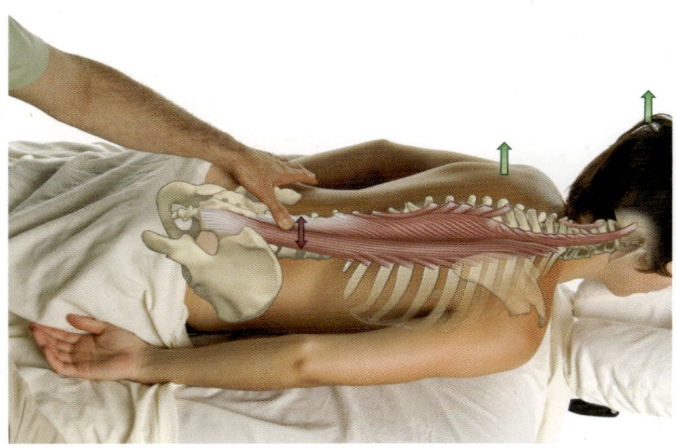

**그림 17–16.** 환자의 머리, 목, 몸통을 펴고, 척주세움근군을 촉진한다.

## 척주세움근군(척주기립근군, Erector spinae group) – 엎드린 자세(Prone) *(계속)*

### 촉진 시 주의사항

1. 척주세움근군은 얕은 곳에 있지 않아도 근육이 두껍고 근육다발이 많아 촉진하기 쉽다.
2. 척주세움근군은 허리 부위에서 가장 촉진하기 쉽다.
3. 가슴뼈 부위에서 척주세움근은 펼쳐진다. 그 섬유의 대부분은 어깨사이부위(interscapular region)의 척추 고리판 고랑(laminar groove)의 가쪽에 있으며 촉진하기 쉽다. 그러나 섬유의 일부는 너무 멀리 가쪽에 주행하여 어깨뼈에 대해 깊숙이 위치한다. 이 근섬유들에 직접 접촉하기 위해 환자가 아래팔을 테이블에 내려뜨리고 어깨뼈를 내밀게 한다.
4. 목뼈 부위에는 척주세움근이 거의 없다. 목에서 유일하게 눈에 띄는 척주세움근은 관자뼈 꼭지돌기의 먼 가쪽에 부착하는 머리가장긴근(두최장근, longissimus capitis)이다. 인접한 근육에서 머리가장긴근을 구분하는 것은 어렵다.
5. 척주세움근을 촉진할 때 근섬유들이 수직 방향임을 명심한다.
6. 척주세움근군은 3개의 근육으로 구성되어 있다: 엉덩갈비근(장늑근, iliocostalis), 가장긴근(최장근, longissimus), 가시근(spinalis). 엉덩갈비근과 가장긴근의 경계를 구분하는 것은 어려우며, 가장긴근과 가시근의 경계를 구분하는 것은 더욱 어렵다.

### 통증 유발점(Trigger points)

1. 척주세움근군의 통증 유발점은 근육의 급성 또는 만성 과사용(예: 구부리거나 앞으로 기울인 자세로 오래 서 있기, 특히 척추를 구부린 상태 또는 회전한 상태에서 물체를 들어올리기), 장시간 부동자세(예: 장시간 자동차 타기), 척주옆굽음증(척주측만증, scoliosis)(종종 다리 길이의 불균형이나 비대칭적 골반이 원인임), 장시간 앉아 있기, 앉은 자세가 좋지 않거나 뒷주머니에 지갑을 넣고 다니기 등으로 인해 발생하거나 지속된다.
2. 척주세움근군의 통증 유발점은 척추관절에서 몸통의 제한된 운동범위(특히 제한된 굽힘 또는 반대쪽 측면 굽힘), 허리척주앞굽음증(요추전만증, lumbar lordosis)의 증가, 등뼈뒤굽음증(흉추후만증, thoracic kyphosis)의 감소를 유발하는 경향이 있다.
3. 척주세움근군의 통증 유발점의 연관통은 앞톱니근, 위뒤톱니근, 아래뒤톱니근, 배곧은근, 마름모근, 어깨올림근, 목갈비근, 가시아래근, 넓은등근, 허리네모근(요방형근, quadratus lumborum), 큰허리근(대요근, psoas major), 큰볼기근(대둔근, gluteus maximus), 중간볼기근(중둔근, gluteus medius), 작은볼기근(소둔근, gluteus minimus), 갈비사이근(늑간근, intercostal) 및 궁둥구멍근(이상근, piriform) 등의 통증 유발점 연관통과 구분하여야 한다.
4. 척주세움근군의 통증 유발점은 종종 척추관절 기능장애, 골관절염, 병적 디스크 상태, 척추후관절증후군(facet syndrome), 협심증, 폐 또는 복부 내장의 병적 상태, 엉치엉덩관절(천장관절, sacroiliac joint) 기능장애 또는 엉덩뼈신경통(좌골신경통, sciatica)으로 오진될 수 있다.
5. 연관된 통증 유발점은 넓은등근, 허리네모근, 큰허리근, 가로돌기가시근, 위뒤톱니근, 아래뒤톱니근에서 일어날 수 있다.
6. 참고: (1) 통증 유발점은 분절별로 발생할 수 있다. 그림에 표시된 통증 유발점이 그 예이다. (2) 통증 유발점은 가장긴근과 엉덩갈비근 내에서 발달할 가능성이 가장 높다. 가시근의 통증 유발점 및 연관통 부위는 아직 밝혀지지 않았다. (3) 등뼈 부위의 척주세움근 통증 유발점은 일반적으로 위아래로 통증을 나타내는 반면, 허리뼈 부위의 척주세움근 통증 유발점은 아래쪽(보통 볼기 부위)으로만 통증을 나타낸다. (4) 일반적으로 척주세움근 통증 유발점은 가로돌기가시근의 통증 유발점보다 더 옆으로, 그리고 더 광범위하게 통증을 나타낸다. (5) 척주세움근의 통증 유발점은 동일한 분절의 앞쪽 가슴벽과 배벽에 통증을 전이할 수도 있다.

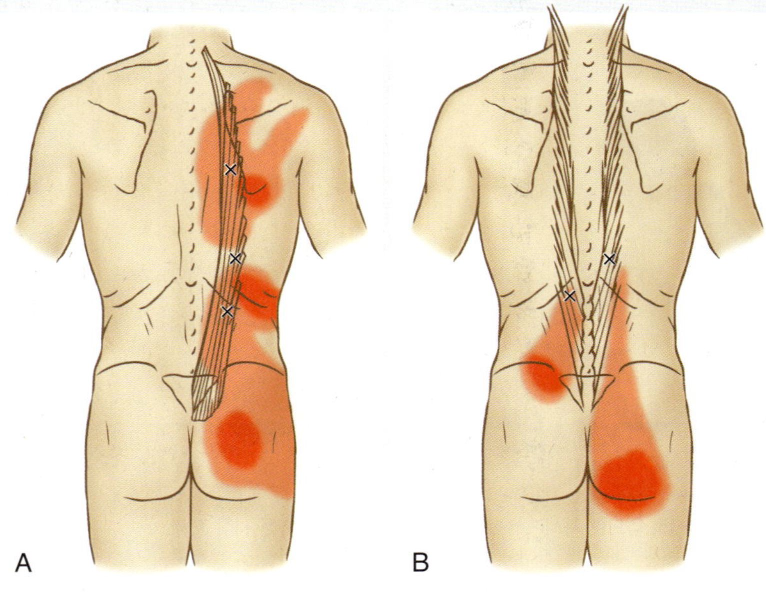


그림 17-17. 척주세움근의 통증 유발점. A, 엉덩갈비근의 흔한 통증 유발점과 연관통을 보여 주는 뒤쪽 그림. B, 가장긴근의 흔한 통증 유발점과 연관통 부위를 보여 주는 뒤쪽 그림.

## 척주세움근군(척주기립근군, Erector spinae group) – 엎드린 자세(Prone)

### 척주세움근군의 스트레칭(Stretching the erector spinae group)

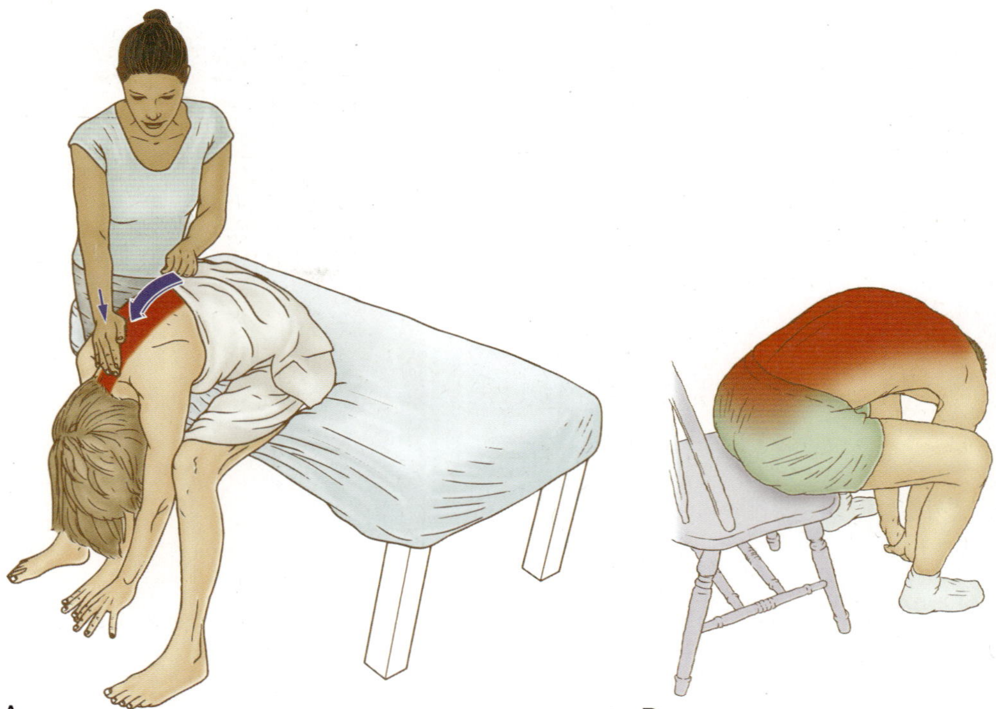

A B

**그림 17–18.** 양쪽 척주세움근군의 스트레칭. 환자의 몸통과 목을 척추관절에서 굽힌다. 한쪽의 스트레칭은 반대쪽으로 가쪽 굽힘을 추가하여 향상시킬 수 있다. **A**, 치료사 보조 스트레칭. 치료사의 다른 손으로 드레이프를 잡고 고정한다. **B**, 자가 관리 스트레칭. 참고: 치료사 보조 스트레칭이나 자가 관리 스트레칭 모두 앉은 자세로 돌아갈 때 환자가 아래팔을 허벅지에 올려놓고 몸을 밀어 올리는 것이 가장 좋다.

**촉진 시 핵심 포인트**

엎드린 자세에서 몸통을 편다.

## 가로돌기가시근군[횡돌기극근군, Transversospinalis(TS) group] – 엎드린 자세(Prone) (계속)

### 부착 부위

- ▢ 척추 고리판 고랑에 위치해서 골반, 척추, 머리까지 광범위하게 부착되어 있다.
- ▢ 각각의 가로돌기가시근(TS)은 아래쪽으로는 가로돌기에, 위쪽으로는 가시위돌기에 부착되어 있다.

### 작용

- ▢ 척추관절에서 몸통, 목, 머리를 편다.
- ▢ 척추관절에서 몸통, 목, 머리를 옆으로 구부린다.
- ▢ 척추관절에서 몸통, 목, 머리를 반대쪽으로 돌린다.
- ▢ 허리엉치관절(요천관절, LS관절)에서 골반을 앞쪽으로 기울인다.
- ▢ 허리엉치관절에서 골반을 들어 올린다.

#### 시작 자세(그림 17-20)

- ■ 환자는 엎드린 자세를 취한다.
- ■ 치료사는 환자의 옆에 선다.
- ■ 촉진하는 손은 허리뼈 가시돌기 바로 옆의 척추 고리판 고랑(laminar groove)에 놓는다.

#### 촉진 과정

1. 촉진하는 손가락을 허리뼈의 고리판 고랑에 놓고, 환자에게 척추관절에서 몸의 반대쪽으로 아래쪽 몸통을 약간 펴고 돌리도록(반대 방향으로) 요청한다. 허리뼈의 가로돌기가시근(TS), 특히 뭇갈래근(다열근, multifidus)의 수축을 느낀다(그림 17-21).
2. 일단 위치를 찾으면, 섬유 방향에 수직으로 두드리면서 척주세움근에 깊숙이 위치한 뭇갈래근을 느껴 본다.
3. 이 촉진 과정을 척추 위쪽으로 반복한다.
4. 목뼈 부위의 반가시근군(semispinalis group)을 촉진하기 위해 환자는 엎드린 자세에서 손을 허리의 잘록한 부위에 올린다('촉진 시 주의사항' #1 참조). 촉진하는 손가락을 목뼈의 척추 고리판 고랑에 놓고, 환자에게 척추관절에서 머리와 목을 약간 펴게 요청하고, 위등세모근 깊이 위치한 반가시근의 수축을 느낀다(그림 17-22).
5. 일단 확인하면, 섬유 방향에 수직으로 두드리면서 머리 부착 부위까지 반가시근을 따라 촉진한다.
6. 일단 가로돌기가시근을 확인하면, 환자를 이완시키고 기초 긴장 상태를 촉진하여 평가한다.

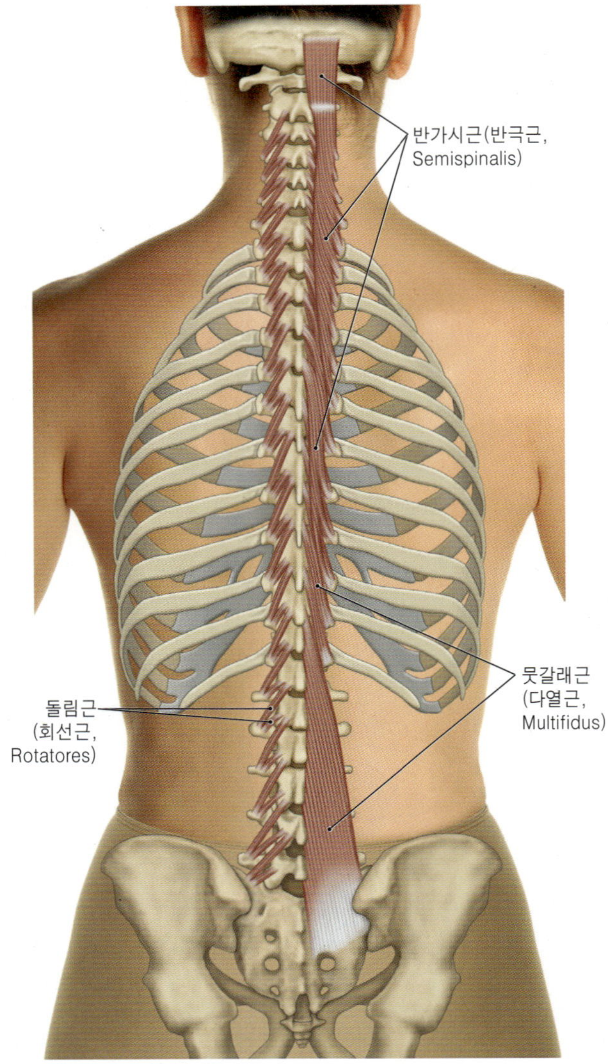


**그림 17-19.** 가로돌기가시근군의 뒤쪽 그림. 반가시근과 뭇갈래근은 오른쪽에 보이고 돌림근은 왼쪽에 보인다.

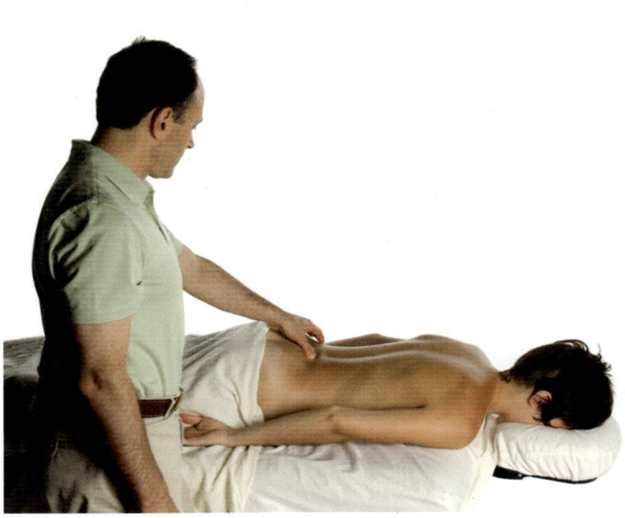

**그림 17-20.** 엎드린 자세에서 오른쪽 가로돌기가시근군의 촉진 시작 자세.

## 가로돌기가시근군[횡돌기극근군, Transversospinalis(TS) group] – 엎드린 자세(Prone) (계속)

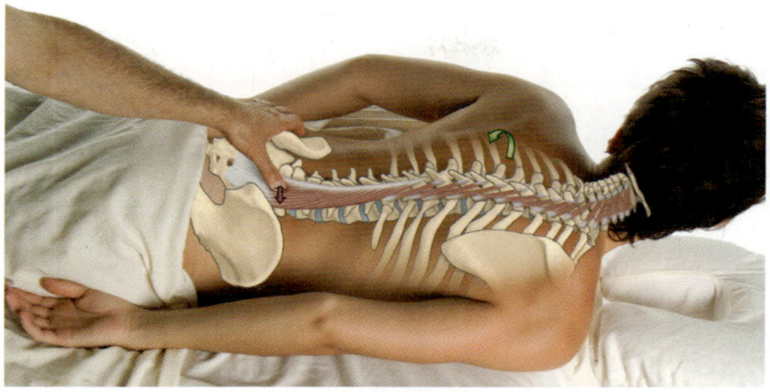

그림 17-21. 환자의 몸통을 펴서 반대쪽(왼쪽)으로 돌리고 오른쪽 허리 뭇갈래근을 촉진한다.

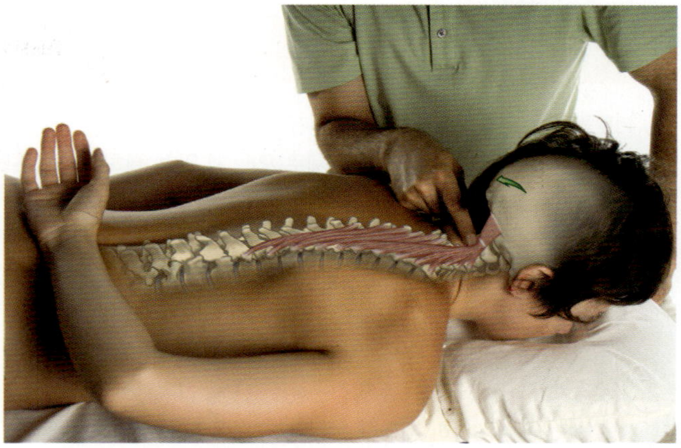

그림 17-22. 환자의 머리와 목을 펴고 오른쪽 반가시근을 촉진한다.

### 촉진 시 주의사항

1. 가로돌기가시근군은 3개의 근육으로 이루어져 있다: 반가시근, 뭇갈래근, 돌림근. 각 하위 그룹은 더 작은 개별 근육으로 구성된다. 돌림근은 1~2단 위의 척추에 부착되고 다열근은 3~4단 위의 척추에 부착되며, 반가시근은 5단 위 또는 그 이상의 척추에 부착되어 있다.
2. 가로돌기가시근군은 척추 고리판 고랑 내에 깊숙이 위치한다. 이 근육군은 허리(뭇갈래근은 허리에서 가장 커다란 근육임)와 목(반가시근은 목뼈 뒤쪽에서 가장 커다란 근육임)에서 상당히 크고 부피가 크지만, 보다 표면적이고 인접한 근육계에서 가로돌기가시근군을 명확히 구분하기는 어렵다.
3. 척추 고리판 고랑(laminar groove)은 안쪽의 가시위돌기와 가쪽의 가로돌기 사이의 척주(spinal column)에 위치한다. 가로돌기가시근군은 고리판 고랑 내에 위치한다(목의 반가시근은 예외로 고리판 고랑의 가쪽에 위치함).
4. 환자에게 몸통의 가로돌기가시근군을 사용하기 위해 몸통을 펴도록 요청할 때, 더 얕은 부위에 위치한 척추세움근이 동시에 수축할 가능성이 높아 가로돌기가시근군을 구분하는 것은 더욱 어렵다. 환자에게 반대쪽 돌림도 요청하는 것이 중요하다. 이는 가로돌기가시근군(TS)을 수축시킬 뿐만 아니라 척추세움근을 상호 억제하기 때문이다.
5. 목뼈 부위에서 반가시근을 촉진할 때, 환자의 손은 허리의 잘록한 곳에 위치한다. 이는 더 얕게 위치한 위등세모근을 상호 억제하고 이완하기 때문이다(손을 허리의 잘록한 곳에 놓으려면 어깨관절에서 팔을 펴고 모아야 하는데, 이는 어깨갈비관절에서 어깨뼈의 아래쪽 돌림의 결합된 작용을 요구한다. 어깨뼈의 아래쪽 돌림은 어깨뼈의 위쪽 돌림근을 상호 억제한다. 위등세모근은 어깨뼈의 위쪽 돌림근이다).
6. 뭇갈래근은 중심축(core)/허리엉치 안정화의 가장 중요한 두 근육 중 하나로 간주된다[다른 하나는 배가로근(복횡근, transversus abdominis)이다].

### 촉진 시 핵심 포인트

척추 고리판 고랑을 촉진한다.

### 대안 촉진 자세 – 바로 누운 자세

환자의 바로 누운 자세에서 목의 반가시근을 촉진할 수 있다(제12장 머리반가시근 촉진 참조). 바로 누운 자세에서는 더 어색하지만 환자에게 손을 허리의 잘록한 곳에 두도록 요청할 수 있다.

## 가로돌기가시근군[횡돌기극근군, Transversospinalis(TS) group] – 엎드린 자세(Prone) *(계속)*

### 통증 유발점(Trigger points)

1. 가로돌기가시근군의 통증 유발점은 근육의 급성 또는 만성 과사용(예: 구부리거나 앞으로 기울인 자세로 오래 서 있기, 특히 척추를 구부린 상태 또는 돌린 상태에서 물체를 들어올리기), 장시간 부동자세(예: 장시간 자동차 타기), 척주옆굽음증(종종 다리 길이의 불균형이나 비대칭적 골반이 원인임), 장시간 앉아 있기, 앉은 자세가 좋지 않거나 뒷주머니에 지갑을 넣고 다니기 등으로 인해 발생하거나 지속된다.
2. 가로돌기가시근군의 통증 유발점은 깊은 통증, 척추관절에서 몸통의 제한된 운동범위(특히 제한된 굽힘, 해부학적 위치를 넘어선 폄, 반대쪽 가쪽 굽힘 및 같은쪽 돌림), 허리앞굽음증의 증가, 등뼈뒤굽음증의 감소를 유발하는 경향이 있다.
3. 가로돌기가시근군의 통증 유발점의 연관통은 척주세움근군, 배곧은근, 허리네모근, 큰허리근, 큰볼기근, 중간볼기근, 궁둥구멍근, 골반바닥근(골반기저근, pelvic floor muscles)의 통증 유발점의 연관통과 구분하여야 한다.
4. 가로돌기가시근군의 통증 유발점은 척추관절 기능장애, 골관절염, 병적인 디스크 상태, 척추후관절증후군, 협심증, 폐나 복부 내장의 병적 상태, 엉치엉덩관절 기능장애, 엉덩뼈신경통으로 오진될 수 있다.
5. 연관된 통증 유발점은 종종 큰허리근과 척주세움근군에서 일어날 수 있다.
6. 참고: (1) 통증 유발점은 어떤 분절에서나 나타날 수 있다. 그림에 표시한 통증 유발점이 그 예이다. (2) 반가시근 통증 유발점은 일반적으로 척주세움근군의 가장긴근의 통증 유발점과 동일한 패턴을 갖는다(그림 17–17B 참조). (3) 일반적으로 돌림근의 통증 유발점은 뭇갈래근보다 안쪽(보통 척추 바로 위, 척추의 약간 바깥쪽) 및 더 제한된 방식으로 통증을 나타낸다. (4) 허리 부위의 통증 유발점은 같은 분절에서 앞쪽 배벽에 연관통을 나타낸다.

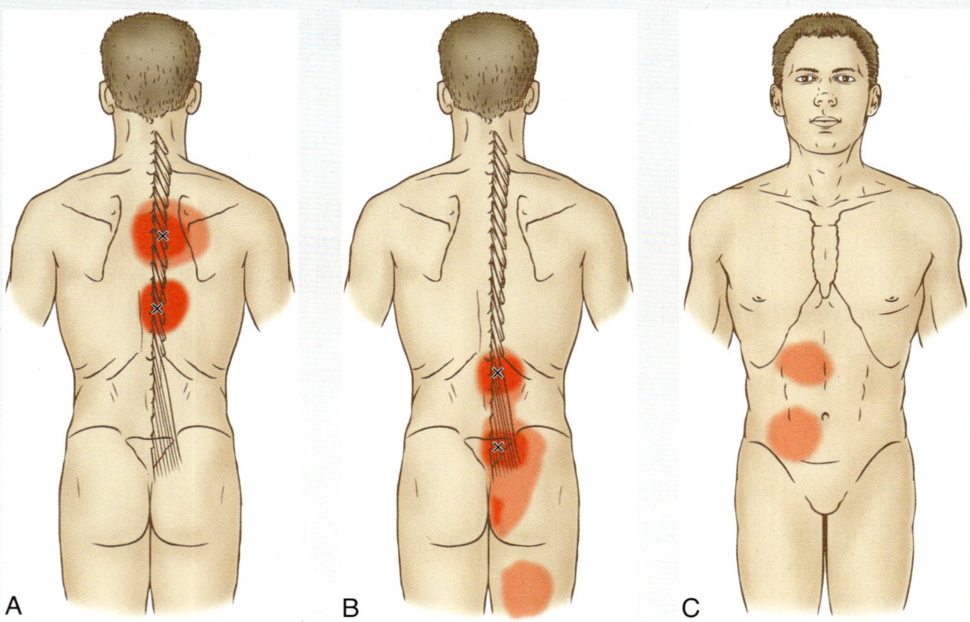


**그림 17–23.** 가로돌기가시근군(뭇갈래근, 돌림근)의 통증 유발점. **A,** 등뼈 가로돌기가시근군의 통증 유발점 및 연관통 부위의 뒤쪽 그림. **B,** 허리뼈 가로돌기가시근군의 통증 유발점 및 연관통 부위의 뒤쪽 그림. **C,** 허리뼈 통증 유발점의 나머지 전이 지역.

17

## 가로돌기가시근군[횡돌기극근군, Transversospinalis(TS) group] – 엎드린 자세(Prone)

### 가로돌기가시근군의 스트레칭(Stretching the transversospinalis group)

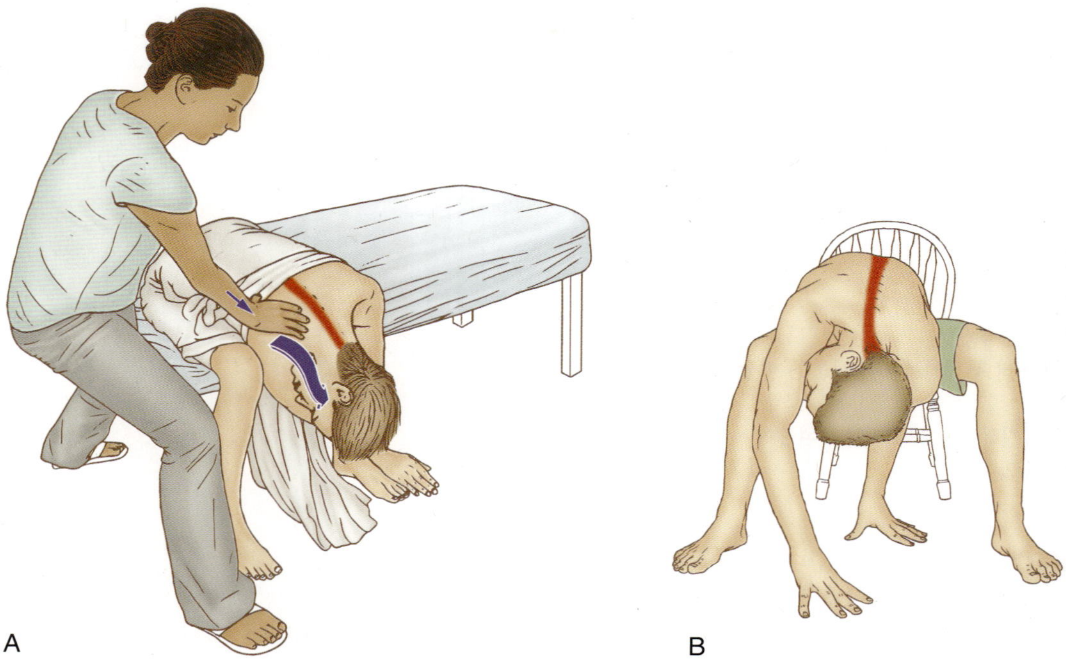

A B

**그림 17–24.** 오른쪽 가로돌기가시근군의 스트레칭. 환자는 척추관절에서 목과 몸통을 굽히고 같은쪽(오른쪽)으로 돌린다. 이 스트레칭은 가로돌기가시근군의 뭇갈래근과 돌림근에서 특히 효과적이다. 참고: 반가시근은 그림 17–18에서 제시된 방법으로 효과적으로 스트레칭할 수 있다. **A,** 치료사 보조 스트레칭. **B,** 자가 관리 스트레칭. 참고: 치료사 보조 스트레칭이나 자가 관리 스트레칭 모두 앉은 자세로 돌아갈 때 환자가 아래팔을 허벅지에 올려놓고 몸을 밀어 올리는 것이 가장 좋다.

## 허리네모근(요방형근, Quadratus lumborum; QL) – 엎드린 자세(Prone) (계속)

### 부착 부위

- □ 열두째 갈비뼈의 안쪽 아래 경계와 L1~L4의 가로돌기에서 기시하여
- □ 엉덩뼈능선의 뒤안쪽에 부착되어 있다.

### 작용

- □ 허리엉치관절에서 골반을 올린다.
- □ 허리엉치관절에서 골반을 앞쪽으로 기울인다.
- □ 척추관절에서 몸통을 편다.
- □ 척추관절에서 몸통을 옆으로 구부린다.
- □ 갈비척추관절에서 열두째 갈비뼈를 내린다.

#### 시작 자세(그림 17-26)

- 환자는 엎드린 자세를 취한다.
- 치료사는 환자의 옆에 선다.
- 촉진하는 손은 허리 부위에서 척주세움근 바깥 경계의 바로 옆에 놓는다.
- 보조하는 손은 촉진하는 손을 지지하기 위하여 촉진하는 손 위에 놓기도 한다(보이지 않음).

#### 촉진 과정

1. 먼저 척주세움근 바깥쪽의 위치를 확인한다(이렇게 하려면 환자에게 테이블에서 머리와 몸통 위쪽을 들어 올리라고 요청한다). 그런 다음 촉진하는 손을 척주세움근의 가쪽 경계 바로 옆에 놓는다.
2. 척주세움근에 대해 깊숙이 안쪽으로 직접 촉진 압력을 가하여 허리네모근(QL)을 느낀다.
3. 허리네모근의 수축을 확인하기 위해 환자에게 허리엉치관절에서 해당 측면의 골반을 들어 올리도록 요청한다(참고: 이것은 골반이 테이블 면을 따라 머리쪽으로 움직이는 것을 포함한다. 즉, 골반이 테이블에서 떨어져 위쪽으로 들리지 않아야 한다). 허리네모근의 수축을 느낀다(그림 17-27).
4. 일단 허리네모근을 확인한 다음, 열두째 갈비뼈 방향으로 위쪽과 안쪽으로, 엉덩뼈능선을 향하여 아래쪽과 안쪽으로, 허리뼈의 가로돌기를 향하여 직접 안쪽으로 촉진한다(그림 17-28).
5. 일단 허리네모근을 확인하면, 환자를 이완시키고 기초 긴장 상태를 촉진하여 평가한다.

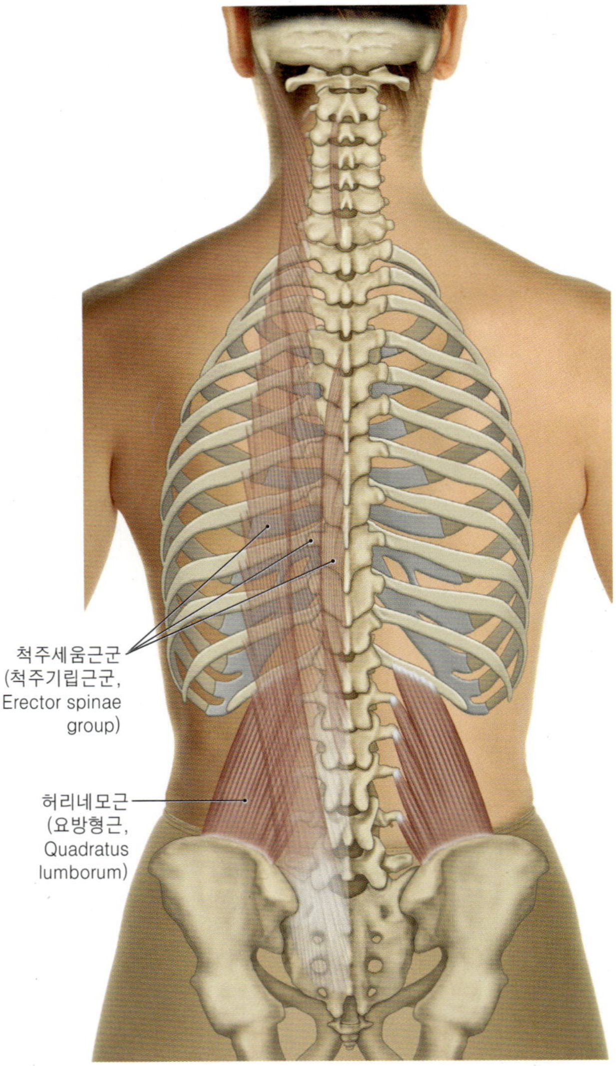


**그림 17-25.** 오른쪽 허리네모근의 뒤쪽 그림. 왼쪽 허리네모근과 투명하게 그린 왼쪽 척주세움근이 잘 나타나 있다.



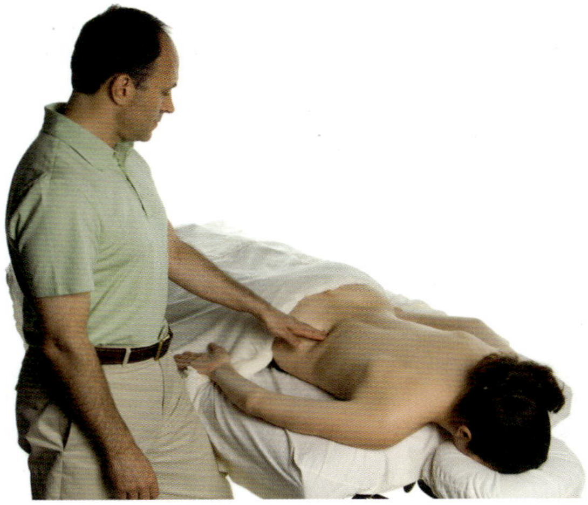

**그림 17-26.** 엎드린 자세에서 오른쪽 허리네모근의 촉진을 위한 시작 자세.

## 허리네모근(요방형근, Quadratus lumborum; QL) – 엎드린 자세(Prone) *(계속)*

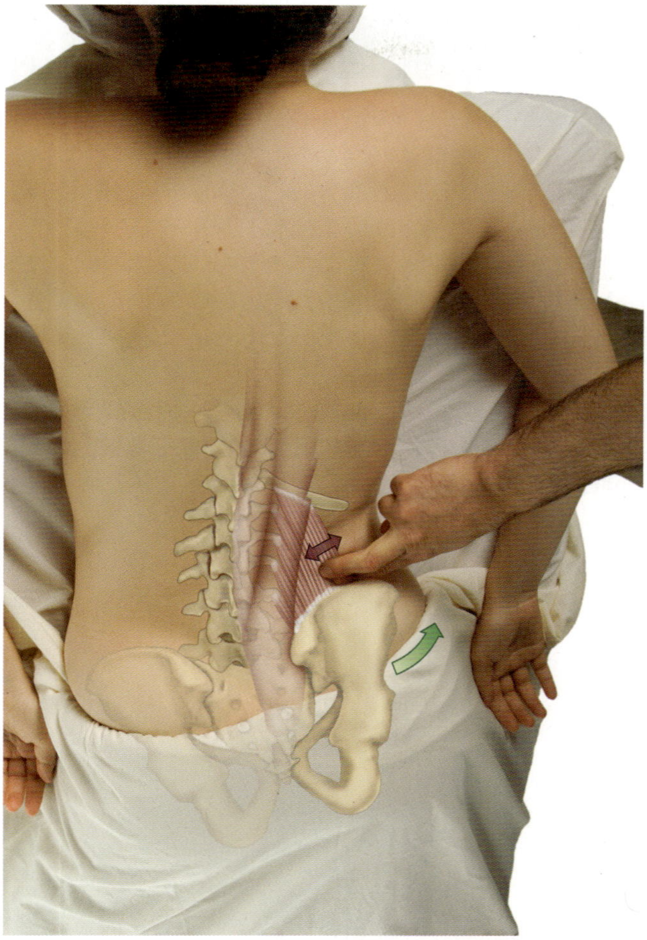

그림 17-27. 환자의 골반 오른쪽을 올리도록 하고 오른쪽 허리네모근을 촉진한다. 오른쪽 척주세움근군의 경계선은 투명하게 표시되어 있다.

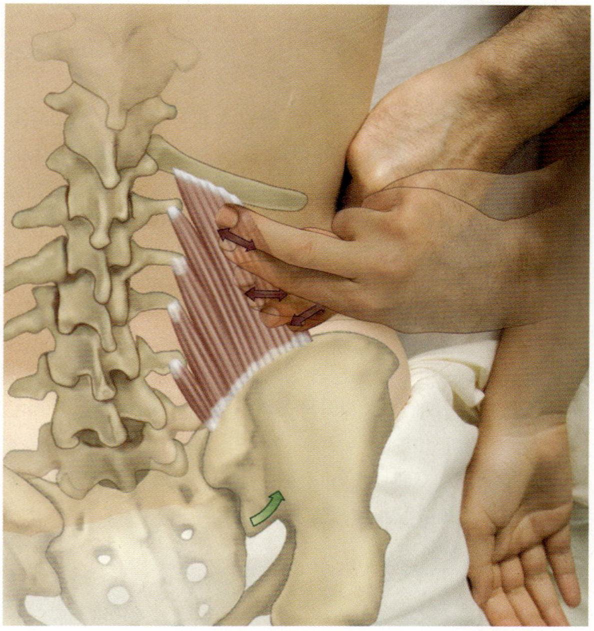

그림 17-28. 일단 허리네모근을 확인하면, 갈비뼈, 가로돌기, 엉덩뼈 부착 부위 세 방향으로 촉진한다.

### 촉진 시 주의사항

1. 허리네모근은 척주세움근이 두껍기 때문에 척주세움근을 통해 촉진될 수 없다. 허리네모근을 성공적으로 촉진하려면, 치료사는 척주세움근의 가쪽에 있어야 하며 압력을 안쪽 방향으로 세게 가하면서 눌러야 한다.
2. 그림 17-28에서 환자의 척주세움근의 가쪽에서 허리네모근에 접근할 수 있다. 그러나 척주세움근 가쪽의 허리네모근의 노출 부위는 환자마다 다르다. 일부 개인에서는 척주세움근이 더 넓고 허리네모근이 더 좁아서 척주세움근의 가쪽에서 접근할 수 있는 허리네모근이 거의 없다.
3. 근육의 촉진을 위하여 깊게 누를 때마다 항상 견고하지만 천천히 누른다. 환자에게 심호흡을 하도록 요청한 다음 환자가 숨을 내쉴 때 천천히 누른다. 이 방법을 2~3회 시행하고 천천히 허리네모근에 접근하기 위해 약간 더 깊게 누른다.
4. 일반적으로 허리네모근의 갈비뼈와 엉덩뼈능선 부착 부위는 촉진하기 쉬지만, 가로돌기 부착 부위는 촉진하기 가장 어렵다.

### 대안 촉진 자세 – 옆으로 누운 자세

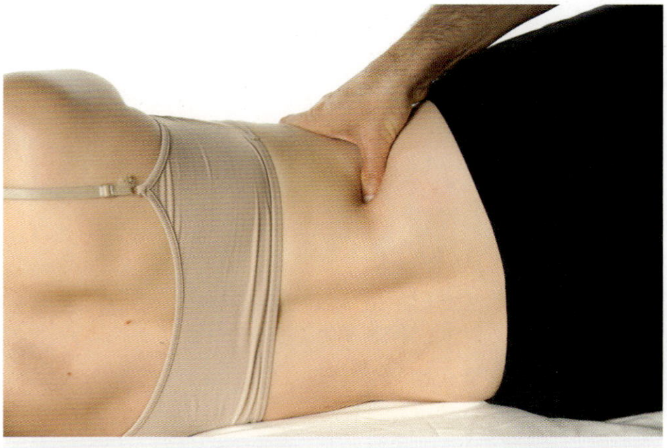

그림 17-29. 환자의 옆으로 누운 자세에서 허리네모근은 쉽게 촉진된다. 환자가 엎드린 자세에서 촉진하는 손가락이 척주세움근의 가쪽에 먼저 위치하도록 한다. 이 위치에서 허리네모근의 힘살과 부착 부위에 접근하기 위해 테이블 쪽으로 누른다.

17

## 허리네모근(요방형근, Quadratus lumborum; QL) – 엎드린 자세(Prone) *(계속)*

### 통증 유발점(Trigger points)

1. 허리네모근(QL)의 통증 유발점은 근육의 급성 또는 만성 과사용(예: 무거운 물건을 반복하여 들기, 몸통을 굽혀서 숙이기), 근육을 스트레칭하는 동안 갑작스러운 과부하(예: 척추 굽힘 시, 특히 반대쪽 가쪽 굽힘 또는 양쪽 돌림과 함께), 등허리척추뼈의 관절 기능장애, 비대칭적으로 짧은 다리, 뒷주머니에 지갑을 넣고 다니기 등으로 인해 발생하거나 지속된다.
2. QL의 통증 유발점은 일반적으로 깊게 느껴지는 요통, 때때로 날카롭게 찌르는 듯한 통증(통증은 안정 시에도 느낄 수 있지만, 서 있을 때나 앉아 있을 때 더욱 심해짐), 수면장애[넙다리뼈 큰돌기(greater trochanter)로 전이되는 통증이 원인임], 침대에서 돌아 누울 때의 통증, 침대나 의자에서 일어날 때의 통증, 기침이나 재채기할 때의 심한 통증, 척추굽힘과 반대쪽 가쪽 굽힘의 감소, 같은쪽 골반 상승, 반대쪽으로 튀어나오는 척주옆굽음증(scoliosis)을 일으킨다. 남성의 경우는 음낭과 고환의 샅고랑 부위까지 연관통을 일으킨다.
3. QL 통증 유발점의 연관통은 척주세움근, 가로돌기가시근군, 엉덩허리근, 큰볼기근, 중간볼기근 및 작은볼기근, 궁둥구멍근, 엉덩관절의 다른 깊은 가쪽 돌림근의 통증 유발점의 연관통과 구분하여야 한다.
4. QL 통증 유발점은 간혹 엉치엉덩관절 기능장애, 허리디스크증후군, 엉덩뼈신경통, 넙다리돌기 윤활낭염(trochanteric bursitis)으로 오진될 수 있다.
5. 관련된 통증 유발점은 종종 반대쪽 QL, 같은쪽 척주세움근군, 가로돌기가시근군(TS group), 작은볼기근, 중간볼기근, 큰볼기근, 엉덩허리근, 궁둥구멍근 및 엉덩관절의 다른 깊은 가쪽 돌림근, 배바깥빗근에서 발생할 수 있다.

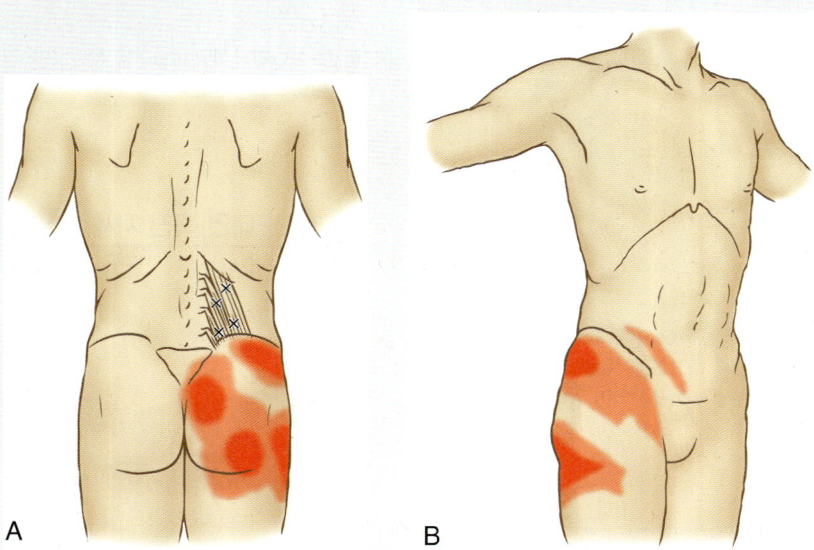


**그림 17-30. A,** 허리네모근에서 흔히 나타나는 통증 유발점 및 연관통 부위의 뒤쪽 그림. **B,** 허리네모근의 나머지 전이 지역을 보여 주는 앞가쪽 그림.

## 허리네모근(요방형근, Quadratus lumborum; QL) – 엎드린 자세(Prone)

### 허리네모근의 스트레칭(Stretching the quadratus lumborum)

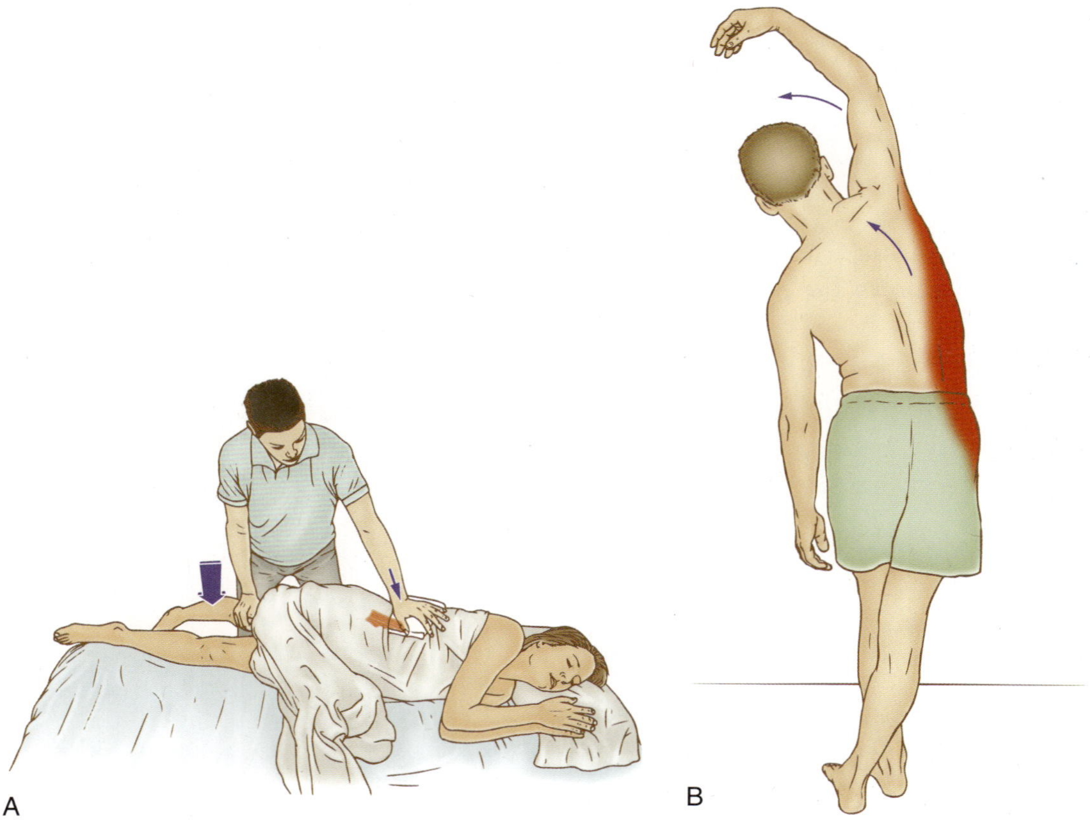


**그림 17-31.** 오른쪽 허리네모근의 스트레칭. **A,** 치료사 보조 스트레칭. 치료사는 환자의 허벅지 가쪽 끝부분(다리가 아님)에 몸을 붙인다. 환자의 가슴을 치료사의 왼손으로 안정화시키고, 편안함을 위해 쿠션을 사용한다. **B,** 자가관리 스트레칭. 환자는 왼발을 오른발 앞에 놓은 다음, 팔을 머리 위로 들어 왼쪽으로 가져온 상태에서 몸통을 왼쪽 옆으로 구부린다. 허리네모근의 다른 스트레칭 방법은 그림 18-18을 참조한다.

**촉진 시 핵심 포인트**

척주세움근의 가쪽에서 안쪽으로 누른다.

## 가시사이근(극간근, Interspinales) - 앉은 자세(Seated) (계속)

### 부착 부위

- □ 가시돌기에서 기시하여
- □ 바로 위쪽의 가시돌기(허리뼈와 목뼈 부위에서)에 부착되어 있다.

### 작용

- □ 척추관절에서 목과 몸통을 편다.

#### 시작 자세(그림 17-33)

- 환자는 앉은 자세를 취한다.
- 치료사는 환자의 뒤에 앉는다.
- 촉진하는 손은 허리뼈 부위에서 2개의 가시돌기 사이에 놓는다(그림 17-33, 17-34는 2개의 가시사이근을 보여 줌. 그리고 환자를 만지는 2개의 촉진 손가락이 보임).
- 보조하는 손은 환자의 위쪽 몸통에 놓는다.

#### 촉진 과정

1. 허리뼈의 인접한 2개의 가시돌기 사이에 촉진하는 손가락을 놓고 환자에게 약간 앞으로 구부리도록 요청하여 가시돌기 사이의 가시사이근을 느낀다.
2. 약간 굽힌 자세에서 환자에게 해부학적 자세로 등을 펴게 요청하여 가시사이근의 수축을 느낀다. 필요한 경우 보조하는 손으로 환자가 몸을 펴는 데 저항을 준다(그림 17-34).
3. 이 절차는 다른 가시돌기 사이에서의 가시사이근에 대해 반복될 수 있다.
4. 일단 가시사이근을 확인하면, 환자에게 근육을 이완시키도록 하여 기초 긴장 상태를 촉진하여 평가한다.

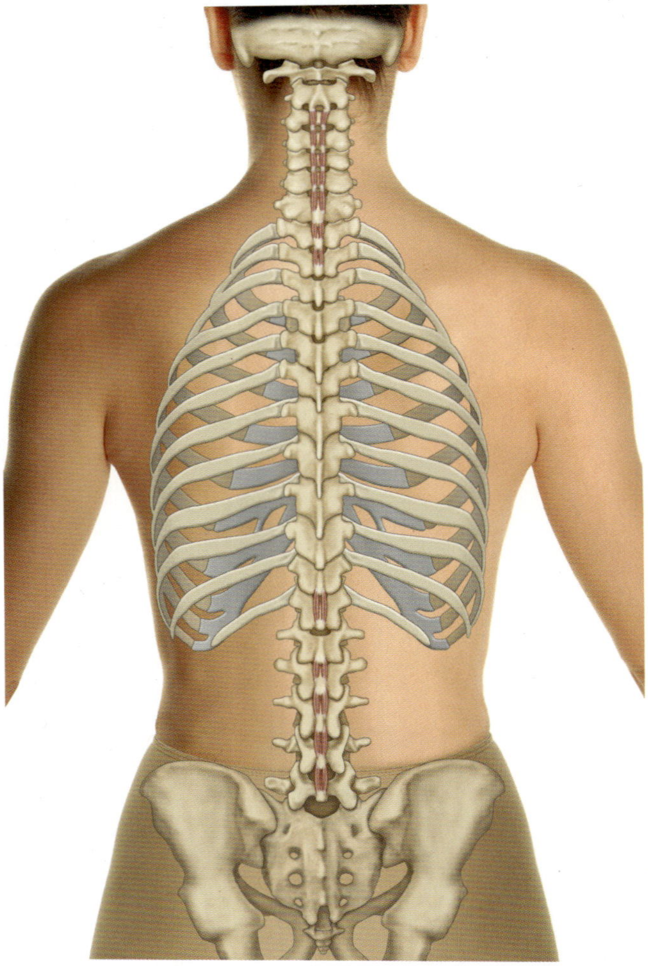

**그림 17-32.** 오른쪽과 왼쪽 가시사이근의 뒤쪽 그림.

17

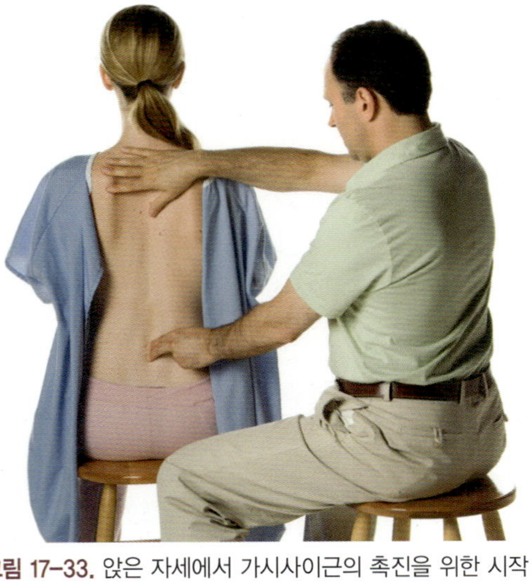

**그림 17-33.** 앉은 자세에서 가시사이근의 촉진을 위한 시작 자세.

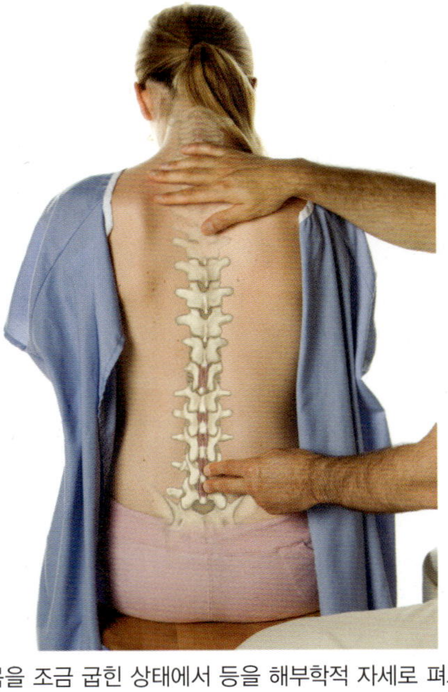

**그림 17-34.** 몸을 조금 굽힌 상태에서 등을 해부학적 자세로 펴고 가시사이근을 촉진한다.

## 가시사이근(극간근, Interspinales) – 앉은 자세(Seated) *(계속)*

### 촉진 시 주의사항

1. 가시사이근은 일반적으로 허리뼈와 목뼈 부위에만 위치한다. 더 세부적으로, 이들은 C2와 T2 사이, T11과 T12, L1과 L5 사이에 위치한다. 그러나 변이가 있을 수 있으며 종종 다른 위치, 즉 상부 또는 하부 등뼈에서 발견된다.
2. 허리를 구부리면 가시돌기 사이의 공간이 열려 가시사이근에 더 쉽게 접근할 수 있다. 그러나 환자가 허리를 너무 많이 굽히면 이 부위의 표면 연부조직이 스트레칭되고 팽팽해져 가시사이근에 대한 접근이 제한된다.
3. 허리 및 목뼈 영역의 굽은 곡선 때문에 가시사이근을 만져 보고 분별하기 어려울 수 있다. 일반적으로 허리가시사이근은 목가시사이근보다 촉진하기 쉽다.

### 대안 촉진 자세 – 엎드린 자세

가시사이근은 엎드린 자세에서 촉진할 수 있다. 환자의 배 아래에 베개를 받쳐서 허리의 가시돌기사이의 공간이 넓어지도록 한다.

### 통증 유발점(Trigger points)

참고: 가시사이근의 통증 유발점 패턴과 연관통은 명확히 구분되거나 밝혀지지 않았다.

## 가시사이근의 스트레칭(Stretching the interspinales)

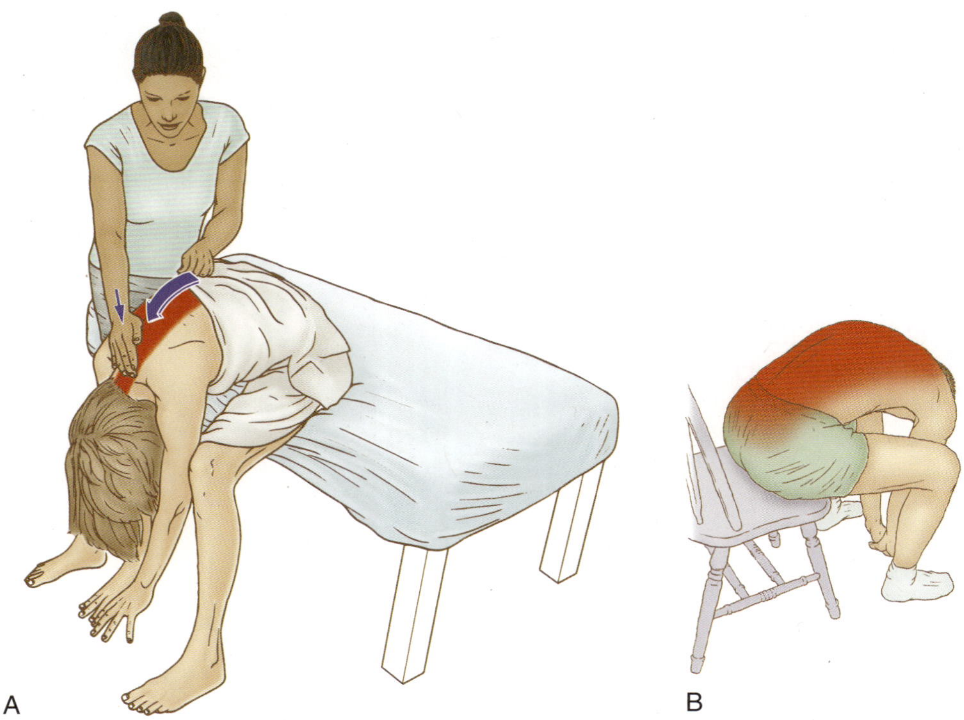


**그림 17–35.** 양쪽 가시사이근의 스트레칭. **A**, 치료사 보조 스트레칭. 치료사의 다른 손으로 드레이프를 잡고 고정한다. **B**, 자가 관리 스트레칭. 참고: 치료사 보조 스트레칭이나 자가 관리 스트레칭 모두 앉은 자세로 돌아갈 때 환자가 아래팔을 허벅지에 올려놓고 몸을 밀어 올리는 것이 가장 좋다.

## 가시사이근(극간근, Interspinales) - 앉은 자세(Seated)

### 인접 근육(Detour)

**가로돌기사이근(횡돌기간근, intertransversarii)과 갈비올림근(늑골거근, levatores costarum)**

'가로돌기사이근'이라고 불리는 근육은 척추의 목과 허리 부위의 인접한 가로돌기 사이에 위치하고, 척추관절에서 목과 몸통을 옆으로 구부린다. 이 근육은 매우 작고 깊게 위치하여 인접한 연부조직에서 구분하고 촉진하는 것은 거의 불가능하다.

'갈비올림근'이라고 불리는 근육은 C7~T11의 가로돌기와 열두 개 갈비뼈 사이에 있는 등뼈 부위에 위치한다. 그들의 작용은 갈비뼈를 들어 올리는 것이다. 갈비올림근은 또한 아주 작고 깊게 위치하고 있어서 촉진하기가 쉽지 않다. 촉진을 시도하는 경우 환자를 엎드리게 하고 척주세움근과 갈비뼈각 사이에 촉진하는 손가락을 놓은 다음, 환자에게 천천히 심호흡을 하게 한다. 환자의 들숨(흡기) 시에 갈비올림근의 수축을 느껴 본다.

참고: 가로돌기사이근과 갈비올림근의 통증 유발점과 연관통 부위는 구분할 수 없고 아직 명확히 밝혀지지 않았다.

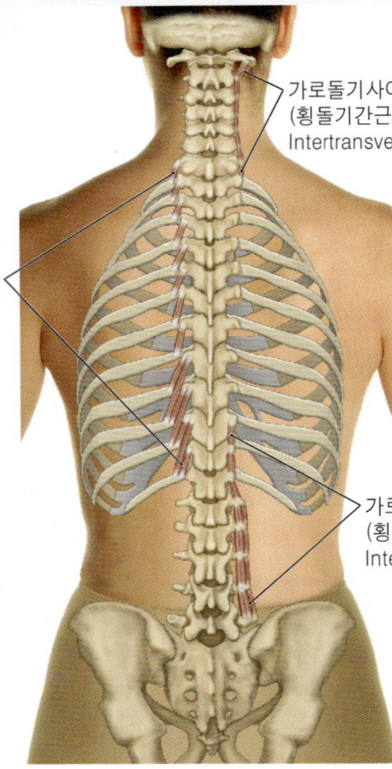


**그림 17-36.** 가로돌기사이근을 보여 주는 오른쪽 뒤쪽 그림과 갈비올림근을 나타낸 왼쪽 뒤쪽 그림.

### 촉진 시 핵심 포인트

가시돌기 사이를 촉진한다.

## 바깥갈비사이근(외늑간근, External intercostals)과 속갈비사이근(내늑간근, Internal intercostals) – 옆으로 누운 자세(Side lying) (계속)

### 부착 부위

□ 갈비뼈에서 기시하여
□ 바로 위 갈비뼈에 부착되어 있다(갈비사이공간에 위치).

### 작용

□ 갈비사이근은 복장갈비관절(흉늑관절)과 갈비척추관절에서 갈비뼈를 올리거나 내린다(위갈비사이근은 일반적으로 들숨 시 갈비뼈를 적극적으로 올리고, 아래갈비사이근은 일반적으로 날숨 시 갈비뼈를 적극적으로 내림).
□ 바깥갈비사이근과 속갈비사이근 둘 다 척추관절에서 몸통을 옆으로 굽힌다.
□ 바깥갈비사이근은 척추관절에서 몸통을 반대쪽으로 돌린다.
□ 속갈비사이근은 척추관절에서 몸통을 같은쪽으로 돌린다.

#### 시작 자세(그림 17-38)

- 환자는 옆으로 누운 자세를 취한다.
- 치료사는 환자의 뒤에 선다.
- 촉진하는 손가락을 옆구리에서 갈비사이공간(2개의 갈비뼈 사이)에 놓는다(그림 17-38과 17-39에서 2개의 갈비사이근의 촉진을 보여 줌).

#### 촉진 과정

1. 갈비사이공간을 확인하기 위해 몸통 가쪽에서 갈비뼈의 단단한 질감을 느낀 다음, 촉진 손가락을 갈비사이공간으로 떨어뜨린다(그림 17-39).
2. 일단 확인하면, 갈비사이공간을 최대한 앞쪽과 뒤쪽으로 촉진한다.
3. 갈비사이근의 위치를 찾으면, 환자에게 가볍게 호흡을 시켜 이완하고 기초 긴장 상태를 촉진하여 평가한다.

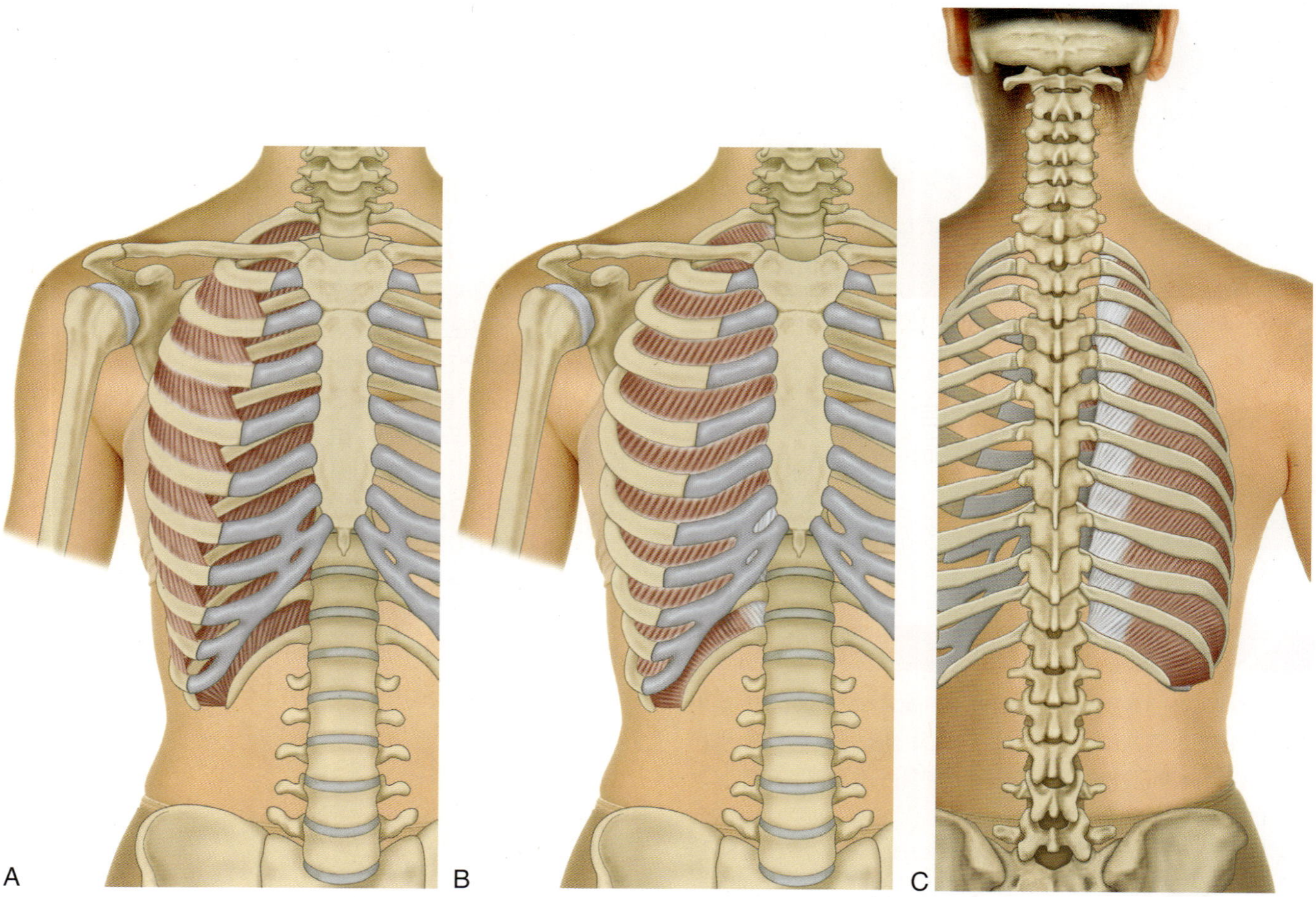


그림 17-37. 오른쪽 갈비사이근의 그림. A, 오른쪽 바깥갈비사이근의 앞쪽 그림. B, C, 오른쪽 속갈비사이근의 앞쪽과 뒤쪽 그림.

17

## 바깥갈비사이근(외늑간근, External intercostals)과 속갈비사이근(내늑간근, Internal intercostals) – 옆으로 누운 자세(Side lying) (계속)

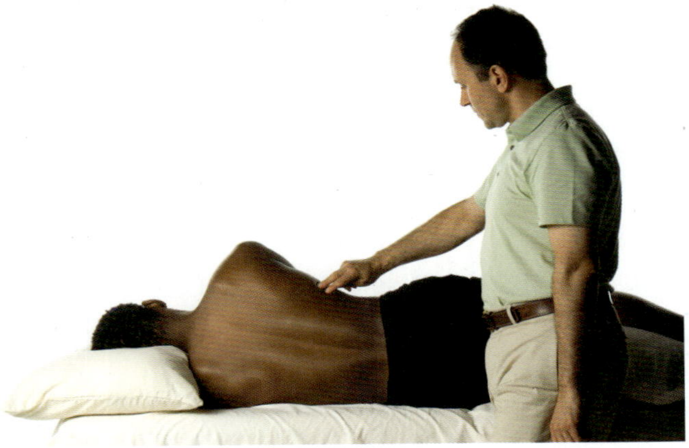

그림 17–38. 옆으로 누운 자세에서 바깥갈비사이근과 속갈비사이근의 촉진 시작 자세.

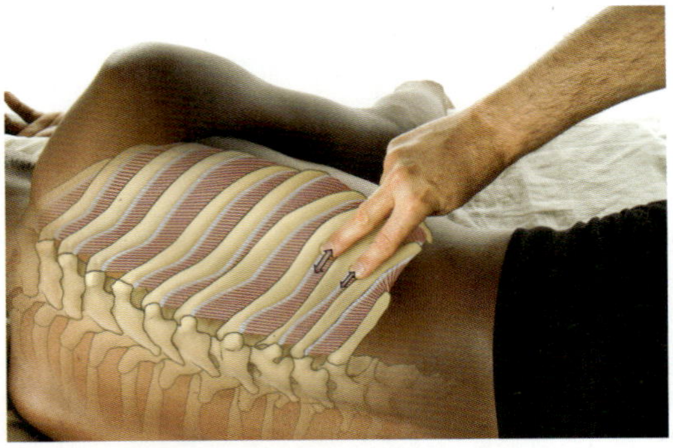

그림 17–39. 몸통 가쪽에서 갈비뼈 사이에 위치한 오른쪽 갈비사이근의 촉진.

### 촉진 시 핵심 포인트

먼저 다른 근육 조직에 깊지 않은 갈비사이공간을 확인한다.

### 촉진 시 주의사항

1. 환자에게 심호흡을 하게 요청하면, 갈비뼈가 약간 벌어져서 갈비사이공간이 증가되고, 갈비사이근에 더욱 잘 접근할 수 있게 된다.
2. 바깥갈비사이근을 속갈비사이근과 구분하는 것은 매우 어렵다(그 반대의 경우도 마찬가지임).
3. 몸통의 모든 근육[갈비밑근(subcostales), 가슴가로근(흉횡근, transversus thoracis) 제외)]은 갈비사이근보다 얕게 위치하므로 촉진이 가능하다. 어떤 경우에는 이렇게 얕게 위치한 근육들이 가늘고 충분히 이완되어 있어 깊은 위치의 갈비사이근을 촉진할 수 있다. 그러나 다른 경우에는 얕게 위치한 근육들이 두껍거나 너무 빽빽해서 밑에 있는 갈비사이근을 식별할 수 없다.
4. 속갈비사이근만 갈비연골 사이 공간에 위치한다. 바깥갈비사이근의 근육섬유는 척추에 더 뒤쪽으로 위치한다.

### 대안 촉진 자세 – 엎드린 자세

갈비사이근은 몸통의 앞쪽, 옆쪽, 뒤쪽에 모두 위치하므로 환자가 엎드린 자세나 바로 누운 자세에서 촉진할 수 있다.

### 통증 유발점(Trigger points)

1. 갈비사이근 통증 유발점은 근육의 급성 또는 만성 과사용(예: 장기간의 강제 호흡을 필요로 하는 과도한 운동, 만성 기침, 구역질 또는 몸통 회전), 외상(신체적 외상 또는 가슴 부위 수술), 갈비뼈 골절, 관절 기능이상, 대상포진, 가슴 내 심장 및 폐 상태로 인해 발생하거나 지속된다.
2. 갈비사이근 통증 유발점은 원래 통증 부위의 앞쪽이나 인접한 갈비사이공간으로 확산되어 국소 통증을 일으키거나, 더 심한 경우에는 반대쪽으로 가쪽 굽힘 또는 어느 방향으로든 돌림 시 몸통의 운동 범위가 감소하고, 팔을 움직일 때 통증 범위가 나타나며(가슴우리의 근막 당김으로 인해), 심호흡이나 기침, 재채기 시 어려움, 통증 유발점의 압력을 줘서 누워 있기 어려움을 유발한다.
3. 갈비사이근 통증 유발점의 연관통은 큰가슴근 및 작은가슴근, 앞톱니근, 아래뒤톱니근, 빗장밑근, 몸통의 척주세움근 및 가로돌기가시근, 배곧은근, 배바깥빗근, 어깨올림근, 목갈비근, 마름모근, 넓은등근의 연관통과 구분하여야 한다.
4. 갈비사이근의 통증 유발점은 때로 갈비관절 기능장애, 갈비연골염, 심근경색(또는 다른 가슴 내 상태), 대상포진으로 오진될 수 있다.
5. 연관된 통증 유발점은 종종 호흡기계의 다른 보조 근육과 큰가슴근에 나타난다.
6. 참고: (1) 일반적으로 바깥갈비사이근과 속갈비사이근의 연관통에는 차이가 없다. (2) 갈비사이근 통증 유발점은 앞가쪽과 뒤가쪽(또는 훨씬 앞쪽의 갈비연골사이)에 위치하는 경향이 있다.

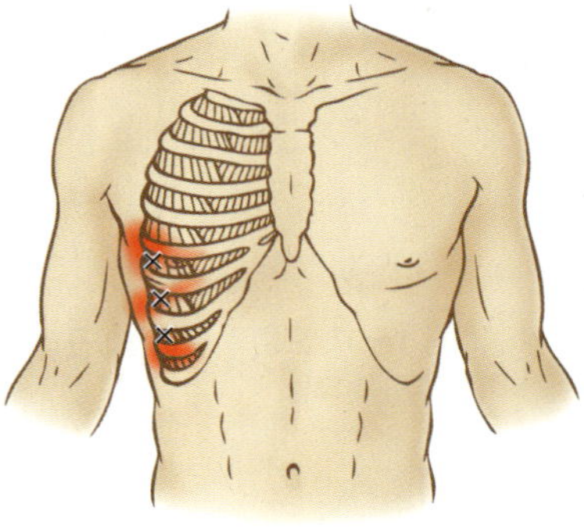

그림 17–40. 갈비사이근에서 흔히 나타나는 통증 유발점 및 연관통 부위를 보여 주는 앞쪽 그림.

## 바깥갈비사이근(외늑간근, External intercostals)과 속갈비사이근(내늑간근, Internal intercostals) – 옆으로 누운 자세(Side lying) (계속)

### 갈비사이근의 스트레칭(Stretching the intercostals)

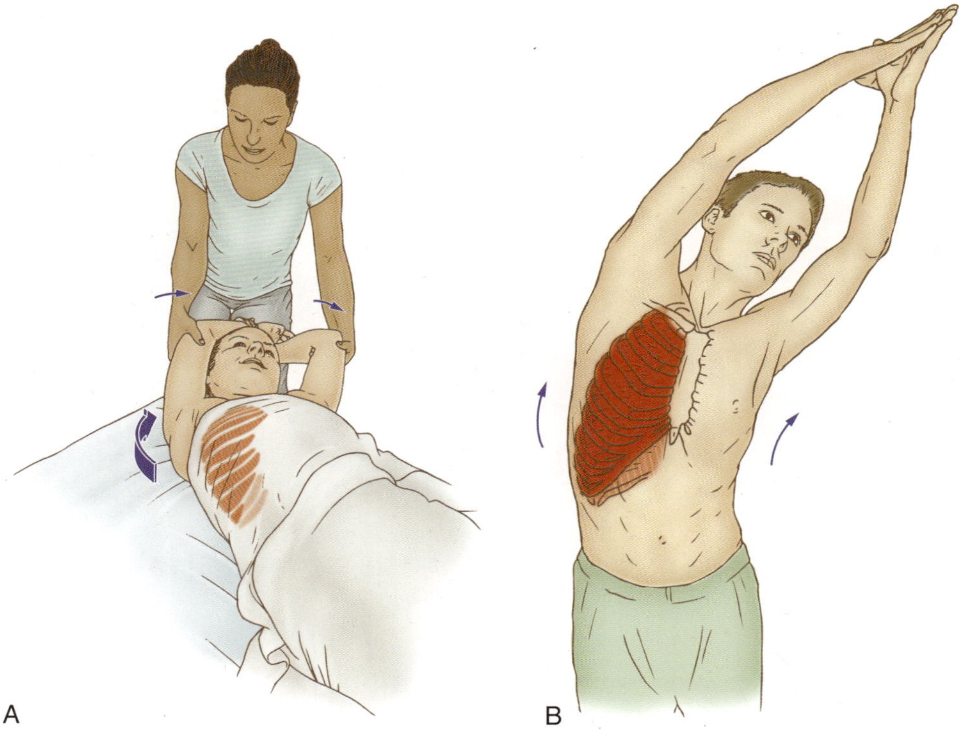


**그림 17-41.** 오른쪽 갈비사이근의 스트레칭. 환자의 몸통을 반대쪽(왼쪽)으로 구부린다. 가슴 부위를 가능한 한 넓게 확장되도록 구부리는 것이 중요하다. A, 치료사 보조 스트레칭. B, 자가 관리 스트레칭.

### 인접 근육(Detour)

**갈비밑근(늑하근, subcostales)과 가슴가로근(흉횡근, transversus thoracis)**

갈비밑근과 가슴가로근은 가슴우리(흉곽, ribcage) 속에 깊게 위치하여 촉진하거나 인접 근육과 구분하는 것은 불가능하다.

갈비밑근(그림 17–42A)은 열째~열두째 갈비뼈에서 여덟째~열째 갈비뼈에 부착되어 있다. 그들의 작용은 여덟째~열째 갈비뼈를 누르는 것이다. 갈비밑근을 촉진하기 위해 여덟째~열두째 갈비뼈 사이의 뒤쪽 갈비사이공간에 위치한 척주세움근의 가쪽 경계 바로 옆쪽을 촉진한다.

가슴가로근(그림 17–42B)은 복장뼈의 안쪽면, 칼돌기 및 인접한 갈비연골에서 기시하여 둘째~여섯째 갈비연골의 안쪽면까지 부착되어 있다. 그 작용은 둘째~여섯째 갈비뼈를 내린다. 가슴가로근을 촉진하기 위해 복장뼈 칼돌기 바로 옆쪽 또는 둘째~여섯째 갈비뼈 사이의 앞안쪽 갈비사이공간을 촉진한다.

참고: 갈비밑근과 가슴가로근 통증 유발점과 연관통 부위는 구분할 수 없고 명확하게 밝혀지지 않았다.

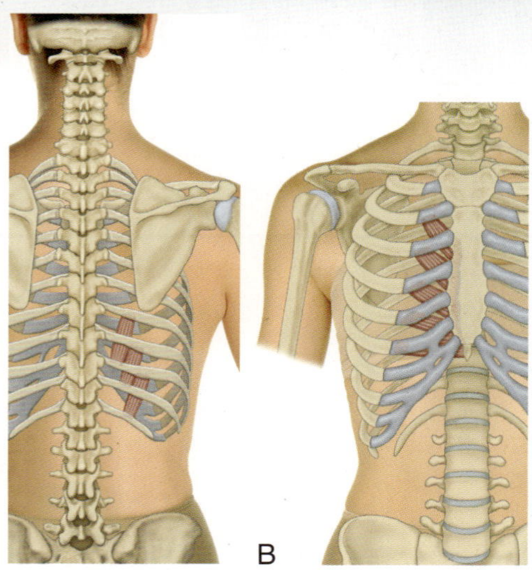


**그림 17-42.** 갈비밑근과 가슴가로근은 가슴우리 깊숙이 위치하기 때문에 인접 근육과 구분하여 촉진하는 것은 어렵다.

17

## 바깥갈비사이근(외늑간근, External intercostals)과 속갈비사이근(내늑간근, Internal intercostals) - 옆으로 누운 자세(Side lying)

### 인접 근육(Detour)

**앞쪽 가슴의 다른 근육들(other muscles of the anterior chest)**

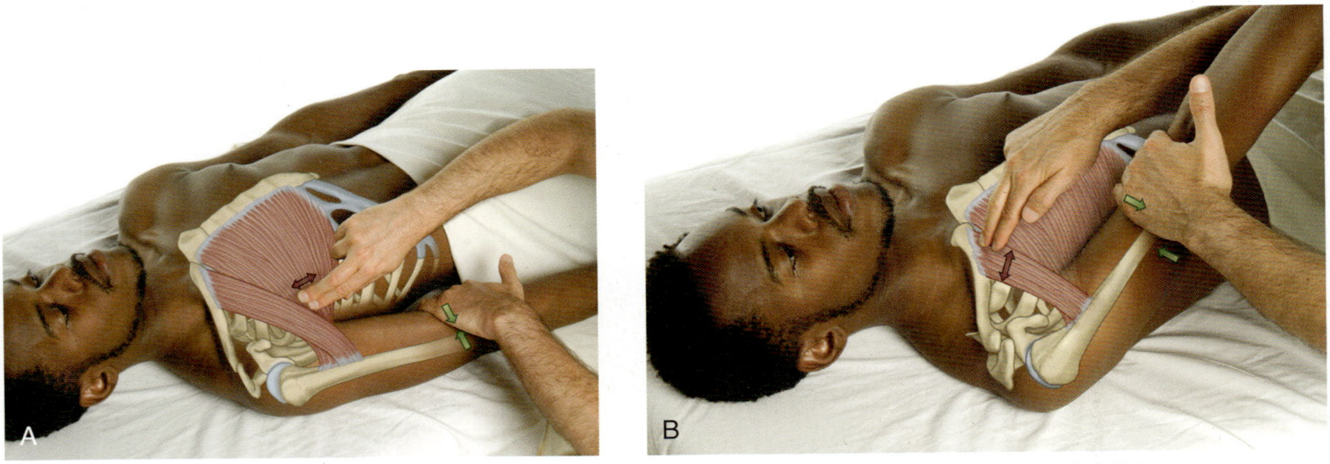


그림 17-43. 오른쪽 큰가슴근의 촉진. A, 환자가 저항에 대항하여 팔을 모을 때 복장갈비갈래를 촉진한다. B, 환자가 저항에 대항하여 팔을 구부리고 모을 때 빗장갈래를 촉진한다.

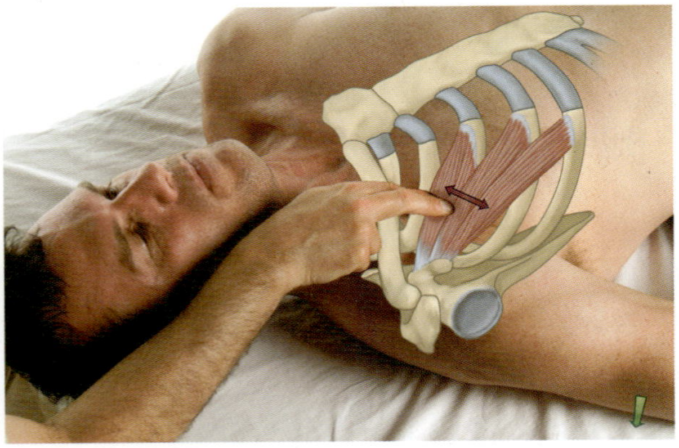

그림 17-44. 오른쪽 작은가슴근의 촉진. 환자는 바로 누운 자세에서 손을 허리 아래에 놓는다(이 그림에서는 보이지 않음). 그 다음, 환자는 손과 아래팔로 침대를 누르고 작은가슴근의 수축을 느낀다.

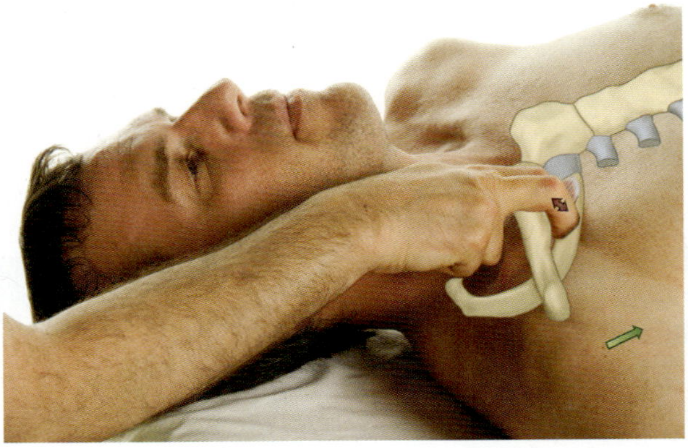

그림 17-45. 오른쪽 빗장밑근의 촉진. 환자에게 복장빗장관절에서 빗장뼈를 누르도록 요청하고[즉, 어깨이음대(어깨뼈와 빗장뼈)를 누르도록], 빗장밑근의 수축을 느낀다.

## 배곧은근(복직근, Rectus abdominis) – 바로 누운 자세(Supine) *(계속)*

### 부착 부위

- □ 두덩뼈(치골, pubic bone)의 능선과 두덩결합(symphysis)에서 기시하여
- □ 복장뼈의 칼돌기(xiphoid process)와 다섯째~일곱째 갈비뼈의 갈비연골에 부착되어 있다.

### 작용

- □ 척추관절에서 몸통을 굽힌다.
- □ 척추관절에서 몸통을 옆으로 구부린다.
- □ 허리엉치관절(lumbosacral)에서 골반을 뒤쪽으로 기울인다.

#### 시작 자세(그림 17-47)

- 환자는 바로 누운 자세를 취하고 작은 롤을 무릎 아래에 놓는다.
- 치료사는 환자의 옆에 선다.
- 촉진하는 손은 배의 정중선 바로 옆에 놓는다.

#### 촉진 과정

1. 환자에게 척추관절에서 몸통을 조금 앞으로 굽히게 하고(몸을 위로 둥글게 감듯이) 배곧은근의 수축을 느낀다(그림 17-48).
2. 배곧은근이 수축된 상태에서 근육섬유를 가로질러 옆으로(수직으로) 두드리면서 안쪽 및 가쪽 경계를 찾는다.
3. 근육섬유를 가로질러 수직으로 두드리면서 위쪽 부착 부위를 촉진한 다음, 아래쪽 부착 부위까지 촉진한다.
4. 일단 배곧은근을 확인하면, 환자를 이완시키고 기초 긴장 상태를 촉진하여 평가한다.

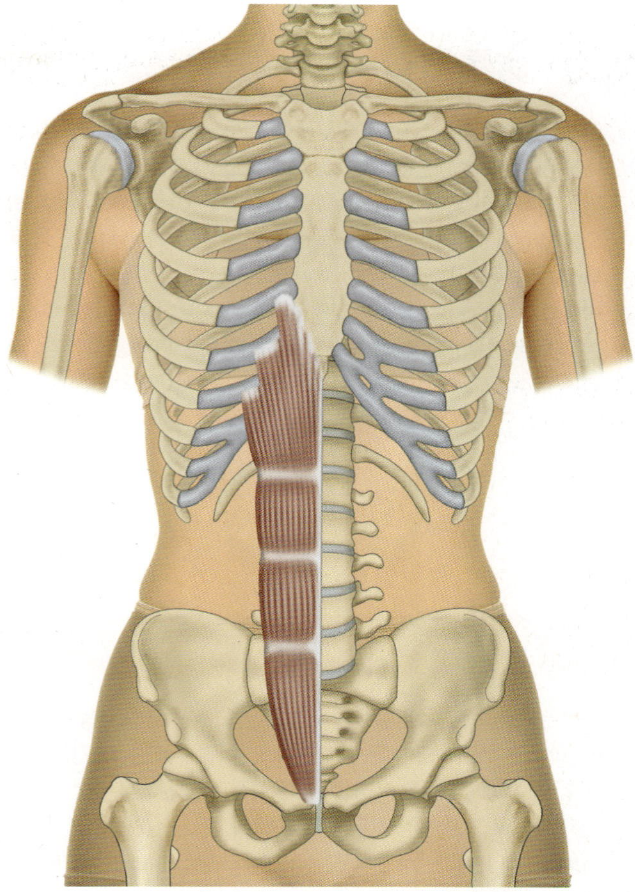

**그림 17-46.** 오른쪽 배곧은근의 앞쪽 그림.

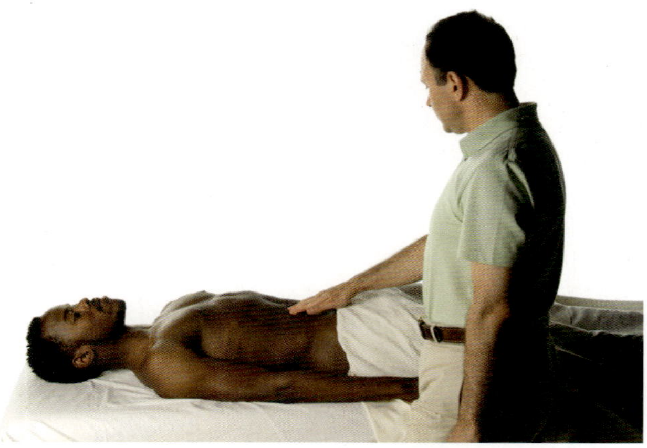

**그림 17-47.** 바로 누운 자세에서 오른쪽 배곧은근 촉진의 시작 자세.

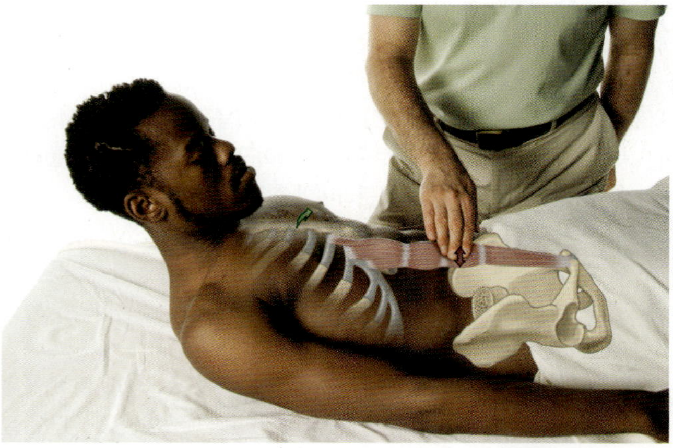

**그림 17-48.** 환자가 중력에 대항하여 몸통을 구부릴 때 오른쪽 배곧은근을 촉진한다. 보이는 바와 같이 근육섬유에 수직으로 촉진한다.

17

## 배곧은근(복직근, Rectus abdominis) – 바로 누운 자세(Supine) *(계속)*

### 촉진 시 주의사항

1. 배곧은근은 표면에 있어 잘 발달된 경우 눈으로도 확인이 가능하다. 배곧은근은 나눔힘줄(tendinous inscriptions) 때문에 4개의 분리된 박스 근육들이 보인다. 이 이유로 '식스 팩 근육(six-pack muscle)'으로 불린다. 하지만 '포 팩 근육(양쪽을 합치면 에이트 팩 근육)'이 더 정확할 듯하다.
2. 숙련되지 않은 치료사는 종종 두덩뼈의 아래 부착 부위까지 촉진하는 것을 두려워하는데, 이는 자칫하면 환자의 두덩뼈를 지나 성기에 접촉할 수 있기 때문이다. 두덩뼈 쪽으로 촉진할 때 정확성을 높이려면 배곧은근이 이완된 상태에서 배벽의 부드러운 부분까지 부드럽게 배를 누르는 것이 도움이 된다. 이런 식으로 두덩뼈(따라서 배곧은근의 아래 부착 부위)에 도달하면 두덩뼈의 딱딱한 느낌과 배벽의 부드러움을 쉽게 구분할 수 있다. 손의 자뼈 쪽이 45° 각도로 아래를 향하여 환자를 누르면서 이 촉진을 수행하는 것이 두덩뼈를 찾는 데 효과적이다.
3. 배벽 앞의 정중선에는 배곧은근이 유일하게 존재하는 근육이다. 다른 3개의 배벽 근육들은 배곧은근의 가쪽에 위치한다.

### 통증 유발점(Trigger points)

1. 배곧은근의 통증 유발점은 근육의 급성 또는 만성 과사용(예: 크런치/컬업과 같은 과도한 운동, 변비가 있을 경우 배변 시 긴장, 만성 기침, 지속적이고 강한 복식 호흡), 직접적 외상(신체적 외상 또는 외과적 절개로 인한 손상), 내장 질환(예: 위장관 질환), 정서적 스트레스(배벽을 압박하는 보호대 착용 등)의 결과로 인해 발생하거나 지속된다.
2. 배곧은근의 통증 유발점은 심장 아래(위왼쪽에 있으면)에서 느껴지는 통증, 광범위한 배의 불편감, 속쓰림, 소화장애, 배경련, 구역, 구토, 설사 등의 내장 증상으로 나타날 수 있다. 또한 척수신경의 앞쪽 가지를 포착(죄임)하여 아랫배 및 골반 통증을 유발할 수 있다.
3. 배곧은근 통증 유발점의 연관통은 척주세움근, 가로돌기가시근, 배바깥빗근, 배속빗근, 배가로근, 갈비사이근, 큰가슴근, 아래뒤톱니근 통증 유발점의 연관통과 구분하여야 한다.
4. 배곧은근 통증 유발점은 종종 다양한 내장 질환[예: 소화궤양, 틈새탈장(열공탈장, hiatal hernia), 충수염, 장질환, 요로질환, 담낭염, 월경통 같은 부인과적 질환], 엉치엉덩관절과 허리척추관절의 기능장애로 오진될 수 있다.
5. 연관된 통증 유발점은 종종 다른 배벽 앞쪽 근육들(반대쪽 배곧은근, 같은쪽 및 반대쪽 배가로근, 배바깥빗근, 배속빗근)과 엉덩관절 모음근에서 나타난다.
6. 참고: 몸통의 등으로 전이되는 배곧은근의 통증은 종종 몸의 중앙선을 지나 등의 같은쪽 및 반대쪽 모두에서 느껴진다.

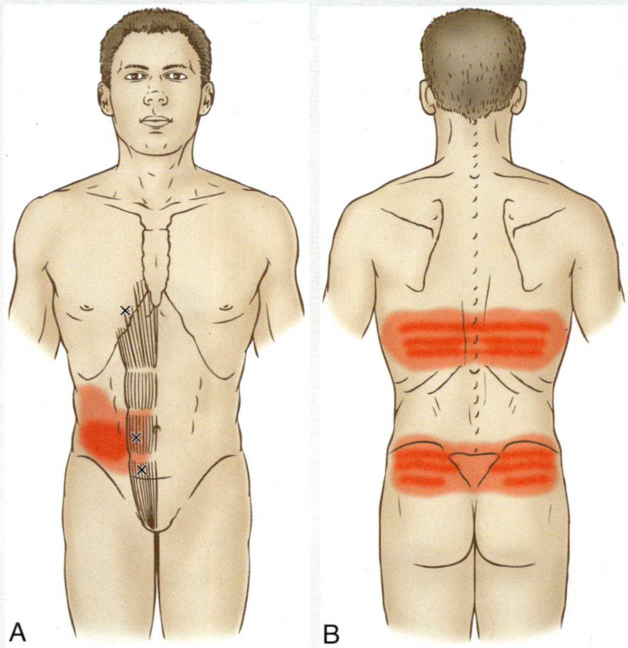


**그림 17-49.** **A,** 배곧은근에서 흔히 나타나는 통증 유발점 및 연관통 부위를 보여 주는 앞쪽 그림. **B,** 나머지 전이 지역을 보여 주는 뒤쪽 그림. 연관통은 뒤쪽으로 정중앙을 넘어가서 몸의 반대쪽에 나타난다는 점에 주목한다.

17

## 배곧은근(복직근, Rectus abdominis) – 바로 누운 자세(Supine)

### 배곧은근의 스트레칭(Stretching the rectus abdominis)

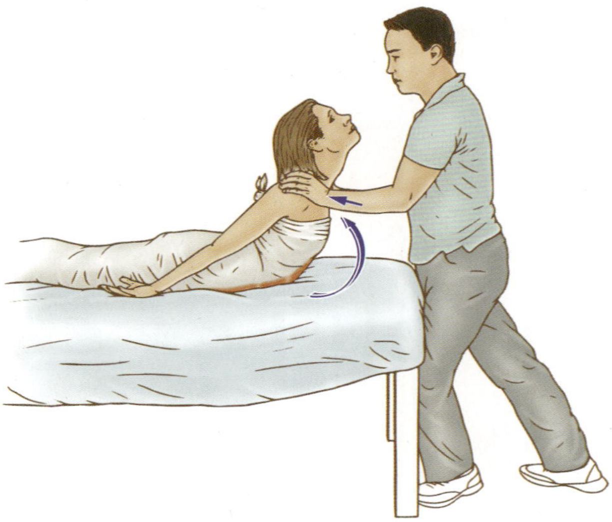

A

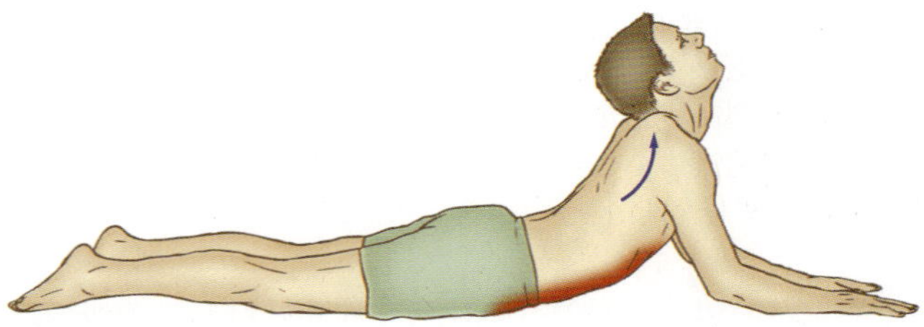

B

**그림 17–50.** 양쪽 배곧은근의 스트레칭. 몸통을 편다. 한쪽 근육의 스트레칭은 반대쪽에 가쪽 굽힘을 추가하여 향상시킬 수 있다. **A,** 치료사 보조 스트레칭. 드레이핑은 환자 뒤에서 묶거나 매듭을 짓는다. **B,** 자가 관리 스트레칭. 환자는 엎드린 자세에서 아래팔을 사용하여 몸통을 밀어서 펴도록 돕는다.

**촉진 시 핵심 포인트**

몸을 동그랗게 하고 정중선을 촉진한다.

## 배바깥빗근(외복사근, External abdominal obliques)과 배속빗근(내복사근, Internal abdominal obliques) – 바로 누운 자세(Supine) *(계속)*

### 배바깥빗근(외복사근, External abdominal oblique)

#### 부착 부위

- □ 배널힘줄(복부건막, abdominal aponeurosis), 두덩뼈(치골, pubic bone), 샅고랑인대(서혜부인대, inguinal ligament)와 앞쪽 엉덩뼈능선(장골능선, iliac crest)에서 기시하여
- □ 아래 8개의 갈비뼈에 부착되어 있다(그림 17–51A).

#### 작용

- □ 척추관절에서 몸통을 굽힌다.
- □ 척추관절에서 몸통을 옆으로 굽힌다.
- □ 척추관절에서 몸통을 반대로 돌린다.
- □ 허리엉치관절에서 골반을 뒤로 기울인다.
- □ 허리엉치관절에서 골반을 들어 올린다.
- □ 허리엉치관절에서 골반을 같은쪽으로 돌린다.
- □ 복부 내용물을 압박한다.

### 배속빗근(내복사근, Internal abdominal oblique)

#### 부착 부위

- □ 샅고랑인대, 엉덩뼈능선과 등허리근막에서 기시하여
- □ 아래 3개의 갈비뼈와 배널힘줄에 부착되어 있다(그림 17–51B).

#### 작용

- □ 척추관절에서 몸통을 굽힌다.
- □ 척추관절에서 몸통을 옆으로 굽힌다.
- □ 척추관절에서 몸통을 같은쪽으로 돌린다.
- □ 허리엉치관절에서 골반을 뒤로 기울인다.
- □ 허리엉치관절에서 골반을 들어 올린다.
- □ 허리엉치관절에서 골반을 반대쪽으로 돌린다.
- □ 복부 내용물을 압박한다.

#### 시작 자세(그림 17–52)

- 환자는 바로 누운 자세를 취하고 작은 롤을 무릎 아래에 놓는다.
- 치료사는 환자의 옆에 선다.
- 촉진하는 손은 복부의 앞가쪽에 놓는다.

17

#### 촉진 과정

1. 촉진하는 손을 엉덩뼈능선과 아래 갈비뼈 사이 앞가쪽 배벽에 놓고(배곧은근의 가쪽에 있는지 확인), 환자에게 몸통을 몸의 반대쪽으로 돌리도록 요청한 다음, 배바깥빗근의 수축을 느낀다(그림 17–53A).
2. 배바깥빗근의 섬유에 수직으로 두드리면서 배바깥빗근의 대각선 방향을 느껴 본다.
3. 배바깥빗근의 위쪽과 아래쪽 부착 부위로 계속 촉진해 간다.
4. 환자에게 척추관절에서 몸통을 굽히고 같은쪽으로 돌리도록 요청하고, 동일한 방법으로 배속빗근의 촉진을 반복한다(그림 17–53B).
5. 일단 배바깥빗근과 배속빗근을 확인하면, 환자가 근육을 이완시키게 하고 기초 긴장 상태를 촉진하여 평가한다.

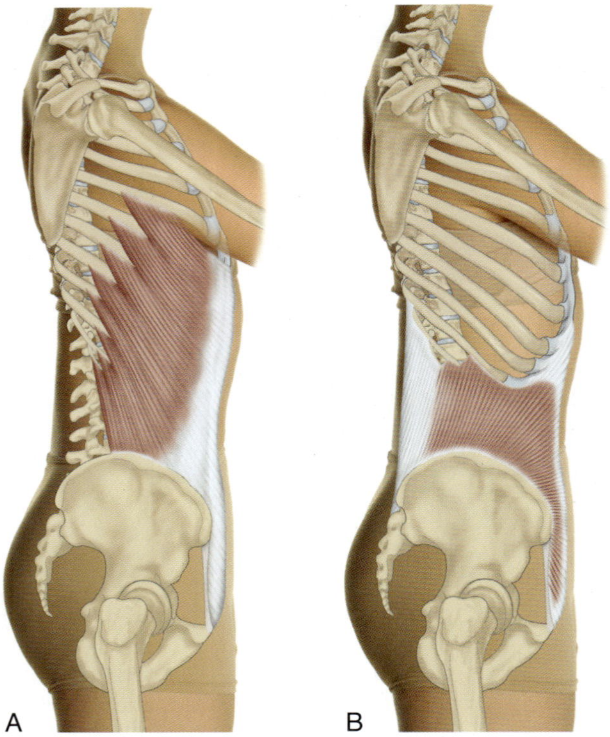


**그림 17–51.** 오른쪽 배빗근. **A,** 오른쪽 배바깥빗근의 가쪽 그림. **B,** 오른쪽 배속빗근의 가쪽 그림.

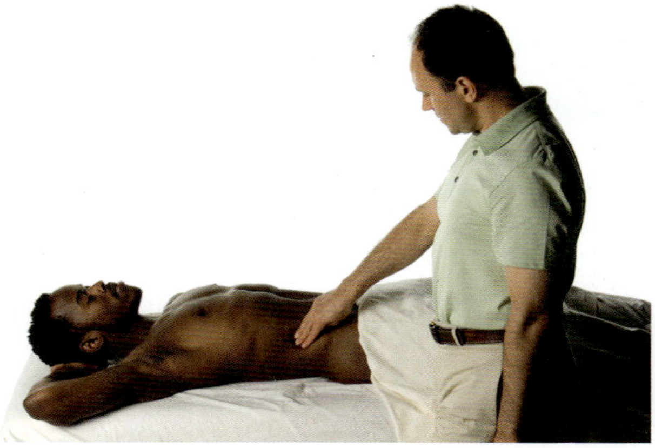

**그림 17–52.** 바로 누운 자세에서 오른쪽 배바깥빗근과 배속빗근의 촉진 시 시작 자세.

## 배바깥빗근(외복사근, External abdominal obliques)과 배속빗근(내복사근, Internal abdominal obliques) – 바로 누운 자세(Supine) *(계속)*

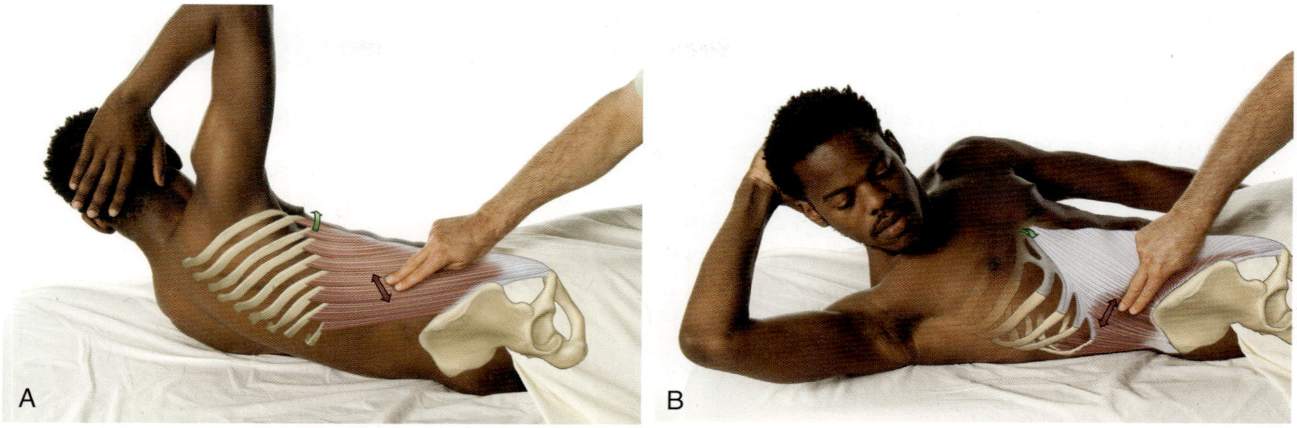


**그림 17-53.** 오른쪽 배바깥빗근과 배속빗근의 촉진. **A,** 환자가 중력에 저항하여 몸통을 굽히고 반대쪽(왼쪽)으로 회전할 때, 오른쪽 배바깥빗근을 촉진한다. **B,** 환자가 중력에 저항하여 몸통을 굽히고 같은쪽(오른쪽)으로 회전할 때, 오른쪽 배속빗근을 촉진한다.

### 촉진 시 주의사항

1. 환자에게 반대쪽 돌림(배바깥빗근 분리) 및 같은쪽 돌림(배속빗근 분리)을 요청할 때, 환자가 가능한 한 조금 굽히도록 하거나 그쪽에 있는 양쪽 배빗근이 수축하도록 한다.
2. 배바깥빗근의 섬유 방향은 외투 주머니의 방향과 비슷하다.
3. 각 배빗근의 섬유 방향을 감지하고 한쪽에서 배바깥빗근과 배속빗근을 구별하는 것은 어려울 수 있다.
4. 실제로 샅고랑인대는 배바깥빗근의 부착 부위가 아니다. 오히려 널힘줄의 부분이다.

### 대안 촉진 자세 – 옆으로 누운 자세나 엎드린 자세

배빗근이 몸통 가쪽에도 위치하고 심지어 등허리근막(흉요근막, thoracolumbar fascia)만큼 뒤쪽까지 부착되어(척추에 부착되어 있음) 있기 때문에 환자가 옆으로 누운 자세나 엎드린 자세에서도 촉진할 수 있다.

### 촉진 시 핵심 포인트

배바깥빗근 촉진을 위해 몸통을 굽히고 반대쪽으로 돌리게 한다.

배속빗근의 경우 몸통을 굽히고 같은쪽으로 돌리게 한다.

## 배바깥빗근(외복사근, External abdominal obliques)과 배속빗근(내복사근, Internal abdominal obliques) – 바로 누운 자세(Supine) *(계속)*

### 통증 유발점(Trigger points)

1. 배빗근의 통증 유발점은 근육의 급성 또는 만성 과사용(예: 크런치/컬업과 같은 과도한 운동, 변비가 있을 경우 배변 시 긴장, 만성 기침, 지속적이고 강한 복식 호흡), 직접적 외상(신체적 외상 또는 외과적 절개로 인한 손상), 내장 질환(예: 위장관 질환), 정서적 스트레스(배벽을 압박하는 보호대 착용 등)의 결과로 인해 발생하거나 지속된다.
2. 배빗근의 통증 유발점은 가슴 부위(특히 더 위쪽 통증 유발점), 배, 골반, 사타구니(특히 더 아래쪽 통증 유발점)에 통증을 유발할 수 있다. 속쓰림, 소화장애, 배경련, 구역, 구토, 설사 등의 내장 증상이 나타날 수 있다.
3. 배빗근 통증 유발점의 연관통은 배곧은근, 배가로근, 갈비사이근, 큰가슴근 통증 유발점의 연관통과 구분하여야 한다.
4. 배빗근의 통증 유발점은 종종 다양한 내장 질환(예: 소화궤양, 틈새탈장, 충수염, 장질환, 요로질환, 담낭염, 월경통 같은 부인과적 질환)으로 오진될 수 있다.
5. 연관된 통증 유발점은 종종 다른 배벽 앞쪽 근육들(반대쪽 배빗근, 같은쪽 및 반대쪽 배가로근, 배곧은근)과 엉덩관절 모음근에서 나타난다.
6. 참고: (1) 대부분의 경우 배바깥빗근과 배속빗근은 서로 인접하여 얕은 부위와 깊은 부위에 위치하며, 그 연관통도 서로 구분할 수 없다. 따라서 함께 논의된다(이에 대한 유일한 예외는 배속빗근을 덮지 않는 배바깥빗근의 위쪽 영역에 통증 유발점이 있다는 것이다). (2) 배빗근의 연관통이 때로 몸의 중앙선을 지나 몸의 같은쪽과 반대쪽 모두에서 느껴진다.

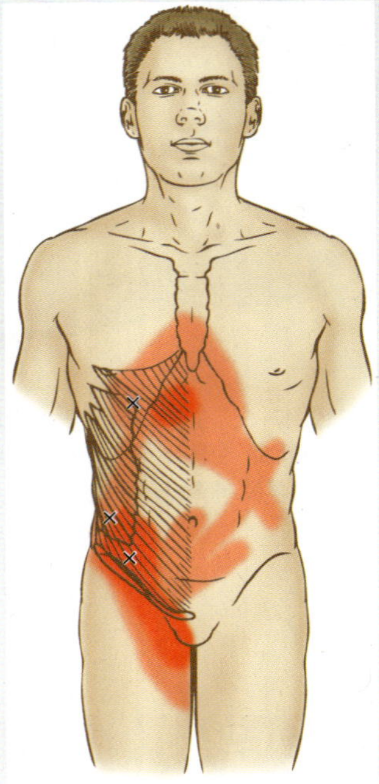

**그림 17-54.** 오른쪽 배바깥빗근과 배속빗근에서 흔히 나타나는 통증 유발점 및 연관통 부위를 보여 주는 앞쪽 그림. 이 그림에 나타난 위쪽 통증 유발점은 배바깥빗근의 통증 유발점이고, 아래쪽 통증 유발점은 배바깥빗근 또는 배속빗근의 통증 유발점이다. 참고: 연관통 부위는 몸의 중앙선을 지나 몸의 반대쪽에 나타날 수 있다.

## 배바깥빗근(외복사근, External abdominal obliques)과 배속빗근(내복사근, Internal abdominal obliques) – 바로 누운 자세(Supine) *(계속)*

### 배빗근의 스트레칭(Stretching the abdominal obliques)

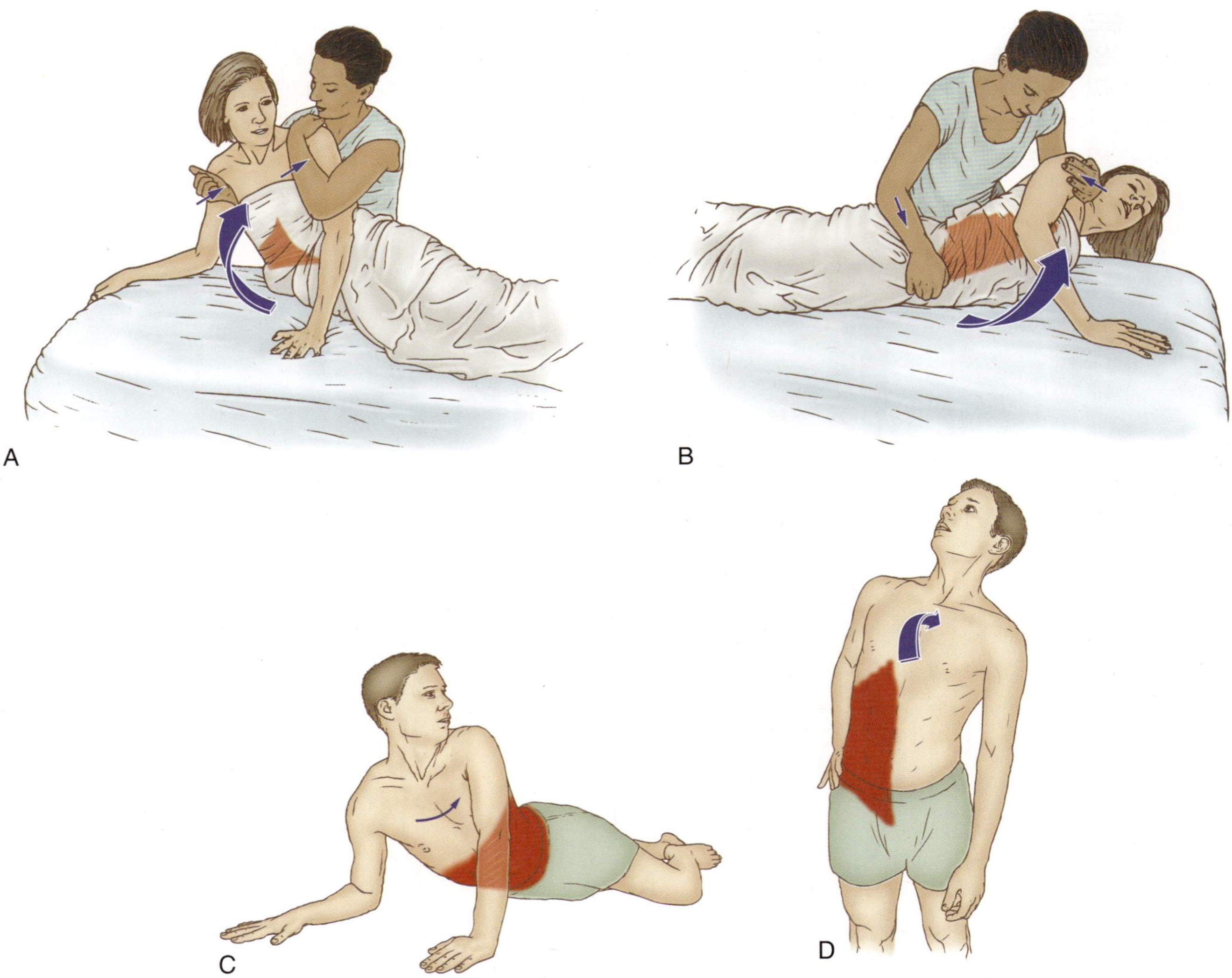

**그림 17-55.** 오른쪽 배빗근의 스트레칭. 오른쪽 배속빗근의 스트레칭을 하기 위해 환자의 몸통을 펴고 왼쪽 옆으로 굽힌 다음 왼쪽(반대쪽)으로 돌린다. 오른쪽 배바깥빗근의 스트레칭을 하기 위해 환자의 몸통을 펴고 왼쪽 옆으로 굽힌 다음 오른쪽(같은쪽)으로 돌린다. **A, B,** 배바깥빗근과 배속빗근의 치료사 보조 스트레칭. C, D, 배바깥빗근과 배속빗근의 자가 관리 스트레칭.

## 배바깥빗근(외복사근, External abdominal obliques)과 배속빗근(내복사근, Internal abdominal obliques) – 바로 누운 자세(Supine)

### 인접 근육(Detour)

**배가로근(복횡근, transversus abdominis; TA)**
배가로근(TA)은 샅고랑인대, 엉덩뼈능선, 등허리근막, 일곱째~열두째 갈비연골에서 기시하여 배널힘줄에 부착되어 있다. 배가로근은 복부 내용물을 압박하는 코르셋과 같은 역할을 한다. 배가로근은 코어/허리엉치뼈 안정화(다른 하나는 뭇갈래근)의 가장 중요한 두 근육 중 하나로 많은 사람들이 생각한다. 환자에게 세게 숨을 내쉬게 하고, 복부 내용물을 압박하도록 요청한다. 앞가쪽 배벽을 촉진하여 배가로근의 수축을 느낀다. 배가로근은 배바깥빗근과 배속빗근보다 깊이 위치하고, 복부 내용물을 압박할 때 같이 수축하므로 이 근육들과 구분하여 촉진하는 것은 불가능하다.

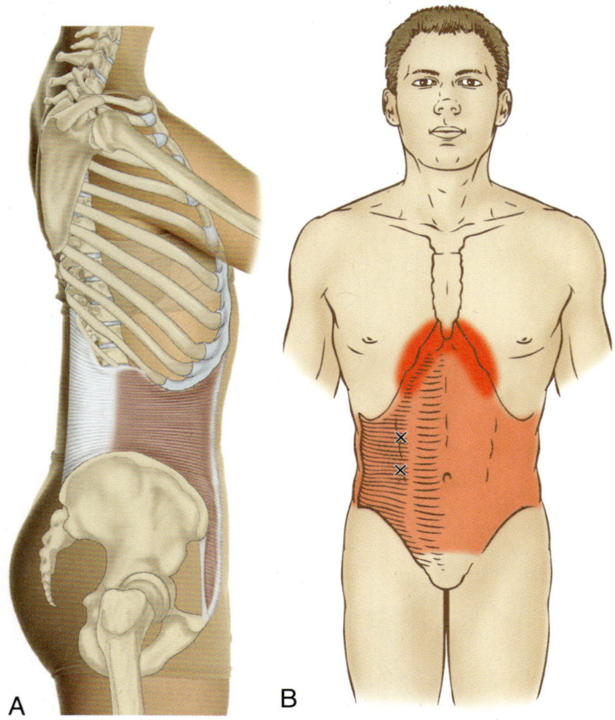


**그림 17–56.** 배가로근의 그림. **A,** 오른쪽 배가로근의 가쪽 그림. **B,** 오른쪽 배가로근에서 흔히 나타나는 통증 유발점과 연관통 부위. 참고: 연관통은 중앙선을 넘어가서 몸의 반대쪽에 나타날 수 있음에 주목한다.

## 가로막(횡격막, Diaphragm) – 바로 누운 자세(Supine) *(계속)*

### 부착 부위

□ 아래 6개의 갈비뼈 안쪽 면, 복장뼈의 칼돌기, L1~L3의 앞쪽 면에서 기시하여
□ 가로막의 중심힘줄(dome)에 부착되어 있다(근육의 가운데에 위치).

### 작용

□ 들숨 시 폐를 확장시켜 가슴 안의 부피를 증가시킨다.

#### 시작 자세(그림 17–58)

- 환자는 바로 누운 자세에서 작은 롤을 무릎 아래 놓고 엉덩관절에서 허벅지를 굽힌다.
- 치료사는 환자의 옆에 선다.
- 촉진하는 손가락은 앞가슴우리의 아래쪽 가장자리에 감듯이 놓는다.

#### 촉진 과정

1. 촉진하는 손가락을 앞가슴우리의 아래쪽 가장자리에 감듯이 놓고, 환자에게 심호흡을 하게 하고 천천히 숨을 내쉬도록 한다. 환자가 날숨 시에 손가락 끝을 가슴우리의 아래쪽 깊이 감듯이 촉진하여 가슴우리의 안쪽 면에 있는 가로막을 느낀다(그림 17–59).
2. 이 절차를 가슴우리 양쪽에서 가능한 한 앞뒤로 반복한다.
3. 가로막이 완전히 이완되는 날숨이 끝나는 시점에 가로막을 평가하여야 한다.

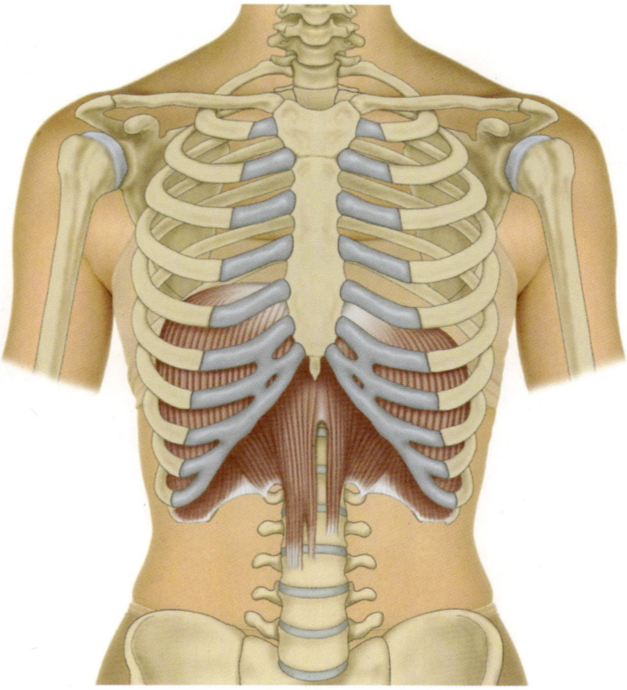

**그림 17–57.** 가로막의 앞쪽 그림.

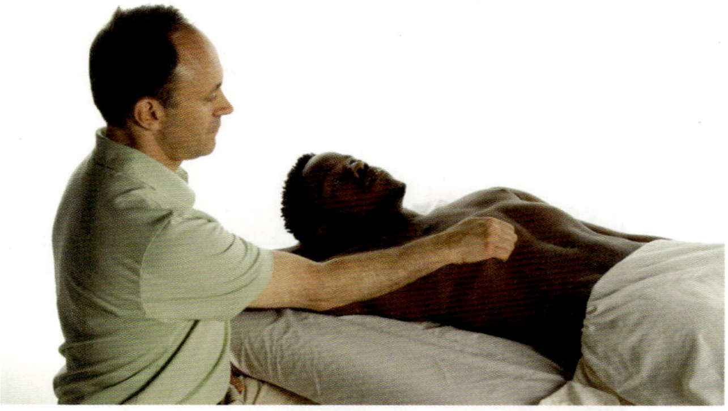

**그림 17–58.** 바로 누운 자세에서 가로막을 촉진하는 시작 자세.

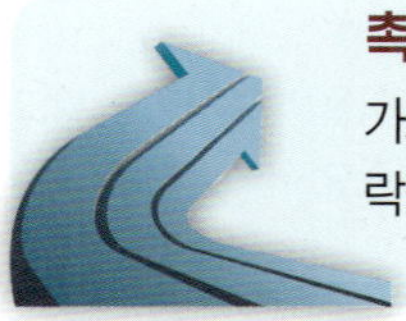

**촉진 시 핵심 포인트**

가로막 촉진을 위해 가슴우리 주위로 손가락을 감듯이 놓는다.

17

## 가로막(횡격막, Diaphragm) – 바로 누운 자세(Supine) *(계속)*

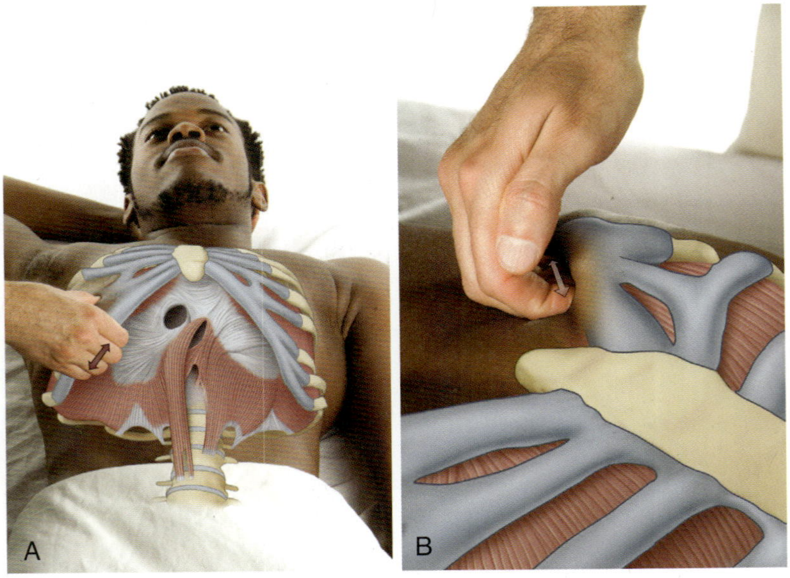


**그림 17–59.** 가로막의 촉진. **A,** 환자가 숨을 천천히 내쉰 상태에서 오른쪽 가로막을 촉진한다. **B,** 손가락 패드는 근육에 저항하여 누르고 가슴우리 안으로 손가락을 동그랗게 쥐듯 모아서 가로막을 촉진하는 모습을 확대한 모습이다.

### 촉진 시 주의사항

1. 환자의 무릎 아래에 롤을 받치고, 허벅지를 엉덩관절에서 수동으로 구부리며, 골반은 수동적으로 뒤로 기울이고, 앞쪽 배벽은 느슨하게 하여 가로막을 잘 촉진하도록 한다.
2. 깊은 곳에 위치한 다른 근육과 마찬가지로 조직을 부드럽지만 확고한 압력을 사용하여 천천히 깊게 누르는 것이 중요하다.
3. 가로막을 성공적으로 촉진하려면 배벽을 이완하고 느슨하게 하는 것이 중요하다. 이러한 이유로 앞쪽 배벽이 이완되고 느슨해지기 쉽기 때문에 가로막 앞쪽으로 접근하는 것이 좋다. 가쪽 배벽에 도달하면 가로막은 점점 딱딱해지므로 촉진하기 어렵다. 뒤쪽 배벽을 통해 가로막을 촉진하는 것은 불가능하지는 않지만 매우 어렵다.

### 대안 촉진 자세 – 옆으로 누운 자세나 앉은 자세

17

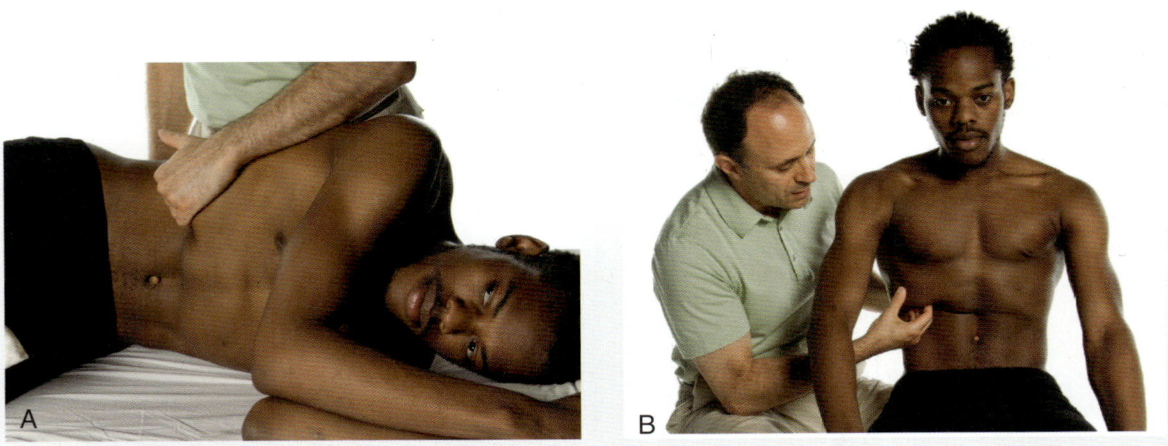


**그림 17–60.** 가로막은 환자가 옆으로 누운 자세나 앉은 자세에서도 촉진할 수 있다. 환자가 옆으로 누운 자세에서 몸통을 굽히고 허벅지는 엉덩관절에서 수동적으로 굽힌다. 이 자세는 앞쪽 배벽을 이완시키고 느슨하게 하여 가로막에 접근하기 좋게 해준다. 마찬가지로 환자가 앉은 자세에서 몸통을 약간 굽히고 가로막에 접근하기 좋게 하기 위하여 앞쪽 배벽을 이완시키고 느슨하게 한다.

## 가로막(횡격막, Diaphragm) – 바로 누운 자세(Supine)

### 통증 유발점(Trigger points)

1. 가로막의 통증 유발점은 근육의 급성 또는 만성 과사용(예: 격렬한 운동 후에 과도한 호흡, 만성 딸꾹질)이나 만성 기침으로 인해 발생하거나 지속된다.
2. 가로막의 통증 유발점은 가슴우리 앞가쪽으로 힘을 가할 때(특히 깊은 날숨 시) 통증이 유발되며, 이를 '옆구리의 따끔거림'이나 '호흡의 짧아짐'으로 표현하기도 한다.
3. 가로막 통증 유발점의 연관통은 배바깥빗근, 빗장밑근 및 작은가슴근의 연관통과 구분하여야 한다.
4. 가로막의 통증 유발점은 때로 소화궤양, 담낭질환, 위식도역류, 틈새탈장(hiatal hernia)으로 오진될 수 있다.
5. 연관된 통증 유발점은 대개 갈비사이근, 배곧은근, 배바깥빗근 및 배속빗근에서 나타난다.

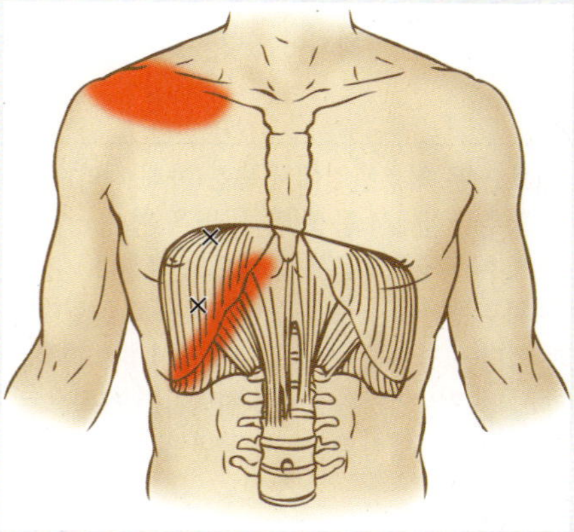

**그림 17-61.** 가로막에서 흔하게 나타나는 통증 유발점 및 연관통 부위를 나타내는 앞쪽 그림.

### 가로막의 스트레칭(Stretching the diaphragm)

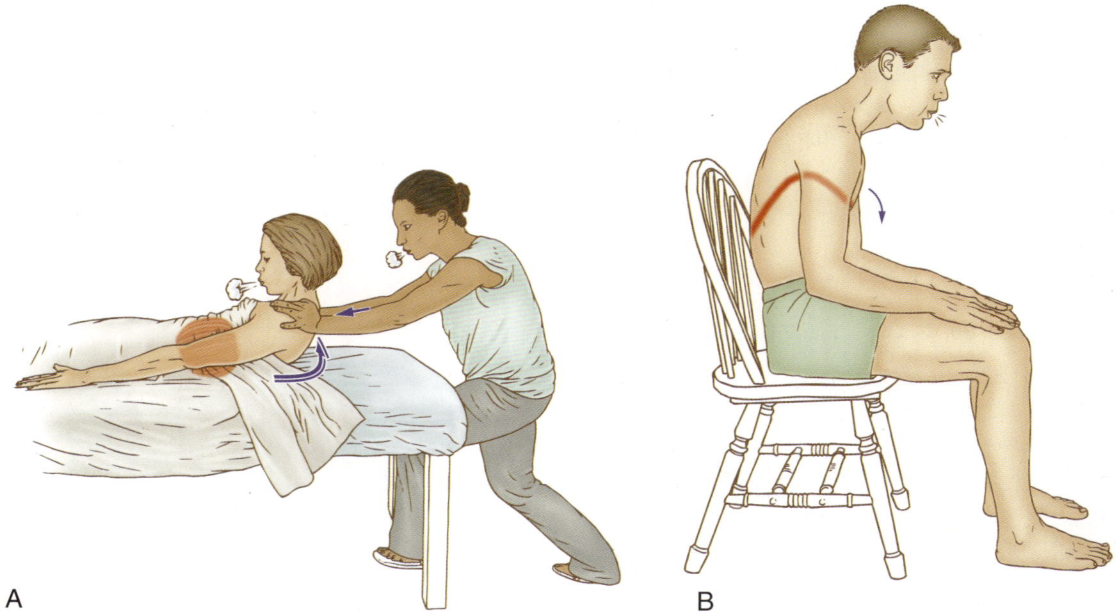


**그림 17-62.** 가로막의 스트레칭. 환자가 힘차게 숨을 내쉴 때 환자의 몸통이 구부러져 최대한 많은 공기가 폐에서 배출되도록 한다. **A,** 치료사 보조 스트레칭. 참고: 환자의 호흡을 용이하게 하기 위해 치료사도 환자와 같이 호흡한다. **B,** 자가 관리 스트레칭.

## 엉덩허리근(장요근, Iliopsoas) – 앉은 자세(Seated) *(계속)*

### 부착 부위

- □ 척추 T12~L5의 앞가쪽(몸통, 디스크, 가로돌기)과 엉덩뼈[엉덩근(iliacus)]의 안쪽면에서 기시하여
- □ 넙다리뼈의 작은결절에 부착되어 있다.

### 작용

- □ 큰허리근(대요근)은 척추관절에서 몸통(아래 허리)을 굽힌다.
- □ 큰허리근은 척추관절에서 몸통(위 허리)을 편다.
- □ 큰허리근은 척추관절에서 몸통을 옆으로 굽힌다.
- □ 큰허리근은 척추관절에서 몸통을 반대쪽으로 돌린다.
- □ 큰허리근과 엉덩근(장골근)은 엉덩관절에서 허벅지를 굽힌다.
- □ 큰허리근과 엉덩근은 엉덩관절에서 허벅지를 가쪽으로 돌린다.
- □ 큰허리근과 엉덩근은 엉덩관절에서 골반을 앞쪽으로 기울인다.

#### 시작 자세(그림 17-64)

- 환자는 앉은 자세에서 몸통을 조금 굽힌다.
- 치료사는 환자의 옆이나 약간 앞쪽에 앉는다.
- 촉진하는 손은 환자의 배꼽과 위앞엉덩뼈가시(전상장골극, ASIS)의 중간 지점인 배벽 앞가쪽에 놓는다. 배곧은근의 가쪽 경계를 확인한다.
- 보조하는 손의 손가락은 촉진 손가락의 안정성과 장력을 증가시키기 위해 촉진하는 손의 손가락 위에 놓는다(그림 17-64에서는 표시되지 않음).

#### 촉진 과정

1. 환자에게 깊고 편안한 호흡을 하도록 요청한다. 환자가 숨을 내쉴 때 척추를 향해 대각선으로(뒤안쪽으로) 눌러 큰허리근의 힘살 쪽으로 천천히(그러나 단단하게) 누른다. 척추에서 큰허리근 힘살에 도달하기 전에 이 절차를 2~3회 반복할 수도 있다.
2. 큰허리근을 확인하기 위해 환자에게 바닥에서 발을 조금 들어 올려 엉덩관절에서 허벅지를 부드럽게 굽히도록 요청하고 큰허리근의 수축을 느껴 본다(그림 17-65).
3. 근육의 두께를 느끼기 위하여 근육섬유를 가로질러 수직으로 두드린다.
4. 큰허리근을 위쪽으로 척추 부착 부위에서 가능한 한 아래쪽으로 배골반 안의 아래 부위까지 계속 촉진해 간다.
5. 엉덩근을 촉진하기 위하여 손가락 패드를 엉덩뼈 안쪽으로 향하게 하고 엉덩뼈능선 주위에 손가락을 구부리고 엉덩근을 느껴 본다(그림 17-66). 엉덩근을 수축시키기 위해 환자에게 발을 바닥에서 약간 들게 하고 엉덩관절에서 허벅지를 굽혀서 촉진한다.
6. 일단 엉덩근과 큰허리근을 확인하면 환자를 이완시키고 기초 긴장 상태를 촉진하여 평가한다.

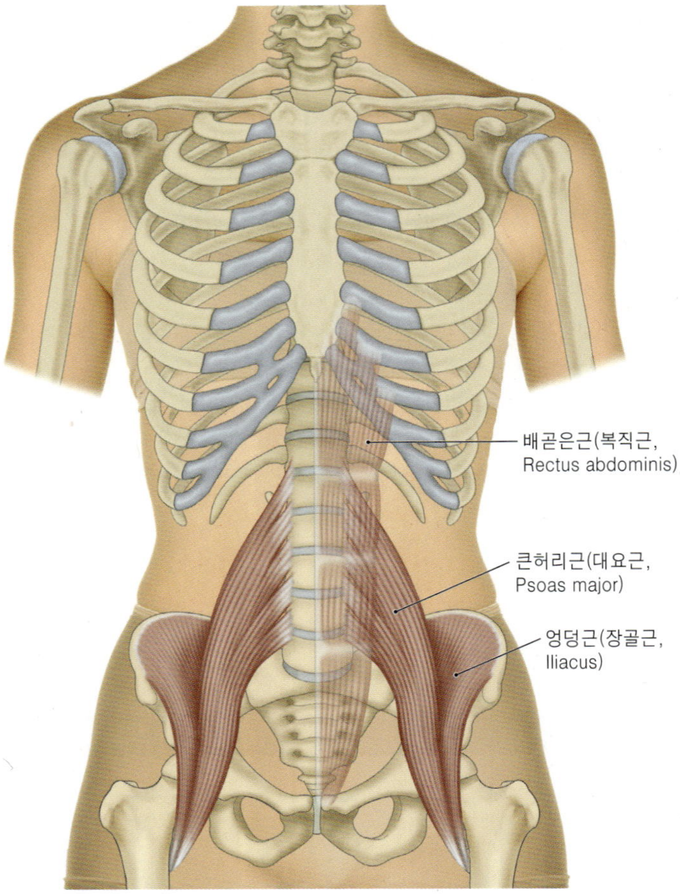


**그림 17-63.** 오른쪽 엉덩허리근의 앞쪽 그림. 왼쪽 엉덩허리근과 투명하게 표시된 왼쪽 배곧은근이 잘 나타나 있다.

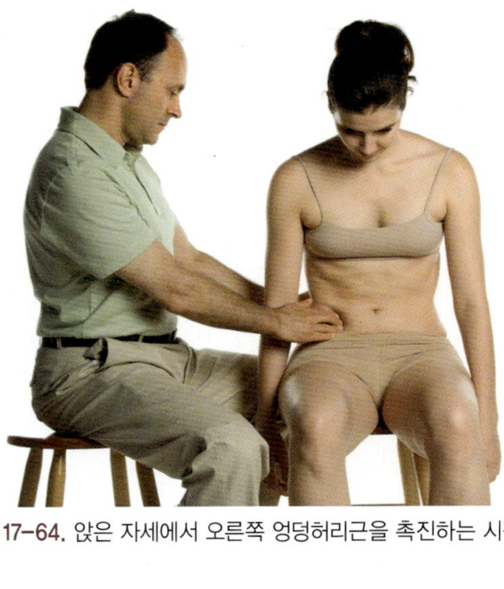

**그림 17-64.** 앉은 자세에서 오른쪽 엉덩허리근을 촉진하는 시작 자세.

## 엉덩허리근(장요근, Iliopsoas) – 앉은 자세(Seated) *(계속)*

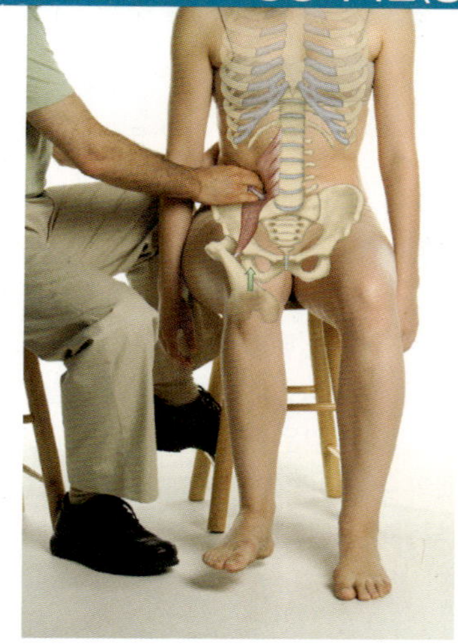

그림 17-65. 환자의 발은 바닥에서 약간 떼고 엉덩관절에서 허벅지를 부드럽게 구부렸을 때 오른쪽 큰허리근을 촉진한다.

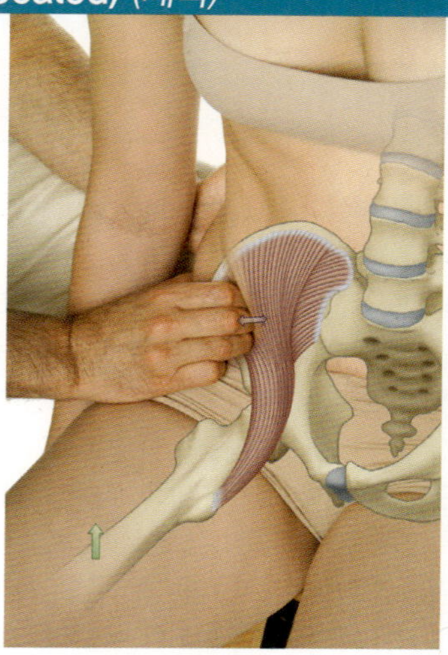

그림 17-66. 손가락 패드가 근육을 향하도록 손가락을 엉덩뼈능선 주위로 구부려서 오른쪽 엉덩근을 촉진한다.

### 촉진 시 주의사항

1. 엉덩허리근은 큰허리근(대요근, psoas major)과 엉덩근(장골근, iliacus)으로 구성된다.
2. 앞쪽 배벽을 이완시키고 느슨하게 하기 위해 환자의 몸통을 약간 구부리고 시작한다. 이는 큰허리근과 엉덩근에 쉽게 진입하고 구분하기 위해서이다.
3. 촉진 과정을 시행하기 전에 환자에게 발을 바닥에서 들어 올리는 방법(엉덩관절에서 허벅지를 구부림)을 시연하도록 하여 일단 복부를 촉진하고 이 단계를 준비하면 시간을 절약할 수 있다.
4. 엉덩뼈능선에 가장 가까운 엉덩근의 섬유만 촉진할 수 있고 나머지는 너무 깊어서 접근하기 어렵다.
5. 큰허리근의 힘살을 촉진하기 위해 배안 깊숙이 촉진할 때 주의해야 한다. 주요 혈관(대동맥 및 엉덩동맥)이 근처에 있기 때문이다. 손가락 아래에서 맥박이 느껴지면, 촉진하는 손가락을 동맥에서 떼야 한다.
6. 엉덩허리근의 먼쪽 힘살과 힘줄은 환자가 바로 누운 자세에서 가장 촉진하기 쉽다(그림 17-68).
7. 넙다리신경, 동맥 및 정맥이 이 부위의 엉덩허리근 및 두덩근(치골근) 위에 위치하므로 몸쪽 앞쪽 허벅지의 엉덩허리근을 촉진할 때 주의하여야 한다(그림 17-2 참조). 손가락 아래에서 맥박이 느껴지면 동맥을 부드럽게 움직이거나 촉진 손가락을 동맥에서 떼야 한다. 마찬가지로 넙다리신경을 눌러 환자가 허벅지에 찌르는 듯한 통증을 느끼면 촉진 손가락을 신경에서 떼야 한다.
8. 환자가 바로 누운 상태에서 큰허리근의 복부 힘살을 촉진할 수도 있다. 이 자세에서 골반이 뒤쪽으로 기울어져 앞쪽 배벽이 느슨해지도록 환자의 무릎 아래에 롤을 두는 것이 매우 중요하다. 큰허리근은 또한 환자가 옆으로 눕거나 3/4 정도 옆으로 누운 상태(옆으로 누운 상태와 바로 누운 상태 사이의 중간)에서 촉진된다. 이 자세의 이점은 치료사의 손가락이 누르는 방향으로 복부에 있는 지방이 아래로 내려가는 것이다.

### 대안 촉진 자세 – 바로 누운 자세나 옆으로 누운 자세

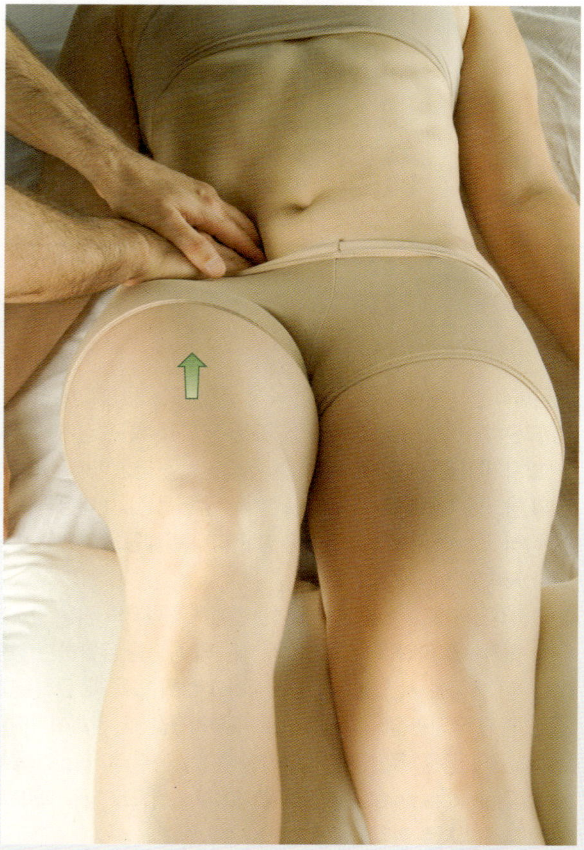

그림 17-67. 큰허리근은 환자가 바로 누운 자세나 옆으로 누운 자세에서 촉진할 수 있다. 바로 누운 자세의 단점은 환자가 엉덩관절에서 허벅지를 굽힐 때 골반을 안정화시키기 위하여 배벽의 근육이 수축한다는 것이다. 이는 깊게 위치한 큰허리근을 촉진하는 데 방해가 될 수 있다. 이것은 옆으로 누운 자세에서도 어느 정도 발생할 수 있다.

17

## 엉덩허리근(장요근, Iliopsoas) – 앉은 자세(Seated) *(계속)*

### 인접 근육(Detour)

**엉덩허리근의 먼쪽 힘살과 힘줄(iliopsoas distal belly and tendon)** 환자가 바로 누운 상태에서 먼저 넙다리빗근(봉공근, sartorius)을 찾는다(환자에게 엉덩관절에서 허벅지를 옆으로 돌리고 구부리도록 요청함으로써). 그런 다음 넙다리빗근을 엉덩뼈 안쪽에서 엉덩허리근 먼쪽 힘살/힘줄로 떨어뜨린다. 환자에게 몸통을 부드럽고 작게 말아서 굽히도록 요청하고, 엉덩허리근의 힘줄과 힘살이 당겨져 긴장하는 것을 느낀다. 큰허리근은 엉덩허리근의 더 안쪽 부분이다. 허벅지 앞쪽에 있는 다른 어떤 근육들도 몸통을 굽히는 근육이 아니다. 그러나 강한 컬업(curl-up)은 골반의 안정근으로 다른 엉덩관절 굽힘근을 수축시켜 골반이 뒤쪽으로 기울어지는 것을 방지할 수 있기 때문에 컬업은 강도가 부드럽거나 중간 정도여야 한다(엉덩관절 굽힘근은 골반의 앞쪽 빗근이다)(그림 17-68A). 몸통을 부드럽게 위로 구부린 다음 이완을 시작함으로써 환자에게 큰허리근을 교대로 수축 및 이완하도록 요청하여, 환자의 허벅지를 수동적으로 굽힘 상태로 유지하고 힘살/힘줄을 작은돌기(lesser trochanter)까지 먼쪽 방향으로 따라간다(그림 17-68B). 엉덩허리근의 먼쪽 힘살/힘줄의 질감은 근육이 수축할 때만 딱딱해지는 반면, 작은 돌기는 근육의 수축 여부에 관계없이 만져 볼 수 있을 정도로 단단하다. 참고: 이 부위에는 넙다리신경, 동맥, 정맥이 있음을 명심해야 한다('촉진 시 주의사항' #7 참조).

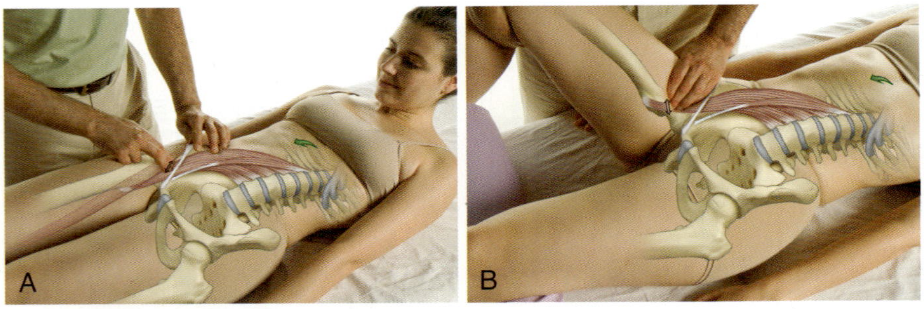


**그림 17-68.** 환자가 중력에 대항하여 척추관절에서 몸통을 구부릴 때 몸쪽 허벅지에 있는 큰허리근의 먼쪽 힘살과 힘줄의 촉진. **A,** 샅고랑인대 바로 아래에서 큰허리근의 먼쪽 힘살을 촉진한다. 넙다리빗근은 투명하게 표시된다. **B,** 넙다리뼈 작은돌기에서 먼쪽 힘줄과 넙다리 부착 부위의 촉진.

### 통증 유발점(Trigger points)

1. 엉덩허리근의 통증 유발점은 근육의 급성 또는 만성 과사용(예: 컬업/크런치와 같은 과도한 운동, 과도한 달리기, 축구 경기에서 무리한 발차기), 근육의 장기간 단축(예: 엉덩관절을 굽힌 자세로 앉기, 태아의 웅크린 자세로 잠자기, 과도한 척주앞굽음증), 비대칭적으로 짧은 다리 또는 뒷주머니에 지갑을 넣고 다니는 행동으로 인해 발생하거나 지속된다.
2. 엉덩허리근의 통증 유발점은 엉덩관절에서 허벅지의 폄을 감소시키거나 허리뼈를 따라 특징적인 수직 패턴의 통증을 유발하는 경향이 있다. 이 통증은 서 있을 때 가장 심하고 누워 있을 때 완화된다(통증은 종종 엉덩관절이 수동적으로 구부러졌을 때 완화되기도 함). 큰허리근의 통증 유발점은 넙다리신경이나 음부넙다리신경(음부대퇴신경, genitofemoral nerve)이 복강에서 골반으로 나갈 때 포획할 수 있다(허벅지로 감각이상을 일으킬 수 있음).
3. 엉덩허리근 통증 유발점의 연관통은 허리네모근, 척주세움근, 가로돌기가시근, 궁둥구멍근, 중간볼기근 및 큰볼기근, 넙다리빗근, 두덩근, 긴모음근 및 짧은모음근, 배곧은근의 연관통과 구분하여야 한다.
4. 엉덩허리근의 통증 유발점은 아래 등뼈, 허리뼈 또는 엉치엉덩관절 기능장애 또는 충수염으로 오진될 수 있다.
5. 연관된 통증 유발점은 종종 척주세움근, 가로돌기가시근, 허리네모근, 배곧은근, 볼기근, 뒤넙다리근(햄스트링), 넙다리근막긴장근, 넙다리곧은근, 두덩근, 반대쪽 엉덩허리근에 나타난다.

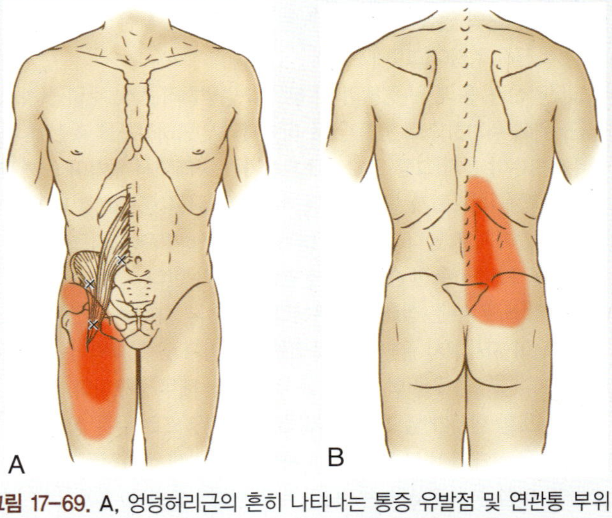


**그림 17-69.** **A,** 엉덩허리근의 흔히 나타나는 통증 유발점 및 연관통 부위를 보여 주는 앞쪽 그림. **B,** 나머지 전이 지역을 나타내는 뒤쪽 그림.

17

## 엉덩허리근(장요근, Iliopsoas) – 앉은 자세(Seated) *(계속)*

### 엉덩허리근의 스트레칭(Stretching the iliopsoas)

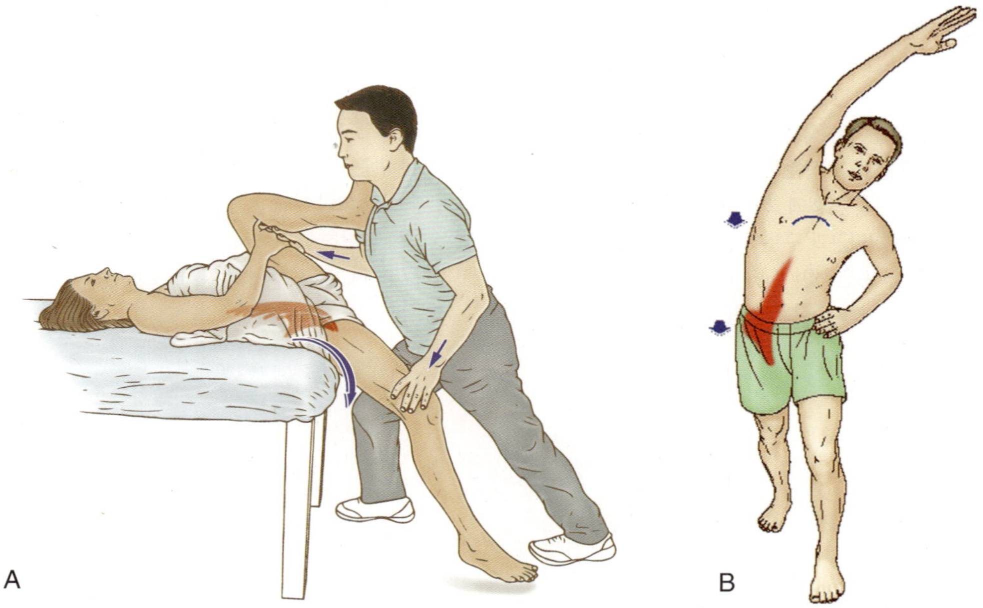


**그림 17-70.** 오른쪽 엉덩허리근의 스트레칭. 환자의 허벅지를 편다. **A,** 치료사 보조 스트레칭. 참고: 치료사는 환자의 왼쪽 허벅지를 굽힘 상태로 유지하여 골반을 안정화시킨다. **B,** 자가 관리 스트레칭. 환자는 골반과 몸통을 앞으로 내밀어 오른쪽 엉덩관절을 가로지르는 폄을 생성한다. 참고: 치료사 보조 스트레칭과 자가 관리 스트레칭 모두에서 환자의 몸통이 반대쪽 옆으로 구부러지면 큰허리근에 대한 스트레칭이 증가한다(그림 17-70A에서는 보이지 않음).

## 엉덩허리근(장요근, Iliopsoas) – 앉은 자세(Seated)

### 인접 근육(Detour)

**작은허리근(소요근, psoas minor)**

작은허리근은 T12 및 L1의 앞가쪽 몸통에서 기시하여 두덩뼈에 부착하는 작은 근육이다. 그것은 척추관절에서 몸통을 구부리고 허리엉치관절에서 골반을 뒤쪽으로 기울이는 작용을 한다.

큰허리근도 이러한 작용을 하고 작은허리근이 큰허리근의 힘살에 직접 얹혀 있음을 고려하면, 몸의 굽힘에 의하여 작은허리근을 수축시키기 때문에 작은허리근을 큰허리근과 구분하는 것은 매우 어려울 수 있다. 더욱이 몸통 굽힘은 더 표면적인 배빗근을 수축하여 작은허리근의 촉진을 차단할 가능성이 높다. 작은허리근을 촉진하려면 먼저 큰허리근을 찾은 다음, 큰허리근의 앞쪽에 얹혀 있는 작은 근육띠를 느껴 본다. 그런 다음 이 두 근육을 서로 구분하려면, 엉덩관절에서 허벅지를 굽힐 때 수축하지 않는 큰허리근 위에 위치한 작은 근육띠를 느껴 본다.

작은허리근은 배곧은근에 사용된 것과 동일한 스트레칭으로 스트레칭할 수 있다(그림 17–50 참조). 작은허리근의 통증 유발점과 연관통 부위는 아직 명확히 밝혀지지 않았고, 큰허리근 힘살의 통증 유발점과 구분하기 어렵다. 참고: 작은허리근은 종종 존재하지 않는 경우도 있다.

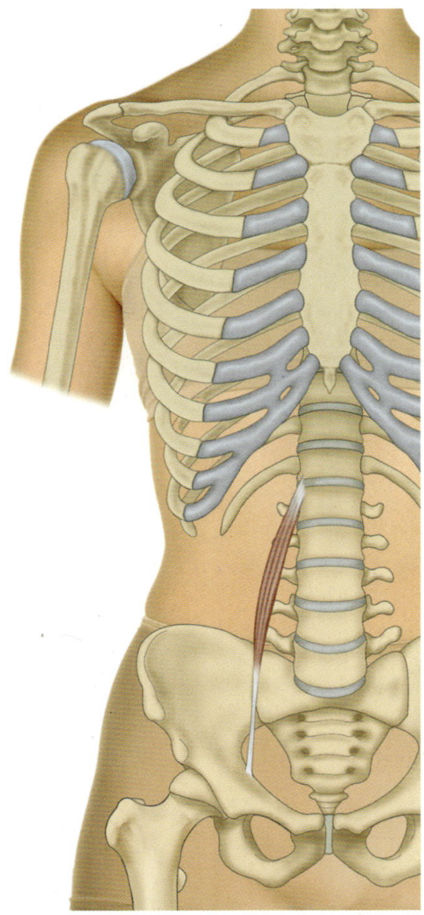

**그림 17–71.** 오른쪽 작은허리근의 앞쪽 그림.

**촉진 시 핵심 포인트**

큰허리근: 척추를 향해 대각선 방향으로 천천히 그러나 힘 있게 누른다.

엉덩근: 엉덩뼈능선 주위로 손가락을 구부린다.

17

요약정리(Whirlwind Tour)

## 몸통의 근육들(Muscles of the trunk)

이 장의 근육에 대한 촉진 프로토콜의 요약본이다. 지금까지 제시된 각 프로토콜을 읽고 익숙해지면 이 과정을 통해 이 장의 모든 근육에 대한 촉진 프로토콜을 빠르고 효율적으로 실행할 수 있다.

### 엎드린 자세에서 촉진하는 방법(Client prone)

1. **넓은등근(광배근, latissimus dorsi):** 환자는 엎드린 자세를 취하고 팔은 몸통 옆에 이완시켜 놓는다. 치료사는 환자 옆에 앉거나 선다. 환자가 저항에 대항하여 팔을 펴면, 뒤겨드랑주름에서 넓은등근의 수축을 느껴 본다. 일단 느껴지면, 환자가 근육을 교대로 수축하고 이완할 때 척추와 골반 부착 부위를 향해 넓은등근을 계속 촉진한다. 그런 다음, 환자가 근육을 교대로 수축 및 이완할 때 섬유에 수직으로 두드리면서 겨드랑이에서 위팔뼈 부착 부위까지 계속 촉진한다. 참고: 큰원근에서 넓은등근을 구별하는 것은 어려울 수 있다. 위팔뼈 부착 부위에서 넓은등근 부착 부위는 큰원근 부착 부위보다 앞쪽에 있으므로 직접 촉진하고 느끼기가 훨씬 더 쉽다.
2. **척주세움근군(척주기립근군, erector spinae group):** 환자는 엎드린 자세를 취하고 치료사는 환자의 옆에 선다. 환자가 몸통을 공중으로 약간 들어 올려 척추관절에서 머리, 목, 몸통을 펼 때 허리뼈 바로 옆의 척주세움근군의 수축을 느낀다. 일단 느껴지면, 근육의 폭을 결정하기 위해 척주세움근을 가로질러 촉진한다. 환자가 근육을 교대로 수축 및 이완할 때 섬유에 수직으로 두드리면서 아래쪽 부착 부위까지 촉진하고, 그런 다음 가능한 한 멀리 위쪽 부착 부위까지 촉진한다. 참고: 일반적으로 목에서 척주세움근군을 촉진하고 구분하는 것은 어렵다.
3. **가로돌기가시근군[횡돌기극근군, transversospinalis(TS) group]:** 환자는 엎드린 자세를 취하고 치료사는 환자의 옆에 선다. 환자가 척추관절에서 몸통을 약간 펴서 반대쪽으로 회전할 때, 허리뼈의 고리판 고랑(laminar groove) 내의 TS근육의 수축을 느낀다(참고: 이 높이에 있는 것은 주로 뭇갈래근이다). 일단 확인하면, 섬유 방향에 수직으로 두드리면서 척주세움근에 대해 깊숙이 있는 뭇갈래근을 느껴 본다. 척추 위쪽으로 이 절차를 반복한다. 목뼈 부위의 반가시근군(semispinalis group)을 촉진하기 위하여(주로 목반가시근과 머리반가시근) 환자는 엎드린 자세에서 손을 허리의 잘록한 부분에 놓는다. 촉진하는 손가락을 목뼈 고리판 고랑(laminar groove)에 놓고, 척추관절에서 목을 약간 펴도록 요청하고, 위등세모근에 대해 깊은 부위에 있는 반가시근의 수축을 느낀다. 일단 확인되면, 환자가 교대로 근육을 수축 및 이완할 때 섬유 방향에 수직으로 두드리면서 반가시근을 머리 부착 부위까지 촉진한다.
4. **허리네모근(요방형근, quadratus lumborum; QL):** 환자는 엎드린 자세를 취하고 치료사는 환자의 옆에 선다. 허리뼈 부위에서 척주세움근군의 가쪽 경계를 찾는다. 일단 위치를 찾으면, 그 바로 옆을 촉진한다. QL을 향하여 앞쪽 및 안쪽으로 압력을 가하면서 조직을 천천히 그러나 확고하게 누른다. QL을 사용하려면 제대로 하고 있는지 확인하기 위해 환자에게 허리엉치관절에서 골반을 올리도록 요청한다(참고: 골반을 올리는 것은 침대의 평면을 따라 머리 쪽으로 골반을 움직이는 것이다). 일단 느껴지면, 환자가 교대로 QL을 수축 및 이완할 때 QL을 위안쪽(superomedially)으로 열두째 갈비뼈까지, 아래안쪽(inferomedially)으로 엉덩뼈능선까지, 그리고 안쪽(medially)으로 가로돌기를 향해 직접 촉진한다.

### 앉은 자세에서 촉진하는 방법(Client seated)

5. **가시사이근(극간근, interspinales):** 환자는 척추관절에서 몸통을 약간 구부린 상태로 앉는다. 치료사는 환자의 뒤에 서거나 앉는다. 촉진하는 손가락은 허리뼈의 인접한 두 척추 사이의 가시돌기사이공간에 놓고, 거기에 위치한 가시사이근을 느낀다. 환자에게 해부학적 자세로 등을 펴게 하고 가시사이근의 수축을 느낀다. 필요한 경우 저항을 줄 수 있다. 다른 가시사이근을 촉진하기 위해서도 이 절차를 반복한다. 참고: 척추는 가시사이근에 접근할 수 있도록 굽혀야 한다. 그러나 척추를 너무 많이 구부리면 척추 사이의 모든 연부조직이 팽팽해져서 가시돌기사이공간을 촉진할 수 없게 된다.

### 옆으로 누운 자세에서 촉진하는 방법(Client side lying)

6. **바깥갈비사이근과 속갈비사이근(외늑간근과 내늑간근, external and internal intercostals):** 환자는 옆으로 눕고 치료사는 환자의 뒤에 선다. 갈비사이근은 앞쪽, 뒤쪽 및 가쪽 몸통에서 갈비뼈 사이에 있다. 그러나 일반적으로 가쪽에서 갈비사이근을 촉진하는 것이 가장 쉬워서 먼저 거기서 갈비사이근을 찾는다. 촉진하는 손가락을 가쪽 몸통의 갈비사이공간에 놓아 갈비사이근을 느낀다. 일단 느껴지면, 해당 부위에서 가능한 한 앞쪽 및 뒤쪽으로 멀리까지 계속 촉진한다. 다른 부위의 갈비사이근도 이 절차를 반복한다.

### 무릎 밑에 작은 롤을 놓고 바로 누운 자세에서 촉진하는 방법(Client supine with a small roll under the knees)

7. **배곧은근(복직근, rectus abdominis):** 환자는 무릎 아래에 작은 롤을 놓고 바로 누운 자세를 취한다. 치료사는 환자의 옆에 선

17

요약정리(Whirlwind Tour)

## 몸통의 근육들(Muscles of the trunk)

다. 촉진하는 손가락은 앞쪽 배 정중선 바로 옆에 놓고, 환자가 척추관절에서 몸을 약간 굽혔을 때 배곧은근의 수축을 느낀다. 일단 느껴지면, 배곧은근의 폭을 결정하기 위해 배곧은근을 가로질러 두드린다. 환자가 배곧은근을 교대로 수축 및 이완할 때, 섬유에 수직으로 두드리면서 위쪽과 아래쪽 부착 부위까지 계속 촉진한다. 참고: 배곧은근이 이완되었을 때 두덩뼈에 부착한 배곧은근의 아래 부착 부위를 찾는 것이 가장 쉽다.

8. **앞가쪽 배벽근육들**(anterolateral abdominal wall muscles) [**배바깥빗근(외복사근**, external abdominal oblique), **배속빗근(내복사근**, internal abdominal oblique), **배가로근(복횡근**, transversus abdominis; TA)]: 환자는 무릎에 작은 롤을 대고 바로 누운 자세를 취하고, 치료사는 환자의 옆에 선다. 촉진하는 손을 앞가쪽 배벽(배곧은근의 가쪽)에 두고 환자가 척추관절에서 몸통을 조금 굽히며 반대쪽으로 회전할 때 배바깥빗근의 수축을 느낀다. 일단 수축이 느껴지면, 섬유에 수직으로 두드리면서 배바깥빗근 섬유의 방향을 느끼도록 시도한다. 배바깥빗근의 부착 부위를 향해 위쪽과 아래쪽으로 계속 촉진한다. 환자에게 척추관절에서 몸통을 조금 굽히고 같은쪽으로 회전하도록 요청하여 더 깊게 위치한 배속빗근에 대해 동일한 절차를 반복하고, 배바깥빗근의 섬유 방향에 수직으로 진행하는 섬유 방향을 느낀다. 성공하면 배속빗근 섬유에 수직으로 두드리면서 부착 부위에서 부착 부위까지 촉진한다. 배빗근 깊이 위치하는 배가로근을 촉진하기 위해 환자에게 복부 내용물을 누르도록 요청한다(그러나 이 동작은 배바깥빗근과 배속빗근을 다 관여시킬 수 있다는 것을 명심한다). 참고: 양쪽 배빗근이 척추관절에서 몸통을 굽히면 수축되고, 복부 내용물의 압박으로 모두 수축하기 때문에 앞쪽 배벽의 근육을 식별하기가 매우 어려울 수 있다.
9. **가로막(횡격막**, diaphragm): 환자는 무릎 아래에 작은 롤을 대어 바로 누운 자세를 취한다. 치료사는 환자의 옆에 서거나 앉는다. 먼저 촉진하는 손가락은 환자의 앞쪽 가슴우리 아래쪽 가장자리에 동그랗게 감듯이 놓고, 손가락 패드가 근육을 향하도록 한다. 그런 다음 환자에게 심호흡을 하고 천천히 숨을 내쉬도록 요청한다. 환자가 날숨(호기) 시에 손가락을 뻗어 가로막을 느껴 본다. 가슴우리의 양쪽에서 가능한 한 앞쪽과 뒤쪽으로 멀리까지 이 절차를 반복한다.

### 앉은 자세에서 촉진하는 방법(Client seated)

10. **엉덩허리근(장요근**, iliopsoas)[**큰허리근(대요근**, psoas major), **엉덩근(장골근**, iliacus)]: 환자는 몸통을 약간 굽히고 앉은 자세를 취한다. 치료사는 환자 앞에 대각선으로 앉는다. 촉진 손가락을 배꼽과 위앞엉덩뼈가시(전상장골극, ASIS) 사이의 중간 지점인 배벽 앞가쪽(치료사가 배곧은근의 가쪽 경계선 옆에 있는지 확인한다)에 놓는다. 환자가 천천히 심호흡을 하고 숨을 내쉴 때 척추 쪽으로 단단하게 천천히 누른다(큰허리근에 도달하기까지 필요하면 이 과정을 한두 번 시행함). 일단 큰허리근에 도달했다고 생각되면 환자에게 발을 바닥에서 부드럽게 들어올려 엉덩관절에서 허벅지를 구부리도록 요청하여 확인한다. 일단 느껴지면, 근육의 폭을 느끼기 위하여 근섬유를 가로질러 수직으로 두드린다. 환자가 교대로 근육을 수축과 이완할 때 근육을 가로질러 두드리면서 가능한 한 위쪽 부착 부위와 아래쪽 부착 부위로 멀리 계속해서 촉진한다. 엉덩근을 촉진하기 위해 엉덩뼈 안쪽의 엉덩근을 향해 엉덩뼈능선 주위로 촉진하는 손가락을 구부린다. 그리고 환자가 다시 한번 바닥에서 발을 부드럽게 약간 들어 올릴 때 엉덩근의 수축을 느낀다. 느껴지면, 가능한 한 엉덩근의 대부분을 촉진한다.
11. **작은허리근(소요근**, psoas minor): 작은허리근을 느끼려면, 먼저 큰허리근의 힘살을 찾은 다음, 큰허리근의 앞쪽에 앉아 있듯 위치한 근육 띠를 느껴 본다. 작은허리근은 엉덩관절에서 허벅지의 굽힘(즉, 바닥에서 발을 들어 올리는 동작)으로 수축하지 않는다.

## 검토 질문(Review questions)

1. 가로막의 부착 부위를 나열해 보자.
2. 가시사이근의 부착 부위를 나열해 보자.
3. 배속빗근의 작용은 무엇인가?
4. 척주세움근의 작용은 무엇인가?
5. 넓은등근 촉진 시 어떤 근육이 문제가 될 수 있는가? 이런 도전을 하게 된 이유는 무엇이며 명확한 촉진을 위해 사용할 수 있는 유용한 정보가 있는가?
6. 등뼈에서 척주세움근군의 촉진과 촉진에 도움이 될 수 있는 특정 환자 자세를 묘사해 보자.
7. 고리판 고랑 바깥쪽에서 볼 수 있는 가로돌기가시근군의 근육은 어떤 근육인가?
8. 허리네모근에 의해 제시되는 촉진의 어려움은 무엇인가?
9. 배곧은근의 아래 부착 부위를 촉진할 때 치료사 입장에서 우려하는 점을 완화하기 위해 어떤 단계를 취할 수 있는가?
10. 호흡 중 어느 시점에서 가로막을 평가해야 하는가?
11. 큰허리근과 엉덩근을 촉진할 때 치료사가 주의해야 하는 민감한 구조는 무엇인가?
12. 엉치엉덩관절 기능장애, 허리디스크증후군, 엉덩뼈신경통 및 넙다리뼈돌기 활액낭염 등은 종종 어떤 근육의 통증 유발점에 대한 잘못된 평가인가?
13. 어떤 근육의 통증 유발점이 척수신경의 앞쪽 분지를 포획하여 아랫배 및 골반 통증을 유발할 수 있는가?
14. 왼쪽 가로돌기가시근군의 스트레칭 위치에 대해 설명해 보자.
15. 배속빗근과 배바깥빗근을 위한 스트레칭을 특정한 쪽에서 묘사해 보자.
16. 아래뒤톱니근의 통증 유발점 형성에 대한 시나리오를 설명해 보자.
17. 배 근육 촉진 시 엉덩관절에서 허벅지의 수동 굽힘에 대한 이론적 근거는 무엇인가?

## Case study

정기적으로 내원하는 56세 여성이 마사지를 받으러 와서 최근에 시작된 허리 중간과 아래 부분의 통증, 그리고 이 통증이 아래쪽 갈비뼈를 가로질러 몸통 주위로 확장된다고 호소하였다. 또한 그녀는 사타구니와 위쪽 허벅지의 안쪽 부위에 간헐적인 통증을 호소하였다. 현재까지 이 환자의 과거력상 최근 외상 및 특이한 점이 없었지만, 하부 호흡기 감염에서 이제 막 회복하기 시작했다고 한다. 그녀는 비흡연자이고 매일 수 마일을 걸으며 건강한 생활을 해 왔다고 한다. 그녀의 통증은 5일 전부터 시작되었고, 통증 강도는 3/10에서 7/10 정도로 증가되었다. 몸통을 돌릴 때, 직장에서 무거운 물건을 나를 때(대략 7kg이 넘는 것으로 추정), 기침을 할 때, 누워서 자세를 바꿀 때 증상이 악화된다고 한다. 따뜻한 물로 샤워하는 것과 비스테로이드성 항염증제는 경미한 단기 완화효과만 나타낸다.

**1. 이 환자에게 수행할 검사와 평가 방법을 설명해 보자.**
**2. 어떤 근육이나 근육군이 관련되었을 것으로 의심되며 그 이유는 무엇인가?**
**3. 어떤 종류의 치료를 수행하거나 추천할 수 있는가?**

제 18 장

# Tour #8 골반근육의 촉진
## (Palpation of the Pelvic Muscles)

### 개요(Overview)

이 장에서는 골반근육의 촉진에 대해 살펴본다. 촉진의 시작은 볼기근육부터 시작하여 궁둥구멍근, 넙다리네모근 및 엉덩관절에서 허벅지의 다른 '깊은 가쪽 돌림근'들을 다룬다. 각 근육은 옆으로 누운 자세에서 설명되는 중간볼기근을 제외하고 엎드린 자세에서 촉진한다. 대안 촉진 자세에 대해서도 기술되어 있다. 이 부위의 주요 근육은 각각 별도의 레이아웃이 제공된다. 또한 해당 부위의 다른 인접 근육에 대해서도 설명한다. 통증 유발점 정보 및 스트레칭, 치료사 보조 및 자가 관리 스트레칭 모두 이 장에서 다루는 각 주요 근육(작은볼기근 포함)에 대해 제공된다. 마지막 부분에서는 이 장에서 제시된 모든 근육에 대한 순차적인 촉진을 설명하는 *요약정리(Whirlwind Tour)*로 마무리한다.

### 학습 내용(Chapter outline)

큰볼기근(대둔근, Gluteus maximus)
중간볼기근(중둔근, Gluteus medius)
  인접 근육: 작은볼기근(소둔근, Gluteus minimus)
궁둥구멍근(이상근, Piriformis)
넙다리네모근(대퇴방형근, Quadratus femoris)
  인접 근육: 깊이 위치한 가쪽 돌림근육들(Other deep lateral rotators)
요약정리: 골반의 근육들(Muscles of the pelvis)

### 학습목표(Chapter objectives)

*이 장을 마치고 나면 학생/치료사는 이 장에서 다루는 각 근육에 대해 다음과 같은 사항을 수행할 수 있어야 한다.*

1. 근육 부착 부위를 기술한다.
2. 근육의 작용을 기술한다.
3. 촉진의 시작점을 기술한다.
4. 각 촉진 과정의 목적을 설명한다.
5. 각 근육을 촉진한다.
6. '촉진 시 핵심 포인트'에 대해 기술한다.
7. 대안 촉진 자세에 대해 기술한다.
8. 흔히 나타나는 통증 유발점의 위치를 기술한다.
9. 통증 유발점의 연관통을 기술한다.
10. 통증 유발점의 발생과 유지에 관련된 일반적인 원인에 대해 기술한다.
11. 통증 유발점에 의해 흔히 발생하는 증상에 대해 기술한다.
12. 치료사 보조 스트레칭과 자가 관리 스트레칭에 대해 설명하고 시행한다.

Go to http://evolve.elsevier.com/Muscolino/palpation for video demonstrations of the muscle palpations presented in this chapter.

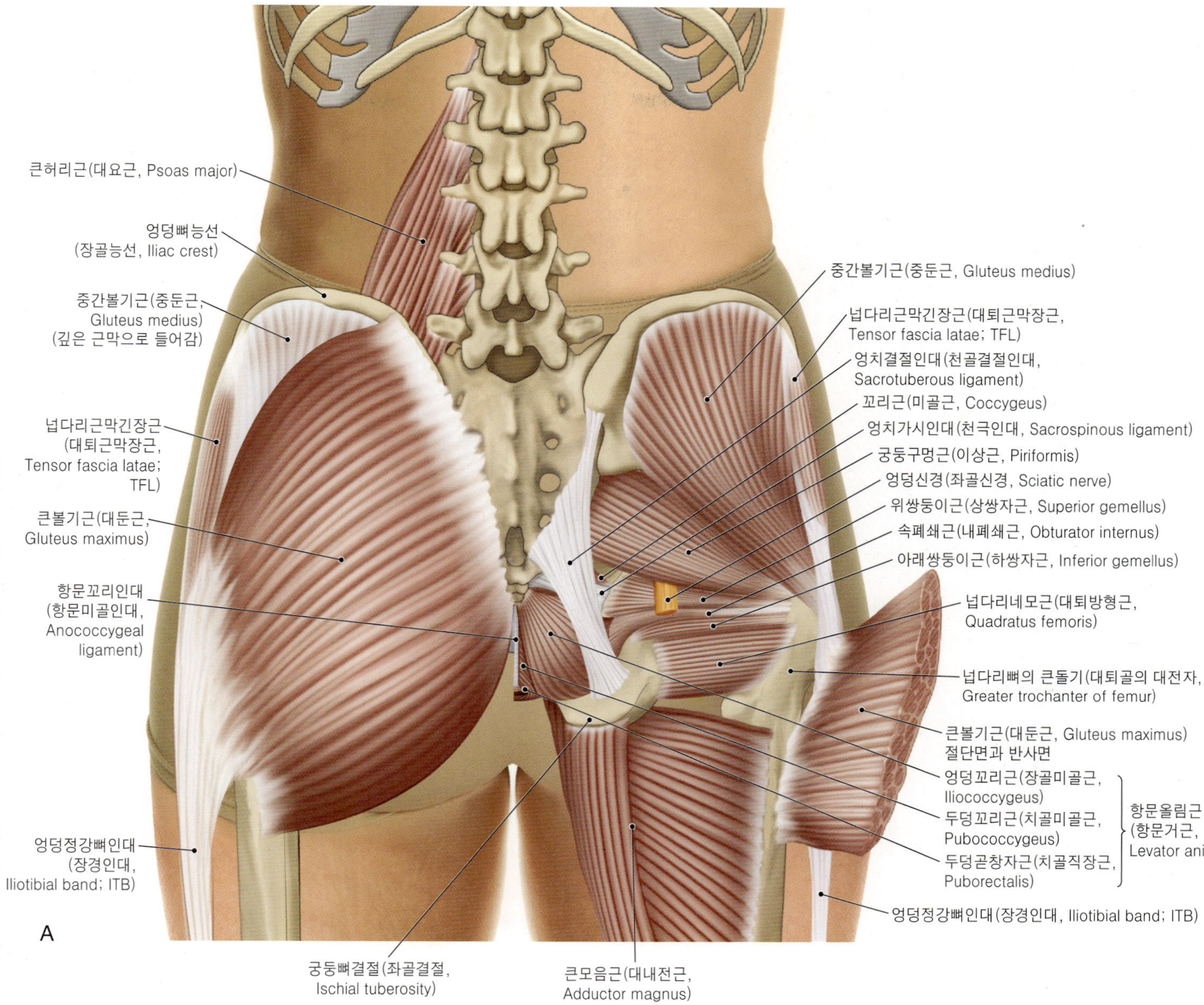


**그림 18–1.** 골반근육의 뒤쪽 그림. **A,** 왼쪽의 얕은 부위 근육 그림과 오른쪽의 중간 부위 근육 그림. *(계속)*

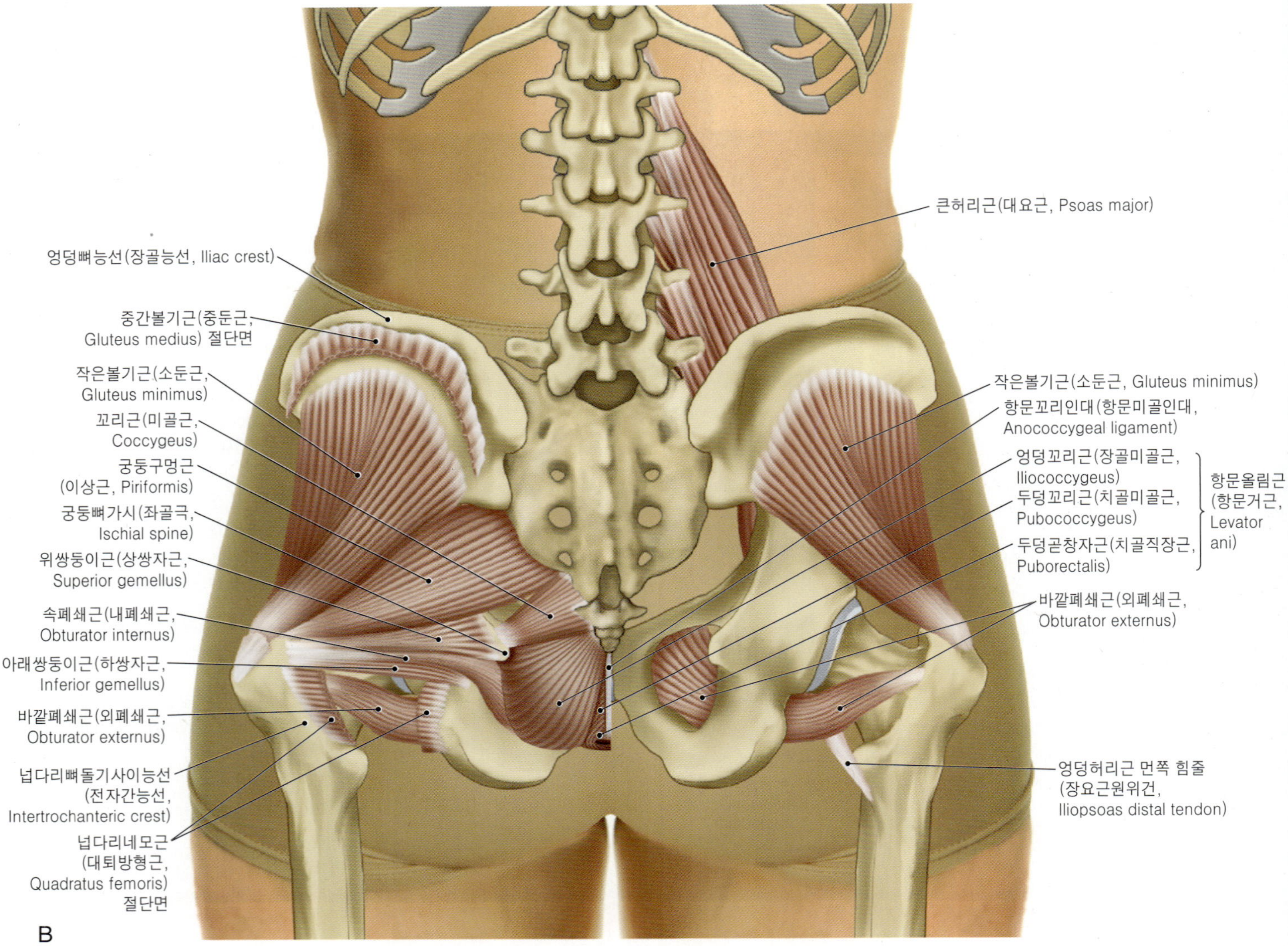


**그림 18-1.** *(계속)* **B**, 깊은 부위 근육 그림.

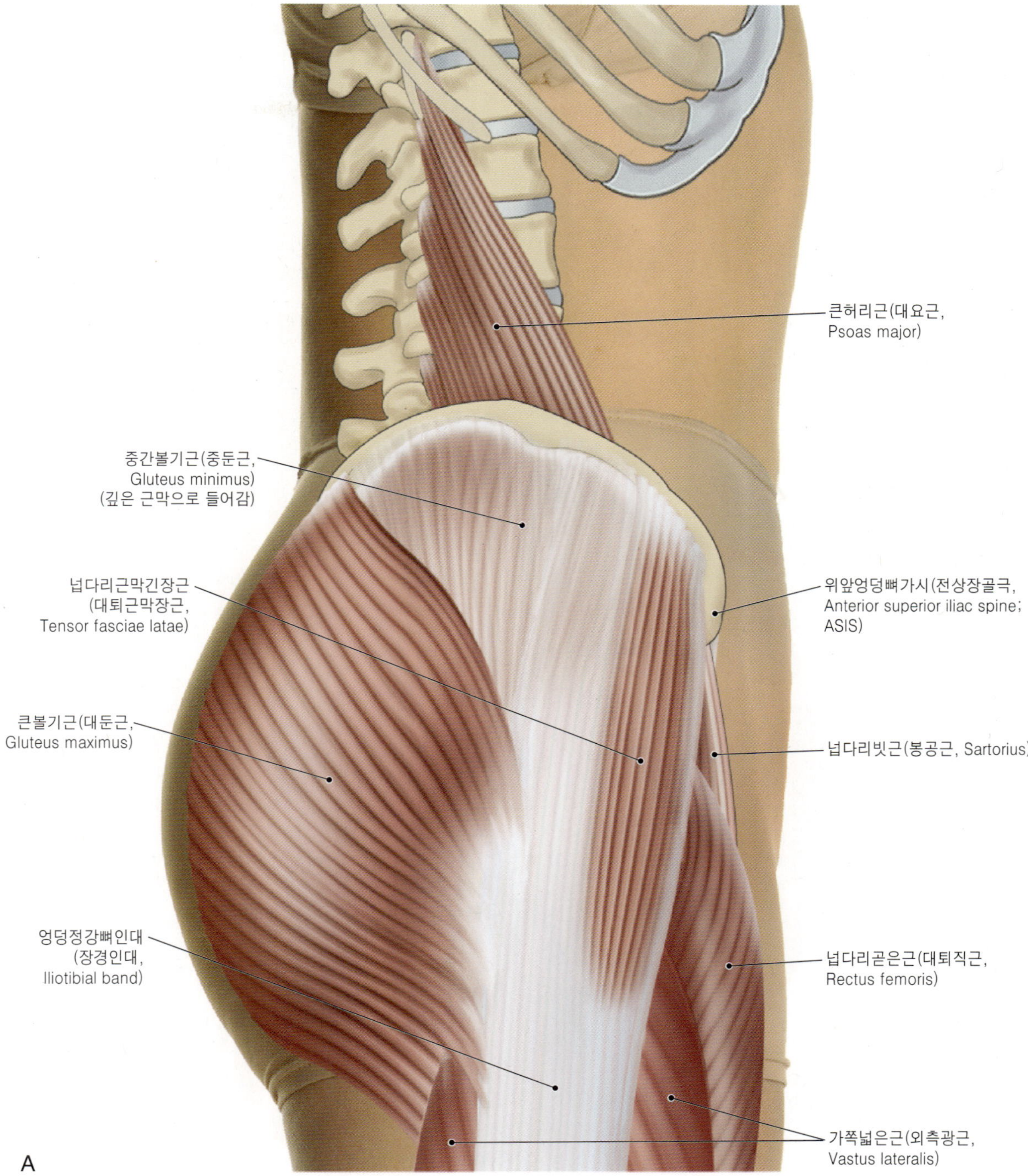


**그림 18–2.** 골반근육의 오른쪽 가쪽 그림. **A**, 얕은 부위 근육 그림. *(계속)*

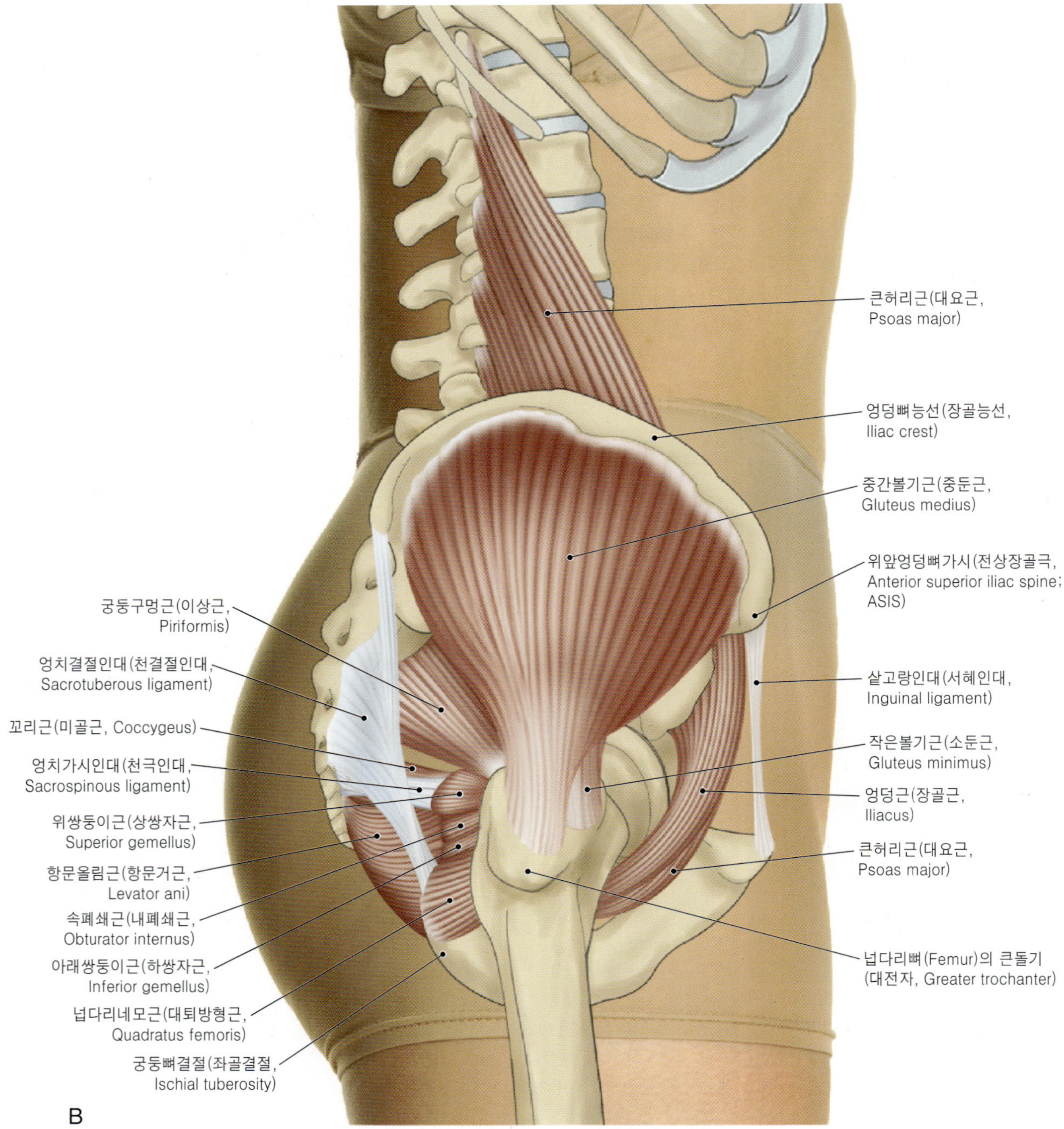


**그림 18-2.** *(계속)* **B**, 중간 부위 근육 그림. *(계속)*

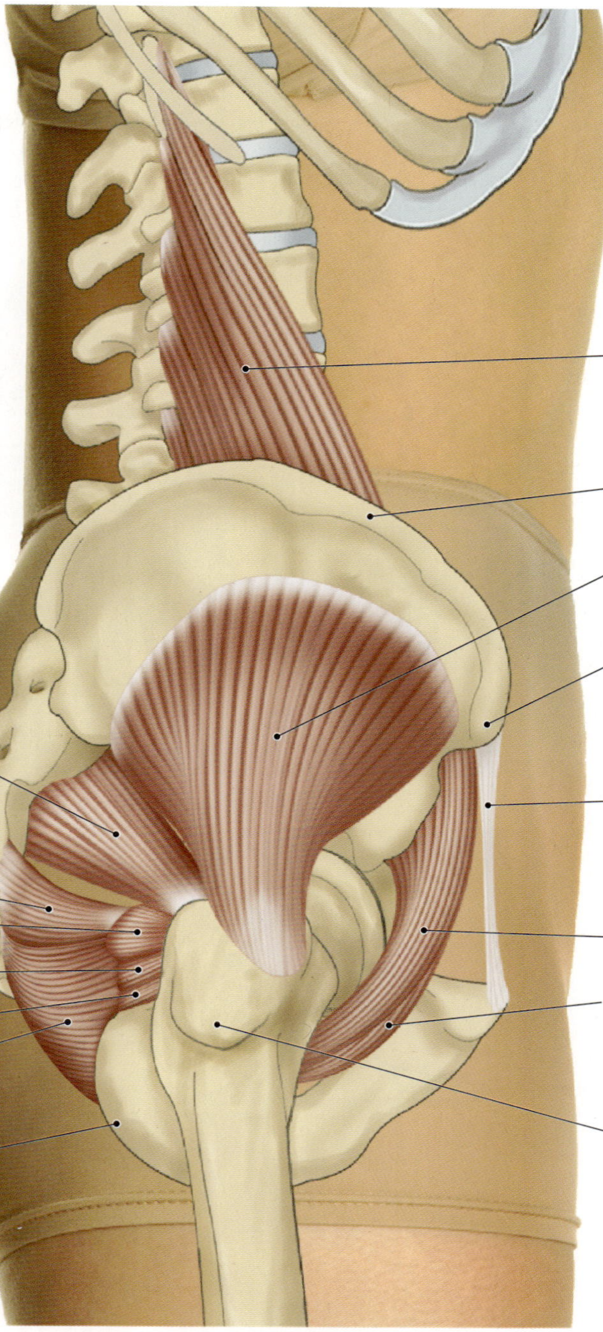


**그림 18-2.** *(계속)* C, 깊은 부위 근육 그림.

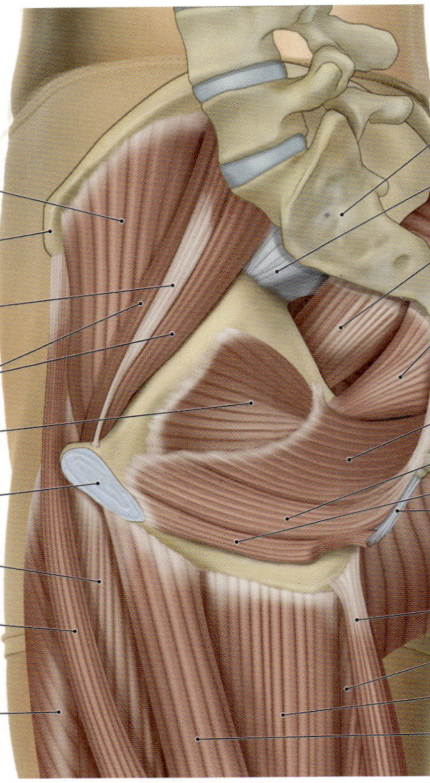


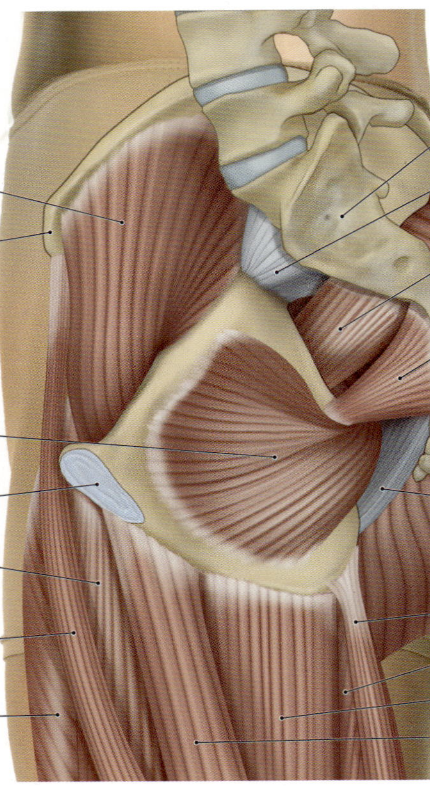


**그림 18-3.** 골반 오른쪽 근육의 안쪽 그림. A, 얕은 부위 근육 그림. B, 깊은 부위 근육 그림.

18

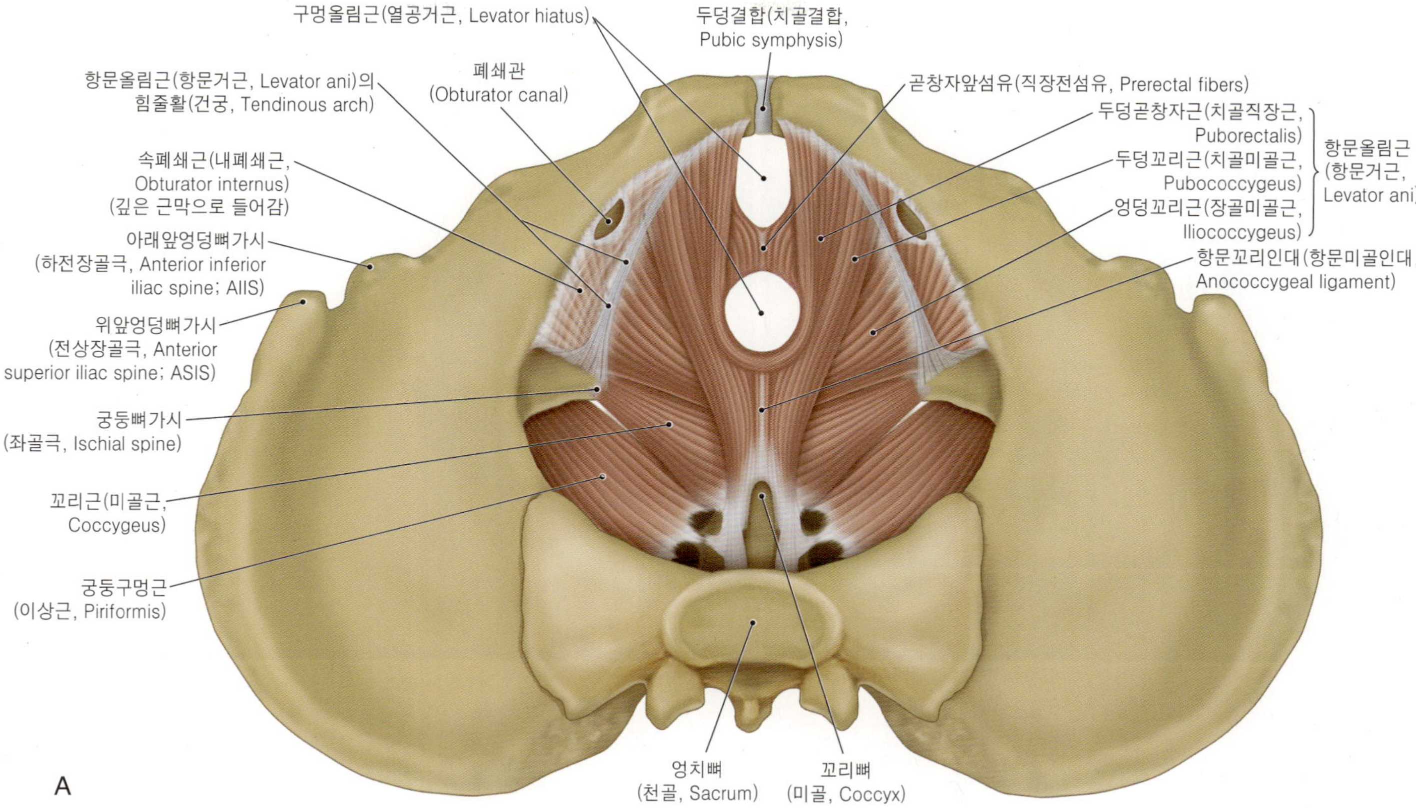


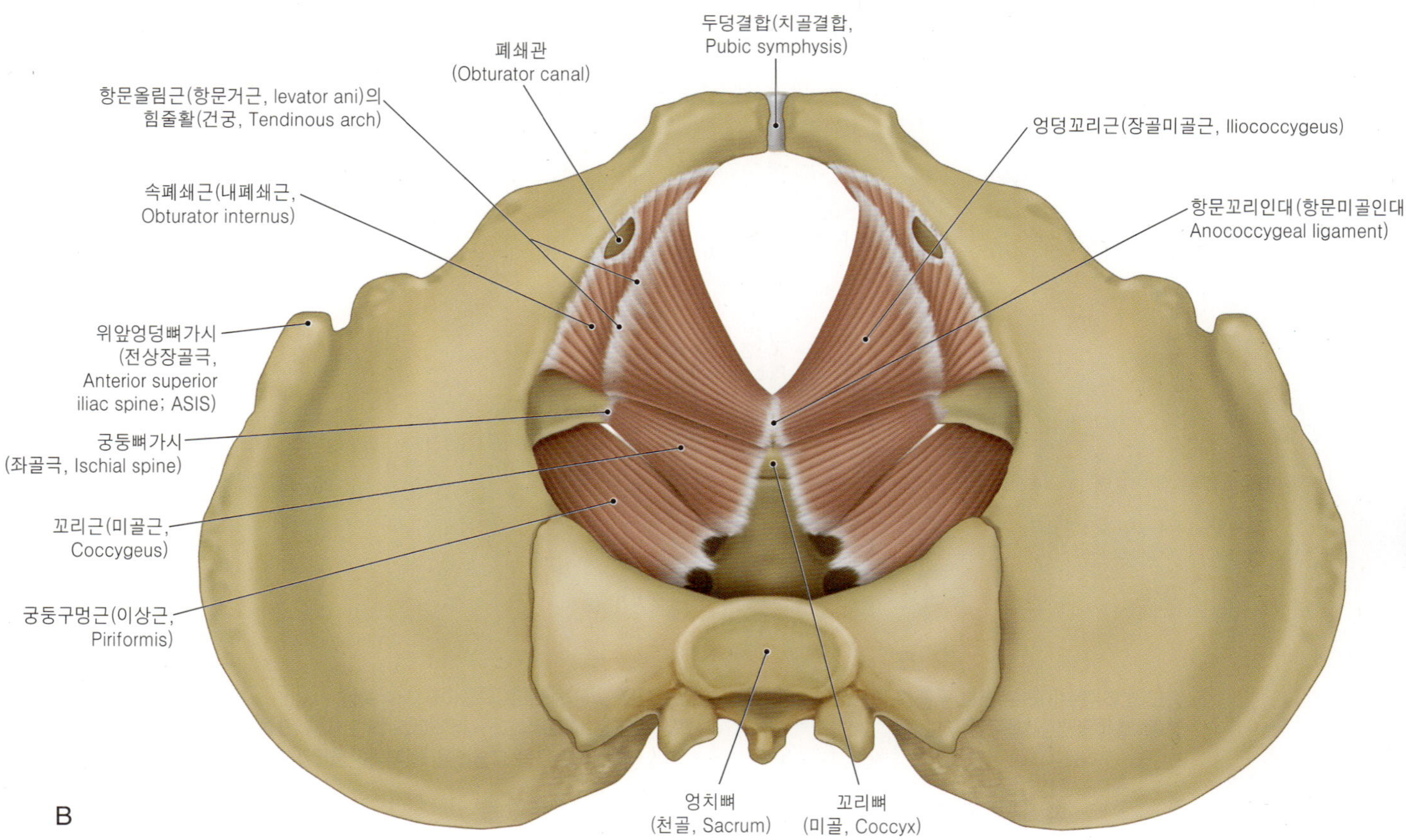


**그림 18-4.** 골반바닥근육의 위쪽 그림. 여성 골반. **A,** 얕은 부위 근육 그림. **B,** 깊은 부위 근육 그림.

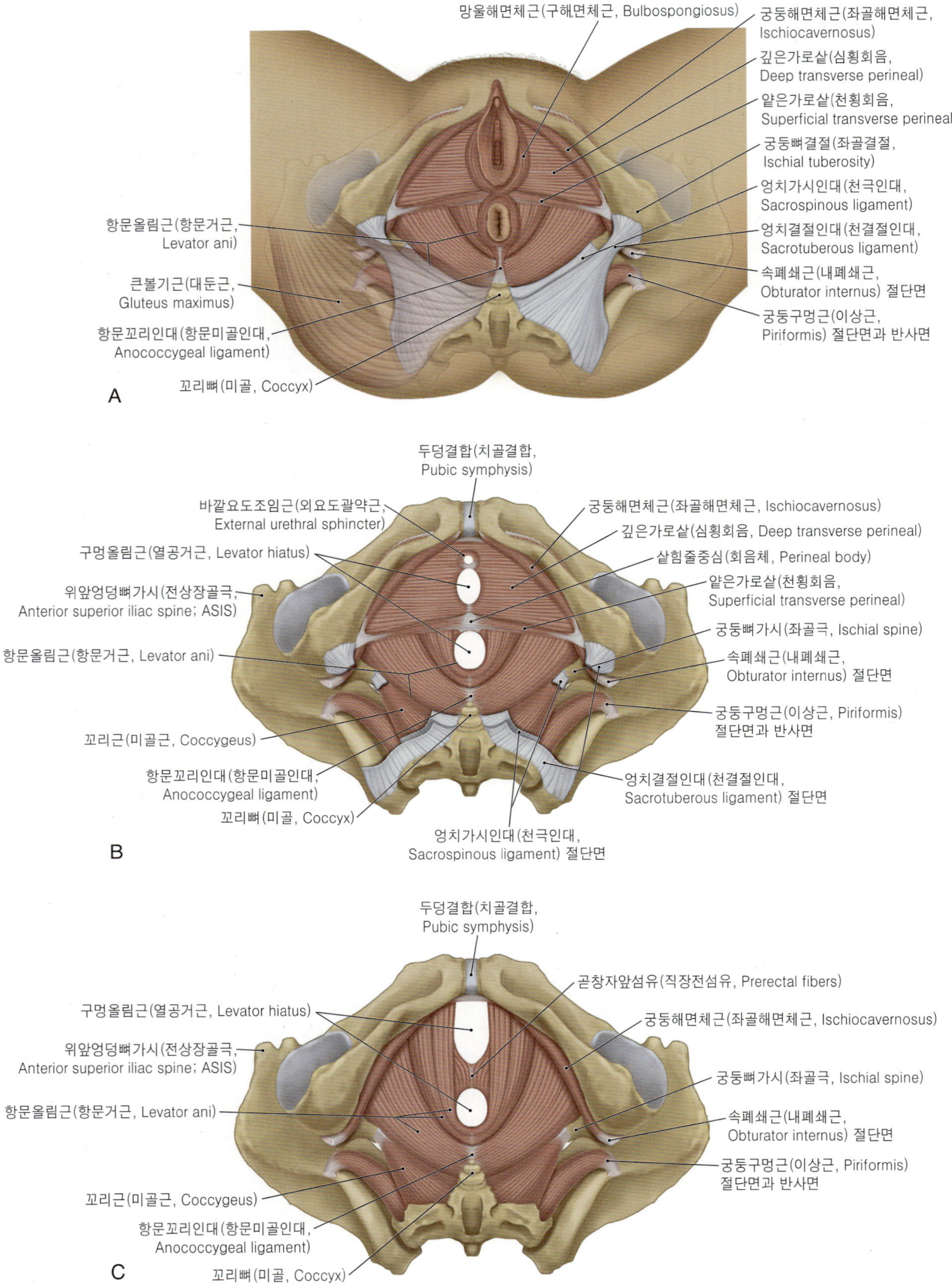


**그림 18-5.** 골반바닥근육의 아래쪽 그림. 여성 골반. **A,** 얕은 부위 근육 그림. **B,** 중간 부위 근육 그림. **C,** 깊은 부위 근육 그림.

## 큰볼기근(대둔근, Gluteus maximus) – 엎드린 자세(Prone) *(계속)*

### 부착 부위

- □ 뒤엉덩뼈능선(후장골능선, posterior iliac crest), 뒤가쪽 엉치뼈 및 꼬리뼈에서 기시하여
- □ 넙다리뼈의 볼기근거친면(둔부결절, gluteal tuberosity)과 엉덩정강뼈인대(장경인대, iliotibial band)에 부착되어 있다.

### 작용

- □ 엉덩관절의 넙다리를 편다.
- □ 엉덩관절의 넙다리를 가쪽으로 돌린다.
- □ 엉덩관절의 위쪽 근섬유는 넙다리를 벌린다.
- □ 엉덩관절의 아래쪽 근섬유는 넙다리를 모은다.
- □ 엉덩관절의 골반을 뒤로 기울인다.

#### 시작 자세(그림 18-7)

- 환자는 엎드린 자세를 취한다.
- 치료사는 환자의 옆에 서 있는다.
- 엉치뼈의 가쪽에 촉진하는 손을 놓는다.
- 만약 저항이 필요하다면 보조하는 손을 허벅지 뒤쪽 아래(먼쪽 부위)에 놓는다.

#### 촉진 과정

1. 환자에게 엉덩관절에서 허벅지를 펴고 가쪽으로 돌리도록 요청하고 큰볼기근의 수축을 느껴 본다(그림 18-8).
2. 근육이 수축된 상태에서 근육 경계를 구분하기 위해 섬유에 수직으로 두드린다.
3. 큰볼기근의 섬유에 수직으로 가볍게 두드리면서 큰볼기근의 가쪽 및 아래쪽으로 먼쪽 부착 부위까지 촉진한다.
4. 필요할 경우 큰볼기근을 더 잘 사용시키기 위해 환자가 허벅지를 펼 때 저항을 가할 수 있다.
5. 큰볼기근의 위치를 확인하면 환자에게 근육을 이완시키게 하고 기초 긴장 상태를 촉진하여 평가한다.

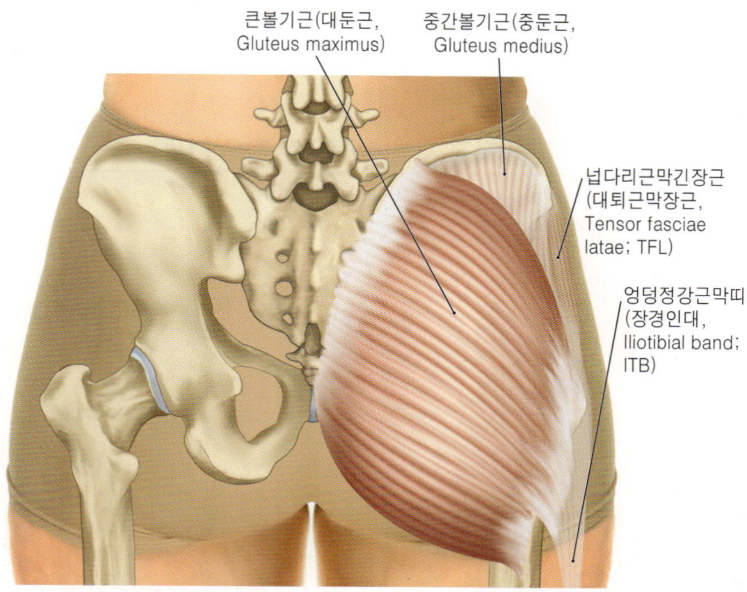


**그림 18-6.** 오른쪽 큰볼기근의 뒤쪽 그림. 넙다리근막긴장근과 엉덩정강뼈인대는 투명하게 표시되어 있다.

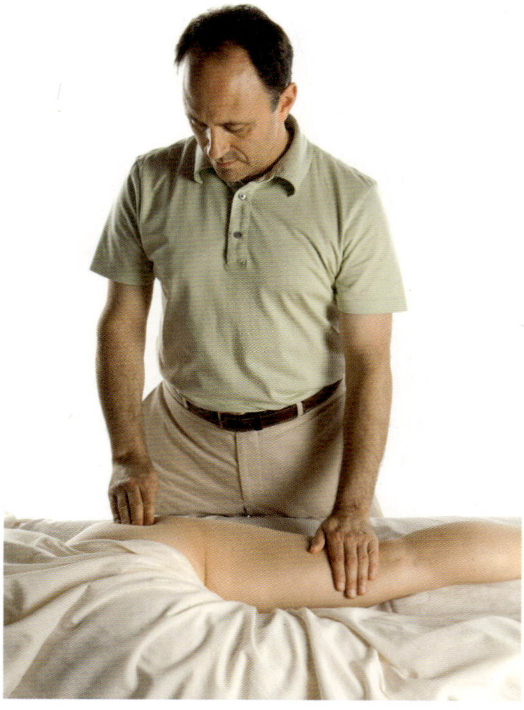

**그림 18-7.** 오른쪽 큰볼기근의 엎드린 자세에서 촉진을 위한 시작 자세.

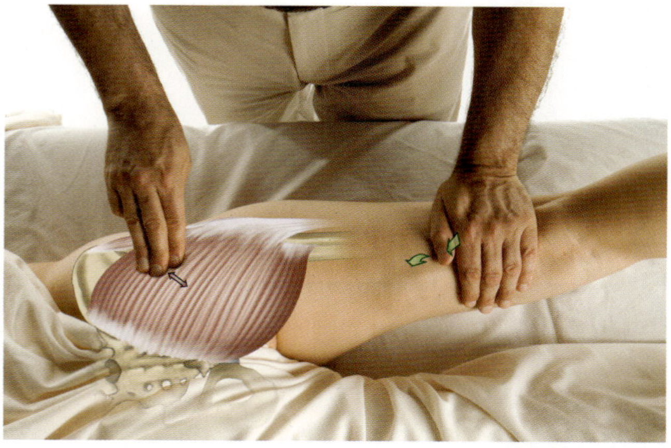

**그림 18-8.** 환자가 저항에 대항하여 엉덩관절에서 허벅지를 펴고 가쪽돌림할 때 오른쪽 큰볼기근을 촉진한다.

18

## 큰볼기근(대둔근, Gluteus maximus) – 엎드린 자세(Prone) *(계속)*

### 촉진 시 주의사항

1. 큰볼기근은 얕은 부위에 위치하여 촉진하기 쉽다.
2. 큰볼기근은 엉덩이 뒷부분의 주요 근육으로 알려져 있다. 그러나 전체 엉덩이를 덮지는 않는다. 중간볼기근은 위가쪽으로 얕은 부위에 위치한다. 엉치뼈에서 먼쪽 부착 부위까지 큰볼기근을 촉진할 때 가쪽과 아래 방향으로 촉진해 간다.

### 대안 촉진 자세 – 옆으로 누운 자세

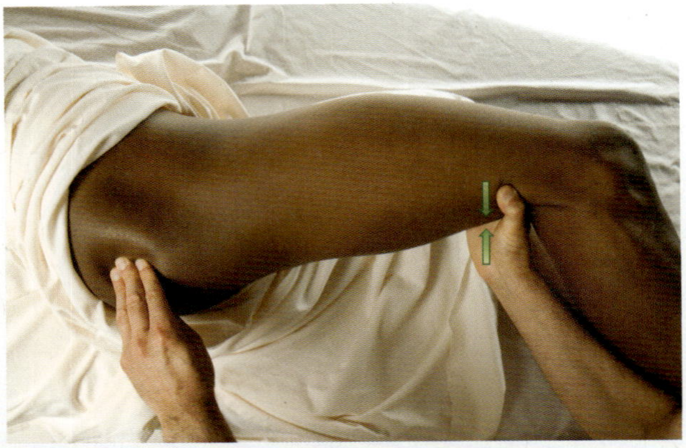

**그림 18-9.** 큰볼기근은 환자가 옆으로 누운 자세에서도 촉진될 수 있다. 환자가 엉덩관절에서 허벅지를 능동적으로 가쪽으로 돌리고 펴도록 요청하면서 침대에서 떨어진 신체 가쪽의 큰볼기근을 촉진한다. 그러나 옆으로 누웠을 때 허벅지의 펴는 동작이 중력에 반하지 않기 때문에, 치료사는 큰볼기근을 관여시키기 위해 펴는 동작에 저항을 추가하기 위해 보조하는 손을 사용해야 한다.

### 통증 유발점(Trigger points)

1. 큰볼기근의 통증 유발점은 근육의 급성 또는 만성적인 과사용[오르막길 걷기, 특히 몸을 기울인 자세에서와 같은 강한 치우친(eccentric) 수축이 있는 경우, 수영의 크롤 스트로크(crawl stroke) 영법과 같은 구심성 수축에 의해], 장시간 늘어진 자세(예: 엉덩관절이 구부러진 상태에서 잠자기), 장시간 앉아 있는 자세(특히 바지 뒷주머니에 두꺼운 지갑을 넣고 앉아 있는 경우), 직접적인 외상, 주사로 인한 자극 및 모튼 발(Morton's foot)에 의해 유발되거나 만성화된다.
2. 큰볼기근의 통증 유발점은 안절부절못하는 증상, 오래 앉아 있을 때의 통증, 수면장애, 오르막길을 걸을 때의 통증(특히 몸을 기울인 경우), 구부릴 때의 통증, 제한된 엉덩관절 굽힘을 유발할 수 있다.
3. 큰볼기근 통증 유발점의 연관통은 중간볼기근, 작은볼기근, 궁둥구멍근, 넙다리근막긴장근(tensor fasciae latae; TFL), 가쪽넓은근(외측광근, vastus lateralis), 반힘줄근(반건형근, semitendinosus), 반막모양근(반막상근, semimembranosus), 허리네모근, 골반바닥근육(pelvic floor muscles)의 통증 유발점의 연관통과 구분되어야 한다.
4. 큰볼기근의 통증 유발점은 종종 엉치엉덩관절 기능장애, 허리후관절증후군, 넙다리돌기 활액낭염(trochanteric bursitis), 꼬리뼈 통증(coccygodynia), 신경에 대한 디스크 압박으로 오진될 수 있다.
5. 연관통은 종종 중간볼기근, 작은볼기근, 햄스트링(hamstrings), 척주세움근군, 넙다리곧은근 및 엉덩허리근에서 발생하기도 한다.

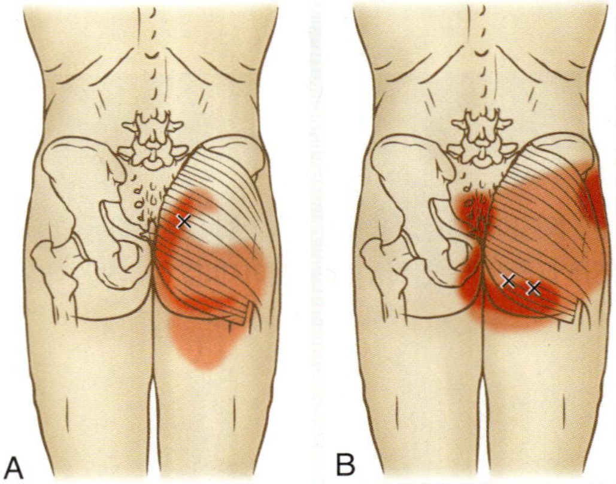


**그림 18-10.** 큰볼기근에 흔히 나타나는 통증 유발점과 연관통 부위의 뒤쪽 그림.

## 큰볼기근(대둔근, Gluteus maximus) – 엎드린 자세(Prone)

### 큰볼기근의 스트레칭(Stretching the gluteus maximus)

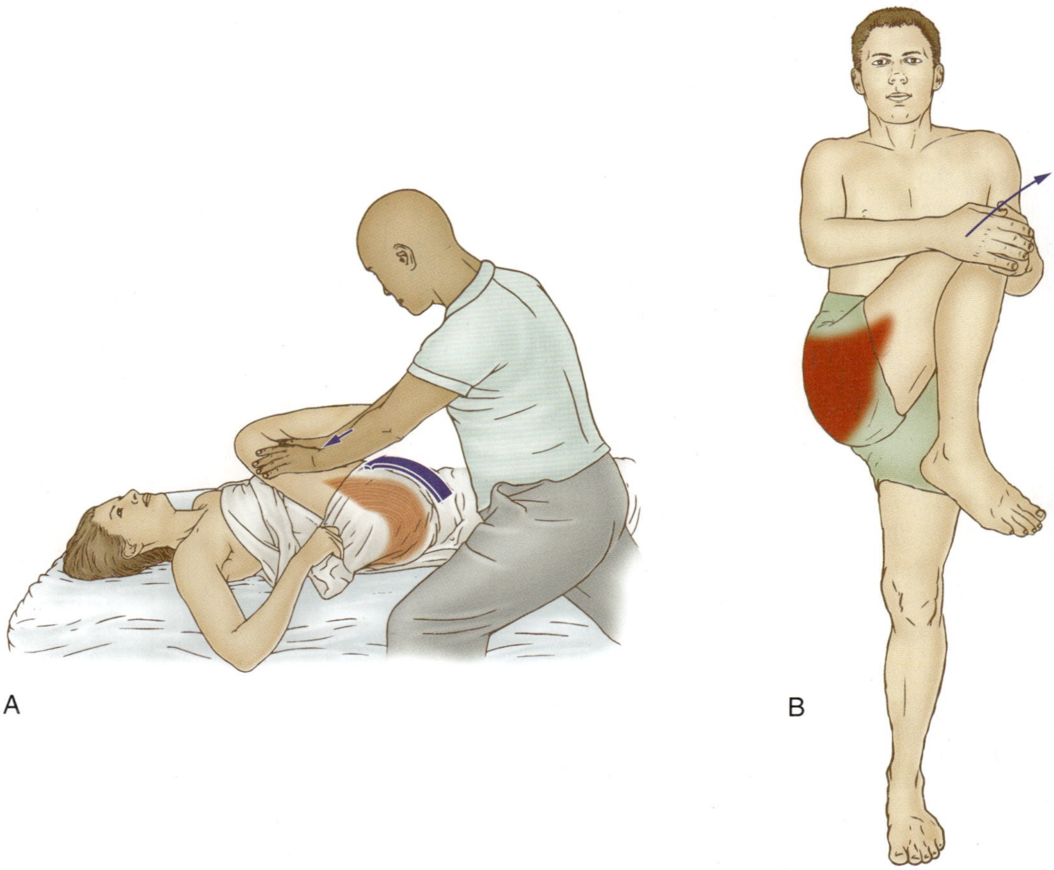


**그림 18–11.** 오른쪽 큰볼기근의 스트레칭. 무릎관절을 구부린 채로 환자의 허벅지를 가슴 쪽으로 굽혀 올린다. 허벅지를 같은쪽 어깨를 향해 가져오면(A), 아래쪽 섬유를 우선적으로 스트레칭한다. 허벅지를 반대쪽 어깨를 향해 가져오면(B), 위쪽 섬유를 우선적으로 스트레칭한다. 참고: 만약 환자가 이 스트레칭을 하는 동안 샅굴 부위에서 꼬집는 느낌을 경험한다면 샅고랑인대를 따라 작은 타월을 말아 올려놓는 것이 종종 도움이 된다. **A,** 치료사 보조 스트레칭. 치료사는 환자의 허벅지 뒤쪽, 말단 부위를 접촉한다. 참고: 환자는 손으로 드레이프를 잡아 고정한다. **B,** 자가 관리 스트레칭.



**촉진 시 핵심 포인트**

허벅지를 펴고 옆으로 돌린다.

## 중간볼기근(중둔근, Gluteus medius) – 옆으로 누운 자세(Side lying) *(계속)*

### 부착 부위

- □ 엉덩뼈의 바깥면(엉덩뼈능선 바로 아래)에서 기시하여
- □ 넙다리뼈의 큰돌기(greater trochanter) 가쪽에 부착되어 있다.

### 작용

#### 뒤쪽 근육섬유

- □ 엉덩관절에서 허벅지를 벌린다.
- □ 엉덩관절에서 허벅지를 편다.
- □ 엉덩관절에서 허벅지를 옆으로 돌린다.
- □ 엉덩관절에 있는 골반의 같은쪽을 뒤쪽으로 기울인다.
- □ 엉덩관절에 있는 골반의 같은쪽을 누른다.

#### 가운데 근육섬유

- □ 엉덩관절에서 허벅지를 벌린다.
- □ 엉덩관절에 있는 골반의 같은쪽을 누른다.

#### 앞쪽 근육섬유

- □ 엉덩관절에서 허벅지를 벌린다.
- □ 엉덩관절에서 허벅지를 구부린다.
- □ 엉덩관절에서 허벅지를 안쪽으로 돌린다.
- □ 엉덩관절에서 골반의 같은쪽을 앞쪽으로 기울인다.
- □ 엉덩관절에서 골반의 같은쪽을 누른다.

#### 시작 자세(그림 18-13)

- 환자가 옆으로 누운 자세를 취한다.
- 치료사는 환자 뒤에 선다.
- 촉진하는 손은 엉덩뼈능선 중앙 바로 아래, 엉덩뼈능선과 넙다리뼈의 큰돌기 사이에 놓는다.
- 보조하는 손은 허벅지 아래의 가쪽에 놓는다.

#### 촉진 과정

1. 엉덩뼈능선 가운데 바로 아래를 촉진하고, 환자에게 엉덩관절에서 허벅지를 벌리도록 요청한 다음, 중간볼기근의 중간 섬유의 수축을 느낀다(그림 18-14). 필요한 경우 보조하는 손으로 환자의 허벅지 벌림에 저항을 추가할 수 있다.
2. 섬유에 수직으로 두드리면서 중간볼기근의 중간 섬유를 큰돌기를 향해 먼쪽으로 촉진한다.
3. 앞쪽 근육섬유를 촉진하기 위해 촉진하는 손을 위앞엉덩뼈가시(ASIS) 바로 아래 뒤쪽에 위치시키고 환자에게 엉덩관절에서 허벅지를 구부리고 안쪽으로 돌리도록 요청한 다음, 중간볼기근의 앞쪽 근육섬유의 수축을 느껴 본다(그림 18-15A)('촉진 시 주의사항' #1 참조). 저항을 추가할 수도 있다.
4. 뒤쪽 근육섬유를 촉진하기 위해 촉진하는 손을 중간볼기근의 위뒤쪽에 놓고, 환자에게 엉덩관절에서 허벅지를 펴고 옆으로 돌리도록 요청한 다음, 중간볼기근의 뒤쪽 근육섬유들의 수축을 느껴 본다(그림 18-15B)('촉진 시 주의사항' #1 참조). 저항을 추가할 수도 있다.
5. 중간볼기근의 위치를 확인하면, 환자에게 근육을 이완시키도록 하고, 기초 긴장 상태를 촉진하여 평가한다.

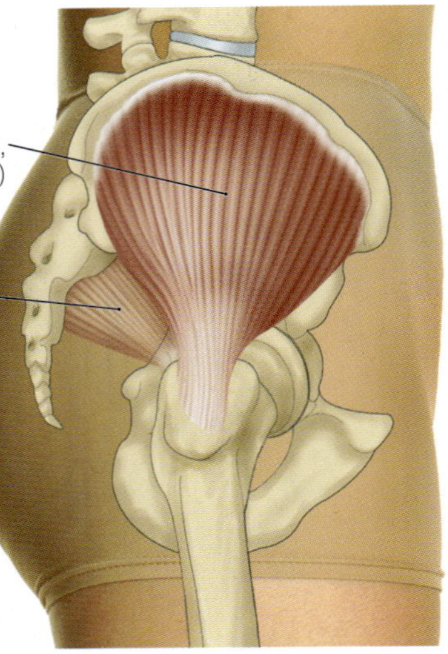


**그림 18-12.** 오른쪽 중간볼기근의 가쪽 그림. 궁둥구멍근이 투명하게 표시되어 있다.

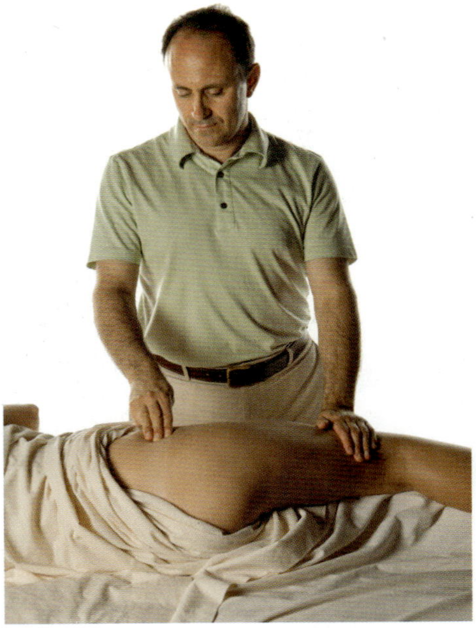

**그림 18-13.** 옆으로 누운 자세에서 오른쪽 중간볼기근을 촉진하기 위한 시작 자세. 참고: 치료사는 보통 환자 뒤에 서 있지만, 여기에서는 독자의 시야를 가리지 않기 위해 환자 앞에 서 있다.

18

## 중간볼기근(중둔근, Gluteus medius) – 옆으로 누운 자세(Side lying) *(계속)*

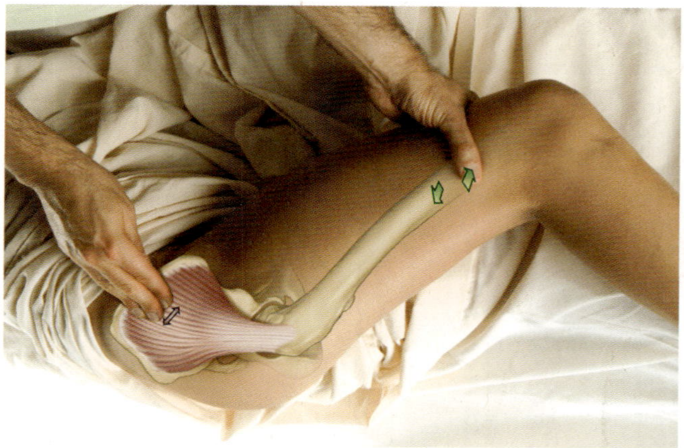

**그림 18-14.** 환자가 저항에 대항하여 엉덩관절에서 허벅지를 벌릴 때, 엉덩뼈능선 중앙 바로 아래에서 오른쪽 중간볼기근의 가운데 섬유를 촉진한다.

### 촉진 시 주의사항

1. 중간볼기근의 가운데 근육섬유는 얕은 부위에 있어 촉진하기 쉽다. 앞쪽 근육섬유는 넙다리근막긴장근(TFL) 옆에 깊숙이 있어 TFL과 구분하기 어렵다. 중간볼기근의 뒤쪽 근육섬유는 궁둥구멍근 옆에 있고 큰볼기근 깊숙이 있으므로 이 두 근육과 구분하기 어렵다.
2. 보행 시 한쪽 다리가 지면에서 떨어져 다른 한쪽 다리가 체중을 지탱할 때 체중을 싣는 쪽의 중간볼기근의 수축을 쉽게 느낄 수 있다. 중간볼기근의 역할은 골반의 해당 쪽에 내리는 힘을 만들고, 다른 쪽 골반은 올라가는 힘을 만들어서 하중을 받지 않은 쪽이 몸의 지지되지 않는 쪽으로 떨어지는(내려감) 것을 방지한다.

### 촉진 시 핵심 포인트

엉덩뼈능선 가운데 바로 아래를 촉진하고 환자는 허벅지를 벌린다.

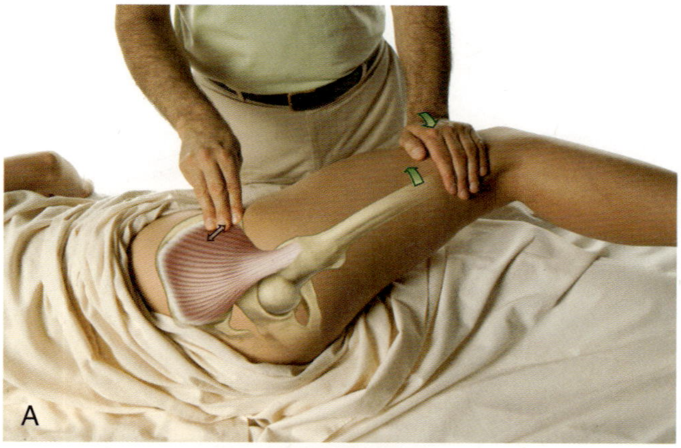

A

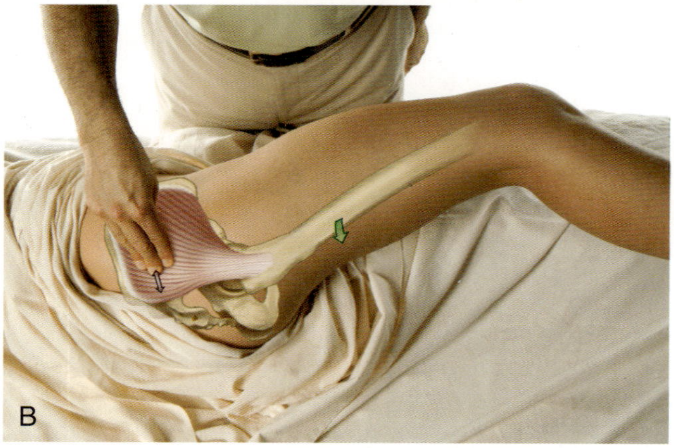

B

**그림 18-15.** 옆으로 누운 자세에서 오른쪽 중간볼기근의 앞쪽과 뒤쪽 섬유의 촉진. A, 환자가 허벅지를 조금 벌리고 안쪽돌림하여 중간볼기근의 앞쪽 섬유를 촉진한다. B, 환자가 허벅지를 조금 벌리고 가쪽돌림하여 중간볼기근의 뒤쪽 섬유를 촉진한다.

### 대안 촉진 자세 – 서 있는 자세

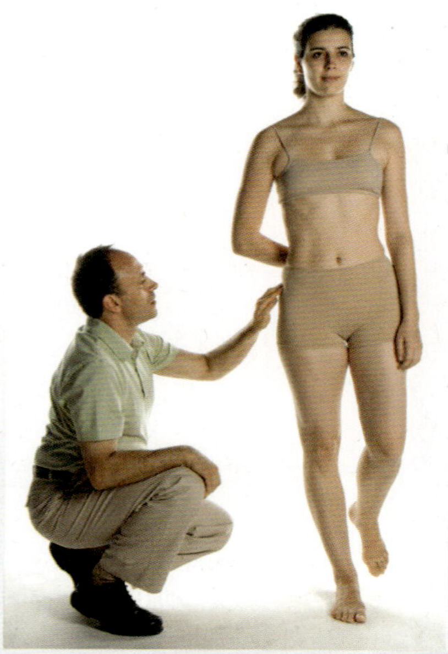

**그림 18-16.** 중간볼기근의 중간 섬유는 환자가 서 있는 자세에서 쉽게 촉진될 수 있다. 엉덩뼈능선의 중앙 바로 아래 지점을 촉진하고 환자에게 천천히 제자리에서 걷도록 하거나 한 발에서 다른 발로 체중을 이동하도록 요청한다. 체중이 실리는 쪽의 중간볼기근 수축을 느낄 수 있을 것이다.

18

## 중간볼기근(중둔근, Gluteus medius) – 옆으로 누운 자세(Side lying) *(계속)*

### 통증 유발점(Trigger points)

1. 중간볼기근에서의 통증 유발점은 근육의 급성 또는 만성적인 과사용(예: 과도한 걷기 및 달리기, 부드러운 모래 위 걷기, 한쪽 다리로 장기간 서 있기), 장시간 부동자세, 엉치엉덩관절 기능장애, 두꺼운 지갑을 뒷주머니에 넣고 앉아 있는 자세, 직접적 외상, 근육 주사 그리고 모튼 발(Morton foot)에 의해 유발되거나 만성화된다.
2. 중간볼기근의 통증 유발점은 관련된 쪽으로 잠을 자거나 걸을 때의 통증, 제한된 엉덩관절 모음, 엉덩관절 통증, 진통보행(antalgic gait), 엉덩뼈신경통 같은 통증 전이, 자세가 함몰된 골반(결과적인 척주옆굽음증)을 유발할 수 있다.
3. 중간볼기근 통증 유발점의 연관통은 종종 큰볼기근, 작은볼기근, 궁둥구멍근에서의 통증 유발점의 연관통과 구분되어야 한다.
4. 중간볼기근의 통증 유발점은 종종 허리통증, 엉치엉덩관절 기능장애, 허리후관절증후군, 넙다리돌기 윤활낭염으로 오진될 수 있다.
5. 관련된 통증 유발점은 큰볼기근, 작은볼기근, 궁둥구멍근, 넙다리근막긴장근 및 허리네모근에서 종종 발생한다.

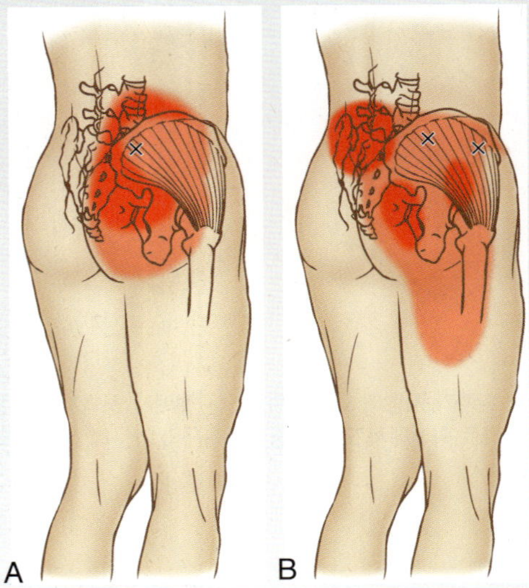


**그림 18-17.** 중간볼기근에서 흔히 나타나는 통증 유발점과 연관통 부위의 뒤가쪽 그림.

### 중간볼기근의 스트레칭(Stretching the gluteus medius)

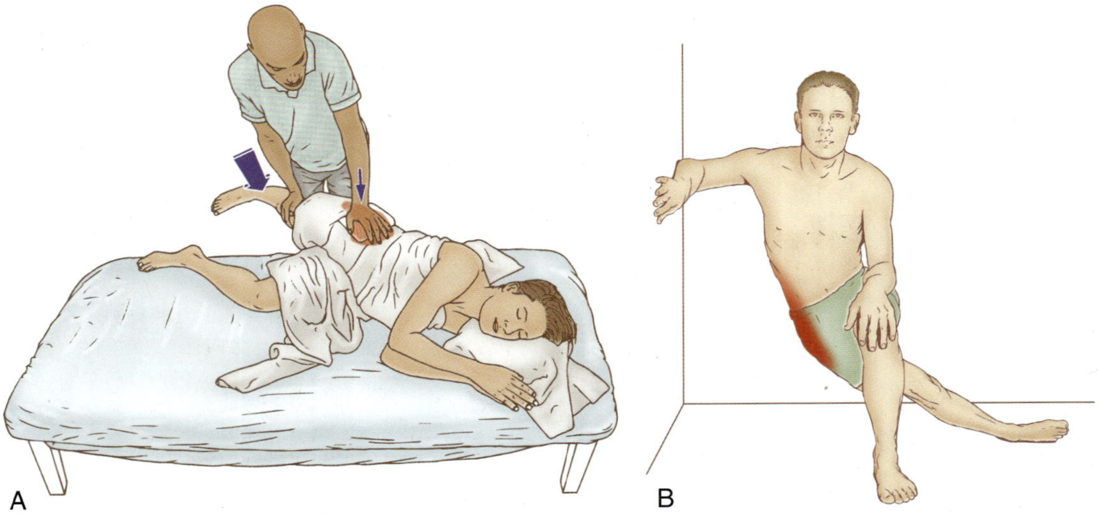


**그림 18-18.** 오른쪽 중간볼기근과 작은볼기근의 스트레칭. 환자의 허벅지를 엉덩관절에서 모은다. **A,** 치료사 보조 스트레칭. 치료사는 환자의 허벅지(다리가 아님) 가쪽의 끝부분에 손을 댄다. 환자의 골반을 치료사가 왼손으로 누름으로써 안정된다는 점을 명심한다. 편안함을 위해 쿠션을 사용한다. **B,** 자가 관리 스트레칭. 환자는 왼발을 오른발 앞에 놓은 다음 엉덩관절에서 오른쪽 허벅지를 모은다. 중간볼기근의 또 다른 스트레칭에 대해서는 그림 17-31을 참조한다.

## 중간볼기근(중둔근, Gluteus medius) – 옆으로 누운 자세(Side lying)

### 인접 근육(Detour)

**작은볼기근(소둔근, gluteus minimus)**

작은볼기근은 엉덩뼈 바깥쪽에서 기시하여 넙다리뼈의 큰돌기에 부착되고 중간볼기근에 대해 깊숙이 있다. 중간볼기근과 동일한 작용을 하기 때문에 중간볼기근과 작은볼기근을 구분하기는 쉽지 않다. 참고: 작은볼기근의 가장 강력한 작용은 안쪽돌림이다.

**통증 유발점(trigger points)**

1. 작은볼기근의 통증 유발점은 종종 중간볼기근에서 통증 유발점을 일으키는 동일한 동작에 의해 유발되거나 지속된다.
2. 작은볼기근의 통증 유발점은 일반적으로 중간볼기근의 통증 유발점과 동일한 증상을 유발한다. 그러나 작은볼기근 통증 유발점의 연관통은 중간볼기근이나 큰볼기근의 연관통보다 말단으로 훨씬 더 먼 부위까지(발목관절에 다다를 만큼) 확장된다.
3. 작은볼기근 통증 유발점의 연관통은 큰볼기근, 중간볼기근, 궁둥구멍근, 뒤넙다리근, 넙다리근막긴장근, 장딴지근(비복근, gastrocnemius), 가자미근(soleus), 긴종아리근(장비골근, fibularis longus) 및 짧은종아리근(단비골근, fibularis brevis), 오금근(슬와근, popliteus), 뒤정강근(후경골근, tibialis posterior)의 통증 유발점 연관통과 구분되어야 한다.
4. 작은볼기근의 통증 유발점은 종종 L5 또는 S1 신경 압박 또는 넙다리돌기 윤활낭염으로 오진될 수 있다.
5. 관련된 통증 유발점은 중간볼기근, 궁둥구멍근, 가쪽넓은근, 긴종아리근, 큰볼기근, 넙다리근막긴장근, 허리네모근에서 종종 발생한다.

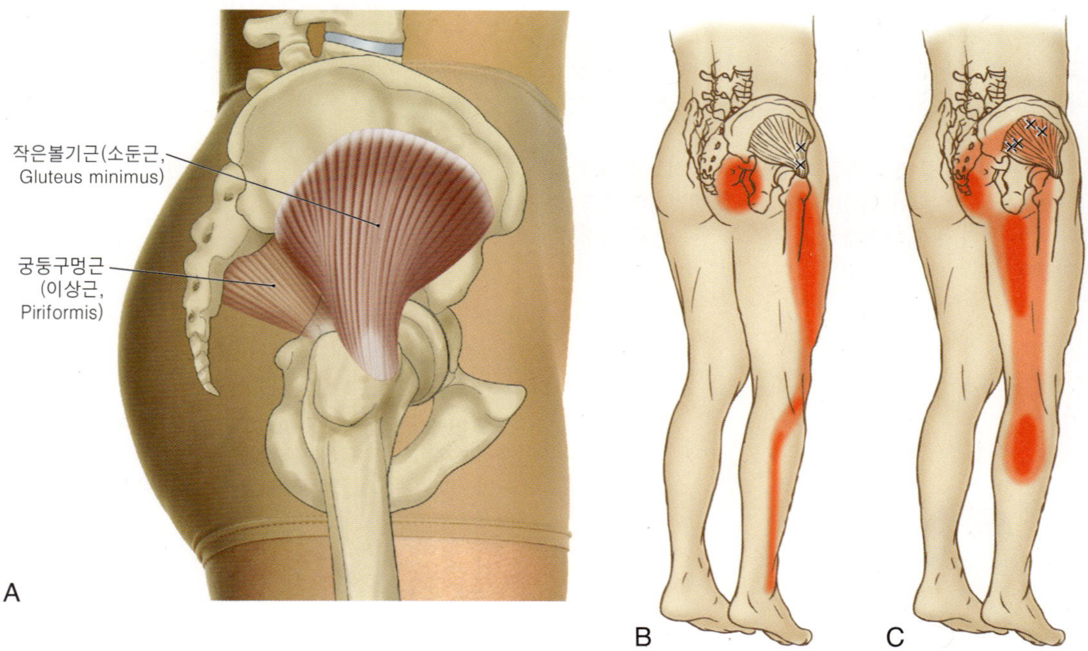


**그림 18–19.** 오른쪽 작은볼기근의 그림. **A,** 오른쪽 작은볼기근의 가쪽 그림. 궁둥구멍근이 투명하게 표시되어 있다. **B, C,** 작은볼기근에서 흔히 나타나는 통증 유발점과 연관통 부위의 뒤가쪽 그림.

## 궁둥구멍근(이상근, Piriformis) – 엎드린 자세(Prone) (계속)

### 부착 부위

□ 엉치뼈의 앞쪽 면에서 기시하여
□ 넙다리뼈의 큰돌기에 부착되어 있다.

### 작용

□ 엉덩관절에서 허벅지를 옆으로 돌린다.
□ 허벅지가 처음에 약 60° 이상 구부려진다면 궁둥구멍근은 엉덩관절에서 허벅지의 안쪽돌림근이 된다.
□ 허벅지가 처음에 90° 정도 구부려진다면 궁둥구멍근은 엉덩관절에서 허벅지를 수평으로 벌리게 된다.

#### 시작 자세(그림 18-21)

- 환자는 엎드린 자세를 취하고 무릎관절에서 다리를 90°로 구부린다.
- 치료사는 환자의 옆에 선다.
- 촉진하는 손은 엉치뼈 바로 측면, 뒤위엉덩뼈가시(후상장골극, PSIS)와 엉치뼈 끝부분(apex) 사이의 중간 지점에 놓는다.
- 보조하는 손은 발목관절 바로 위, 다리 아래의 안쪽 면에 놓는다.

#### 촉진 과정

1. 처음에 PSIS와 엉치뼈 끝부분 사이의 중간 부위 엉치뼈 가쪽 지점을 찾는다. 이 지점의 엉치뼈에서 옆으로 내려오면 궁둥구멍근을 찾을 수 있다.
2. 환자가 엉덩관절에서 허벅지를 옆으로 돌리는 것을 저항하도록 하고 궁둥구멍근의 수축을 느껴 본다(그림 18-22). 참고: 허벅지의 가쪽돌림은 환자의 발이 몸의 정중선(반대쪽)을 향하여 안쪽으로 움직이는 것을 포함한다.
3. 환자가 궁둥구멍근의 수축(저항에 대항하여)과 이완을 교대로 할 때, 섬유에 수직으로 두드리면서 넙다리뼈 큰돌기의 위쪽 경계를 향해 가쪽으로 궁둥구멍근을 계속 촉진한다.
4. 궁둥구멍근의 위치를 확인하면, 환자가 근육을 이완시키게 하고 기초 긴장 상태를 촉진하여 평가한다.

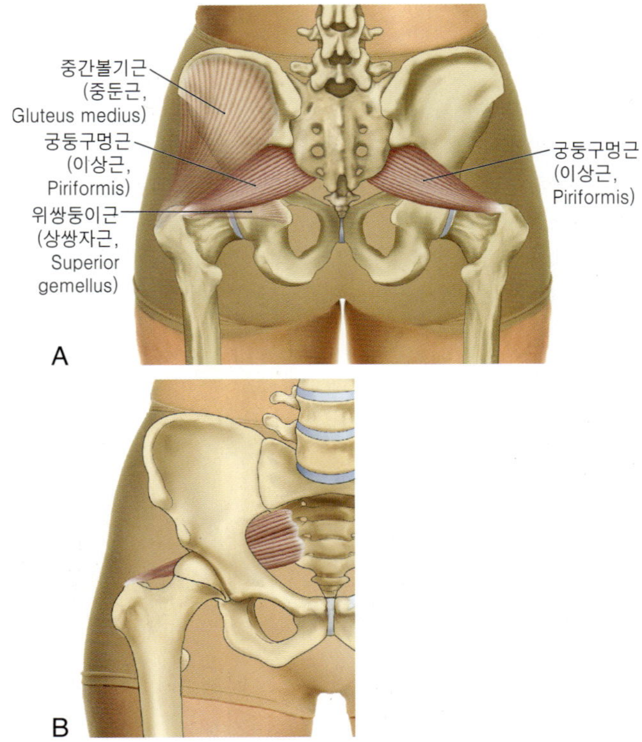


그림 18-20. 궁둥구멍근. A, 뒤쪽 그림. 궁둥구멍근을 양쪽에서 그린 그림. 중간볼기근과 위쌍둥이근은 왼쪽에 투명하게 표시되어 있다. B, 오른쪽 궁둥구멍근의 앞쪽 그림. 엉치뼈의 앞쪽 부착 부위를 나타낸다.

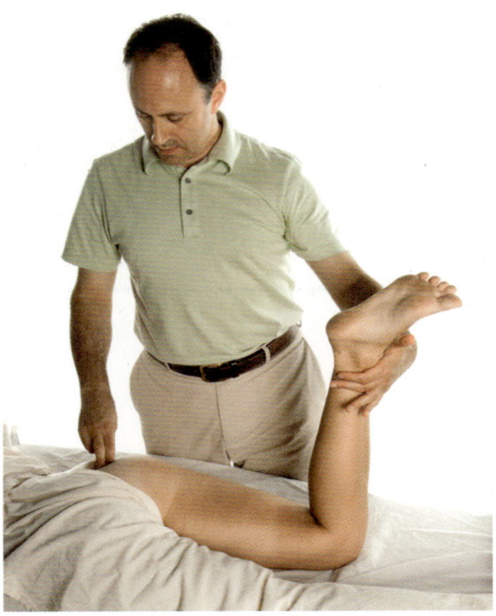

그림 18-21. 오른쪽 궁둥구멍근을 엎드린 자세에서 촉진하기 위한 시작 자세.

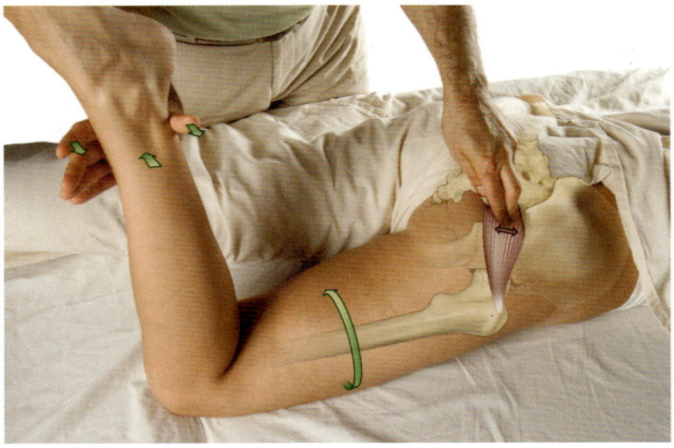

그림 18-22. 환자가 부드럽거나 중간 정도의 저항에 대항하여 엉덩관절에서 허벅지를 가쪽돌림할 때 오른쪽 궁둥구멍근을 촉진한다.

18

## 궁둥구멍근(이상근, Piriformis) – 엎드린 자세(Prone) *(계속)*

### 촉진 시 주의사항

1. 엉치뼈의 정중선을 찾자마자 촉진을 시작하기 전에 넙다리뼈의 큰돌기를 찾고, 엉치뼈의 정중선에서 큰돌기까지 궁둥구멍근의 경로를 추적하는 것이 도움이 된다. 이렇게 하면 큰돌기를 찾기 위해 촉진 프로토콜을 중단할 필요가 없다.
2. 엉덩관절에서 환자의 허벅지 가쪽돌림에 저항을 줄 때 환자가 너무 세게 수축하지 않도록 한다. 그렇지 않으면 좀 더 얕은 부위에 있는 큰볼기근(가쪽돌림근)이 개입되어 더 깊은 궁둥구멍근의 촉진을 막을 수 있다.
3. 위쪽으로 궁둥구멍근과 중간볼기근 사이의 경계를 구분하는 것과 아래쪽으로 궁둥구멍근과 위쌍둥이근 사이의 경계를 구분하는 것은 쉽지 않다. 왜냐하면 이러한 근육들은 엉덩관절에서 허벅지의 가쪽돌림근이기도 하고 환자가 궁둥구멍근을 수축할 때 수축하는 근육이기 때문이다.
4. 궁둥신경은 일반적으로 앞쪽 골반에서 궁둥구멍근과 위쌍둥이근 사이를 지나 둔부로 나간다. 약 10~20%에 이르는 경우 궁둥신경의 전체 또는 일부가 궁둥구멍근 자체의 힘살을 통해 나온다. 어느 쪽이든 궁둥구멍근을 촉진할 때 궁둥신경의 근접성을 인식해야 한다.
5. 궁둥구멍근의 엉치뼈 부착 부위는 엉치뼈 앞쪽에서 촉진될 수 있다. 이를 확인하기 위해 치료사는 장갑을 끼고 직장을 통해 궁둥구멍근에 접근해야 한다. 그러나 국가별 의료법에 따라 이러한 촉진을 허용하지 않을 수도 있다.
6. 허벅지가 엉덩관절에서 처음에 약 60° 이상 구부러져 있다면 궁둥구멍근은 엉덩관절에서 허벅지의 가쪽돌림근에서 안쪽돌림근으로 바뀐다. 이러한 작용의 변화는 궁둥구멍근이 스트레칭되는 방식을 바꿀 수 있다(그림 18–23).

### 촉진 시 핵심 포인트

엉치뼈의 가쪽 경계의 중간 지점을 찾는다. 그리고 그곳에서 넙다리뼈의 큰돌기까지 이르는 선을 긋는다.

## 궁둥구멍근의 스트레칭(Stretching the piriformis)

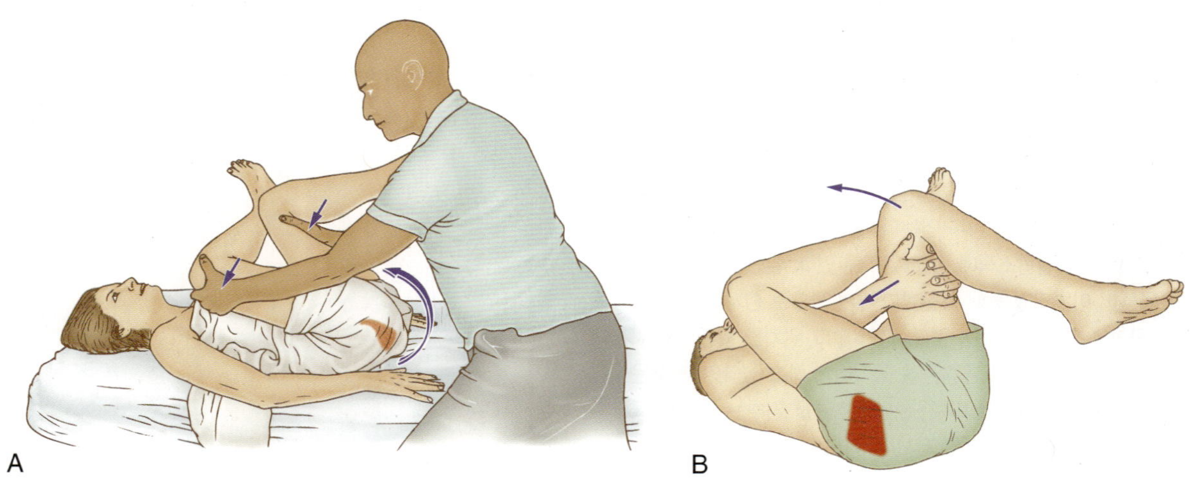


**그림 18–23.** 오른쪽 궁둥구멍근 '4자 모양' 스트레칭. 환자의 허벅지를 엉덩관절에서 구부리고 가쪽으로 돌린다. 골반을 테이블 위에 낮게 유지하는 것이 중요하다. 참고: 허벅지가 너무 많이 구부러져 있기 때문에 안쪽돌림근인 궁둥구멍근은 가쪽돌림에 의해 스트레칭된다. **A**, 치료사 보조 스트레칭. **B**, 자가 관리 스트레칭. 궁둥구멍근의 또 다른 스트레칭에 대해서는 그림 18–29를 참고한다.

# 궁둥구멍근(이상근, Piriformis) – 엎드린 자세(Prone)

## 통증 유발점(Trigger points)

1. 궁둥구멍근의 통증 유발점은 근육의 급성 또는 만성적인 과사용, 지속된 근육 수축(예: 발을 가속 페달에 놓고 운전하기, 허벅지 윗부분을 굽히고 모은 상태에서 옆으로 누워 자기), 엉치엉덩관절염좌(삠), 엉덩관절염, 모튼 발(Morton foot), 다리 길이의 불일치 및 목말밑관절에서의 발 과다엎침에 의해 발생할 수 있고 지속될 수 있다.
2. 궁둥구멍근의 통증 유발점은 앉을 때의 불편함, 안절부절못함, 엉덩관절에서 허벅지의 가쪽돌림으로 인한 발의 비틀림, 엉덩관절에서 허벅지의 제한된 안쪽돌림 및 엉치엉덩관절 기능장애를 나타낼 수 있다.
3. 궁둥구멍근 통증 유발점의 연관통은 큰볼기근, 중간볼기근, 작은볼기근, 허리네모근, 골반바닥근육의 통증 유발점의 연관통과 구별되어야 한다.
4. 궁둥구멍근의 통증 유발점은 엉치엉덩관절 기능장애, 궁둥구멍근증후군(궁둥신경의 압박), 척수신경 L5 또는 S1의 디스크 압박 또는 후관절증후군으로 오진될 수 있다.
5. 연관된 통증 유발점은 작은볼기근, 위·아래쌍둥이근, 속폐쇄근, 꼬리근, 항문올림근에서 종종 발생한다.

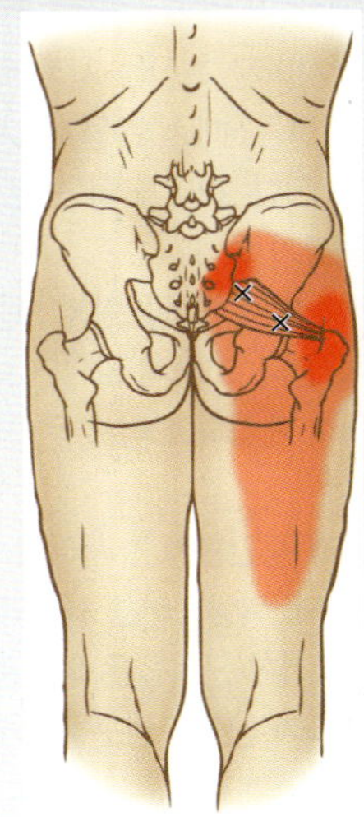

**그림 18-24.** 궁둥구멍근에서 흔히 나타나는 통증 유발점과 연관통 부위의 뒤쪽 그림.

## 인접 근육(Detour)

**꼬리근(미골근, coccygeus)과 항문올림근(항문거근, levator ani)**

꼬리근과 항문올림근은 골반바닥근육으로, 종종 도수치료사가 촉진하고 작업할 수 있는 근육으로 생각하지 않는다. 그러나 이 근육들은 환자의 뒤쪽 골반 부위를 만질 때 접근할 수 있다. 사실상 꼬리근은 궁둥구멍근 바로 아래에 위치하며, 궁둥구멍근과 마찬가지로 엉치뼈(이름에서 알 수 있듯이 꼬리뼈도 포함)에 부착된다. 항문올림근은 꼬리근 바로 아래에서 발견된다.

이 근육을 촉진하려면 먼저 궁둥구멍근을 찾은 다음, 엉치뼈의 가쪽 경계를 따라 감싸 안으면서 아래쪽으로 바로 떨어져 내려간다. 치료사는 꼬리근(엉치결절인대 및 엉치가시인대에 대해 깊숙이) 위에 있을 것이다. 항문올림근에 접근하려면, 꼬리근 바로 아래로 내려가 꼬리뼈의 가쪽 경계를 따라 감싸 안는다. 항문올림근은 얕으나 종종 지방이 삽입된 피하 결합조직에 깊게 위치해 있다. 일단 위치를 찾으면, 이 근육들이 이완되었을 때 촉진한다. 일반적으로 환자에게 그 근육을 사용하라고 요청할 필요는 없다. 만약에 그 위치를 확인하기 위해 환자에게 꼬리근이나 항문올림근을 움직이게 하고 싶다면, 케겔운동(Kegel exercise, 환자에게 마치 소변의 흐름을 멈추는 것처럼 골반바닥근육을 수축하여 조이도록 지시)을 하도록 요청한다.

이러한 근육의 위치를 고려할 때, 환자를 적절히 덮어 주는 것이 매우 중요하다. 치료사의 힘 방향이 중앙선에서 멀어지도록, 즉 안쪽에서 가쪽으로 향하도록 하기 위해 몸의 반대쪽으로부터 항문올림근을 촉진하고 작업하는 것이 가장 좋다. 꼬리근과 항문올림근은 엉치뼈와 꼬리뼈에 부착하여 엉치엉덩관절을 안정화시키는 것을 도와주기 때문에 제대로 작동하는 것이 중요하다. 골반바닥근육의 일부로 뭇갈래근과 배가로근이 복부골반강(abdominopelvic cavity)을 유지하고 허리뼈의 코어 안정화를 유지하도록 도움을 준다.

**통증 유발점(trigger points)**

꼬리근과 항문올림근의 통증 유발점은 일반적으로 엉치꼬리 부위와 연관되어 나타난다. 여성 환자에서는 항문올림근이 통증을 질(vagina)로 전이하기도 한다.

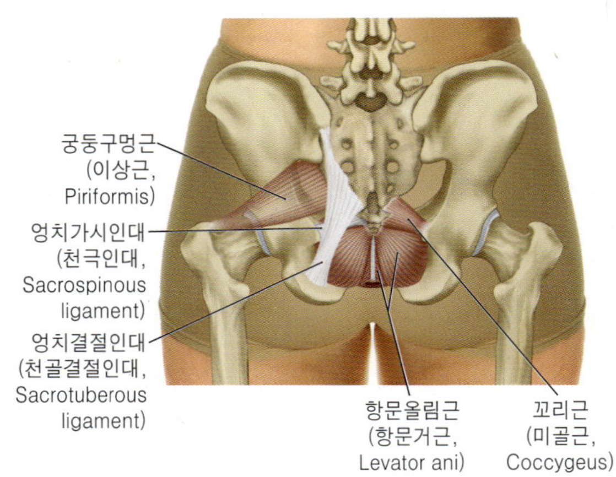


**그림 18-25.** 꼬리근과 항문올림근 뒤쪽 그림. 궁둥구멍근은 희미하게 나타냈다.

## 넙다리네모근(대퇴방형근, Quadratus femoris) – 엎드린 자세(Prone) *(계속)*

### 부착 부위

- □ 궁둥뼈결절의 가쪽 경계에서 기시하여
- □ 넙다리뼈의 돌기사이능선(전자간능선, intertrochanteric crest)에 부착되어 있다.

### 작용

- □ 엉덩관절에서 허벅지를 옆으로 돌린다.

#### 시작 자세(그림 18-27)

- 환자는 엎드린 자세를 취하고 무릎관절에서 다리를 90° 구부린다.
- 치료사는 환자의 옆에 선다.
- 촉진하는 손은 궁둥뼈결절의 가쪽 경계 바로 옆에 놓는다.
- 보조하는 손은 발목관절 바로 위쪽 먼쪽 다리(distal leg) 안쪽 면에 놓는다.

#### 촉진 과정

1. 궁둥뼈결절의 가쪽 경계를 찾는 것으로 시작한다. 일반적으로 먼저 궁둥뼈결절의 아래쪽 경계를 찾은 다음 가쪽 주위를 촉진함으로써 가장 잘 확인할 수 있다. 위치를 찾으면, 촉진하는 손을 궁둥뼈결절의 가쪽 경계 바로 옆에 놓는다.
2. 환자가 엉덩관절에서 허벅지를 옆으로 돌릴 때 부드럽거나 중간 정도의 힘으로 저항하도록 하고 넙다리네모근의 수축을 느껴 본다(그림 18-28). 참고: 허벅지의 가쪽돌림은 환자의 발이 몸의 정중선(반대쪽)을 향하여 안쪽으로 움직이는 것과 관련된다.
3. 환자가 교대로 넙다리네모근을 수축(저항에 대항하여)하고 이완할 때 근육섬유에 수직으로 두드리면서 돌기사이능선을 향해 가쪽으로 넙다리네모근을 계속 촉진한다.
4. 넙다리네모근의 위치를 찾으면, 환자에게 그 근육을 이완시키게 하고 기초 긴장 상태를 촉진하여 평가한다.

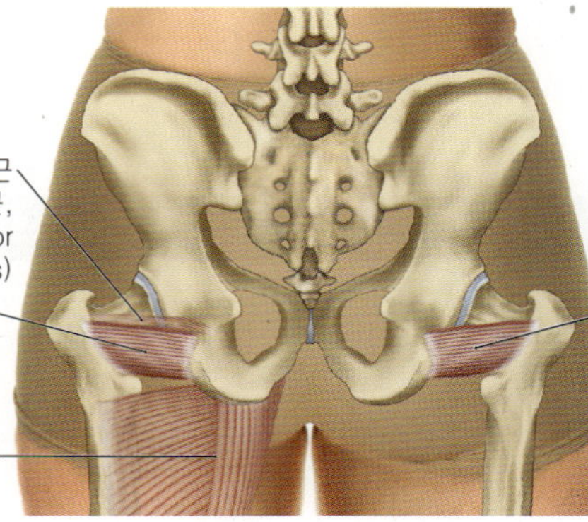


**그림 18-26.** 넙다리네모근을 양쪽에서 그린 뒤쪽 그림. 아래쌍둥이근과 큰모음근은 왼쪽에 투명하게 표시되어 있다.

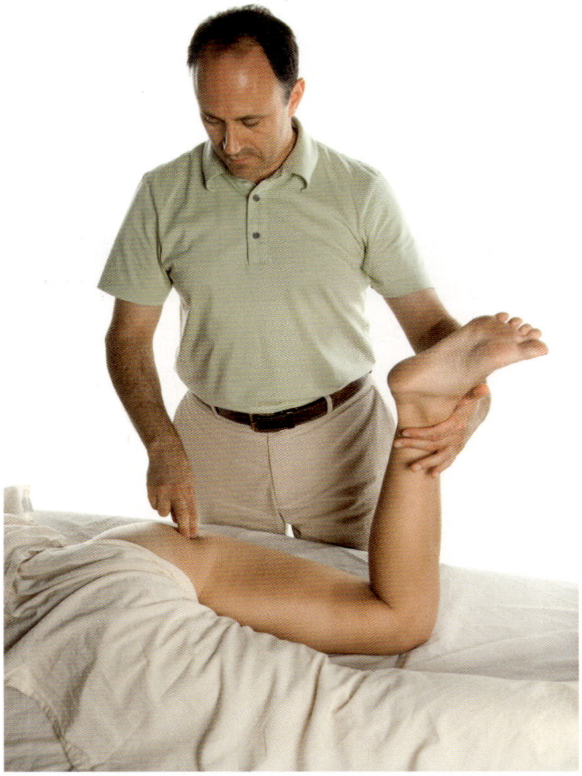

**그림 18-27.** 오른쪽 넙다리네모근을 엎드린 자세에서 촉진하는 시작 자세.

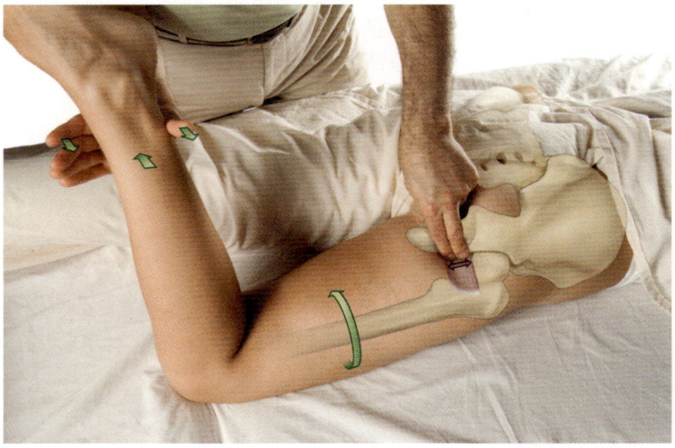

**그림 18-28.** 환자가 부드럽거나 중간 정도의 저항에 대항하여 엉덩관절에서 허벅지를 가쪽돌림할 때 넙다리네모근을 촉진한다.

**촉진 시 핵심 포인트**

궁둥뼈결절(ischial tuberosity)의 가쪽 경계를 찾는다.

## 넙다리네모근(대퇴방형근, Quadratus femoris) – 엎드린 자세(Prone) *(계속)*

### 촉진 시 주의사항

1. 엉덩관절에서 환자의 가쪽돌림에 저항을 줄 때 환자가 너무 강하게 수축하지 않도록 한다. 그렇지 않으면, 더 얕은 부위의 큰볼기근(또한 가쪽돌림근)이 관여하여 더 깊은 넙다리네모근의 촉진을 막을 수 있다.
2. 엉덩관절에서 허벅지의 '깊이 위치한 가쪽돌림근' 6개 중에 궁둥구멍근이 가장 잘 알려져 있지만 크기는 넙다리네모근이 가장 크다.
3. 만약 허벅지가 먼저 엉덩관절에서 90° 구부려져 있다면, 넙다리네모근은 엉덩관절에서 허벅지를 수평으로 벌릴 수 있다.
4. 넙다리네모근을 촉진할 때, 궁둥신경이 바로 위를 지나기 때문에 조심스럽게 시행하여야 한다.

### 넙다리네모근의 스트레칭(Stretching the quadratus femoris)

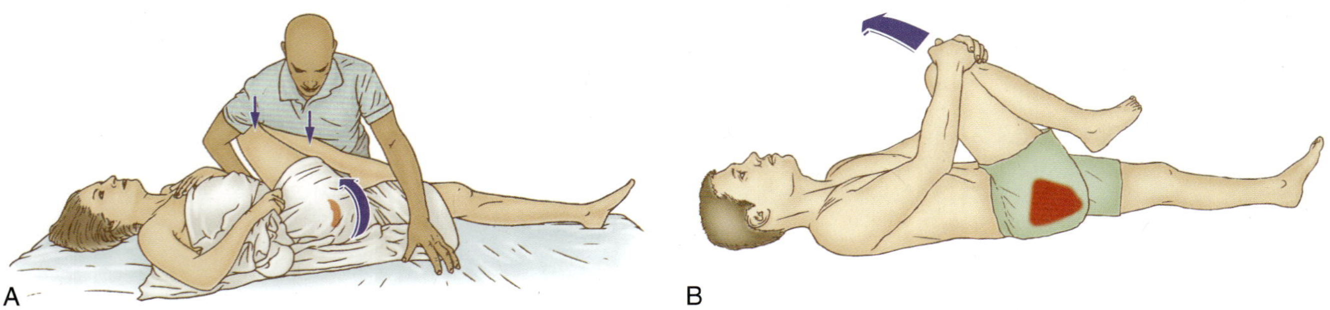


**그림 18-29.** 오른쪽 넙다리네모근의 스트레칭. 환자의 허벅지를 반대쪽 어깨를 향하여 수평으로 구부린다. 골반을 테이블 위에 낮게 유지하는 것이 중요하다. **A,** 치료사 보조 스트레칭. 치료사는 겨드랑이 부위를 사용하여 환자의 무릎을 누른다. **B,** 자가 관리 스트레칭. 참고: 환자가 이 스트레칭으로 샅굴 부위에서 꼬집는 느낌을 경험한다면 샅고랑인대를 따라 작은 수건들 말아 올려놓는 것이 종종 도움이 된다. 이 부분의 또 다른 스트레칭에 대해서는 그림 18-23을 참조한다.

### 통증 유발점(Trigger points)

참고: 넙다리네모근과 다른 깊은 가쪽돌림근의 통증 유발점의 패턴과 연관통은 궁둥구멍근에 대한 것과 구분되지 않는다. 또한 넙다리네모근과 다른 깊은 가쪽돌림근의 통증 유발점을 유발시키거나 만성화시키는 요소들은 궁둥구멍근의 경우와 동일할 가능성이 높다.

## 넙다리네모근(대퇴방형근, Quadratus femoris) – 엎드린 자세(Prone)

### 인접 근육(Detour)

**깊이 위치한 가쪽돌림근육들(other deep lateral rotators)**

엉덩관절에 깊이 위치한 6개의 허벅지 가쪽돌림근(궁둥구멍근, 위쌍둥이근, 속폐쇄근, 아래쌍둥이근, 바깥폐쇄근, 넙다리네모근) 중에서 궁둥구멍근이 가장 위에 있고, 넙다리네모근은 가장 아래에 위치한다.

다른 깊이 위치한 가쪽돌림근들은 작아서 서로 구별하기가 어렵기 때문에 묶어서 촉진하는 것이 가장 좋다. 이렇게 각기 다른 깊이 위치한 가쪽돌림근들을 촉진하기 위해 궁둥구멍근을 찾아 그 아래쪽을 촉진하거나 넙다리네모근을 찾아 위쪽을 촉진한다. 환자가 엉덩관절에서 허벅지 가쪽돌림에 부드럽거나 중간 정도의 힘으로 저항을 주어 궁둥구멍근과 넙다리네모근을 촉진하는 데 사용된 것과 동일한 절차를 따른다. 참고: 바깥폐쇄근이 나머지 근육들보다 더 깊다는 점을 고려하면 일반적으로 이 근육들 중에서 가장 촉진하기 어렵다.

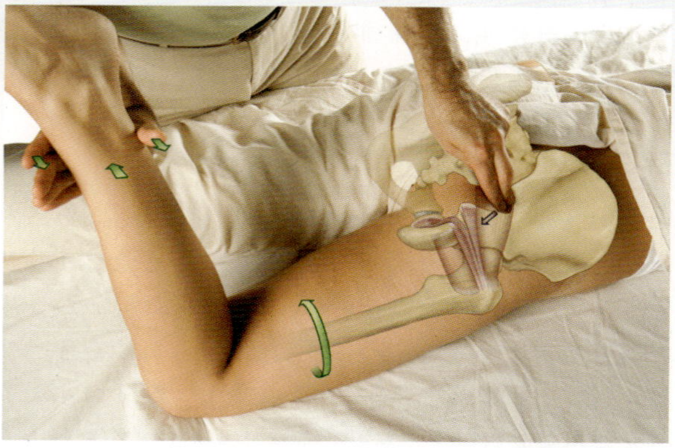

**그림 18-30.** 먼저 궁둥구멍근을 찾은 다음 아래쪽으로 떨어져 내려감으로써 다른 깊은 가쪽돌림근들을 촉진. 이 촉진은 환자가 부드럽거나 중간 정도의 저항에 대항하여 엉덩관절에서 허벅지를 가쪽돌림할 때 수행된다.

요약정리(Whirlwind Tour)

## 골반의 근육들(Muscles of the pelvis)

이 장의 근육에 대한 촉진 프로토콜의 요약본이다. 지금까지 제시된 각 프로토콜을 읽고 익숙해지면 이 과정을 통해 이 장의 모든 근육에 대한 촉진 프로토콜을 빠르고 효율적으로 실행할 수 있다.

### 엎드린 자세에서 촉진하는 방법(Client prone)

1. **큰볼기근(대둔근, gluteus maximus):** 환자는 엎드린 자세를 취한다. 치료사는 환자 옆에 선다. 촉진하는 손을 엉치뼈 바로 옆에 놓고, 환자가 엉덩관절에서 허벅지를 펴고 옆으로 돌릴 때(필요한 경우 저항이 더해질 수 있음) 큰볼기근의 수축을 느낀다. 일단 느껴지면, 환자가 큰볼기근을 번갈아 수축 및 이완할 때 섬유에 수직으로 가볍게 두드리면서 큰볼기근의 먼쪽 부착 부위까지 계속 촉진한다.

### 옆으로 누운 자세에서 촉진하는 방법(Client side prone)

2. **중간볼기근(중둔근, gluteus medius):** 환자는 옆으로 누운 자세를 취한다. 치료사는 환자 옆에 선다. 촉진하는 손을 엉덩뼈능선 중앙의 바로 아래에 놓고, 환자가 엉덩관절에서 허벅지를 벌릴 때 중간볼기근의 중간 섬유의 수축을 느껴 본다(필요한 경우 저항이 더해질 수 있음). 일단 느껴지면, 환자가 교대로 근육을 수축하고 이완함에 따라 섬유에 수직으로 가볍게 두드리면서 넙다리뼈의 큰돌기까지 먼쪽으로 중간 섬유를 촉진해 간다. 앞쪽과 뒤쪽 섬유는 대부분 다른 근육들에 대해 깊숙이 있으며, 촉진하고 구분하기가 훨씬 더 힘들다. 앞쪽 근육섬유를 촉진하기 위해 촉진하는 손은 위앞엉덩뼈가시(전상장골극, ASIS) 바로 뒤 먼쪽에 놓고, 환자에게 엉덩관절에서 허벅지를 구부리고 안쪽으로 돌리도록 요청한 다음, 넙다리근막긴장근(대퇴근막긴장근, TFL) 깊숙이 위치한 중간볼기근 앞쪽 섬유의 수축을 느껴 본다. 느껴진다면, TFL 깊숙이 위치한 나머지 앞쪽 근육섬유를 촉진한다. 중간볼기근의 뒤쪽 섬유를 촉진하기 위해 촉진하는 손을 큰볼기근의 뒤쪽 부분 위에 놓고, 환자에게 엉덩관절에서 허벅지를 펴고 가쪽으로 돌리도록 요청하고 중간볼기근의 뒤쪽 섬유를 느껴 본다. 느껴지면, 큰볼기근 깊숙이 위치한 나머지 뒤쪽 섬유를 촉진하도록 시도한다. 참고: 작은볼기근은 전체적으로 깊숙이 있으며 중간볼기근과 동일한 작용을 한다. 따라서 촉진된다고 하더라도 중간볼기근과 구분하기는 매우 어렵다.

3. **궁둥구멍근(이상근, piriformis):** 환자는 엎드린 자세를 취하고 무릎관절에서 다리를 90°로 구부린다. 치료사는 환자 옆에 선다. 촉진하는 손가락은 위뒤엉덩뼈가시(상후장골극, PSIS)와 엉치뼈의 끝부분(apex) 사이의 중간, 엉치뼈 바로 옆에 놓고 환자가 부드럽거나 중간 정도의 저항에 대항하여 엉덩관절에서 허벅지를 옆으로 돌릴 때 궁둥구멍근의 수축을 느껴 본다. 참고: 이 자세에서 허벅지의 가쪽돌림은 환자의 발이 몸의 정중선을 향해(즉, 반대쪽으로) 안쪽으로 이동해야 한다. 일단 느껴지면 환자가 번갈아 근육을 수축 및 이완할 때, 섬유에 수직으로 가볍게 두드리면서 큰돌기 부착 부위를 향해 궁둥구멍근을 계속 촉진해 간다. 참고: 궁둥구멍근과 중간볼기근 사이의 위쪽 경계와 궁둥구멍근과 위쌍둥이근의 아래쪽 경계를 구분하는 것은 어렵다.

4. **넙다리네모근(대퇴방형근, quadratus femoris):** 환자는 엎드린 자세를 취하고 무릎관절에서 다리를 90°로 구부린다. 치료사는 환자의 옆에 선다. 촉진하는 손가락을 궁둥뼈결절의 가쪽 경계 바로 옆에 놓는다. 환자가 부드럽거나 중간 정도의 저항에 대항하여 엉덩관절에서 허벅지를 옆으로 돌릴 때 넙다리네모근의 수축을 느껴 본다. 참고: 이 자세에서 허벅지의 가쪽돌림은 환자의 발이 몸의 정중선을 향해(반대쪽으로) 움직이는 것을 요구한다. 일단 느껴지면, 환자가 근육을 번갈아 수축 및 이완할 때 섬유에 수직으로 두드리면서 넙다리뼈 부착 부위를 향하여 넙다리네모근을 계속 촉진해 간다.

5. **인접 근육:** 깊이 위치한 가쪽돌림근[위쌍둥이근(상쌍자근, superior gemellus), 속폐쇄근(내폐쇄근, obturator internus), 아래쌍둥이근(하쌍자근, inferior gemellus), 바깥폐쇄근(외폐쇄근, obturator externus)]: 환자는 엎드린 자세에서 무릎관절에서 다리를 90°로 구부린다. 치료사는 환자 옆에 선다. 궁둥구멍근과 넙다리네모근 사이에 위치한 가쪽돌림근들은 작고 깊숙이 위치하지만 대부분 촉진 가능하다. 그러나 서로 구분하기는 어렵다(바깥폐쇄근은 다른 것들보다 깊숙이 있어 일반적으로 가장 촉진하기가 어려움). 이러한 근육들을 촉진하기 위해 환자가 부드럽거나 중간 정도의 저항에 대항하여 엉덩관절에서 허벅지를 가쪽으로 돌릴 때 궁둥구멍근과 넙다리네모근에서 사용한 방법과 동일한 촉진 과정을 따른다.

## 검토 질문(Review questions)

1. 작은볼기근의 부착 부위를 나열해 보자.
2. 넙다리네모근의 부착 부위를 나열해 보자.
3. 큰볼기근의 작용은 무엇인가?
4. 궁둥구멍근의 작용은 무엇인가?
5. 큰볼기근을 촉진할 때 엎드린 자세에서 옆으로 누운 자세로 변경하면 중력의 영향으로 인해 어떤 변화가 일어나는가?
6. 중간볼기근의 전체적인 촉진이 어려운 이유는 무엇인가?
7. 작은볼기근과 중간볼기근을 구별하는 것이 극도로 어려운 이유는 무엇인가?
8. 궁둥구멍근의 촉진 첫 단계는 무엇인가?
9. 넙다리네모근의 촉진 시 주의할 점은 무엇인가?
10. 궁둥구멍근의 앞쪽 엉치뼈 부착 부위의 촉진은 어떻게 하는가?
11. 궁둥구멍근의 경계 구분을 어렵게 하는 두 근육은 무엇인가?
12. 볼기 부위 근육군 중 어떤 근육의 통증 유발점이 발목까지 확장하는 통증을 일으키는가?
13. 언덕을 올라갈 때나 허리를 구부릴 때의 통증은 어떤 근육의 통증 유발점의 지표인가?
14. 아래쪽 섬유와 위쪽 섬유를 모두 다루는 큰볼기근 스트레칭 프로토콜을 설명해 보자.
15. 넙다리네모근이나 큰볼기근의 스트레칭 시 샅굴 부위의 꼬집는 느낌을 최소화/완화할 수 있는 방법은 무엇인가?
16. 걸을 때 체중을 지탱하는 쪽 골반에 내려 누르는 힘의 이유는 무엇인가?
17. 엉덩이에서 허벅지의 가쪽돌림 작용과 발 아치 사이의 관계는 무엇인가?

## Case study

48세 남성이 첫 약속을 위해 내원하였다. 이전 마사지 치료 경험은 10대 때 어깨 손상으로 인해 물리치료사에게 받은 것 외에는 없다고 하였다. 그는 이제 자칭 '중년 이후의 위기 단계'에서 관리의 일부로 규칙적인 마사지를 받기 원한다.

이전 병력은 16세 때 왼쪽 가시위근 파열, 25세 때 왼쪽 샅굴 탈장 치료, 32세 때 오른쪽 노뼈 골절 등이다. 그는 여가활동으로 소프트볼 팀에서 뛰고 매주 무술 수업에도 다니고 있다. 회계사로 일하며 스트레스가 많은 직업의 결과로 수년 동안 고혈압이 있었고 약으로 약간만 도움을 받았다고 한다. 1년 전에 건강상의 이유로 직업을 그만뒀고 지금은 나라의 더 많은 곳을 보고 싶다는 소망을 이루기 위해 장거리 운전사로 일하고 있다. 그의 주된 호소는 허리통증이지만 오른쪽 허벅지 뒤쪽으로 내려오는 간헐적인 통증과 때때로 발목 측면에 통증을 느끼기도 한다. 발병은 수주 전에 시작되었고 점점 더 심해지고 있다. 통증은 아침에 가장 덜 하지만(2/10) 일하는 중이나 운동 중에 점점 악화되었다(6~8/10). 처방전 없이 구입할 수 있는 진통제는 도움이 되지 않았다. 그의 운행 관리원이나 무술 강사 모두 마사지 요법이 도움이 될 수 있다고 제안하였다.

**1. 이 환자의 통증에 어떤 근육이 관련되어 있다고 생각하는가?**
**2. 환자가 상태를 악화시키거나 완화시키기 위해 하고 있거나 할 수 있는 일이 있는가? 그렇다면 무엇인가?**
**3. 이 환자에 대한 평가에서 고려해야 할 다른 요인은 무엇인가?**

제 19 장

# Tour #9 넙다리근육의 촉진
## (Palpation of Thigh Muscles)

### 개요(Overview)

이 장에서는 넙다리근육(대퇴근육, thigh muscle)의 촉진에 대해 살펴본다. 근육 촉진은 넙다리 뒤쪽의 뒤넙다리근에서 시작하여 넙다리네갈래근군을 포함해 주로 넙다리 앞쪽에 위치한 근육을 다룬 다음, 안쪽 넙다리 모음근군으로 끝난다. 엎드린 자세에서 촉진하는 뒤넙다리근을 제외하고 나머지 근육에 대한 촉진은 바로 누운 자세에서 환자의 오른쪽 넙다리는 테이블 위에 놓고 오른쪽 다리를 테이블 아래로 내려뜨린 상태에서 수행해야 한다(오른쪽 목표근육의 촉진을 위해). 그리고 왼쪽 엉덩관절과 무릎관절은 구부리고 왼발은 테이블 위에 평평하게 놓는다. 환자의 왼쪽 다리의 위치는 골반과 허리뼈를 안정시켜 환자가 오른쪽 다리를 테이블에 내려뜨린 상태에서 편안함을 느낄 수 있도록 한다. 이 촉진 위치에 대해서는 아래 그림을 참조한다(그러나 이 장의 근육 레이아웃에서는 양쪽 다리를 내려뜨린 것으로 표시된다. 이는 촉진 프로토콜의 독자 시야를 차단하지 않기 위해서이다. 양쪽 다리를 테이블에 내려뜨린 자세가 장시간 유지된다면 환자에게 불편하다는 것을 알아야 한다). 이 자세는 치료를 위해 거의 사용되지 않지만, 넙다리근육의 촉진을 위해서는 매우 효과적이다. 그 이유는 이 자세가 넙다리의 각 목표 근육을 수축시켜 구분하는 데 도움을 주기 때문이다. 원하는 경우 이러한 각 근육의 촉진은 테이블 위에 다리 전체를 놓고 바로 누운 자세로 대신 시행할 수 있다. 다른 대안 촉진 자세도 기술되어 있다. 부위별 주요 근육이나 근육군은 각각 별도의 레이아웃이 제공된다. 또한 해당 부위의 다른 인접 근육에 대해서도 설명한다. 통증 유발점 정보 및 스트레칭, 치료사 보조 및 자가 관리 스트레칭 모두 이 장에서 다루는 주요 근육에 대해 제공된다. 이 장에서 기술된 모든 근육의 순차적인 촉진을 설명하는 *요약정리(Whirlwind Tour)*로 마무리한다.

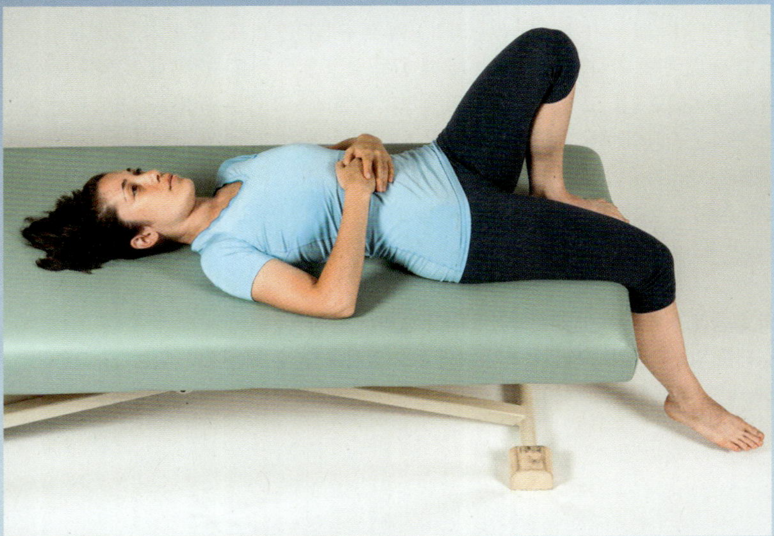

Go to http://evolve.elsevier.com/Muscolino/palpation for video demonstrations of the muscle palpations presented in this chapter.

## 학습 내용(Chapter outline)

넙다리뒤근육군(Hamstring group) – 엎드린 자세
  인접 근육: 큰모음근(대내전근, Adductor magnus)
넙다리근막긴장근(대퇴근막장근, Tensor fasciae latae; TFL) – 바로 누운 자세
넙다리빗근(봉공근, Sartorius) – 바로 누운 자세
  인접 근육: 엉덩허리근(장요근, Lliopsoas) 먼쪽 힘살과 힘줄
넙다리네갈래근군(대퇴사두근군, Quadriceps femoris group) – 바로 누운 자세
두덩근(치골근, Pectineus) – 바로 누운 자세
긴모음근(장내전근, Adductor longus) – 바로 누운 자세
  인접 근육: 짧은모음근(단내전근, Adductor brevis)
두덩정강근(박근, Gracilis) – 바로 누운 자세
큰모음근(대내전근, Adductor magnus) – 바로 누운 자세
요약정리: 넙다리의 근육들(Muscles of the thigh)

## 학습목표(Chapter objectives)

*이 장을 마치고 나면 학생/치료사는 이 장에서 다루는 각 근육에 대해 다음과 같은 사항을 수행할 수 있어야 한다.*

1. 근육 부착 부위를 기술한다.
2. 근육의 작용을 기술한다.
3. 촉진의 시작점을 기술한다.
4. 각 촉진 과정의 목적을 설명한다.
5. 각 근육을 촉진한다.
6. '촉진 시 핵심 포인트'에 대해 기술한다.
7. 대안 촉진 자세에 대해 기술한다.
8. 흔히 나타나는 통증 유발점의 위치를 기술한다.
9. 통증 유발점의 연관통 부위를 기술한다.
10. 통증 유발점의 발생과 유지에 관련된 일반적인 원인에 대해 기술한다.
11. 통증 유발점에 의해 흔히 발생하는 증상에 대해 기술한다.
12. 치료사 보조 스트레칭과 자가 관리 스트레칭에 대해 설명하고 시행한다.

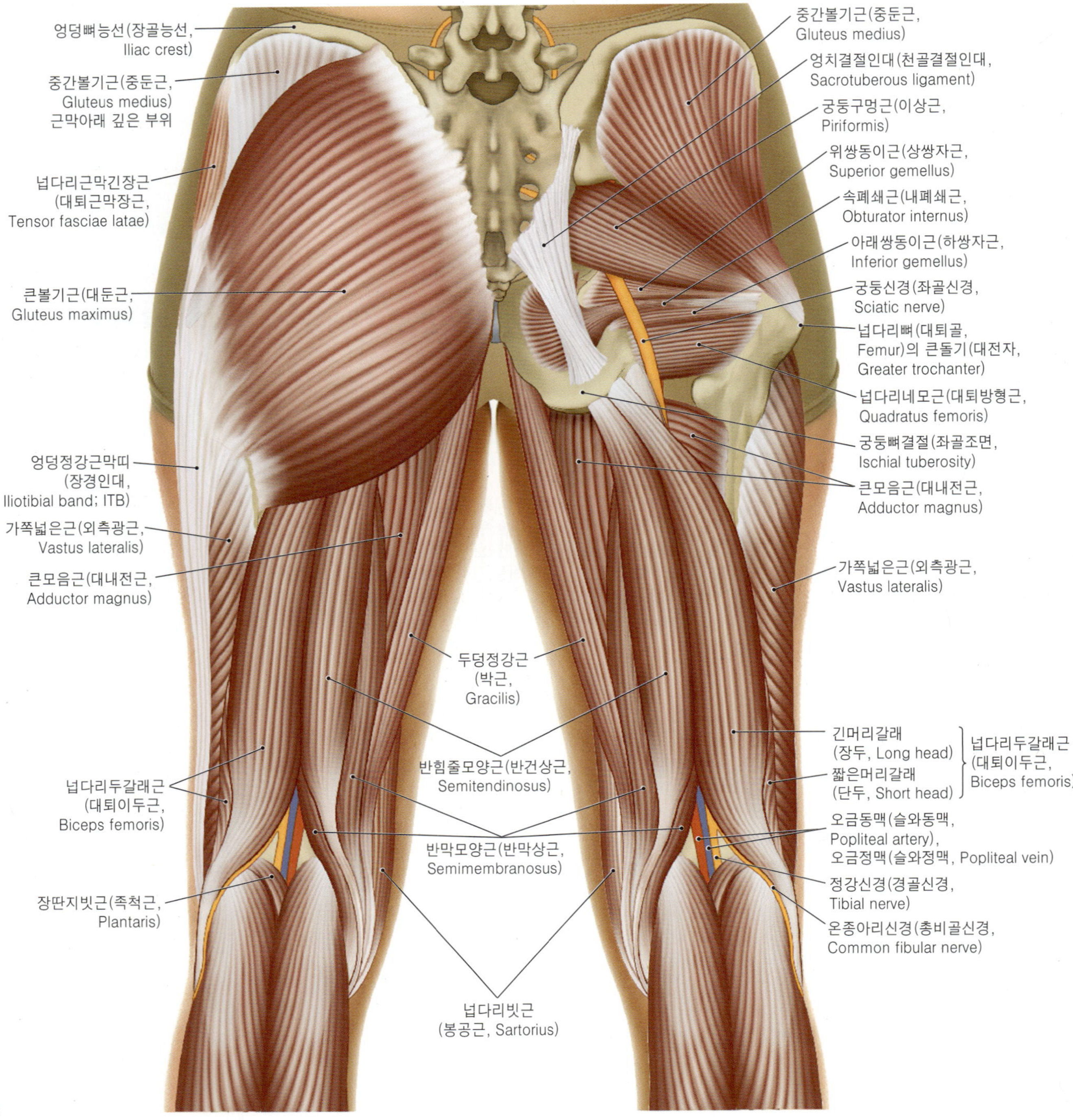


**그림 19-1.** 골반과 넙다리근육의 뒤쪽 그림. **A,** 왼쪽의 얕은 부위 근육과 오른쪽의 중간 부위 근육 그림. *(계속)*

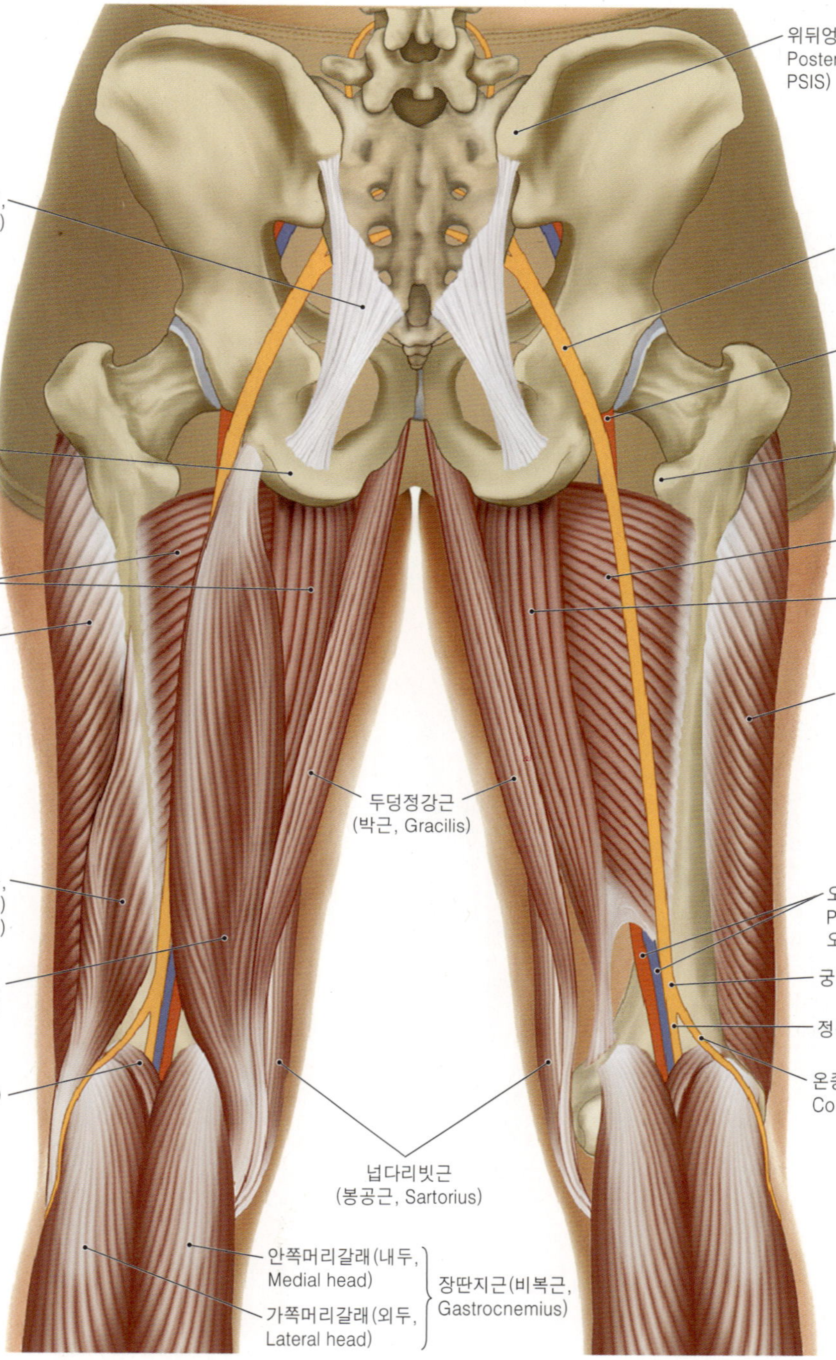


**그림 19-1.** *(계속)* **B.** 깊은 부위 근육.

19

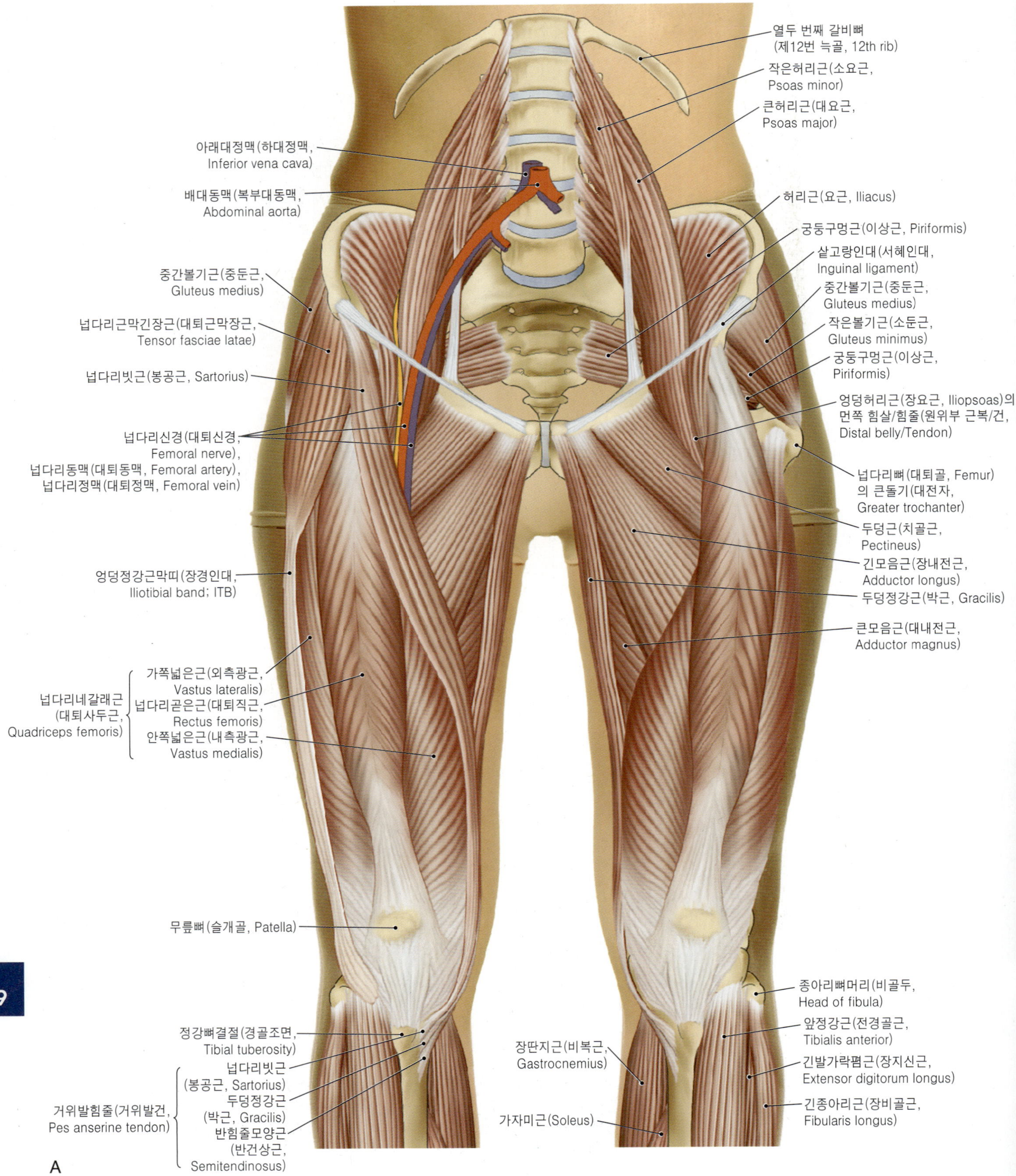




**그림 19-2.** 앞쪽 넙다리근육 그림. **A,** 오른쪽의 얕은 부위 근육과 왼쪽의 중간 부위 근육 그림. *(계속)*

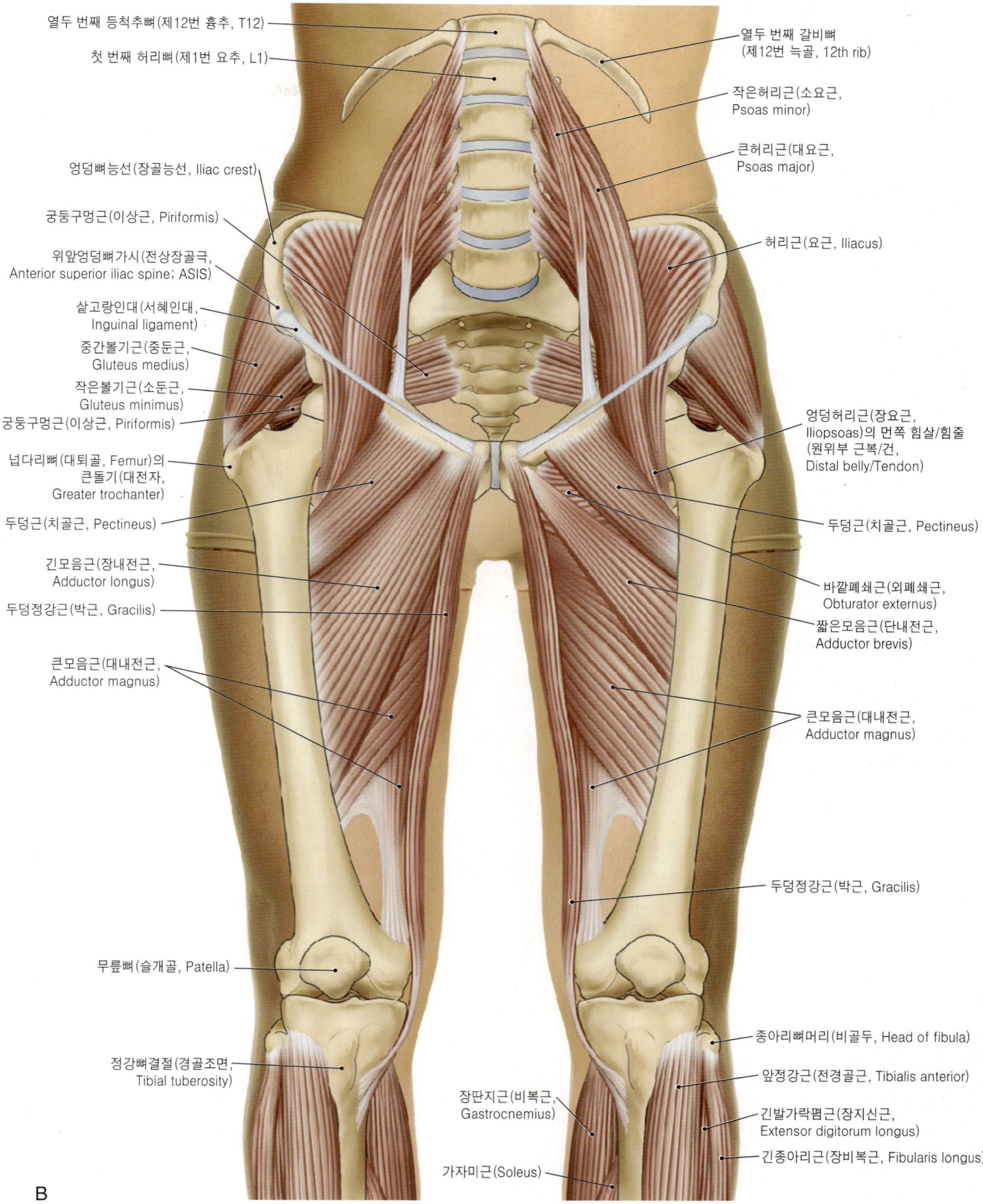


19

**그림 19-2.** *(계속)* B, 깊은 부위 근육 그림.

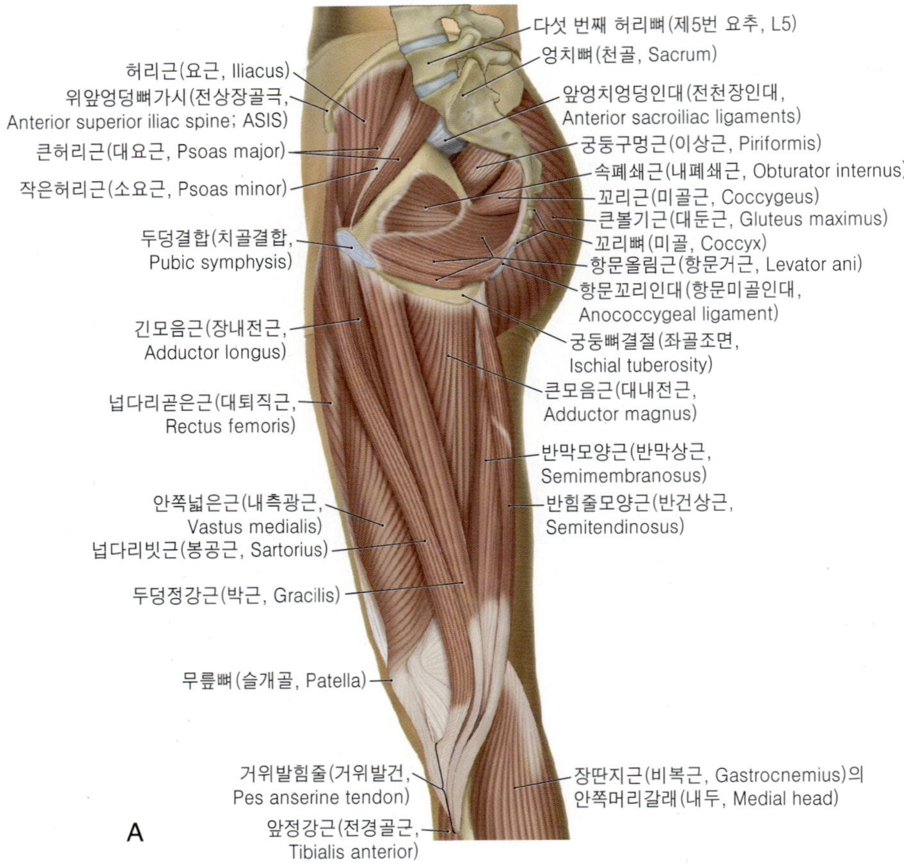


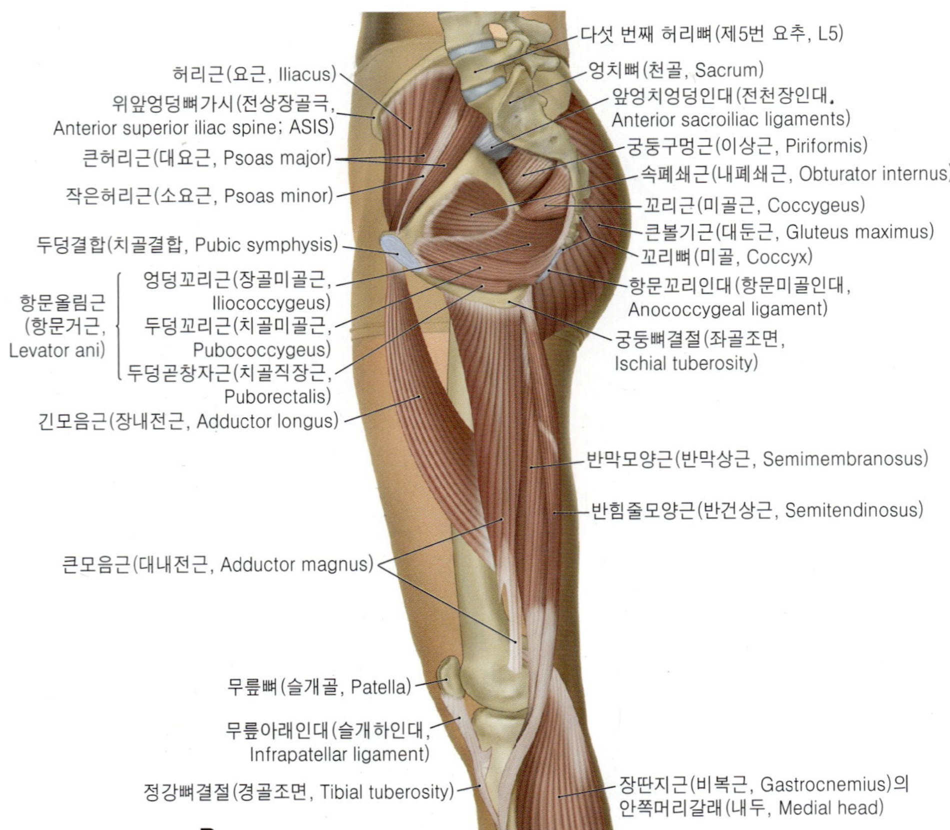


**그림 19-3.** 안쪽 오른쪽 골반, 넙다리근육 그림. **A**, 얕은 부위 그림. **B**, 깊은 부위 그림.

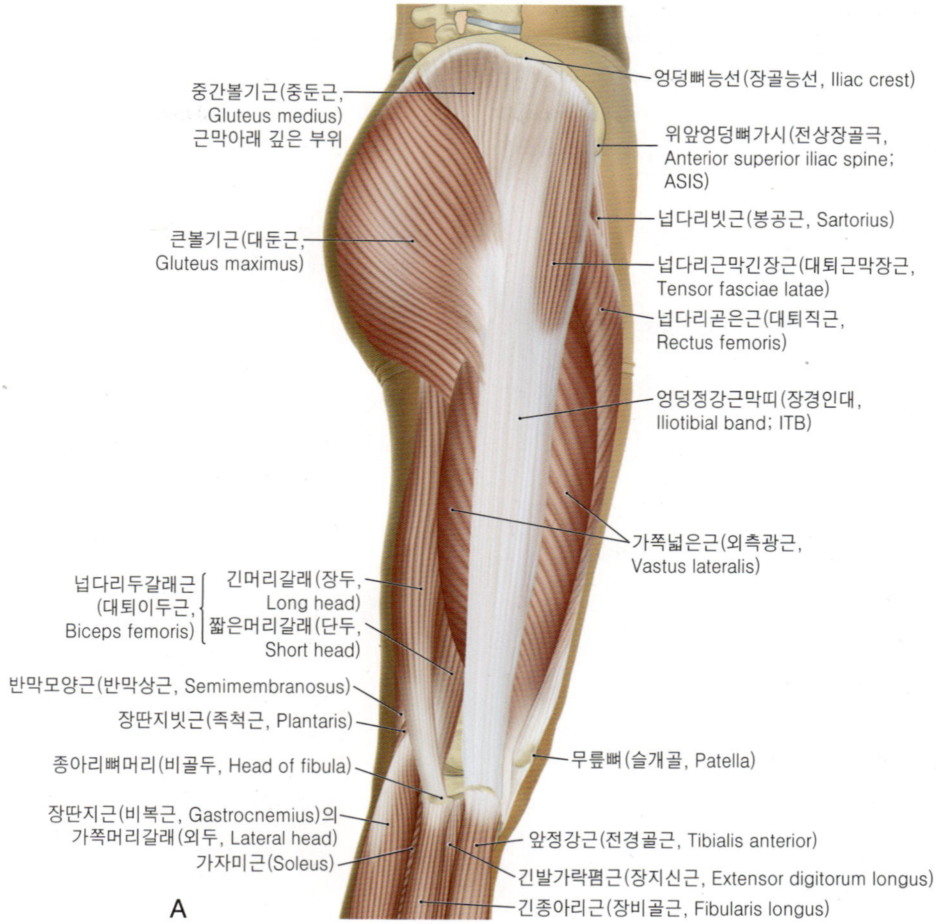


A

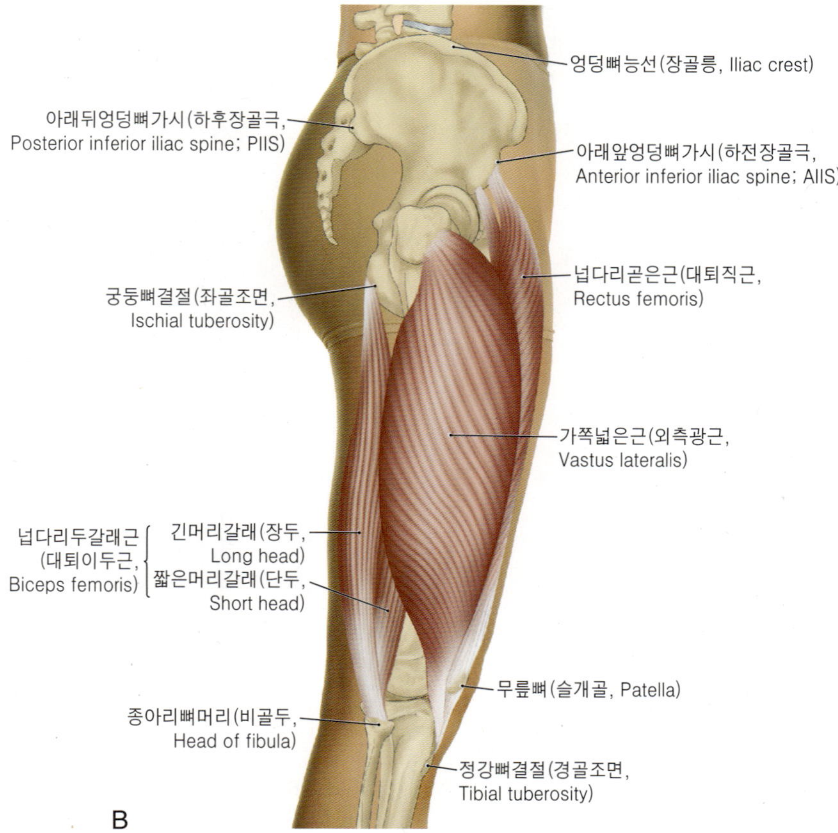


B

**그림 19-4.** 오른쪽 가쪽 넙다리근육 그림. **A**, 얕은 부위 그림. **B**, 깊은 부위 그림(넙다리네갈래근과 뒤넙다리근군의 넙다리두갈래근만 나타나 있음).

## 넙다리뒤근육군(Hamstring group) – 엎드린 자세(Prone) *(계속)*

가쪽 뒤넙다리근(lateral hamstrings): 넙다리두갈래근(대퇴이두근, biceps femoris), 긴머리갈래(long head), 짧은머리갈래(short head)
안쪽 뒤넙다리근(medial hamstrings): 반힘줄모양근(semitendinosus), 반막모양근(semimembranosus)

### 부착 부위

#### 넙다리두갈래근

- □ 궁둥뼈결절(긴머리갈래)과 넙다리뼈의 거친선(짧은머리갈래)에서 기시하여
- □ 종아리뼈머리(the head of fibula)와 정강뼈머리(tibial condyle) 가쪽에 부착되어 있다.

#### 반힘줄모양근

- □ 궁둥뼈결절에서 기시하여
- □ 안쪽 정강뼈의 거위발(pes anserine) 힘줄에 부착되어 있다.

#### 반막모양근

- □ 궁둥뼈결절에서 기시하여
- □ 안쪽 정강뼈돌기의 뒤쪽면까지 부착되어 있다.

### 작용

뒤넙다리근 3개 모두:

- □ 무릎관절에서 다리를 굽힌다.
- □ 엉덩관절에서 넙다리를 편다.
- □ 엉덩관절에서 골반을 뒤로 기울인다.

가쪽 뒤넙다리근:

- □ 무릎관절에서 다리를 가쪽으로 돌린다.

안쪽 뒤넙다리근:

- □ 무릎관절에서 다리를 안쪽으로 돌린다.

참고: 넙다리두갈래근의 짧은 머리는 엉덩관절을 가로지르지 않으므로 엉덩관절에서는 작용하지 않는다.

#### 시작 자세(그림 19-6)

- 환자는 엎드린 자세로 무릎관절에서 다리를 부분적으로 살짝 구부린다.
- 치료사는 환자 옆에 선다.
- 촉진하는 손을 궁둥뼈결절 바로 밑에 놓는다.
- 보조하는 손은 다리 끝부분, 발목관절의 바로 위쪽에 놓는다.

#### 촉진 과정

1. 궁둥뼈결절의 바로 아래를 촉진하고, 환자가 무릎관절에서 다리를 더 구부리는 데 저항하게 하여 뒤넙다리근의 수축을 느낀다.
2. 섬유에 수직으로 가볍게 두드리면서 종아리뼈의 머리 부분을 향해 넙다리두갈래근을 따라간다. 궁둥뼈결절부터 다리의 안쪽 뒤넙다리근을 따라가면서 이 절차를 반복한다(그림 19-7).
3. 각 뒤넙다리근의 위치를 찾으면, 환자에게 근육을 이완시키게 하고 기초 긴장 상태를 촉진하여 평가한다.

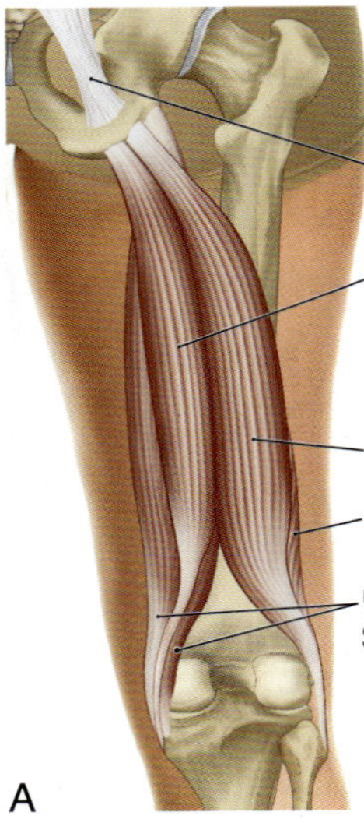


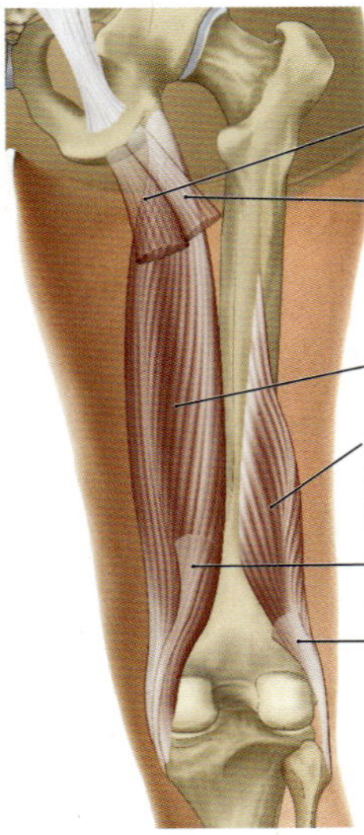


**그림 19-5.** 오른쪽 뒤넙다리근군의 뒤쪽 그림. **A**, 3개의 뒤넙다리근의 얕은 부위 그림. **B**, 깊은 부위 그림. 반힘줄모양근의 몸쪽과 먼쪽 힘줄 및 넙다리두갈래근의 긴머리갈래는 절단되어 투명하게 표시되어 있다.

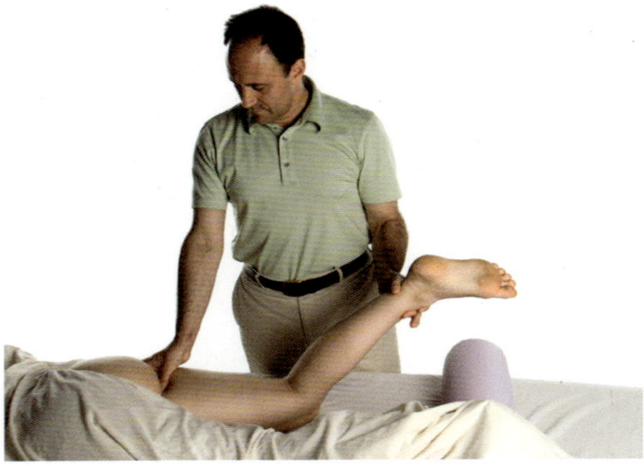

**그림 19-6.** 엎드린 자세에서 오른쪽 뒤넙다리근 촉진을 위한 시작 자세.

## 넙다리뒤근육군(Hamstring group) – 엎드린 자세(Prone) *(계속)*

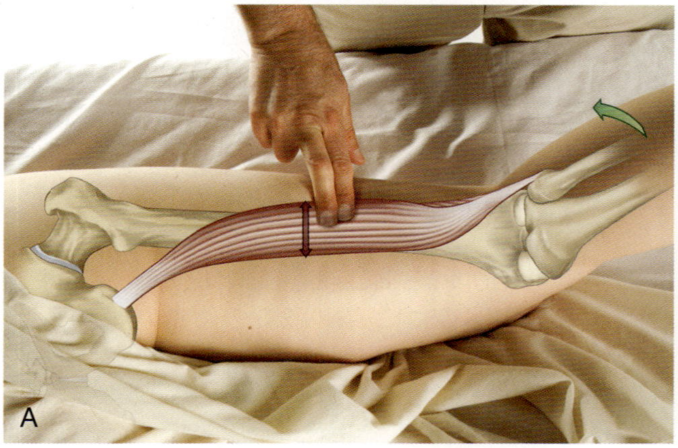


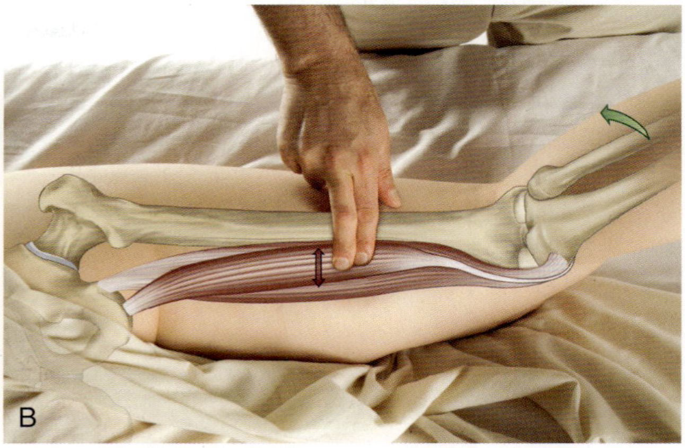


**그림 19-7.** 환자가 무릎관절에서 저항에 대항하여 다리를 굽힐 때 오른쪽 넙다리의 얕은 부위에 위치한 뒤넙다리근의 촉진. **A**, 측면에서 넙다리두갈래근의 긴머리갈래 촉진. **B**, 안쪽에서 반힘줄모양근의 촉진.

### 촉진 시 주의사항

1. 먼쪽 부분에서 안쪽 및 가쪽 뒤넙다리근의 힘줄은 상당히 떨어져 있어 쉽게 구분할 수 있다. 몸쪽 부분에서는 근육의 힘살이 서로 더 가까워 구별하기가 더 어렵다. 무릎관절에서 다리의 회전을 이용하여 두 근육을 구분하는 것은 훌륭한 방법이다. 안쪽 뒤넙다리근은 안쪽돌림근이고 가쪽 뒤넙다리근은 가쪽돌림근이다. 무릎관절은 처음 구부러진 경우에만 회전이 가능하다는 점을 명심한다. 무릎관절의 권장 굽힘 각도는 90°이다.
2. 치료사의 보조하는 손의 저항에 대항하여 무릎관절을 굽히기 위해 환자가 뒤넙다리근을 수축하지 않을 때 보조하는 손으로 뒤넙다리근이 완전히 이완되도록 환자의 다리를 지지한다. 그렇지 않으면 환자가 공기 중에서 다리를 부분적으로 굽히고 있으면 뒤넙다리근은 수축하는 사이에 완전히 이완되지 않는다. 수축하는 사이의 완전한 이완은 근육의 긴장도에 더 큰 변화를 일으켜 목표로 하는 뒤넙다리근을 더 쉽게 촉진하고 찾을 수 있다.
3. 2개의 안쪽 뒤넙다리근의 힘살을 서로 식별하기 어려울 수 있다. 반힘줄모양근의 먼쪽 힘줄은 매우 두드러지고 쉽게 찾을 수 있다. 반막모양근은 먼쪽 반힘줄모양근의 양쪽, 특히 안쪽에서 만져질 수 있다(그림 19-8).
4. 넙다리두갈래근의 힘살 바로 앞쪽이 가쪽넓은근(외측광근, vastus lateralis)이다. 무릎관절에서 다리의 굽힘과 폄을 이용하여 이 경계를 구별한다. 몸쪽 넙다리의 안쪽 뒤넙다리근 바로 앞쪽에 큰모음근이 있다. 이 경계를 식별하기 위해 다리의 굽힘을 사용한다. 큰모음근은 무릎관절을 가로지르지 않아서 다리를 구부릴 때 이완된 상태를 유지하는 반면, 뒤넙다리근은 다리를 구부릴 때 수축한다.

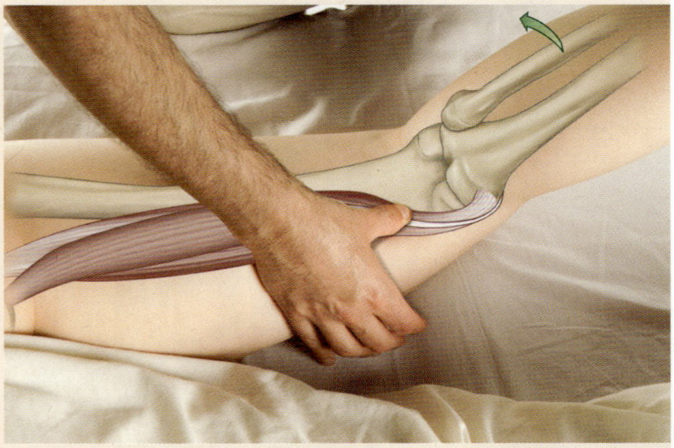

**그림 19-8.** 먼쪽 반막모양근은 반힘줄모양근의 먼쪽 힘줄 양쪽에서 만져질 수 있다. 가쪽에서의 촉진을 보여 준다.

## 넙다리뒤근육군(Hamstring group) – 엎드린 자세(Prone) *(계속)*

### 대안 촉진 자세 – 앉은 자세

환자가 바닥에 발을 평평하게 놓고 앉은 자세를 취하면 무릎관절에서 다리의 회전을 쉽게 사용하여 넙다리두갈래근, 반힘줄모양근 및 두덩정강근의 먼쪽 힘줄을 찾을 수 있다. 가쪽돌림으로 넙다리두갈래근은 가쪽에서 쉽게 만져질 수 있다. 안쪽돌림에서는 안쪽에 2개의 힘줄인 반힘줄모양근과 두덩정강근이 두드러진다. 반힘줄모양근이 2개 중 더 크고 더 가쪽에 있다(넙다리의 정중선에 더 가까움).

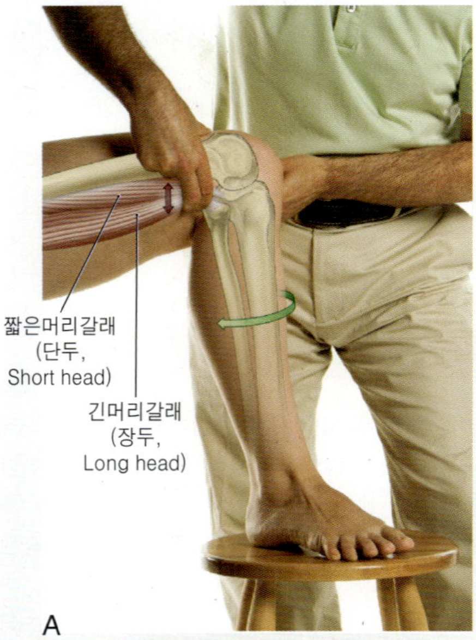


A

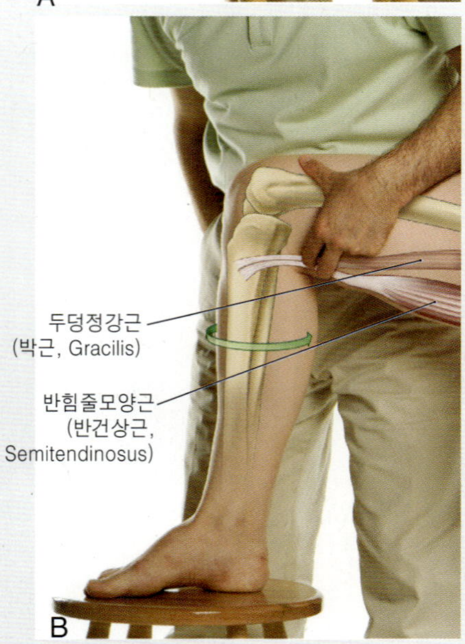


B

**그림 19–9.** 환자가 무릎관절에서 다리를 돌릴 때 넙다리두갈래근, 반힘줄모양근, 두덩정강근의 먼쪽 힘줄을 촉진한다. **A,** 환자가 다리를 옆으로 돌릴 때 넙다리두갈래근의 촉진. **B,** 환자가 다리를 안쪽으로 돌릴 때 반힘줄모양근, 두덩정강근의 촉진. 참고: 사진의 목적을 위해 환자가 의자에 발을 대고 서 있다.

### 통증 유발점(Trigger points)

1. 뒤넙다리근의 통증 유발점은 종종 근육의 급성 또는 만성 과사용과 부적합한 의자에 앉아 뒤쪽 넙다리 압박으로 인한 허혈에 의해 발생하거나 지속된다. 또한 태아 자세로 잠을 자는 등 근육의 지속적인 단축에 의해서도 발생한다.
2. 안쪽 뒤넙다리근의 통증 유발점은 피상적이고 더 예리한 통증을 유발하는 경향이 있는 반면, 가쪽 뒤넙다리근의 통증 유발점은 깊고 둔한 통증을 유발하는 경향이 있다. 가쪽 뒤넙다리근의 통증 유발점은 종종 밤에 환자를 깨워 편안하지 않은 수면을 초래한다.
3. 뒤넙다리근 통증 유발점의 연관통은 궁둥구멍근, 중간볼기근, 작은볼기근, 속폐쇄근, 가쪽넓은근, 오금근(슬와근, popliteus), 장딴지빗근(plantaris) 및 장딴지근(비복근, gastrocnemius)의 통증 유발점의 연관통과 구분하여야 한다.
4. 뒤넙다리근의 통증 유발점은 종종 궁둥신경통이나 무릎의 퇴행성 관절 질환으로 오진될 수 있다.
5. 연관된 통증 유발점은 큰모음근, 가쪽넓은근, 장딴지근, 엉덩허리근, 넙다리네갈래근에서 종종 발생한다.

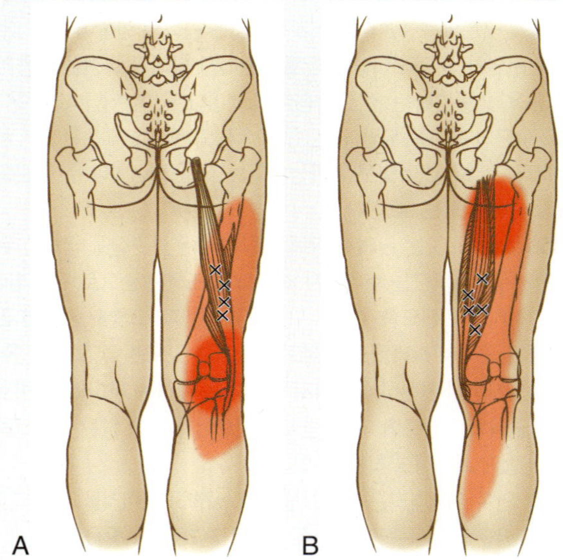


**그림 19–10.** 가쪽 및 안쪽 뒤넙다리근의 흔한 통증 유발점과 연관통을 나타내는 뒤쪽 그림. **A,** 가쪽 뒤넙다리근(넙다리두갈래근). **B,** 안쪽 뒤넙다리근(반힘줄모양근, 반막모양근).

## 넙다리뒤근육군(Hamstring group) – 엎드린 자세(Prone)

### 넙다리뒤근육군의 스트레칭(Stretching the hamstring group)

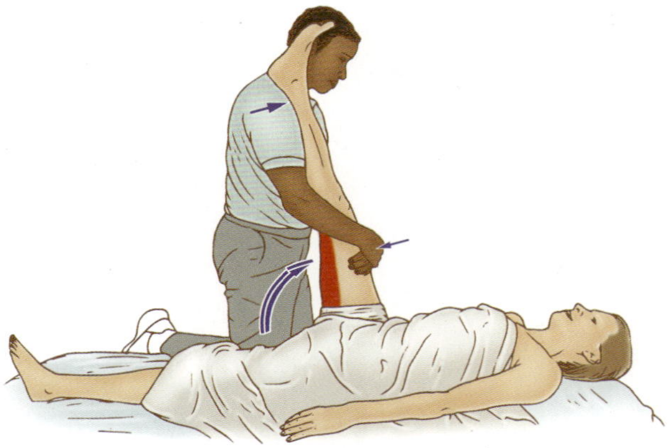

A

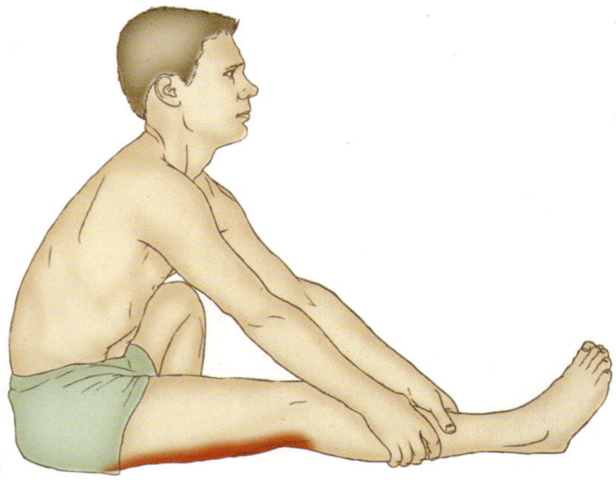

B

**그림 19–11.** 오른쪽 넙다리뒤근육군의 스트레칭. 환자의 엉덩관절은 굽히고, 무릎관절은 완전히 편 상태를 유지한다. **A,** 치료사 보조 스트레칭. 엉덩관절은 넙다리를 구부림으로써 굽혀진다. **B,** 자가 관리 스트레칭. 엉덩관절은 골반을 앞으로 기울임으로써 굽혀진다. 참고: 이 스트레칭에서는 척추를 구부릴 필요가 없다.

**촉진 시 핵심 포인트**

무릎관절에서 다리 굽힘을 저항한다.

### 인접 근육(Detour)

**큰모음근(대내전근, adductor magnus)**

안쪽 뒤넙다리근이 넙다리 몸쪽에서 찾아지면, 안쪽 경계 바로 앞쪽으로 내려가면 큰모음근이 된다. 큰모음근은 안쪽 뒤넙다리근과 두덩정강근 사이에 위치한다. 근육의 위치를 확인하기 위해 환자에게 무릎관절에서 다리를 구부리도록 요청한다. 이것은 뒤넙다리근과 두덩정강근이 수축되나 이 두 근육 사이에 있는 큰모음근은 수축되지 않는다. 엉덩관절에서 넙다리의 모음에 저항하게 하면 큰모음근과 두덩정강근이 수축될 것이다(그림 19–12).

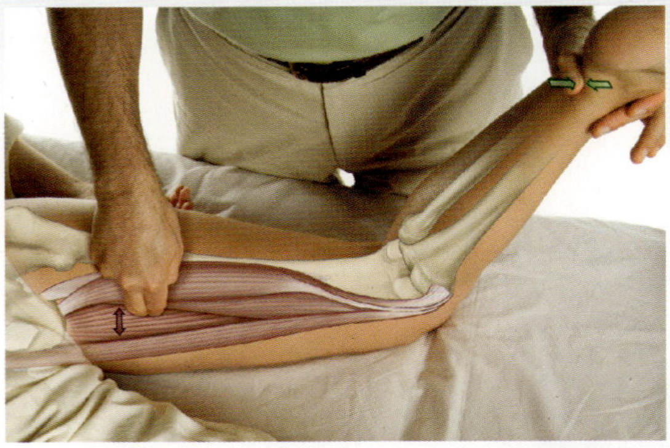

**그림 19–12.** 큰모음근은 안쪽 뒤넙다리근과 두덩정강근 사이에서 촉진될 수 있다. 안쪽 뒤넙다리근과 두덩정강근은 환자가 무릎관절에서 다리를 구부릴 때 수축되지만 큰모음근은 수축되지 않는다.

## 넙다리근막긴장근(대퇴근막장근, Tensor fasciae latae; TFL) – 바로 누운 자세(Supine) *(계속)*

### 부착 부위

- □ 위앞엉덩뼈가시(전상장골극, ASIS)와 앞엉덩뼈능선(전장골능선, anterior iliac crest)에서 기시하여
- □ 엉덩정강근막띠(장경인대, ITB), 넙다리 아래 1/3 지점에 부착되어 있다.

### 작용

- □ 엉덩관절에서 넙다리를 안쪽으로 돌린다.
- □ 엉덩관절에서 넙다리를 구부린다.
- □ 엉덩관절에서 넙다리를 벌린다.
- □ 엉덩관절에서 골반을 앞쪽으로 기울인다.
- □ 엉덩관절에서 같은쪽 골반을 누른다.

#### 시작 자세(그림 19–14)

- 환자는 바로 누운 자세에서 오른쪽 넙다리는 테이블 위에 놓고 다리 아래쪽은 테이블 아래로 떨어뜨린다.
- 치료사는 환자의 옆에 선다.
- 촉진하는 손은 ASIS의 바로 아래 가쪽에 놓는다.
- 저항이 필요한 경우 보조하는 손을 앞가쪽 넙다리의 끝부분에 위치시킨다.

#### 촉진 과정

1. 환자에게 엉덩관절에서 넙다리를 구부리고 안쪽돌림하도록 요청하고, ASIS의 바로 아래 약간 바깥쪽에서 넙다리근막긴장근(TFL)의 수축을 느낀다(그림 19–15).
2. 섬유에 수직으로 두드리면서 엉덩정강근막띠(ITB) 부착 부위까지 먼쪽으로 TFL을 계속 촉진한다.
3. 환자에게 안쪽으로 회전된 넙다리를 들어 올려 중력에 대항하여 굽히도록 수축하게 하는 것은 일반적으로 TFL을 드러내는 데 충분한 저항이다. 그러나 필요한 경우 보조하는 손을 넙다리 앞쪽 먼쪽 부분에 놓아 추가적인 저항을 가할 수 있다.
4. TFL의 위치를 확인하면 환자가 TFL을 이완시키도록 하고 기초 긴장 상태를 촉진하여 평가한다.

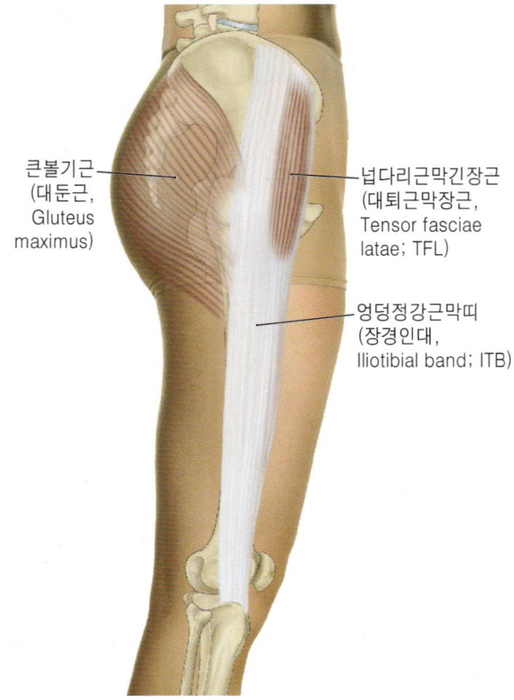


**그림 19–13.** 오른쪽 넙다리근막긴장근의 가쪽 그림. 큰볼기근은 투명하게 표시되어 있다.

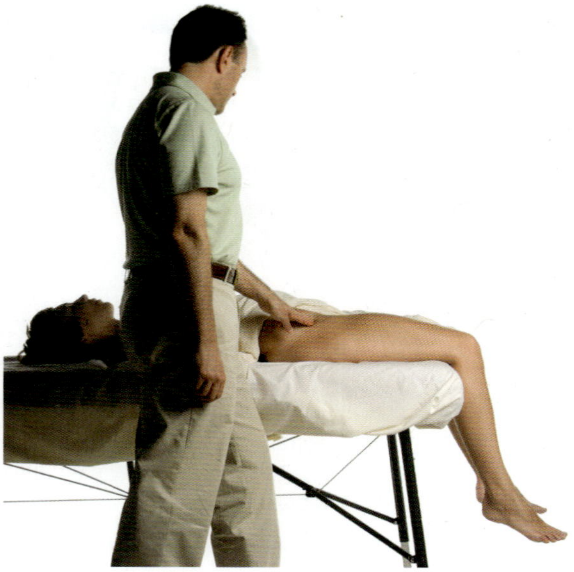

**그림 19–14.** 바로 누운 자세에서 오른쪽 넙다리근막긴장근 촉진의 시작 자세.

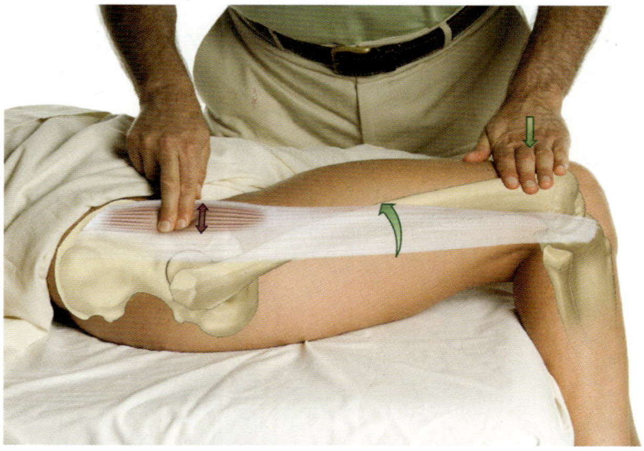

**그림 19–15.** 환자에게 엉덩관절에서 넙다리를 안쪽돌림하고 구부리도록 요청하여 오른쪽 넙다리근막긴장근을 촉진한다.

19

## 넙다리근막긴장근(대퇴근막장근, Tensor fasciae latae; TFL) – 바로 누운 자세(Supine) *(계속)*

### 촉진 시 주의사항

1. 넙다리근막긴장근(TFL)은 얕은 부위에 위치하여 촉진하기 쉽다.
2. TFL과 넙다리빗근의 촉진 절차를 비교하는 것은 흥미로운 일이다. 두 근육 모두 위앞엉덩뼈가시(ASIS)에 붙어 있고 엉덩관절에서 넙다리를 굽히는 작용을 한다. 그러나 TFL은 넙다리의 안쪽돌림근이고 넙다리빗근은 가쪽돌림근이다. 그러므로 TFL을 촉진하기 위해 ASIS의 바로 아래 및 가쪽을 촉진하고 환자에게 엉덩관절에서 안쪽돌림시키고 구부리도록 요청한다. 넙다리빗근을 촉진하려면 ASIS의 바로 아래 및 가쪽을 촉진하고 환자에게 엉덩관절에서 가쪽돌림시키고 구부리도록 요청한다.
3. TFL과 넙다리빗근의 몸쪽 부착 부위 사이에 넙다리네갈래근군(quadriceps femoris group)의 넙다리곧은근(대퇴직근, rectus femoris)이 있다.
4. 환자가 오른쪽 다리를 테이블에서 떼고 바로 누운 자세를 취하는 이유는 환자에게 엉덩관절에서 넙다리의 굽힘근을 수축시키지 않고 무릎관절에서 다리를 곧게 펴게 함으로써 넙다리곧은근을 쉽게 촉진하고 식별하기 위해서이다. 넙다리곧은근의 위치를 확인하는 것은 TFL과 넙다리곧은근을 더 잘 구별할 수 있게 해 준다. 이 자세에서는 다른 앞쪽 및 안쪽 넙다리근육을 쉽게 촉진할 수 있다.

### 대안 촉진 자세 – 옆으로 누운 자세

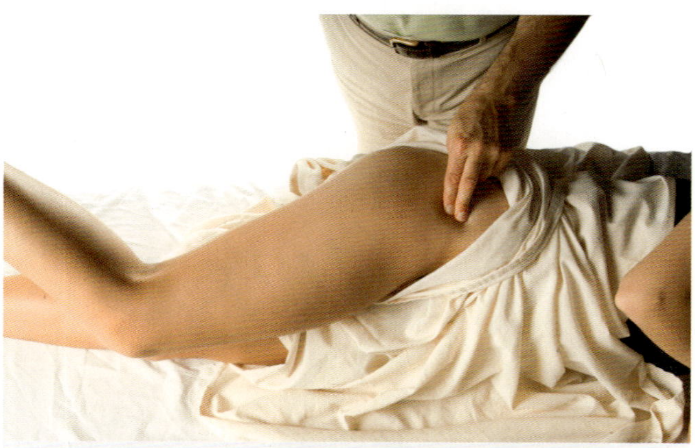

**그림 19-16.** 넙다리근막긴장근은 넙다리 앞가쪽에 위치하기 때문에 옆으로 누운 자세에서도 쉽게 촉진할 수 있다. 환자에게 엉덩관절에서 넙다리를 안쪽돌림 및 굽힘(약간의 벌림도 추가될 수 있음)하도록 요청하고 넙다리근막긴장근의 수축을 느껴 본다.

### 통증 유발점(Trigger points)

1. 넙다리근막긴장근(TFL)의 통증 유발점은 근육의 급성 또는 만성적인 과사용에 의해 발생하고, 태아 자세로 앉거나 자는 데 따른 근육의 장기간 단축으로 인해 발생하거나 지속된다.
2. TFL 통증 유발점의 연관통은 중간볼기근 및 작은볼기근, 가쪽넓은근(vastus lateralis) 및 허리네모근에서 통증 유발점의 연관통과 구분되어야 한다.
3. TFL의 통증 유발점은 종종 넙다리돌기 윤활낭염(trochanteric bursitis), 엉치엉덩관절증후군(sacroiliac joint syndrome), 넙다리감각이상증(meralgia paresthetica)으로 오진될 수 있다.
4. 관련 통증 유발점은 종종 작은볼기근 앞쪽, 넙다리곧은근, 엉덩허리근 및 넙다리빗근에서 발생한다.

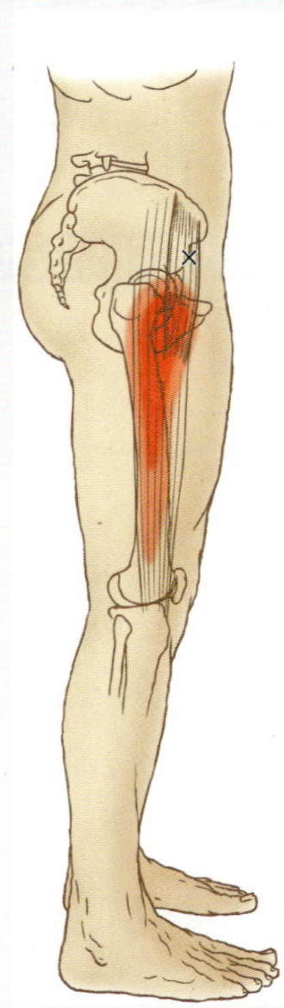

**그림 19-17.** 넙다리근막긴장근에서 흔히 나타나는 통증 유발점과 연관통을 나타내는 가쪽 그림.

### 촉진 시 핵심 포인트

넙다리를 안쪽돌림시키고 굽힌다.

## 넙다리근막긴장근(대퇴근막장근, Tensor fasciae latae; TFL) – 바로 누운 자세(Supine)

### 넙다리근막긴장근의 스트레칭(Stretching the tensor fasciae latae; TFL)

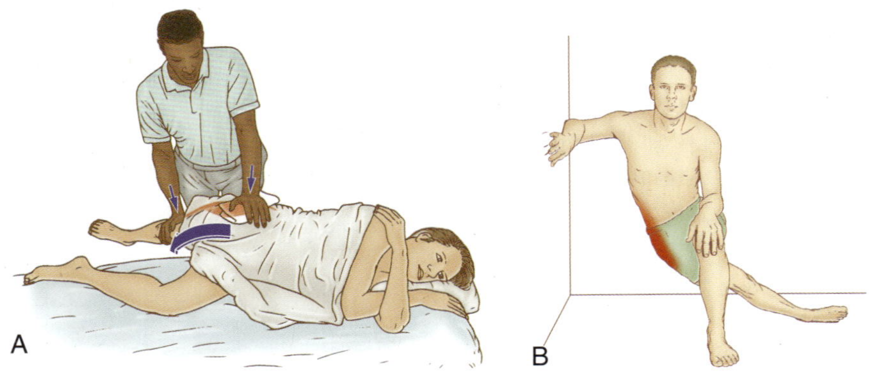


**그림 19-18.** 오른쪽 넙다리근막긴장근의 스트레칭. 환자의 넙다리를 펴고 모은다. **A,** 치료사 보조 스트레칭. 치료사는 환자의 끝부분 가쪽 넙다리에 손을 댄다. 만약 환자의 넙다리를 옆으로 돌리면 넙다리근막긴장근의 스트레칭이 증가한다. 치료사의 다른 손은 환자의 골반이 눌리지 않도록 안정시킨다. 편안함을 위해 쿠션을 사용한다. **B,** 자가 관리 스트레칭. 환자는 안정과 지지를 위해 벽에 기대 있을 수 있다. 참고: 뒤쪽 발의 발목관절에 너무 많은 체중을 가하지 않는 것이 중요하다. 넙다리근막긴장근의 다른 스트레칭 방법은 그림 17-31을 참조한다.

## 넙다리빗근(봉공근, Sartorius) – 바로 누운 자세(Supine) *(계속)*

### 부착 부위

- □ 위앞엉덩뼈가시(전상장골극, ASIS)에서 기시하여
- □ 정강뼈 몸쪽의 앞안쪽에 있는 거위발 힘줄(pes anserine)에 부착되어 있다.

### 작용

- □ 엉덩관절에서 넙다리를 가쪽으로 돌린다.
- □ 엉덩관절에서 넙다리를 구부린다.
- □ 엉덩관절에서 넙다리를 벌린다.
- □ 엉덩관절에서 골반을 앞쪽으로 기울인다.
- □ 엉덩관절에서 같은쪽 골반을 누른다.
- □ 무릎관절에서 다리를 굽힌다.
- □ 무릎관절에서 다리를 안쪽으로 돌린다.

#### 시작 자세(그림 19-20)

- ■ 환자는 바로 누운 자세를 취하고 오른쪽 넙다리는 테이블에 두고 다리 아래쪽은 테이블 아래로 떨어뜨린다.
- ■ 치료사는 환자 옆에 선다.
- ■ 촉진하는 손가락은 ASIS 바로 아래 및 안쪽에 놓는다.
- ■ 저항이 필요한 경우, 보조하는 손을 넙다리 앞안쪽의 먼쪽 부분에 놓는다.

19

#### 촉진 과정

1. 환자에게 엉덩관절에서 넙다리를 가쪽으로 돌리고 구부리도록 요청하고, ASIS 바로 아래 및 약간 안쪽으로 넙다리빗근의 수축을 느낀다(그림 19-21).
2. 필요한 경우, 환자가 가쪽돌림된 넙다리를 구부릴 때 저항을 추가하기 위해 보조하는 손을 사용한다.
3. 근육섬유에 수직으로 가볍게 두드리면서 먼쪽 부착 부위를 향해 넙다리빗근을 계속 촉진한다.
4. 일단 넙다리빗근의 위치를 확인하면, 환자를 이완시키고 기초 긴장 상태를 촉진하여 평가한다.

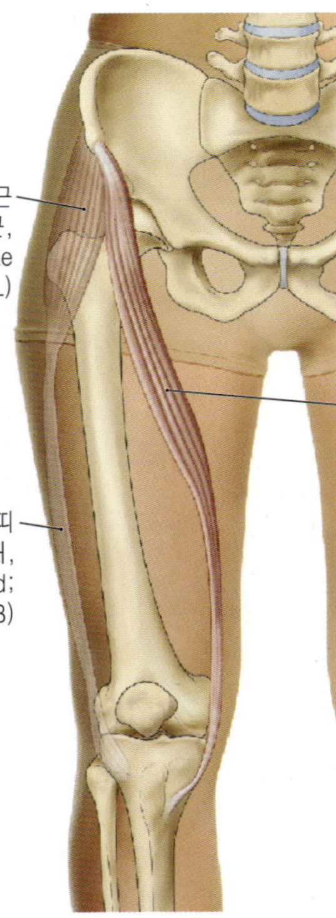


**그림 19-19.** 오른쪽 넙다리빗근의 앞쪽 그림. 넙다리근막긴장근과 엉덩정강근막띠는 투명하게 표시되어 있다.

## 넙다리빗근(봉공근, Sartorius) – 바로 누운 자세(Supine) *(계속)*

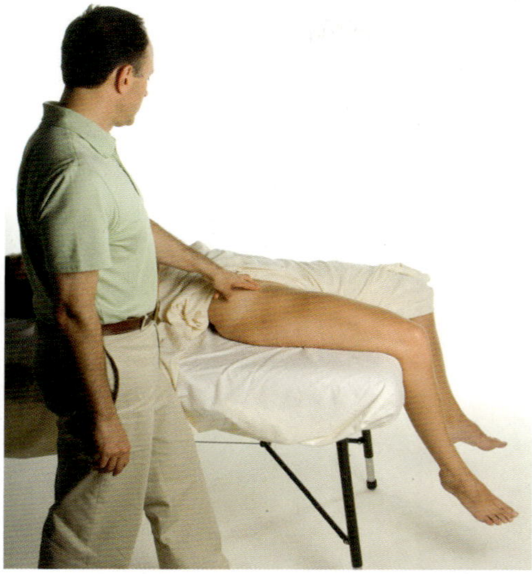

**그림 19-20.** 바로 누운 자세에서 오른쪽 넙다리빗근을 촉진하기 위한 시작 자세.

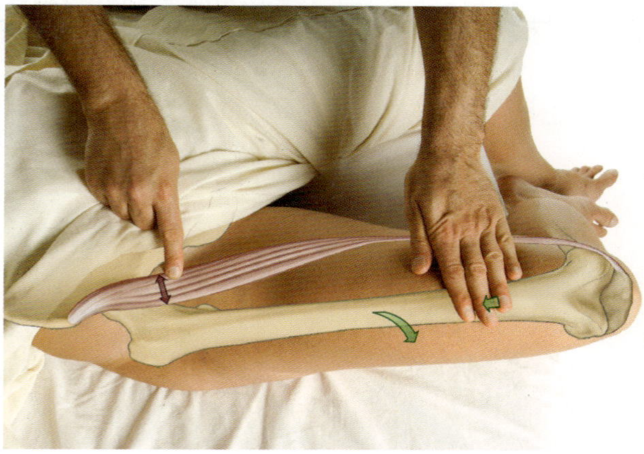

**그림 19-21.** 환자가 엉덩관절에서 넙다리를 옆으로 돌리고 구부릴 때 오른쪽 넙다리빗근의 몸쪽 힘살이 수축하여 쉽게 촉진 가능하다. 참고: 치료사는 일반적으로 테이블의 같은쪽에 서서 촉진하지만, 이 사진에서는 테이블의 반대쪽에 서서 촉진하는 모습을 보여 준다.

### 촉진 시 주의사항

1. 넙다리빗근은 얕은 부위에 위치하지만, 넙다리빗근의 아래쪽 1/2은 종종 인접한 근육계로부터 촉진하고 식별하기가 어려울 수 있다. 이를 찾는 한 가지 방법은 먼저 넙다리 먼쪽 부분에서 안쪽넓은근(vastus medialis)을 찾는 것이다(대개 안쪽넓은근은 잘 발달된 사람의 경우에는 두드러지고 튀어 나온 형태를 띠고 있음). 안쪽넓은근을 사용하려면 환자가 무릎관절에서 다리를 펴게 한다. 일단 안쪽넓은근이 발견되면, 안쪽(뒤쪽)으로 이동하여 넙다리빗근으로 옮긴다. 그런 다음 넙다리빗근을 수축시키기 위해 환자에게 무릎관절에서 다리를 구부리도록 요청한다. 이 위치에서 환자에게 다리를 테이블에 대고 누르도록 요청함으로써 수행된다(그림 19-22).
2. 환자에게 엉덩관절에서 가쪽돌림하고 구부리도록 요청하는 것 외에도 엉덩관절에서 넙다리를 벌리고 무릎관절에서 다리 굽힘을 하도록 요청하는 것이 도움이 될 수 있다. 이 네 가지 동작은 넙다리와 다리에 대한 넙다리빗근의 모든 작용이다.
3. 넙다리빗근과 TFL은 유사한 방식으로 촉진된다. 넙다리빗근을 촉진하기 위해서 ASIS 바로 아래 및 약간 안쪽을 촉진하고, 환자에게 엉덩관절에서 넙다리를 가쪽돌림하고 구부리도록 요청한다. TFL을 촉진하기 위해 ASIS 바로 아래 및 약간 바깥쪽을 촉진하고, 환자에게 엉덩관절에서 넙다리를 안쪽돌림하고 구부리도록 요청한다. 참고: TFL과 넙다리빗근의 몸쪽 부착 부위 사이에 넙다리네갈래근군의 넙다리곧은근이 있다.
4. 몸쪽에서 넙다리빗근의 안쪽 경계는 넙다리 삼각형의 가쪽 경계를 형성한다. 넙다리 삼각형 안에 위치하는 구조물에는 엉덩허리근(iliopsoas), 두덩근(pectineus), 넙다리신경, 동맥 및 정맥이 있다.

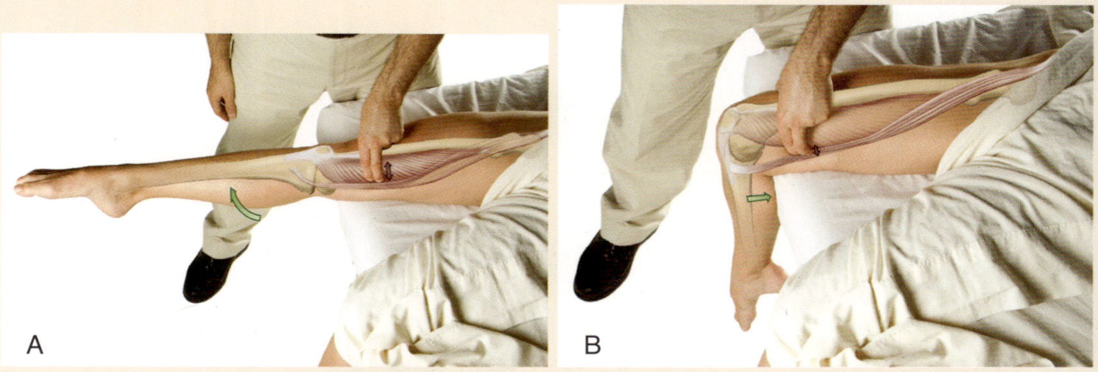



**그림 19-22.** 우선 안쪽넓은근을 찾아 오른쪽 넙다리빗근의 먼쪽 힘살을 촉진한다. **A,** 환자가 무릎관절에서 다리를 펼 때 수축한 안쪽넓은근을 촉진한다. **B,** 일단 안쪽넓은근을 확인하면, 환자가 테이블의 저항에 대해 무릎관절에서 다리를 구부려 넙다리빗근을 사용할 때 치료사는 안쪽넓은근의 바로 안쪽(뒤쪽)에 위치한 넙다리빗근의 먼쪽 힘살을 촉진한다.

19

## 넙다리빗근(봉공근, Sartorius) – 바로 누운 자세(Supine) *(계속)*

### 대안 촉진 자세 – 테이블 위에 두 다리를 올려놓은 바로 누운 자세

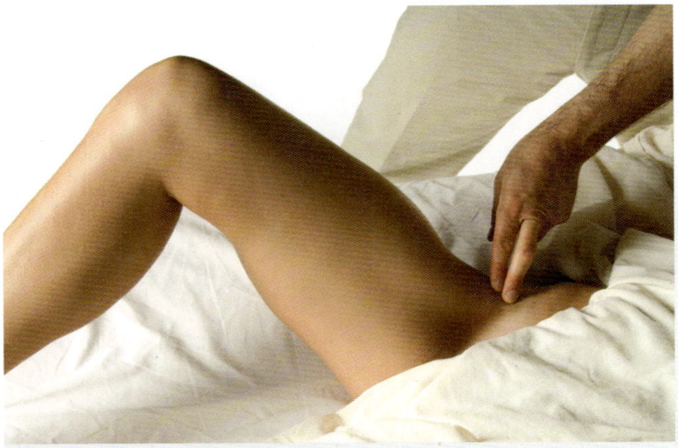

**그림 19-23.** 바로 누운 자세에서 환자의 넙다리와 다리를 테이블 위에 올려놓고 넙다리빗근을 촉진할 수 있다. 환자에게 엉덩관절에서 넙다리를 옆으로 돌리고 구부리도록 요청하여 오른쪽 넙다리빗근을 수축시키고 촉진한다.

### 통증 유발점(Trigger points)

1. 넙다리빗근의 통증 유발점은 종종 급성이나 만성적인 근육의 과사용 또는 양반다리로 앉거나 웅크린 태아 자세로 잠을 자는 경우 근육의 장기간 단축에 의해 발생하거나 지속된다.
2. 넙다리빗근의 통증 유발점은 근막 통증 유발점의 전형적인 깊고 둔한 통증에 비해 표재성의 날카로운 통증과 따끔거림(tingling) 증상을 유발하는 경향이 있다.
3. 넙다리빗근 통증 유발점의 연관통은 안쪽넓은근, 중간넓은근(vastus intermedius), 두덩근, 엉덩허리근 및 넙다리의 3개 '모음근' 통증 유발점의 연관통과 구분하여야 한다.
4. 넙다리빗근 통증 유발점은 넙다리감각이상증(meralgia paresthetica), 안쪽 무릎관절 기능장애로 오진될 수 있다.
5. 관련 통증 유발점은 종종 넙다리네갈래근과 넙다리의 3개 '모음근'에서 발생한다.

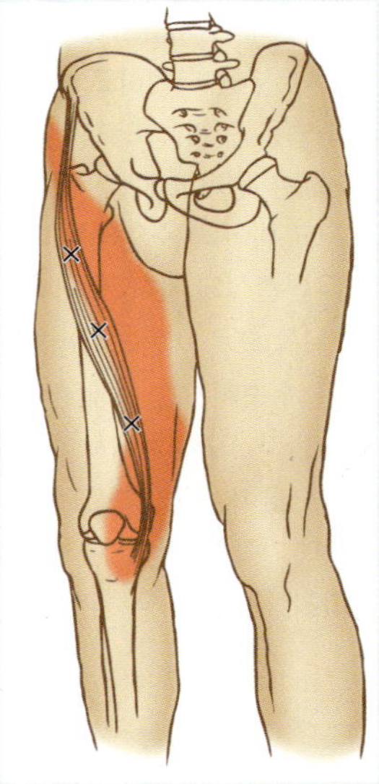

**그림 19-24.** 넙다리빗근에서 흔히 나타나는 통증 유발점과 연관통의 앞안쪽 그림.

19

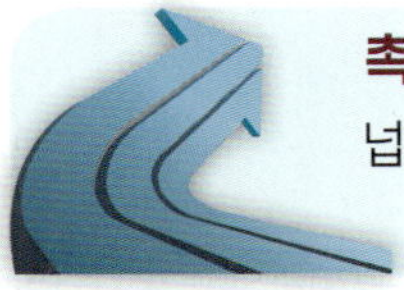

**촉진 시 핵심 포인트**

넙다리를 가쪽돌림하고 구부린다.

# 넙다리빗근(봉공근, Sartorius) – 바로 누운 자세(Supine)

## 넙다리빗근의 스트레칭(Stretching the sartorius)

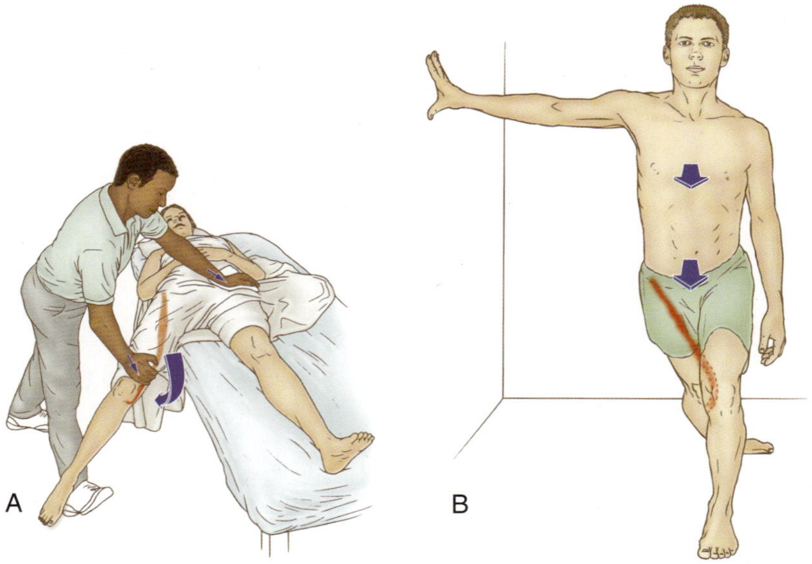


**그림 19–25.** 오른쪽 넙다리빗근의 스트레칭. 환자의 넙다리를 펴고 무릎관절을 완전히 편 상태에서 안쪽돌림한다. **A,** 치료사 보조 스트레칭. 환자의 넙다리를 가능한 한 적게 벌리는 것이 중요하다. 참고: 치료사의 다른 손은 환자의 골반이 앞쪽으로 기울어지고 스트레칭하는 쪽으로 회전되는 것을 방지하여 골반을 안정화시킨다. 편안함을 위해 쿠션을 사용한다. **B,** 자가 관리 스트레칭. 넙다리의 모음을 폄과 안쪽돌림에 더하여 시행한다. 참고: 뒤쪽 발의 발목관절에 과도한 무게가 실리지 않도록 하는 것이 중요하다.

## 인접 근육(Detour)

**엉덩허리근 먼쪽 힘살과 힘줄**(Iliopsoas distal belly and tendon)

넙다리빗근의 먼쪽 힘줄에서 안쪽으로 미끄러져 나오면 엉덩허리근의 먼쪽 힘줄과 힘살이 있다. 환자에게 척추관절에서 부드럽게 허리를 구부리게 하고(배를 약간 동그랗게 말아 넣음), 엉덩허리근의 먼쪽 힘살과 힘줄의 큰허리근 부분의 긴장을 느낀다(큰허리근 부분은 엉덩허리근의 더 안쪽 부분이다). 강한 복부 말림은 골반을 안정시키기 위해 다른 엉덩관절 굽힘근을 수축시켜 골반이 뒤쪽으로 기울어지는 것을 방지할 수 있다(엉덩관절 굽힘근은 골반의 앞쪽 경사근이다). 엉덩허리근 먼쪽 힘살과 힘줄 위에 넙다리신경, 동맥, 정맥이 있음을 알고 있어야 한다.

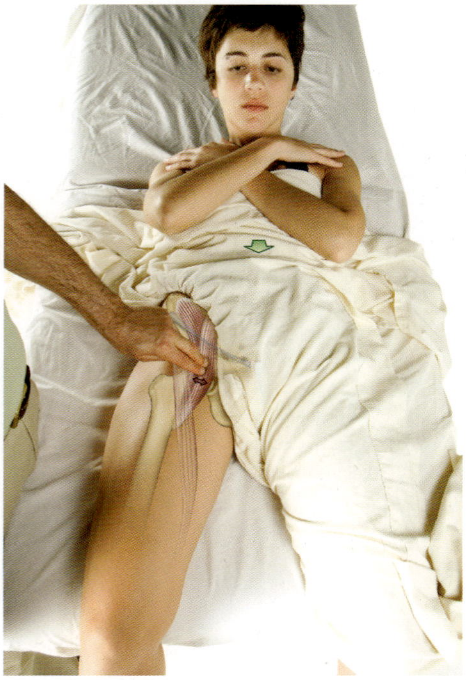

**그림 19–26.** 환자가 말아 올려 척추를 구부릴 때 넙다리빗근 안쪽에 있는 엉덩허리근의 오른쪽 큰허리근 부위의 먼쪽 힘살과 힘줄의 촉진.

## 넙다리네갈래근군(대퇴사두근군, Quadriceps femoris group) – 바로 누운 자세(Supine) (계속)

넙다리네갈래근군은 넙다리곧은근, 안쪽넓은근, 가쪽넓은근, 중간넓은근으로 구성된다.

### 부착 부위

#### 넙다리곧은근

- 아래앞엉덩뼈가시(AIIS)에서 기시하여
- 정강뼈거친면에 부착되어 있다.

#### 안쪽넓은근, 가쪽넓은근, 중간넓은근

- 넙다리뼈의 거친선(linea aspera)에서 기시하여
- 정강뼈거친면에 부착되어 있다.

### 작용

- 모든 넙다리네갈래근은 무릎관절에서 다리를 편다.

넙다리곧은근:
- 엉덩관절에서 넙다리를 굽힌다.
- 엉덩관절에서 골반을 앞쪽으로 기울인다.

#### 시작 자세(그림 19–28)

- 환자는 바로 누운 자세를 취하고 오른쪽 넙다리를 테이블 위에 두고 다리 아래쪽은 테이블 아래로 떨어뜨린다.
- 치료사는 환자 옆에 선다.
- 촉진하는 손가락을 넙다리 앞쪽 몸쪽 부분에 놓는다.
- 저항이 필요한 경우 보조하는 손을 발목관절 바로 위, 다리 끝부분에 위치시킨다.

#### 촉진 과정

1. 몸쪽에서 넙다리곧은근은 TFL과 넙다리빗근 사이에 위치한다. TFL의 몸쪽 힘줄을 찾아 안쪽으로 내리거나 넙다리빗근의 몸쪽 힘줄을 찾아 바깥쪽으로 내리면 넙다리곧은근에 있게 된다.
2. 환자에게 무릎관절에서 다리를 펴게 하고, 넙다리곧은근의 수축을 느낀다(그림 19–29A). 필요한 경우 환자가 다리를 뻗을 때 보조하는 손으로 저항을 추가한다.
3. 섬유에 수직으로 부드럽게 두드리면서 먼쪽으로 정강뼈거친면까지 넙다리곧은근을 계속해서 촉진한다.
4. 안쪽넓은근의 촉진을 위해 환자가 무릎관절에서 다리를 펼 때 무릎뼈 바로 위쪽 넙다리의 앞안쪽을 촉진하여 안쪽넓은근의 수축을 느낀다. 그런 다음 섬유에 수직으로 부드럽게 두드리면서 가능한 한 안쪽넓은근의 많은 부분을 촉진한다(그림 19–29B).
5. 가쪽넓은근의 촉진을 위해 환자가 무릎관절에서 다리를 펼 때, 무릎뼈 바로 위쪽 넙다리 앞가쪽을 촉진하고 가쪽넓은근이 수축하는 것을 느낀다. 섬유에 수직으로 부드럽게 두드리면서 넙다리 앞가쪽, 엉덩정강근막띠(ITB)에 대해 깊숙이 있는 넙다리 가쪽, ITB 바로 뒤쪽 넙다리 뒤가쪽에 있는 가쪽넓은근을 촉진한다(그림 19–29C).
6. 넙다리네갈래근의 위치를 확인하면 환자에게 근육을 이완시키게 하고 기초 긴장 상태를 촉진하여 평가한다.



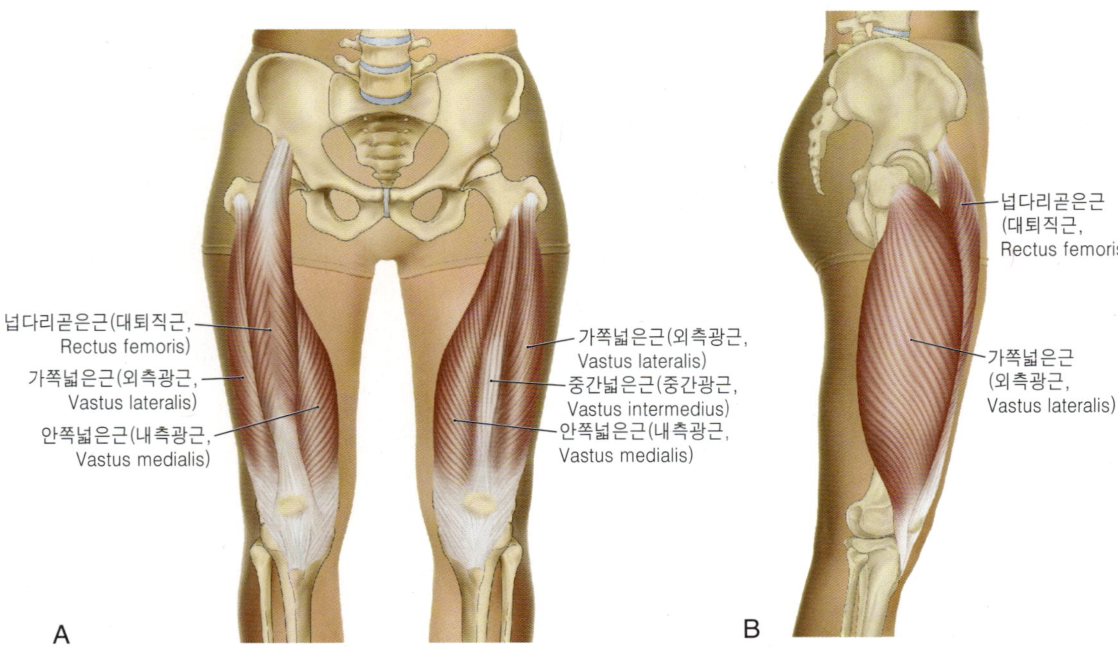


**그림 19–27.** 넙다리네갈래근군의 그림. **A**, 얕은 부위와 깊은 부위 근육의 앞쪽 그림. 오른쪽 그림은 얕은 부위, 왼쪽 그림은 중간넓은근의 노출을 위해 넙다리곧은근이 제거된 상태이다. **B**, 오른쪽 가쪽 그림.

## 넙다리네갈래근군(대퇴사두근군, Quadriceps femoris group) – 바로 누운 자세(Supine) *(계속)*

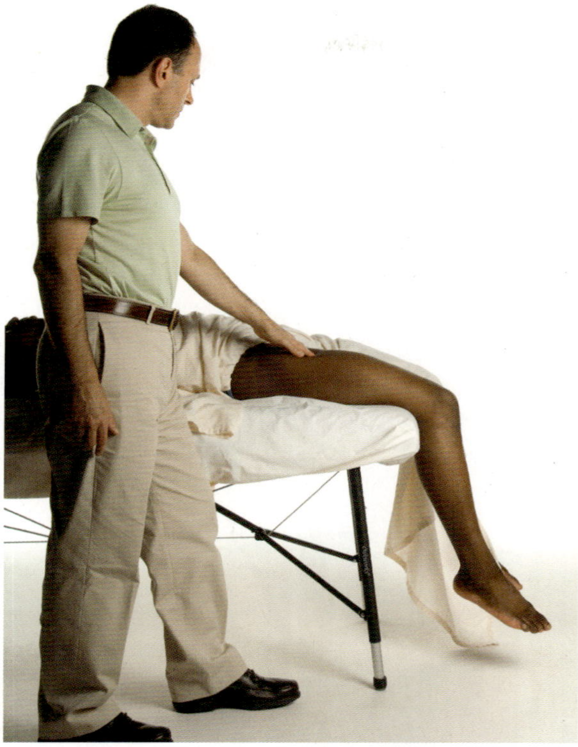

그림 19-28. 바로 누운 자세에서 오른쪽 넙다리네갈래근군을 촉진하기 위한 시작 자세.

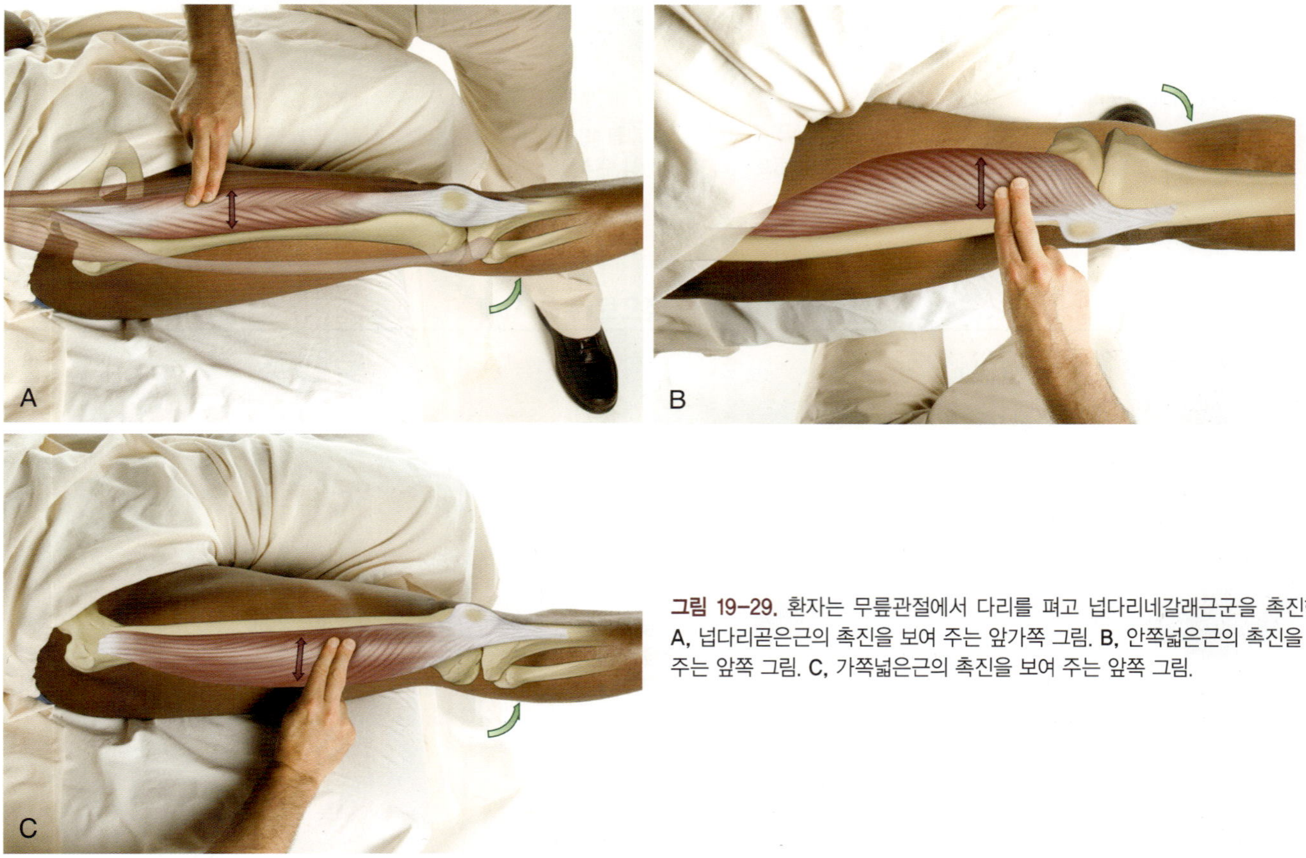


그림 19-29. 환자는 무릎관절에서 다리를 펴고 넙다리네갈래근군을 촉진한다. A, 넙다리곧은근의 촉진을 보여 주는 앞가쪽 그림. B, 안쪽넓은근의 촉진을 보여 주는 앞쪽 그림. C, 가쪽넓은근의 촉진을 보여 주는 앞쪽 그림.

## 넙다리네갈래근군(대퇴사두근군, Quadriceps femoris group) – 바로 누운 자세(Supine) *(계속)*

### 촉진 시 주의사항

1. 환자에게 무릎관절에서 다리를 펴도록 요청할 때 엉덩관절에서 넙다리를 굽히지 않게 확인해야 한다. 그렇지 않으면 모든 엉덩관절 굽힘근이 수축하여 넙다리곧은근의 몸쪽 부위를 구별하기 어려워진다.
2. 몸쪽 부분에서 넙다리곧은근은 TFL과 넙다리빗근 사이에 위치한다. 이 두 근육 중 하나는 넙다리곧은근을 기준점으로 사용된다.
3. 넙다리곧은근을 촉진하여 아래앞엉덩뼈가시(AIIS)까지 따라갈 수 있다. 환자가 시작 위치에 있는 상태에서 넙다리곧은근을 최대한 몸쪽으로 따라간다(그림 19-28 참조). 그런 다음 AIIS를 향하여 더 멀리 몸쪽으로 계속 촉진해 갈 때 엉덩관절에서 환자의 넙다리를 수동적으로 구부린다. 환자에게 무릎관절에서 다리를 펴서 넙다리곧은근을 교대로 수축 및 이완하게 요청하고 몸쪽 힘줄의 긴장도를 느낀다. AIIS에 도달할 때 넙다리곧은근을 이완시키고 수동적으로 느슨하게 하면 AIIS의 단단한 질감이 넙다리곧은근 몸쪽 힘줄에 인접한 부드러운 연부조직의 질감과 구분된다(그림 19-30).
4. 근육이 잘 발달된 환자의 경우 가쪽에서 넙다리곧은근과 가쪽넓은근 사이의 경계가 대부분 잘 구분되고, 안쪽에서 넙다리곧은근과 안쪽넓은근 사이의 경계가 잘 구분된다. 넙다리네갈래근이 수축하는 동안, 넙다리곧은근을 가로질러 수직으로 두드리면서 근육의 좌우 너비를 느낀다. 그런 다음 넙다리곧은근과 양쪽 넓은근 사이에 수직으로 주행하는 패임(indent)과 고랑(groove)을 느껴 본다.
5. 안쪽넓은근은 얕은 부위의 근육이므로 넙다리 아래 부위에서 쉽게 촉진된다. 그러나 몸쪽에서는 깊은 부위에 위치하므로 인접한 근육과의 구분이 어려울 수 있다.
6. 가쪽넓은근은 넙다리 앞가쪽에서는 얕은 부위에 위치하고 넙다리 가쪽에서는 깊은 부위에 위치하여 엉덩정강근막띠(ITB)로 들어간다. 이러한 위치에서는 촉진하기가 쉽다. 또한 넙다리 뒤가쪽에서 ITB의 바로 뒤쪽을 촉진하면 상당히 쉽게 촉진할 수 있다. 그러나 거친선 부착 부위는 꽤 깊은 곳에 있어 촉진과 구분이 어렵다.
7. 가쪽넓은근은 ITB보다 깊은 곳에 있어서 이 근육의 긴장이 ITB의 원인이라고 생각하기 쉽다.
8. 중간넓은근은 넙다리곧은근과 가쪽넓은근보다 깊은 곳에 있고 작용이 같기 때문에 촉진과 구분이 매우 어렵다.
9. 무릎뼈(슬개골, patella)는 넙다리네갈래근의 먼쪽 힘줄 내에서 발달 진화한 종자뼈이다. 이 무릎뼈의 중요한 작용은 지렛대 힘을 강화시켜 넙다리네갈래근의 힘을 증가시키는 것이다.

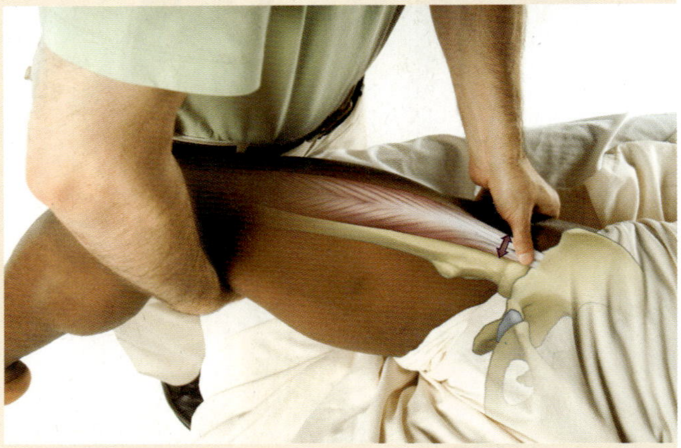

**그림 19-30.** 아래앞엉덩뼈가시에서 넙다리곧은근 몸쪽 힘줄의 촉진('촉진 시 주의사항' #3 참조).

### 대안 촉진 자세 – 옆으로 누운 자세

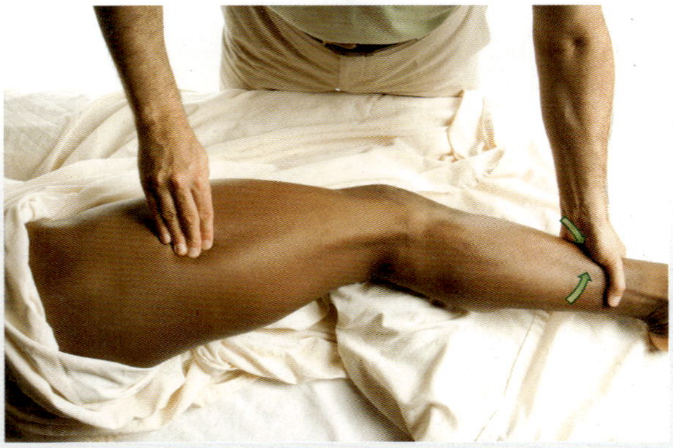

**그림 19-31.** 가쪽넓은근은 가장 바깥쪽에 위치하므로 환자가 옆으로 누운 자세에서 가장 쉽게 촉진된다. 엉덩정강근막띠의 앞쪽, 깊숙이, 뒤쪽으로 촉진하고, 환자가 무릎관절에서 다리를 펼 때 가쪽넓은근의 수축을 느낀다. 참고: 이 자세는 다리를 중력에 저항하여 펴지 않기 때문에 보조하는 손으로 다리를 펴는 동작에 저항을 가하여 가쪽넓은근의 수축력을 증가시켜 촉진을 쉽게 한다.

## 넙다리네갈래근군(대퇴사두근군, Quadriceps femoris group) – 바로 누운 자세(Supine) (계속)

### 통증 유발점(Trigger points)

1. 넙다리네갈래근의 통증 유발점은 종종 근육의 급성이나 만성적인 과사용(예: 달리기나 자전거 타기), 직접적인 외상과 무릎관절을 완전히 굽힐 수 없어서 발생하는 넙다리네갈래근의 스트레칭 부족(엉덩관절이나 무릎관절의 수술이나 골절에서 회복 중인 사람뿐만 아니라 앉아서 생활하는 사람에게서도 발생함)에 의해 발생하거나 지속된다. 다른 요인으로는 앉아 있을 때 무거운 물건(예: 노트북)을 올려놓거나 어린아이를 다리에 앉히는 것 또는 반복적인 근육주사를 맞는 것 등이 있다.
2. 넙다리네갈래근의 통증 유발점은 자주 무릎관절 통증을 유발한다(어린이와 성인에서 흔히 나타남). 때때로 무릎관절의 약화가 발생하여 걸을 때 무릎관절의 조임(좌굴, buckling)을 초래한다. 가쪽넓은근의 통증 유발점은 아픈 쪽으로 누우면 잠을 못자는 증상을 나타낸다.
3. 넙다리네갈래근 통증 유발점의 연관통은 작은볼기근, 중간볼기근, 넙다리빗근, 넙다리근막긴장근, 넙다리의 3개 모음근, 두덩정강근, 두덩근, 엉덩허리근의 통증 유발점 연관통과 구분되어야 한다.
4. 넙다리네갈래근의 통증 유발점은 종종 무릎관절 기능장애, 넙다리돌기 윤활낭염 또는 감각 이상성 근육통으로 오진될 수 있다.
5. 연관된 통증 유발점은 종종 다른 넙다리네갈래근, 뒤넙다리근, 엉덩허리근, 넙다리빗근, 넙다리의 3개 모음근 및 작은볼기근에서 발생한다.

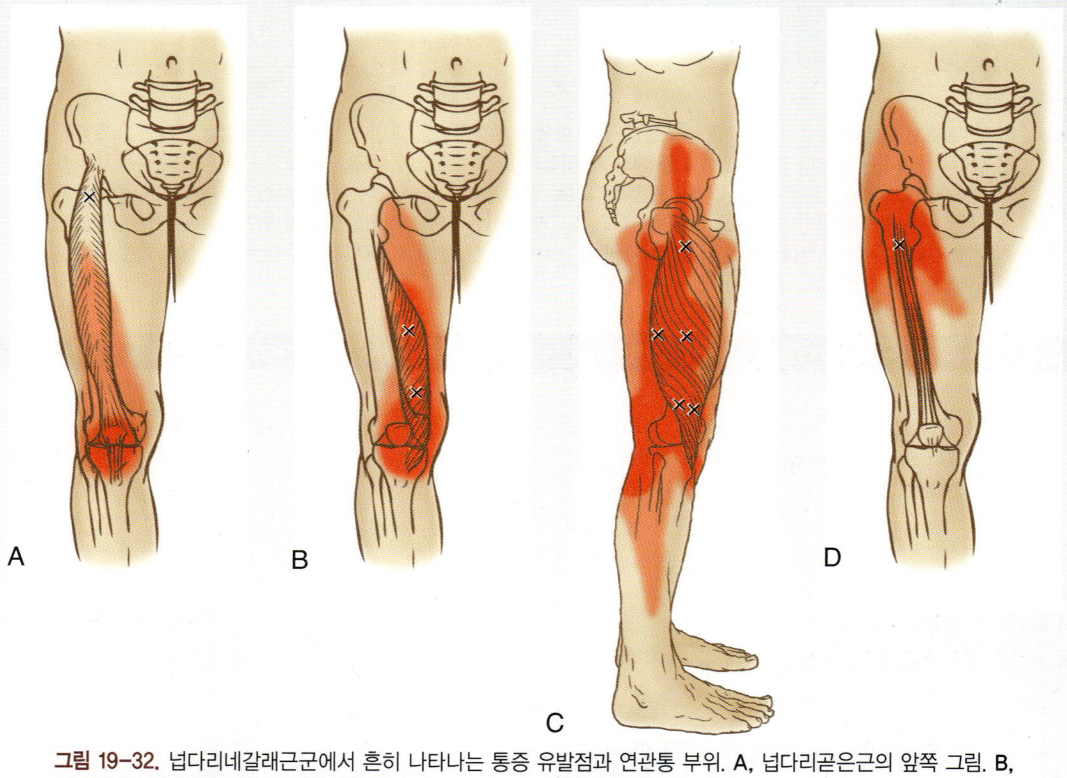


**그림 19-32.** 넙다리네갈래근군에서 흔히 나타나는 통증 유발점과 연관통 부위. **A**, 넙다리곧은근의 앞쪽 그림. **B**, 안쪽넓은근의 앞쪽 그림. **C**, 가쪽넓은근의 가쪽 그림. **D**, 중간넓은근의 앞쪽 그림.



**촉진 시 핵심 포인트**

다리를 편다.

## 넙다리네갈래근군(대퇴사두근군, Quadriceps femoris group) – 바로 누운 자세(Supine)

### 넙다리네갈래근의 스트레칭(Stretching the quadriceps femoris)

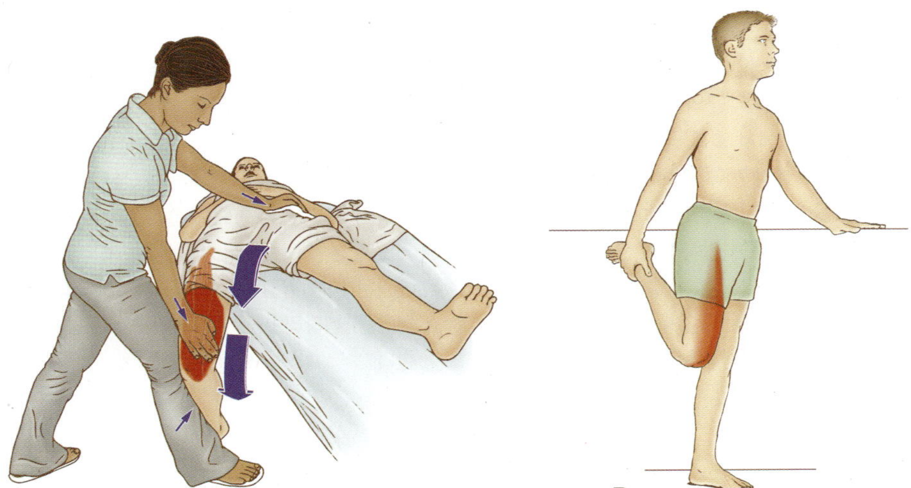


**그림 19-33.** 오른쪽 넙다리네갈래근군의 스트레칭. 환자의 무릎관절을 굽힌다. 만약 엉덩관절을 편다면 스트레칭은 넙다리네갈래근의 넙다리곧은근에 집중된다. **A,** 치료사 보조 스트레칭. 치료사는 오른손을 환자의 앞쪽 넙다리의 먼쪽에 대고 엉덩관절을 펴고 환자의 오른쪽 다리로 앞쪽 다리를 접촉하여 무릎관절을 구부린다. 참고: 치료사의 다른 손은 환자의 골반이 앞쪽으로 기울어지고 스트레칭하는 쪽으로 회전하는 것을 방지하여 골반을 안정화시킨다. 편안함을 위해 쿠션을 사용한다. **B,** 자가 관리 스트레칭. 참고: 이 스트레칭을 할 때 무릎관절이 회전하지 않도록 하는 것이 중요하다.

## 두덩근(치골근, Pectineus) – 바로 누운 자세(Supine) *(계속)*

### 부착 부위

- □ 위두덩뼈가지(상치골지, superior pubic ramus)에서 기시하여
- □ 넙다리뼈 뒤쪽 몸통의 몸쪽에 있는 두덩근선에 부착되어 있다.

### 작용

- □ 엉덩관절에서 넙다리를 모은다.
- □ 엉덩관절에서 넙다리를 굽힌다.
- □ 엉덩관절에서 골반을 앞쪽으로 기울인다.

#### 시작 자세(그림 19-35A)

- 환자는 바로 누운 자세를 취하고 오른쪽 넙다리는 테이블 위에 두고 다리 아래쪽은 테이블 아래로 떨어뜨린다.
- 치료사는 환자 옆에 선다.
- 촉진하는 손가락을 넙다리 앞안쪽 몸쪽에 놓고 긴모음근의 몸쪽 힘줄을 찾는다. 이를 찾으려면 가장 두드러진 힘줄(이 부위에서 가장 돌출되어 있는 힘줄)이 만져질 때까지 가쪽에서 안쪽으로 두덩뼈를 따라 촉진한다(그림 19-35B).
- 보조하는 손은 넙다리 앞안쪽의 말단, 무릎관절 바로 위에 놓는다.

#### 촉진 과정

1. 긴모음근의 몸쪽 힘줄을 찾은 후, 앞(가쪽)으로 내려 떨어뜨리면, 두덩근 위에 위치한다(그림 19-35C).
2. 두덩근을 수축시키기 위해 환자에게 엉덩관절에서 넙다리를 모으도록 요청하고 두덩뼈에 대항하여 촉진한다. 보조하는 손으로 저항을 가하는 것이 일반적으로 도움이 된다(그림 19-36).

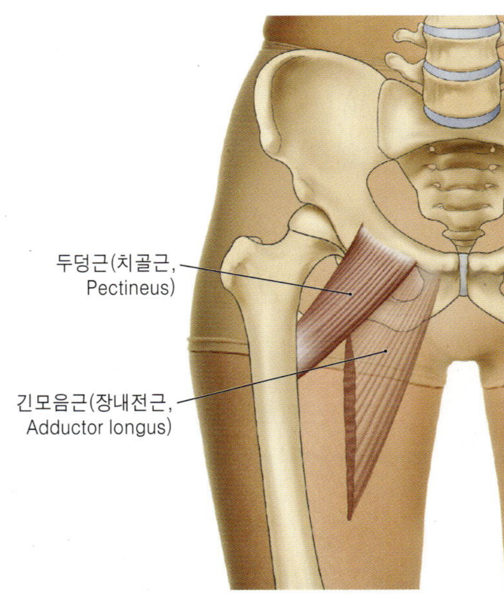


**그림 19-34.** 오른쪽 두덩근의 앞쪽 그림. 긴모음근은 절단되어 투명하게 표시되어 있다.

3. 일단 두덩근을 확인하면, 섬유에 수직으로 두드리면서 가능한 한 멀리 두덩근을 계속 촉진한다.
4. 두덩근의 위치를 확인하면 환자를 이완시키고 기초 긴장 상태를 촉진하여 평가한다.

19

## 두덩근(치골근, Pectineus) – 바로 누운 자세(Supine) (계속)

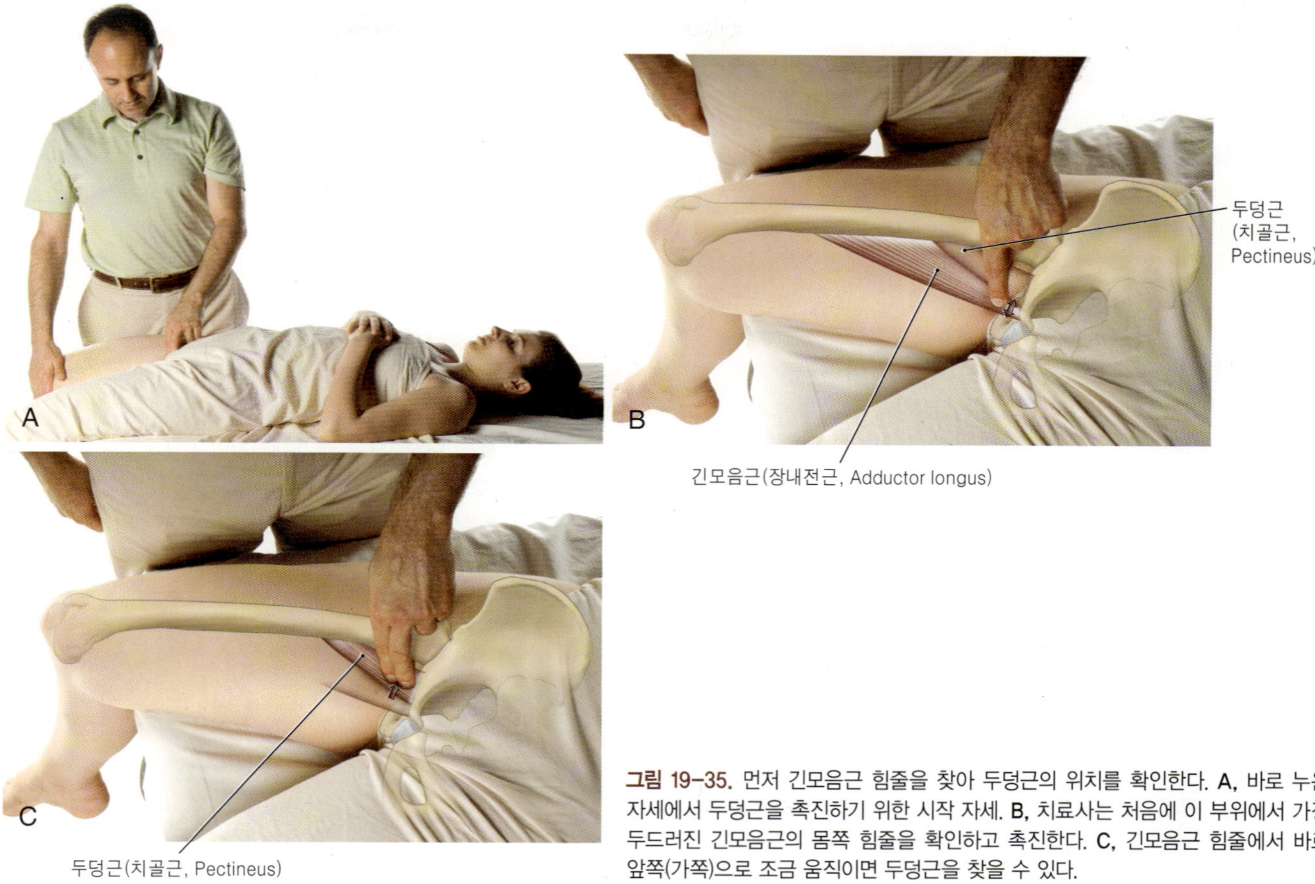


**그림 19-35.** 먼저 긴모음근 힘줄을 찾아 두덩근의 위치를 확인한다. **A,** 바로 누운 자세에서 두덩근을 촉진하기 위한 시작 자세. **B,** 치료사는 처음에 이 부위에서 가장 두드러진 긴모음근의 몸쪽 힘줄을 확인하고 촉진한다. **C,** 긴모음근 힘줄에서 바로 앞쪽(가쪽)으로 조금 움직이면 두덩근을 찾을 수 있다.

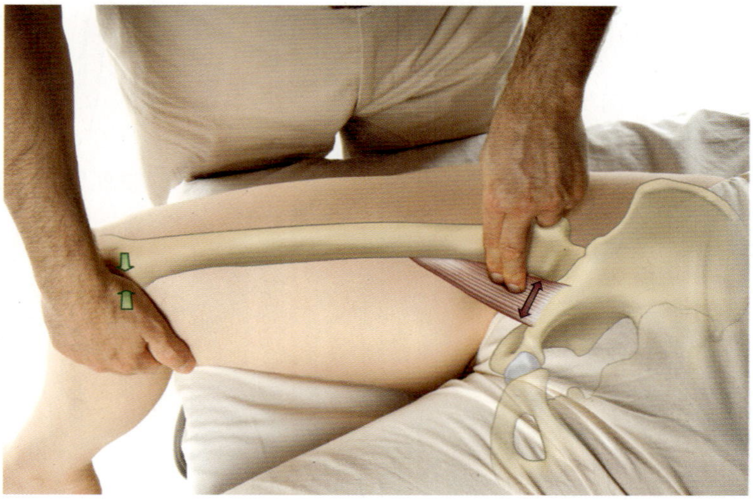

**그림 19-36.** 환자가 저항에 대항하여 넙다리를 모을 때 두덩근을 수축시켜 촉진한다.

## 두덩근(치골근, Pectineus) – 바로 누운 자세(Supine) *(계속)*

### 촉진 시 주의사항

1. 두덩근을 찾을 때 긴모음근 힘줄은 넙다리의 이 부위에서 가장 돌출된 힘줄이기 때문에 사용하기 매우 좋은 지표가 된다. 그것을 찾을 때 두덩뼈 바로 옆을 촉진해야 한다. 넙다리에서 너무 멀면 느낄 수 없다.
2. 두덩근을 찾는 또 다른 방법은 먼저 엉덩허리근의 먼쪽 힘줄을 찾은 다음, 안쪽(뒤쪽)으로 내려가면 두덩근에 있게 된다. 엉덩허리근과 두덩근 사이의 경계는 환자에게 몸통을 부드럽게 또는 중간 정도로 말도록(curl-up) 요청하여 구별할 수 있다. 이 동작을 하면 두덩근은 변화가 없고 큰허리근 힘줄은 긴장하게 된다. 만약 치료사가 여전히 엉덩허리근에 있으면 두덩뼈를 따라 안쪽으로 계속 움직인다. 일단 이 몸통의 움직임에 수축하지 않고 긴장하지 않는 조직에 도달하면 두덩근에 있는 것이다.
3. 두덩근의 대부분이 얕은 부위에 있지만, 인접한 근육에 비해 오목하다. 두덩근을 촉진할 때 종종 촉진하는 손가락이 움푹 들어간 곳이나 주머니에 떨어지는 것처럼 느껴진다. 이러한 이유로 때로는 처음에 위치를 찾기가 어려우며 엉덩관절에서 넙다리를 모으는 데 더 깊은 압력이나 더 큰 저항이 필요할 수 있다.
4. 환자에게 엉덩관절에서 넙다리를 능동적으로 모으도록 요청하면 해당 지역의 다른 모음근도 수축하게 된다는 점을 명심한다.
5. 만약 환자에게 엉덩관절에서 넙다리를 모으도록 요청하는 것이 두덩근을 수축시키지 않는다면, 치료사는 환자에게 대신 넙다리를 구부리도록 요청하거나 넙다리의 굽힘과 모음을 결합하는 비스듬한 평면 동작으로 이동하도록 요청할 수 있다(보조하는 손으로 저항을 추가할 수 있다). 그러나 넙다리 앞쪽의 모든 근육은 넙다리 굽힘과 함께 수축한다.
6. 몸쪽 앞쪽 넙다리를 촉진할 때 넙다리신경, 동맥 및 정맥이 엉덩허리근과 두덩근 위에 위치하므로 조심해야 한다. 손가락 아래에서 맥박이 느껴지면, 동맥을 부드럽게 움직이거나 촉진하는 손가락을 동맥에서 약간 떼어 이동한다. 마찬가지로 넙다리신경을 누르면 환자는 찌르는 듯한 통증을 느끼고, 촉진하는 손가락을 신경에서 떼어 이동한다.

### 통증 유발점(Trigger points)

1. 두덩근의 통증 유발점은 종종 근육의 급성 또는 만성적 과사용(예: 승마, 체조, 성교와 같은 활동 중), 다리를 꼬고 앉는 자세나 태아 자세로 잠을 자는 것에 의한 근육의 지속적 단축으로 인해 발생하거나 지속된다. 또한 엉덩관절의 퇴행성 관절 질환으로 인해 2차적으로 발생할 수 있다.
2. 두덩근의 통증 유발점은 사타구니에 깊고 둔한 통증을 유발할 수 있다.
3. 두덩근 통증 유발점의 연관통은 엉덩허리근, 넙다리빗근, 두덩정강근 및 3개의 넙다리 모음근 통증 유발점의 연관통과 구분되어야 한다.
4. 두덩근의 통증 유발점은 종종 엉덩관절의 퇴행성 관절 질환이나 폐쇄신경 포착으로 오진될 수 있다.
5. 연관된 통증 유발점은 엉덩허리근, 두덩정강근, 3개의 넙다리 모음근에서 나타날 수 있다.

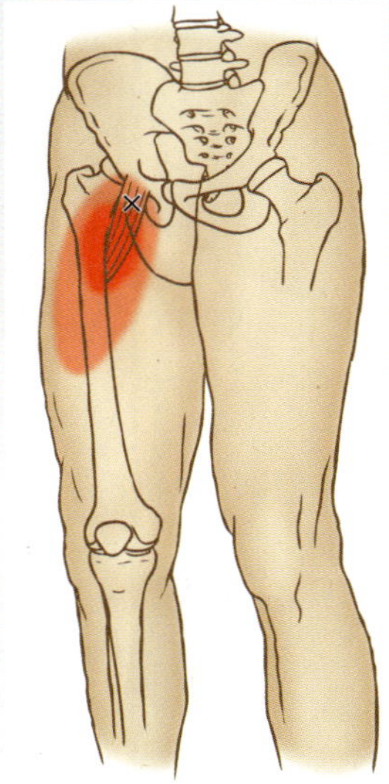

**그림 19-37.** 두덩근의 흔한 통증 유발점과 연관통 부위를 보여 주는 앞안쪽 그림.



### 촉진 시 핵심 포인트

긴모음근 힘줄 앞으로 내려 떨어뜨린다.

## 두덩근(치골근, Pectineus) – 바로 누운 자세(Supine)

### 두덩근의 스트레칭(Stretching the pectineus)

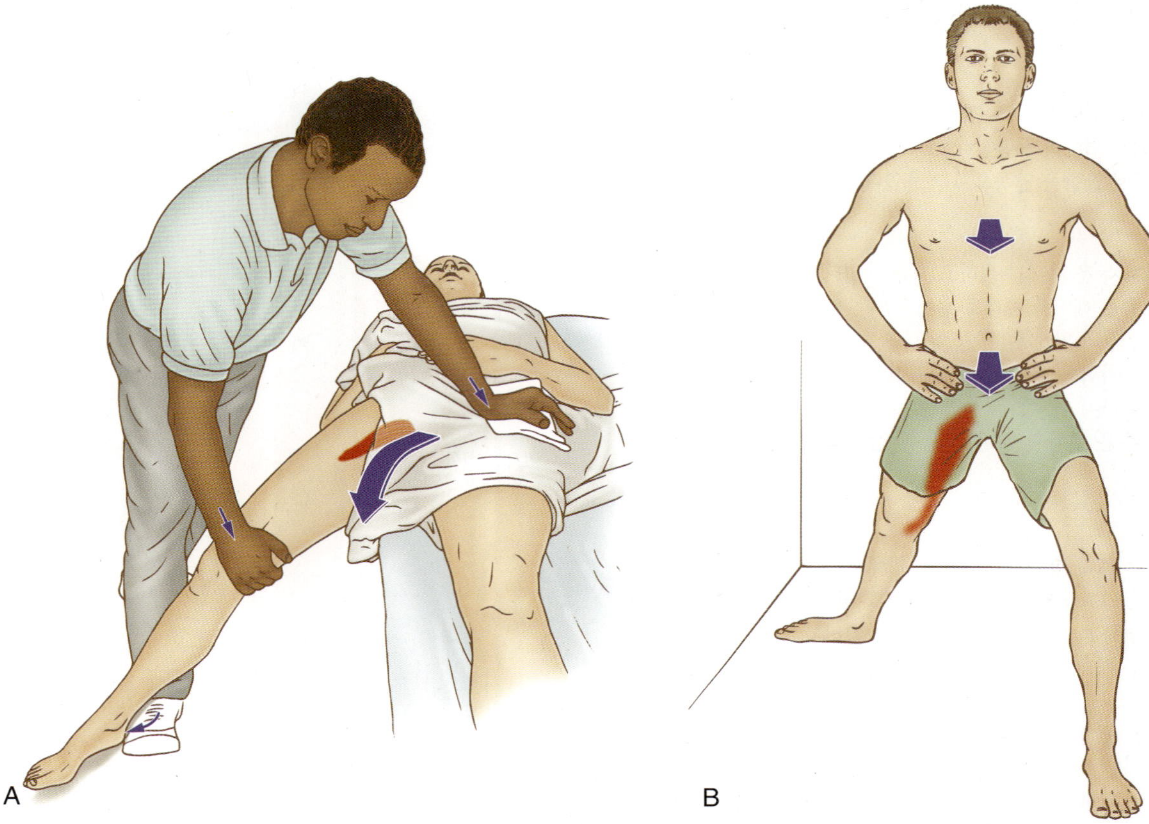


**그림 19-38.** 오른쪽 두덩근의 스트레칭. 환자는 무릎관절을 완전히 편 상태로 넙다리를 벌리고 바깥쪽으로 돌린다. **A,** 치료사 보조 스트레칭. 치료사는 오른손으로 환자의 넙다리를 옮기고 환자의 오른쪽 발, 다리와 함께 무릎관절을 편 상태로 유지시킨다. 참고: 치료사의 다른 손은 환자의 골반이 스트레칭 방향으로 회전하는 것을 방지하고 반대쪽(왼쪽) 골반이 눌리는 것을 방지하여 골반을 안정화시킨다. 편안함을 위해 쿠션이 사용된다. **B,** 자가 관리 스트레칭. 참고: 뒤쪽 발의 발목관절에 과도한 무게가 실리는 것을 피하는 것이 중요하다. 두덩근의 다른 두 가지 스트레칭 방법은 그림 19-43과 19-57을 참조한다.

## 긴모음근(장내전근, Adductor longus) – 바로 누운 자세(Supine) *(계속)*

### 부착 부위

□ 두덩뼈몸통에서 기시하여
□ 넙다리뼈의 거친선에 부착되어 있다.

### 작용

□ 엉덩관절에서 넙다리를 모은다.
□ 엉덩관절에서 넙다리를 굽힌다.
□ 엉덩관절에서 골반을 앞쪽으로 기울인다.

#### 시작 자세(그림 19-40)

- 환자는 바로 누운 자세를 취하고 오른쪽 넙다리는 테이블 위에 두고 다리 아래쪽은 테이블 아래로 떨어뜨린다.
- 치료사는 환자의 옆에 선다.
- 촉진하는 손가락을 몸쪽 앞쪽 넙다리에 있는 긴모음근의 두드러진 힘줄에 놓는다.
- 보조하는 손은 무릎관절 바로 위, 앞안쪽 넙다리의 끝부분에 위치시킨다.

#### 촉진 과정

1. 긴모음근의 몸쪽 힘줄은 안쪽 넙다리에서 가장 두드러진 힘줄이고 일반적으로 쉽게 만져진다. 그것을 찾으려면, 돌출된 힘줄을 만날 때까지 두덩뼈를 따라 가쪽에서 안쪽으로 촉진한다.
2. 일단 위치를 찾으면, 그 위에 있는지 확인하기 위해 환자에게 엉덩관절에서 넙다리를 저항에 대해 모으도록 요청하고 그것이 긴장된 것을 느낀다(그림 19-41).
3. 힘줄의 너비를 촉진하기 위해 힘줄에 수직으로 부드럽게 두드린다.
4. 긴모음근의 거친선 부착 부위를 향해 가능한 한 먼쪽으로 계속 촉진한다.
5. 일단 긴모음근의 위치를 확인하면, 환자에게 근육을 이완시키고 촉진하여 기초 긴장 상태를 평가한다.

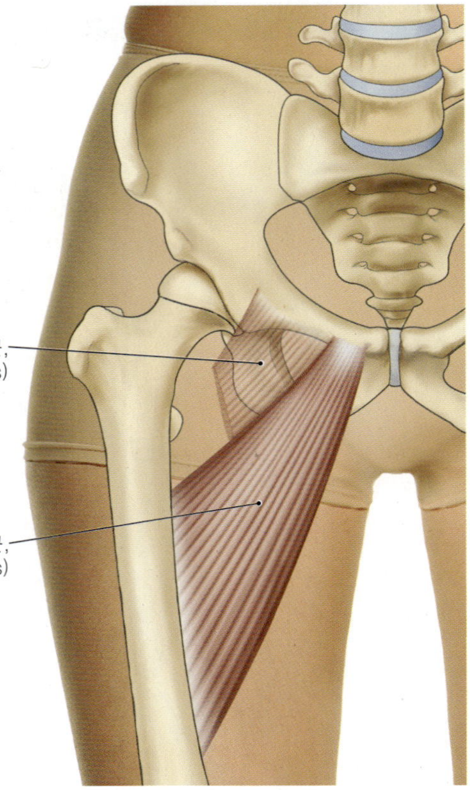


**그림 19-39.** 오른쪽 긴모음근의 앞쪽 그림. 두덩근은 절단되어 투명하게 표시되어 있다.

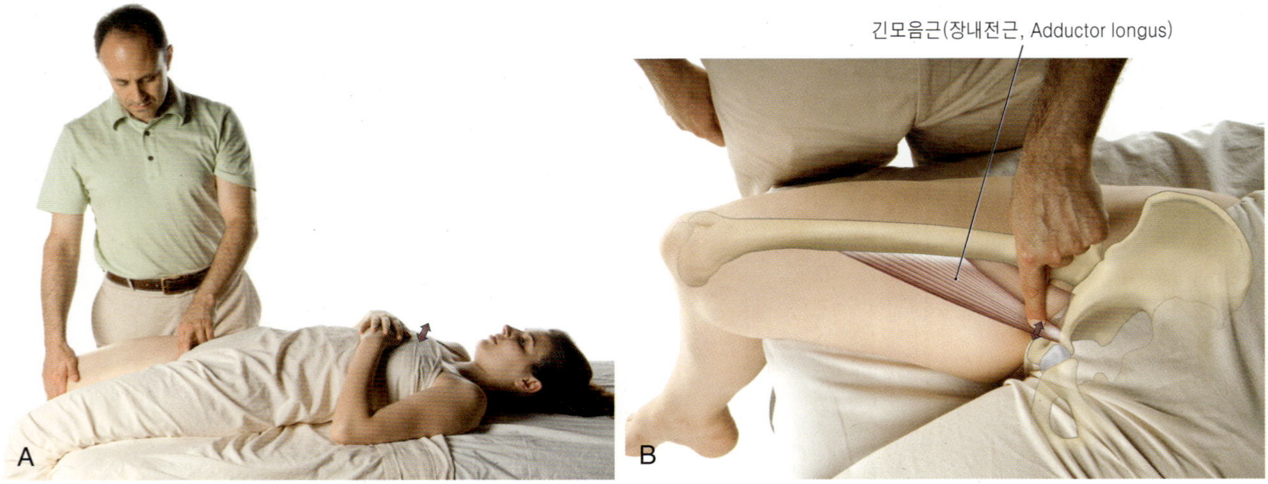


**그림 19-40.** 오른쪽 긴모음근의 촉진. **A,** 바로 누운 자세에서 긴모음근 촉진을 위한 시작 자세. **B,** 이 부위에서 가장 두드러진 긴모음근 힘줄을 확인한다.

## 긴모음근(장내전근, Adductor longus) – 바로 누운 자세(Supine) *(계속)*

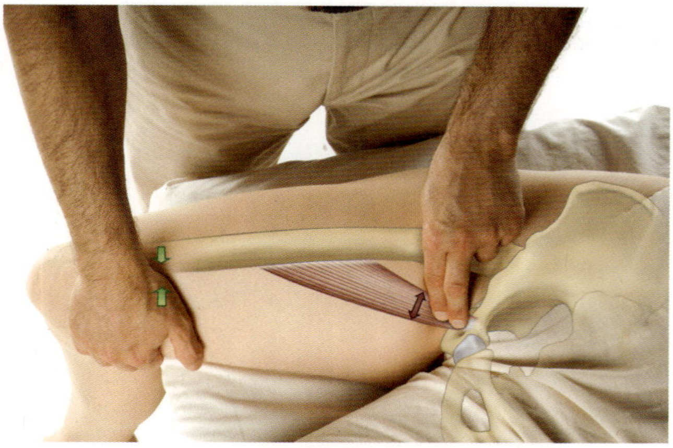

**그림 19-41.** 환자가 엉덩관절에서 저항에 대항하여 넙다리를 모을 때 오른쪽 긴모음근이 수축하여 촉진된다.

### 촉진 시 주의사항

1. 긴모음근의 몸쪽 힘줄은 매우 두드러지며 쉽게 촉진될 뿐만 아니라 근육이 이완된 상태에서도 촉진할 수 있다. 또한 두덩근(긴모음근의 앞쪽에 위치함)과 두덩정강근(긴모음근 뒤쪽에 위치함)을 찾는 데 사용하는 훌륭한 지표이다. 만약 긴모음근의 몸쪽 힘줄을 찾는 데 어려움을 겪는다면 아마도 몸쪽에서 충분히 촉진하지 않은 것이다. 두덩뼈를 따라 직접 촉진하는 것이 필요하다.
2. 몸쪽에서 긴모음근의 안쪽 경계는 넙다리 삼각형의 안쪽 경계를 형성한다. 넙다리 삼각형 내에 위치하는 것은 엉덩허리근, 두덩근, 넙다리신경, 동맥 및 정맥이다.

### 촉진 시 핵심 포인트

사타구니 부위에서 가장 두드러진 힘줄

### 통증 유발점(Trigger points)

1. 긴모음근의 통증 유발점은 종종 근육의 급성 또는 만성적 과사용(예: 승마와 같은 운동 중) 또는 넙다리를 모으고 한쪽으로 잠을 자거나 다리를 꼬고 장시간 앉아 있을 경우 근육의 장기간 단축으로 인해 발생하거나 지속된다.
2. 긴모음근의 통증 유발점은 사타구니 통증의 주요 원인일 수 있으며 종종 엉덩관절에서 넙다리의 벌림을 제한하기도 한다.
3. 긴모음근 통증 유발점의 연관통은 다른 두 개의 모음근, 두덩근, 넙다리빗근, 안쪽넓은근의 통증 유발점의 연관통과 구분되어야 한다.
4. 긴모음근의 통증 유발점은 종종 모음근 힘줄염/골막염(periostitis), 엉덩관절의 퇴행성 관절 질환, 샅굴탈장(inguinal hernia), 전립선염(prostatitis), 폐쇄신경이나 음부넙다리신경의 포획으로 오진될 수 있다.
5. 연관된 통증 유발점은 다른 두 개의 모음근, 두덩정강근, 두덩근, 안쪽넓은근에서 일어날 수 있다.

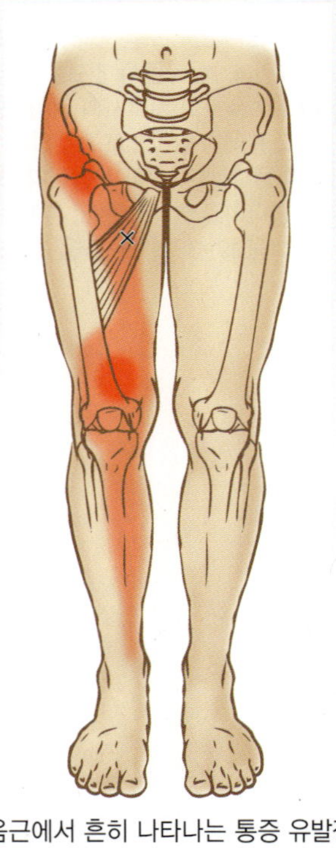

**그림 19-42.** 긴모음근에서 흔히 나타나는 통증 유발점과 연관통 부위를 보여 주는 앞쪽 그림.

## 긴모음근(장내전근, Adductor longus) – 바로 누운 자세(Supine) *(계속)*

### 긴모음근의 스트레칭(Stretching the adductor longus and brevis)

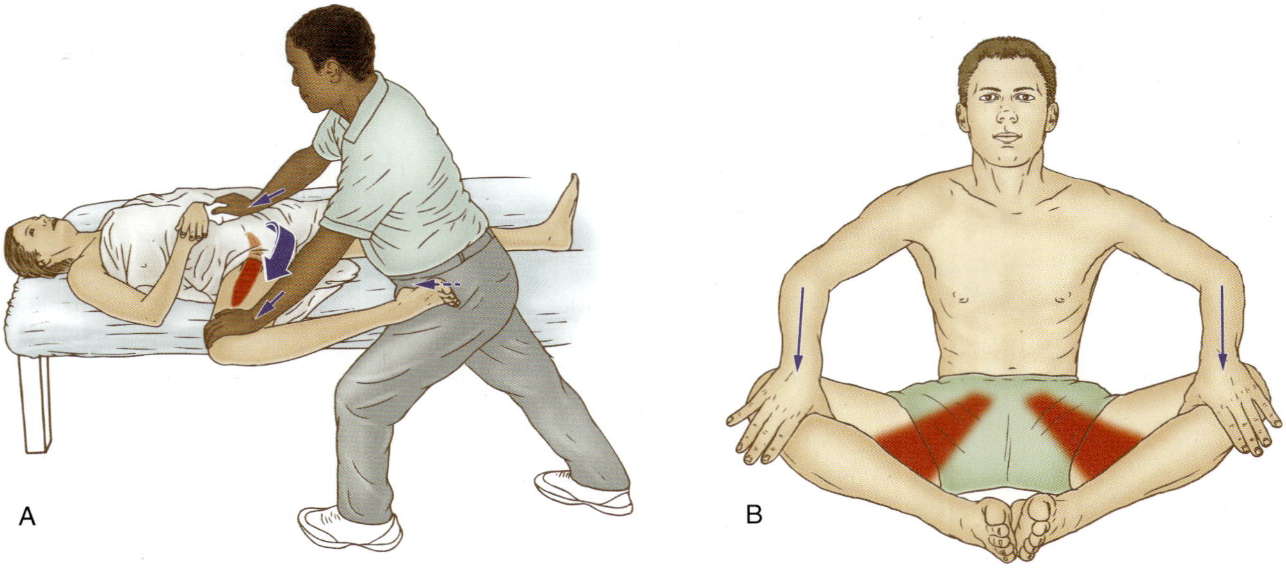


**그림 19-43.** 긴모음근과 짧은모음근의 스트레칭. 환자의 넙다리를 벌리고 엉덩관절에서 가쪽돌림하여 무릎관절을 구부린다. **A,** 오른쪽 긴모음근과 짧은모음근의 치료사 보조 스트레칭. 치료사는 왼손으로 환자의 넙다리 끝부분을 아래로 누르고 치료사의 위앞엉덩뼈가시에 걸친 환자의 발을 앞쪽으로 민다. 참고: 치료사의 오른손은 환자의 골반이 스트레칭 방향으로 회전하는 것을 방지하고 반대쪽(왼쪽) 골반이 눌리는 것을 방지하여 골반을 안정화시킨다. 편안함을 위해 쿠션이 사용된다. **B,** 양쪽 긴모음근과 짧은모음근의 자가 관리 스트레칭. 환자는 앉아서 중력 방향으로 넙다리를 벌리고 편다. 환자는 스트레칭을 증가시키기 위해 양손을 이용할 수 있다. 다른 두 가지 스트레칭 방법은 그림 19-38과 19-57을 참조한다.

## 긴모음근(장내전근, Adductor longus) – 바로 누운 자세(Supine)

### 인접 근육(Detour)

**짧은모음근(단내전근, adductor brevis)**

짧은모음근은 두덩뼈에서 넙다리뼈 거친선에 부착되며 일반적으로 엉덩관절의 다른 모음근, 특히 긴모음근에 대해 더 깊이 위치한다. 그것은 또한 근처의 모음근과 동일한 작용(엉덩관절에서 넙다리의 모음 및 굽힘)을 한다. 이러한 이유로 짧은모음근을 촉진하고 구분하기란 매우 어렵다. 그러나 그것의 작은 부분은 때때로 긴모음근과 두덩정강근 사이에서 접근할 수 있다. 짧은모음근을 촉진하기 위해 우선 긴모음근과 두덩정강근 사이의 경계를 찾아 이 두 근육 사이를 누르도록 하고 짧은모음근을 위해 더 깊이 촉진한다(그림 19-44B). 다른 방법으로 긴모음근을 통해 짧은모음근의 촉진을 시도해 볼 수 있다. 이때 주의할 점은 환자에게 넙다리를 모으도록 요청하면 모든 모음근이 참여하게 되어 짧은모음근의 촉진을 어렵게 할 수 있다는 점이다.

**통증 유발점(trigger points)**

1. 짧은모음근의 통증 유발점을 발생 또는 지속시키는 요인과 통증 유발점에 의한 증상은 긴모음근의 경우와 동일하다.
2. 짧은모음근 통증 유발점의 연관통은 긴모음근의 연관통과 확실히 구분되지 않는다.
3. 참고: 짧은모음근이 위치하는 깊이 때문에 짧은모음근의 통증 유발점을 촉진하고 구분하는 것은 어려울 수 있다.

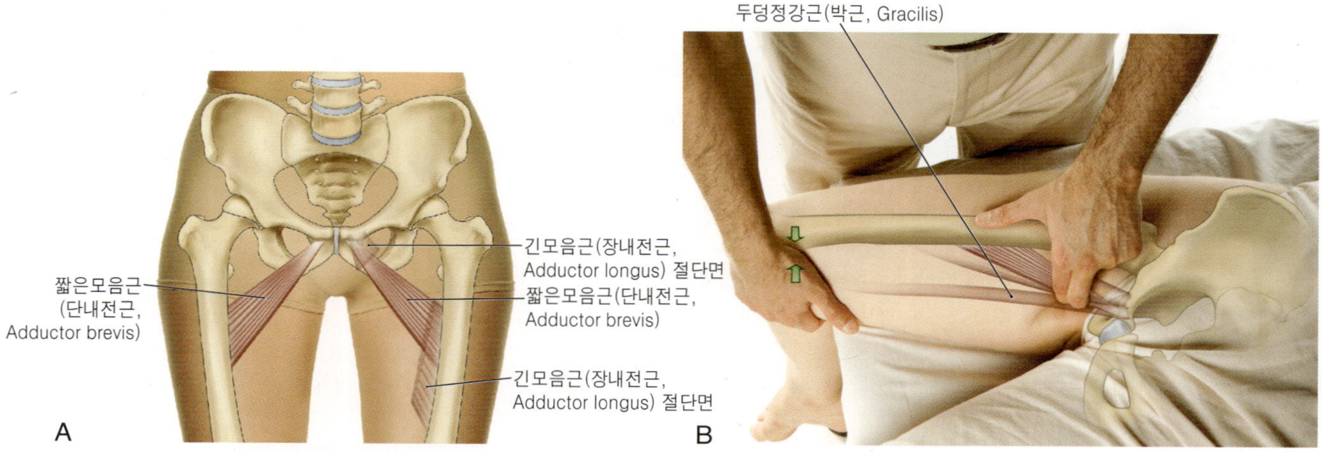


**그림 19-44.** 짧은모음근. **A,** 앞쪽 그림. 왼쪽에 긴모음근은 잘려서 투명하게 나타나 있다. **B,** 환자가 저항에 대항하여 넙다리를 모을 때 긴모음근(투명하게 나타나 있음)과 두덩정강근 사이의 몸쪽에서 오른쪽 짧은모음근을 촉진한다.

**촉진 시 핵심 포인트**

긴모음근과 두덩정강근 사이에서 촉진한다.

## 두덩정강근(박근, Gracilis) – 바로 누운 자세(Supine) *(계속)*

### 부착 부위

- □ 두덩뼈몸통과 아래가지(inferior ramus)에서 기시하여
- □ 정강뼈 앞안쪽의 몸쪽에 있는 거위발 힘줄에 부착되어 있다.

### 작용

- □ 엉덩관절에서 넙다리를 모은다.
- □ 엉덩관절에서 넙다리를 굽힌다.
- □ 무릎관절에서 다리를 굽힌다.
- □ 무릎관절에서 다리를 안쪽으로 돌린다.
- □ 엉덩관절에서 골반을 앞쪽으로 기울인다.

#### 시작 자세(그림 19-46A)

- 환자는 바로 누운 자세를 취하고 오른쪽 넙다리는 테이블 위에 두고 다리 아래쪽은 테이블 아래로 떨어뜨린다.
- 치료사는 환자 옆에 선다.
- 촉진하는 손가락을 긴모음근의 몸쪽 힘줄이 있는 넙다리 안쪽의 몸쪽에 놓는다.

#### 촉진 과정

1. 먼저 긴모음근의 몸쪽 힘줄을 찾는다. 이것은 이 부근에서 가장 두드러진 힘줄이다. 이를 찾으려면, 가장 두드러진 힘줄을 만날 때까지 가쪽에서 안쪽으로 두덩뼈를 만져 본다(그림 19-46B, C). 그런 다음 촉진 손가락을 뒤쪽(안쪽)으로 내려 떨어뜨리면 두덩정강근을 확인할 수 있다(그림 19-47A).
2. 환자에게 무릎관절에서 다리를 굽히게 하여 두덩정강근을 관여하게 한다. 환자에게 다리를 테이블에 대고 누르게 함으로써 쉽게 수행할 수 있다. 이것은 두덩정강근은 수축시키지만 긴모음근과 큰모음근은 수축시키지 않아 넙다리의 몸쪽에서 두덩정강근을 쉽게 구분할 수 있도록 한다(그림 19-47B).
3. 일단 위치를 확인하면, 근육섬유에 수직으로 부드럽게 두드리면서 가능한 한 멀리 두덩정강근을 계속 촉진한다.
4. 두덩정강근의 위치가 확인되면, 환자가 그 근육을 이완시키게 하고 촉진하여 기초 긴장 상태를 평가한다.

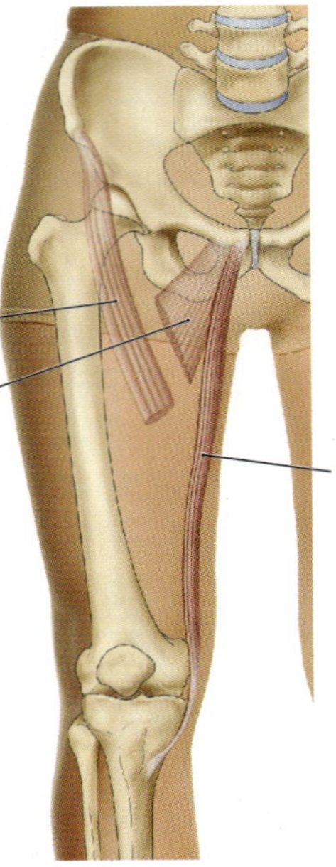


**그림 19-45.** 오른쪽 두덩정강근의 앞쪽 그림. 긴모음근과 넙다리빗근은 잘려서 투명하게 나타나 있다.

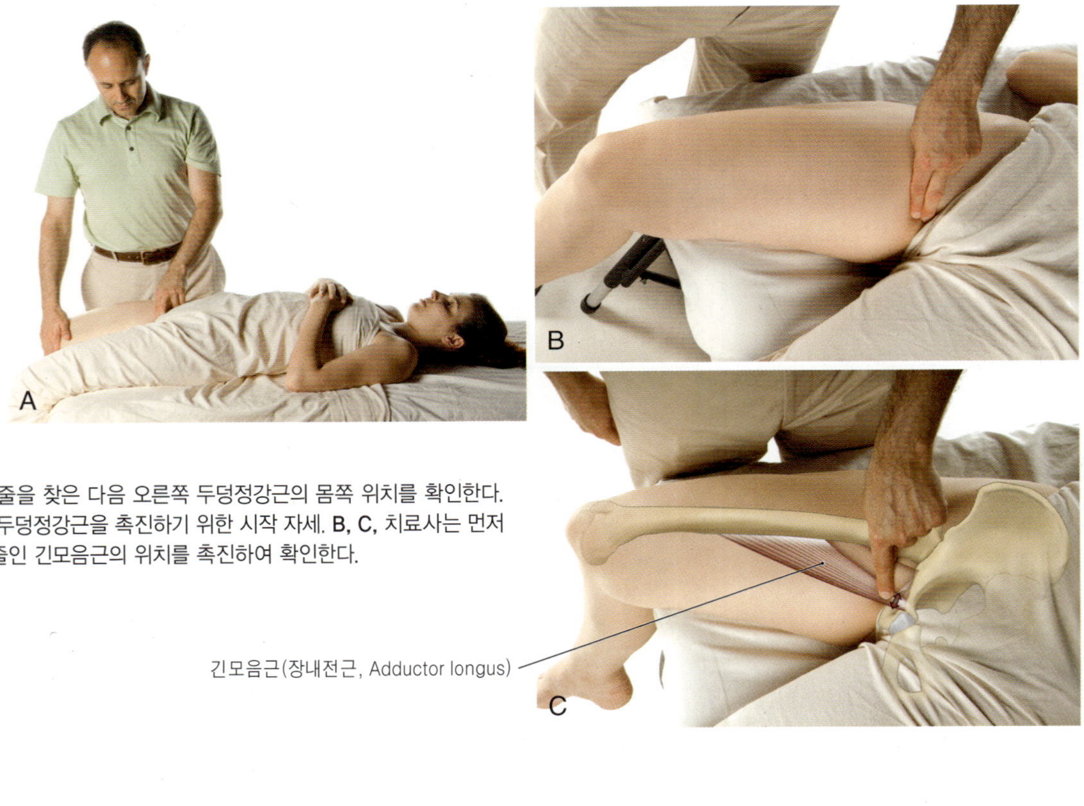


**그림 19-46.** 우선 긴모음근 힘줄을 찾은 다음 오른쪽 두덩정강근의 몸쪽 위치를 확인한다. **A,** 바로 누운 자세에서 오른쪽 두덩정강근을 촉진하기 위한 시작 자세. **B, C,** 치료사는 먼저 이 부위에서 가장 두드러진 힘줄인 긴모음근의 위치를 촉진하여 확인한다.

## 두덩정강근(박근, Gracilis) – 바로 누운 자세(Supine) *(계속)*

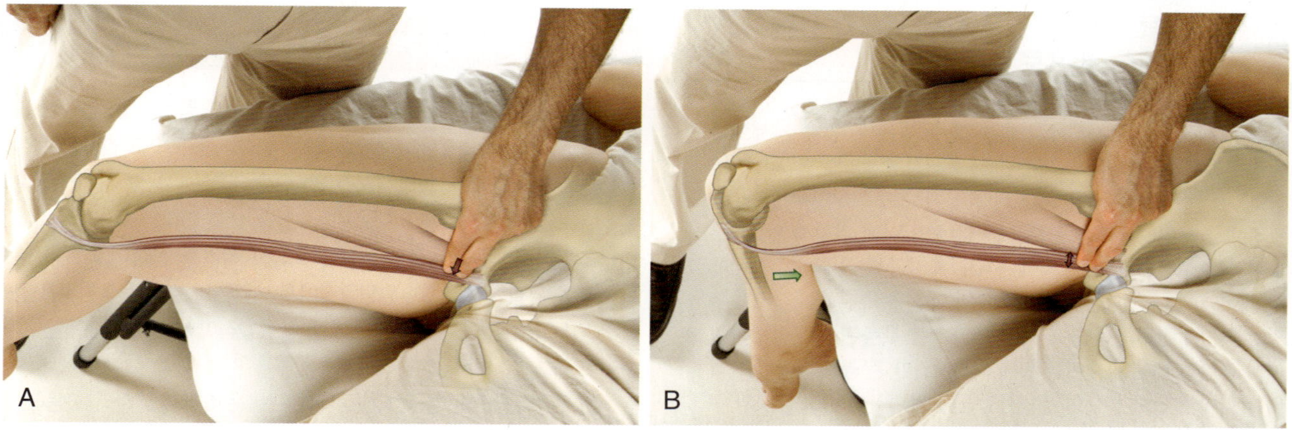


**그림 19-47.** 오른쪽 두덩정강근의 몸쪽 촉진. **A,** 치료사는 긴모음근의 힘줄에서 조금 안쪽으로 움직여 두덩정강근의 몸쪽 힘줄을 촉진한다. **B,** 환자가 테이블의 저항에 대하여 다리를 구부렸을 때 수축하는 두덩정강근을 촉진한다. 참고: 긴모음근은 투명하게 나타나 있다.

### 촉진 시 주의사항

1. 넙다리 몸쪽에서 두덩정강근은 앞쪽으로 긴모음근과 뒤쪽으로 큰모음근에 의해 경계를 이룬다. 이 다른 두 근육 중 어느 것도 무릎관절을 가로지르지 않기 때문에 환자가 테이블에 대해 무릎관절에서 다리를 구부리면 두덩정강근은 관여하고 인접한 근육들은 관여하지 않는다. 이것이 몸쪽에서 두덩정강근을 효과적으로 촉진하고 분별할 수 있게 한다.
2. 넙다리 먼쪽에서 넙다리빗근과 두덩정강근을 구분하기 위하여 엉덩관절에서 넙다리 벌림 및 모음을 수행한다. 넙다리빗근은 벌림 시 수축하고 두덩정강근은 모음 시 수축한다.
3. 두덩정강근의 먼쪽 힘줄은 쉽게 찾을 수 있다. 환자가 무릎관절에서 다리를 안쪽으로 돌리는 동안 끝부분 뒤안쪽 넙다리를 촉진하고(이때 무릎관절은 회전할 수 있도록 굽혀야 함), 두 개의 힘줄이 눈에 띄게 긴장되는 것을 느낀다(그림 19-48). 두덩정강근은 둘 중 더 작고 안쪽에 있다(반힘줄모양근이 다른 하나인데 더 크고 바깥쪽에 있다. 즉, 넙다리의 정중선에 더 가까움). 일단 위치를 파악하면 근육섬유에 수직으로 두드리면서 두덩뼈를 향해 몸쪽으로 두덩정강근을 촉진한다.

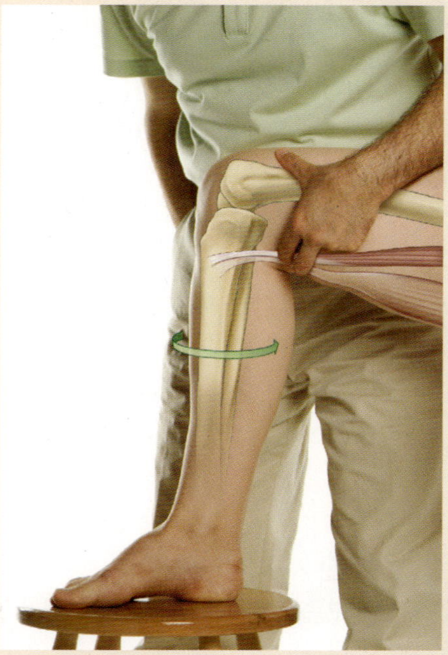

**그림 19-48.** 환자가 앉은 자세를 취하여 무릎관절에서 다리를 안쪽으로 돌렸을 때 오른쪽 두덩정강근의 힘줄을 촉진한다. 반힘줄모양근은 투명하게 나타나 있다. 참고: 이 사진에서 환자는 발판 위에 발을 올려놓고 서 있다.

19

## 두덩정강근(박근, Gracilis) – 바로 누운 자세(Supine) (계속)

### 대안 촉진 자세 – 앉은 자세, 엎드린 자세, 옆으로 누운 자세

두덩정강근은 여러 자세에서 촉진할 수 있는데, 앉은 자세에서 촉진하는 것이 효과적이다('촉진 시 주의사항' #3 및 그림 19-48 참조). 또한 두덩정강근은 엎드린 자세에서도 촉진할 수 있다. 이 관점에서 두덩정강근은 큰모음근 너머(앞쪽)에 위치해 있다. 두덩정강근은 옆으로 누운 자세에서도 촉진할 수 있다. 이 자세에서 테이블에 대고 있는 다리의 두덩정강근을 촉진한다. 참고: 두덩정강근에 접근하려면, 환자의 넙다리를 무릎관절과 엉덩관절에서 굽힌 상태에서 테이블 위에 위치시킨다. 무릎관절에서 다리의 굽힘에 저항하게 하여 두덩정강근을 관여하게 하고 그것의 수축을 촉진한다(그림 19-49).

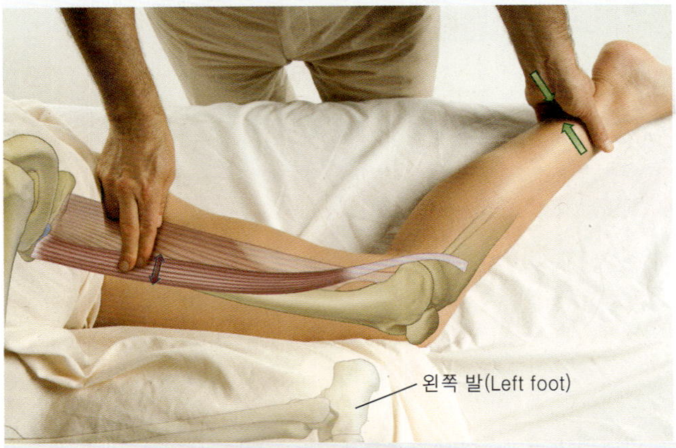


**그림 19-49.** 환자가 옆으로 누운 자세를 취하고 무릎관절에서 저항에 대항하여 다리를 굽히면 오른쪽 두덩정강근을 촉진한다. 큰모음근은 투명하게 표시되어 있다. 참고: 오른쪽 두덩정강근에 접근하기 위해 환자의 왼쪽 다리를 엉덩관절과 무릎관절에서 굽힌다.

### 촉진 시 핵심 포인트

긴모음근 힘줄에서 뒤쪽으로 내려 떨어뜨린다.

### 통증 유발점(Trigger points)

1. 두덩정강근의 통증 유발점은 종종 근육의 급성 또는 만성적 과사용(예: 승마와 같은 운동 중) 또는 넙다리를 모으고 한쪽으로 잠을 자거나 다리를 꼬고 장시간 앉아 있을 경우 근육의 장기간 단축으로 인해 발생하거나 지속된다.
2. 두덩정강근의 통증 유발점은 뜨겁고 따가운 통증이나 둔한 통증을 유발할 수 있고, 엉덩관절에서 넙다리의 벌림 운동범위를 감소시킬 수 있다. 두덩정강근에 통증 유발점이 있는 환자는 편안한 자세를 취하기 어렵다.
3. 두덩정강근의 통증 유발점의 연관통은 3개의 넙다리 모음근, 두덩근, 넙다리빗근, 안쪽넓은근 통증 유발점의 연관통과 구별되어야 한다.
4. 두덩정강근의 통증 유발점은 종종 모음근 힘줄염/골막염(periostitis), 샅굴탈장(inguinal hernia), 거위발 점액낭염, 전립선염(prostatitis) 또는 폐쇄신경이나 음부넙다리신경의 포획으로 오진될 수 있다.
5. 연관된 통증 유발점은 종종 먼쪽 넙다리빗근에서 발생한다.

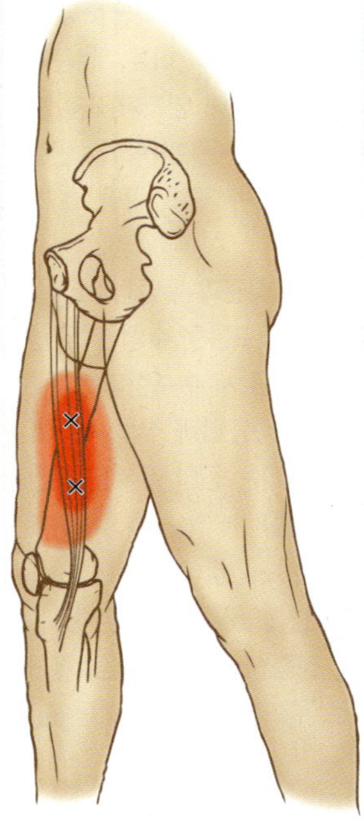

**그림 19-50.** 두덩정강근에서 흔히 나타나는 통증 유발점과 연관통 부위를 보여 주는 안쪽 그림.

# 두덩정강근(박근, Gracilis) – 바로 누운 자세(Supine)

## 두덩정강근의 스트레칭(Stretching the gracilis)

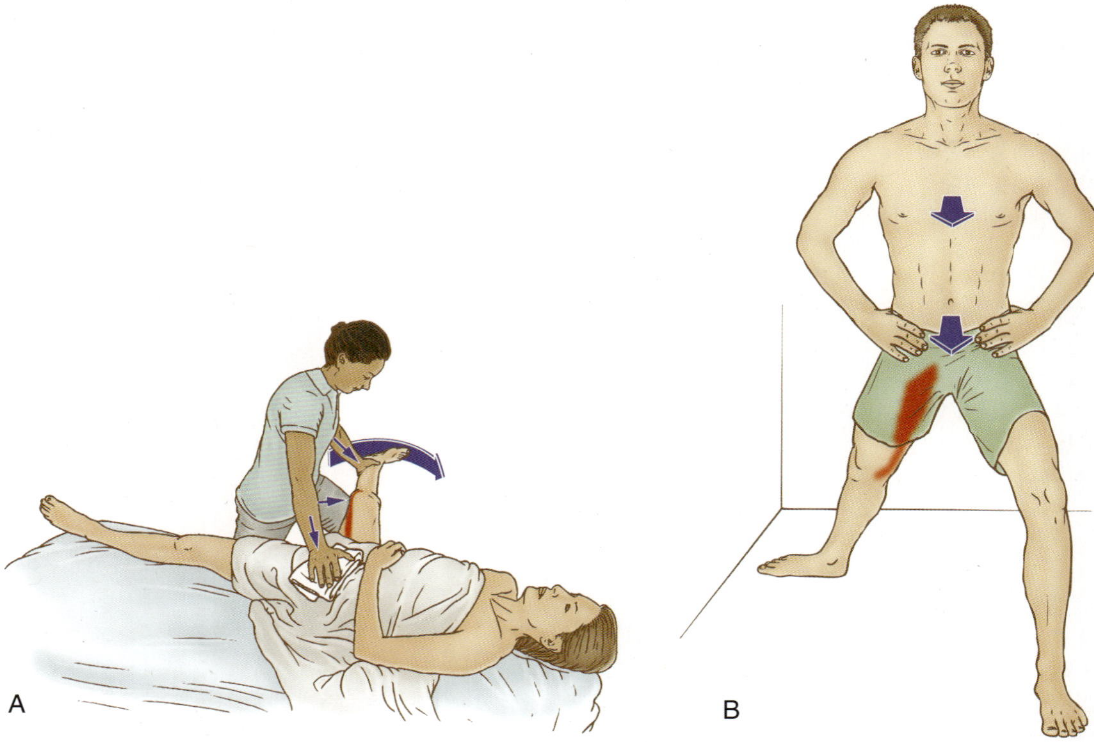


**그림 19–51.** 오른쪽 두덩정강근의 스트레칭. 환자의 무릎관절을 완전히 편 상태에서 넙다리를 벌림, 가쪽돌림, 폄을 한다. **A,** 치료사 보조 스트레칭. 치료사는 왼쪽 손과 왼쪽 넙다리로 환자와 접촉한다. 참고: 치료사의 오른손은 환자의 골반이 스트레칭 방향으로 회전하는 것을 방지하고 반대쪽(왼쪽) 골반이 눌리는 것을 방지하여 골반을 안정화시킨다. 편안함을 위해 쿠션을 사용한다. **B,** 자가 관리 스트레칭. 참고: 골반이 앞쪽으로 기울어지지 않도록 하고 뒤쪽 발의 발목관절에 너무 많은 체중을 가하지 않는 것이 중요하다. 두덩정강근의 다른 스트레칭 방법은 그림 19–57을 참조한다.

## 큰모음근(대내전근, Adductor magnus) – 바로 누운 자세(Supine) *(계속)*

### 부착 부위

- □ 궁둥뼈결절(ischial tuberosity)과 궁둥두덩가지(좌골치골가지, ischiopubic ramus)에서 기시하여
- □ 넙다리뼈의 거친선과 모음근 결절에 부착되어 있다.

### 작용

- □ 엉덩관절에서 넙다리를 모은다.
- □ 엉덩관절에서 넙다리를 편다.
- □ 엉덩관절에서 골반을 뒤쪽으로 기울인다.

#### 시작 자세(그림 19-53)

- 환자는 바로 누운 자세를 취하고 오른쪽 넙다리는 테이블 위에 두고 다리 아래쪽은 테이블 아래로 떨어뜨린다.
- 치료사는 환자 옆에 선다.
- 촉진하는 손가락은 넙다리 안쪽의 몸쪽(두덩정강근과 안쪽 뒤넙다리근 사이)에 놓는다.
- 모음에 저항이 주어지면, 보조하는 손을 넙다리 안쪽의 말단에 놓는다.

#### 촉진 과정

1. 큰모음근은 두덩정강근과 안쪽 뒤넙다리근(반힘줄모양근과 반막모양근) 사이의 넙다리 안쪽의 몸쪽에서 매우 쉽게 촉진될 수 있는데, 그것은 이 근육들 사이의 함몰 부위에 위치한다.
2. 환자에게 테이블에 대고 다리를 누르도록 요청하고, 무릎관절에서 다리를 굽혀서 수축하는 두덩정강근과 안쪽 뒤넙다리근을 먼저 찾아냄으로써 큰모음근을 찾는다. 일단 이 근육들이 다리를 굽힐 때 긴장되는 것을 확인하면, 그들 사이의 큰모음근을 느낀다(이 관절 동작 동안 큰모음근은 이완되고 부드럽게 유지될 것이다)(그림 19-54A).
3. 큰모음근을 수축시키고 그 위에 있는지 확인하려면, 환자에게 보조하는 손의 저항에 대해 엉덩관절에서 넙다리를 모으게 하거나 테이블에 저항하여 엉덩관절에서 넙다리를 펴도록 요청한다(그림 19-54B).
4. 환자가 교대로 수축과 이완을 할 때 근육섬유에 수직으로 두드리면서 가능한 한 멀리 큰모음근을 계속 촉진한다.
5. 큰모음근의 위치를 확인하면, 환자에게 근육을 이완시키도록 하고 기초 긴장 상태를 촉진하여 평가한다.

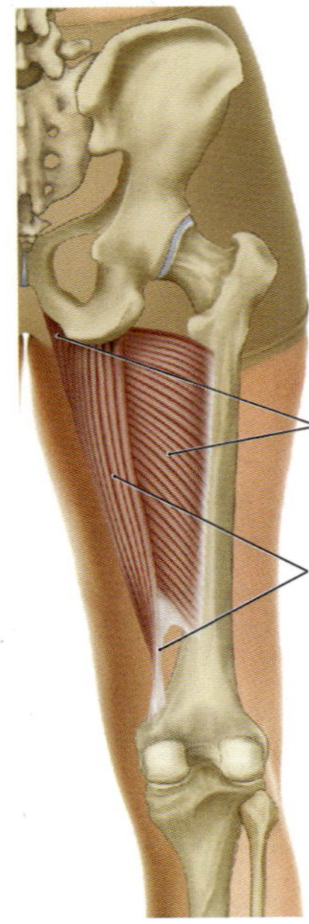


**그림 19-52.** 오른쪽 큰모음근의 뒤쪽 그림.

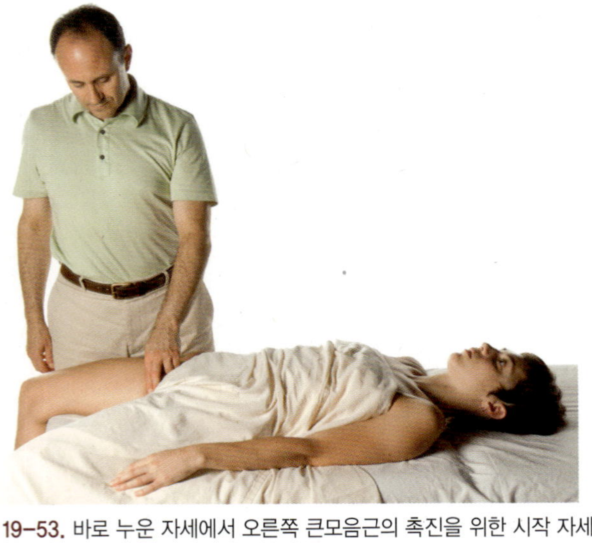

**그림 19-53.** 바로 누운 자세에서 오른쪽 큰모음근의 촉진을 위한 시작 자세.

## 큰모음근(대내전근, Adductor magnus) – 바로 누운 자세(Supine) *(계속)*

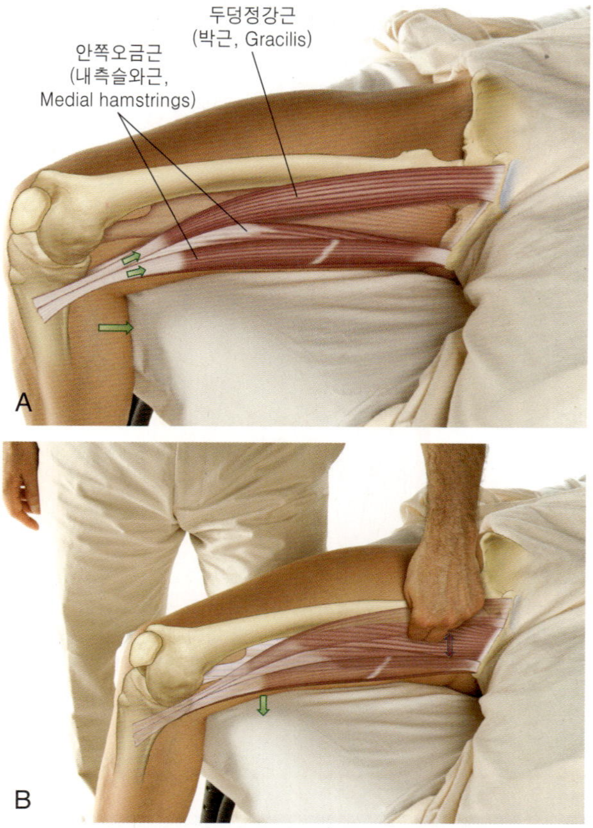


**그림 19–54.** 두덩정강근과 안쪽 뒤넙다리근 사이의 안쪽 넙다리에서 오른쪽 큰모음근의 촉진. **A,** 환자가 테이블에 대하여 다리를 누름으로써 무릎관절에서 다리를 구부릴 때 두덩정강근과 안쪽 뒤넙다리근이 수축한다. **B,** 환자가 테이블에 대해 넙다리를 누름으로써 엉덩관절에서 넙다리를 펼 때 이 근육들 사이에 위치한 큰모음근이 수축하고 촉진된다.

### 촉진 시 주의사항

1. 치료사가 큰모음근에 위치해 있음을 확인하는 가장 쉬운 방법은 환자에게 무릎관절에서 다리를 구부리도록 요청하는 것이다. 큰모음근 양쪽에 위치한 두덩정강근과 안쪽 뒤넙다리근(반힘줄모양근과 반막모양근)은 무릎관절의 굽힘에 의하여 수축하고 만져질 정도로 단단해진다. 반면에 큰모음근은 수축하지 않고 이완되고 부드럽다. 이 두 개의 다른 근육 사이에 있다면, 치료사는 큰모음근에 위치하는 것이다.
2. 큰모음근 자체는 환자에게 저항에 대항하여 엉덩관절에서 넙다리를 모으거나 펴도록 요청하여 움직이게 할 수 있다. 이때 주의할 점은 두덩정강근은 모음으로 수축하지만 펼 때는 수축하지 않는다는 것이다. 또한 안쪽 뒤넙다리근 역시 펼 때에는 수축하지만 모음 시에는 수축하지 않는다. 그러므로 이 작용은 큰모음근과 인접한 근육의 경계를 구별하는 데 사용될 수 있다.
3. 큰모음근은 두덩정강근과 안쪽 뒤넙다리근 사이 넙다리 안쪽의 약간 오목한 곳에 위치한다. 따라서 이 근육을 느끼기 위해서는 부드럽고 확실하게 누르는 것이 필요하다.
4. 넙다리 안쪽 몸쪽에서 얕게 있는 큰모음근 부분을 제외하고 나머지 근육의 대부분은 깊으며 인접한 근육과 구별하기 어렵다. 앞쪽에서 볼 경우 큰모음근은 넙다리의 다른 앞쪽 모음근의 바닥으로 볼 수 있으며, 뒤쪽에서 볼 경우 큰모음근은 넙다리의 뒤쪽 뒤넙다리근을 위한 바닥으로 볼 수 있다.
5. 무릎관절의 안쪽에 위치한 넙다리뼈의 모음근 결절(adductor tubercle of femur) 위에 부착 부위가 촉진될 때도 있다.

### 대안 촉진 자세 – 엎드린 자세나 옆으로 누운 자세

큰모음근은 엎드린 자세나 옆으로 누운 자세에서 촉진할 수 있다. 엎드린 자세에서 큰모음근은 안쪽 뒤넙다리근 바로 앞쪽에 위치한다(그림 19–1A 참조). 테이블에 옆으로 누운 자세에서 환자의 다리를 멀리 떨어지게 하고, 테이블에 대고 있는 넙다리의 큰모음근에 접근할 수 있도록 엉덩관절과 무릎관절에서 다리를 구부려야 한다.

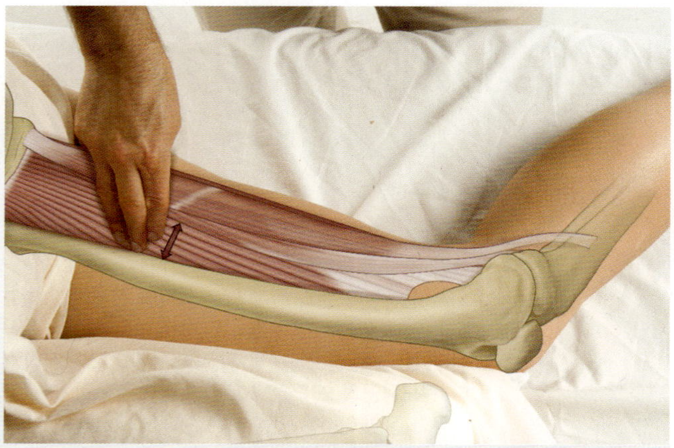

**그림 19–55.** 옆으로 누운 자세에서 오른쪽 큰모음근의 촉진.

19

## 큰모음근(대내전근, Adductor magnus) – 바로 누운 자세(Supine)

### 통증 유발점(Trigger points)

1. 큰모음근의 통증 유발점은 종종 근육의 급성 또는 만성적 과사용(예: 스키나 승마 같은 운동), 넙다리를 모으고 한쪽으로 잠을 자거나 다리를 꼬고 장시간 앉아 있을 경우 근육의 장기간 단축으로 인해 발생하거나 지속된다.
2. 큰모음근 통증 유발점 환자들은 밤중에 다리의 위치를 잡는 데 어려움을 겪는다. 큰모음근의 몸쪽 통증 유발점(그림 19–56B)은 골반 내에 느껴지는 통증을 유발시킨다. 이 통증은 성교 중에 발생하는 경우도 있다.
3. 큰모음근 통증 유발점의 연관통은 다른 두 모음근, 두덩근, 넙다리빗근, 안쪽넓은근 및 엉덩허리근 통증 유발점의 연관통과 구별되어야 한다.
4. 큰모음근의 통증 유발점은 종종 모음근 힘줄염/골막염(periostitis), 샅굴탈장(inguinal hernia), 전립선염(prostatitis), 내장 질환 또는 부인과 질환, 폐쇄신경이나 음부넙다리신경의 포획으로 오진될 수 있다.
5. 연관된 통증 유발점은 다른 두 모음근, 두덩근, 안쪽넓은근에서 발생한다.
6. 참고: 큰모음근의 대부분이 깊이 위치하기 때문에 통증 유발점을 촉진하는 것은 어려울 수 있다.

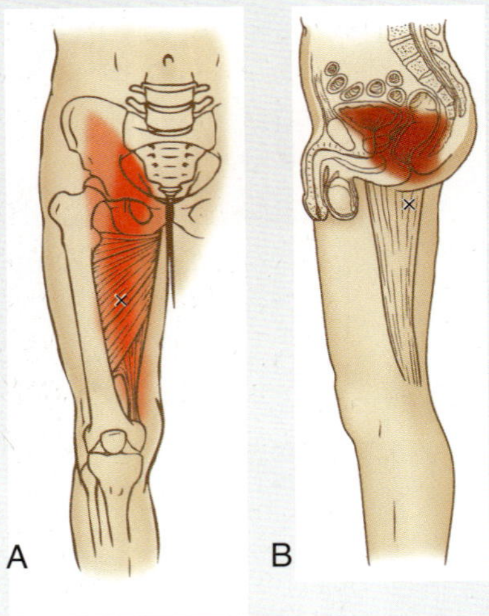


그림 19–56. 오른쪽 큰모음근에서 흔히 나타나는 통증 유발점 연관통 부위 그림. A, 앞쪽 그림. B, 내장 연관통 부위를 나타내는 큰모음근의 일반적인 통증 유발점을 보여 주는, 골반을 통한 시상 절단면의 안쪽 그림.

### 큰모음근의 스트레칭(Stretching the adductor magnus)

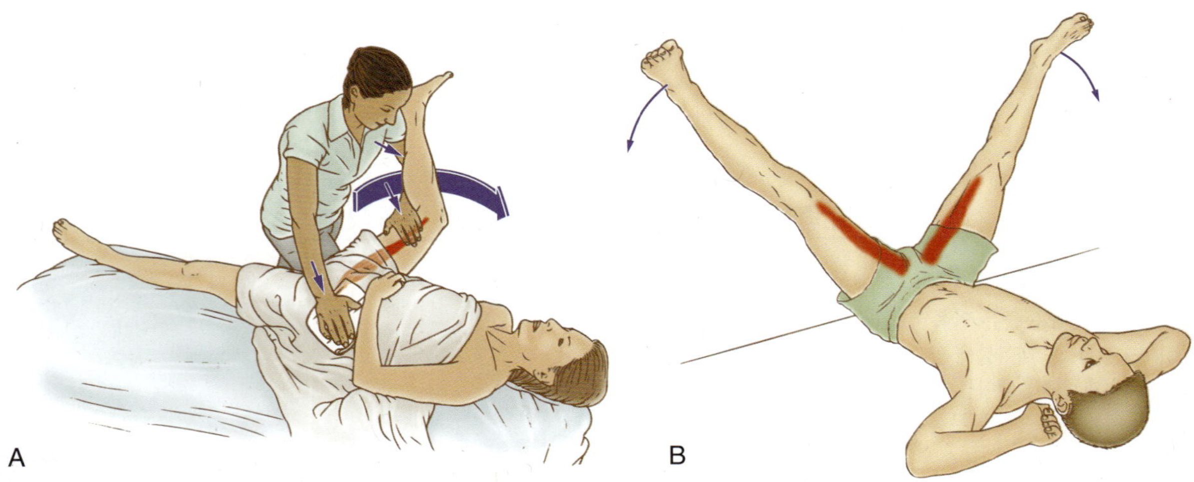


그림 19–57. 큰모음근의 스트레칭. 환자의 넙다리를 벌리고 굽힌다. A, 오른쪽 큰모음근의 치료사 보조 스트레칭. 치료사는 왼쪽 손과 왼쪽 팔로 환자와 접촉한다. 참고: 치료사의 오른손은 환자의 골반이 스트레칭 방향으로 회전하는 것을 방지하고 반대쪽(왼쪽) 골반이 눌리는 것을 방지하여 골반을 안정화시킨다. 편안함을 위해 쿠션을 사용한다. B, 양쪽 큰모음근을 위한 자가 관리 스트레칭. 환자는 벽에 기대어 누워서 중력이 넙다리를 당겨 벌리도록 한다. 큰모음근의 또 다른 스트레칭 방법은 그림 19–43을 참조한다. 그림 19–51은 큰모음근의 앞쪽 머리의 가장 몸쪽 섬유가 잘 늘어나는 것을 보여 준다.

**촉진 시 핵심 포인트**

두덩정강근과 안쪽 뒤넙다리근 사이를 촉진한다.

요약정리(Whirlwind Tour)

## 넙다리의 근육들(Muscles of the thigh)

이 장의 근육에 대한 촉진 프로토콜의 요약본이다. 지금까지 제시된 각 프로토콜을 읽고 익숙해지면 이 과정을 통해 이 장의 모든 근육에 대한 촉진 프로토콜을 빠르고 효율적으로 실행할 수 있다. 모든 넙다리근육의 촉진을 위해 치료사는 우선 환자 옆에 선다.

### 바로 누운 자세에서의 촉진 방법(Client supine)

끝부분에 있는 뒤넙다리근의 촉진을 위한 엎드린 자세를 제외하고 모든 넙다리근육의 촉진을 위해 환자는 오른쪽 넙다리를 테이블 위에 놓고 다리 아래쪽은 테이블 아래로 떨어뜨린 상태로 바로 누운 자세를 취한다.

1. **넙다리근막긴장근(대퇴근막장근, tensor fasciae latae; TFL):** 환자에게 먼저 엉덩관절에서 넙다리를 안쪽으로 회전시킨 다음 넙다리를 공중으로 구부리도록 한다. 위앞엉덩뼈가시(전상장골극, ASIS) 바로 아래 및 가쪽을 촉진하여 TFL의 수축을 느낀다. 수직으로 부드럽게 두드리면서 먼쪽 부착 부위까지 촉진한다.
2. **넙다리빗근(봉공근, sartorius):** 먼저 환자에게 엉덩관절에서 넙다리를 가쪽으로 돌린 다음 공중에서 구부리도록 한다. ASIS 바로 아래 및 안쪽을 촉진하여 넙다리빗근의 수축을 느낀다. 수직으로 부드럽게 두드리면서 가능한 한 먼쪽 부착 부위까지 촉진해 간다. 먼쪽에서 넙다리빗근은 안쪽넓은근 바로 뒤에 있다. 안쪽넓은근을 찾기 위해 무릎관절에서 다리를 펴게 한다. 환자에게 테이블의 저항에 대항하여 무릎관절에서 다리를 구부리도록 요청하여 먼쪽 넙다리빗근에 있는지 확인한다.
3. **넙다리네갈래근군(대퇴사두근군, quadriceps femoris group):** 몸쪽에서 넙다리곧은근은 넙다리빗근과 TFL 사이에 위치한다. 두 근육 중 하나를 찾은 다음 넙다리곧은근에 떨어뜨린다. 환자에게 무릎관절에서 다리를 펴게 하고 넙다리곧은근의 수축을 느낀다. 수직으로 부드럽게 두드리면서 먼쪽 부착 부위까지 촉진한다. 안쪽넓은근을 위해 넙다리 앞안쪽의 먼쪽을 촉진하고 가쪽넓은근의 앞가쪽, 가쪽 및 뒤가쪽 부위를 촉진하는데, 이러한 근육들을 관여시키기 위해 항상 다리를 펴야 한다.
4. **엉덩허리근 먼쪽 힘살과 힘줄(iliopsoas distal belly and tendon):** 넙다리빗근의 먼쪽 부착 부위를 찾아서 안쪽으로 조금 이동시키면 엉덩허리근의 먼쪽 힘줄과 힘살을 바로 확인할 수 있다. 환자에게 부드럽게 또는 중간 정도로 몸통을 말아 올리도록 요청하고 큰허리근의 힘줄과 힘살이 긴장되는 것을 느낀다. 이때 넙다리신경과 동맥, 정맥이 이 부위에 있음에 주의한다.
5. **긴모음근(장내전근, adductor longus):** 넙다리 앞안쪽에서 두덩뼈를 따라 촉진하면, 긴모음근의 두드러진 힘줄을 찾을 수 있다. 일단 위치를 찾으면, 환자에게 경미하거나 중간 정도의 저항에 대해 넙다리를 모으도록 요청하고 긴모음근의 수축을 느낀다. 수직으로 부드럽게 두드리면서 가능한 한 멀리 촉진을 계속한다. 이 부위의 모든 모음근은 넙다리의 저항에 대한 모음에 수축하는 것에 주의한다.
6. **두덩근(치골근, pectineus):** 먼저 긴모음근의 몸쪽 힘줄을 찾고, 즉시 가쪽(앞쪽)으로 조금 이동하면(내려 떨어뜨리면) 두덩근을 확인할 수 있다. 환자에게 엉덩관절에서 넙다리를 모음 또는 굽힘하도록 요청하고, 두덩근의 수축을 느낀다. 더 깊게 누르거나 더 큰 저항을 추가해야 할 수 있다. 수직으로 부드럽게 두드리면서 가능한 한 먼쪽까지 두덩근을 계속 촉진한다. 이때 넙다리신경과 동맥, 정맥이 이 부위에 있음에 주의한다.
7. **두덩정강근(박근, gracilis):** 먼저 긴모음근의 몸쪽 힘줄을 찾은 다음, 바로 안쪽(뒤쪽)으로 조금 이동하면 두덩정강근을 확인할 수 있다. 환자에게 무릎관절에서 다리를 테이블에 대고 굽히게 요청하여 그 근육의 수축을 느낀다. 섬유에 수직으로 부드럽게 두드리면서 먼쪽으로 거위발 힘줄까지 촉진한다. 참고: 먼쪽 힘줄은 넙다리 뒤안쪽의 먼쪽을 촉진하여 찾고, 환자에게 무릎관절에서 다리를 안쪽돌림하도록 요청하면 두덩정강근과 반힘줄모양근의 힘줄이 현저히 긴장하는 것을 느낄 수 있다. 두덩정강근은 두 힘줄 중에서 더 작고 안쪽에 위치해 있다. 수직으로 부드럽게 두드리면서 두덩뼈까지 몸쪽으로 촉진한다.
8. **큰모음근(대내전근, adductor magnus):** 두덩정강근에서 바로 뒤쪽으로 촉진하면 큰모음근을 확인할 수 있다. 환자가 다리를 테이블에 대고 누를 때(무릎관절에서 다리를 굽힘) 수축이 느껴지지 않으면 큰모음근에 있는 것이다. 환자가 엉덩관절에서 넙다리를 모으는 데 저항하도록 함으로써(이 부위의 모든 모음근이 이 동작에 관여할 수 있음에 주의해야 함) 또는 넙다리를 테이블에 대고 눌러 엉덩관절에서 넙다리를 펴게 함으로써(뒤넙다리근이 이 동작에 관여할 수 있음에 주의해야 함) 큰모음근에 있음을 확인할 수도 있다. 섬유에 수직으로 부드럽게 두드리면서 가능한 한 먼쪽까지 촉진한다. 참고: 큰모음근은 두덩정강근과 안쪽 뒤넙다리근 사이에 위치한다. 이 근육들은 환자가 다리를 테이블에 대고 누를 때(무릎관절에서 다리를 굽힘) 수축하는 것을 느낄 수 있다. 큰모음근은 무릎관절을 가로지르지 않아서 다리를 무릎관절에서 구부릴 때 이완된 상태를 유지한다.
9. **뒤넙다리근(hamstrings)(바로 누운 자세):** 큰모음근에서 바로 뒤쪽을 촉진하면 안쪽 뒤넙다리근(반힘줄모양근과 반막모양근)에 있다. 환자가 테이블에 대고 누를 때(무릎관절에서 다리를 굽힘) 뒤넙다리근의 수축을 느껴서 그 근육을 확인할 수 있다.

### 무릎관절에서 다리를 부분적으로 굽힌 채 엎드린 자세에서의 촉진 방법(Client prone with the leg partially flexed at the knee joint)

10. **전체 뒤넙다리근군(entire hamstring group):** 환자에게 무

## 요약정리(Whirlwind Tour)

### 넙다리의 근육들(Muscles of the thigh)

릎관절에서 다리를 더 굽히는 것에 저항하도록 요청하고, 궁둥뼈결절의 바로 아래 뒤넙다리근군의 공통 몸쪽 부착 부위를 느껴 본다. 섬유에 수직으로 부드럽게 두드리면서 종아리뼈머리를 향해 먼쪽으로 넙다리두갈래근을 계속 촉진한다. 그런 다음 다리 안쪽을 향해 먼쪽으로 안쪽 뒤넙다리근을 촉진한다. 안쪽과 가쪽 뒤넙다리근은 넙다리 몸쪽에 나란히 있지만 넙다리 먼쪽에서 갈라진다. 참고: 반힘줄모양근은 일반적으로 반막모양근에 비해 얕은 부위에 있고 그것의 먼쪽 힘줄은 매우 두드러진다. 반막모양근에 대한 반힘줄모양근 끝부분의 양쪽을 촉진한다.

## 검토 질문(Review questions)

1. 넙다리근막긴장근의 부착점을 나열해 보자.
2. 두덩근의 부착점을 나열해 보자.
3. 넙다리빗근의 작용은 무엇인가?
4. 두덩정강근의 작용은 무엇인가?
5. 뒤넙다리근군의 촉진은 일반적으로 근육군의 모든 근육이 이 동작에 관여하기 때문에 무릎관절에서 다리의 굽힘을 활용한다. 다른 관절에서 사용할 수 있는 대체 동작이 있는가?
6. 넙다리근막긴장근 촉진 시 환자가 테이블에서 다리를 떨어뜨린 상태로 바로 누우면 어떤 이점이 있는가?
7. 넙다리빗근 몸쪽의 안쪽 경계는 어떤 중요한 해부학적인 특징에 기여하는가?
8. 무릎뼈는 어떤 유형의 뼈이고, 넙다리네갈래근군과 관련하여 어떤 기능을 하는가?
9. 두덩근은 표재성 근육이지만 촉진 시 어려움을 줄 수 있는 신체적 특징은 무엇인가? 치료사가 주의해야 할 근육의 다른 구조나 특징이 있는가?
10. 긴모음근이 인접한 근육의 촉진을 위한 지표로 사용되는 이유는 무엇인가?
11. 두덩정강근과 안쪽 뒤넙다리근 사이에 있는 근육은 무엇인가?
12. 어떤 근육의 통증 유발점이 수면을 취할 시 다리의 자세잡기를 어렵게 하고 성행위 시 골반통을 유발할 수 있는가?
13. 뒤넙다리근군에서 통증 유발점의 위치와 통증 강도는 어떤 차이가 있는가?
14. 왼쪽 넙다리근막긴장근에 대한 적절한 스트레칭 방법은 무엇인가?
15. 왼쪽 두덩정강근의 스트레칭을 위해 환자에게 어떻게 지시해야 하는가?
16. 치료사가 주위 근육으로부터 뒤넙다리근군의 안쪽 및 가쪽 경계를 어떻게 구별할 수 있는지 설명해 보자.
17. 치료사가 큰모음근으로부터 두덩정강근을 구별하는 방법을 설명해 보자.

## Case study

45세 남성이 오른쪽 무릎의 뒤가쪽과 넙다리 뒤쪽의 통증 및 불편감을 주소로 마사지를 받기 위해 내원하였다. 이 문제는 수개월 전 둔한 통증으로 시작되었고 시간이 지날수록 악화되었다. 환자는 수차례 날카로운 통증을 경험하였고 종종 잠을 잘 때 불편함으로 깨어날 때도 있었다.

환자는 대부분 책상에 앉아서 작업하는 자료 관리자로 일했으며, 때때로 전화를 받고 하드웨어 수리를 위해 외근을 나가기도 했다. 병력에 따르면 그는 고혈압, 높은 콜레스테롤 치료를 받고 있으며 적어도 40파운드의 과체중도 있었다. 무릎 통증으로 일차 진료기관의 주치의를 몇 차례 방문한 후, MRI를 시행하였고 특별한 손상은 없다고 하였다. 저항 강화 운동으로 구성된 물리치료를 몇 주 동안 받았으나 그동안 통증이 증가하는 것을 느껴 치료를 중단했다.

신체 검진과 촉진 결과 엉덩관절에서 오른쪽 넙다리의 굽힘이 감소되어 있었고, 무릎관절에서 오른쪽 다리를 굽히는 몇몇 근육들의 약화 및 양쪽 큰볼기근의 저긴장성(hypotonicity)을 나타내었다.

**1. 환자의 증상이 알려진 통증 분포 패턴에 부합되는가? 다른 어떤 근육들의 패턴이 나타나는가?**
**2. 환자의 삶에서 어떤 요인이 이 증상을 촉발할 수 있으며 그것이 어떻게 그의 현재 상황으로 이어졌는가?**

제 20 장

# Tour #10 다리근육의 촉진
## (Palpation of the Leg Muscles)

### 개요(Overview)

이 장에서는 다리근육의 촉진을 살펴본다. 촉진의 출발은 앞쪽 부위의 근육으로 시작하여 가쪽 부위의 근육을 촉진한 다음, 뒤쪽 부위의 얕은 근육과 깊은 근육을 촉진한다. 앞쪽 부위의 근육은 바로 누운 자세에서, 가쪽 부위의 근육은 옆으로 누운 자세에서 나타난다. 그리고 뒤쪽 부위의 근육은 엎드린 자세에서 촉진한다. 대부분의 근육에 대한 대안 촉진 자세도 설명한다. 해당 부위의 주요 근육이나 근육군은 각각 별도의 레이아웃이 제공된다. 또한 그 부위의 인접 근육에 대해서도 설명한다. 각 근육의 통증 유발점과 스트레칭, 치료사 보조 스트레칭과 자가 관리 스트레칭에 대해서도 기술되어 있다. 이 장의 끝부분에서는 모든 근육에 대한 촉진을 체계적으로 설명하면서 *요약정리(Whirlwind Tour)*로 마무리한다.

### 학습 내용(Chapter outline)

앞정강근(전경골근, Tibialis anterior) – 바로 누운 자세
긴발가락폄근(장지신근, Extensor digitorum longus) – 바로 누운 자세
  인접 근육: 셋째종아리근(제삼비골근, Fibularis tertius)
긴엄지폄근(장무지신근, Extensor hallucis longus) – 바로 누운 자세
긴종아리근(장비골근, Fibularis Longus)과 짧은종아리근(단비골근, Fibularis Brevis) – 옆으로 누운 자세
장딴지근(비복근, Gastrocnemius) – 엎드린 자세
  인접 근육: 장딴지빗근(족척근, Plantaris)
가자미근(Soleus) – 엎드린 자세
오금근(슬와근, Popliteus) – 엎드린 자세
뒤정강근(후경골근, Tibialis posterior; TP), 긴발가락굽힘근(장지굴근, Flexor digitorum longus; FDL)과 긴엄지굽힘근(장무지굴근, Flexor hallucis longus; FHL) – 엎드린 자세
요약정리: 다리의 근육들(Muscles of the leg)

### 학습목표(Chapter objectives)

*이 장을 마치고 나면 학생/치료사는 이 장에서 다루는 각 근육에 대해 다음과 같은 사항을 수행할 수 있어야 한다.*

1. 근육 부착 부위를 설명한다.
2. 근육의 작용을 기술한다.
3. 촉진의 시작 자세를 기술한다.
4. 각 촉진 과정의 목적을 설명하고 기술한다.
5. 각 근육을 촉진한다.
6. '촉진 시 핵심 포인트'를 기술한다.
7. 대안 촉진 자세에 대해 기술한다.
8. 가장 흔한 통증 유발점의 위치를 기술한다.
9. 통증 유발점의 연관통 부위를 기술한다.
10. 통증 유발점의 발생과 유지에 관련된 일반적인 원인에 대해 기술한다.
11. 통증 유발점에 의해 흔히 발생하는 증상에 대해 기술한다.
12. 치료사 보조 스트레칭과 자가 관리 스트레칭에 대해 설명하고 시행한다.

Go to http://evolve.elsevier.com/Muscolino/palpation for video demonstrations of the muscle palpations presented in this chapter.

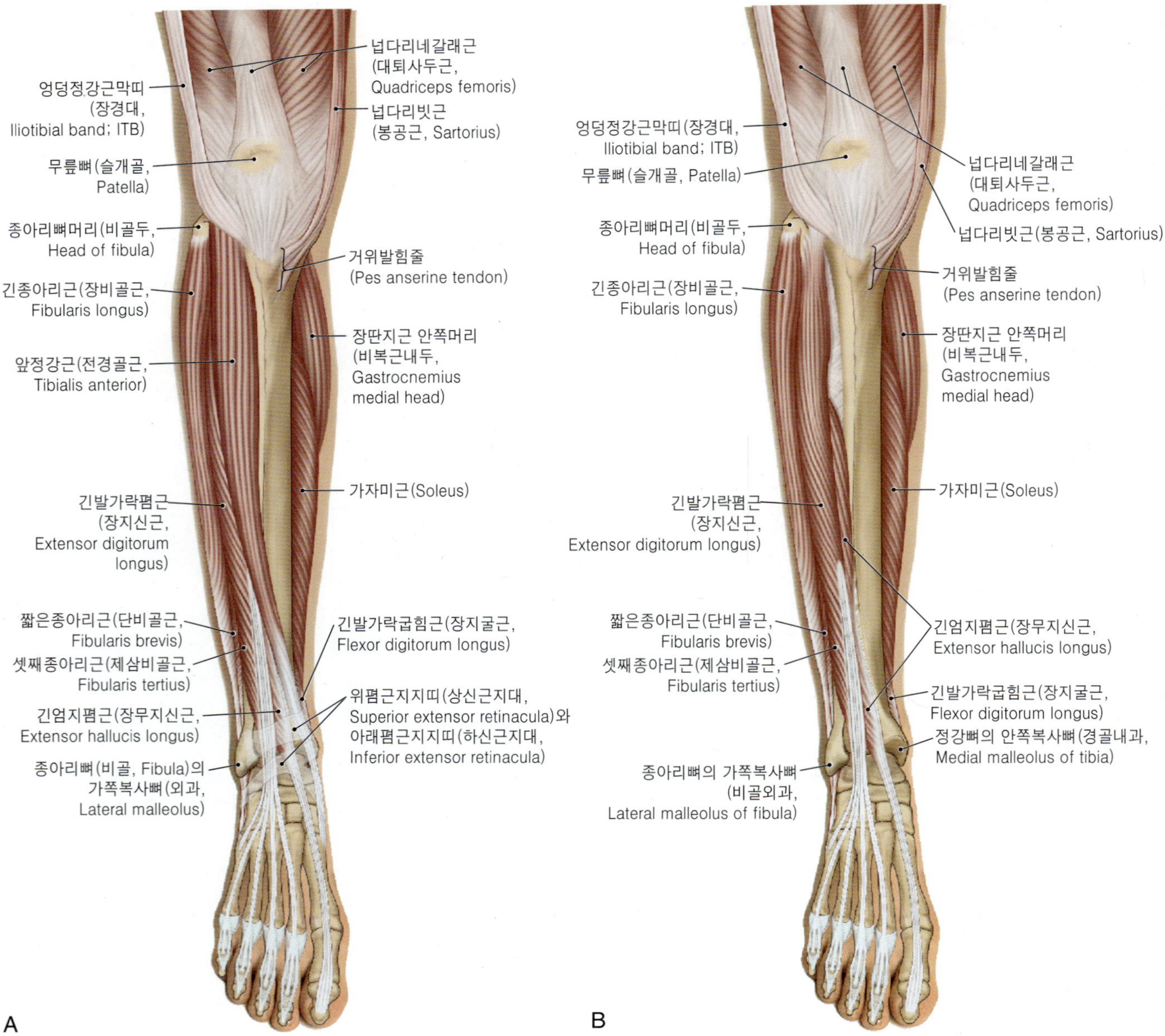


**그림 20-1.** 오른쪽 다리의 앞쪽 그림. **A**, 얕은 부위에서의 그림. **B**, 깊은 부위에서의 그림(앞정강근이 제거된 상태).

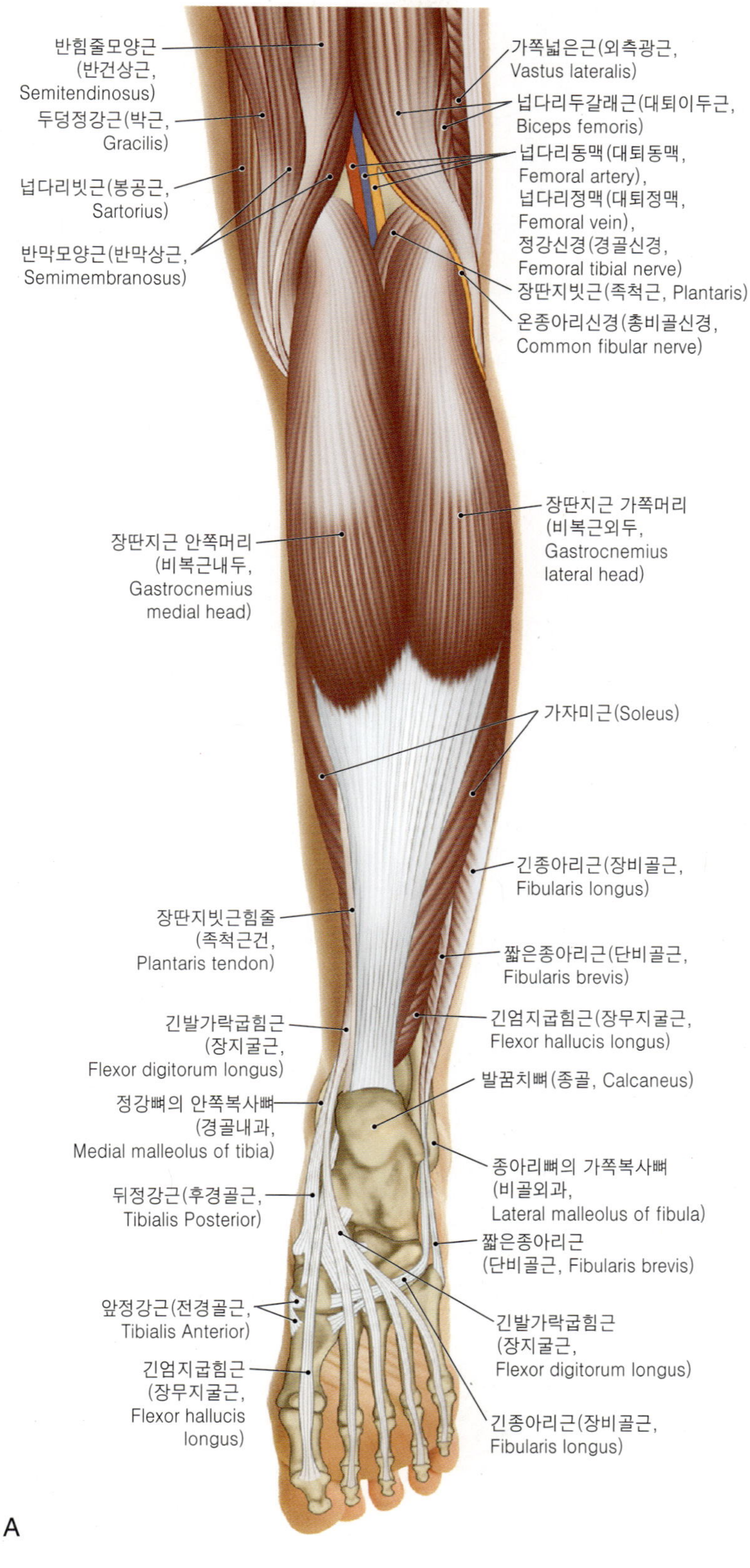


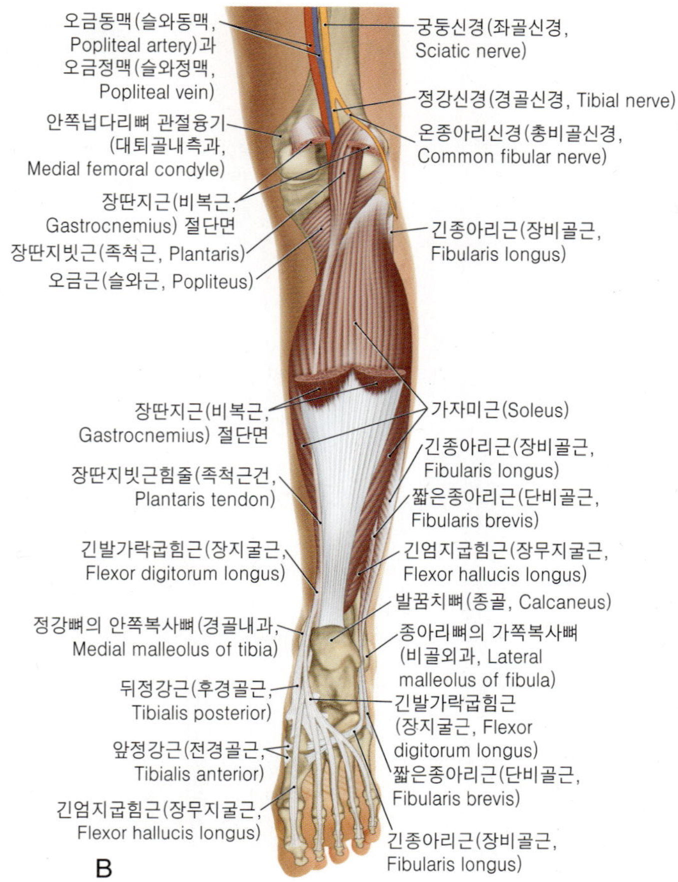


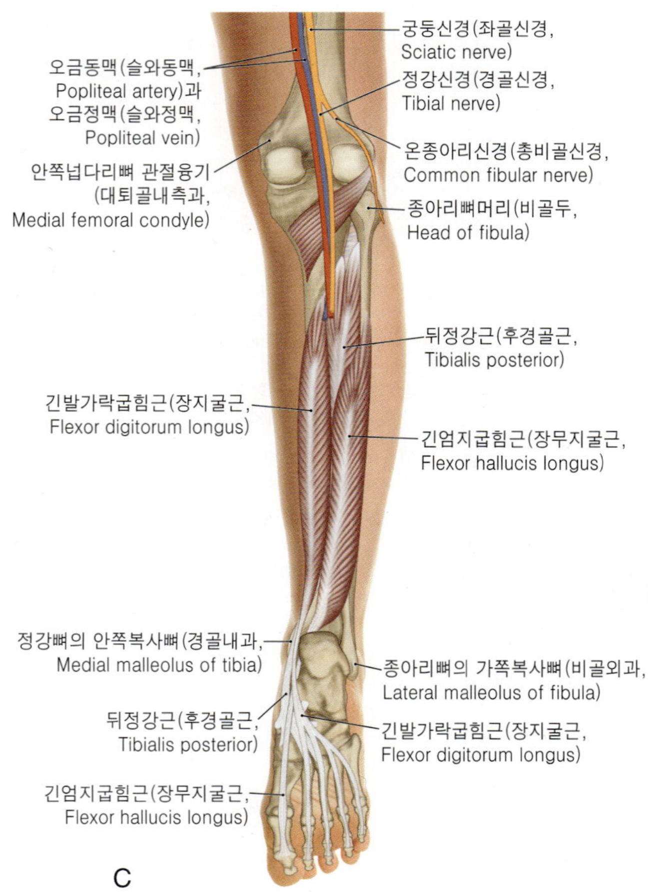


**그림 20-2.** 오른쪽 다리의 뒤쪽 그림. **A**, 얕은 부위에서의 그림. **B**, 중간 부위에서의 그림(장딴지근이 절단된 상태). **C**, 깊은 부위에서의 그림(장딴지근, 가자미근, 장딴지빗근은 제거된 상태).

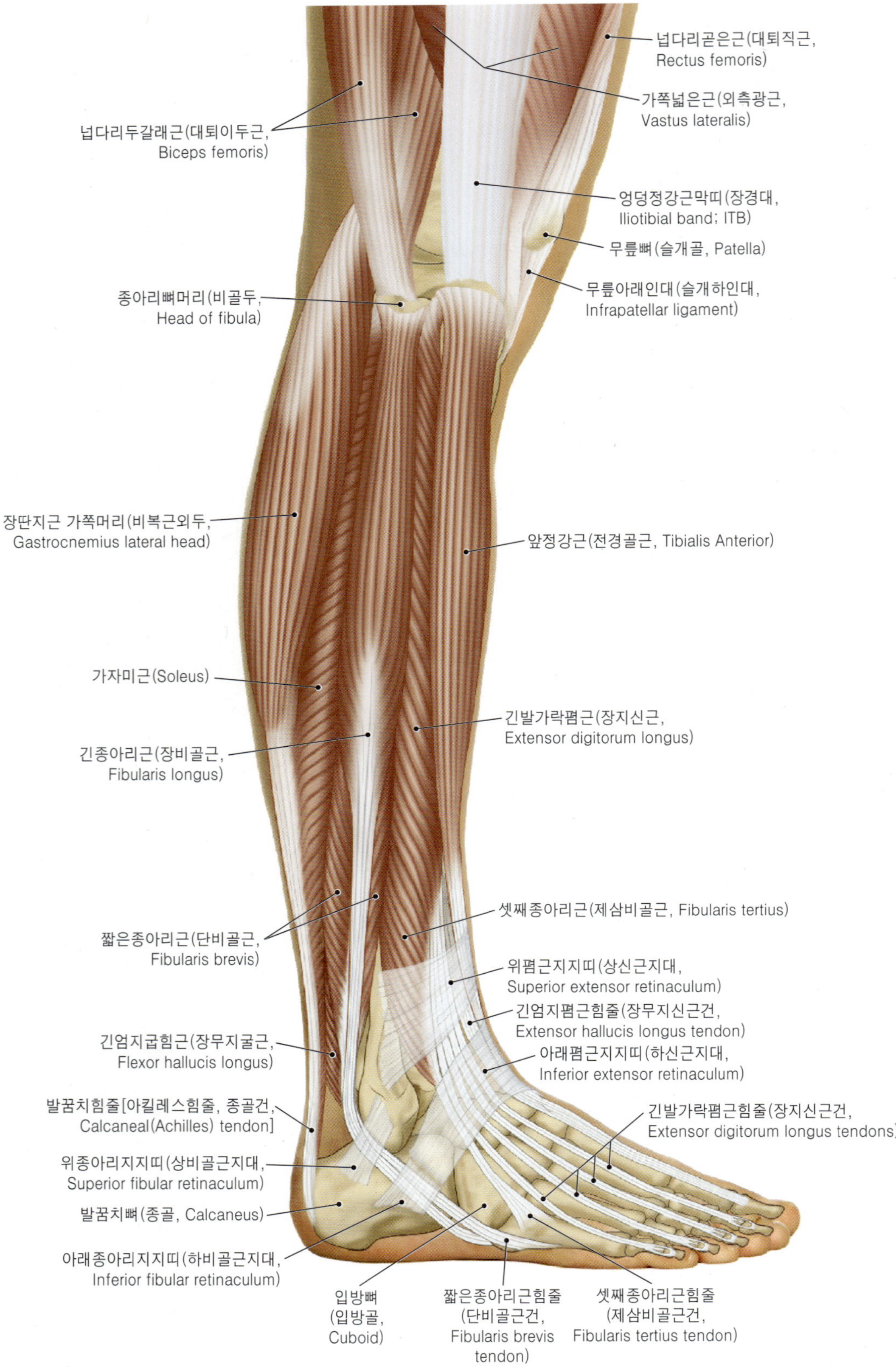


**그림 20-3.** 오른쪽 다리의 가쪽 그림.

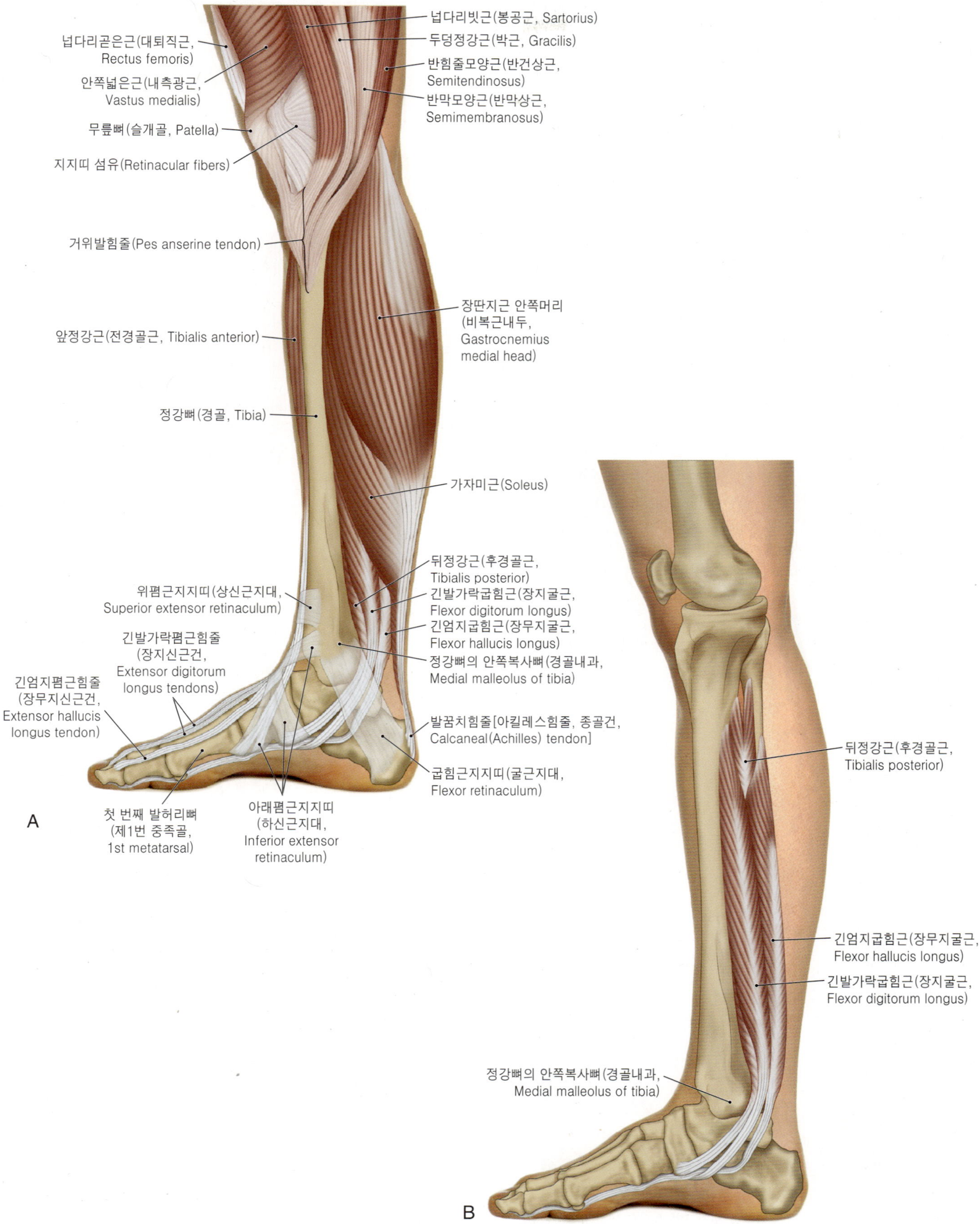


**그림 20-4.** 오른쪽 다리의 안쪽 그림. **A,** 얕은 부위에서의 그림. **B,** 깊은 부위에서의 그림.

## 앞정강근(전경골근, Tibialis anterior) – 바로 누운 자세(Supine) *(계속)*

### 부착 부위

- □ 가쪽 정강뼈 관절융기(tibial condyle)와 정강뼈 앞쪽 경계의 몸쪽 2/3에서 기시하여
- □ 첫째 쐐기뼈(설상골, cuneiform)와 첫째 발허리뼈(중족골, metatarsal) 기저부에 부착되어 있다.

### 작용

- □ 발목관절에서 발등굽힘(배굴, dorsiflexion)을 한다.
- □ 발목뼈관절(족근관절, tarsal joint)에서 발을 안으로 뒤집는다(invert).

#### 시작 자세(그림 20-6)

- 환자는 바로 누운 자세를 취한다.
- 치료사는 환자의 옆쪽에 선다.
- 촉진할 손을 아직 환자에게 올려놓지 않는다.
- 보조하는 손은 발 말단의 안쪽에 위치시킨다.

#### 촉진 과정

1. 환자는 발을 발등굽힘하거나 안쪽으로 뒤집기에 저항하고 발목관절과 발의 안쪽에서 앞정강근(전경골근, tibialis anterior)의 먼쪽 힘줄을 찾는다. 앞정강근은 일반적으로 볼 수 있다(그림 20-7).
2. 앞정강근을 가로질러 수직으로 두드리면서 먼쪽 힘줄을 촉진한다. 섬유에 수직으로 두드리면서 가쪽 정강뼈 관절융기까지 몸쪽으로 앞정강근을 계속 촉진한다. 앞정강근의 힘살은 앞다리에서 정강뼈 경계 바로 옆에 위치한다(그림 20-8).
3. 앞정강근의 위치를 찾으면, 환자에게 앞정강근을 이완시키게 하고 촉진하여 기초 긴장 상태를 평가한다.

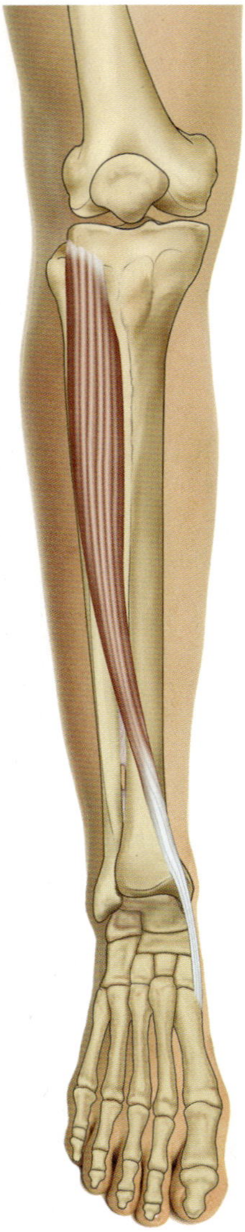

**그림 20-5.** 오른쪽 앞정강근의 앞쪽 그림.



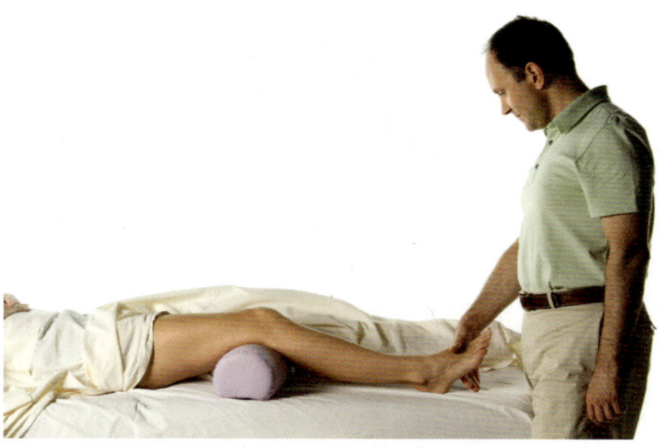

**그림 20-6.** 바로 누운 자세에서 오른쪽 앞정강근의 촉진을 위한 시작 자세.

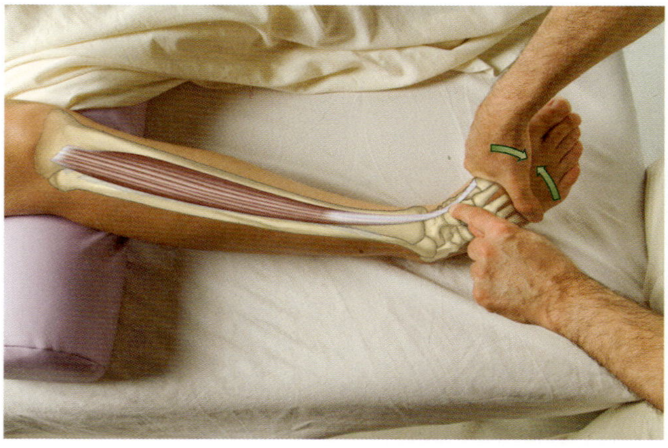

**그림 20-7.** 발의 저항이 있는 발등굽힘과 안쪽번짐으로 인해 앞정강근의 먼쪽 힘줄을 일반적으로 쉽게 볼 수 있다.

## 앞정강근(전경골근, Tibialis anterior) – 바로 누운 자세(Supine) *(계속)*

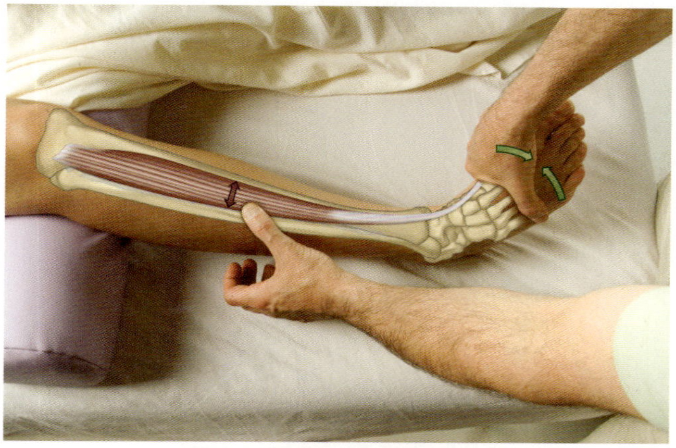

**그림 20-8.** 오른쪽 앞정강근 힘살의 촉진.

### 대안 촉진 자세 – 앉은 자세

앞정강근은 환자가 앉아 있는 자세에서도 쉽게 촉진할 수 있다.

### 촉진 시 주의사항

1. 모든 표재성 근육과 마찬가지로 근육 위에 손을 얹기 전에 먼저 살펴보는 것이 가장 좋다. 그렇지 않으면 치료사의 손이 시야를 가려 근육과 힘줄을 보고 위치를 찾기가 어려워질 수 있다.
2. 앞정강근의 먼쪽 힘줄은 일반적으로 매우 두드러지고 눈에 띈다. 힘살 또한 일반적으로 눈에 띄고 앞다리의 정강뼈몸통 바로 옆에서 볼 수 있다. 만약 힘살과 힘줄이 보이지 않으면, 수직으로 두드려 보면 쉽게 촉진할 수 있다.
3. 앞정강근의 먼쪽 부착 부위는 주의 깊게 촉진하여 식별할 수 있다. 환자가 부드러운 저항에 대해 앞정강근을 번갈아 수축 및 이완하는 동안 첫째 쐐기뼈(설상골, cuneiform)와 첫째 발허리뼈(중족골, metatarsal) 바닥을 향해 앞정강근을 따라간다(그림 20-7 참조).
4. 앞정강근과 인접한 긴발가락폄근(장지신근, extensor digitorum longus; EDL) 사이의 경계를 명확히 구분하기 위하여 환자에게 발등굽힘 동작을 하지 않게 한다. 왜냐하면 발등굽힘은 두 근육을 모두 관여시키기 때문이다. 대신 안쪽번짐(내번, inversion)과 가쪽번짐(외번, eversion)을 이용한다. 안쪽번짐에서는 앞정강근은 수축하지만 긴발가락폄근은 관여하지 않는다. 가쪽번짐에서는 긴발가락폄근은 수축하지만 앞정강근은 관여하지 않는다.
5. 긴엄지폄근(장무지신근, extensor hallucis longus; EHL)의 힘살과 힘줄은 앞정강근의 바로 옆에 위치하며, 발의 발등굽힘 및 안쪽번짐과 함께 수축한다. 만약 이 근육과 앞정강근을 구분하기 어려우면 환자에게 발의 발등굽힘과 안쪽번짐에 부드럽게 저항하는 동안 엄지발가락을 구부리도록 요청한다. 엄지발가락의 굽힘은 상호적으로 긴엄지폄근을 억제한다(발의 발등굽힘/안쪽번짐에 대한 강한 저항이 긴엄지폄근의 상호 억제를 무시할 가능성이 있음을 기억한다).

### 통증 유발점(Trigger points)

1. 앞정강근의 통증 유발점은 근육의 급성이나 만성 과사용, 외상, 근육의 만성 단축을 초래하는 자세 및 경직된 길항 발목관절의 발바닥굽힘근(족저굴곡근, plantarflexor muscles)으로 인해 발생하거나 지속된다.
2. 앞정강근의 통증 유발점은 발의 발등굽힘의 약화를 초래한다[발처짐(foot drop)이나 발때림(foot slap) 현상이 나타날 수 있다].
3. 앞정강근의 통증 유발점의 연관통은 긴엄지폄근, 긴발가락폄근, 셋째종아리근, 짧은발가락폄근, 짧은엄지폄근과 첫째등쪽뼈사이근의 통증 유발점의 연관통과 구분되어야 한다.
4. 앞정강근의 통증 유발점은 앞구획증후군(anterior compartment syndrome), 앞정강이 부목(anterior shin splints), 다섯째 허리뼈신경 압박(L5 nerve compression)과 첫째 발허리발가락관절(metatarsophalangeal joint) 기능장애로 오진될 수 있다.
5. 연관된 통증 유발점은 종종 긴종아리근, 긴엄지폄근과 긴발가락폄근에 나타나기도 한다.

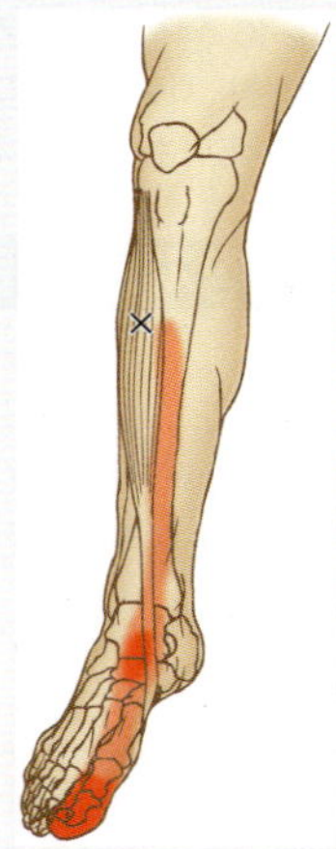

**그림 20-9.** 흔히 보이는 앞정강근의 통증 유발점과 연관통 부위를 보여주는 앞안쪽 그림.

### 촉진 시 핵심 포인트

먼저 먼쪽(발목 근처) 힘줄을 찾는다.

## 앞정강근(전경골근, Tibialis anterior) – 바로 누운 자세(Supine)

### 앞정강근의 스트레칭(Stretching the tibialis anterior)

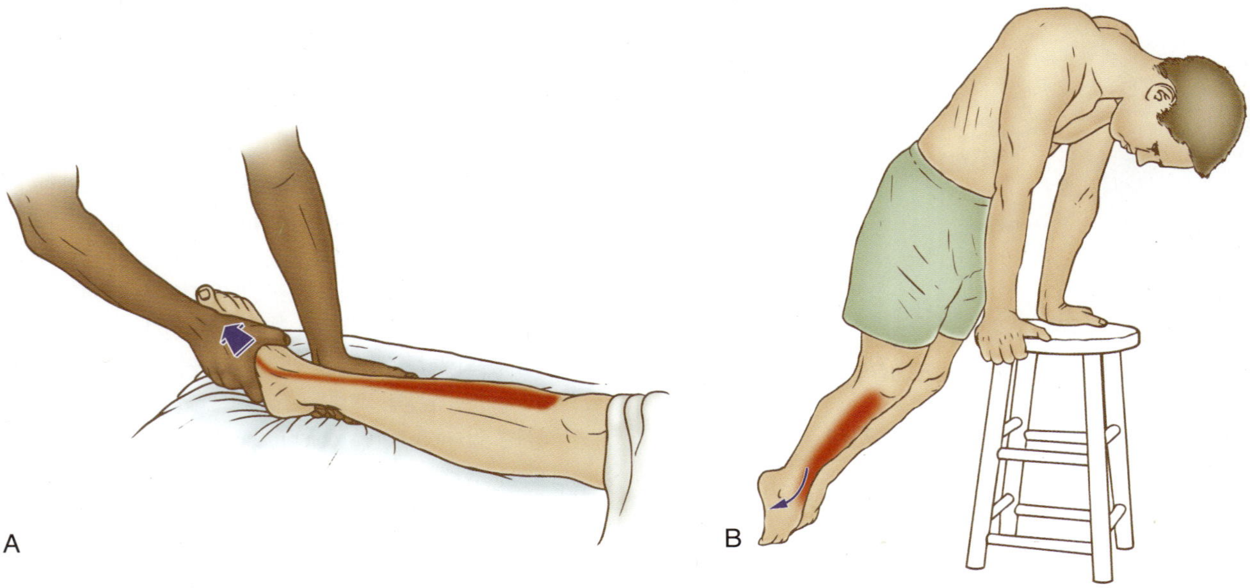


그림 20-10. 앞정강근의 스트레칭. 환자의 발은 발바닥굽힘과 가쪽번짐되어 있다. A, 오른쪽 앞정강근의 치료사 보조 스트레칭. 치료사는 환자의 다리를 안정화시키기 위해 다른 손을 사용한다. B, 양쪽으로 앞정강근에 대한 자가관리 스트레칭. 환자의 발과 발가락에 과도한 하중을 주지 않고 지지하기 위하여 발판을 사용한다.

## 긴발가락폄근(장지신근, Extensor digitorum longus; EDL) – 바로 누운 자세(Supine) *(계속)*

### 부착 부위

- □ 앞종아리뼈의 몸쪽 2/3와 정강뼈 관절융기의 가쪽에 기시하여
- □ 둘째~다섯째 발가락의 중간마디뼈와 끝마디뼈의 등쪽면에 부착한다.

### 작용

- □ 발허리발가락관절(중족지관절, metatarsophalangeal joint; MTP joint) 및 발가락뼈사이관절(지절간관절, interphalangeal joint; IP joint)에서 둘째~다섯째 발가락을 편다.
- □ 발목관절에서 발을 발등굽힘한다.
- □ 발목뼈관절(족근관절, tarsal joint)에서 발을 밖으로 뒤집는다.

#### 시작 자세(그림 20-12)

- ■ 환자는 바로 누운 자세를 취한다.
- ■ 치료사는 환자의 옆쪽에 선다.
- ■ 촉진하는 손을 아직 환자에게 놓지 않는다.
- ■ 둘째~다섯째 발가락 등쪽면에 보조하는 손의 손가락을 놓는다.

#### 촉진 과정

1. 환자가 발허리발가락관절 및 발가락뼈사이관절에서 둘째~다섯째 발가락을 펴는 것에 저항하게 하고 긴발가락폄근의 힘줄을 발등에서 확인한다.
2. 긴발가락폄근의 힘줄을 가로질러 수직으로 두드리면서 먼쪽 힘줄을 촉진한다(그림 20-13A).
3. 근섬유에 수직으로 두드리면서 긴발가락폄근을 몸쪽으로 계속 촉진해 간다(그림 20-13B). 힘살의 대부분은 앞정강근과 긴종아리근 사이에 위치한다(그림 20-1A 참조).
4. 긴발가락폄근을 찾았으면, 환자에게 근육을 이완시키게 하고 기초 긴장 상태를 촉진하여 평가한다.

20

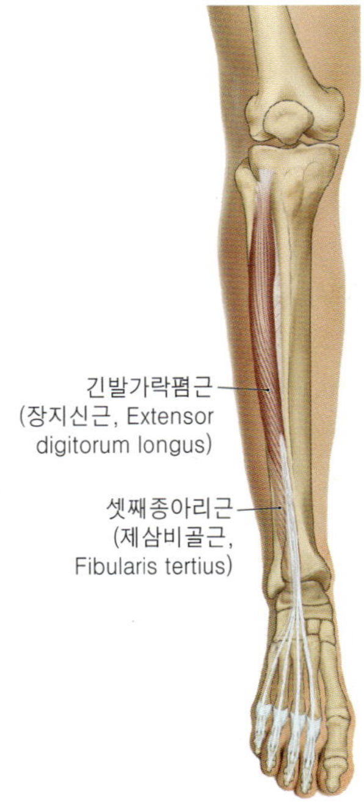


그림 20-11. 오른쪽 긴발가락폄근의 앞쪽 그림. 셋째종아리근은 투명하게 보인다.

## 긴발가락폄근(장지신근, Extensor digitorum longus; EDL) – 바로 누운 자세(Supine) *(계속)*

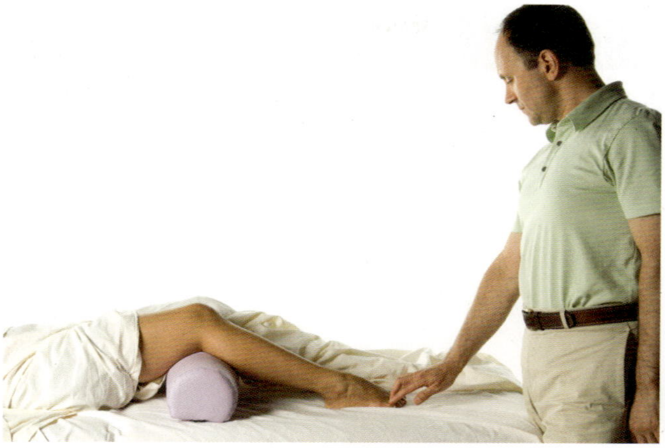

그림 20-12. 바로 누운 자세에서 오른쪽 긴발가락폄근 촉진을 위한 시작 자세.

### 대안 촉진 자세 – 앉은 자세

긴발가락폄근은 환자가 앉은 상태에서 쉽게 촉진된다.

**촉진 시 핵심 포인트**

우선 둘째~다섯째 발가락으로 가는 먼쪽 힘줄을 확인한다.

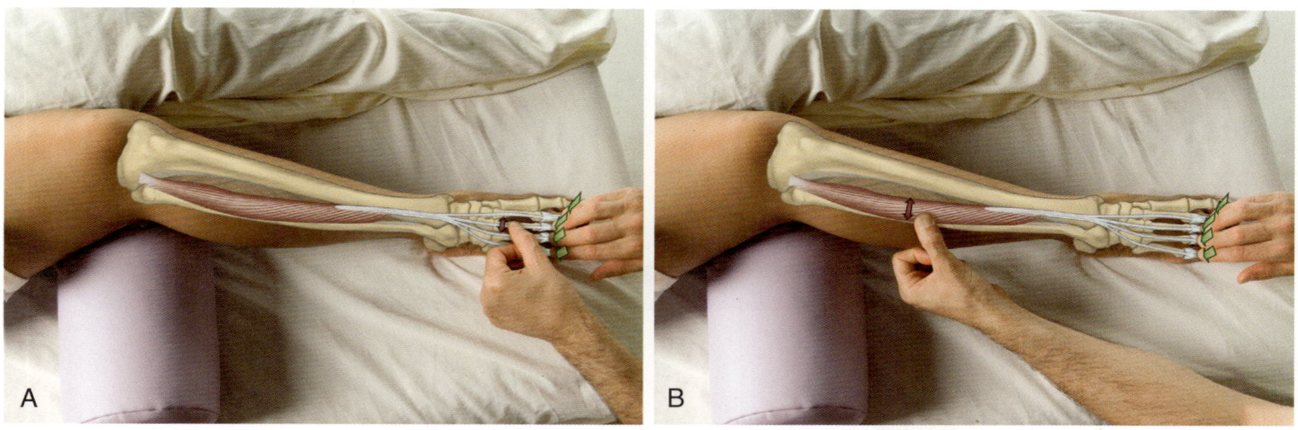


그림 20-13. 환자가 둘째~다섯째 발가락을 저항에 대항하여 펼 때, 오른쪽 긴발가락폄근을 촉진하는 앞쪽 그림. A, 발등에서의 먼쪽 힘줄의 촉진. B, 앞가쪽 다리의 힘살 촉진.

### 촉진 시 주의사항

1. 많은 사람들이 발가락을 따로 움직이는 것을 어려워한다. 환자는 엄지발가락을 펴지 않고 둘째~다섯째 발가락을 펴지 못할 수 있다. 이러한 경우 엄지발가락이 펴지는 것을 억제하지 않는다. 엄지발가락이 움직이는 것을 멈출 수 있지만 긴엄지폄근이 등척성(isometric) 수축하는 것을 막을 수는 없다. 바람직하지 않은 것은 긴엄지폄근 힘살의 수축이다.
2. 모든 얕은 부위의 근육에서와 같이 촉진하는 손을 근육 위에 놓기 전에 먼저 관찰하는 것이 가장 좋다. 그렇지 않으면 치료사의 손이 시야를 가려서 근육과 힘줄의 위치를 보고 찾기 어려울 수 있다. 긴발가락폄근의 먼쪽 힘줄은 일반적으로 두드러져서 눈에 띄며 수직으로 두드리면 잘 촉진된다.
3. 긴발가락폄근과 인접한 앞정강근의 경계를 명확히 구분하기 위해 환자에게 두 근육을 모두 관여시키는 발등굽힘 동작을 하도록 요청하지 않는다. 대신 안쪽번짐(inversion)과 가쪽번짐(eversion)을 사용한다. 가쪽번짐은 긴발가락폄근을 수축시키고 앞정강근은 수축시키지 않는다. 안쪽번짐은 앞정강근을 수축시키지만 긴발가락폄근은 수축시키지 않는다.
4. 긴발가락폄근과 인접한 긴종아리근의 경계를 명확히 구분하기 위해 환자에게 두 근육을 모두 관여시키는 발을 가쪽번짐하는 동작을 요청하지 않는다. 대신 발등굽힘(dorsiflexion)과 발바닥굽힘(plantarflexion)을 사용한다. 발등굽힘은 긴발가락폄근을 수축시키지만 긴종아리근은 수축시키지 않는다. 발바닥굽힘은 긴종아리근은 수축시키지만, 긴발가락폄근에는 영향을 미치지 않는다.

20

## 긴발가락폄근(장지신근, Extensor digitorum longus; EDL) – 바로 누운 자세(Supine) *(계속)*

### 통증 유발점(Trigger points)

1. 긴발가락폄근의 통증 유발점은 종종 근육의 급성 또는 만성적인 과사용(특히 약한 긴종아리근 때문), 근육의 만성 단축을 일으키는 자세(예: 예리하게 각진 가스 페달을 가진 차의 운전), 근육의 만성적인 늘임 자세(굽 높은 구두를 신거나 발등굽힘으로 취침), 긴장한 길항 발목관절 발바닥굽힘근, 외상, 넘어질 뻔함(발목관절에서 강제적인 발바닥굽힘), 앞구획증후군 및 L4~L5 신경의 압박 등에 의해 발생하거나 지속된다.
2. 긴발가락폄근의 통증 유발점은 발목관절에서 발등굽힘의 약화[발처짐(foot drop)과 발때림(foot slap) 현상을 초래할 수 있음], 깊은종아리신경의 죄임(발등굽힘 약화를 심화시킬 수 있음), 성장통, 근육 힘살의 야간 경련을 발생시킨다.
3. 긴발가락폄근의 통증 유발점과 연관통은 긴종아리근, 짧은종아리근, 셋째종아리근, 짧은발가락폄근, 등쪽뼈사이근과 짧은엄지폄근에서의 통증 유발점 및 연관통과 구분하여야 한다.
4. 긴발가락폄근의 통증 유발점은 종종 발목뼈관절 기능장애, 발허리발가락관절 기능장애 또는 L4 신경 압박으로 오진될 수 있다.
5. 연관된 통증 유발점은 대부분 긴종아리근, 짧은종아리근, 셋째종아리근, 앞정강근과 긴엄지폄근에서 나타난다.

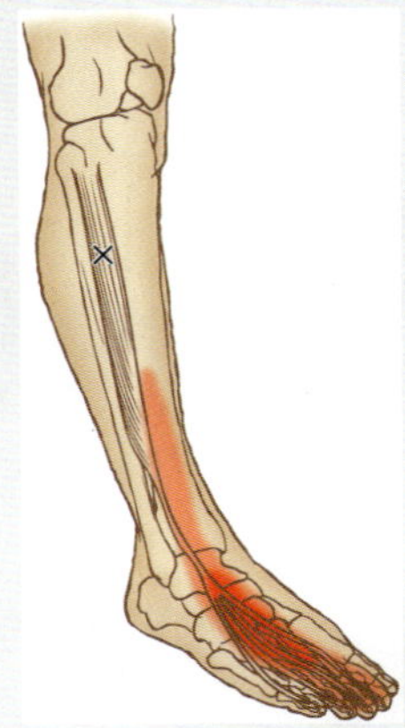

**그림 20-14.** 흔히 나타나는 긴발가락폄근의 통증 유발점과 연관통 부위를 보여 주는 앞가쪽 그림.

### 긴발가락폄근의 스트레칭(Stretching the extensor digitorum longus)

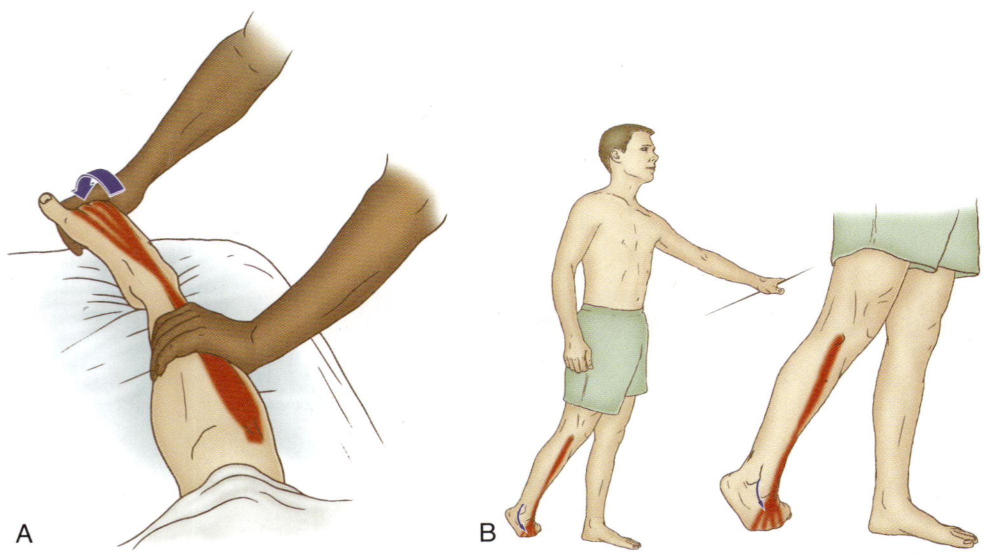


**그림 20-15.** 오른쪽 긴발가락폄근의 스트레칭. 환자의 발가락(둘째~다섯째)은 구부리고 발은 발바닥굽힘과 안쪽번짐한다. **A,** 치료사 보조 스트레칭. 치료사는 환자의 다리를 안정화시키기 위해 다른 손을 사용한다. **B, C,** 자가관리 스트레칭. 발등에 과도한 하중을 주지 않고 지지하기 위하여 환자는 안정된 물체를 잡는다.

## 긴발가락폄근(장지신근, Extensor digitorum longus; EDL) – 바로 누운 자세(Supine)

### 인접 근육(Detour)

**셋째종아리근(제삼비골근, fibularis tertius)**

셋째종아리근은 실제로 긴발가락폄근의 가장 먼쪽 및 가쪽에 있고, 종아리뼈 발목 부위에서 기시하여 다섯째 발허리뼈 바닥에 부착되어 있다. 먼저 발등의 새끼발가락으로 가는 긴발가락폄근의 먼쪽 힘줄을 찾는다. 그런 다음 다섯째 발허리뼈로 가는 힘줄 바로 옆을 촉진하고 느껴본다. 보이지 않을 경우 그것을 느끼기 위해 섬유 방향에 수직으로 두드려 보거나 손톱을 부드럽게 사용할 수도 있다. 만약 쉽게 만져지지 않으면 환자에게 발을 가쪽번짐 및 발등굽힘에 저항하게 하고(셋째종아리근의 작용), 다시 그 힘줄을 촉진한다(그림 20–16B). 셋째종아리근의 먼쪽 힘줄을 찾으면, 환자에게 다시 이 근육의 작용에 저항하게 하고 다리몸쪽에서 셋째종아리근을 촉진한다(그림 20–16C). 발의 발등굽힘과 가쪽번짐 동작을 감안할 때 셋째종아리근은 발의 발바닥굽힘과 안쪽번짐에 의하여 스트레칭된다.

참고: 셋째종아리근은 한쪽이나 양쪽으로 가끔 만져지지 않을 때도 있다.

**통증 유발점(Trigger points)**

1. 셋째종아리근에서 통증 유발점이 발생하고 지속되는 요인과 셋째종아리근의 통증 유발점으로 인한 증상은 긴발가락폄근의 경우와 동일하다.
2. 셋째종아리근에서 통증 유발점은 발목관절에서 능동적인 발등굽힘 동작 시 통증을 유발하고, 발의 발바닥굽힘 동작의 가동 범위 끝에서 통증을 유발한다.
3. 셋째종아리근에서 통증 유발점은 긴종아리근, 짧은종아리근과 긴발가락폄근의 통증 유발점과 연관되어 있다.

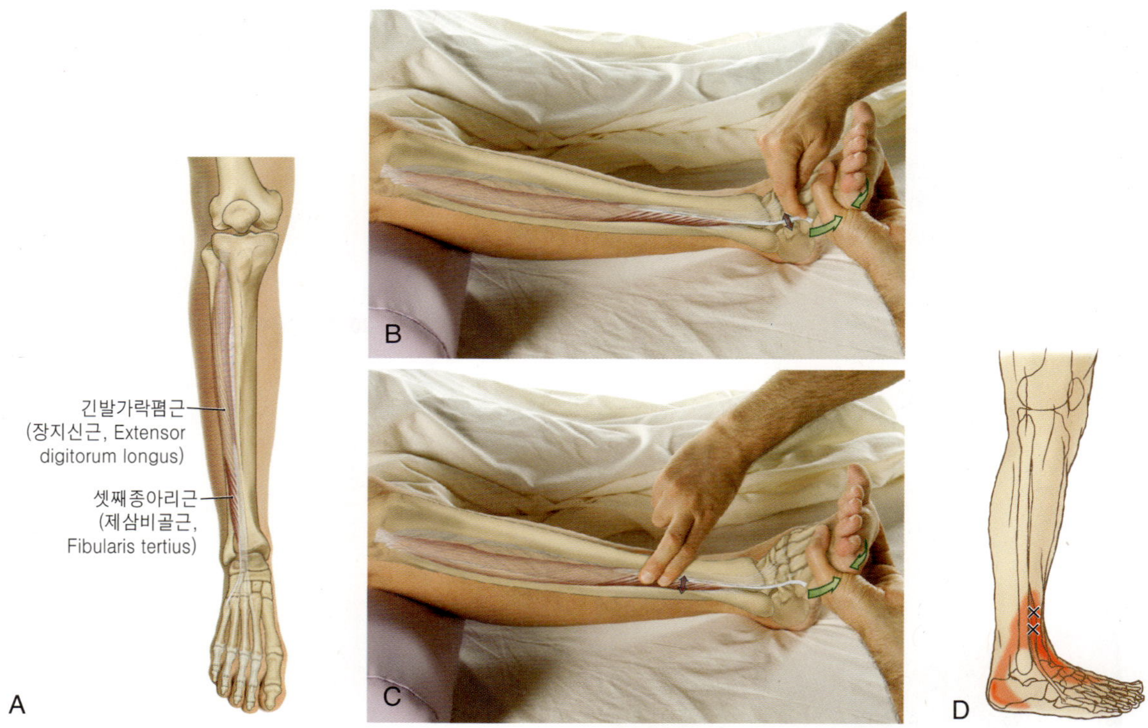


**그림 20–16.** 오른쪽 셋째종아리근의 그림. **A,** 오른쪽 셋째종아리근의 앞쪽 그림. 긴발가락폄근은 투명하게 보인다. **B, C,** 환자가 저항에 대항하여 발을 가쪽번짐하고 발등굽힘을 할 때 셋째종아리근의 먼쪽 힘줄과 힘살의 촉진을 보여 주는 앞가쪽 그림. 긴발가락폄근은 투명하게 보인다. **D,** 흔히 나타나는 셋째종아리근의 통증 유발점과 연관통 부위를 보여 주는 가쪽 그림.

### 촉진 시 핵심 포인트

새끼발가락으로 가는 긴발가락폄근 힘줄의 옆을 촉진한다.

20

## 긴엄지폄근(장무지신근, Extensor hallucis longus; EHL) – 바로 누운 자세(Supine) *(계속)*

### 부착 부위

- □ 앞종아리뼈의 중간 1/3에서 기시하여
- □ 엄지발가락의 끝마디뼈(원위지골, distal phalanx) 등쪽면에 부착되어 있다.

### 작용

- □ 엄지발가락의 발허리발가락관절과 발가락뼈사이관절에서 엄지발가락을 편다.
- □ 발목관절에서는 발등굽힘 동작을 한다.
- □ 발목뼈관절에서는 발을 안쪽으로 뒤집는다.

#### 시작 자세(그림 20-18)

- 환자는 바로 누운 자세를 취한다.
- 치료사는 환자의 옆에 선다.
- 촉진할 손을 아직 환자에게 놓지 않는다.
- 보조하는 손의 손가락을 엄지발가락의 끝마디뼈 등쪽면에 놓는다.

#### 촉진 과정

1. 환자가 발허리발가락관절과 발가락뼈사이관절에서 저항에 대항하여 엄지발가락을 펼 때 긴엄지폄근의 힘줄이 보이는지 확인한다.
2. 그것을 가로질러 수직으로 두드리면서 먼쪽 힘줄을 촉진한다(그림 20-19A).
3. 섬유에 수직으로 두드리면서 몸쪽으로 긴엄지폄근을 계속 촉진한다. 일단 긴엄지폄근이 앞정강근과 긴발가락폄근에 깊숙이 들어가면 수직으로 두드리지 않는다. 대신에 엄지발가락을 펼 때 다른 근육들에 깊숙이 그것의 수축을 느껴 본다(그림 20-19B).
4. 일단 긴엄지폄근을 확인하면, 환자에게 근육을 이완시키게 하고 기초 긴장 상태를 촉진하여 평가한다.

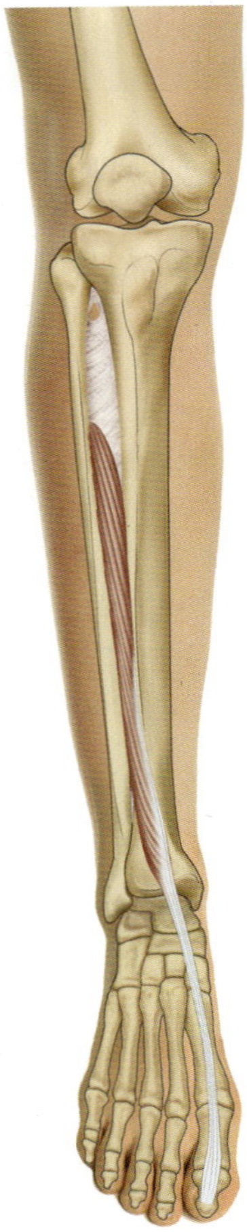

그림 20-17. 오른쪽 긴엄지폄근의 앞쪽 그림.

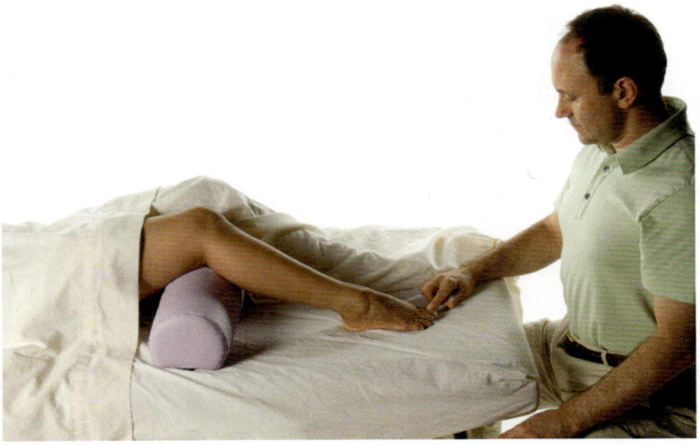

그림 20-18. 바로 누운 자세에서 오른쪽 긴엄지폄근의 촉진을 위한 시작 자세.

## 긴엄지폄근(장무지신근, Extensor hallucis longus; EHL) – 바로 누운 자세(Supine) *(계속)*

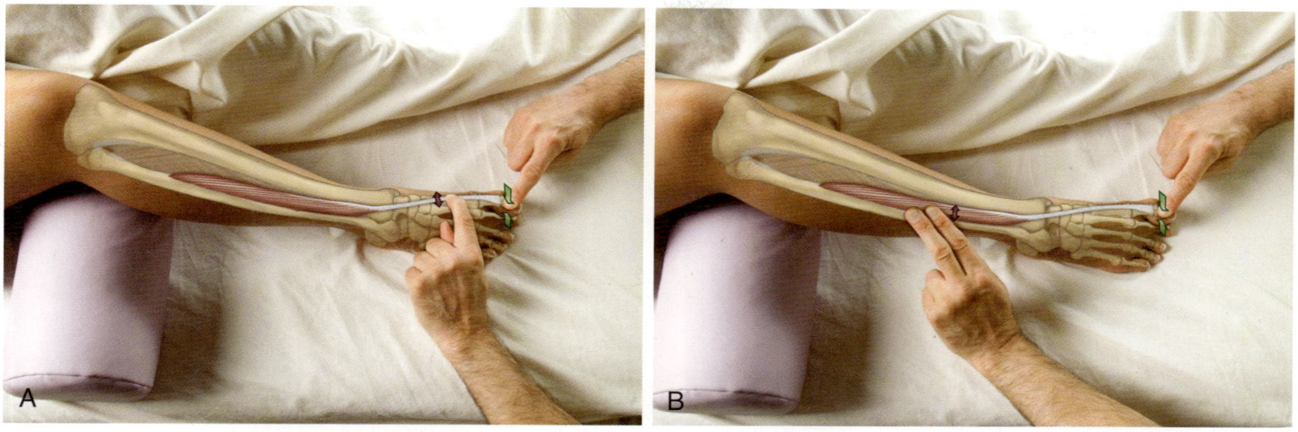


**그림 20-19.** 환자가 저항에 대항하여 엄지발가락을 펼 때 오른쪽 긴엄지폄근의 촉진. **A,** 발등에서 엄지발가락의 먼쪽 힘줄의 촉진. **B,** 앞가쪽 다리에서 힘살의 촉진.

### 촉진 시 주의사항

1. 많은 사람들이 발가락을 따로 움직이는 것을 어려워한다. 환자는 다른 발가락을 펴지 않고 엄지발가락을 펴지 못할 수 있다. 이러한 경우 다른 발가락이 펴지는 것을 억제하지 않는다. 이것이 다른 발가락이 움직이는 것을 멈출 수 있지만 긴발가락폄근이 등척성(isometric) 수축하는 것을 막을 수는 없다. 바람직하지 않은 것은 긴발가락폄근 힘살의 수축이다.
2. 긴엄지폄근의 힘살 대부분은 앞정강근과 긴발가락폄근 사이에 깊숙이 위치한다. 다른 근육에 깊숙이 있는 긴엄지폄근을 몸쪽으로 촉진할 때, 주의를 산만하게 하는 시각적 감각을 제거하기 위해 눈을 감고 촉진하는 손가락으로 가볍게 누르는 것이 도움이 될 수 있다. 저항이 있든 없든 환자가 엄지발가락을 펼 때, 긴엄지폄근의 조직 내에서 더 깊은 미묘한 수축을 느껴 본다(그림 20-19B).
3. 긴엄지폄근을 촉진할 때 환자가 발목관절에서 발등굽힘 동작을 못하게 해야 하는데, 그 이유는 다리 앞쪽의 모든 근육들이 발등굽힘으로 수축하기 때문이다. 그리고 환자가 발목뼈관절에서 발을 안쪽번짐하지 않도록 해야 하는데, 이는 앞정강근을 수축시키기 때문이다. 마찬가지로 발을 가쪽번짐하지 않도록 하는데, 이는 긴발가락폄근이 수축하기 때문이다. 긴엄지폄근을 촉진할 때 수축하는 다른 근육들이 긴엄지폄근을 촉진하고 구분하는 것을 더 어렵게 만든다.

### 대안 촉진 자세 – 앉은 자세

긴엄지폄근은 환자가 앉은 자세에서 쉽게 촉진될 수 있다.

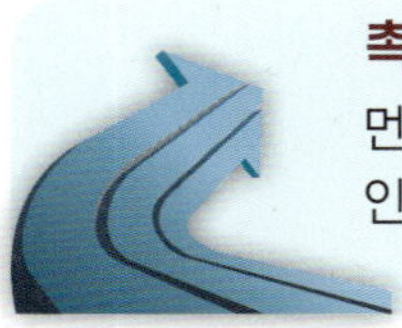

### 촉진 시 핵심 포인트

먼저 엄지발가락으로 가는 먼쪽 힘줄을 확인한다.

### 통증 유발점(Trigger points)

1. 긴엄지폄근의 통증 유발점은 근육의 급성 또는 만성적인 과사용에 의해 지속되고, 근육의 만성적 단축을 유발하는 자세(예: 예리하게 각진 가스 페달이 있는 차의 운전), 근육의 만성적인 늘임 자세(굽 높은 구두를 신거나 발등굽힘으로 취침), 긴장한 길항 발목관절 발바닥굽힘근, 외상, 넘어질 뻔함(발목관절에서 강제로 이루어진 발바닥굽힘), 앞분획증후군 및 L4 신경 압박 등에 의해 발생하거나 지속된다.
2. 긴엄지폄근의 통증 유발점은 발목관절의 발등굽힘 약화(발처짐 및 발때림 초래), 성장통, 근육 힘살의 야간 경련을 초래한다.
3. 긴엄지폄근 통증 유발점의 연관통은 앞정강근과 짧은엄지폄근 통증 유발점의 연관통과 구분되어야 한다.
4. 긴엄지폄근의 통증 유발점은 종종 발허리발가락관절의 기능장애나 L4~L5 신경 압박으로 오진될 수 있다.
5. 연관된 통증 유발점은 앞정강근, 짧은엄지폄근, 긴엄지폄근과 셋째종아리근에서 나타나기도 한다.

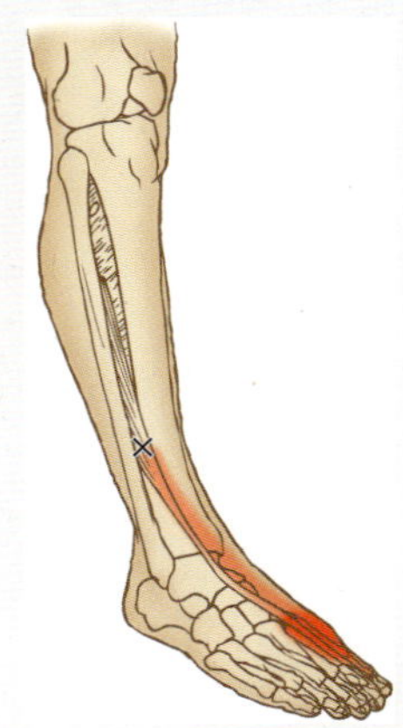

**그림 20-20.** 흔히 나타나는 긴엄지폄근의 통증 유발점과 연관통 부위를 보여 주는 앞가쪽 그림.

## 긴엄지폄근(장무지신근, Extensor hallucis longus; EHL) – 바로 누운 자세(Supine)

### 긴엄지폄근의 스트레칭(Stretching the extensor hallucis longus)

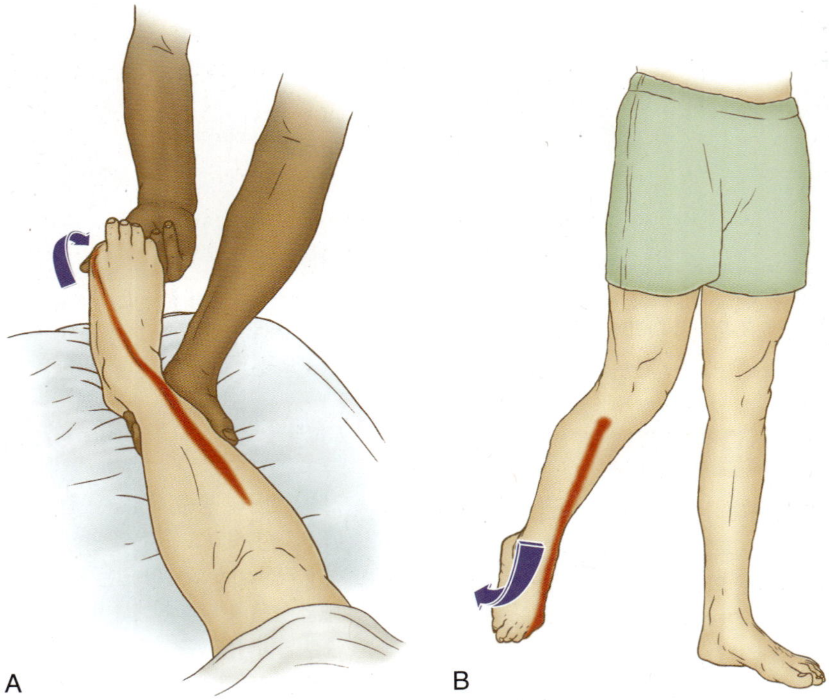


**그림 20–21.** 오른쪽 긴엄지폄근의 스트레칭. 발을 발바닥굽힘하고 안쪽번짐한 상태에서 환자의 엄지발가락을 구부린다. **A,** 치료사 보조 스트레칭. 치료사는 환자의 다리를 안정화시키기 위해 다른 손을 사용한다. **B,** 자가 관리 스트레칭. 발등에 과도한 하중을 주지 않고 지지하기 위하여 환자는 안정된 물체를 잡는다.

## 긴종아리근(장비골근, Fibularis longus)과 짧은종아리근(단비골근, Fibularis brevis) – 옆으로 누운 자세(Side lying) *(계속)*

### 부착 부위

**긴종아리근(장비골근, fibularis longus)**

- □ 가쪽 종아리뼈의 몸쪽 1/2에서 기시하여
- □ 첫째 쐐기뼈(설상골, cuneiform)와 첫째 발허리뼈(중족골, metatarsal)의 기저부에 부착되어 있다.

**짧은종아리근(단비골근, fibularis brevis)**

- □ 가쪽 종아리뼈의 먼쪽 1/2에서 기시하여
- □ 다섯째 발허리뼈 기저부의 가쪽에 부착되어 있다.

### 작용

긴종아리근과 짧은종아리근:

- □ 발목뼈관절에서 발을 밖으로 뒤집는다.
- □ 발목관절에서 발바닥굽힘(plantarflexion)을 한다.

**시작 자세(그림 20-23)**

- 환자는 옆으로 누운 자세를 취한다.
- 치료사는 환자의 옆에 선다.
- 촉진하는 손은 종아리뼈의 가쪽, 종아리뼈머리 바로 아래에 놓는다.
- 보조하는 손은 발의 가쪽에 놓는다.

**촉진 과정**

1. 발목뼈관절에서 발을 밖으로 뒤집는 것에 저항하게 하고 긴종아리근의 수축을 느껴 본다(그림 20-24).
2. 섬유에 수직으로 두드리면서 먼쪽으로 긴종아리근을 계속 촉진해 간다. 긴종아리근이 다리 중간쯤에서 힘줄이 되어 가는 것에 유의한다.
3. 긴종아리근의 먼쪽 힘줄은 일반적으로 종아리뼈의 가쪽복사뼈 바로 뒤쪽에서 쉽게 촉진된다(그림 20-25).
4. 짧은종아리근을 촉진하기 위해 다리의 먼쪽 1/2에서 긴종아리근의 양쪽을 촉진한다(그림 20-26A).
5. 짧은종아리근의 먼쪽 힘줄은 종아리뼈의 가쪽복사뼈 아래 발의 몸쪽에서 종종 보이고 만져질 수 있다(그림 20-26B).
6. 긴종아리근과 짧은종아리근의 위치를 확인하면, 환자에게 근육을 이완시키게 하고 기초 긴장 상태를 평가한다.

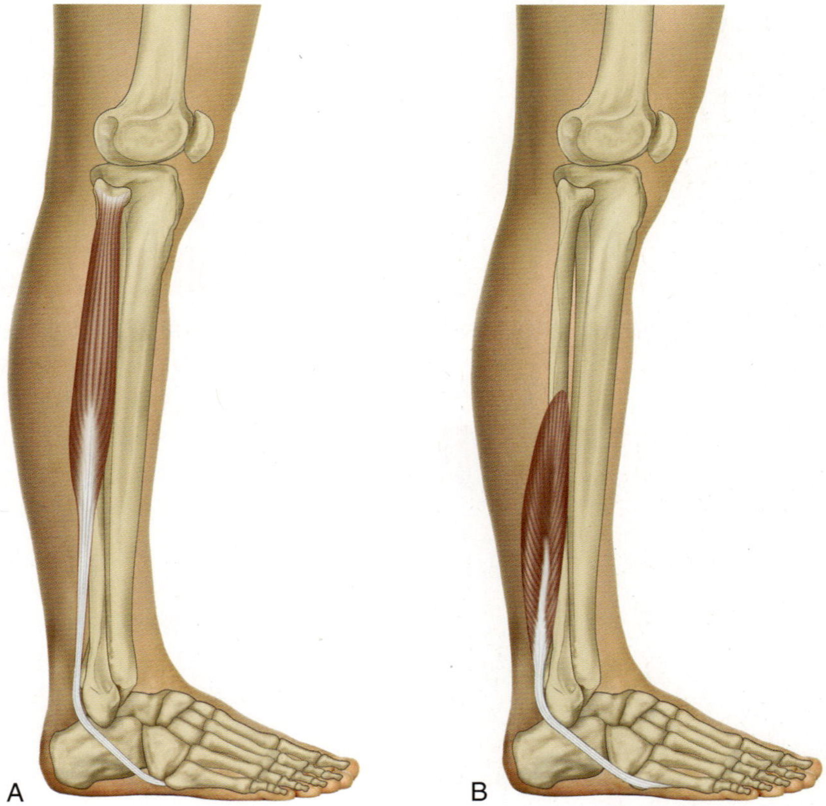


그림 20-22. 오른쪽 긴종아리근과 짧은종아리근의 가쪽 그림. A, 긴종아리근. B, 짧은종아리근.

## 긴종아리근(장비골근, Fibularis longus)과 짧은종아리근(단비골근, Fibularis brevis) - 옆으로 누운 자세(Side lying) *(계속)*

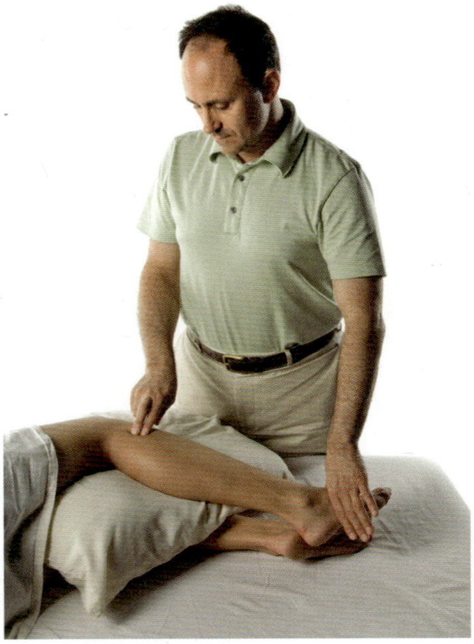

**그림 20-23.** 옆으로 누운 자세에서 오른쪽 긴종아리근과 짧은종아리근 촉진을 위한 시작 자세.

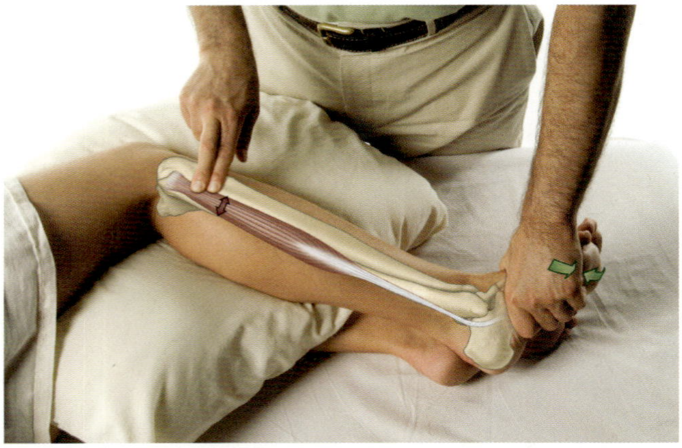

**그림 20-24.** 환자가 저항에 대항하여 발을 가쪽번짐할 때 긴종아리근의 힘살을 촉진한다.

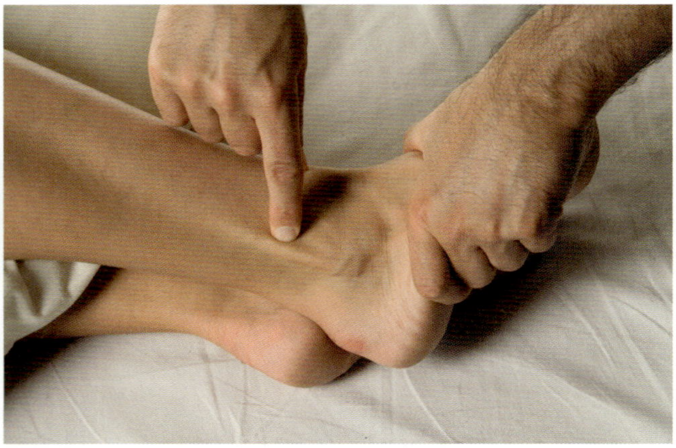

**그림 20-25.** 저항이 발의 가쪽번짐에 가해졌을 때, 긴종아리근의 먼쪽 힘줄이 종아리뼈의 가쪽복사뼈 바로 위쪽에서 종종 보인다.

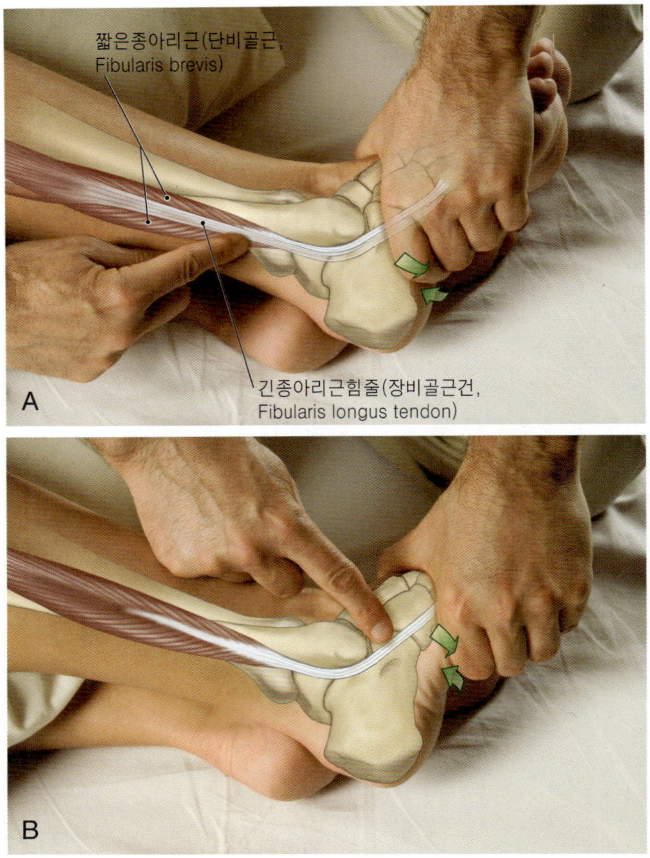


**그림 20-26.** 환자가 저항에 대항하여 발을 가쪽번짐할 때 오른쪽 짧은종아리근의 촉진. **A,** 긴종아리근 힘줄의 바로 뒤에 있는 짧은종아리근 힘살의 촉진. **B,** 가쪽복사뼈 아래에서 먼쪽 힘줄의 촉진을 보여 준다.

### 촉진 시 주의사항

1. 긴종아리근의 먼쪽 힘줄은 입방뼈(cuboid) 근처에서 발의 발바닥 안쪽면으로 들어가기 전에 종아리뼈의 가쪽복사뼈 아래에서 종종 보이고 촉진될 수 있다. 긴종아리근의 먼쪽 힘줄이 발의 발바닥 쪽으로 들어가면, 깊은 부위에 위치하여 첫째 발허리뼈와 첫째 쐐기뼈의 먼쪽 부착 부위를 제외하고 구분할 수 없다.
2. 환자가 발목뼈관절에서 발을 밖으로 뒤집도록 하는 것은 긴발가락폄근과 긴종아리근, 짧은종아리근 사이의 경계를 구분하는 데 도움이 되지 않는다. 이 경계를 구분하기 위하여 발목관절에서 발등굽힘과 발바닥굽힘을 이용한다. 긴발가락폄근은 발등굽힘 작용을 하고, 긴종아리근과 짧은종아리근은 발바닥굽힘 작용을 한다(참고: 발의 가쪽번짐은 긴종아리근과 짧은종아리근, 가자미근의 경계를 구분할 수 있는데, 이는 가자미근이 발의 안쪽번짐근이기 때문이다).

20

## 긴종아리근(장비골근, Fibularis longus)과 짧은종아리근(단비골근, Fibularis brevis) – 옆으로 누운 자세(Side lying)

### 대안 촉진 자세 – 바로 누운 자세, 엎드린 자세, 앉은 자세

긴종아리근과 짧은종아리근은 바로 누운 자세, 엎드린 자세, 앉은 자세에서 쉽게 촉진할 수 있다.

### 촉진 시 핵심 포인트

종아리뼈 가쪽을 촉진하고 발을 밖으로 뒤집는다.

### 통증 유발점(Trigger points)

1. 긴종아리근과 짧은종아리근의 통증 유발점은 근육의 급성 및 만성적인 과사용, 근육의 장기간 단축(예: 발바닥 굽힘 자세로 취침), 장기간의 부동자세(석고 붕대 고정), 발목관절 안쪽번짐 염좌(inversion sprain), 앞정강근 및 뒤정강근의 만성적인 긴장, 굽이 높은 신발 착용, 평발(flat feet), 울퉁불퉁한 지면 달리기(옆경사면), 습관적으로 다리 꼬고 앉기, 작은볼기근의 통증 유발점, 모튼 발(Morton's foot), 혈액 순환을 수축시키는 꽉 조이는 양말 등에 의해 발생하거나 지속된다.
2. 긴종아리근과 짧은종아리근의 통증 유발점은 발목을 약하게 한다. 발의 능동적 벌림 또는 능동적 혹은 수동적 모음의 마지막 단계에서의 통증, 온종아리신경(common fibular nerve), 깊은종아리신경[어느 쪽이라도 발처짐(foot drop)과 발관절연골 손상(foot slap)을 초래] 또는 얕은종아리신경의 포획을 일으킨다.
3. 긴종아리근과 짧은종아리근의 통증 유발점 연관통은 앞정강근, 긴발가락폄근, 긴엄지폄근, 짧은발가락폄근, 짧은엄지폄근과 작은볼기근의 통증 유발점 연관통과 구분하여야 한다.
4. 긴종아리근과 짧은종아리근의 통증 유발점은 종종 가쪽분획증후군(lateral compartment syndrome)이나 허리디스크증후군(lumbar disc syndrome)으로 오진될 수 있다.
5. 연관된 통증 유발점은 대개 다른 종아리근육들, 긴발가락폄근, 뒤정강근 및 작은볼기근에 나타난다.
6. 참고: 긴종아리근과 짧은종아리근의 연관통은 서로 구분되지 않는다.

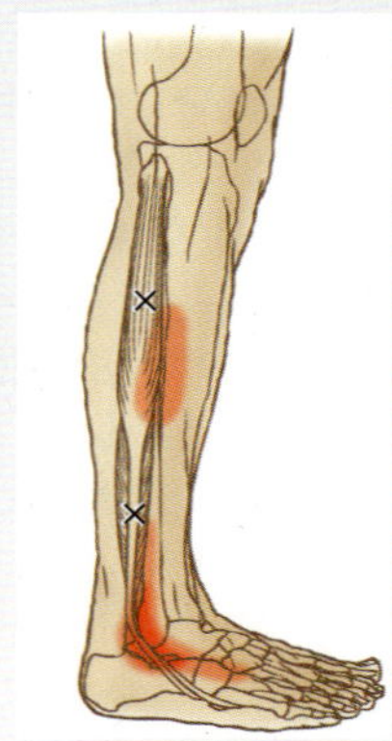

**그림 20-27.** 흔히 나타나는 긴종아리근과 짧은종아리근의 통증 유발점과 연관통 부위를 보여주는 가쪽 그림.

### 긴종아리근과 짧은종아리근의 스트레칭(Stretching the fibularis longus and fibularis brevis)

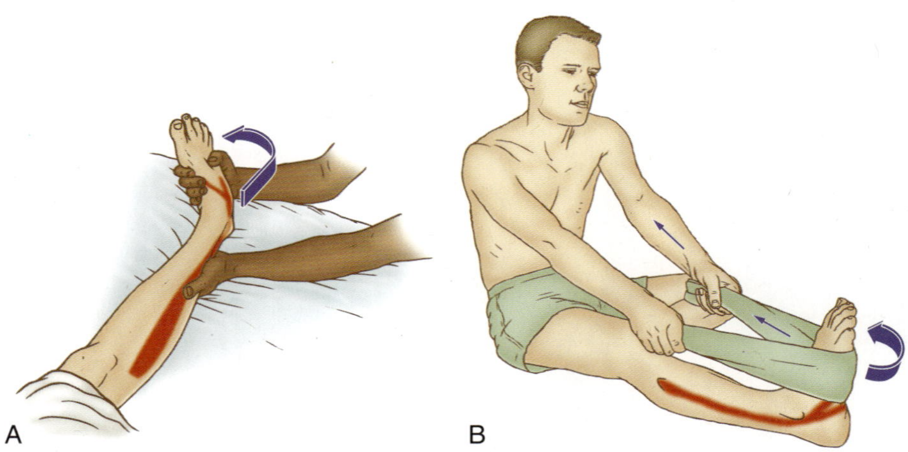


**그림 20-28.** 오른쪽 긴종아리근과 짧은종아리근의 스트레칭. 환자의 발을 안쪽번짐과 발등굽힘이 되도록 한다. **A,** 치료사 보조 스트레칭. 치료사는 환자의 다리를 안정화시키기 위해 다른 손을 사용한다. **B,** 자가 관리 스트레칭. 환자는 안쪽번짐과 발등굽힘이 되도록 수건으로 발을 당긴다.

## 장딴지근(비복근, Gastrocnemius) – 엎드린 자세(Prone) *(계속)*

### 부착 부위

- □ 넙다리뼈(대퇴골, femur)의 안쪽 및 가쪽 관절융기(condyle)의 뒷면에서 기시하여
- □ 발꿈치뼈(종골, calcaneus)의 뒷부분(발꿈치 힘줄을 통하여)까지 부착되어 있다.

### 작용

- □ 발목관절에서 발바닥을 굽힌다.
- □ 발목뼈관절에서 발을 안쪽으로 뒤집는다.
- □ 무릎관절에서 다리를 굽힌다.

#### 시작 자세(그림 20-30)

- 환자가 엎드린 자세에서 무릎관절을 완전히 또는 거의 완전히 편다.
- 치료사는 환자 옆에 선다.
- 촉진하는 손은 다리 뒤쪽 몸쪽에 놓는다.
- 보조하는 손은 발의 발바닥 면에 놓는다.

#### 촉진 과정

1. 환자에게 저항에 대항하여 발바닥굽힘을 하게 요청하고 장딴지근의 수축을 느낀다(그림 20-31A).
2. 다리 뒤쪽 몸쪽에서 장딴지근의 안쪽 및 가쪽 힘살을 촉진한다.
3. 다리의 중간 지점에서 장딴지근은 힘줄이 된다. 발꿈치힘줄(아킬레스힘줄, achilles tendon)을 통해 발꿈치뼈(종골, calcaneus)의 뒷면에 부착될 때까지 힘줄을 촉진한다(그림 20-31B).
4. 장딴지근을 확인하면 환자에게 근육을 이완시키게 하고 기초 긴장 상태를 평가한다.

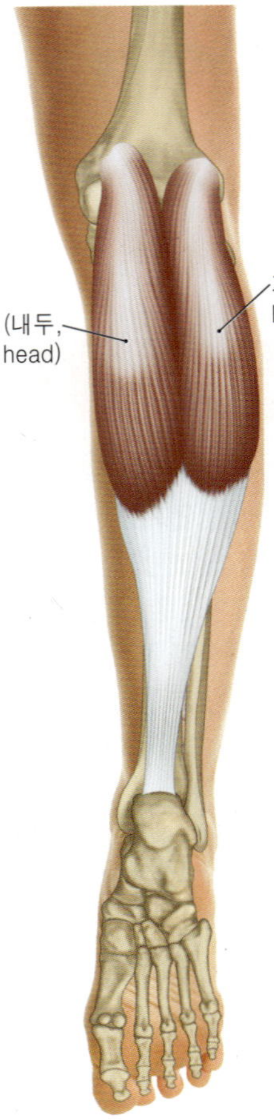


**그림 20-29.** 오른쪽 장딴지근의 뒤쪽 그림.

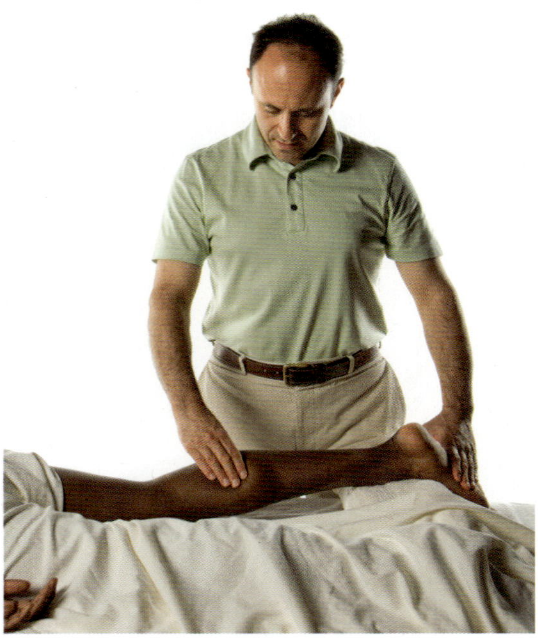

**그림 20-30.** 엎드린 자세에서 오른쪽 장딴지근의 촉진을 위한 시작 자세.

## 장딴지근(비복근, Gastrocnemius) – 엎드린 자세(Prone) *(계속)*

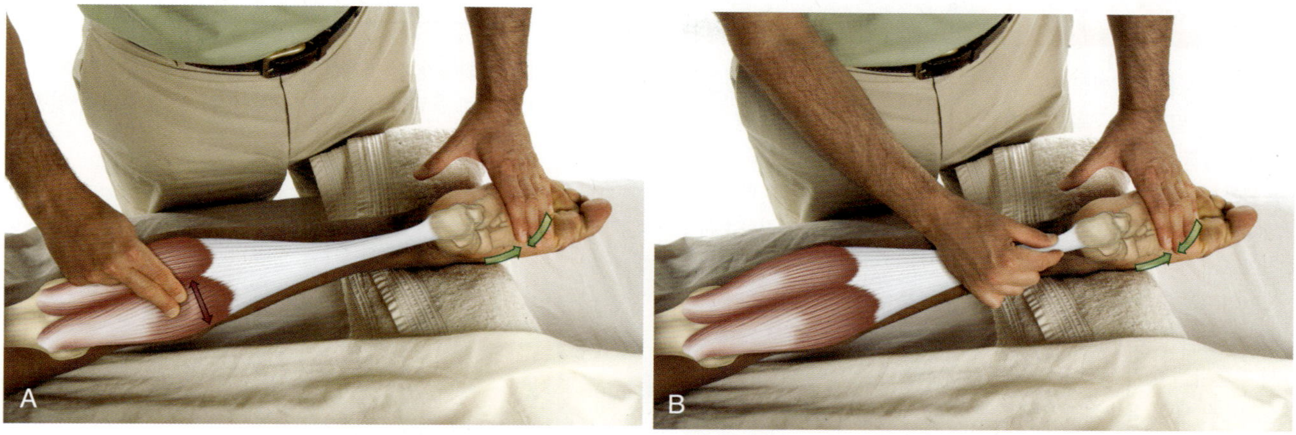

**그림 20–31.** 환자가 저항에 대항하여 발을 발바닥 쪽으로 굽히면 오른쪽 장딴지근을 촉진한다. **A,** 안쪽 힘살의 촉진. **B,** 발꿈치뼈의 위쪽에 있는 힘줄에 2개의 손가락을 두고 발꿈치힘줄을 촉진한다.

### 촉진 시 주의사항

1. 아킬레스힘줄로 알려진 발꿈치힘줄은 장딴지근과 가자미근의 먼쪽 부착 부위이다.
2. 넙다리뼈 관절융기(femoral condyle) 뒷면에 있는 장딴지근의 몸쪽 부착 부위를 촉진할 수 있다. 한 번에 하나씩 환자가 발바닥굽힘에 저항하면서(무릎관절을 편 상태에서) 교대로 수축 및 이완할 때 장딴지근의 힘살을 몸쪽으로 따라간다. 장딴지근의 가쪽 머리에 대한 넙다리두갈래근 먼쪽 힘줄의 안쪽과 장딴지근의 안쪽 머리에 대한 반힘줄모양근(semitendinosus)과 반막모양근(semimembranosus)의 가쪽을 확인한다(그림 20–32). 오금부위(슬와부위, popliteal region)를 확인하면, 뒤넙다리근(hamstring)을 느슨하게 하기 위해 환자의 무릎관절을 약 90°까지 수동으로 구부리고, 장딴지근의 두 머리에 부착된 넙다리뼈 관절융기를 촉진한다. 참고: 오금부위에 정강신경 및 온종아리신경, 오금동맥 및 정맥이 있으므로 오금부위를 촉진할 때는 주의해야 한다(그림 20–2 참조).
3. 장딴지근 가쪽 머리의 몸쪽 부착 부위를 장딴지빗근(plantaris)과 구분하는 것은 어려운데, 그 이유는 이 근육들이 서로 인접해 있고 동일한 관절 동작을 하기 때문이다(그림 20–35B 참조).

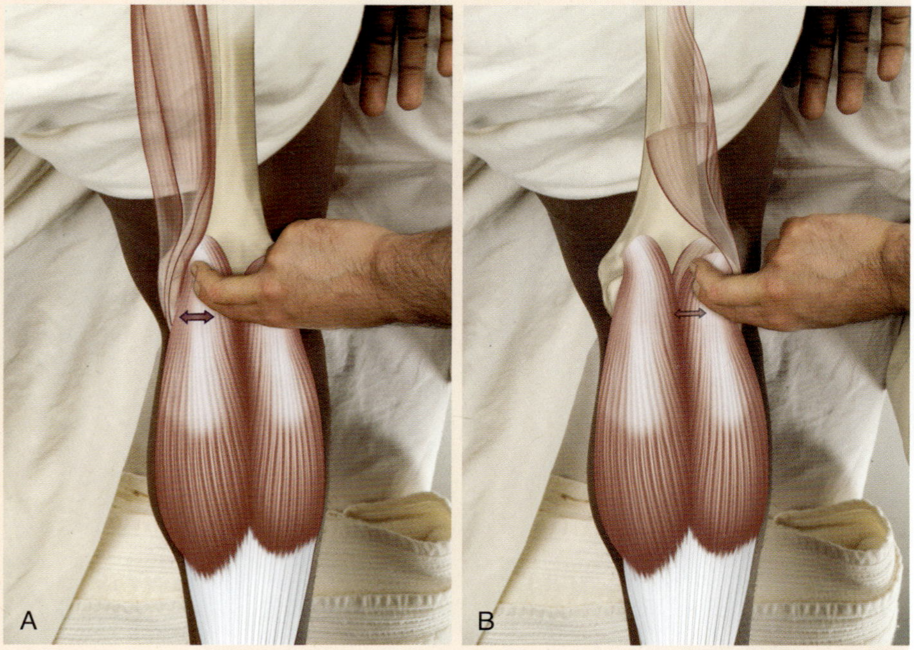

**그림 20–32.** 장딴지근의 몸쪽 부착 부위 촉진. **A,** 안쪽머리갈래(medial head). 반힘줄모양근과 반막모양근은 투명하게 보인다. **B,** 가쪽머리갈래(lateral head). 장딴지빗근은 명확히 표시되어 있고, 긴넙다리두갈래근의 긴머리 부분과 짧은머리 부분은 절단면으로 투명하게 나타나 있다.

## 장딴지근(비복근, Gastrocnemius) – 엎드린 자세(Prone) (계속)

### 통증 유발점(Trigger points)

1. 장딴지근의 통증 유발점은 근육의 급성 및 만성적인 과사용(예: 오르막 걷기/달리기), 근육의 장기간 단축(예: 굽 높은 구두 착용, 발바닥굽힘 자세로 취침, 가스 페달 위에 발바닥굽힘을 한 발을 두고 운전하기), 너무 낮은 좌석에서 자전거 타기, 근육의 떨림, 부동자세(예: 깁스 착용), 혈액순환을 수축시키는 꽉 조이는 양말 및 S1 신경의 압박 등에 의해 발생하거나 지속된다.
2. 장딴지근의 통증 유발점은 종아리 경련(calf cramp, 야간 경련 포함), 간헐성 절뚝거림(claudication), 발목관절의 발등굽힘 상태에서 무릎관절 펴기 동작의 장애 등을 초래한다.
3. 장딴지근 통증 유발점의 연관통은 가자미근, 장딴지빗근, 오금근, 뒤정강근, 긴발가락굽힘근, 뒤넙다리근 및 작은볼기근의 통증 유발점의 연관통과 구분하여야 한다.
4. 장딴지근의 통증 유발점은 종종 뒤분획증후군(posterior compartment syndrome), 깊은정맥혈전증(deep vein thrombosis), S1 신경의 압박, 성장통으로 오진될 수 있다.
5. 연관된 통증 유발점은 대개 가자미근, 뒤넙다리근, 긴발가락폄근, 긴엄지폄근 및 작은볼기근에서 나타난다.

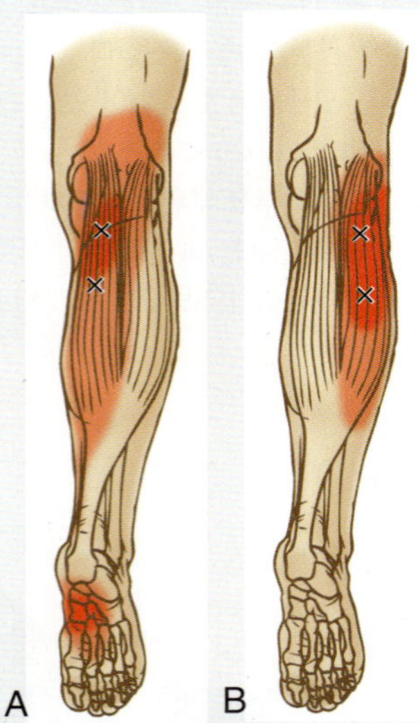


**그림 20-33.** 장딴지근의 흔한 통증 유발점 뒤쪽 그림과 이에 대응하는 전이 지역. **A**, 안쪽머리갈래. **B**, 가쪽머리갈래.

### 대안 촉진 자세 – 선 자세

장딴지근은 환자가 선 자세에서 쉽게 촉진될 수 있다. 환자에게 발가락을 위로 올리라고 요청하면 장딴지근이 수축하여 일반적으로 그 윤곽이 보이게 된다.

### 촉진 시 핵심 포인트

무릎관절을 편 상태로 발의 발바닥굽힘에 저항한다.

# 장딴지근(비복근, Gastrocnemius) – 엎드린 자세(Prone) *(계속)*

## 장딴지근의 스트레칭(Stretching the gastrocnemius)

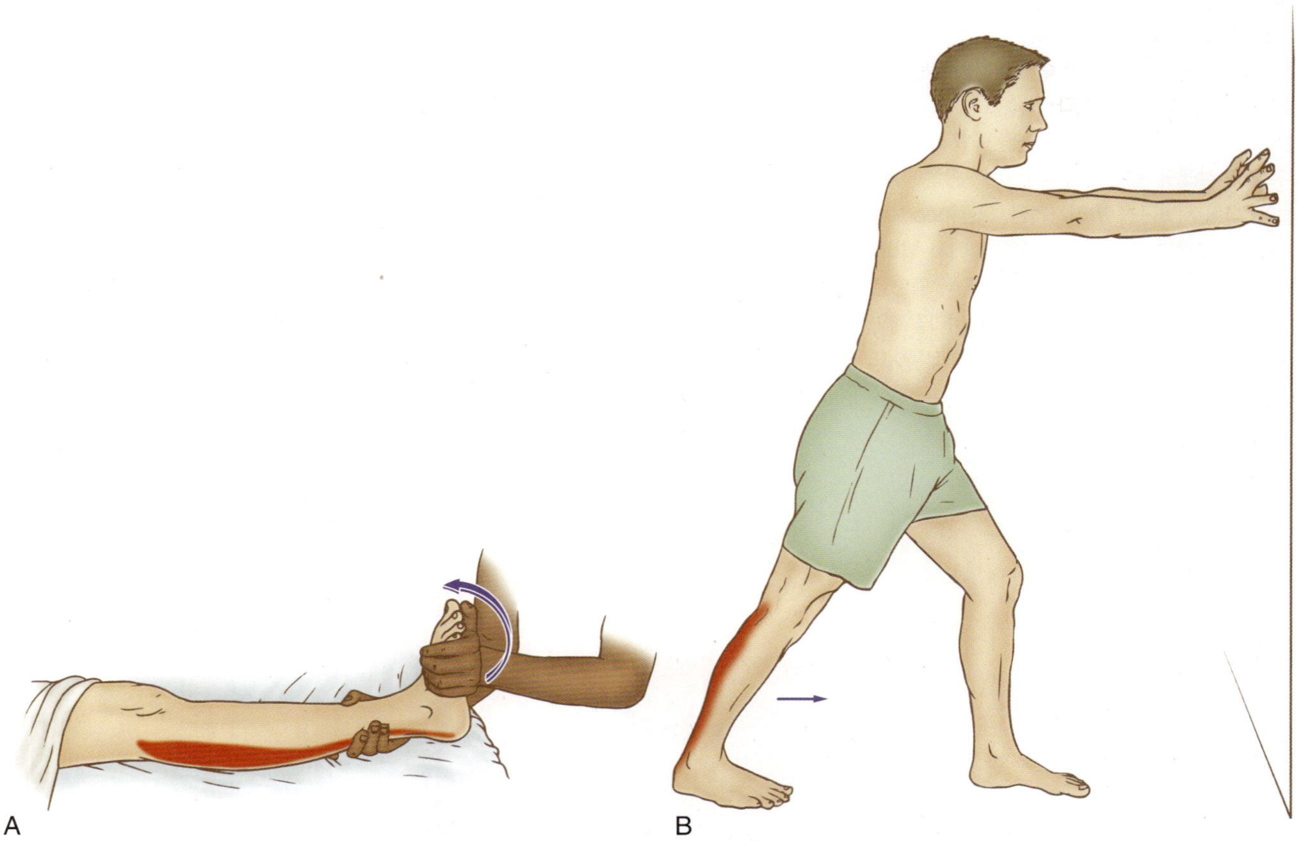


**그림 20-34.** 오른쪽 장딴지근의 스트레칭. 환자는 무릎을 펴고 발목관절을 발등굽힘한다(무릎이 구부러지면 가자미근이 스트레칭된다). **A,** 치료사 보조 스트레칭. 치료사는 다른 손으로 환자의 다리를 안정화시킨다. **B,** 자가 관리 스트레칭. 이때 발뒤꿈치는 땅에 붙이는 것이 중요하다.

## 장딴지근(비복근, Gastrocnemius) – 엎드린 자세(Prone)

### 인접 근육(Detour)

**장딴지빗근(족척근, plantaris)**

장딴지빗근은 넙다리뼈 가쪽 관절융기에서 기시하여 발꿈치뼈에 부착되어 있는 작은 근육이다(그림 20-35A). 장딴지빗근은 매우 짧은 힘살과 예외적으로 긴 먼쪽 힘줄을 가지고 있다. 그 힘살은 장딴지근 가쪽머리갈래의 몸쪽 부착 부위 바로 안쪽에 위치한다(그림 20-32B 참조). 장딴지빗근을 촉진하려면, 오금(popliteal fossa) 중앙에서 부드럽게 촉진하기 시작하여 발목관절에서 발바닥굽힘 동작 시 수축되는 근육섬유가 만져질 때까지 조금씩 옆으로 움직인다(그림 20-35B). 장딴지빗근은 장딴지근의 가쪽머리갈래와 구분하기 어려울 수 있다. 이 두 근육이 동일한 작용을 하기 때문이다. 장딴지근을 스트레칭하면 장딴지빗근도 스트레칭된다.

참고: 장딴지빗근의 통증 유발점은 발의 발등굽힘 동작의 마지막 단계에서 통증을 유발한다. 장딴지빗근의 통증 유발점은 종종 장딴지근의 통증 유발점과 연관된다(그림 20-35C).

**촉진 시 핵심 포인트**

장딴지근의 가쪽머리갈래가 부착된 안쪽을 촉진한다.

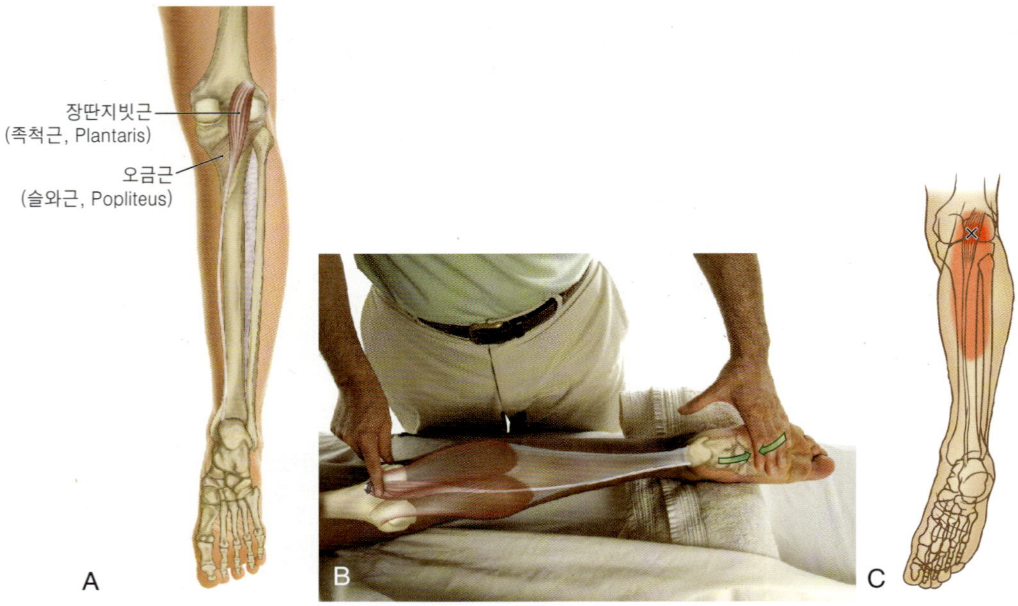


**그림 20-35.** 오른쪽 장딴지빗근의 그림. **A,** 장딴지빗근의 뒤쪽 그림. 오금근은 투명하게 나타나 있다. **B,** 오금근의 촉진. **C,** 장딴지빗근 통증 유발점의 뒤쪽 그림과 그에 대응하는 전이 지역.

## 가자미근(Soleus) – 엎드린 자세(Prone) *(계속)*

### 부착 부위

- 종아리뼈 뒤쪽의 머리와 몸쪽 1/2과 정강뼈 뒤쪽의 가자미근선(soleal line)에서 기시하여
- 발꿈치뼈의 뒷면까지(발꿈치힘줄을 통하여) 부착되어 있다.

### 작용

- 발목관절에서 발바닥굽힘을 한다.
- 발목뼈관절에서 발을 안쪽으로 뒤집는다.

#### 시작 자세(그림 20–37)

- 무릎관절을 약 90° 굽힌 채로 환자는 엎드린 자세를 취한다.
- 치료사는 환자의 옆에 선다.
- 촉진하는 손은 뒷다리 몸쪽(무릎 근처)에 놓는다.
- 보조하는 손은 발바닥을 잡는다.

#### 촉진 과정

1. 환자에게 부드러운 저항에 대항하여 발바닥굽힘하라고 요청하고, 장딴지근에 깊숙이 있는 가자미근의 수축을 느낀다(그림 20–38A).
2. 가자미근의 몸쪽 부착 부위를 촉진하고, 발꿈치힘줄(achilles tendon)을 통해 발꿈치뼈의 뒤쪽에 있는 먼쪽 부착 부위를 촉진한다.
3. 가자미근은 다리 뒤에서 보면 장딴지근보다 깊은 위치에 있고, 가쪽에서 보면 얕은 표면에 있어 쉽게 촉진할 수 있다(그림 20–38B). 참고: 가자미근의 일부가 다리 몸쪽의 안쪽에서는 표면적으로 있어 쉽게 촉진할 수 있다(그림 20–4A 참조).
4. 일단 가자미근을 확인하면, 환자에게 근육을 이완시키게 하고 기초 긴장 상태를 평가하기 위해 촉진한다.

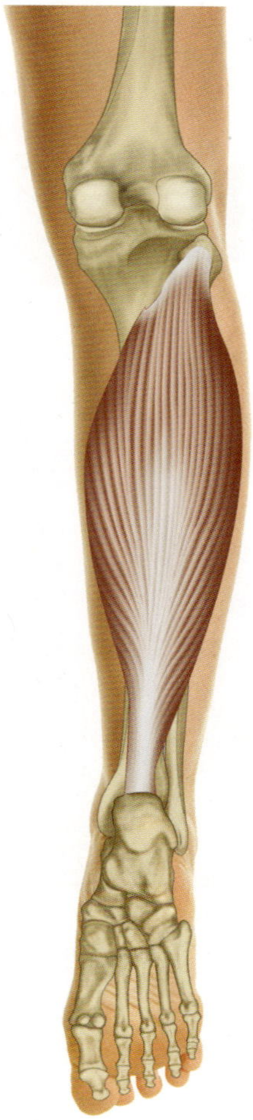

**그림 20–36.** 오른쪽 가자미근의 뒤쪽 그림.

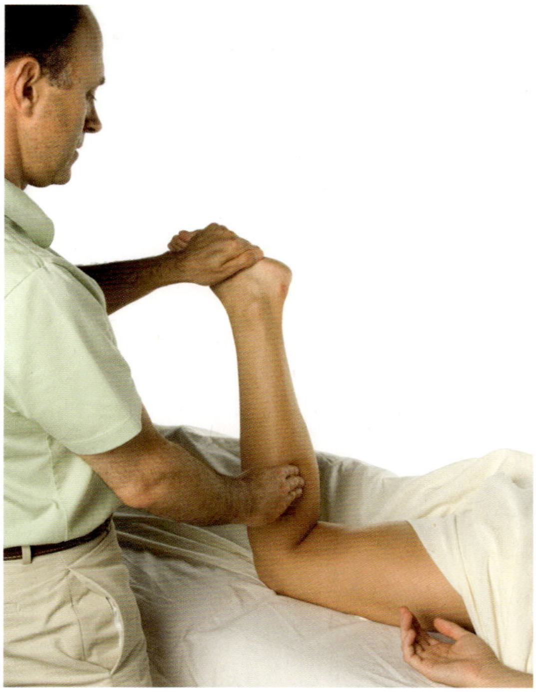

**그림 20–37.** 엎드린 자세에서 오른쪽 가자미근을 촉진하는 시작 자세.

## 가자미근(Soleus) – 엎드린 자세(Prone) *(계속)*

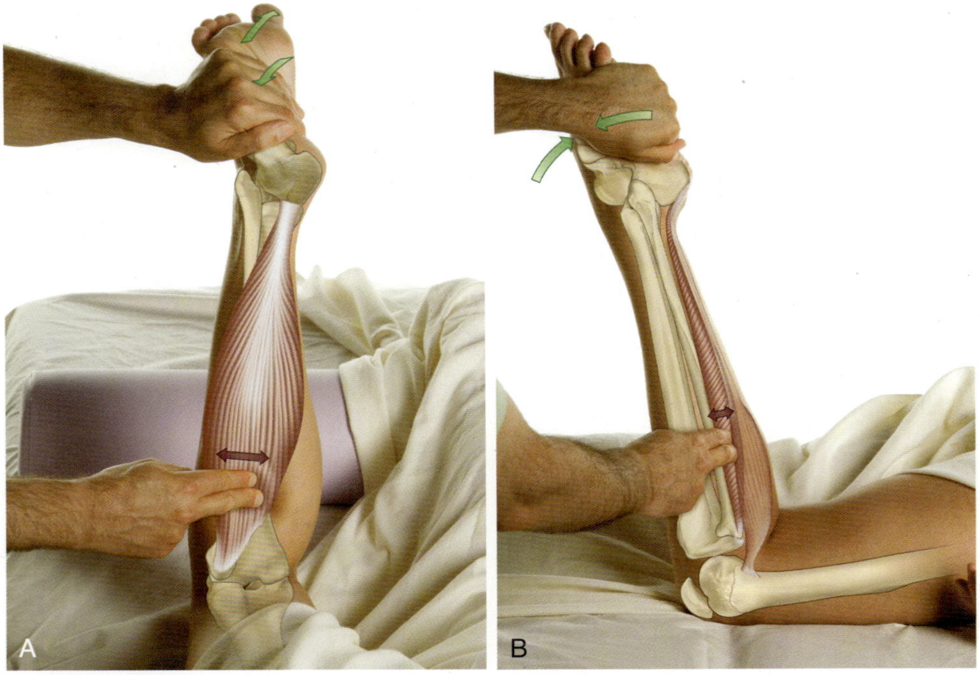


**그림 20-38.** 무릎관절을 구부리고 가벼운 저항이 있을 때까지 발바닥굽힘 상태에서 오른쪽 가자미근을 촉진한다. **A,** 장딴지근을 통하여 뒤쪽면을 촉진한다. **B,** 표면에 있는 가자미근의 가쪽면을 촉진한다.

### 촉진 시 주의사항

1. 아킬레스힘줄로 알려진 발꿈치힘줄은 장딴지근과 가자미근의 공동 먼쪽 부착 부위이다.
2. 무릎관절에서 환자의 다리를 굽히고 가자미근을 촉진하는 이유는 이 자세가 장딴지근을 느슨하게 하고 수축하는 것을 억제하기 때문이다(단축된 근육의 능동 부전의 원칙을 통해). 만약 장딴지근이 억제되면 가자미근은 장딴지근을 통하여 촉진할 수 있다(가자미근은 안쪽과 가쪽에서 표면에 가깝게 있으므로). 참고: 환자의 발바닥굽힘에 너무 많은 저항을 제공하지 않는다. 그렇지 않으면 장딴지근의 억제가 무시되고 수축하여 이를 통해 가자미근을 촉진하는 능력을 차단한다.

### 촉진 시 핵심 포인트

무릎관절을 굽힌 상태로 발바닥굽힘 동작에 대해 부드럽게 저항한다.

## 가자미근(Soleus) – 엎드린 자세(Prone)

### 통증 유발점(Trigger points)

1. 가자미근의 통증 유발점은 종종 근육의 급성 및 만성적인 과사용(예: 오르막 걷기/달리기), 근육의 장기간 단축(예: 굽 높은 구두 착용, 발바닥굽힘 자세로 취침, 가스 페달 위에 발바닥굽힘을 한 발을 올려놓고 운전하기), 외상, 근육의 떨림에 의해 발생하거나 지속된다.
2. 가자미근의 통증 유발점은 발목관절 발등굽힘의 장애, 보행 시의 통증(특히 오르막길이나 계단), 정강신경과 연관된 혈관들의 포착, 체중부하 시 발뒤꿈치 통증 및 발과 발목의 부종을 유발한다.
3. 가자미근 통증 유발점의 연관통은 장딴지근, 장딴지빗근, 뒤정강근, 긴발가락굽힘근, 뒤넙다리근 및 작은볼기근, 넙다리네모근 및 엄지벌림근의 통증 유발점과 구분하여야 한다.
4. 가자미근의 통증 유발점은 종종 뒤분획증후군(posterior compartment syndrome), 뒤정강이 부목(posterior shin splints), 성장통, 아킬레스힘줄염(Achilles tendinitis), 베이커낭종(Baker's cyst), 깊은정맥혈전증(deep vein thrombosis), S1 신경 압박, 간헐적 절뚝거림(claudication), 발바닥근막염(plantar fasciitis), 발뒤꿈치 돌기(heel spur)로 오진될 수 있다.
5. 연관된 통증 유발점은 장딴지근, 뒤정강근, 긴발가락굽힘근, 긴엄지굽힘근과 작은볼기근에서 발생한다.

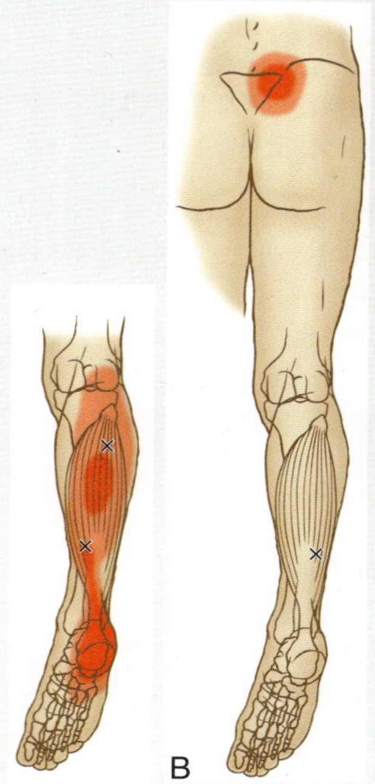


**그림 20-39.** 가자미근의 흔한 통증 유발점의 뒤쪽 그림과 그에 대응하는 전이 지역.

### 가자미근의 스트레칭(Stretching the soleus)

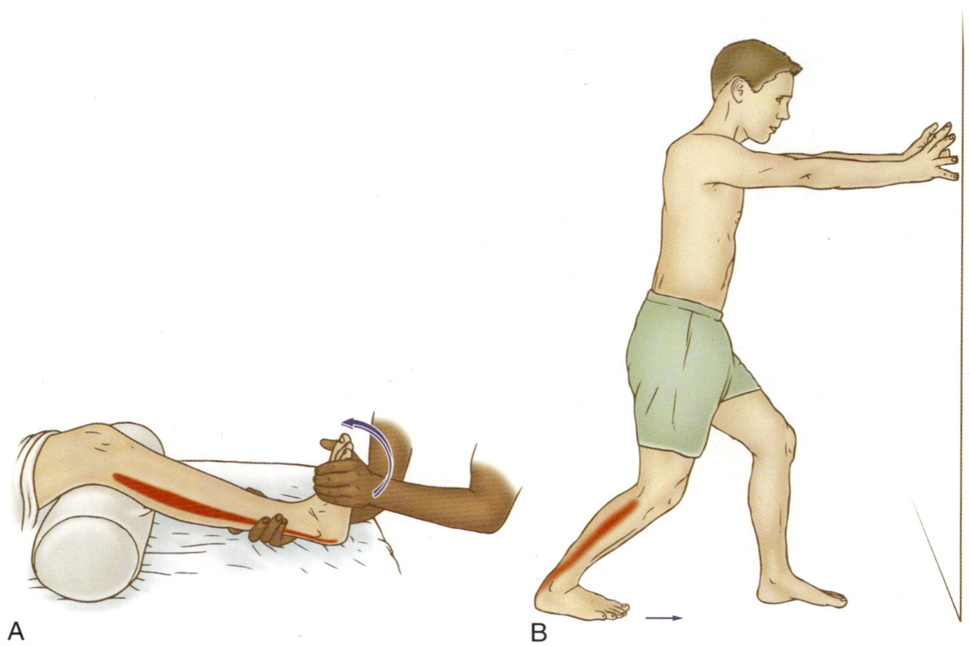


**그림 20-40.** 오른쪽 가자미근의 스트레칭. 환자는 무릎을 구부리고 발목관절에서 발등굽힘한다(만약 무릎관절이 펴 있으면 장딴지근은 더 많이 스트레칭된다). **A**, 치료사 보조 스트레칭. 롤을 받치고 무릎을 굽힌다. 치료사는 다른 손으로 환자의 다리를 안정화시킨다. **B**, 자가 관리 스트레칭. 이때 발뒤꿈치는 바닥에 닿는 것이 중요하다.

## 오금근(슬와근, Popliteus) – 엎드린 자세(Prone) *(계속)*

### 부착 부위

□ 넙다리뼈 가쪽 관절융기(condyle)의 가쪽에서 기시하여
□ 정강뼈 뒤쪽 몸쪽의 안쪽에 부착되어 있다.

### 작용

□ 무릎관절에서 다리를 안쪽으로 돌린다.
□ 무릎관절에서 다리를 굽힌다.

#### 시작 자세(그림 20-42)

- 환자는 엎드린 자세를 취하고 무릎관절에서 다리를 90°로 굽힌다.
- 치료사는 환자의 옆에 선다.
- 촉진하는 손가락으로 정강뼈 몸쪽 안쪽 경계의 뒷면을 감싸 쥐듯이 잡는다.
- 만약 저항이 있으면, 보조하는 손을 다리의 발목 부위(발목관절 바로 위)에 놓는다.

#### 촉진 과정

1. 촉진하는 손가락으로 정강뼈를 누르듯이 감싸 안고, 환자에게 무릎관절에서 다리를 안쪽돌림하게 요청하여 오금근의 수축을 느낀다. 이때 필요하면 보조하는 손으로 저항을 줄 수 있다(그림 20-43).
2. 오금근의 정강뼈 부착 부위가 느껴지면, 환자가 무릎관절에서 다리를 안쪽돌림하여 오금근을 교대로 수축 및 이완하는 동안 장딴지근을 통해 오금근을 몸쪽 부착 방향으로 계속 촉진한다.
3. 일단 오금근을 확인하면, 환자에게 근육을 이완시키게 하고 기초 긴장 상태를 평가하기 위해 촉진한다.

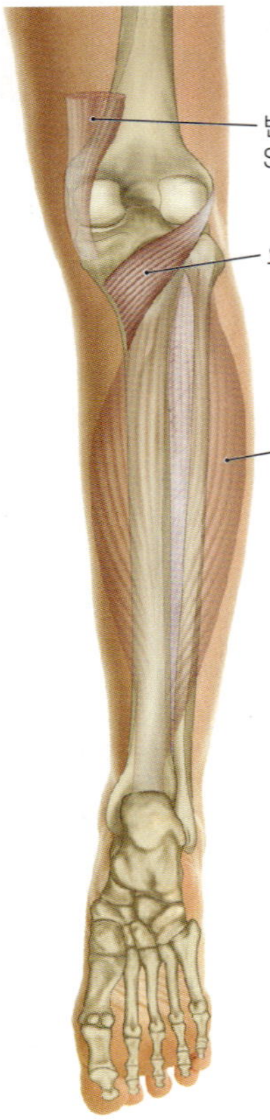


**그림 20-41.** 오른쪽 오금근의 뒤쪽 그림. 가자미근과 반막모양근의 아래쪽 힘줄 절단면은 투명하게 보인다.

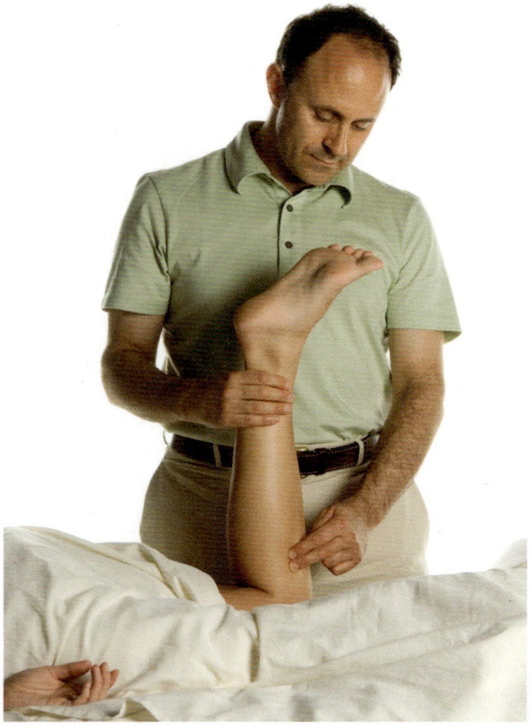

**그림 20-42.** 엎드린 자세에서 오른쪽 오금근을 촉진하는 시작 자세.

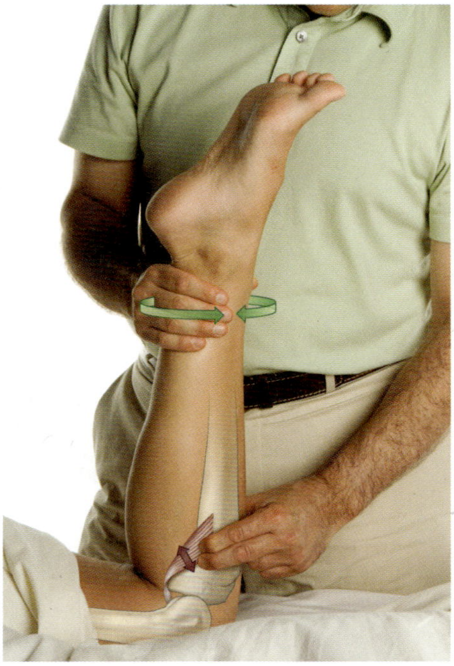

**그림 20-43.** 환자의 굽힌 다리를 안쪽으로 저항이 있을 때까지 돌림시키고 오금근의 정강뼈 부착 부위를 촉진한다.

## 오금근(슬와근, Popliteus) – 엎드린 자세(Prone) *(계속)*

### 촉진 시 주의사항

1. 많은 사람들이 무릎관절에서 다리의 안쪽돌림을 분리하여 수행하는 데 어려움을 느낀다. 환자가 이를 수행하는 것을 돕기 위해 실제 촉진하기 전에 환자의 다리를 안쪽돌림하도록 하고, 환자가 이 움직임이 어떤 느낌인지 감지할 수 있도록 한다. 그런 다음 환자에게 동작을 한 번 수행하여 연습하도록 요청한다. 이렇게 하면 촉진 과정이 실제로 수행될 때 이 관절운동을 더 쉽게 수행할 수 있다. 환자가 앉은 자세를 취했을 때 무릎관절에서 다리의 안쪽돌림을 수행하는 것이 더 쉽다(그림 20–44).
2. 오금근 힘살의 대부분이 장딴지근보다 깊게 위치한다. 장딴지근을 통해 오금근의 힘살을 촉진할 때, 시각적 감각이 산만해지지 않도록 눈을 감고, 촉진하는 손가락으로 매우 가볍게 누르는 것이 도움이 될 수 있다. 무릎관절에서 저항이 있든 없든 다리를 안쪽돌림시킬 때 오금근의 경미한 수축을 느낀다. 넙다리뼈의 몸쪽 부착을 향해 오금근을 계속 촉진한다. 특정 지점에서 몸쪽 부착 부위가 무릎의 관절강으로 들어가면 더 이상 촉진되지 않는다.
3. 가쪽 넙다리뼈 관절융기에 있는 오금근의 몸쪽 부착 부위를 촉진할 수 있다. 가쪽 넙다리뼈 관절융기의 가쪽(종아리뼈 가쪽 인대 바로 뒤쪽)을 촉진하고, 환자에게 무릎관절에서 다리를 안쪽돌림하는 것에 저항하게 한다. 오금근의 몸쪽 힘줄이 당겨져서 긴장되는 것을 느낄 수 있다(그림 20–45).

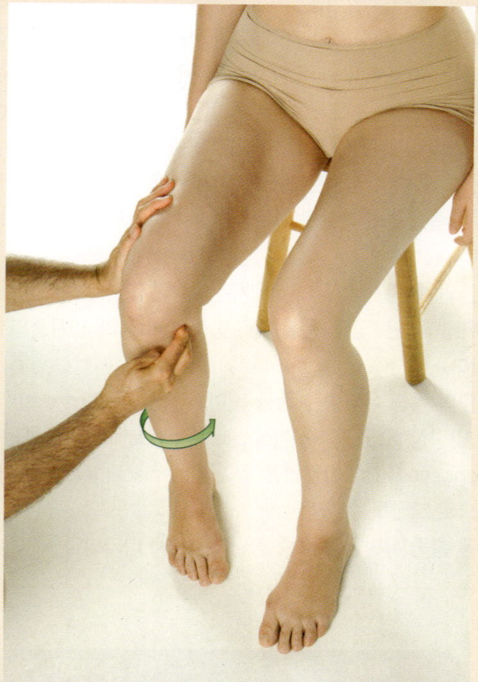

**그림 20–44.** 환자가 앉은 자세에서 발을 바닥에 붙이고 무릎관절에서 다리를 안쪽돌림하면 오금근을 쉽게 촉진할 수 있다. 환자가 엎드린 자세에서도 앉은 자세와 같은 순서로 오금근을 촉진한다.

### 대안 촉진 자세 – 앉은 자세

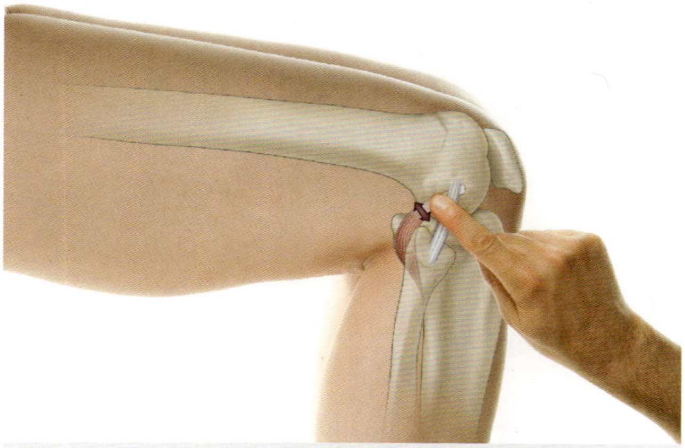

**그림 20–45.** 넙다리뼈 가쪽 관절융기 부위에 부착된 오금근을 촉진한다.

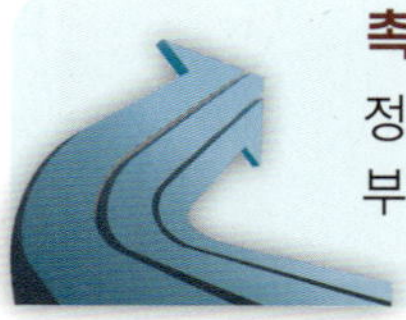

### 촉진 시 핵심 포인트

정강뼈 몸쪽의 안쪽 주위를 손가락으로 구부려 감싼다.

# 오금근(슬와근, Popliteus) – 엎드린 자세(Prone)

## 통증 유발점(Trigger points)

1. 오금근의 통증 유발점은 종종 근육의 급성 및 만성적인 과사용(예: 내리막길 달리기 또는 스키 타고 내려오기, 무릎을 반굽힘 상태로 나무를 심거나 자르기), 과도한 목말밑관절(거골하관절, subtalar joint)의 엎침, 굽 높은 신발 착용 및 찢어진 뒤십자인대(posterior cruciate ligament)로 인해 발생하거나 지속된다.
2. 오금근의 통증 유발점은 웅크린 자세, 내리막길이나 계단에서 걷기/뛰기, 무릎관절의 감소된 가쪽돌림이나 폄에서 뒤쪽 무릎 통증을 유발한다.
3. 오금근의 통증 유발점의 연관통은 장딴지근, 가자미근, 장딴지빗근, 뒤넙다리근 및 작은볼기근 통증 유발점의 연관통과 구분되어야 한다.
4. 오금근의 통증 유발점은 종종 베이커 낭종(Baker's cyst), 무릎관절의 불안정성, 오금근힘줄염(popliteus tendinitis)/힘줄윤활막염(건초염, tenosynovitis), 반달연골 찢어짐(meniscal tear), 찢어진 장딴지빗근으로 오진될 수 있다.
5. 연관된 통증 유발점은 종종 장딴지근에서 나타난다.

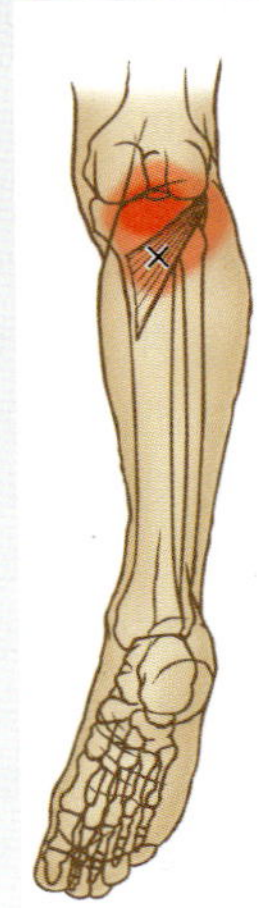

**그림 20-46.** 오금근의 흔한 통증 유발점을 보여 주는 뒤안쪽 그림과 대응하는 전이 지역.

## 오금근의 스트레칭(Stretching the popliteus)

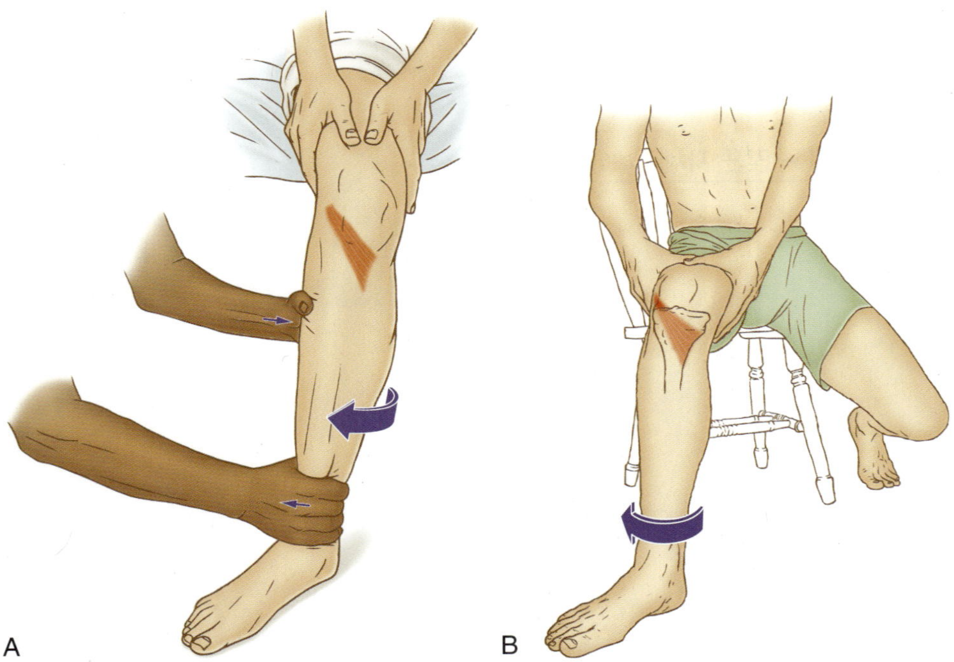

**그림 20-47.** 오른쪽 오금근의 스트레칭. 환자의 다리를 무릎관절에서 가쪽돌림한다. 무릎관절은 완전히 편 상태에서 정확하게 45° 굽힌다. 치료사는 손으로 환자의 허벅지를 안정화시킨다. **A,** 치료사 보조 스트레칭. 치료사는 양손으로 환자의 다리를 가쪽돌림한다. **B,** 자가 관리 스트레칭.

20

## 뒤정강근(후경골근, Tibialis posterior; TP), 긴발가락굽힘근(장지굴근, Flexor digitorum longus; FDL)과 긴엄지굽힘근(장무지굴근, Flexor hallucis longus; FHL) – 엎드린 자세(Prone) *(계속)*

**'톰, 딕, 해리 근육들(Tom, Dick, and Harry muscles)'[뒤정강근(후경골근, Tibialis posterior)=Tom; 긴발가락굽힘근(장지굴근, Flexor digitorum longus)=Dick; 긴엄지굽힘근(장무지굴근, Flexor hallucis longus)=Harry]**

### 부착 부위

**뒤정강근**

- □ 뒤정강뼈와 종아리뼈의 몸쪽 2/3 부분에서 기시하여
- □ 발의 바닥면(둘째~넷째 발허리뼈와 목말뼈를 제외한 모든 발목뼈)에 부착한다.

**긴발가락굽힘근**

- □ 뒤정강뼈의 중간 1/3에서 기시하여
- □ 둘째~다섯째 발가락 끝마디뼈의 바닥면에 부착한다.

**긴엄지굽힘근**

- □ 뒤종아리뼈의 먼쪽 2/3에서 기시하여
- □ 엄지발가락 끝마디뼈의 바닥면에 부착한다.

### 작용

**뒤정강근**

- □ 발목뼈관절에서 발을 안쪽번짐한다.
- □ 발목관절에서 발바닥굽힘을 한다.

**긴발가락굽힘근**

- □ 발허리발가락관절과 발가락뼈사이관절에서 둘째~다섯째 발가락을 굽힌다.
- □ 발목뼈관절에서 발을 안쪽번짐한다.
- □ 발목관절에서 발바닥굽힘을 한다.

**긴엄지굽힘근**

- □ 발허리발가락관절과 발가락뼈사이관절에서 엄지발가락을 굽힌다.
- □ 발목뼈관절에서 발을 안쪽번짐한다.
- □ 발목관절에서 발바닥굽힘을 한다.

**시작 자세(그림 20-49A)**

- 환자가 엎드린 자세를 취하면 발목 아래에 동그란 받침을 댄다.
- 치료사는 환자의 반대쪽에 서거나 앉는다.
- 촉진하는 손가락은 정강뼈의 안쪽복사뼈 바로 뒤쪽 및 아래에 놓지만, 뒤정강근 힘줄이 보이는 데까지만 촉진한다.
- 저항이 필요한 경우 보조하는 손을 발 위에 놓는다.

**촉진 과정**

- 참고: 3개의 근육(Tom, Dick, Harry 근육)은 다리 안쪽 부위의 말단에서 얕은 부위에 위치하여 촉진할 수 있다. 세 근육 중 긴발가락굽힘근이 가장 많이 노출된다. 뒤정강근과 긴발가락굽힘근의 힘줄은 일반적으로 만져질 수 있으며 때때로 정강뼈 안쪽복사뼈의 바로 뒤쪽 및 말단에서 볼 수 있다(그림 20-49B).

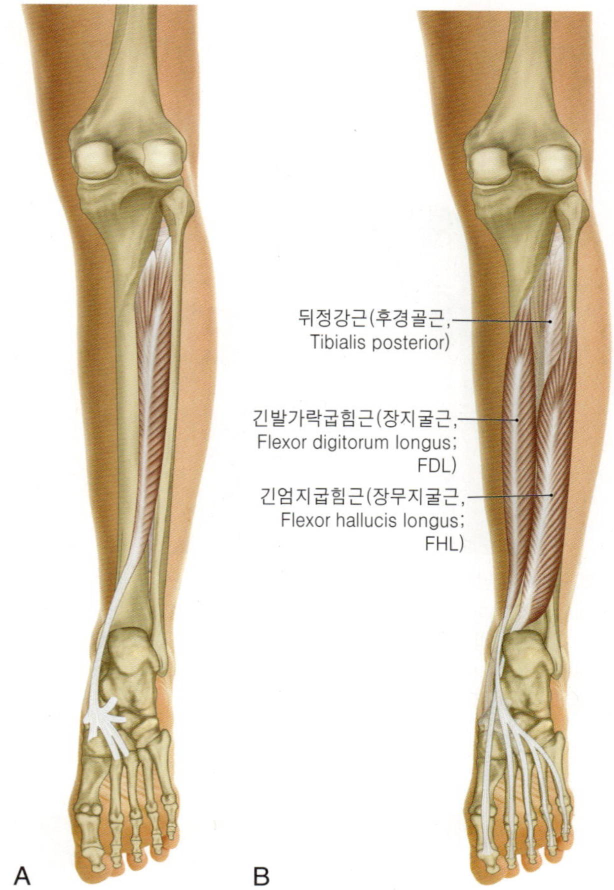


**그림 20-48.** 오른쪽 Tom, Dick, Harry 근육의 뒤쪽 그림. **A,** 뒤정강근(Tom). **B,** 긴발가락굽힘근(Dick)과 긴엄지굽힘근(Harry). 뒤정강근은 투명하게 표시되어 있다.

### 뒤정강근(후경골근, Tibialis posterior; TP)

1. 환자에게 발목관절에서 발을 발바닥굽힘하고 발목뼈관절에서 발을 안쪽번짐하도록 요청한 다음, 먼쪽 정강뼈바닥 바로 뒤쪽과 정강뼈 안쪽복사뼈의 바로 뒤쪽 아래인 다리 안쪽의 말단에서 뒤정강근의 힘줄을 찾는다. 힘줄을 꺼내어 촉진하기 위해 필요하다면 보조하는 손으로 저항을 추가할 수 있다(그림 20-50A).
2. 뒤정강근의 위치를 확인하면, 환자가 근육을 번갈아 수축 및 이완할 때 힘줄을 가로질러 수직으로 두드리면서 뒤정강근의 먼쪽 힘줄을 촉진한다. 가능한 한 멀리 몸쪽 및 먼쪽으로 촉진한다. 참고: 뒤정강근의 힘줄은 3개의 근육 중 안쪽복사뼈에 가장 가깝게 위치한다(그림 20-50B).
3. 뒤정강근의 힘살은 다리 뒤쪽 부위에 매우 깊숙이 위치하여 만져 보고 식별하기가 매우 어려울 수 있다. 힘살을 촉진하려면 다리 뒤쪽 정중선을 부드럽게 누르고, 환자에게 발을 안쪽번짐하도록 요청하여 수축을 느껴 본다(그림 20-50C).
4. 뒤정강근의 위치를 확인하면 환자에게 근육을 이완시키게 하고 기초 긴장 상태를 촉진하여 평가한다.

20

## 뒤정강근(후경골근, Tibialis posterior; TP), 긴발가락굽힘근(장지굴근, Flexor digitorum longus; FDL)과 긴엄지굽힘근(장무지굴근, Flexor hallucis longus; FHL) – 엎드린 자세(Prone) *(계속)*

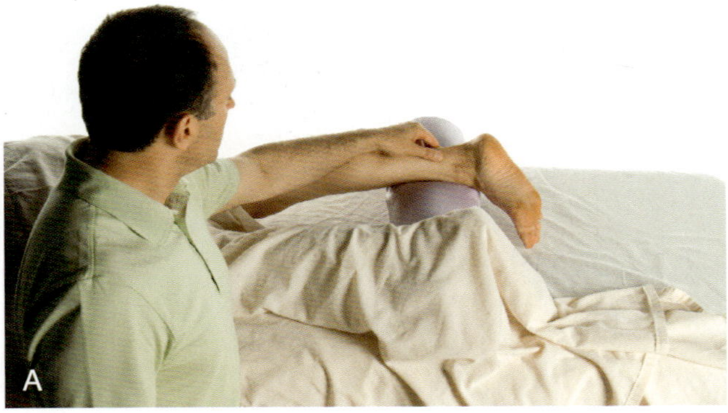


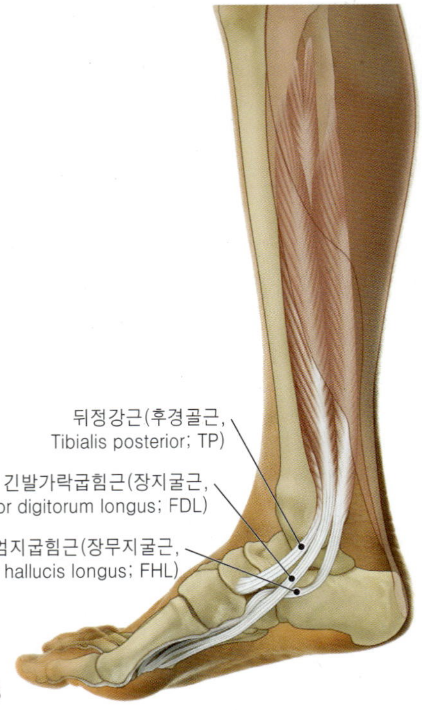


**그림 20–49.** **A,** 엎드린 자세에서 Tom, Dick, Harry 근육 촉진을 위한 시작 자세. 처음에는 힘줄을 눈으로 확인한다. **B,** 안쪽복사뼈 근처에서 3개 근육의 먼쪽 힘줄을 나타낸 그림. 장딴지근과 가자미근은 투명하게 나타나 있다. Tom: 뒤정강근(후경골근, tibialis posterior; TP), Dick: 긴발가락굽힘근(장지굴근, flexor digitorum longus; FDL), Harry: 긴엄지굽힘근(장무지굴근, flexor hallucis longus; FHL).

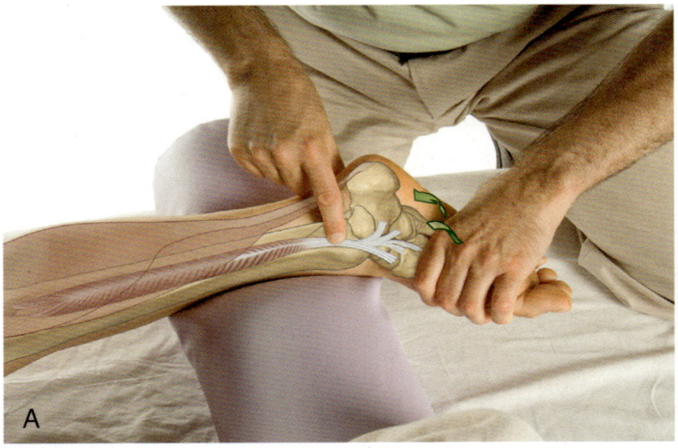


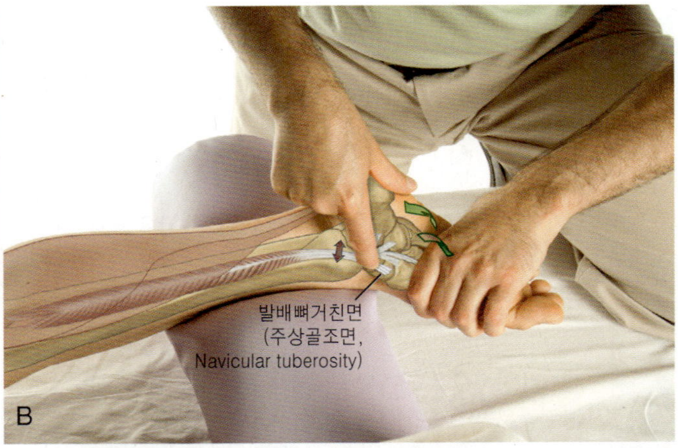


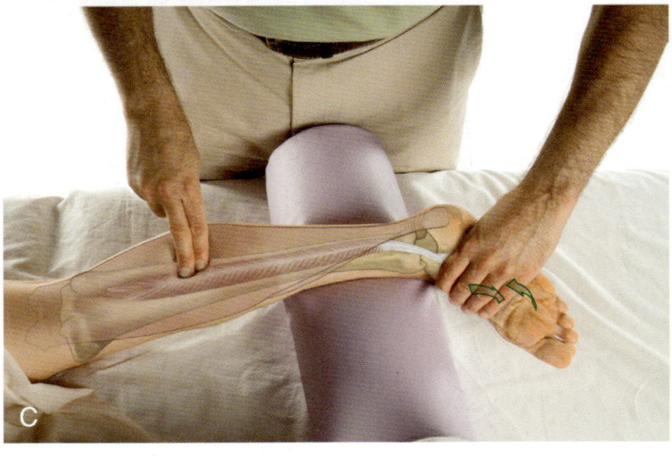


**그림 20–50.** 환자의 발을 저항이 있을 때까지 발바닥굽힘한 상태에서 안쪽으로 뒤집고, 뒤정강근을 촉진한다. **A,** 안쪽복사뼈와 발배뼈거친면(navicular tuberosity) 근처에서 뒤정강근의 발목 쪽 힘줄을 관찰한다. **B,** 발목 쪽 힘줄을 따라서 가볍게 두드린다. **C,** 다리 중간 부위에서 장딴지근과 가자미근의 깊은 쪽에 있는 뒤정강근 힘살을 촉진한다. 참고: 장딴지근과 가자미근은 3개의 그림에서 투명하게 그려져 있다.

# 뒤정강근(후경골근, Tibialis posterior; TP), 긴발가락굽힘근(장지굴근, Flexor digitorum longus; FDL)과 긴엄지굽힘근(장무지굴근, Flexor hallucis longus; FHL) – 엎드린 자세(Prone) *(계속)*

## 긴발가락굽힘근(장지굴근, Flexor digitorum longus; FDL)

5. 긴발가락굽힘근(FDL)의 힘살 부분은 가자미근과 정강뼈몸통 사이 다리 안쪽의 말단에서 표재성으로 위치해 있다. 환자에게 둘째~다섯째 발가락을 구부리도록 요청하고 긴발가락굽힘근의 수축을 느껴 본다(그림 20-51A). 필요하다면 보조하는 손의 손가락으로 저항을 추가할 수 있다.
6. 긴발가락굽힘근을 찾은 다음, 환자가 근육을 수축 및 이완할 때 섬유에 수직으로 두드리면서 가능한 한 멀리 몸쪽 및 먼쪽으로 따라간다.
7. 안쪽복사뼈 부위에서 긴발가락굽힘근의 먼쪽 힘줄은 일반적으로 만져질 수 있으며 때로는 안쪽복사뼈의 뒤쪽 및 아래에서 볼 수 있다(그림 20-51B). 그것은 뒤정강근의 먼쪽 힘줄보다 안쪽복사뼈에서 약간 더 멀리 위치한다.
8. 발바닥에서 긴발가락굽힘근의 힘줄은 상당히 얕은 부위에 위치하고, 환자가 발허리발가락관절과 발가락뼈사이관절에서 둘째~다섯째 발가락을 구부려 긴발가락굽힘근을 교대로 수축 및 이완하면 일반적으로 촉진될 수 있다(그림 20-51C). (참고: 일부 환자는 엄지발가락에서 둘째~다섯째 발가락을 따로 분리하여 굽히는 데 어려움을 겪는다.) 긴발가락굽힘근 힘줄과 인접한 근육 및 연부조직에 대한 경계를 정확히 구분하는 것은 어려울 수 있다. 이 힘줄을 발가락까지 따라가면서 촉진해 본다.
9. 긴발가락굽힘근의 힘살은 다리의 뒤쪽 구획 깊숙이 위치하여 촉진과 구별이 어려울 수 있다. 그 힘살을 촉진하기 위해 다리 뒤쪽의 안쪽을 부드럽게 누르고, 환자에게 둘째~다섯째 발가락을 구부리도록 요청하며, 근육의 수축을 느껴 본다(그림 20-51D).
10. 긴발가락굽힘근의 위치를 확인하면 환자에게 근육을 이완시키게 하고 기초 긴장 상태를 촉진하여 평가한다.

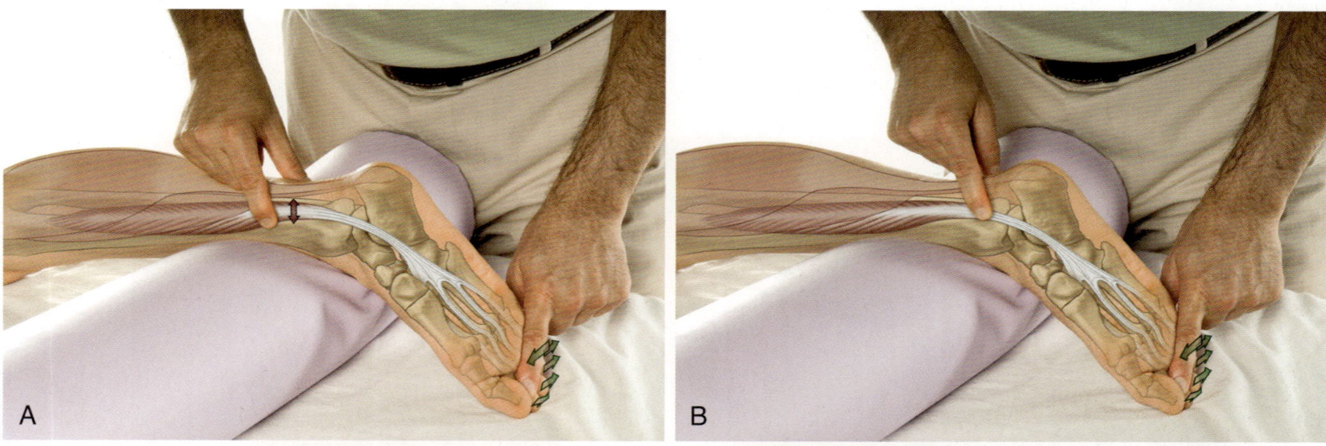


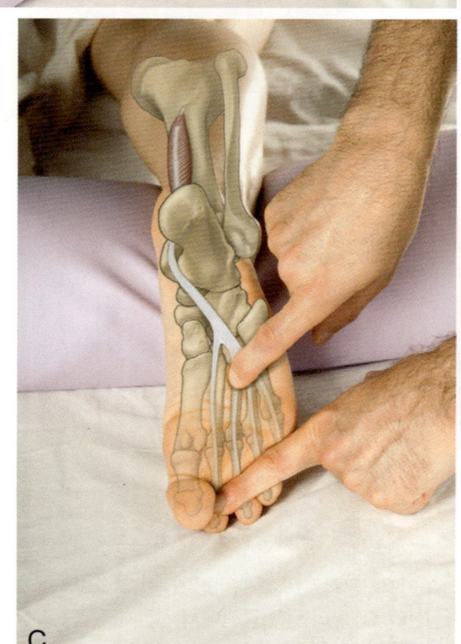


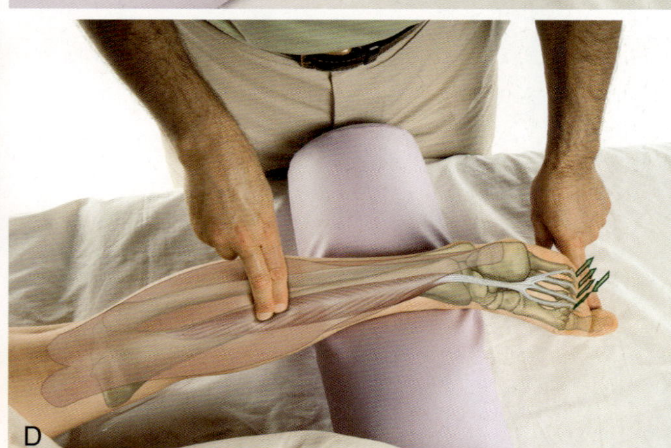


**그림 20-51.** 환자의 둘째~다섯째 발가락을 저항이 있을 때까지 굽히고 긴발가락굽힘근을 촉진한다. **A,** 안쪽 다리에서 긴발가락굽힘근의 힘살을 촉진한다. **B,** 안쪽복사뼈 근처에서 긴발가락굽힘근힘줄을 촉진한다. **C,** 발바닥에서 긴발가락굽힘근힘줄을 촉진한다. **D,** 다리 뒤쪽 중간 부위에서 깊게 위치한 긴발가락굽힘근 힘살을 촉진한다. 참고: A, B, D에서 장딴지근과 가자미근은 투명하게 그려져 있다.

## 뒤정강근(후경골근, Tibialis posterior; TP), 긴발가락굽힘근(장지굴근, Flexor digitorum longus; FDL)과 긴엄지굽힘근(장무지굴근, Flexor hallucis longus; FHL) – 엎드린 자세(Prone) *(계속)*

### 긴엄지굽힘근(장무지굴근, Flexor hallucis longus; FHL)

11. 긴엄지굽힘근 먼쪽 힘살의 작은 부분은 긴발가락굽힘근과 아킬레스힘줄 사이 안쪽 다리 말단 부위에서 표재성으로 존재한다. 환자에게 엄지발가락을 굽히게 하고 수축된 긴엄지굽힘근을 느껴 본다(그림 20-52A). 필요한 경우 보조하는 손의 손가락으로 저항을 추가한다.
12. 긴엄지굽힘근을 확인한 다음, 섬유에 수직으로 두드리면서 가능한 한 멀리 먼쪽으로 따라간다. 안쪽복사뼈 근처에서 긴엄지굽힘근의 먼쪽 힘줄은 상당히 깊어 촉진하기 어렵다.
13. 발바닥 내에서 긴엄지굽힘근의 먼쪽 힘줄은 매우 얕은 부위에 위치하므로, 환자가 발허리발가락관절 및 발가락뼈사이관절에서 엄지발가락을 구부려 긴엄지굽힘근을 번갈아 수축 및 이완하면 일반적으로 촉진할 수 있다. (참고: 일부 환자는 엄지발가락과 다른 발가락을 따로 분리하여 굽히는 것이 어려울 수 있다.) 그러나 인접한 근육과 연부조직에 대해 이 근육의 힘줄 및 경계의 위치를 정확히 구분하는 것은 어려울 수 있다. 긴엄지굽힘근 힘줄을 엄지발가락까지 따라가면서 촉진해 본다(그림 20-52B).
14. 긴엄지굽힘근의 힘살은 다리의 뒤쪽 구획 깊숙이 위치하여 촉진과 구별이 어려울 수 있다. 그 힘살을 촉진하기 위해 다리의 뒤쪽 측면을 부드럽게 누르고, 환자에게 엄지발가락을 구부리도록 요청하며, 근육의 수축을 느껴 본다(그림 20-52C).
15. 긴엄지굽힘근의 위치를 확인하면, 환자에게 근육을 이완시키게 하고 기초 긴장 상태를 촉진하여 평가한다.

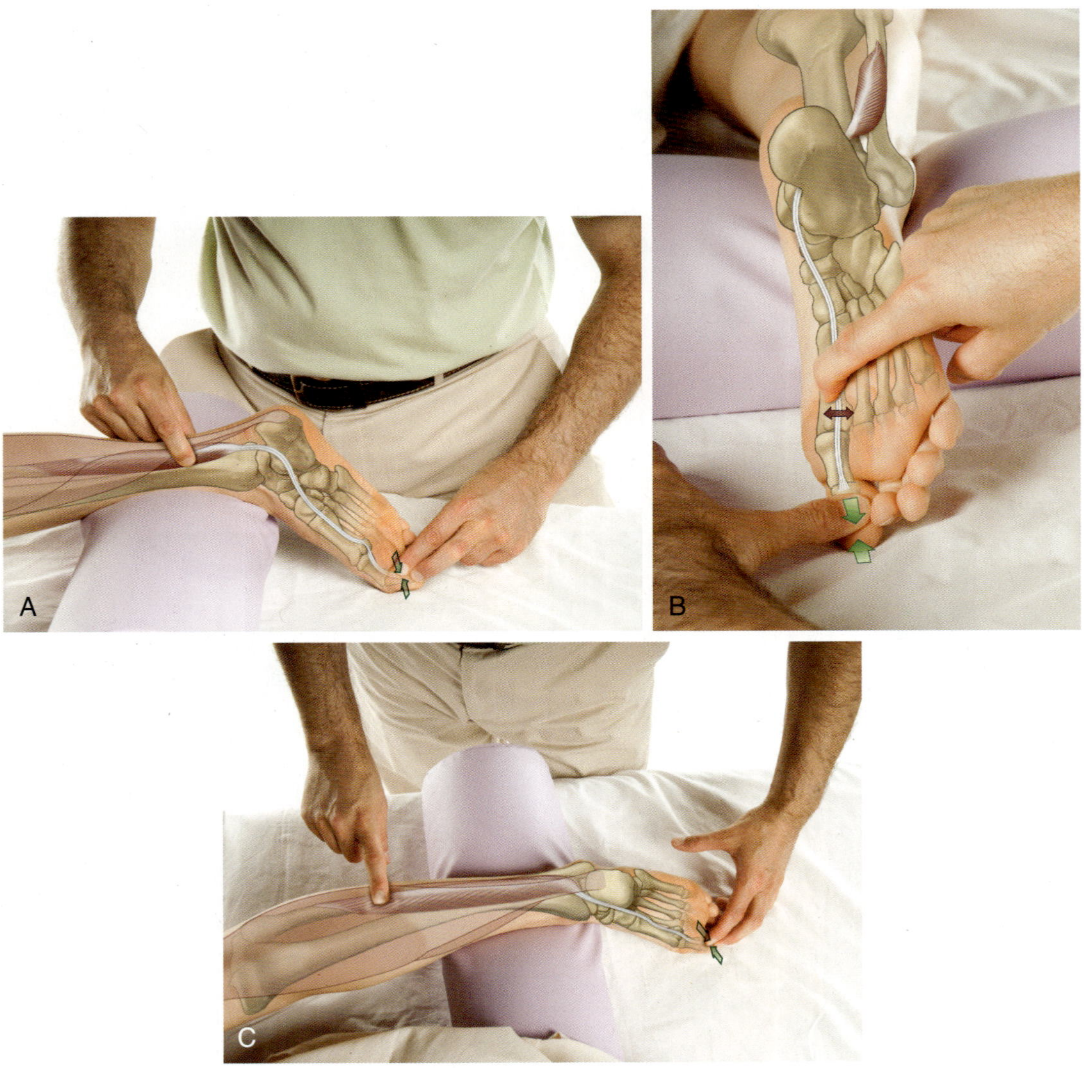


**그림 20-52.** 엄지발가락을 저항이 있을 때까지 구부린 다음, 긴엄지굽힘근을 촉진한다. **A,** 안쪽 다리 아래쪽에서 힘살을 촉진한다. **B,** 발바닥에서 긴엄지굽힘근의 힘줄을 촉진한다. **C,** 다리 뒤쪽 중간에서 긴엄지굽힘근 힘살을 깊은 쪽으로 촉진한다. 참고: A와 C에서 장딴지근과 가자미근은 투명하게 그려져 있다.

## 뒤정강근(후경골근, Tibialis posterior; TP), 긴발가락굽힘근(장지굴근, Flexor digitorum longus; FDL)과 긴엄지굽힘근(장무지굴근, Flexor hallucis longus; FHL) – 엎드린 자세(Prone) *(계속)*

### 촉진 시 주의사항

1. Tom, Dick, Harry 근육은 다리에서 발 뒤쪽으로 들어가고 정강뼈의 안쪽복사뼈 아래쪽으로 주행하기 때문에 그렇게 이름이 붙여졌다. 뒤정강근은 안쪽복사뼈에 가장 가깝게 지나가고, 긴발가락굽힘근, 긴엄지굽힘근 가장 먼 위치로 지나간다. 3개 근육 모두 발목관절 뒤쪽과 목말밑관절 안쪽으로 교차하기 때문에, 모두 발목관절에서 발바닥굽힘시키고, 발목뼈관절에서 발을 안쪽으로 뒤집는다.
2. Tom, Dick, Harry 근육을 처음 촉진할 때, 촉진하는 손을 환자에게 놓기 전에 뒤정강근과 긴발가락굽힘근의 힘줄을 찾는다. 그렇지 않으면 촉진하는 손이 시야와 시각적 식별을 방해한다.
3. 뒤정강근을 촉진할 때 환자에게 5개의 발가락을 모두 펴라고 요청하면, 긴발가락굽힘근과 긴엄지굽힘근이 수축하는 것을 억제하고 이완하여 뒤정강근을 쉽게 촉진하고 구분할 수 있다.
4. 긴발가락굽힘근과 긴엄지굽힘근을 촉진할 때 발의 발바닥굽힘 또는 안쪽번짐을 사용하지 않는다. 왜냐하면 이 동작이 Tom, Dick, Harry 근육을 모두 수축시켜 근육들을 분리하여 구분하는 데 어려움을 주기 때문이다.
5. 뒤정강근의 먼쪽 부착 섬유의 대부분은 발배뼈거친면(주상골조면, navicular tuberosity)에 부착된다. 이 부착 부위는 발 안쪽에서 쉽게 촉진된다(그림 20-50B 참조). 일단 뒤정강근의 먼쪽 힘줄이 안쪽복사뼈 근처에 위치하므로, 치료사는 발배뼈거친면에 도달할 때까지 환자가 근육의 수축과 이완을 반복할 때 수직으로 계속 두드린다. 발의 발바닥 면에 있는 뒤정강근 먼쪽 힘줄의 나머지 부착 부위는 아주 깊숙이 위치하여 주위의 조직과 구분하고 촉진하기가 매우 어렵다.
6. 다리 뒤쪽 부위의 깊은 곳에 있는 Tom, Dick, Harry 근육의 힘살을 촉진할 때, 근육 수축의 세세한 떨림을 느끼기 위해 눈을 감고(방해되는 시각 자극을 없애기 위해) 조직을 부드럽게 누르는 것이 도움이 된다. 다리 뒤쪽에서 긴발가락굽힘근의 힘살은 안쪽에, 긴엄지굽힘근의 힘살은 가쪽에, 뒤정강근의 힘살은 가운데 있는 것을 명심한다.
7. 긴엄지굽힘근의 작은 부분은 종종 다리 가쪽에서 뒤쪽으로 가자미근과 앞쪽으로 긴종아리근과 짧은종아리근 사이에서 촉진된다(그림 20-3 참조). 환자에게 저항에 맞서 엄지발가락을 구부리도록 요청하면서 긴엄지굽힘근을 촉진한다. 이때 환자가 발목관절에서 발바닥굽힘 동작을 하지 않는 것이 중요한데, 이는 가자미근과 긴종아리근 및 짧은종아리근이 수축되기 때문이다.

### Tom, Dick, Harry 근육 촉진 시 핵심 포인트

다리 안쪽 말단 부위와 안쪽복사뼈 뒤쪽 및 아래 부위를 촉진한다.

### 대안 촉진 자세 – 옆으로 누운 자세 또는 바로 누운 자세

Tom, Dick, Harry 근육은 환자가 옆으로 누운 자세나 바로 누운 자세에서 촉진할 수 있다. 환자가 옆으로 누운 자세인 경우, 테이블에 대고 있는 다리의 안쪽 근육들에 접근하기 위하여 테이블에서 멀리 있는 다리의 엉덩관절과 무릎관절을 구부려야 한다.

## 뒤정강근(후경골근, Tibialis posterior; TP), 긴발가락굽힘근(장지굴근, Flexor digitorum longus; FDL)과 긴엄지굽힘근(장무지굴근, Flexor hallucis longus; FHL) – 엎드린 자세(Prone) *(계속)*

### 통증 유발점(Trigger points)

1. 뒤정강근, 긴발가락굽힘근, 긴엄지굽힘근의 통증 유발점은 근육의 급성 또는 만성적 과사용(예: 모래 위를 걷기), 고르지 않은(좌우로 기울어진) 지면에서 걷기/달리기, 과도한 발의 목말밑관절의 엎침(pronation), 굽 높은 신발 착용, 모튼 발(Morton's foot)에 의해 발생하거나 지속된다.
2. 뒤정강근, 긴발가락굽힘근, 긴엄지굽힘근의 통증 유발점은 걷거나 달릴 때 발의 통증(발바닥면, 발볼 또는 발가락), 관련 근육의 경련, 과도한 발의 목말밑관절의 엎침 및 관련 발가락의 폄 운동범위 감소로 나타난다.
3. 뒤정강근, 긴발가락굽힘근, 긴엄지굽힘근의 통증 유발점 연관통은 깊은 뒤쪽 구획의 다른 근육의 통증 유발점 연관통과 구분하여야 한다. 장딴지근, 가자미근 및 작은볼기근(뒤정강근의 경우), 엄지모음근, 발바닥뼈사이근, 발등쪽뼈사이근, 짧은발가락굽힘근(긴발가락굽힘근 및 긴엄지굽힘근의 경우), 새끼발가락벌림근(긴발가락굽힘근의 경우), 짧은엄지굽힘근(긴엄지굽힘근의 경우)이 그 근육들이다.
4. 뒤정강근, 긴발가락굽힘근, 긴엄지굽힘근의 통증 유발점은 종종 정강이 부목, 깊은 뒤분획증후군(compartment syndrome), 발목굴증후군(족근관증후군, tarsal tunnel syndrome), 관련 근육의 힘줄윤활막염(tenosynovitis)으로 오진될 수 있다.
5. 연관된 통증 유발점은 종종 깊은 뒤쪽 구획의 다른 근육에서 발생한다. 긴종아리근, 짧은종아리근, 셋째종아리근(뒤정강근의 경우), 긴발가락폄근, 짧은발가락폄근, 짧은발가락굽힘근(긴발가락굽힘근의 경우), 긴엄지폄근, 짧은엄지폄근 및 짧은엄지굽힘근(긴엄지굽힘근의 경우)이 그 근육들이다.

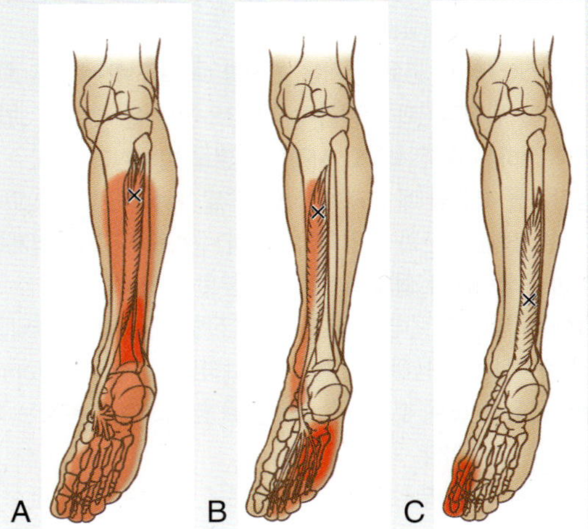


**그림 20-53. A~C,** 뒤정강근, 긴발가락굽힘근(FDL)과 긴엄지굽힘근(FHL)의 통증 유발점과 그에 대응하는 전이 지역을 각각 보여 주는 뒤쪽 그림.

## 뒤정강근(후경골근, Tibialis posterior; TP), 긴발가락굽힘근(장지굴근, Flexor digitorum longus; FDL)과 긴엄지굽힘근(장무지굴근, Flexor hallucis longus; FHL) – 엎드린 자세(Prone)

### 뒤정강근, 긴발가락굽힘근, 긴엄지굽힘근의 스트레칭(Stretching the tibialis posterior, flexor digitorum longus, and flexor hallucis longus muscles)

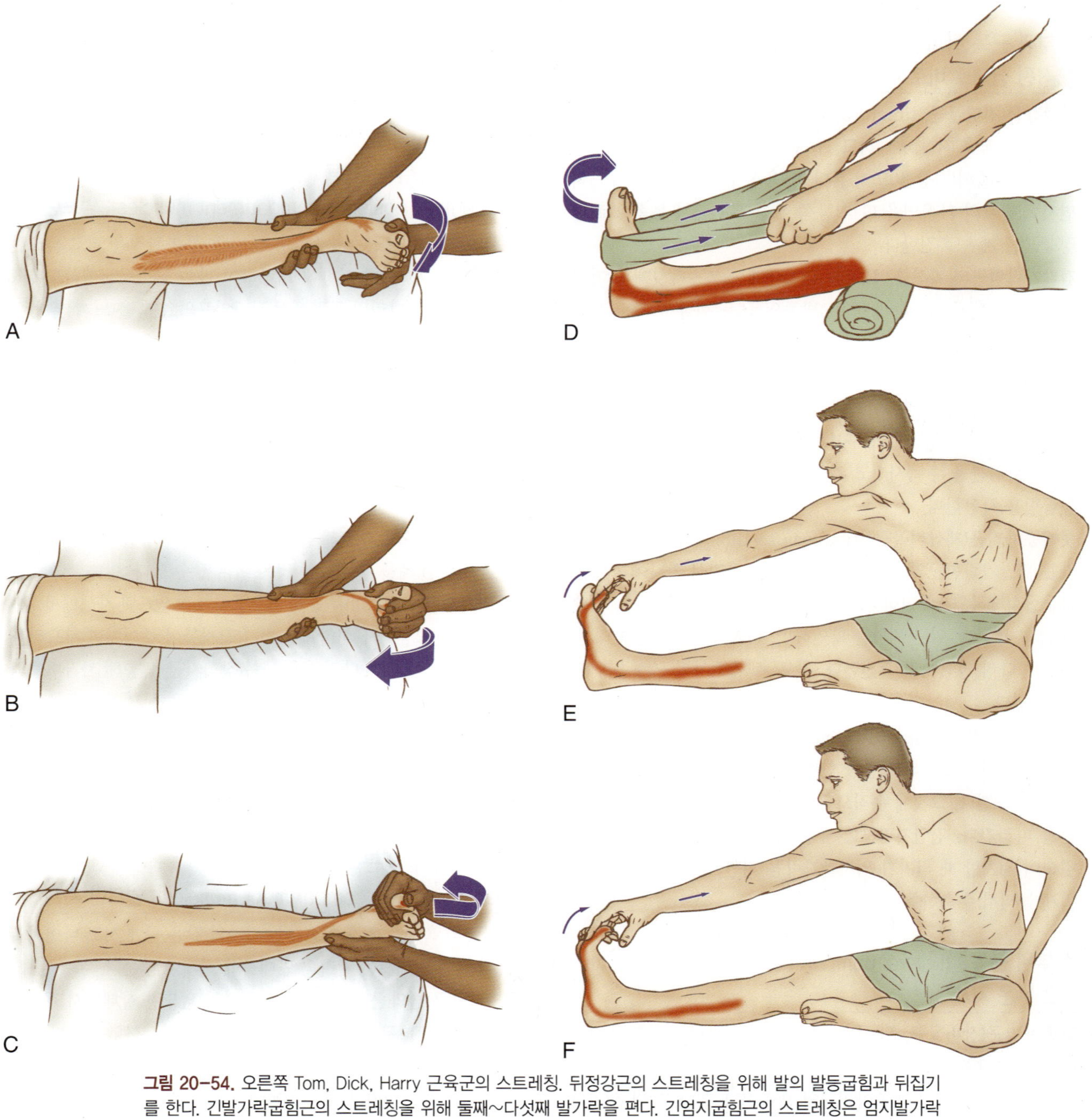


**그림 20-54.** 오른쪽 Tom, Dick, Harry 근육군의 스트레칭. 뒤정강근의 스트레칭을 위해 발의 발등굽힘과 뒤집기를 한다. 긴발가락굽힘근의 스트레칭을 위해 둘째~다섯째 발가락을 편다. 긴엄지굽힘근의 스트레칭은 엄지발가락을 펴면서 이루어진다. 발의 발등굽힘과 뒤집기를 하면 스트레칭은 증대된다. **A~C,** 뒤정강근, 긴발가락굽힘근, 긴엄지굽힘근 각각의 치료사 보조 스트레칭. 치료사는 손으로 환자의 다리를 안정화시킨다. **D~F,** 뒤정강근, 긴발가락굽힘근, 긴엄지굽힘근 각각의 자가 관리 스트레칭. D에서 환자는 발의 발등굽힘과 뒤집기를 하기 위해 수건을 이용한다.

요약정리(Whirlwind Tour)

## 다리의 근육들(Muscles of the leg)

이 장의 근육에 대한 촉진 프로토콜의 요약본이다. 지금까지 제시된 각 프로토콜을 읽고 익숙해지면 이 과정을 통해 이 장의 모든 근육에 대한 촉진 프로토콜을 빠르고 효율적으로 실행할 수 있다.

### 앞쪽 부위 근육들(Anterior compartment muscles): 무릎을 편 상태로 바로 누운 자세

1. **앞정강근(전경골근, tibialis anterior):** 환자에게 발의 발등굽힘과 안쪽번짐에 저항하게 하고, 발등 앞쪽으로 근접해서 앞정강근 먼쪽 힘줄의 긴장을 느껴 본다. 근육섬유에 수직으로 두드리면서 정강뼈의 가쪽면을 따라 몸쪽 부착 부위까지 몸쪽으로 앞정강근을 계속 촉진한다.
2. **긴발가락폄근(장지신근, EDL):** 환자에게 둘째~다섯째 발가락의 펴는 동작에 저항하게 하고, 발등의 근육 힘줄을 보고 느낀다. 근육섬유에 수직으로 두드리면서 몸쪽 부착 부위까지 몸쪽으로 긴발가락폄근을 계속 촉진한다. 참고: 긴발가락폄근은 몸쪽에서 앞정강근과 긴종아리근 사이에 위치한다. 긴발가락폄근을 수축시키고 앞정강근과 구분하기 위하여 발을 가쪽번짐한다. 긴발가락폄근을 수축시키고 긴종아리근과 구분하기 위하여 발등굽힘을 사용한다.
3. **셋째종아리근(제삼비골근, fibularis tertius):** 새끼발가락으로 가는 긴발가락폄근의 힘줄 바로 옆을 촉진하면서 환자에게 발을 발등굽힘 또는 가쪽번짐하도록 요청한다. 셋째종아리근의 힘줄을 보고 느낀다. 일단 위치를 확인하면, 셋째종아리근을 따라 몸쪽으로 다리 말단까지 촉진한다. 참고: 셋째종아리근은 종종 없을 수 있다.
4. **긴엄지폄근(장무지신근, EHL):** 환자에게 저항에 대항하여 엄지발가락을 펴게 요청하고 발등 안쪽에서 긴엄지폄근의 먼쪽 힘줄을 보고 느낀다. 그것에 수직으로 두드리면서 몸쪽으로 긴엄지폄근을 따라간다. 긴엄지폄근이 앞정강근과 긴발가락폄근에 대해 깊숙이 위치할 때 환자가 엄지발가락을 펴면 긴엄지폄근을 부드럽게 눌러서 수축하는 것을 느껴 본다.

### 가쪽 부위 근육들(Lateral compartment muscles): 옆으로 누운 자세

5. **긴종아리근(장비골근, fibularis longus):** 환자에게 저항에 대항하여 발을 가쪽번짐하도록 요청하고 종아리뼈머리 바로 아래, 다리 가쪽의 몸쪽에서 긴종아리근의 수축을 느낀다. 일단 위치가 확인되면, 수직으로 두드리면서 가쪽복사뼈까지 아래로 계속 촉진해 간다. 참고: 긴종아리근은 긴발가락폄근과 가자미근 사이에 있다. 긴종아리근을 관여시키고 긴발가락폄근과 구분하기 위해서 발의 발바닥굽힘을 사용한다. 긴종아리근을 관여시키고 가자미근과 구분하기 위해서는 발의 가쪽번짐을 사용한다.
6. **짧은종아리근(단비골근, fibularis brevis):** 다리의 먼쪽 1/2에서 긴종아리근의 힘줄을 찾는다. 그런 다음 양쪽에서 촉진하고 환자가 발을 가쪽번짐했을 때(저항이 추가될 수 있음) 짧은종아리근을 느낀다. 짧은종아리근의 먼쪽 힘줄은 종종 가쪽복사뼈와 다섯째 발허리뼈 사이에서 관찰되고 촉진될 수 있다.

### 얕은 뒤쪽 부위 근육들 (Superficial posterior compartment muscles): 엎드린 자세

7. **장딴지근(비복근, gastrocnemius):** 무릎관절을 펴고 엎드린 자세에서 환자에게 저항에 대항하여 발을 발바닥굽힘하도록 요청하고, 뒤쪽 다리의 몸쪽에서 장딴지근의 수축을 느껴 본다. 장딴지근의 안쪽 및 가쪽 머리 양쪽을 촉진하고, 발꿈치뼈의 부착 부위까지 촉진한다.
8. **장딴지빗근(족척근, plantaris):** 환자가 발을 발바닥굽힘했을 때 오금의 중앙을 부드럽게 누른다(저항을 추가할 수 있다). 발의 발바닥굽힘으로 수축하는 근육 조직의 존재를 느낄 때까지 점차적으로 옆으로 움직이면 장딴지빗근을 만질 수 있다. 그것을 가로질러 수직으로 두드려 본다. 장딴지빗근과 장딴지근의 가쪽 머리 사이의 경계를 구분하는 것은 어려울 수 있다.
9. **가자미근(soleus):** 무릎을 약 90° 구부린 엎드린 자세에서 환자에게 발을 발바닥굽힘하게 요청하고(저항이 주어지면 부드러운 저항만 제공) 뒤쪽 다리 몸쪽에서 장딴지근을 통해 가자미근의 수축을 느껴 본다. 가자미근의 발꿈치뼈 부착 부위까지 계속 촉진한다. 참고: 가자미근은 표재성으로 장딴지근과 긴종아리근 사이의 가쪽 다리에서 촉진되고, 안쪽 다리의 몸쪽에서 표재성으로 장딴지근과 정강뼈(긴발가락굽힘근) 사이에서 촉진된다.

### 깊은 뒤쪽 부위 근육들 (Deep posterior compartment muscles): 엎드린 자세

오금근의 촉진을 위해 치료사는 환자와 같은 쪽에 서고 나머지 부분의 촉진을 위해서는 환자의 반대쪽에 서거나 앉는다.

10. **오금근(슬와근, popliteus):** 환자가 엎드린 상태에서 무릎관절을 약 90° 구부리고, 정강뼈거친면을 찾는다. 그런 다음 정강뼈 주위에 손가락을 구부려서 정강뼈 안쪽 경계의 뒷면을 촉진하는데, 환자가 무릎관절에서 다리를 능동적으로 안쪽 회전할 때 오금근의 수축을 느껴 본다(필요한 경우 저항을 추가할 수 있다). 일단 위치를 찾으면 환자가 교대로 근육을 수축 및 이완할 때 장딴지근 깊숙이 있는 오금근을 넙다리뼈 부착 부위까

요약정리(Whirlwind Tour)

## 다리의 근육들(Muscles of the leg)

지 촉진한다.

11. **뒤정강근(후경골근, TP):** 뒤정강근의 먼쪽 힘줄은 정강뼈 바로 뒤에 있는 다리 안쪽의 먼쪽에 얕게 위치한다. 환자에게 발을 발바닥굽힘과 안쪽번짐을 하도록 요청하고 뒤정강근의 힘줄이 긴장되는 것을 느껴 본다. 근육섬유에 가로질러 수직으로 두드리면서 발배뼈거친면까지 힘줄을 계속 촉진한다. 뒤정강근의 먼쪽 힘줄은 정강뼈의 안쪽복사뼈 바로 뒤와 아래에서 종종 보이며 촉진할 수 있다. 환자가 발을 발바닥굽힘과 안쪽번짐을 할 때, 뒤쪽 다리의 중앙을 부드럽게 눌러 몸쪽으로 힘살을 촉진한다.
12. **긴발가락굽힘근(장지굴근, FDL):** 긴발가락굽힘근의 일부는 정강뼈몸통과 가자미근 사이의 다리 안쪽의 말단 부위에 표재성으로 위치한다. 환자에게 둘째~다섯째 발가락을 구부리게 하고(필요하면 저항에 대항하여) 긴발가락굽힘근의 수축을 느껴 본다. 긴발가락굽힘근을 가로질러 수직으로 두드리면서 가능한 한 멀리 먼쪽으로 촉진을 계속한다. 긴발가락굽힘근의 힘줄은 안쪽복사뼈 뒤쪽과 아래로 주행하는 것을 볼 수 있으며 만져질 수 있다. 그 힘줄은 환자가 근육을 수축시키면 발바닥에서 촉진할 수 있다. 환자가 둘째~다섯째 발가락을 구부릴 때 뒤쪽 다리 안쪽을 부드럽게 누르면 힘살을 몸쪽으로 촉진할 수 있다.
13. **긴엄지굽힘근(장무지굴근, FHL):** 긴엄지굽힘근 일부는 긴발가락굽힘근과 가자미근 사이에서 안쪽 다리 아래에 표재성으로 위치한다. 환자에게 엄지발가락을 구부리도록(필요하면 저항에 대항하여) 요청하고 긴엄지굽힘근의 수축을 느낀다. 가능한 한 멀리 먼쪽으로 촉진을 계속한다. 긴엄지굽힘근의 먼쪽 힘줄이 안쪽복사뼈 뒤쪽과 아래로 주행하기 때문에 일반적으로 먼쪽 힘줄을 촉진하는 것은 불가능하다. 그러나 환자가 근육을 수축시키면 발바닥에서 촉진할 수 있다. 환자가 엄지발가락을 구부릴 때 뒤쪽 다리의 가쪽으로 부드럽게 눌러 힘살을 몸쪽으로 촉진한다.

## 검토 질문(Review questions)

1. 긴발가락폄근의 부착점을 나열해 보자.
2. 가자미근의 부착점을 나열해 보자.
3. 긴발가락굽힘근의 작용은 무엇인가?
4. 긴엄지폄근의 작용은 무엇인가?
5. 앞정강근의 먼쪽 힘줄을 검사하기 위해 어떤 2개의 뼈를 따라 촉진해야 하는가?
6. 긴발가락폄근의 촉진 및 평가 시 발가락의 운동에 대해 어떤 것을 숙지하고 있어야 하는가?
7. 종아리뼈의 안쪽복사뼈 아래로 어떤 근육의 먼쪽 힘줄이 보이고 촉진될 수 있는가?
8. 장딴지근의 몸쪽 부착 부위 촉진을 위한 자세는 무엇인가?
9. 가자미근의 촉진의 용이성과 어려움에 영향을 미치는 요인은 무엇인가?
10. Tom, Dick, Harry 근육의 힘줄은 앞쪽에서 뒤쪽으로 어떤 순서로 위치하는가?
11. 오금근의 촉진 시 중요한 점은 무엇인가? 촉진과 평가 시 환자는 어떤 자세를 취해야 하는가?
12. 종아리신경의 포획을 일으키는 것은 어떤 근육의 통증 유발점인가?
13. S1 신경의 압박, 꽉 조이는 양말, 부적절하게 높은 안장으로 자전거 타기 등은 어떤 근육의 통증 유발점을 야기하는가?
14. 왼쪽 긴발가락폄근의 스트레칭을 위한 자세는 무엇인가?
15. 긴종아리근과 짧은종아리근을 위한 효율적인 스트레칭을 설명해 보자.
16. 치료사가 다리의 앞가쪽에서 긴발가락폄근과 앞정강근 사이의 경계를 분별할 수 있는 방법을 설명해 보자.
17. 환자가 장딴지근과 가자미근이 조이는 것을 발견하고 도움이 될 수 있는 스트레칭을 할 수 있는지 묻는다면, 이 환자에게 어떻게 대답할 것인가?

## Case study

27세의 남성 환자가 왼쪽 다리 뒤쪽으로 근육 경련과 통증이 있고, 오른쪽 다리의 앞쪽으로 지속적인 통증이 있다. 왼쪽 다리의 통증 강도는 10점 만점에 4~7까지로 다양하였고, 오른쪽 다리의 통증 강도는 5~6 정도였다. 환자는 올해 후반에 열리는 아이언맨 트라이애슬론(달리기, 자전거타기, 수영으로 구성)에 참가하기 위해 지난 10개월 동안 훈련을 받은 장거리 주자이다. 그의 규칙적인 운동 루틴에는 항상 달리기가 있고 이제는 역도, 수영, 자전거 타기 등을 포함하고 있다. 과거 병력을 살펴보면 다리에 대한 외상은 없었고, 새로운 유형의 스포츠 행사를 위한 훈련 외에 다른 생활 방식의 변화는 없었다. 그를 검진한 의사 소견으로 특이점이 발견되지 않았으며, 몇 주 동안 훈련을 줄이고 처방전 없이 살 수 있는 진통제를 복용하도록 권장했다. 신체 검진에서 오른쪽 정강뼈의 가쪽 경계를 따라 압통이 나타났다. 발목 운동 범위 검사는 발을 능동적으로 발등굽힘할 때 오른쪽 다리 앞쪽으로 5 정도의 통증이 있었다. 발등굽힘 및 안쪽번짐에 대한 수동 저항을 가할 시 앞쪽 다리로 날카롭고 강한 통증(10점 만점에서 7 정도)이 유발되었다. 왼쪽 장딴지근은 여러 활동 통증 유발점으로 전체 과정에서 팽팽함이 발견되었다. 또한 환자의 오른쪽 안쪽 세로 아치(medial longitudinal arch)는 체중 부하 중에 약간 소실되었다.

**1. 환자의 증상을 설명할 수 있는 생활 습관과 활동은 무엇인가?**
**2. 체중 부하 시 오른쪽 아치가 무너지는 효과는 무엇인가?**
**3. 치료 계획은 무엇인가?**

제 21 장

# Tour #11 발의 안쪽 근육의 촉진

## (Palpation of the Intrinsic Muscles of the Foot)

### 개요(Overview)

이 장에서는 발의 안쪽 근육의 촉진에 대해 살펴본다. 발등근육에서 시작하여 발바닥근육을 다룬다. 발등근육의 촉진은 바로 누운 자세에서 시행하고 발바닥근육의 촉진은 엎드린 자세에서 시행한다. 대안 촉진 자세도 설명되어 있다. 해당 부위의 주요 근육이나 근육군에 대해서는 각각 별도의 레이아웃을 제공한다. 또한 해당 부위의 인접 근육에 대해서도 다룬다. 발의 많은 안쪽 근육들은 상대적으로 촉진하고 식별하기 쉽다. 그러나 내재된 발근육 촉진의 한 가지 어려운 점은 환자가 종종 목표근육의 분리된 수축을 하기 위해 필요한 관절 운동을 단독으로 할 수 없다는 것이다. 각 근육의 통증 유발점과 스트레칭, 치료사 보조 및 자가 관리 스트레칭 모두 이 장에서 다루는 각 근육에 대해 제공된다. 이 장의 끝부분에서는 모든 근육에 대한 촉진을 체계적으로 설명하면서 *요약정리(Whirlwind Tour)*로 마무리한다.

### 학습 내용(Chapter outline)

짧은발가락폄근(단지신근, Extensor digitorum brevis)과 짧은엄지폄근(단무지신근, Extensor hallucis brevis)
발등뼈사이근(족배골간근, Dorsal interossei pedis; DIP)
엄지벌림근(무지외전근, Abductor hallucis; AbH)과 짧은엄지굽힘근(단무지굴근, Flexor hallucis brevis; FHB)
  인접 근육: 엄지모음근(무지내전근, Adductor hallucis)
새끼발가락벌림근(소지외전근, Abductor digiti minimi pedis; ADMP)과 새끼발가락굽힘근(소지굴근, Flexor digiti minimi pedis; FDMP)
  인접 근육: 발의 벌레모양근(발의 충양근, Lumbricals pedis)과 발바닥뼈사이근(족척골간근, Plantar Interossei)
짧은발가락굽힘근(단지굴근, Flexor digitorum brevis)
  인접 근육: 발바닥네모근(족척방형근, Quadratus plantae)
요약정리: 발의 안쪽 근육들(Intrinsic muscles of the foot)

### 학습목표(Chapter objectives)

*이 장을 마치고 나면 학생/치료사는 이 장에서 다루는 각 근육에 대해 다음과 같은 사항을 수행할 수 있어야 한다.*

1. 근육 부착 부위에 대해 설명한다.
2. 근육의 작용을 기술한다.
3. 촉진의 시작 자세를 기술한다.
4. 각 촉진 과정의 목적을 설명하고 기술한다.
5. 각 근육을 촉진한다.
6. '촉진 시 핵심 포인트'에 대해 기술한다.
7. 대안 촉진 자세에 대해 기술한다.
8. 가장 흔히 나타나는 통증 유발점의 위치를 기술한다.
9. 연관통 부위를 기술한다.
10. 통증 유발점의 발생 및 지속의 가장 일반적인 요인을 기술한다.
11. 통증 유발점에 의해 흔히 발생되는 증상에 대해 기술한다.
12. 치료사 보조 스트레칭과 자가 관리 스트레칭에 대해 설명하고 시행한다.

Go to http://evolve.elsevier.com/Muscolino/palpation for video demonstrations of the muscle palpations presented in this chapter.

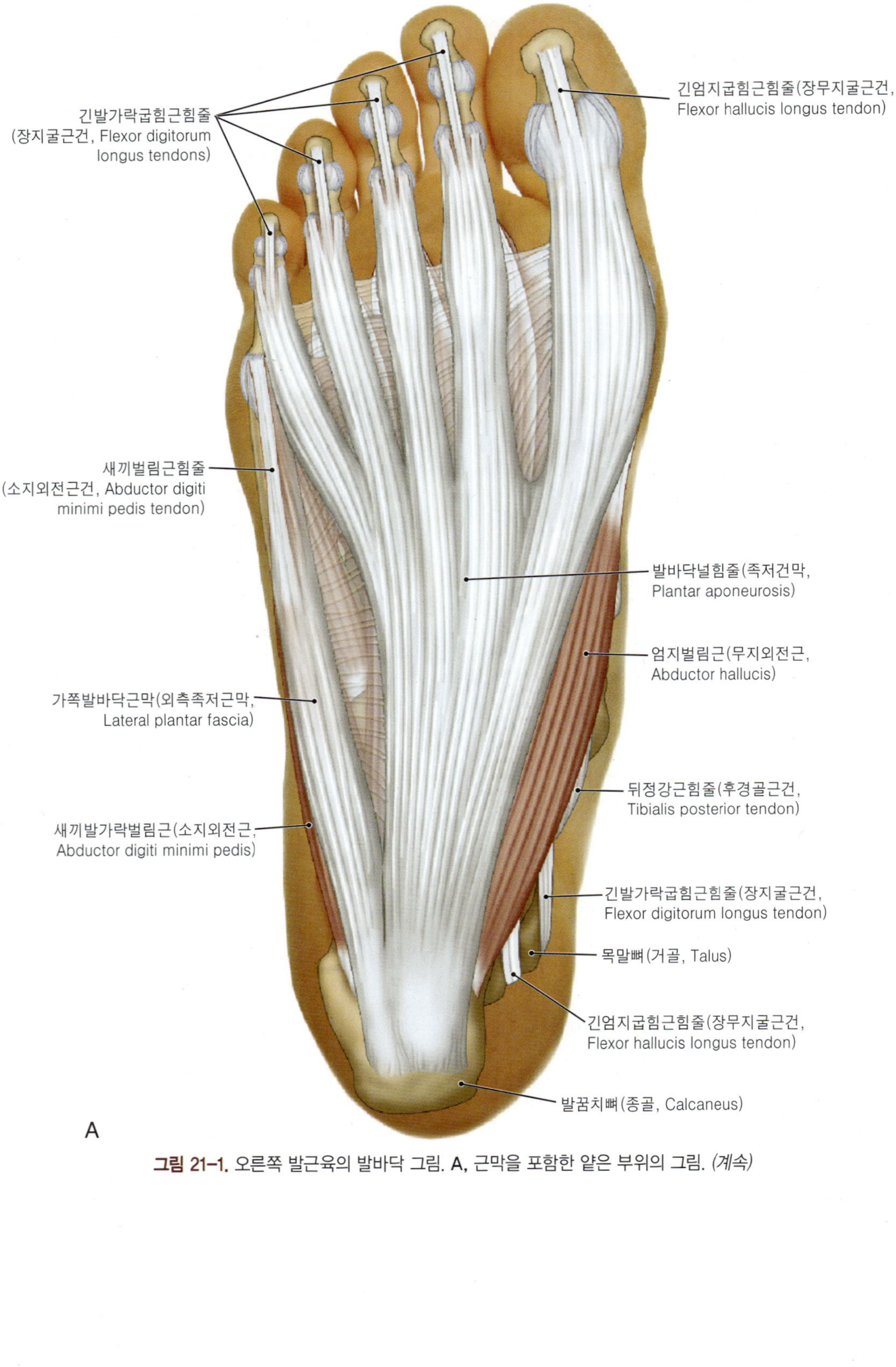


**그림 21-1.** 오른쪽 발근육의 발바닥 그림. A, 근막을 포함한 얕은 부위의 그림. *(계속)*

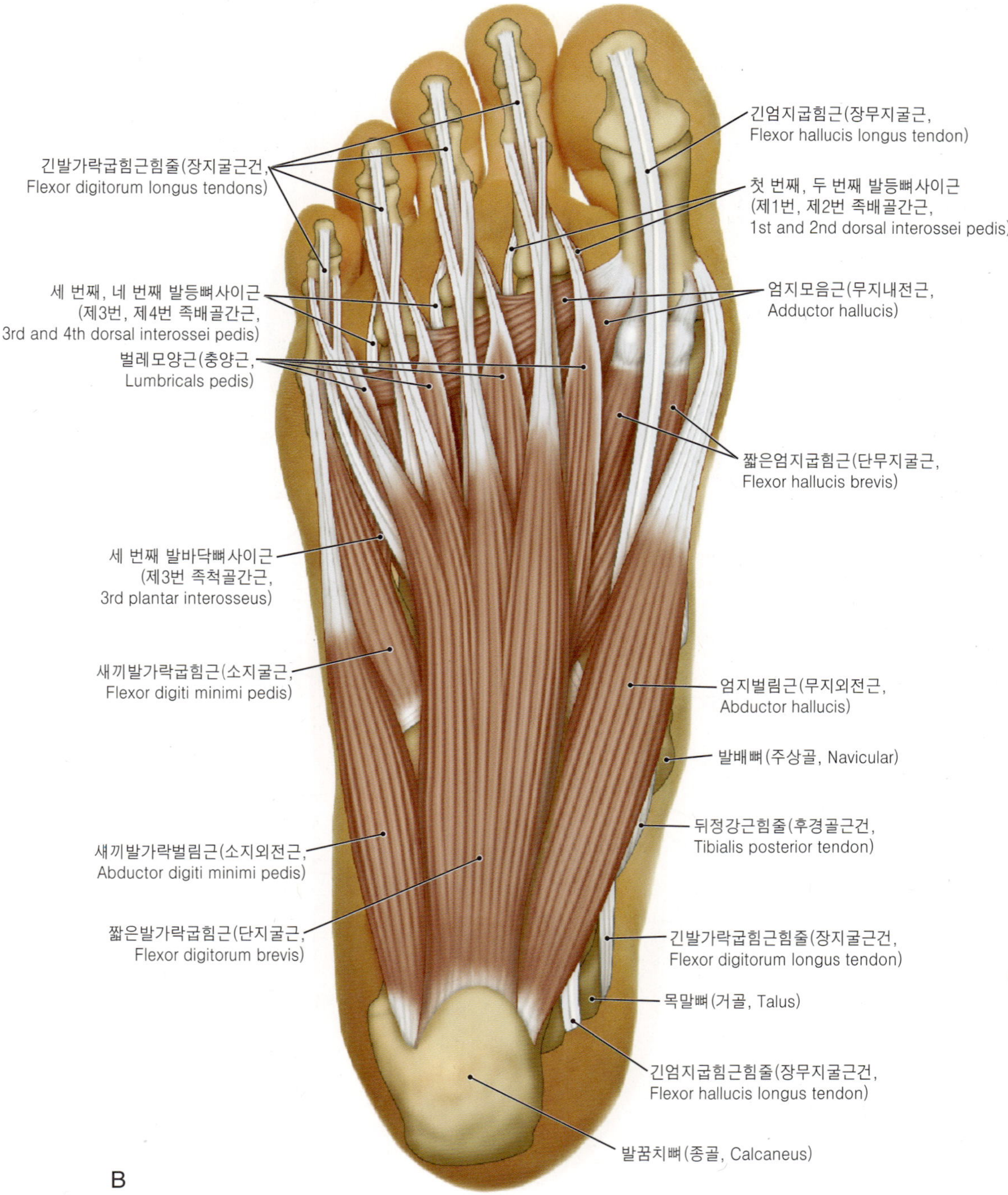


**그림 21-1.** *(계속)* **B**, 얕은 부위의 근육 그림. *(계속)*

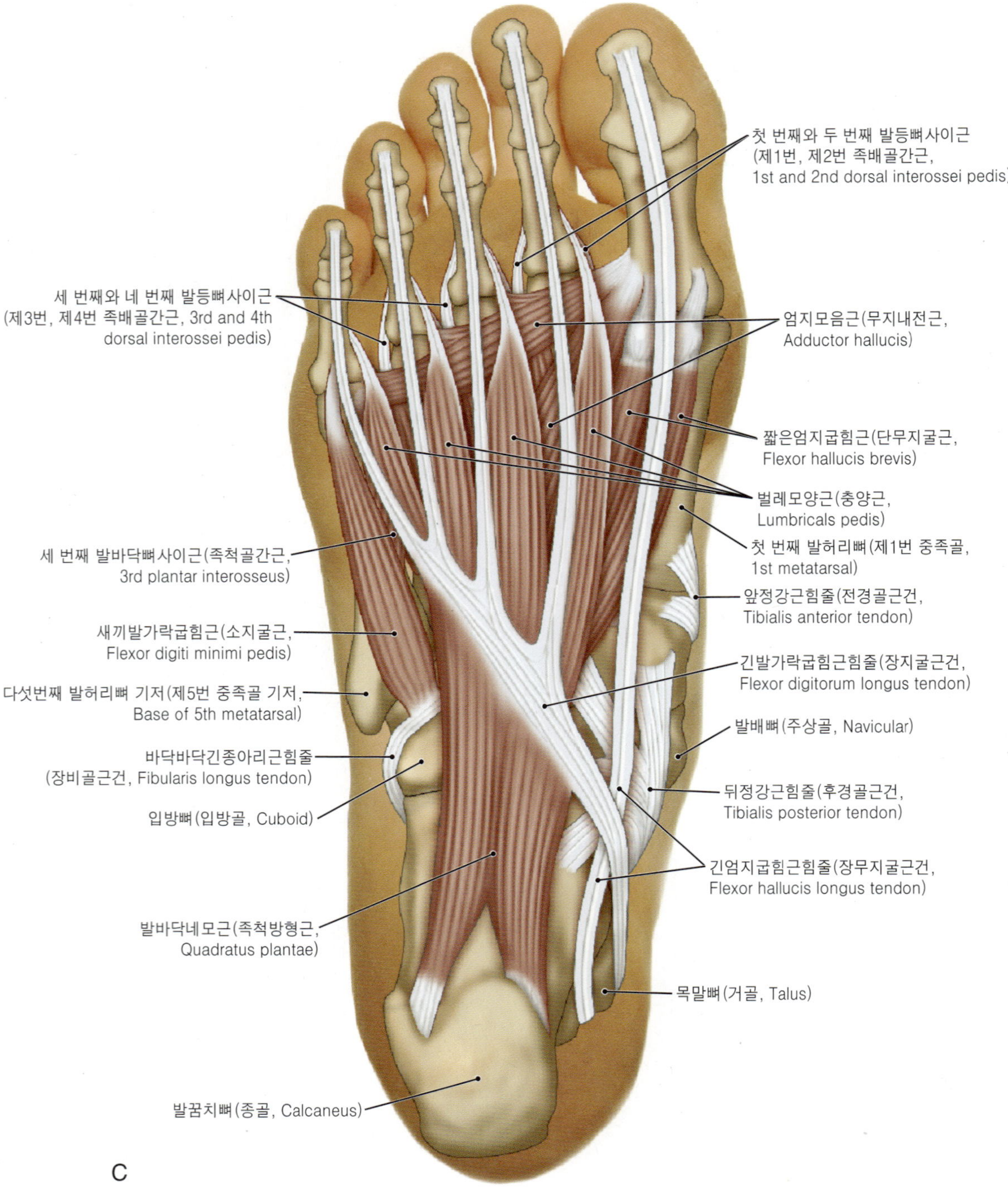


**그림 21-1.** *(계속)* **C,** 중간 부위의 그림. *(계속)*

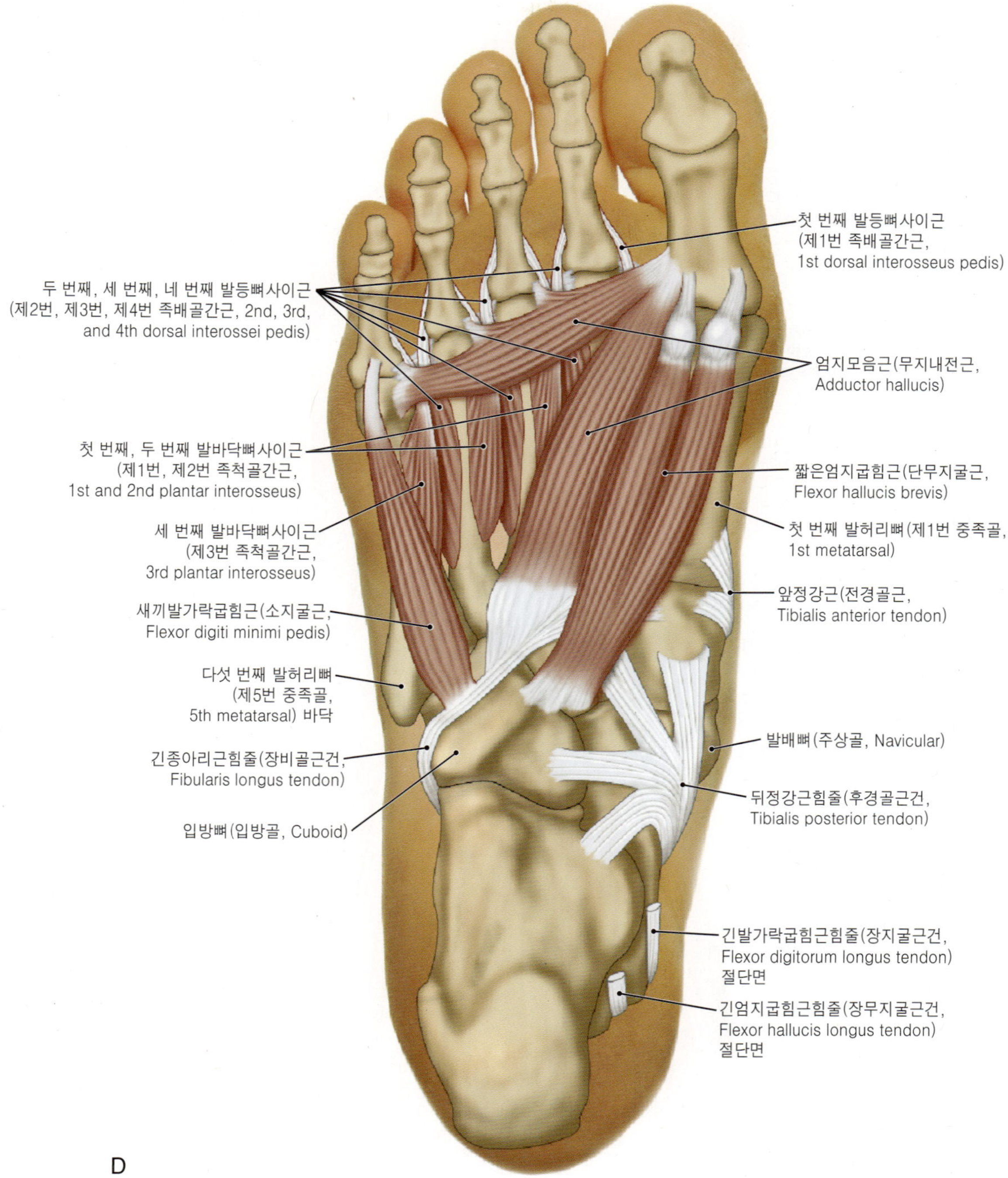


**그림 21-1.** *(계속)* **D**, 깊은 부위의 그림.

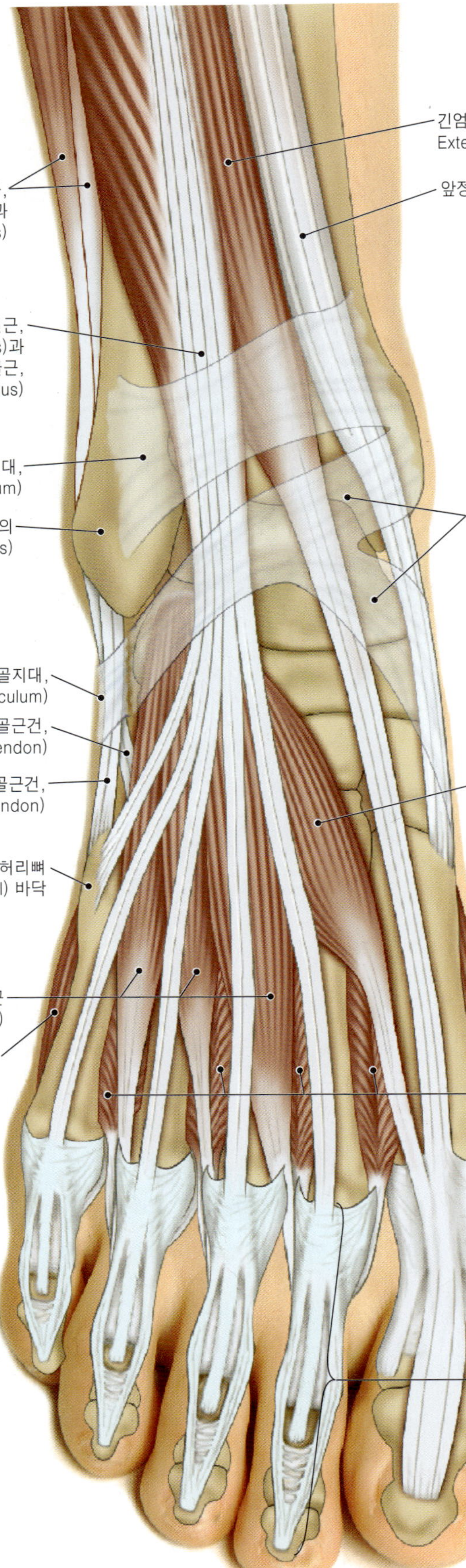


**그림 21-2.** 오른쪽 발근육의 등쪽 그림.

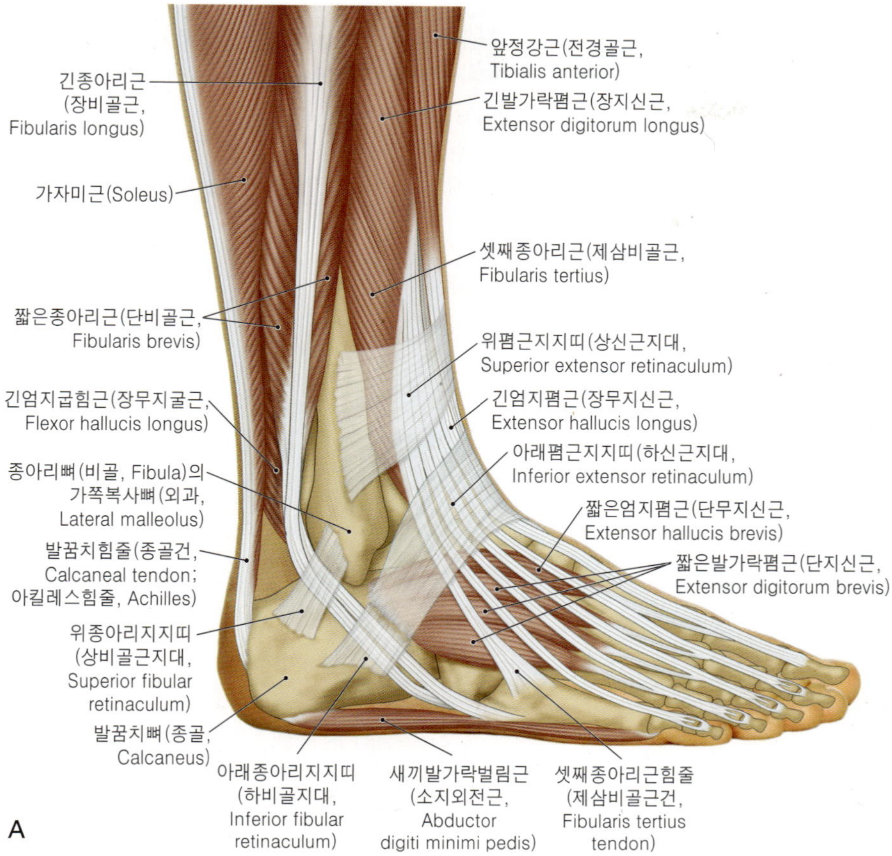


A

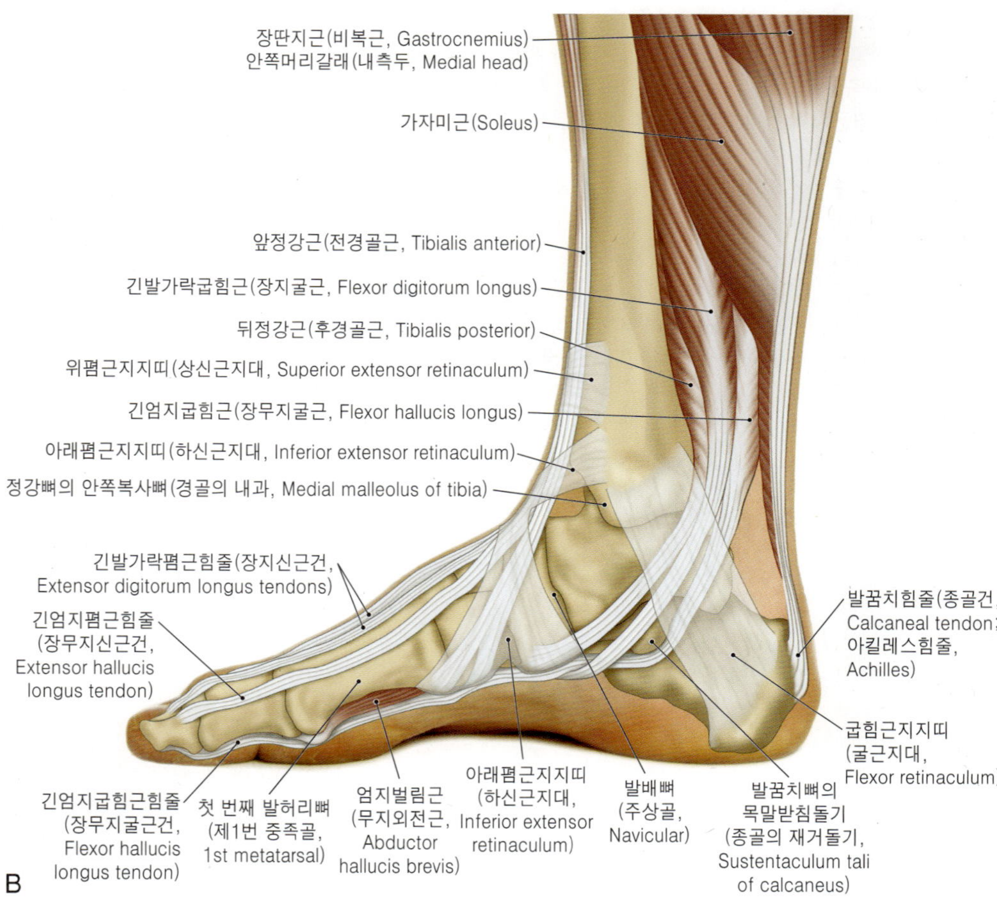


B

**그림 21-3.** 오른쪽 발근육의 가쪽과 안쪽 그림. **A**, 가쪽 그림. **B**, 안쪽 그림.

21

# 짧은발가락폄근(단지신근, Extensor digitorum brevis; EDB)과 짧은엄지폄근(단무지신근, Extensor hallucis brevis; EHB) – 바로 누운 자세(Supine) *(계속)*

## 부착 부위

□ 몸쪽에서 짧은발가락폄근과 짧은엄지폄근 모두 발꿈치뼈의 등쪽 표면에 부착한다.
□ 먼쪽에서 짧은발가락폄근은 둘째~넷째 발가락의 긴발가락폄근의 먼쪽 힘줄의 가쪽에 부착한다.
□ 먼쪽에서 짧은엄지폄근은 엄지발가락의 첫마디뼈 바닥의 등쪽 표면에 부착한다.

## 작용

□ 짧은발가락폄근은 발허리발가락관절과 몸쪽 및 먼쪽 발가락뼈사이관절에서 둘째~넷째 발가락을 편다.
□ 짧은엄지폄근은 발허리발가락관절에서 엄지발가락을 편다.

### 시작 자세(그림 21–5)

- 환자는 바로 누운 자세를 취한다.
- 치료사는 환자 옆에 앉는다.
- 짧은발가락폄근과 짧은엄지폄근의 공통 힘살을 확인한 후, 촉진하는 손가락을 발의 몸쪽 뒤가쪽(dorsolateral) 표면(종아리뼈의 가쪽복사뼈에서 약 2.5cm 아래)에 있는 이 근육들의 힘살에 놓는다
- 보조하는 손의 손가락은 둘째~넷째 발가락의 첫마디뼈에 놓는다.

### 촉진 과정

1. 보조하는 손의 손가락을 둘째~넷째 발가락의 첫마디뼈에 놓음으로써 환자가 발허리발가락관절에서 둘째~넷째 발가락을 펴는 것에 저항하게 하고, 짧은발가락폄근 힘살의 수축을 확인한다. 짧은발가락폄근의 수축된 힘살을 시각화한 후 그것을 촉진한다(참고: 만약 짧은발가락폄근이 보이지 않으면 발의 몸쪽 뒤가쪽을 촉진한다)(그림 21–6A).
2. 짧은엄지폄근을 촉진하고, 엄지발가락의 폄에 저항을 제공하기 위해 엄지발가락의 첫마디뼈에 보조하는 손을 놓는 것을 제외하고는 짧은발가락폄근에 사용된 것과 동일한 절차를 따른다(그림 21–6B).
3. 환자에게 저항에 대항하여 짧은발가락폄근(EDB)과 짧은엄지폄근(EHB)을 번갈아 수축 및 이완하도록 요청하고, 힘줄에 수직으로 두드리면서 둘째~넷째 발가락을 향해 말단으로 짧은발가락폄근을 따르고 엄지발가락을 향해 짧은엄지폄근을 따라가도록 시도한다('촉진 시 주의사항' #3 참조).
4. 일단 짧은발가락폄근과 짧은엄지폄근의 위치를 확인하면, 환자에게 근육을 이완시키게 하고 기초 긴장도를 평가한다.

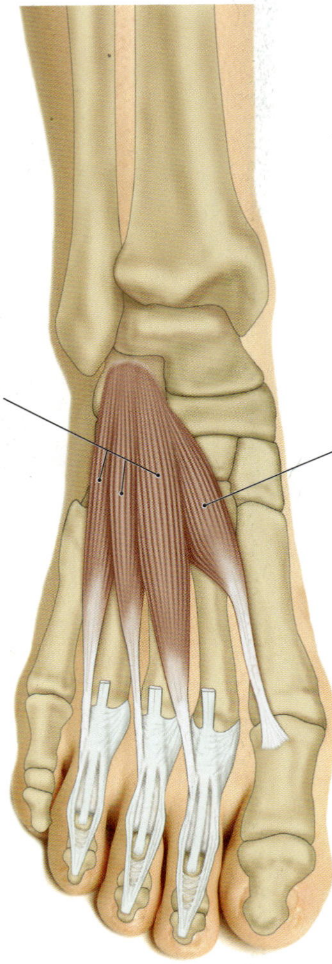


**그림 21–4.** 짧은발가락폄근과 짧은엄지폄근의 발등쪽 그림.

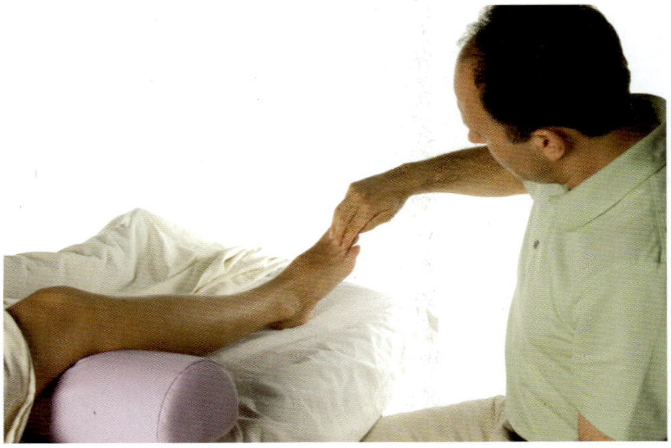

**그림 21–5.** 오른쪽 짧은발가락폄근과 짧은엄지폄근의 바로 누운 자세 촉진을 위한 시작 자세.

## 짧은발가락폄근(단지신근, Extensor digitorum brevis; EDB)과 짧은엄지폄근(단무지신근, Extensor hallucis brevis; EHB) – 바로 누운 자세(Supine) *(계속)*

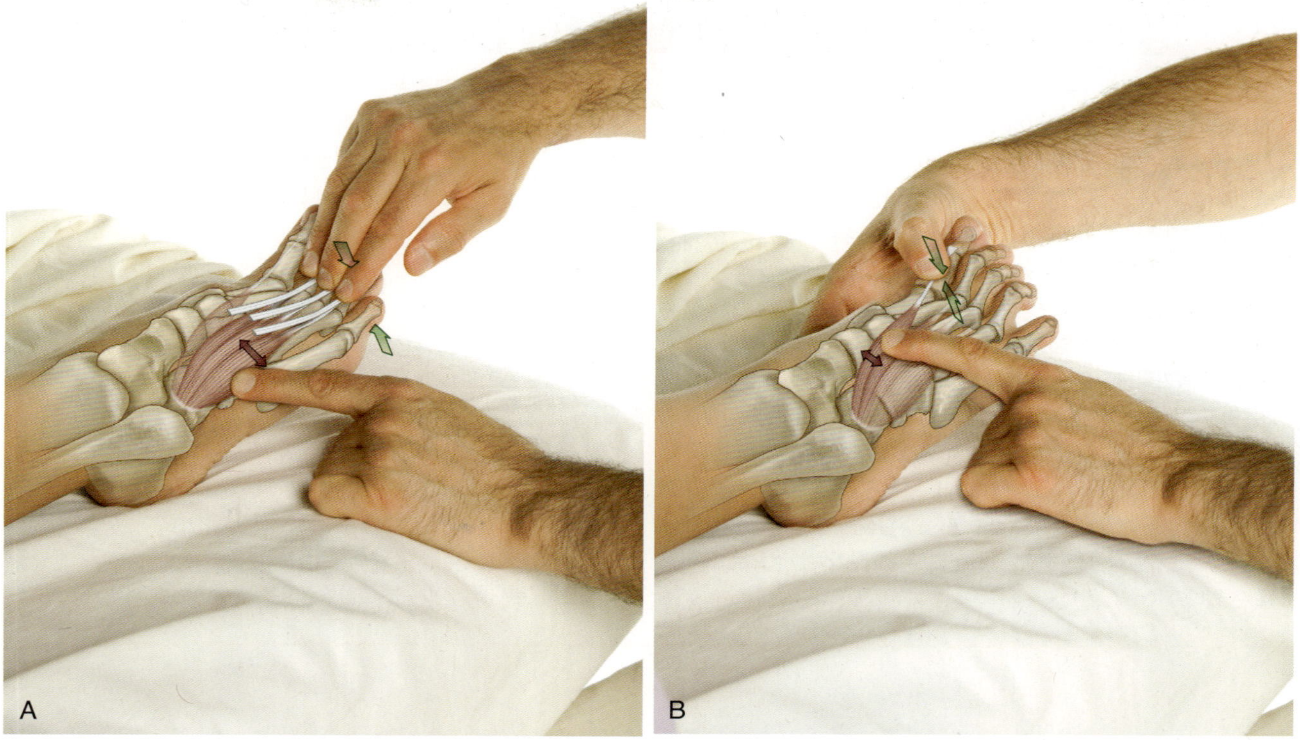


**그림 21–6.** 오른쪽 짧은발가락폄근과 짧은엄지폄근의 촉진. **A,** 환자가 저항에 대항하여 둘째~넷째 발가락을 펼 때 짧은발가락폄근의 촉진. 짧은엄지폄근은 투명하게 표시되어 있다. **B,** 환자가 저항에 대항하여 엄지발가락을 펼 때 짧은엄지폄근의 촉진. 짧은발가락폄근은 투명하게 표시되어 있다.

### 촉진 시 주의사항

1. 구조적으로 짧은발가락폄근과 짧은엄지폄근은 하나의 근육이다. 그들은 기능적으로 먼쪽 부착 부위에 따라 2개의 개별 근육으로 구분된다. 둘째~넷째 발가락의 말단에 붙는 섬유를 짧은발가락폄근이라 하고, 엄지발가락의 말단에 붙는 섬유는 짧은엄지폄근이라고 한다.
2. 이 두 근육의 공통 힘살 내에서 짧은발가락폄근의 섬유는 가쪽에 있고 짧은엄지폄근의 섬유는 안쪽에 있다.
3. 짧은발가락폄근과 짧은엄지폄근의 먼쪽 부위는 둘째~넷째 발가락의 첫마디뼈의 폄과 함께 힘줄이 긴장되는 긴발가락폄근의 먼쪽 힘줄 깊숙이 위치하기 때문에 구분하고 촉진하는 것은 어렵다.
4. 짧은엄지폄근에서 짧은발가락폄근을 구분하기 위해 환자는 다른 발가락에서 엄지발가락만 펼 수 있어야 한다. 많은 사람들이 이 동작을 할 수 없으며, 실제로 이 두 근육을 구분하기는 어렵다. 환자가 움직이지 않기를 원하는 발가락을 움직이지 않게 누르고 있는 것은 도움이 되지 않는다. 발가락이 움직이지 않음에도 불구하고 우리가 이완되기를 원하는 근육의 힘살이 등장성으로 수축하기 때문에 이 두 근육을 서로 구별하기가 더 어렵다. 예를 들어 짧은발가락폄근을 촉진하고 짧은엄지폄근은 이완된 상태로 유지하기 원하지만, 환자가 엄지발가락을 펴지 않고는 둘째~넷째 발가락을 펼 수 없는 경우, 엄지발가락을 아래로 잡아서 억제하는 것은 도움이 되지 않는다. 짧은엄지폄근의 힘살이 치료사 손가락의 저항에 대해 등척성으로 수축하기 때문이다.

### 대안 촉진 자세 – 앉은 자세

짧은발가락폄근과 짧은엄지폄근 둘 다 환자가 앉은 자세에서 쉽게 촉진할 수 있다.

## 짧은발가락폄근(단지신근, Extensor digitorum brevis; EDB)과 짧은엄지폄근(단무지신근, Extensor hallucis brevis; EHB) – 바로 누운 자세(Supine) *(계속)*

### 통증 유발점(Trigger points)

1. 짧은발가락폄근과 짧은엄지폄근의 통증 유발점은 근육의 급성 또는 만성적인 과사용, 근육을 늘이는 자세 유지(예: 발가락을 구부린 상태로 꽉 조이는 시트에 바로 누워 잠자기), 근육을 단축시키는 지속적인 자세(예: 굽 높은 신발 착용), 굽혀지지 않는 밑창이 있는 신발(발허리발가락관절의 움직임을 허용하지 않음), 너무 조이는 신발 신기(또는 꽉 조이는 끈), 외상이나 발허리뼈의 피로 골절에 의해 발생되거나 만성화된다.
2. 짧은발가락폄근과 짧은엄지폄근의 통증 유발점은 발허리발가락관절에서의 발가락굽힘 감소, 발의 경련 또는 보행 진통을 유발한다.
3. 짧은발가락폄근과 짧은엄지폄근 통증 유발점의 연관통은 긴발가락폄근, 셋째종아리근, 앞정강근, 발바닥 및 발등뼈사이근, 벌레모양근 통증 유발점의 연관통과 구별해야 한다.
4. 짧은발가락폄근과 짧은엄지폄근의 통증 유발점은 발허리뼈 스트레스 골절 또는 인접한 발허리뼈 사이 포획된 발가락신경으로 오진될 수 있다.
5. 짧은발가락폄근과 짧은엄지폄근의 통증 유발점과 연관된 통증은 종종 긴발가락폄근이나 긴엄지폄근에서 발생한다.
6. 참고: 짧은발가락폄근과 짧은엄지폄근은 같은 통증 유발점 연관통을 공유한다.

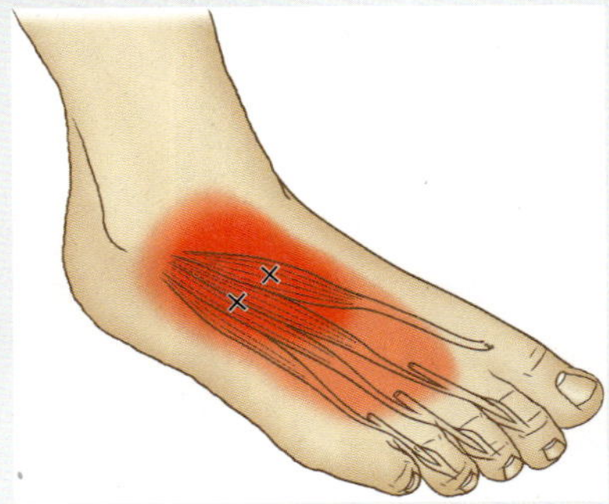

**그림 21-7.** 흔히 나타나는 짧은발가락폄근과 짧은엄지폄근의 통증 유발점과 연관통 부위를 보여 주는 앞가쪽 그림.

### 촉진 시 핵심 포인트

발등 가쪽으로 짧은발가락폄근과 짧은엄지폄근의 돌출 부위를 살펴본다.

## 짧은발가락폄근(단지신근, Extensor digitorum brevis; EDB)과 짧은엄지폄근(단무지신근, Extensor hallucis brevis; EHB) – 바로 누운 자세(Supine)

### 짧은발가락폄근과 짧은엄지폄근의 스트레칭 (Stretching the extensor digitorum brevis and extensor hallucis brevis)

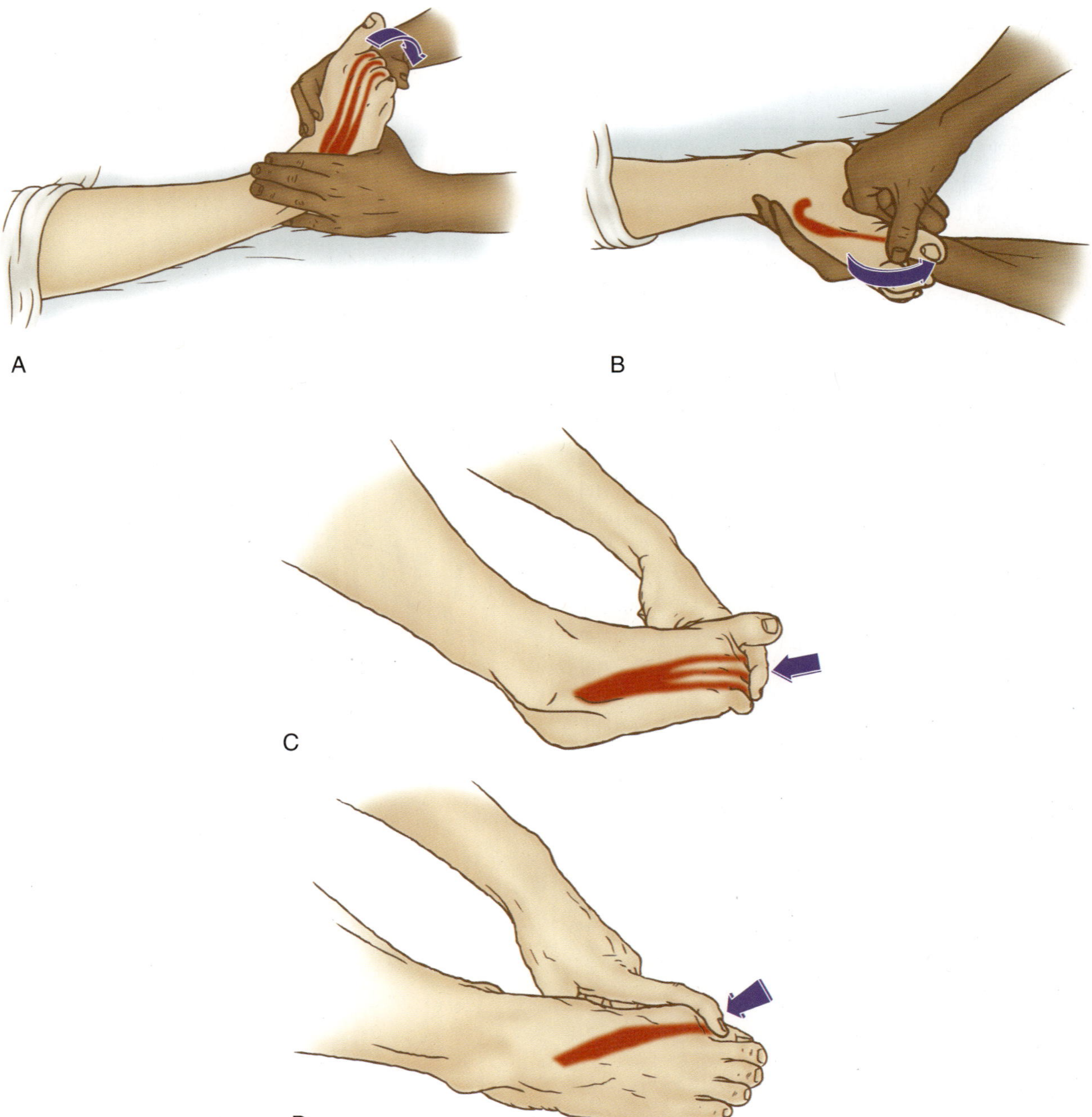


**그림 21–8.** 오른쪽 짧은발가락폄근과 짧은엄지폄근의 스트레칭. 짧은발가락폄근을 위해 둘째~넷째 발가락의 첫마디뼈, 중간마디뼈, 끝마디뼈를 구부린다. 짧은엄지폄근을 위해 엄지발가락의 첫마디뼈를 구부린다. **A, B,** 짧은발가락폄근과 짧은엄지폄근의 치료사 보조 스트레칭. 참고: 치료사의 다른 손은 환자의 발을 안정화시킨다. **C, D,** 짧은발가락폄근과 짧은엄지폄근의 자가 관리 스트레칭.

## 발등뼈사이근(족배골간근, Dorsal interossei pedis; DIP) – 바로 누운 자세(Supine) *(계속)*

4개의 발등뼈사이근이 있으며, 각각 안쪽에서 가쪽으로 1~4번까지 숫자를 매긴다.

### 부착 부위

- 몸쪽에서 각각의 발등뼈사이근은 인접한 발허리뼈의 양옆에 부착되어 있다.
- 먼쪽에서 각각은 발가락 첫마디뼈의 한쪽(둘째 발가락의 중심에서 떨어진 쪽)과 해당 발가락의 긴발가락폄근힘줄에 부착되어 있다.

### 작용

- 발허리발가락관절(MTP관절)에서 둘째~넷째 발가락을 벌린다.
- MTP관절에서 둘째~넷째 발가락을 굽힌다.
- 몸쪽 및 먼쪽 발가락뼈사이관절(IP관절)에서 둘째~넷째 발가락을 편다.

#### 시작 자세(그림 21-10A)

- 환자는 바로 누운 자세를 취한다.
- 치료사는 환자 옆에 앉는다.
- 촉진 손가락을 넷째~다섯째 발허리뼈 사이의 발등 쪽에 놓는다.
- 보조하는 손의 손가락을 넷째 발가락의 첫마디뼈 옆에 놓는다.

#### 촉진 과정

1. 넷째 발등뼈사이근: 환자에게 저항에 대항하여 넷째 발가락을 벌리도록 요청하고, 넷째와 다섯째 발허리뼈 사이의 넷째 발등뼈사이근의 수축을 느낀다(그림 21-10A).
2. 환자가 치료사의 저항에 대해 교대로 수축하고 이완하는 동안 넷째 발등뼈사이근을 몸쪽 및 먼쪽으로 촉진한다.
3. 셋째 발등뼈사이근: 셋째와 넷째 발허리뼈 사이의 발등을 촉진하고 환자에게 셋째 발가락을 벌리는 것에 저항하게 하며, 셋째 발등뼈사이근에 대해 이 절차를 반복한다(그림 21-10B).
4. 둘째 발등뼈사이근: 둘째와 셋째 발허리뼈 사이의 발등을 촉진하고 환자에게 둘째 발가락을 종아리뼈 쪽으로 벌리는 것에 저항하게 하며, 둘째 발등뼈사이근에 대해 이 절차를 반복한다(그림 21-10C).
5. 첫째 발등뼈사이근: 첫째와 둘째 발허리뼈 사이의 발등을 촉진하고 환자에게 둘째 발가락을 정강뼈 쪽으로 벌리는 것에 저항하게 하며, 첫째 발등뼈사이근에 대해 이 절차를 반복한다(그림 21-10D).
6. 일단 발등뼈사이근의 위치를 확인하면 환자의 근육을 이완시키고 기초 긴장도를 평가한다.

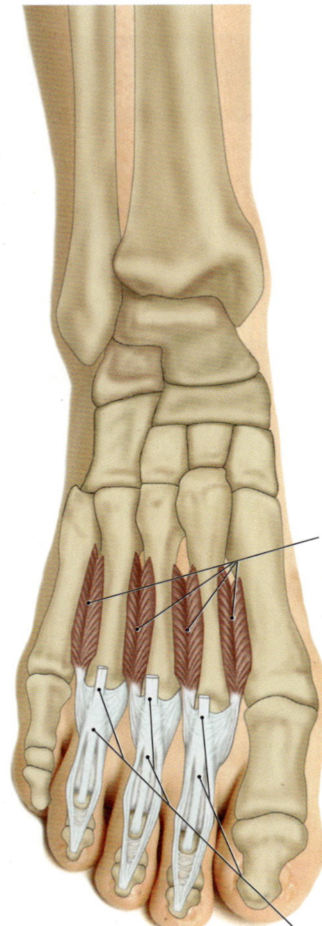


**그림 21-9.** 오른쪽 발등뼈사이근의 발등 그림.

## 발등뼈사이근(족배골간근, Dorsal interossei pedis; DIP) – 바로 누운 자세(Supine) *(계속)*

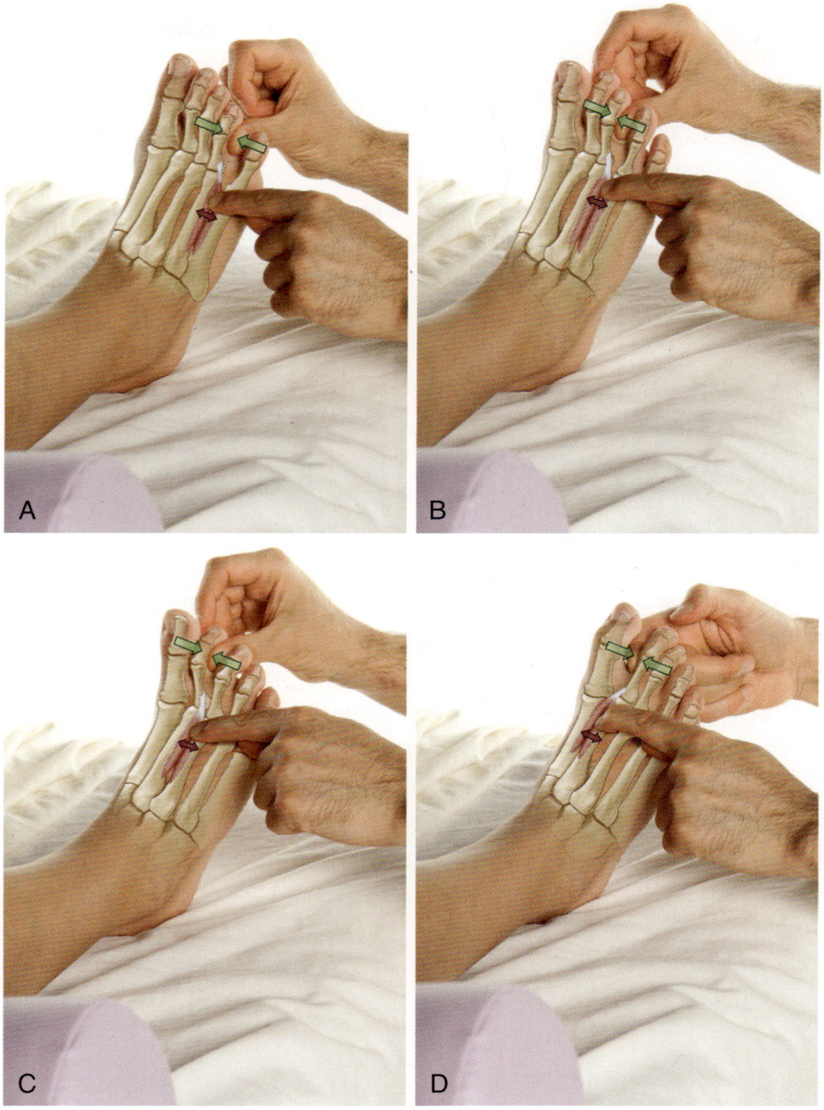

그림 21-10. 발등뼈사이근의 촉진. A, 환자가 저항에 대항하여 넷째 발가락을 벌린 상태에서 넷째 발등뼈사이근의 촉진. B, 환자가 저항에 대항하여 셋째 발가락을 벌린 상태에서 셋째 발등뼈사이근의 촉진. C, 환자가 저항에 대항하여 종아리뼈를 벌린 상태에서 둘째 발등뼈사이근의 촉진. D, 환자가 저항에 대항하여 정강뼈를 벌린 상태에서 첫째 발등뼈사이근의 촉진.

### 촉진 시 주의사항

1. 둘째 발가락은 양방향으로 벌릴 수 있다. 종아리뼈 벌림은 둘째 발가락을 가쪽으로(즉, 종아리뼈 방향으로) 움직이는 것이고, 정강뼈 벌림은 둘째 발가락을 안쪽으로(즉, 정강뼈 방향으로) 움직이는 것이다.
2. 많은 환자들은 발가락의 벌림, 특히 둘째 발가락의 종아리뼈 벌림과 정강뼈 벌림을 분리할 수 없다. 만약 환자가 촉진을 위해 발등뼈사이근 중 하나를 사용하는 동작을 분리할 수 없는 경우에는 그 위치에 따라 이완된 상태에서 근육을 촉진한다.
3. 발가락의 폄근(긴발가락폄근과 짧은발가락폄근)은 발등뼈사이근의 표면에 위치한다는 사실에 주의한다. 이런 이유 때문에 환자가 발가락을 펴려고 시도하지 않는 것이 중요하다. 그렇지 않으면 이 폄근들이 수축하여 발등뼈사이근의 촉진과 구분하는 것이 매우 어려워진다.

### 대안 촉진 자세 – 앉은 자세

발등뼈사이근은 환자가 앉은 자세에서도 쉽게 접근할 수 있다.

### 촉진 시 핵심 포인트

발등의 발허리뼈 사이를 촉진한다.

## 발등뼈사이근(족배골간근, Dorsal interossei pedis; DIP) – 바로 누운 자세(Supine) *(계속)*

### 통증 유발점(Trigger points)

1. 발등뼈사이근의 통증 유발점은 종종 근육의 급성 또는 만성 과사용(예: 부드러운 모래 위에서 걷기), 근육이 늘어나는 지속적인 자세(예: 높은 굽의 신발 신기), 잘 맞지 않는 신발(예: 너무 조이거나 끈이 너무 꽉 조이거나 앞코가 뾰족한 신발) 착용, 굽혀지지 않는 밑창이 있는 신발(발허리발가락관절의 움직임을 허용하지 않음) 착용, 석고붕대로 인한 고정, 발의 과도한 모음(발의 내재근에 의한 과도한 안정화 요구), 발의 구조적 기형, 외상 또는 발허리뼈의 피로골절로 인해 발생하거나 지속된다.
2. 발등뼈사이근의 통증 유발점은 발등뼈사이근이 먼쪽으로 부착하는 발등과 발바닥 쪽(발허리뼈 및 발가락뼈)을 따라 수직적 양상의 통증을 유발한다(그림 21-11은 첫째와 넷째 발등뼈사이근의 전형적인 양상을 보여 줌). 발등뼈사이근 통증 유발점은 또한 압통과 아픈 발(특히 체중 부하 시), 걸을 때의 통증, MTP관절에서 둘째~다섯째 발가락을 펴거나 모으는 동작 시에 운동범위의 감소나 통증의 유발, 발의 경련, 진통 보행 등을 유발하는 경향이 있다. 더 나아가 첫째 발등뼈사이근의 통증 유발점은 엄지발가락의 저림을 유발할 수 있다.
3. 발등뼈사이근 통증 유발점의 연관통은 짧은발가락굽힘근, 새끼발가락벌림근, 엄지모음근, 발바닥뼈사이근, 발의 벌레모양근, 긴발가락폄근과 긴발가락굽힘근 통증 유발점의 연관통과 구분하여야 한다.
4. 발등뼈사이근의 통증 유발점은 발바닥근막염(족저근막염)이나 발허리뼈 피로골절, 인접한 발허리뼈 사이의 발가락신경 포획 또는 발목뼈관절의 기능장애로 오진될 수 있다.
5. 발등뼈사이근 통증 유발점의 연관통은 종종 발바닥뼈사이근과 발의 벌레모양근에서 발생한다.
6. 참고: 발바닥뼈사이근과 발의 벌레모양근은 발등뼈사이근과 같은 양상의 통증 유발점과 연관통을 갖는다.

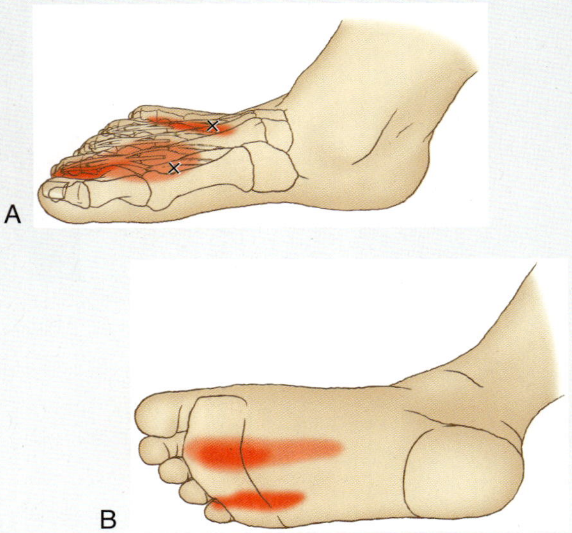


**그림 21-11.** 흔히 나타나는 첫째와 넷째 발등뼈사이근의 통증 유발점과 연관통 부위 그림. **A,** 흔히 나타나는 통증 유발점과 연관통 부위를 보여 주는 안쪽 그림. **B,** 연관통의 나머지 부분을 보여 주는 안쪽 발바닥 그림. 참고: 통증 유발점은 흔히 4개의 발등뼈사이근 모두에서 일어난다.

## 발등뼈사이근(족배골간근, Dorsal interossei pedis; DIP) – 바로 누운 자세(Supine)

### 발등뼈사이근의 스트레칭(Stretching the dorsal interossei pedis)

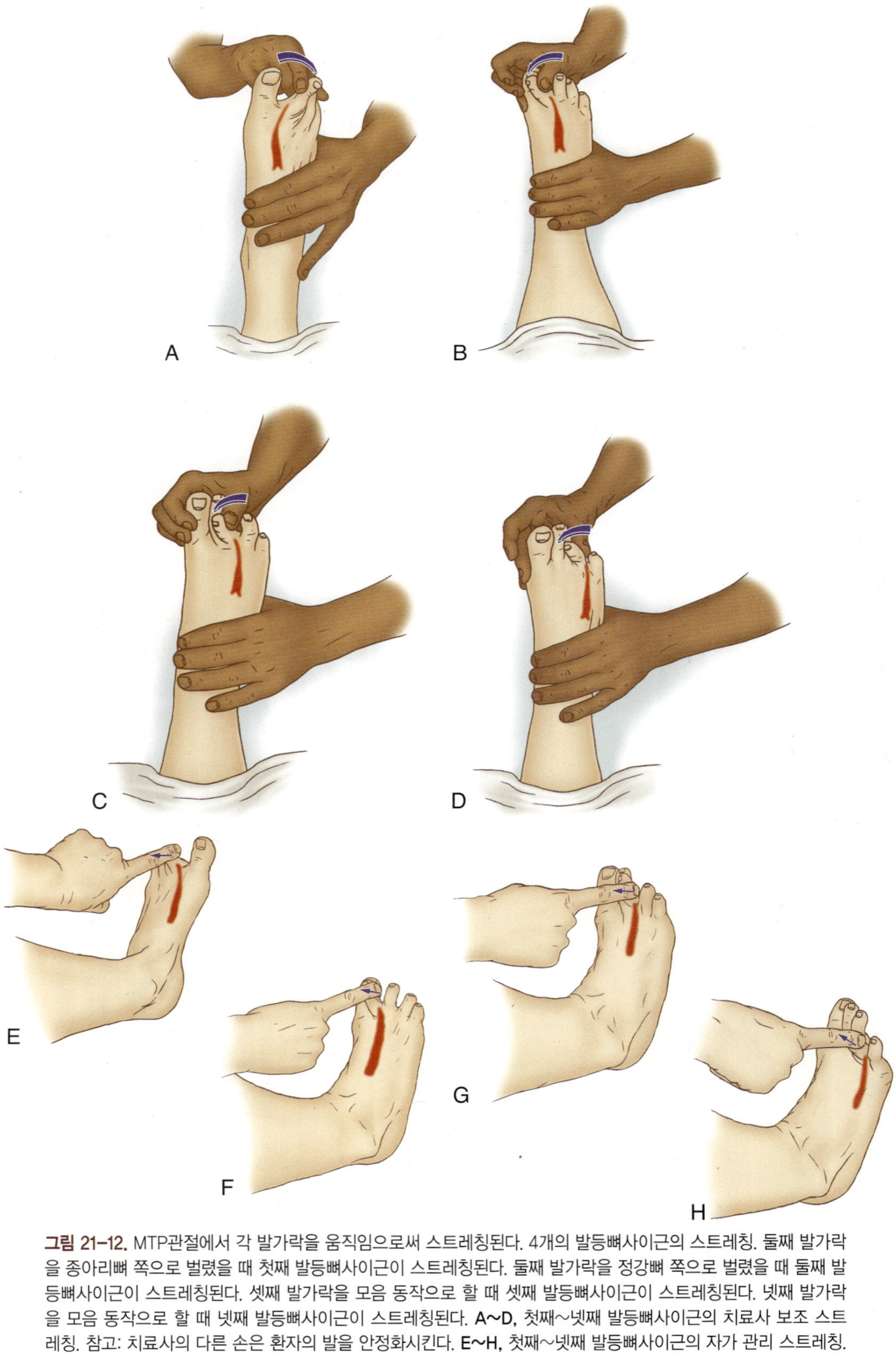


**그림 21–12.** MTP관절에서 각 발가락을 움직임으로써 스트레칭된다. 4개의 발등뼈사이근의 스트레칭. 둘째 발가락을 종아리뼈 쪽으로 벌렸을 때 첫째 발등뼈사이근이 스트레칭된다. 둘째 발가락을 정강뼈 쪽으로 벌렸을 때 둘째 발등뼈사이근이 스트레칭된다. 셋째 발가락을 모음 동작으로 할 때 셋째 발등뼈사이근이 스트레칭된다. 넷째 발가락을 모음 동작으로 할 때 넷째 발등뼈사이근이 스트레칭된다. **A~D,** 첫째~넷째 발등뼈사이근의 치료사 보조 스트레칭. 참고: 치료사의 다른 손은 환자의 발을 안정화시킨다. **E~H,** 첫째~넷째 발등뼈사이근의 자가 관리 스트레칭.

# 엄지벌림근(무지외전근, Abductor hallucis; AbH)과 짧은엄지굽힘근(단무지굴근, Flexor hallucis brevis; FHB) – 엎드린 자세(Prone) (계속)

## 엄지벌림근(무지외전근, Abductor hallucis; AbH)

### 부착 부위

- □ 발꿈치뼈의 결절에서 기시하여
- □ 엄지발가락의 첫마디뼈 바닥의 안쪽 발바닥 쪽에 부착한다.

### 작용

- □ MTP관절에서 엄지발가락을 벌린다.
- □ MTP관절에서 엄지발가락을 굽힌다.

## 짧은엄지굽힘근(단무지굴근, Flexor Hallucis Brevis; FHB)

### 부착 부위

- □ 입방뼈와 셋째 쐐기뼈에서 기시하여
- □ 엄지발가락의 첫마디뼈 바닥의 안쪽 및 가쪽에 부착되어 있다.

### 작용

- □ MTP관절에서 엄지발가락을 굽힌다.

### 시작 자세(그림 21-15)

- 환자는 엎드린 자세를 취한다.
- 치료사는 테이블 끝에 앉는다.
- 촉진하는 손가락을 발의 안쪽, 발바닥에 가까이 놓는다.

### 촉진 과정

1. 표면에 위치하고 쉽게 촉진될 수 있는 엄지벌림근을 촉진하며 시작한다.
2. 환자에게 MTP관절에서 엄지발가락을 벌리도록 요청하고 엄지벌림근의 수축을 느낀다. 필요하다면 엄지발가락의 첫마디뼈 안쪽에 보조하는 손으로 저항을 줄 수 있다(그림 21-16).
3. 일단 위치를 확인하면, 섬유에 수직으로 두드리면서 부착 부위를 향해 몸쪽 및 먼쪽으로 촉진한다.
4. 엄지벌림근의 위치를 확인하면, 환자에게 근육을 이완시키게 하고 기본 긴장도를 평가한다.
5. 이제 역시 표면적이고 쉽게 촉진할 수 있는 짧은엄지굽힘근을 촉진하기 위해 촉진하는 손가락을 발바닥 쪽의 첫째 발허리뼈 위로 움직인다.
6. 환자에게 MTP관절에서 엄지발가락을 구부리도록 요청하고 짧은엄지굽힘근의 수축을 느낀다. 원한다면 엄지발가락 첫마디뼈의 발바닥면에 보조하는 손으로 저항을 줄 수 있다(그림 21-17).
7. 일단 위치를 확인하면, 근육섬유에 수직으로 두드리면서 엄지발가락의 첫마디뼈까지 말단으로 촉진한다. 그리고 가능한 한 멀리 몸쪽으로 촉진한다.
8. 일단 짧은엄지굽힘근의 위치를 찾으면, 환자에게 근육을 이완시키게 하고 기초 긴장도를 평가한다.

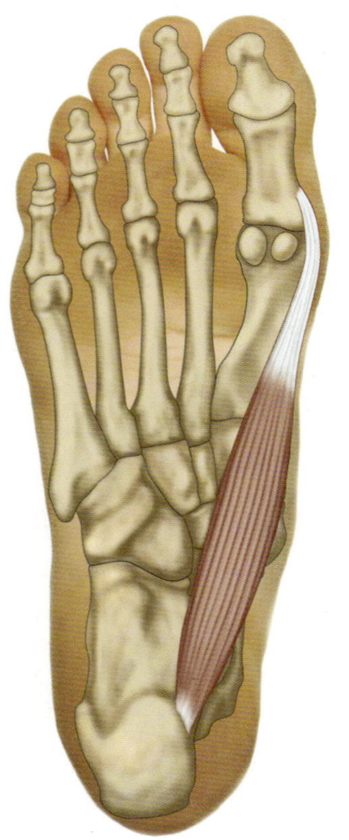

그림 21-13. 오른쪽 엄지벌림근의 발바닥 쪽 그림.

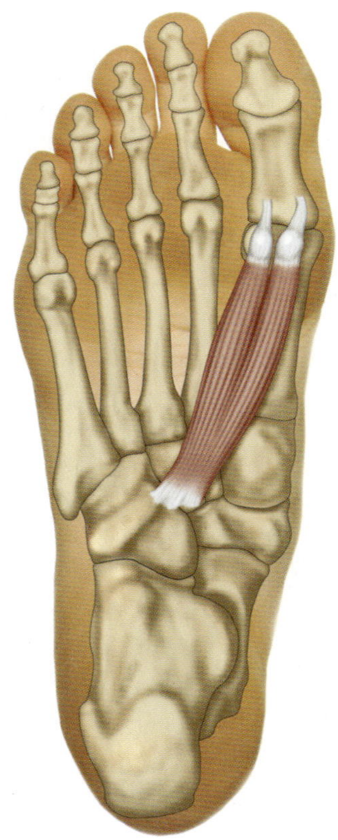

그림 21-14. 오른쪽 짧은엄지굽힘근의 발바닥 쪽 그림.

## 엄지벌림근(무지외전근, Abductor hallucis; AbH)과 짧은엄지굽힘근(단무지굴근, Flexor hallucis brevis; FHB) – 엎드린 자세(Prone) *(계속)*

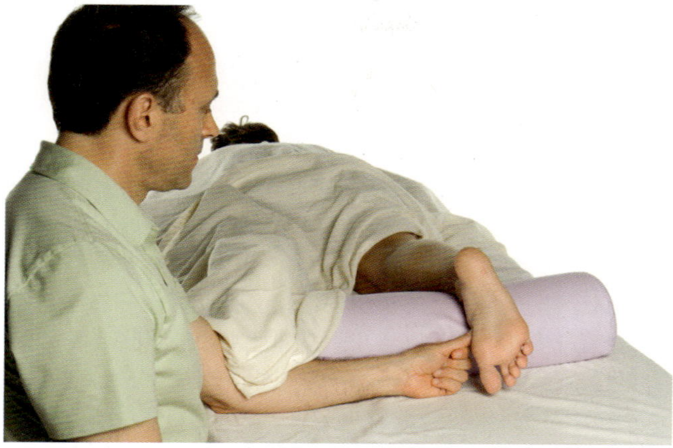

**그림 21-15.** 엎드린 자세에서 오른쪽 엄지벌림근의 촉진을 위한 시작 자세.

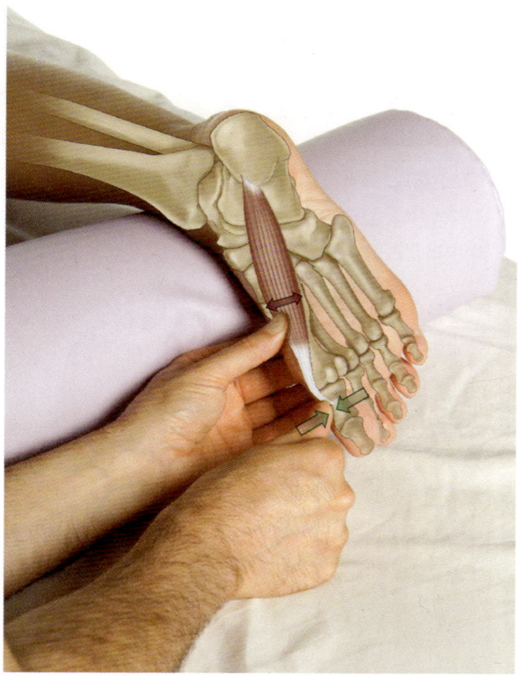

**그림 21-16.** 환자가 저항에 대항하여 엄지발가락을 벌릴 때의 오른쪽 엄지벌림근의 촉진.

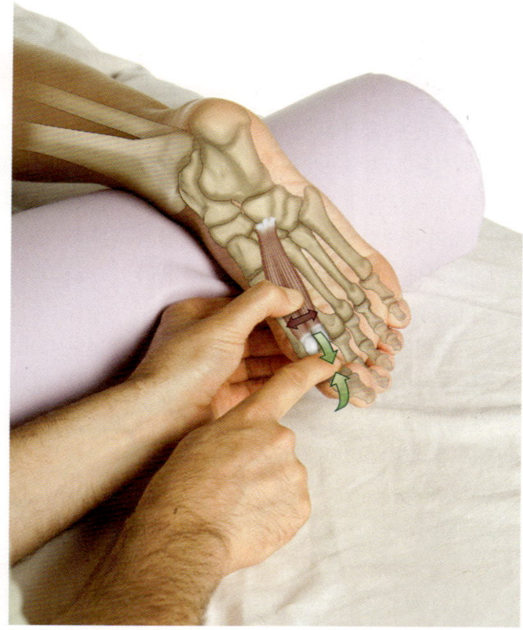

**그림 21-17.** 환자가 저항에 대항하여 엄지발가락을 굽힐 때의 오른쪽 엄지굽힘근의 촉진.

### 대안 촉진 자세 – 바로 누운 자세

엄지벌림근과 짧은엄지굽힘근은 환자가 바로 누운 자세에서도 쉽게 촉진할 수 있다.

### 촉진 시 핵심 포인트

엄지벌림근: 위아래로 두드리면서 발의 안쪽을 촉진한다.

짧은엄지굽힘근: 엄지발가락을 굽힌 상태에서 첫째 발허리뼈의 발바닥 면을 촉진한다.

### 엄지벌림근 촉진 시 주의사항

1. MTP관절에서 엄지발가락의 벌림은 안쪽 운동이다.
2. 전체 엄지벌림근은 일반적으로 만져지고 구분될 수 있다.
3. 많은 환자가 엄지발가락을 단독으로 벌리지 못한다. 이런 일이 발생하면 치료사는 보조하는 손의 손가락을 엄지발가락 첫마디뼈의 안쪽에 두고 환자에게 이것에 대해 누르라고 요청한다. 저항 손가락으로 압력을 가하면 환자가 이러한 동작을 수행하는 데 도움이 되는 경우가 많다.
4. 만약 환자가 여전히 압력에 대해 엄지발가락 벌림을 수행할 수 없는 경우('촉진 시 주의사항' #3에서와 같이), 환자가 MTP관절에서 엄지발가락의 첫마디뼈를 굽히는 것에 저항하게 하고, 발의 안쪽에서 엄지벌림근의 수축을 느낀다. 환자에게 엄지발가락의 발가락뼈사이관절을 펴도록 한다. 그렇지 않으면 엄지발가락의 첫마디뼈 굽힘은 긴엄지굽힘근에 의해 수행되고 엄지벌림근은 수축하지 않는다. 참고: 짧은엄지굽힘근은 또한 MTP관절에서 엄지발가락의 굽힘과 함께 수축하므로 발의 발바닥에서 너무 멀리 촉진하지 말아야 한다.
5. 짧은엄지굽힘근에서 엄지벌림근을 구분하는 또 다른 방법은 환자에게 MTP관절에서 엄지발가락을 벌리고 펴도록 요청하는 것이다. 폄 동작은 짧은엄지굽힘근을 상호 억제하고 이완시킨다.

## 엄지벌림근(무지외전근, Abductor hallucis; AbH)과 짧은엄지굽힘근(단무지굴근, Flexor hallucis brevis; FHB) – 엎드린 자세(Prone) *(계속)*

### 짧은엄지굽힘근 촉진 시 주의사항

1. 짧은엄지굽힘근은 발의 두 번째 발바닥 층에 있지만, 대부분은 상당히 쉽게 촉진된다. 촉진하기 가장 어려운 부분은 입방뼈와 셋째 쐐기뼈의 몸쪽 부착 부위이다. 만약 환자가 다른 발가락을 구부리지 않고 엄지발가락만 구부릴 수 있는 경우, 이 몸쪽 부착은 더 표면에 있는 짧은발가락굽힘근과 구분하여 촉진할 수 있다. 그러나 대부분의 환자들은 이 동작을 하지 못한다.
2. 보조하는 손의 손가락으로 둘째~다섯째 발가락을 구부리는 것을 막는 것은 도움이 되지 않는다. 다른 발가락이 움직이지 않더라도 이완되기를 원하는 짧은발가락굽힘근의 힘살이 여전히 수축(등축성)해 있기 때문이며, 그것이 짧은엄지굽힘근의 몸쪽 부착을 촉진하기 더 어렵게 만든다.
3. 짧은엄지굽힘근의 바로 표면에 긴엄지굽힘근의 먼쪽 힘줄이 있다. 이 두 근육이 엄지발가락의 굽힘과 함께 수축하기 때문에 서로 구분하기 어려울 수 있다.
4. 긴엄지굽힘근의 표면 먼쪽 힘줄에서 짧은엄지굽힘근을 구분하기 위하여 환자가 엄지발가락의 발가락뼈사이관절을 편 상태로 발허리발가락관절에서 엄지발가락의 굽힘을 분리하도록 한다. 이것은 긴엄지굽힘근보다 짧은엄지굽힘근을 더 많이 사용하는 경향이 있다. 하지만 대부분의 환자는 이 동작을 하지 못한다.

### 통증 유발점(Trigger points)

1. 엄지벌림근과 짧은엄지굽힘근의 통증 유발점은 종종 근육의 급성 또는 만성적 과사용(예: 부드러운 모래 위에서 걷기), 근육이 늘어나는 지속적인 자세(예: 높은 굽의 신발 신기), 잘 맞지 않는 신발(예: 너무 조이거나 끈이 너무 꽉 조이거나 앞코가 뾰족한 신발) 신기, 굽혀지지 않는 밑창이 있는 신발(발허리발가락관절의 움직임을 허용하지 않음), 석고붕대로 인한 고정, 발의 과도한 모음(발의 내재근에 의한 과도한 안정화가 요구되는), 발의 구조적 기형, 외상 또는 발허리뼈의 피로골절로 인해 발생하거나 지속된다.
2. 엄지벌림근과 짧은엄지굽힘근의 통증 유발점은 압통 및 아픈 발(특히 체중 부하 시), 걸을 때의 통증, MTP관절에서 엄지의 운동범위가 감소되거나 고통스러운 모음(엄지벌림근) 또는 폄(짧은엄지굽힘근이나 엄지벌림근), 발의 경련, 진통 보행을 일으키는 경향이 있다. 게다가 엄지벌림근은 뒤정강신경 또는 두 개의 분지인 안쪽 및 가쪽 발바닥신경의 포획을 유발할 수 있다(그 결과 발바닥의 감각이상 또는 발바닥의 내재근 약화가 있을 수 있음).
3. 엄지벌림근 통증 유발점의 연관통은 발바닥뼈사이근, 발등뼈사이근과 첫째와 둘째 발가락의 벌레모양근, 발바닥네모근과 장딴지근 안쪽 갈래의 통증 유발점의 연관통과 구분해야 한다. 짧은엄지굽힘근 통증 유발점의 연관통은 반드시 긴엄지굽힘근, 엄지모음근, 앞정강근과 긴엄지폄근의 통증 유발점의 연관통과 구분해야 한다.
4. 엄지벌림근의 통증 유발점은 종종 아킬레스힘줄염이나 발목관절의 기능장애로 오진되기도 한다. 그리고 짧은엄지굽힘근의 통증 유발점은 통풍이나 발바닥근막염, 발허리뼈의 피로골절 또는 발목관절의 기능장애로 오진되기도 한다.
5. 엄지벌림근의 통증 유발점은 종종 짧은엄지굽힘근과 짧은발가락굽힘근에서 발생한다. 그리고 짧은엄지굽힘근의 통증 유발점은 엄지벌림근과 발바닥네모근, 긴발가락굽힘근에서 발생한다.

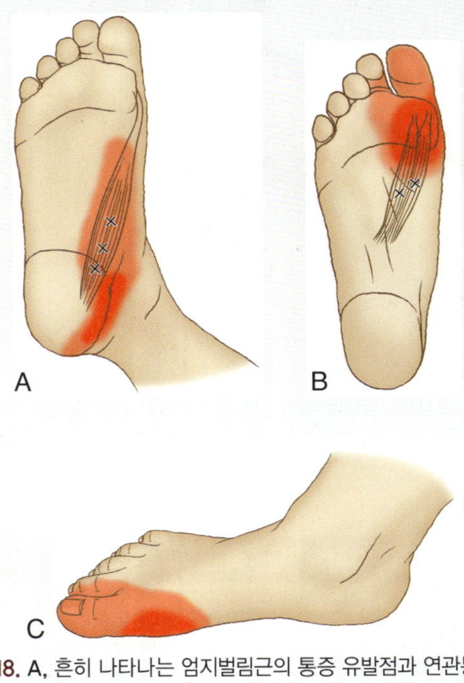


**그림 21-18.** **A,** 흔히 나타나는 엄지벌림근의 통증 유발점과 연관통 부위를 보여 주는 안쪽 발바닥 그림. **B, C,** 특히 엄지굽힘근에서 흔히 나타나는 통증 유발점과 연관통 부위를 보여 주는 발바닥과 안쪽 그림.

## 엄지벌림근(무지외전근, Abductor hallucis; AbH)과 짧은엄지굽힘근(단무지굴근, Flexor hallucis brevis; FHB) – 엎드린 자세(Prone) *(계속)*

### 엄지벌림근과 짧은엄지굽힘근의 스트레칭 (Stretching the abductor hallucis and flexor hallucis brevis)

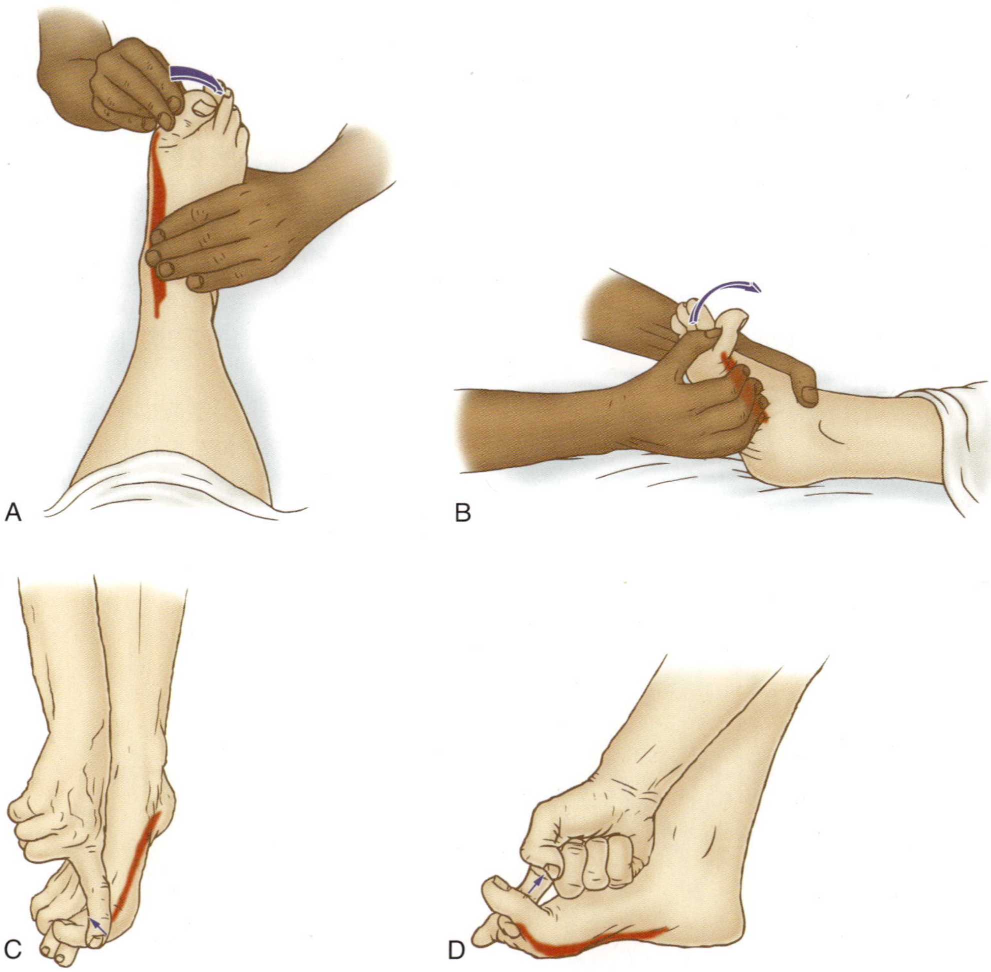

**그림 21-19.** 엄지벌림근과 짧은엄지굽힘근의 스트레칭. 각 근육은 MTP관절에서 엄지발가락을 움직임으로써 스트레칭된다. 엄지벌림근의 스트레칭을 위해 엄지발가락을 모으고 편다. 짧은엄지굽힘근의 스트레칭을 위해 엄지발가락을 편다. **A, B,** 엄지벌림근과 짧은엄지굽힘근의 치료사 보조 스트레칭. 참고: 치료사의 다른 손은 환자의 발을 안정화시킨다. **C, D,** 엄지벌림근과 짧은엄지굽힘근의 자가 관리 스트레칭.

# 엄지벌림근(무지외전근, Abductor hallucis; AbH)과 짧은엄지굽힘근(단무지굴근, Flexor hallucis brevis; FHB) – 엎드린 자세(Prone)

## 인접 근육(Detour)

**엄지모음근(무지내전근, adductor hallucis)**

엄지모음근은 빗머리갈래와 가로머리갈래를 가지며, 둘째~넷째 발허리뼈, 긴종아리근의 힘줄, 발허리발가락인대에서 기시하여 엄지발가락의 첫마디뼈에 부착한다. 그 작용은 발허리발가락관절에서 엄지발가락의 모음 및 굽힘이다. 엄지모음근은 발바닥근막과 짧은발가락굽힘근보다 깊이 위치해 있다. 대부분의 환자가 엄지발가락을 단독으로 모으기 어려운 점과 깊이를 감안할 때 이 근육을 촉진하고 구별하기 어려울 수 있다. 이 근육을 촉진할 때 환자에게 엄지발가락을 모으는 것에 저항하게 하고, 둘째~넷째 발허리뼈의 머리 위를 촉진하며 가로머리갈래의 수축을 느낀다. 이와 비슷한 방법으로 빗머리갈래를 촉진한다.

**통증 유발점(trigger points)**

1. 엄지모음근의 통증 유발점은 대개 엄지벌림근과 짧은엄지굽힘근에서 통증 유발점을 발생시키거나 지속시키는 동일한 요인으로 인해 발생한다.
2. 엄지모음근의 통증 유발점은 종종 체중 부하 및 보행 시, 진통 보행, 경련, 엄지발가락 벌림 또는 폄의 감소 또는 통증 유발점 연관통 부위의 저린 감이 있을 때 통증을 유발하는 발통증을 만든다.
3. 엄지모음근 통증 유발점의 연관통은 짧은발가락굽힘근, 새끼발가락의 벌림근과 굽힘근, 짧은엄지굽힘근, 발바닥 및 발등뼈사이근, 발의 벌레모양근, 긴발가락굽힘근 및 긴엄지굽힘근 통증 유발점의 연관통과 구분하여야 한다.
4. 엄지모음근의 통증 유발점은 종종 발바닥근막염, 발허리뼈의 피로골절이나 발목관절의 기능장애로 오진될 수 있다.
5. 관련 통증 유발점은 종종 짧은엄지굽힘근 및 엄지모음근에서 발생한다.

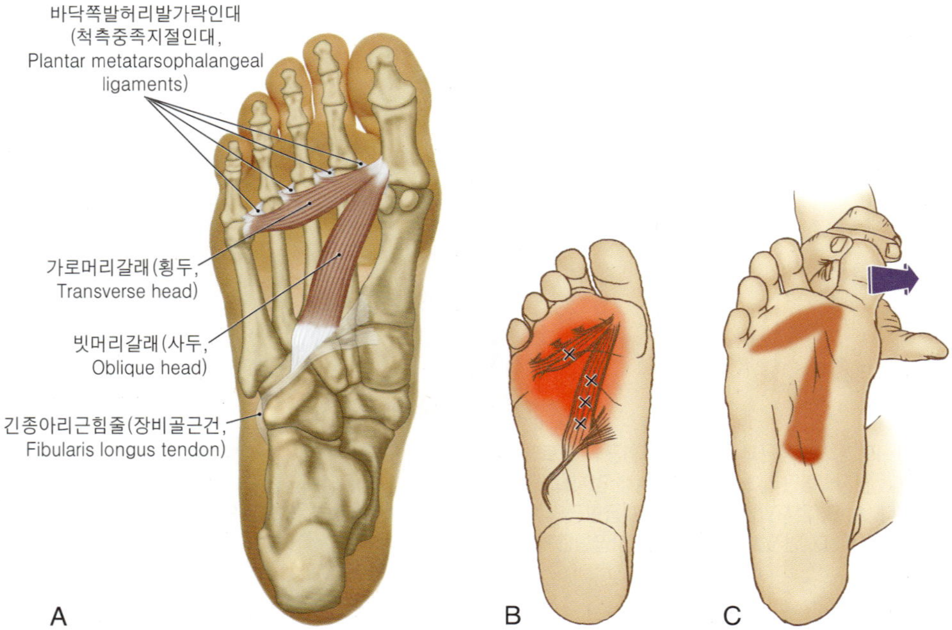


**그림 21-20.** 오른쪽 엄지모음근의 그림. **A,** 엄지모음근의 발바닥 그림. **B,** 흔히 나타나는 엄지모음근의 통증 유발점과 연관통 부위의 발바닥 그림. **C,** 엄지발가락을 둘째 발가락에서 벌리고 약간 편 상태에서 엄지모음근을 스트레칭한다.

## 새끼발가락벌림근(소지외전근, Abductor digiti minimi pedis; ADMP)과 새끼발가락굽힘근(소지굴근, Flexor digiti minimi pedis; FDMP) – 엎드린 자세(Prone) *(계속)*

### 새끼발가락벌림근 (소지외전근, Abductor digiti minimi pedis; ADMP)

#### 부착 부위

- □ 발꿈치뼈 결절에서 기시하여
- □ 새끼발가락 첫마디뼈의 가쪽 발바닥에 부착되어 있다.

#### 작용

- □ MTP관절에서 새끼발가락을 벌린다.
- □ MTP관절에서 새끼발가락을 굽힌다.

### 새끼발가락굽힘근 (소지굴근, Flexor digiti minimi pedis; FDMP)

#### 부착 부위

- □ 다섯째 발허리뼈의 발바닥 표면과 긴종아리근의 힘줄에서 기시하여
- □ 새끼발가락 첫마디뼈의 발바닥 표면에 부착되어 있다.

#### 작용

- □ MTP관절에서 새끼발가락을 굽힌다.

#### 시작 자세(그림 21-23)

- 환자는 엎드린 자세를 취한다.
- 치료사는 테이블 끝에 앉는다.
- 촉진 손가락을 발바닥 표면에 가까운 발의 말단 가쪽에 놓는다.

#### 촉진 과정

1. 표면에 있어 쉽게 촉진할 수 있는 새끼발가락벌림근을 촉진하는 것으로 시작한다.
2. 환자에게 MTP관절에서 새끼발가락을 벌리도록 요청하고 새끼발가락벌림근의 수축을 느낀다. 필요한 경우 보조하는 손의 손가락을 새끼발가락의 첫마디뼈 가쪽에 놓아 저항을 줄 수 있다(그림 21-24).
3. 일단 위치를 확인하면, 섬유에 수직으로 두드리면서 근육의 부착 부위를 향해 몸쪽 및 먼쪽으로 촉진한다.
4. 일단 새끼발가락벌림근의 위치를 확인하면, 환자에게 근육을 이완시키게 하고 기초 긴장도를 촉진하여 평가한다.
5. 역시 표면에 있고 쉽게 촉진할 수 있는 새끼발가락굽힘근을 촉진하기 위해 촉진 손가락을 발바닥 쪽의 다섯째 발허리뼈 위로 움직인다.
6. 환자에게 MTP관절에서 새끼발가락을 구부리도록 요청하고 새끼발가락굽힘근의 수축을 느낀다. 필요한 경우 보조하는 손을 새끼발가락의 첫마디뼈 발바닥 표면에 올려 저항을 줄 수 있다(그림 21-25).
7. 일단 위치를 확인하면, 섬유에 수직으로 두드리면서 새끼발가락의 첫마디뼈까지 먼쪽으로 촉진한다. 그런 다음 가능한 한 멀리 몸쪽으로 촉진한다.
8. 일단 새끼발가락굽힘근의 위치를 확인하면 환자에게 근육을 이완시키게 하고 기초 긴장도를 평가한다.

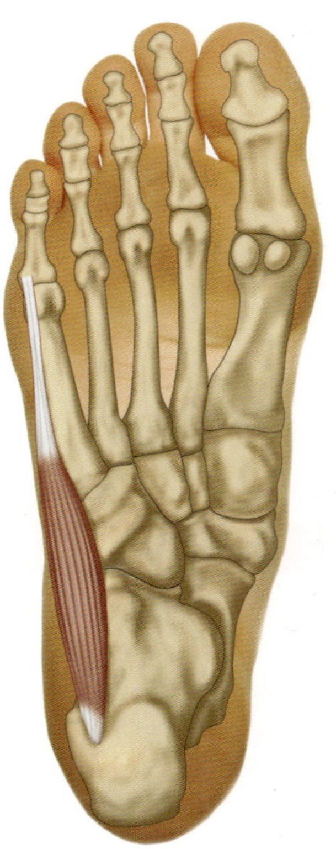

그림 21-21. 오른쪽 새끼발가락벌림근의 발바닥 그림.

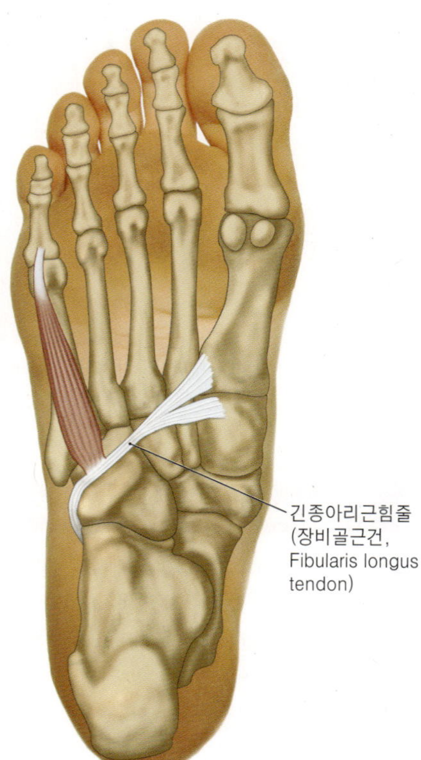


그림 21-22. 오른쪽 새끼발가락굽힘근의 발바닥 그림.

## 새끼발가락벌림근(소지외전근, Abductor digiti minimi pedis; ADMP)과 새끼발가락굽힘근(소지굴근, Flexor digiti minimi pedis; FDMP) – 엎드린 자세(Prone) *(계속)*

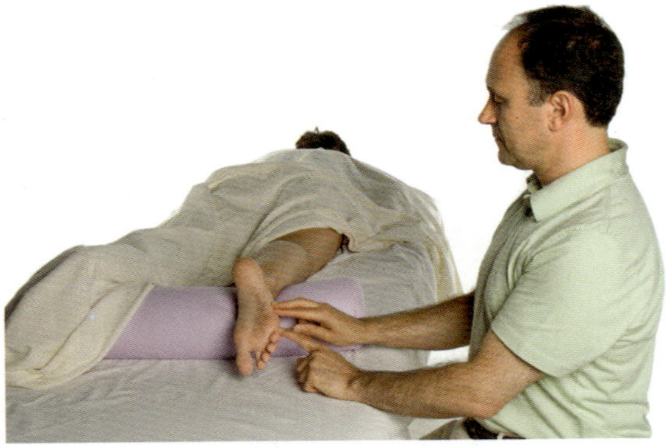

**그림 21-23.** 엎드린 자세에서 오른쪽 새끼발가락벌림근의 촉진을 위한 시작 자세.

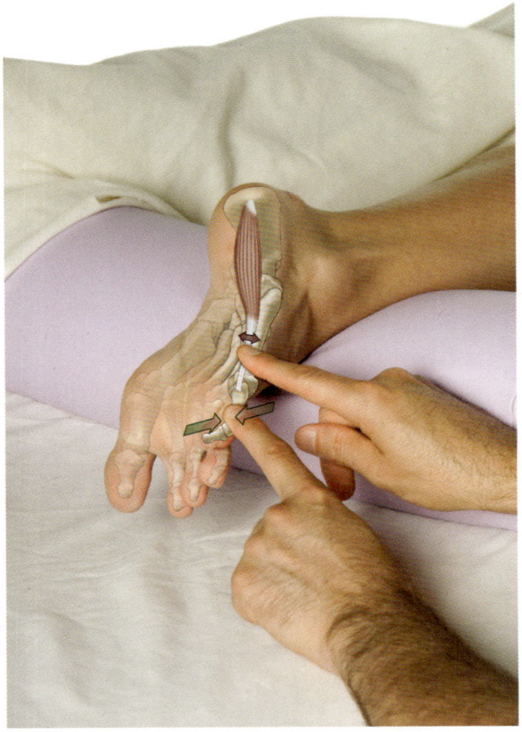

**그림 21-24.** 환자가 저항에 대항하여 새끼발가락을 벌린 상태에서 오른쪽 새끼발가락벌림근의 촉진.

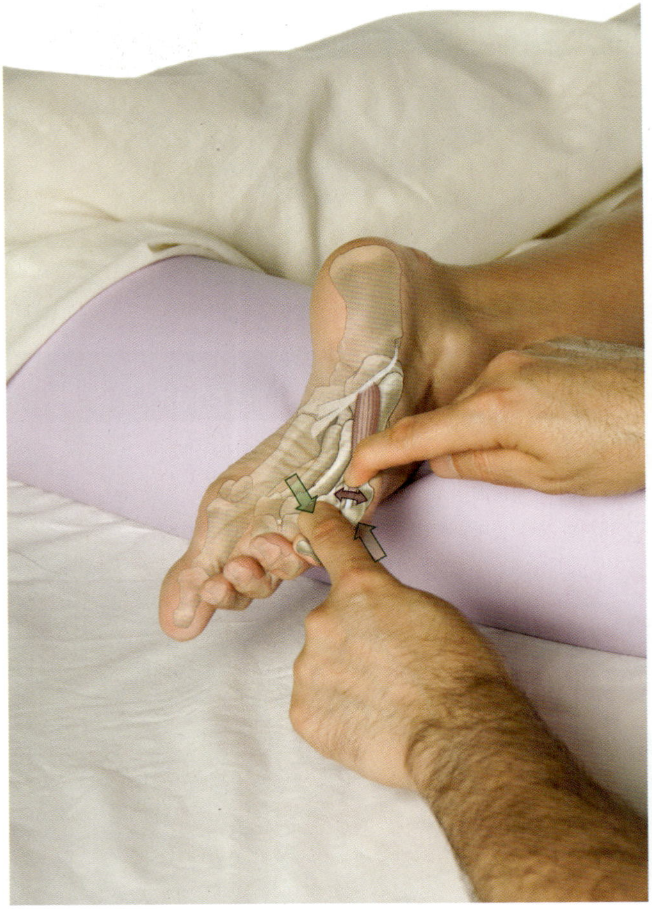

**그림 21-25.** 환자가 저항에 대항하여 새끼발가락을 굽힌 상태에서 오른쪽 새끼발가락굽힘근의 촉진.

### 새끼발가락벌림근 촉진 시 주의사항

1. 새끼발가락벌림근은 표면에 위치하여 쉽게 촉진된다.
2. MTP관절에서 새끼발가락 벌림은 가쪽 움직임이다.
3. 새끼발가락벌림근은 대부분 쉽게 촉진되고 구분되지만 발의 말단 절반에서 촉진하는 것이 가장 쉽다.
4. 많은 환자가 새끼발가락을 단독으로 벌리는 동작을 하지 못한다. 만약 그렇다면, 치료사가 보조하는 손의 손가락을 새끼발가락 첫마디뼈의 가쪽에 대고 환자에게 이를 누르라고 요청한다. 저항 손가락으로 압력을 가하면 환자가 새끼발가락을 벌리는 동작을 하는 데 도움이 된다.
5. 새끼발가락벌림근과 새끼발가락굽힘근의 경계를 구별하기 위해 환자가 벌리는 동작을 할 때 새끼발가락을 굽히지 않도록 해야 한다. 필요한 경우 환자에게 MTP관절에서 새끼발가락을 펴고 벌리도록 요청할 수 있다. 폄은 새끼발가락굽힘근을 상호 억제하고 이완시킨다.

21

## 새끼발가락벌림근(소지외전근, Abductor digiti minimi pedis; ADMP)과 새끼발가락굽힘근(소지굴근, Flexor digiti minimi pedis; FDMP) – 엎드린 자세(Prone) *(계속)*

### 새끼발가락굽힘근 촉진 시 주의사항

1. 새끼발가락으로 가는 짧은발가락굽힘근과 긴발가락굽힘근의 힘줄은 새끼발가락굽힘근의 표면에 놓여 있다. 이러한 이유로 새끼발가락을 굽힐 때 그 근육들 역시 수축하기 때문에 다른 근육들과 새끼발가락굽힘근을 구별하기 어려울 수 있다.
2. 새끼발가락굽힘근을 더 표면에 있는 짧은발가락굽힘근, 긴발가락굽힘근과 구분하기 위해 환자에게 새끼발가락의 IP관절을 편 상태로 유지하면서 MTP관절에서 새끼발가락을 단독으로 구부리게 한다. 이것은 짧은발가락굽힘근과 긴발가락굽힘근보다 새끼발가락굽힘근을 더 많이 사용하는 경향이 있다. 불행히도 대부분의 환자들이 이것을 하지 못한다.

### 통증 유발점(Trigger points)

1. 새끼발가락벌림근과 새끼발가락굽힘근의 통증 유발점은 종종 근육의 급성 또는 만성 과사용(예: 부드러운 모래 위에서 걷기), 근육이 늘어나는 지속적인 자세(예: 높은 굽의 신발 신기), 잘 맞지 않는 신발(예: 너무 조이거나 끈이 너무 꽉 조이거나 앞코가 뾰족한 신발) 신기, 굽혀지지 않는 밑창이 있는 신발(발허리발가락관절의 움직임을 허용하지 않음), 석고붕대로 인한 고정, 발의 과도한 모음(발의 내재근에 의한 과도한 안정화가 요구되는), 발의 구조적 기형, 외상 또는 발허리뼈의 피로골절로 인해 발생하거나 지속된다.
2. 새끼발가락벌림근과 새끼발가락굽힘근의 통증 유발점은 압통 및 아픈 발(특히 체중 부하 시), 걸을 때의 통증, MTP관절에서 새끼발가락의 운동범위가 감소되거나 모음(새끼발가락벌림근) 또는 폄(새끼발가락벌림근과 새끼발가락굽힘근) 시 통증이나 발의 경련, 진통 보행을 유발하는 경향이 있다.
3. 새끼발가락벌림근과 새끼발가락굽힘근의 통증 유발점의 연관통은 짧은발가락굽힘근, 발바닥뼈사이근, 발등뼈사이근과 넷째와 다섯째 발가락 사이의 벌레모양근, 엄지모음근과 긴발가락굽힘근 통증 유발점의 연관통과 구별해야 한다.
4. 새끼발가락벌림근과 새끼발가락굽힘근의 통증 유발점은 종종 발바닥근막염이나 발허리뼈의 피로골절, 발목관절의 기능장애로 오진될 수 있다.
5. 관련 통증 유발점은 종종 짧은발가락굽힘근에서 발생한다.
6. 참고: 새끼발가락벌림근과 새끼발가락굽힘근은 동일한 통증 유발점의 연관통을 갖는다.

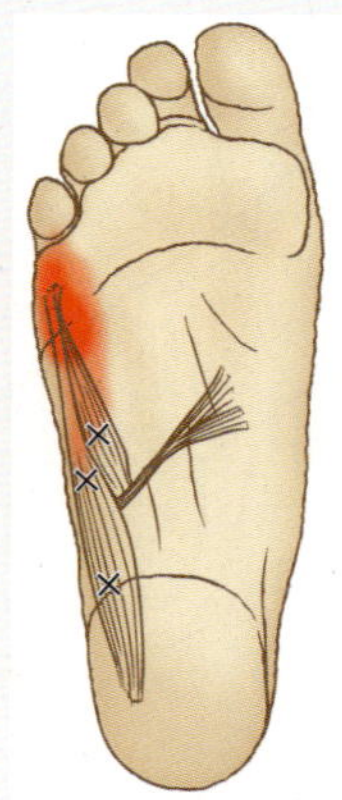

**그림 21-26.** 흔히 나타나는 새끼발가락굽힘근과 새끼발가락벌림근의 통증 유발점과 연관통 부위를 보여 주는 발바닥 그림.

### 대안 촉진 자세 – 바로 누운 자세

새끼발가락벌림근과 새끼발가락굽힘근 모두 환자가 바로 누운 자세에서 쉽게 촉진할 수 있다.

### 촉진 시 핵심 포인트

새끼발가락벌림근: 위아래로 두드리면서 발의 가쪽을 촉진한다.

새끼발가락굽힘근: 새끼발가락을 굽히고 다섯째 발허리뼈의 발바닥면 위로 촉진한다.

## 새끼발가락벌림근(소지외전근, Abductor digiti minimi pedis; ADMP)과 새끼발가락굽힘근(소지굴근, Flexor digiti minimi pedis; FDMP) – 엎드린 자세(Prone) *(계속)*

### 새끼발가락벌림근과 새끼발가락굽힘근의 스트레칭

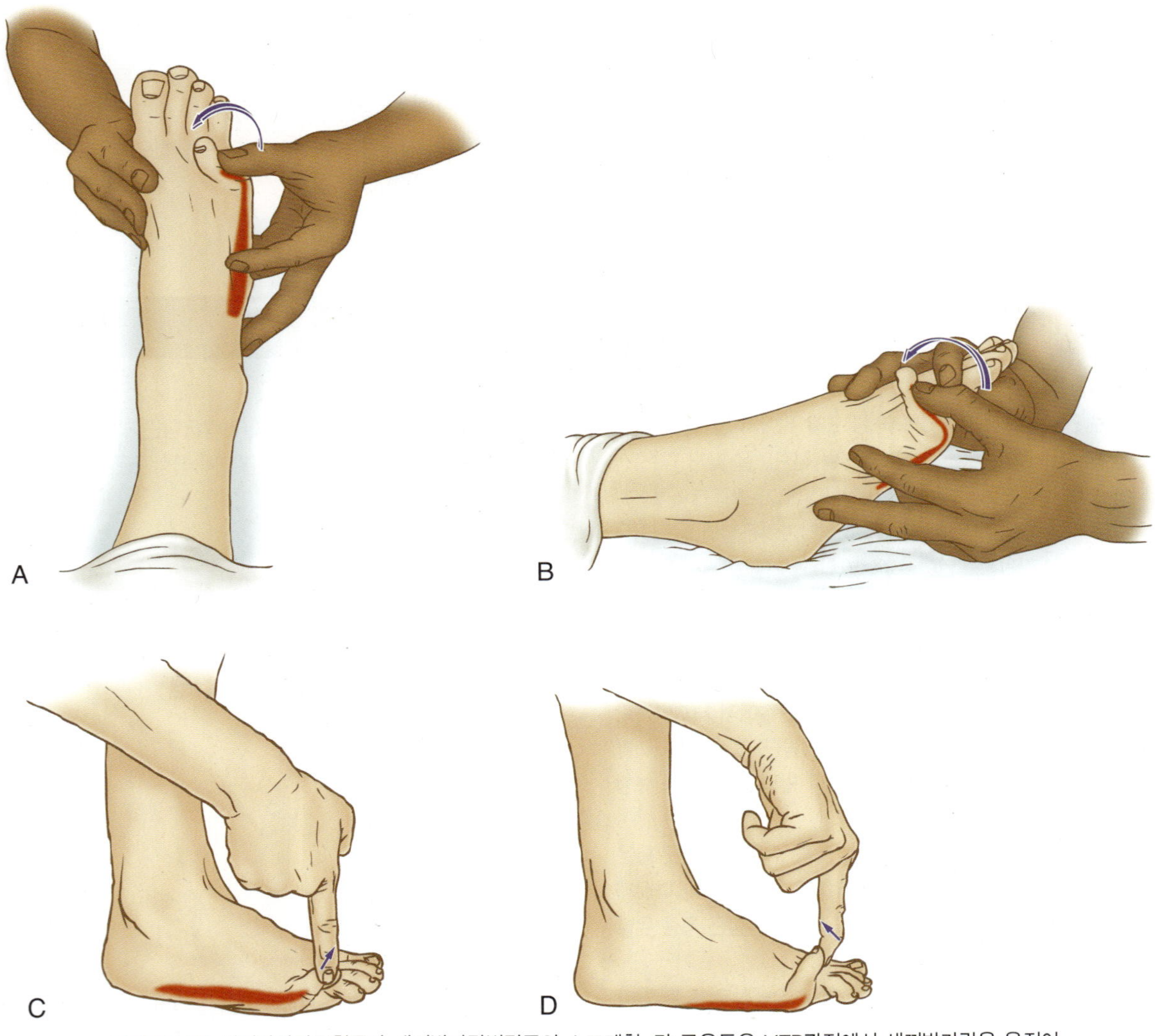


**그림 21-27.** 새끼발가락굽힘근과 새끼발가락벌림근의 스트레칭. 각 근육들은 MTP관절에서 새끼발가락을 움직이며 스트레칭한다. 새끼발가락벌림근의 스트레칭을 위해 새끼발가락을 모으고 벌린다. 새끼발가락굽힘근의 스트레칭을 위해 새끼발가락을 편다. **A, B,** 새끼발가락벌림근과 새끼발가락굽힘근의 치료사 보조 스트레칭. 참고: 치료사의 다른 손은 환자의 발을 안정화시킨다. **C, D,** 새끼발가락벌림근과 새끼발가락굽힘근의 자가 관리 스트레칭.

## 새끼발가락벌림근(소지외전근, Abductor digiti minimi pedis; ADMP)과 새끼발가락굽힘근(소지굴근, Flexor digiti minimi pedis; FDMP) – 엎드린 자세(Prone)

### 인접 근육(Detour)

**발의 벌레모양근(발의 충양근, lumbricals pedis)**

안쪽에서 가쪽으로 1에서 4까지 번호가 매겨진 4개의 벌레모양근이 있다. 이는 발의 두 번째 발바닥층에 위치하지만, 쉽게 촉진할 수 있다. 벌레모양근은 긴발가락굽힘근의 먼쪽 힘줄에서 기시하여 긴발가락폄근의 먼쪽 힘줄에 부착되어 있다(그림 21–28A). 그리고 그 근육들은 MTP관절에서 둘째~다섯째 발가락을 구부리고, IP관절에서 둘째~다섯째 발가락을 편다. 이 근육들을 촉진하기 위해 발바닥쪽에서 발허리뼈 사이를 촉진한다. 환자가 IP관절에서 편 상태를 유지하면서 MTP관절에서 둘째~다섯째 발가락을 구부릴 수 있다면 환자에게 이렇게 하도록 요청하고 그 근육의 수축을 느낀다. 발의 벌레모양근을 스트레칭하기 위해 둘째~다섯째 발가락을 IP관절에서 구부리고 MTP관절에서 편다(그림 21–28B).

**발바닥뼈사이근(족척골간근, plantar interossei)**

안쪽에서 가쪽으로 1에서 3까지 번호가 매겨진 3개의 발바닥뼈사이근이 있다. 발바닥뼈사이근은 셋째~다섯째 발허리뼈에서 기시하여 셋째~다섯째 발가락의 첫마디뼈 안쪽에 부착되어 있으며(그림 21–28C), 발의 벌레모양근보다 깊게 위치한다. 이들 중 일부는 또한 발바닥근막뿐만 아니라 짧은발가락굽힘근에 비해 깊숙이 위치한다. 그들의 주작용은 MTP관절에서 셋째~다섯째 발가락을 모으는 것이다. 그러나 많은 환자들이 발가락의 모음 동작을 분리할 수 없다. 발바닥뼈사이근은 깊이 위치하고 그 작용을 분리하는 것이 어려우므로, 이 근육과 주위 연부조직을 구분하는 것은 쉽지 않다. 이 근육들을 스트레칭하기 위해서 MTP관절에서 셋째~다섯째 발가락을 벌려야 한다(둘째 발가락에서 멀어지는 동작)(그림 21–28D).

**통증 유발점(trigger points)**

1. 발의 벌레모양근과 발바닥뼈사이근의 통증 유발점은 대개 새끼발가락벌림근과 새끼발가락굽힘근 통증 유발점의 발생 및 지속화와 동일한 요인에 의해 발생하며 거의 동일한 증상을 나타낸다.
2. 발바닥 쪽에 있는 많은 내재근과 마찬가지로 발의 벌레모양근과 발바닥뼈사이근의 통증 유발점은 압통 및 아픈 발(특히 체중 부하 시), 걸을 때의 통증, MTP관절에서 영향을 받은 발가락의 감소되거나 통증이 있는 폄, 발의 경련, 진통 보행을 유발하는 경향이 있다.
3. 발의 벌레모양근과 발바닥뼈사이근의 통증 유발점 연관통은 발등뼈사이근과 동일하며, 그 통증 유발점은 종종 발바닥근막염, 발허리뼈의 피로골절, 발목관절의 기능장애나 인접한 발허리뼈 사이의 발가락신경의 포획으로 오진될 수 있다.
4. 관련된 통증 유발점은 종종 짧은발가락굽힘근, 짧은엄지굽힘근, 새끼발가락굽힘근과 연관되어 일어나기도 한다.

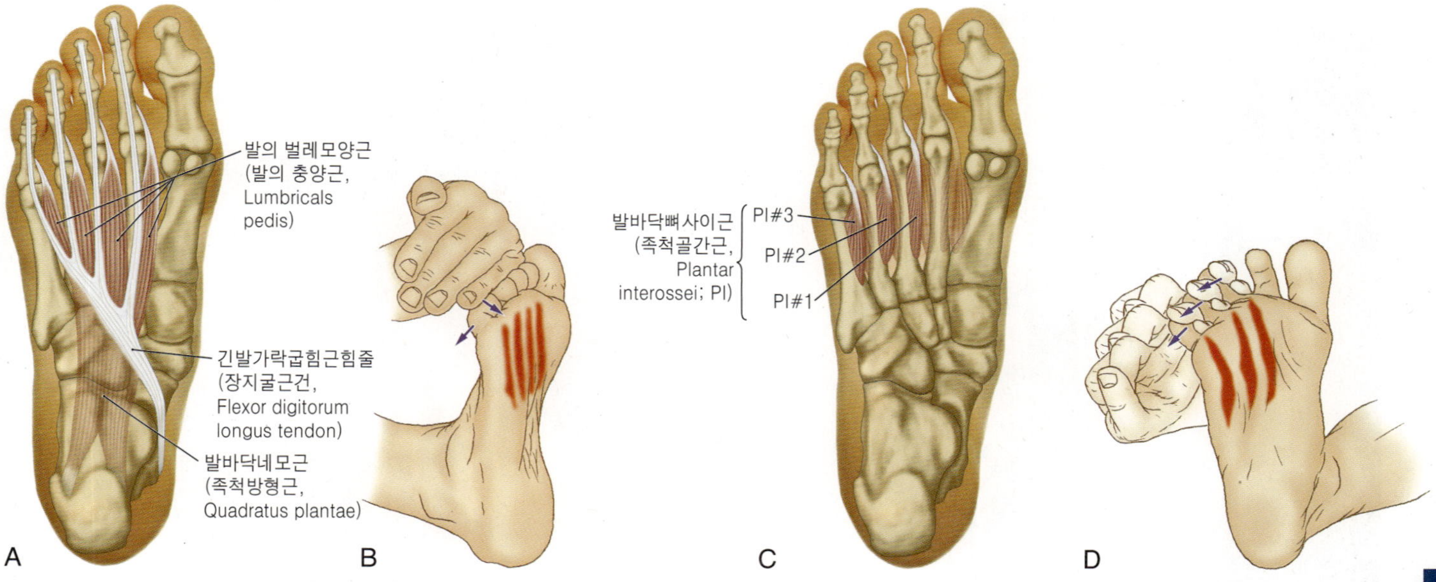


**그림 21–28.** 오른쪽 발의 벌레모양근과 발바닥뼈사이근의 그림. **A,** 발의 벌레모양근의 발바닥 그림. 발바닥네모근은 투명하게 나타나 있다. **B,** 발의 벌레모양근의 스트레칭. 둘째~다섯째 발가락을 IP관절에서는 굽히고 MTP관절에서는 편다. **C,** 발바닥뼈사이근의 발바닥 그림. 발등뼈사이근은 투명하게 나타나 있다. **D,** 발바닥뼈사이근의 스트레칭. MTP관절에서 셋째~다섯째 발가락을 벌린다.

## 짧은발가락굽힘근(단지굴근, Flexor digitorum brevis; FDB) – 엎드린 자세(Prone) *(계속)*

### 부착 부위

- □ 발꿈치뼈 결절에서 기시하여
- □ 둘째~다섯째 발가락의 중간 발가락뼈의 발바닥 표면에 부착한다.

### 작용

- □ MTP관절과 IP관절의 몸쪽에서 둘째~다섯째 발가락을 구부린다.

#### 시작 자세(그림 21-30)

- 환자는 엎드린 자세를 취한다.
- 치료사는 테이블 끝에 앉는다.
- 촉진 손가락을 몸쪽 발의 발바닥 가운데에 위치시키고 촉진한다.
- 저항이 필요한 경우 보조하는 손의 손가락을 둘째~다섯째 발가락의 몸쪽 및 중간 발가락뼈의 발바닥 쪽에 위치시킨다.

#### 촉진 과정

1. 환자에게 MTP관절에서 둘째~다섯째 발가락을 구부리도록 요청하고, 짧은발가락굽힘근의 수축을 느낀다. 필요한 경우 보조하는 손으로 저항을 가할 수 있다(그림 21-31).
2. 일단 위치를 확인하면, 근육섬유에 수직으로 두드리면서 발꿈치뼈 쪽에서 몸쪽으로 촉진한다. 그런 다음 가능한 한 멀리 먼쪽으로 촉진한다.
3. 일단 짧은발가락굽힘근을 확인하면 환자에게 근육을 이완시키게 하고 기초 긴장도를 촉진하여 평가한다.

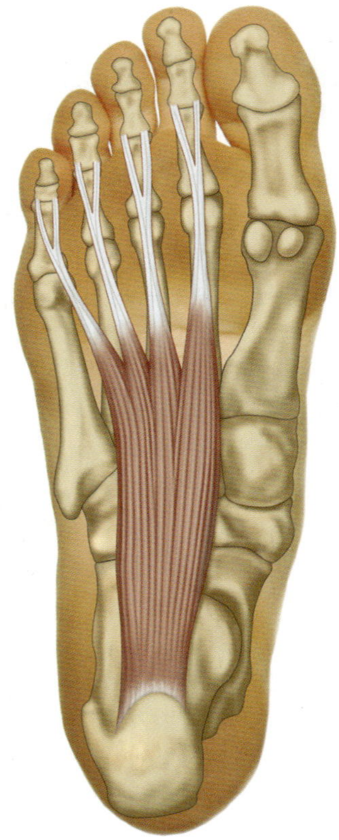

**그림 21-29.** 오른쪽 짧은발가락굽힘근의 발바닥 그림.

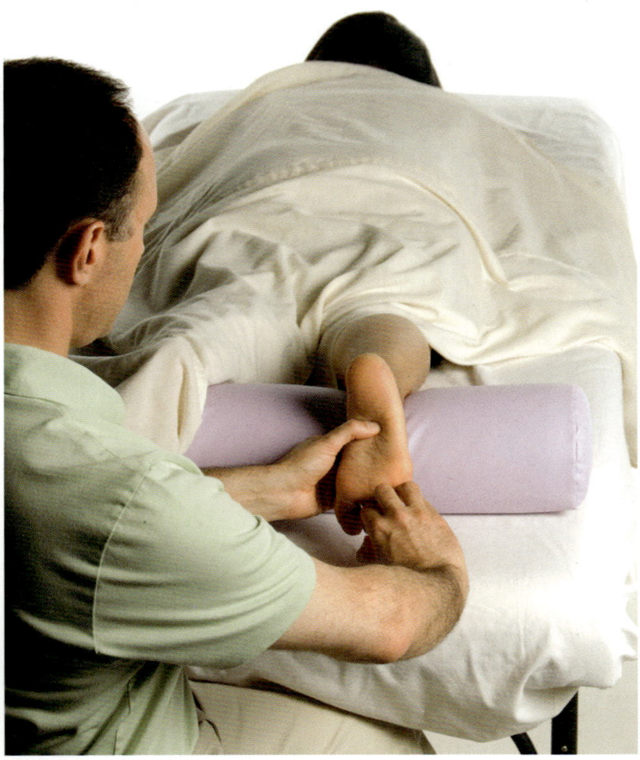

**그림 21-30.** 엎드린 자세에서 오른쪽 짧은발가락굽힘근의 촉진 시작 자세.

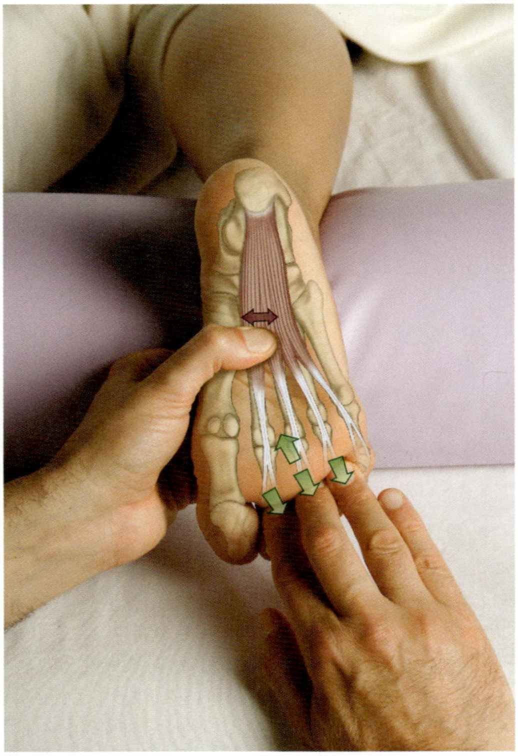

**그림 21-31.** 환자가 저항에 대항하여 둘째~다섯째 발가락을 구부렸을 때 오른쪽 짧은발가락굽힘근의 촉진.

## 짧은발가락굽힘근(단지굴근, Flexor digitorum brevis; FDB) – 엎드린 자세(Prone) *(계속)*

### 촉진 시 주의사항

1. 짧은발가락굽힘근은 발바닥 근막에 깊숙이 위치해 있지만, 일반적으로 힘살의 수축을 상당히 쉽게 촉진할 수 있다.
2. 짧은발가락굽힘근의 바로 아래 깊숙이 긴발가락굽힘근의 먼쪽 힘줄이 있다. 이 두 근육 모두 둘째~다섯째 발가락의 굽힘과 함께 수축하므로 두 근육을 서로 구별하기 어려울 수 있다. 이것은 특히 짧은발가락굽힘근의 힘줄이 긴발가락굽힘근의 힘줄 위에 직접 놓이는 발의 말단부에서 더욱 구분하기 어렵다.
3. 짧은발가락굽힘근을 더 깊게 위치한 긴발가락굽힘근의 먼쪽 힘줄과 식별하기 위해 환자에게 IP관절을 편 상태로 유지하면서 MTP 관절에서 발가락의 굽힘을 분리하도록 한다. 이런 움직임은 긴발가락굽힘근보다 짧은발가락굽힘근이 더 많이 관여하는 경향이 있다. 불행히도 많은 환자들이 이러한 독립적인 움직임을 행하지 못한다.
4. 발바닥네모근은 발의 몸쪽에서 짧은발가락굽힘근 바로 깊숙이 위치해 있으며, 이 또한 둘째~다섯째 발가락을 굽히게 한다. 따라서 이 두 근육 역시 구분하기 힘들 수 있다.

### 대안 촉진 자세 – 바로 누운 자세

짧은발가락굽힘근은 환자가 바로 누운 자세에서도 상당히 쉽게 촉진할 수 있다.

### 촉진 시 핵심 포인트

발가락을 굽히는 동안 발바닥의 몸쪽 중앙에서 촉진한다.

### 통증 유발점(Trigger points)

1. 짧은발가락굽힘근의 통증 유발점은 종종 근육의 급성 또는 만성적인 과사용(부드러운 모래 위를 걷기), 근육이 늘어나는 지속적인 자세(예: 높은 굽의 신발 신기), 잘 맞지 않는 신발(예: 너무 조이거나 끈이 너무 꽉 조이거나 앞코가 뾰족한 신발) 신기, 굽혀지지 않는 밑창이 있는 신발(발허리발가락관절의 움직임을 허용하지 않음) 신기, 석고붕대로 인한 고정, 발의 과도한 모음(발의 내재근에 의한 과도한 안정화가 요구되는), 발의 구조적 기형, 외상 또는 발허리뼈의 피로골절로 인해 발생하거나 지속된다.
2. 짧은발가락굽힘근의 통증 유발점은 압통 및 아픈 발(특히 체중 부하 시), 걸을 때의 통증, MTP관절에서 둘째~다섯째 발가락의 폄 감소나 폄 때의 통증, 발바닥근막염, 발의 근육경련 또는 진통 보행을 유발하는 경향이 있다.
3. 짧은발가락굽힘근 통증 유발점의 연관통은 엄지모음근, 긴발가락굽힘근, 긴엄지굽힘근, 새끼발가락벌림근, 짧은엄지굽힘근, 발바닥뼈사이근, 발등뼈사이근 그리고 새끼벌레모양근의 통증 유발점의 연관통과 구분하여야 한다.
4. 짧은발가락굽힘근의 통증 유발점은 종종 발바닥근막염, 발허리뼈의 피로골절 또는 발목관절의 기능장애로 오진될 수 있다.
5. 연관된 통증 유발점은 종종 긴발가락굽힘근, 짧은엄지굽힘근, 새끼발가락굽힘근에서 발생한다.

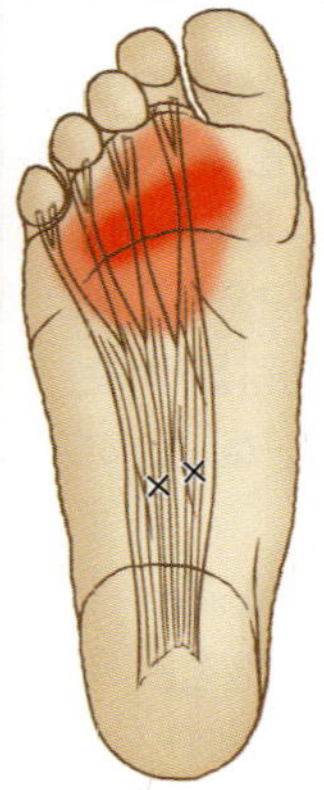

**그림 21-32.** 짧은발가락굽힘근에서 흔히 나타나는 통증 유발점과 연관통 부위를 보여 주는 발바닥 그림.

## 짧은발가락굽힘근(단지굴근, Flexor digitorum brevis; FDB) – 엎드린 자세(Prone)

### 짧은발가락굽힘근의 스트레칭(Stretching the flexor digitorum brevis)

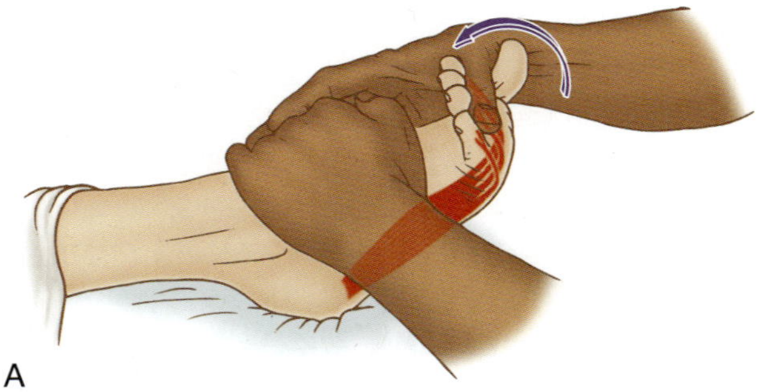

A

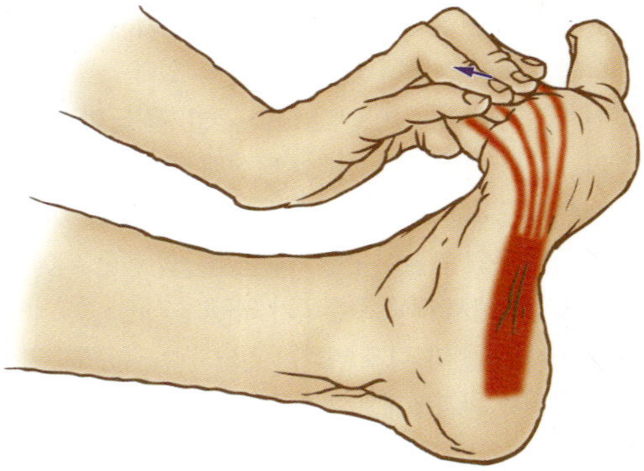

B

**그림 21-33.** 짧은발가락굽힘근의 스트레칭. 짧은발가락굽힘근은 MTP관절과 IP관절 몸쪽에서 둘째~다섯째 발가락을 폄으로써 스트레칭된다. **A,** 치료사 보조 스트레칭. 참고: 치료사의 다른 손은 환자의 발을 안정화시킨다. **B,** 자가 관리 스트레칭.

### 인접 근육(Detour)

**발바닥네모근(족척방형근, quadratus plantae)**

발바닥네모근은 발꿈치뼈에서 기시하여 긴발가락굽힘근의 먼쪽 힘줄에 부착되어 있다. 이 근육을 촉진하려면, 몸쪽 발바닥 표면의 정중선을 촉진하고 환자에게 둘째~다섯째 발가락을 구부리도록 요청한다. 발바닥네모근이 짧은발가락굽힘근 바로 깊숙이 놓여 있고 이 두 근육 모두 둘째~다섯째 발가락을 굽히는 동작을 하기 때문에 짧은발가락굽힘근에서 발바닥네모근을 구분하고 촉진하는 것은 매우 힘들다.

**통증 유발점(trigger points)**

1. 발바닥네모근의 통증 유발점은 일반적으로 짧은발가락굽힘근의 통증 유발점 발생 및 만성화와 동일한 요인으로 인해 발생한다(그러나 그들의 연관통 부위는 상당히 다름).
2. 발바닥네모근 통증 유발점의 연관통은 가자미근과 엄지벌림근 통증 유발점의 연관통과 구별하여야 한다.
3. 연관된 통증 유발점은 종종 짧은발가락굽힘근 및 긴발가락굽힘근에서 일어난다.

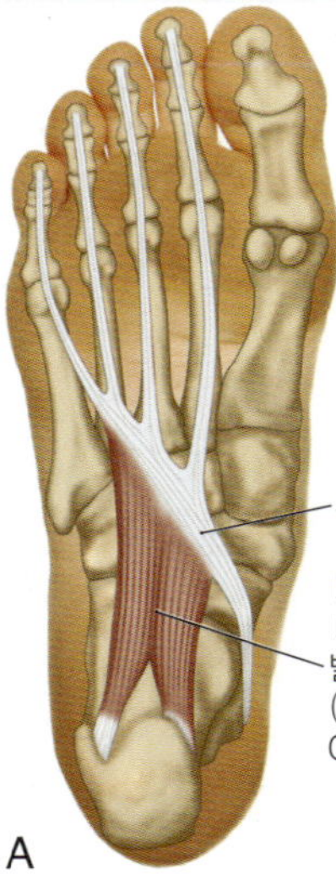


A

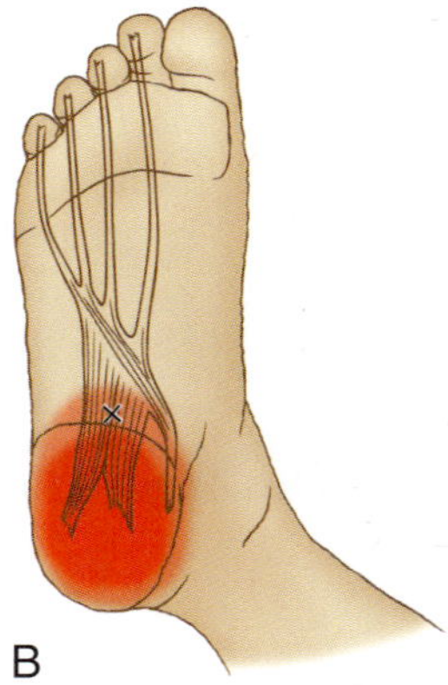

B

**그림 21-34.** 오른쪽 발바닥네모근의 그림. **A,** 발바닥네모근의 발바닥 그림. **B,** 발바닥네모근에서 흔히 나타나는 통증 유발점과 연관통을 보여 주는 안쪽 발바닥 그림.

요약정리(Whirlwind Tour)

## 발의 안쪽 근육들(Intrinsic muscles of the foot)

이 장의 근육에 대한 촉진 프로토콜의 요약본이다. 지금까지 제시된 각 프로토콜을 읽고 익숙해지면 이 과정을 통해 이 장의 모든 근육에 대한 촉진 프로토콜을 빠르고 효율적으로 실행할 수 있다.

### 바로 누운 자세에서 촉진하는 방법(Client supine)

발등 쪽에서 발의 안쪽 근육을 촉진하기 위해서 환자는 무릎 아래에 롤을 놓고 바로 누운 자세를 취하고 치료사는 환자 옆에 앉는다.

1. **짧은발가락폄근(단지신근, extensor digitorum brevis; EDB) 과 짧은엄지폄근(단무지신근, extensor hallucis brevis; EHB):** 발등에서 가쪽복사뼈의 바로 아래에 있는 짧은발가락폄근(EDB)과 짧은엄지폄근(EHB)의 힘살을 찾고 촉진한다. 환자가 MTP관절과 IP관절에서 둘째~넷째 발가락을 펴고 MTP관절에서 엄지발가락을 펼 때 그 근육들의 수축을 느낀다. 짧은발가락폄근의 섬유들은 공통 힘살 내에서 더 가쪽에 위치해 있고, 짧은엄지폄근의 섬유들은 공통 힘살 내에서 더 안쪽에 위치해 있다. 일단 수축이 느껴지면, 환자가 근육을 번갈아 수축과 이완할 때 근육에 수직으로 두드리면서 발가락의 부착 부위까지 먼쪽으로 각각의 힘줄을 계속 촉진한다. 필요한 경우 저항을 추가할 수 있다.
2. **발등뼈사이근(족배골간근, dorsal interossei pedis; DIP):** 발등에서 발허리뼈 사이를 촉진한다. 치료사는 발등뼈사이근을 확인하기 위해 환자에게 근육이 부착된 발가락을 벌리도록 요청한다. 넷째와 다섯째 발허리뼈 사이의 발등뼈사이근은 넷째 발가락을 벌리게 한다. 셋째와 넷째 발허리뼈 사이의 발등뼈사이근은 셋째 발가락을 벌리게 한다. 둘째와 셋째 발허리뼈 사이의 발등뼈사이근은 둘째 발가락을 종아리뼈 방향으로 벌리게 한다. 첫째와 둘째 발허리뼈 사이의 발등뼈사이근은 둘째 발가락을 정강뼈 방향으로 벌리게 한다. 가능한 한 멀리 몸쪽과 먼쪽으로 촉진한다. 필요한 경우 저항을 추가할 수 있다.

### 엎드린 자세에서 촉진하는 방법(Client prone)

발바닥 쪽의 발의 안쪽 근육을 촉진하기 위해 환자는 발목 아래에 받침대를 놓아 엎드린 자세를 취하고 치료사는 테이블의 끝에 앉는다.

3. **엄지벌림근(무지외전근, abductor hallucis; AbH):** 발바닥에 가까운 발의 안쪽을 촉진하고 환자가 MTP관절에서 엄지발가락을 벌릴 때 엄지벌림근(AbH) 힘살의 수축을 느낀다. 일단 위치를 확인하면, 그 근육섬유에 수직으로 두드리면서 가능한 한 멀리 몸쪽 및 먼쪽으로 촉진한다. 필요한 경우 저항을 추가할 수 있다.
4. **새끼발가락벌림근(소지외전근, abductor digiti minimi pedis; ADMP):** 발바닥에 가까운 발의 가쪽을 촉진하고 환자가 MTP관절에서 새끼발가락을 벌릴 때 새끼발가락벌림근(ADMP) 힘살의 수축을 느낀다. 일단 위치를 확인하면, 그 근육섬유에 수직으로 두드리면서 가능한 한 멀리 몸쪽 및 먼쪽으로 촉진한다. 필요하면 저항을 추가할 수 있다.
5. **짧은발가락굽힘근(단지굴근, flexor digitorum brevis; FDB):** 몸쪽 발의 발바닥 표면의 정중선을 촉진하고, 환자가 MTP관절과 IP관절 몸쪽에서 둘째~다섯째 발가락을 굽힐 때 짧은발가락굽힘근(FDB) 힘살의 수축을 느낀다. 일단 위치를 확인하면, 섬유에 수직으로 두드리면서 몸쪽으로 발꿈치뼈까지 가능한 한 멀리 먼쪽으로 촉진한다. 필요하면 저항을 추가할 수 있다.
   인접 근육: 발바닥네모근(족척방형근, quadratus plantae)은 환자가 둘째~다섯째 발가락을 굽힐 때 몸쪽 발바닥의 정중선에서 촉진될 수 있다. 그러나 짧은발가락굽힘근에 비해 깊숙이 위치하여 이 근육을 구분하는 것은 어렵다.
6. **짧은엄지굽힘근(단무지굴근, flexor hallucis brevis; FHB):** 발바닥 쪽으로 첫째 발허리뼈를 촉진하고 환자가 MTP관절에서 엄지발가락을 굽힐 때 짧은엄지굽힘근(FHB)의 수축을 느낀다. 일단 위치를 확인하면, 그 근육섬유에 수직으로 두드리면서 가능한 한 멀리 몸쪽 및 먼쪽으로 촉진한다. 필요하면 저항을 추가할 수 있다.
7. **새끼발가락굽힘근(소지굴근, flexor digiti minimi pedis; FDMP):** 발바닥 쪽의 다섯째 발허리뼈를 촉진하고 환자가 MTP관절에서 새끼발가락을 굽힐 때 새끼발가락굽힘근(FDMP)의 수축을 느낀다. 일단 위치를 확인하면, 그 근육섬유에 수직으로 두드리면서 가능한 한 멀리 몸쪽 및 먼쪽으로 촉진한다. 필요하면 저항을 추가할 수 있다.
   인접 근육: (1) 발의 벌레모양근(발의 충양근, lumbricals pedis)은 발바닥의 발허리뼈 사이에서 촉진할 수 있다. 환자가 할 수 있는 경우, 환자에게 IP관절에서 둘째~다섯째 발가락을 편 상태로 MTP관절에서 둘째~다섯째 발가락을 굽히도록 요청한다. (2) 발바닥뼈사이근(plantar interossei)은 촉진하기 어렵고 다른 근육과 구분하기 어렵다. 그 근육들을 촉진하기 위해서는 치료사가 발바닥에서 둘째~다섯째 발허리뼈 사이를 촉진할 때, 환자에게 셋째~다섯째 발가락을 모으도록 요청한다.

## 검토 질문(Review questions)

1. 짧은엄지폄근의 부착점을 나열해 보자.
2. 새끼발가락벌림근의 부착점을 나열해 보자.
3. 발의 벌레모양근의 작용은 무엇인가?
4. 발등뼈사이근의 작용은 무엇인가?
5. 짧은발가락폄근의 촉진 시 치료사는 어디에 저항하는 힘을 더해야 하는가?
6. 발가락의 개별 동작을 분리하지 못하는 환자의 짧은엄지폄근을 촉진할 동안 엄지발가락 이외의 발가락을 펴는 상황에 대처하는 가장 좋은 방법은 무엇인가?
7. 발등뼈사이근의 촉진을 명확하게 하는 관절의 움직임은 무엇이며, 그 이유는 무엇인가?
8. 만약 환자가 엄지발가락 벌림을 분리할 수 없다면, 치료사는 촉진을 위해 어떻게 다른 방법으로 엄지벌림근을 사용할 수 있는가?
9. 짧은엄지굽힘근은 어느 발바닥 층에 위치하는가?
10. 발바닥뼈사이근의 촉진을 위해 환자에게 어떤 근육의 동작을 요청할 것인가?
11. 발바닥네모근은 어떤 근육 밑에 깊숙이 위치하며 어떤 작용을 공유하는가?
12. 어떤 발의 안쪽 근육의 통증 유발점 연관통이 발의 뒤꿈치에만 한정되는가?
13. 안쪽 또는 가쪽 발바닥 신경의 포획은 어떤 근육의 통증 유발점에 의해 유발되는가?
14. 발등뼈사이근을 스트레칭하는 방법을 묘사해 보자.
15. 새끼발가락벌림근을 스트레칭하는 방법을 묘사해 보자.
16. 짧은발가락폄근과 짧은엄지폄근의 구조적·기능적 관계에 대하여 무엇을 말할 수 있는가?
17. 새끼발가락굽힘근으로부터 새끼발가락벌림근의 경계를 구분하는 과정을 설명해 보자.

## Case study

38세 여성이 발 통증으로 마사지를 받기 위해 내원하였다. 치료실로 데려가는 동안 환자가 다리를 절고 오른쪽 발에 체중을 싣는 시간을 제한하는 모습을 확인하였다.

병력에 따르면 환자는 20대까지 격렬한 달리기를 했으며 때때로 발과 다리에 통증과 불편함이 있었다. 30세 때 양발에 발바닥근막염이 있었고, 왼쪽은 6개월 안에 호전되었지만 오른쪽은 그대로 남아 있었다. 35세에 오른발의 통증이 완화되지 않아 근막 이완 수술을 받았다고 한다. 재활과 물리치료 후 통증은 약간 감소되었고 간헐적인 불편감은 남아 있었다. 그러나 최근 두 달 사이 오른발 통증이 재발했다. 환자는 통증이 엄지발가락부터 발뒤꿈치까지 발의 안쪽에 나타나고, 때때로 발꿈치뼈 바로 앞에 있는 발등까지 나타난다고 한다. 발의 발바닥 표면에서 느껴지는 간헐적인 따끔거림과 가려움증도 있다고 한다.

오른쪽 발의 검진 결과 과도한 엎침이 있었고, 발의 안쪽 세로궁(medial longitudinal arch)을 따라 촉진 시 압통이 있었다. 그리고 발가락의 굽힘은 감소되어 있었다. 최근 X-ray에서 발꿈치뼈에 뼈돌기(골극, bony spur)가 보였고 둘째·셋째 발허리뼈에 이전의 피로골절 소견이 나타났다.

**1. 이 환자의 증상에 어떤 근육이 팽팽해질 것으로 예상할 수 있는가?**
**2. 발바닥근막 이완 수술은 이 환자에게 어떤 영향을 미쳤는가?**
**3. 이 환자를 위한 초기 치료 계획에는 무엇이 포함될 수 있는가?**

## 국문

**[ㄱ]**

가동화 78
가로돌기 128
가로돌기가시근군 404
가로돌기사이근 414
가로로 서기 94
가로막 427
가슴가로근 417
가시돌기 129
가시사이공간 132
가시사이근 412
가시아래근 180
가시위근 186
가자미근 523
가쪽곁인대 검사 36
가쪽관절융기위능선 109
가쪽날개근 263
가쪽 노뼈몸통 110
가쪽머리곧은근 227
가쪽발꿈치뼈 152
가쪽복사뼈 147
가쪽 위팔뼈몸통 109
갈고리뼈 115
갈고리뼈의 갈고리 116
갈비밑근 417
갈비사이공간 131
갈비연골 131
갈비올림근 414
갑상연골 128
갠슬렌 검사 31
거골 150
거골두 150
검상돌기 131
견갑거근 174, 234
견갑골의 견갑하와 107
견갑골의 견봉돌기 104
견갑골의 극상와 104
견갑골의 극하와 104
견갑골의 내측 경계 106
견갑골의 상각 106
견갑골의 상연 107
견갑골의 오훼돌기 103
견갑골의 외측 경계 106
견갑골의 하각 106
견갑극 104
견갑대 103
견갑설골근하근복 223
견갑하근 192
견봉쇄골관절 104
경골관절융기 145
경골내과 147
경골조면 146
경골체 147
경다열근 243
경동맥결절 128
경반극근 243
경장근 224
경정맥절흔 131
경찰법 54
경타법 56
경판상근 239
경화성 연관통 67
경회선근 243
고유수용성 신경근 촉진 81
고유수용성 신경근 촉진 스트레칭 81
고유수용성 신경반사 81
고정과 스트레칭 80
골부착 부위 병증 64
골지힘줄기관 반사 81
관골 125
관자근 258
관자마루근 257
관자뼈 126
관절 압축력 98
광경근 219
광대뼈 125
광배근 395
교근 260
교차 검사 44
구각거근 280
구각하체근 282
구륜근 286
구축 63
궁둥구멍근 454
궁둥구멍근 증후군 검사 34
궁둥뼈결절 142
귓바퀴근 257
극간공간 132
극간근 412
극돌기 129
극상근 186
극하근 180
근막 통증 유발점 59
근섬유 60
근섬유모세포 75
근위지간관절 151
근육방추반사 77
근육세포 60
근육원섬유마디 59
근육 촉진 술기 9
근육 촉진 과학 8
근절 59
기능장애 종판 가설 64
기도 검사 46
기초 단계법 13
기침 검사 26
긴노쪽손목폄근 338
긴머리근 224
긴모음근 488
긴목근 224
긴발가락굽힘근 529
긴발가락폄근 508
긴손바닥근 328
긴엄지굽힘근 335, 529
긴엄지벌림근 349
긴엄지폄근 349, 512
긴종아리근 515
깊은 먼쪽 4근육군 349
깊은손가락굽힘근 332
깊은 타격 마사지 70
깡통 비우기 검사 43
깨물근 260
꼬리근 456
꼬리뼈 142
끌기 53
끌어당김 89

**[ㄴ]**

나클라스 검사 29
내늑간근 415
내복사근 422
내부의 힘 87
내장성 연관통 67
내측결절 150
내측과상릉 109
내측 상완골체 109
내측익돌근 266
넓은등근 395
넓은목근 219
넙다리근막긴장근 474
넙다리네갈래근군 480
넙다리네모근 457
넙다리두갈래근 470

넙다리뒤근육군 470
넙다리빗근 476
넙다리뼈관절융기 145
네모엎침근 337
노블 압박 검사 35
노뼈머리 109
노뼈의 붓돌기 111
노쪽굴증후군/뒤뼈사이신경 증후군 평가 45
노쪽근육군 338
노쪽손목굽힘근 328
눈둘레근 270
눈살근 273
눈썹주름근 271
늑간극 131
늑골거근 414
늑하근 417
능동 스트레칭 78
능동운동범위 21
능동 장력 74
능동적 뻗은다리올림 검사 32
능형근 170

**[ㄷ]**

다섯째손허리뼈바닥 115
다중 평면 스트레칭 75
단내전근 491
단단한 띠 70
단무지굴근 363, 554
단무지신근 349, 546
단무지외전근 363
단비골근 515
단요측수근신근 338
단장근 373
단지굴근 564
단지신근 546
단축된 근육의 활동성 부전 65
대결절 107
대관골근 279
대내전근 473, 496
대능형골 112
대둔근 447
대원근 183
대전자 144
대퇴골관절융기 145
대퇴근막장근 474
대퇴방형근 457
대퇴사두근군 480
대퇴이두근 470
대후두직근 244
대흉근 199
덮기 50
도르래고랑 145
도수저항 22, 32
돌기사이관절 증후군을 위한 허리 폄 32
동맥혈 소실 63
동적 스트레칭 78
두갈래근고랑 107
두덩근 484
두덩뼈 144
두덩뼈결절 144
두덩정강근 492
두반극근 240
두상골 116
두장근 224
두정골 125
두최장근 243
두판상근 237
둘째손허리뼈바닥 114
뒤가슴우리 134
뒤어깨세모근 177
뒤정강근 529
뒤쪽 밀기 검사 36
뒤통수밑근육군 244
뒤통수뼈 126
뒤통수이마근 255
드롭 암 검사 42
등세모근 166
등을 구부린 자세 90
등을 펴고 무릎을 굽힌 자세 90
등쪽 결절 111
등쪽뼈사이근 382
등척성후 이완 스트레칭 81

**[ㄹ]**

라이트 검사 28
루이스각 131
리듬 54

**[ㅁ]**

마루뼈 125
마름모근 170
마찰 55
머리가장긴근 243
머리널판근 237
머리반가시근 240
머리 위치 95
먼쪽발가락뼈사이관절 151
모튼의 압박/압축 검사 39
목갈비근군 220
목널판근 239
목돌림근 243
목동맥결절 128
목말받침돌기 150
목말뼈 150
목말뼈 기울기 검사 41
목말뼈머리 150
목뭇갈래근 243
목반가시근 243
목빗근 217
목뼈기둥 130
목뿔근군 228
목뼈 당김 검사 25
목뿔뼈 128
목정맥패임 131
목척추뼈의 관절돌기 130
목척추뼈의 층고랑 130
목표구조 2, 7
목표근육 2, 7
몸쪽발가락뼈사이관절 151
몸통을 수직으로 하고 등을 편 자세 92
몸통을 앞으로 기울이고 등을 편 자세 92
몸통의 가로돌기 133
몸통의 층고랑 134
무게 87
무릎관절 145
무릎넙다리 운동성 검사 38
무릎넙다리 증후군 검사 37
무릎뼈 145
무지구근군 363
무지내전근 374, 558
무지대립근 364
무지외전근 554
묶인 정중신경 스트레스 검사 46
미골 142
미골근 456
미끄러짐 54, 89

**[ㅂ]**

바깥갈비사이근 415
바깥뒤통수뼈융기 126
박근 492
반달뼈 113
반막모양근 470
반힘줄모양근 470
발가락뼈 149
발가락뼈사이관절 149
발가락 사이 압박 검사 39
발꿈치뼈 150
발꿈치뼈융기 155
발등굽힘 외반 검사 40
발등뼈사이근 550
발목뼈굴 153
발목 앞쪽 당김 검사 41
발목에서의 티넬 징후 40
발바닥네모근 566
발바닥뼈사이근 563
발배뼈결절 149
발살바 검사/수기 26
발의 벌레모양근 563

발의 충양근 563
발허리발가락관절 149
발허리뼈 149
발허리뼈머리 평가 38
방향 53
방형회내근 337
배가로근 426
배곧은근 419
배바깥빗근 422
배속빗근 422
배측골간근 382
벌레근 376
보조하는 손 10
복장빗장관절 103
복장뼈 131
복장뼈위패임 131
복장뼈의 칼돌기 131
복직근 419
복횡근 426
볼근 285
봉공근 476
봉우리밑윤활낭염 벌림 ROM 검사 43
봉우리빗장관절 104
부리위팔근 306
부착형 통증 유발점 59
분리된 수축 8
비골 125
비골두 146
비골외과 147
비근 274
비근근 273
비복근 518
비수축성 조직 24
비중격하체근 275
빈도 54
빗장밑근 205
빗장뼈 103

**[ㅅ]**

사각근군 220
삼각결절 108
삼각골 115
삼각근 295
상두사근 244
상순거근 277
상순비익거근 276
상승모근 166, 231
상악골 124
상안검거근 272
상완골 107
상완근 303
상완삼두근 309
상완요골근 305, 322
상완이두근 299
상항선 126
상호 억제 14
상후장골극 141
새끼굽힘근 368
새끼두덩근육군 368
새끼맞섬근 369
새끼발가락굽힘근 559
새끼발가락벌림근 559
새끼벌림근 368
새끼폄근 341
설골 128
설골근군 228
설상골 149
세로로 서기 94
세모뼈 115
셋째손허리뼈바닥 113
셋째종아리근 511
소결절 107
소관골근 278
소근 281
소능형골 114
소둔근 453
소요근 434
소원근 180
소전자 145
소지구근군 368
소지굴근 368, 559
소지대립근 369
소지신근 341
소지외전근 368, 559
소후두직근 244
소흉근 202
속갈비사이근 415
속도 53
속도 검사 44
손가락뼈 117
손가락뼈사이관절 117
손가락폄근 341
손뒤침근 346
손목굽힘근육군 328
손목에서의 티넬 징후 46
손바닥뼈사이근 379
손배뼈 111
손허리뼈 117
손허리손가락관절 117
솟을뼈 129
쇄골 103
쇄골하근 205
수동 스트레칭 78
수동운동범위 22
수동 장력 74
수동적 뻗은다리올림 검사 32
수렴-투사 이론 67
수정된 토마스 검사 33
수직으로 통기면서 두드리기 13
수축성 조직 24
수축 이완 스트레칭 81
수축 이완 작용근 수축 스트레칭 82
수축-허혈 주기 63
스트레칭 74
슬개골 145
슬관절 145
슬라이딩 필라멘트 기전 59, 60
슬럼프 검사 26
슬와근 526
승모근 166
시각적 관찰 11
시상면으로 서기 94
시지신근 349
신경 억제 14
신경 억제 스트레칭 81
신체 역학 87
심지굴근 332
쐐기뼈 149

**[ㅇ]**

아래뒤톱니근 399
아래등세모근 166
아래머리빗근 244
아래목덜미선 126
아래앞엉덩뼈가시 143
아래입술내림근 283
아래턱 갈고리돌기 124
아래턱뼈가지 124
아킬레스건 핀치 검사 39
안륜근 270
안정화 76
안쪽결절 150
안쪽곁인대 검사 36
안쪽관절융기위능선 109
안쪽날개근 266
안쪽복사뼈 147
안쪽 위팔뼈몸통 109
알머리뼈 113
압력 87
압력의 깊이 53
압박 55
앞가슴우리 131
앞머리곧은근 227
앞목말뼈 153
앞어깨세모근 190
앞정강근 506
앞쪽 당김 검사 35
앞톱니근 196
애드슨 검사 27

애플리 긁기 검사 42
애플리 당김 검사 37
애플리 압박 검사 37
양손으로 지지 100
얕은손가락굽힘근 332
어깨띠 103
어깨목뿔근아래힘살 223
어깨밑근 192
어깨뼈가시 104
어깨뼈가시의 뿌리 106
어깨뼈의 가시아래오목 104
어깨뼈의 가시위오목 104
어깨뼈의 가쪽모서리 106
어깨뼈의 관절아래결절 106
어깨뼈의 봉우리돌기 104
어깨뼈의 부리돌기 103
어깨뼈의 아래각 106
어깨뼈의 안쪽모서리 106
어깨뼈의 위각 106
어깨뼈의 위쪽모서리 107
어깨뼈의 피막아래오목 107
어깨세모근 295
어깨올림근 174, 234
얼굴표정근 269
엄지두덩근육군 363
엄지맞섬근 364
엄지모음근 374, 558
엄지벌림근 554
엄지손가락의 안장관절 112
엉덩뼈능선 141
엉덩허리근 430
엉치뼈 141
엉치뼈결절 141
에너지 위기 가설 62
에덴 검사 27
에플러라지 54
연결된 근육 동작 14
연축반응 70
오금근 526
오버 검사 34
오훼완근 306
외늑간근 415
외복사근 422
외부의 힘 87
외측과상릉 109
외측두직근 227
외측 상완골체 109
외측 요골체 110
외측익돌근 263
외측 종골 152
외후두융기 126
요골두 109
요골의 경상돌기 111
요만 검사 29
요방형근 408
요측근육군 338
요측수근굴근 328
운동점 60
원엎침근 325
원위지간관절 151
원회내근 325
월상골 113
위눈꺼풀올림근 272
위뒤엉덩뼈가시 141
위등세모근 166, 231
위머리빗근 244
위목덜미선 126
위성 통증 유발점 65
위앞엉덩뼈가시 143
위입술올림근 277
위입술콧방울올림근 276
위턱뼈 124
위팔근 303
위팔노근 305, 322
위팔두갈래근 299
위팔뼈 107
위팔세갈래근 309
위팔신경얼기 긴장 검사 28
유구골 115
유날법 54
유두골 113
윤곽에 따라 덮기 50
윤상연골 128
윤활제 89
융추골 129
이개근 257
이근 284
이두근구 107
이마뼈 125
이상근 454
이차성 연관 지역 66
일반 정형외과 평가 검사 20
일차성 연관 지역 66
입꼬리내림근 282
입꼬리당김근 281
입꼬리올림근 280
입둘레근 286
입방골 152
입방뼈 152

**[ㅈ]**

자뼈몸통 110
자뼈의 붓돌기 111
자뼈의 팔꿈치돌기 108
자쪽손목굽힘근 328
자쪽손목폄근 343
자체 지지 88
작용근 수축 스트레칭 81
작은가슴근 202
작은결절 107
작은광대근 278
작은돌기 145
작은뒤머리곧은근 244
작은마름뼈 114
작은볼기근 453
작은원근 180
작은허리근 434
잠재성 통증 유발점 59
장골능선 141
장내전근 488
장딴지근 518
장딴지빗근 522
장력 74
장력선 74
장무지굴근 335, 529
장무지신근 349, 512
장무지외전근 349
장비골근 515
장요근 430
장요측수근신근 338
장장근 328
장지굴근 529
장지신근 508
장측골간근 379
재거돌기 150
저항 추가 10
적절한 압력 3, 16
전거골 153
전거근 196
전경골근 506
전두골 125
전두직근 227
전방 흉곽 131
전삼각근 190
전상장골극 143
전하장골극 143
정강뼈거친면 146
정강뼈관절융기 145
정강뼈몸통 147
정면으로 서기 94
정적 스트레칭 78
제2중수골 기저부 114
제3중수골 기저부 113
제5중수골 기저부 115
제삼비골근 511
조직 장력 77
조직 장벽 3
족근동 153
족배골간근 550

족지간관절 149
족척골간근 563
족척근 522
족척방형근 566
종골 150
종골융기 155
종아리뼈머리 146
종아리뼈몸통 148
좋은 통증 77
좌골결절 142
주근 312
주두와 108
주무름 54
주상골 111
주상골결절 149
주의 깊은 의도 2
주의 깊은 촉진 2
중간등세모근 166
중간볼기근 450
중간승모근 166
중둔근 450
중수골 117
중수지절관절 117
중심성 통증 유발점 59
중심 정렬 92
중족골 149
중족지관절 149
지골 117, 149
지속시간 54
지속적 압박 70
지신근 341
지절간관절 117
진동 56, 57
집게처럼 집기 71
집게폄근 349
짧은노쪽손목폄근 338
짧은모음근 491
짧은발가락굽힘근 564
짧은발가락폄근 546
짧은손바닥근 373
짧은엄지굽힘근 363, 554
짧은엄지벌림근 363
짧은엄지폄근 349, 546
짧은종아리근 515

**[ㅊ]**

척골의 경상돌기 111
척골의 주두돌기 108
척골체 110
척주기립근군 401
척주세움근군 401
척추 관절기둥 130
척추관절이 닫힌 자세 90
척추관절이 열린 자세 90
척추 넘침 이론 69
척추동맥 기능 검사 26
척추사이구멍 압박 검사 24
척추후관절 130
척추후궁구 130
척측수근굴근 328
척측수근신근 343
천골 141
천골결절 141
천지굴근 332
첫째 반지연골 128
촉진 2
촉진 능력 5
촉진하는 손 10
최대 척추사이구멍 압박 검사 25
최적의 촉진 자세 17
추미근 271
충양근 376
측두골 126
측두근 258
측두두정근 257
측두하악관절 124
치골 144
치골결절 144
치골근 484

**[ㅋ]**

코근 274
코뼈 125
코중격내림근 275
콩알뼈 116
큰가슴근 199
큰결절 107
큰광대근 279
큰돌기 144
큰뒤머리곧은근 244
큰마름뼈 112
큰모음근 473, 496
큰볼기근 447
큰원근 183
클라크 검사 37

**[ㅌ]**

타진 56
턱관절 124
턱끝근 284
통증-경련-통증 주기 63, 77
통증-경련-허혈 주기 63
통증 유발점 59
통증 유발점 압력 해제 70
통합 통증 유발점 가설 64
특수 정형외과 평가 검사 24

**[ㅍ]**

팔꿈치근 312
팔꿈치오목 108
팔 떨어뜨리기 검사 42
팔렌 검사 46
패트릭 페이버 검사 31
페이스 벌림 검사 34
페트리사지 54
편평하게 덮기 50
폄 관절 96
표적근육 74
표적조직 74
프롬트 징후 47
핀치 그립 검사 47
핀켈스타인 검사 47
필수 연관 지역 66

**[ㅎ]**

하두사근 244
하순하체근 283
하승모근 166
하악 구상돌기 124
하악지 124
하항선 126
하후거근 399
한쪽 다리 허리 폄 검사 33
항문거근 456
항문올림근 456
해부학적 코담배갑 112
핵심 통증 유발점 65
허리네모근 408
허혈 63
허혈성 압박 70
협근 285
호킨스-케네디 충돌 검사 43
혼합 엉치엉덩관절 압박 검사 30
활동성 통증 유발점 59
활시위 검사 33
활차구 145
회외근 346
횡격막 427
횡돌기 128, 133
횡돌기간근 414
횡돌기극근군 404
후경골근 529
후두골 126
후두전두근 255
후두하근육군 244
후방 서랍 검사 36
후방 흉곽 134
후삼각근 177
흉골 131
흉골위절흔 131

흉쇄관절 103
흉쇄유돌근 217
흉횡근 417
힘의 방향 98
힘의 선 98

## 영문

### [A]

Abductor digiti minimi manus 368
Abductor digiti minimi pedis 559
Abductor hallucis 554
Abductor pollicis brevis 363
Abductor pollicis longus 349
AbH 554
Achilles tendon pinch test 39
Acromioclavicular joint 104
Acromion process of the scapula 104
Active range of motion 21
Active straight leg raise test 32
Active stretch 78
Active tension 74
Active TrPs 59
Adaptively shorten 65
Add resistance 10
Adductor brevis 491
Adductor hallucis 558
Adductor longus 488
Adductor magnus 473
Adductor magnus 496
Adductor pollicis 374
ADMM 368
ADMP 559
Adson's test 27
Agonist contract stretching 81
AIIS 143
Alternately contract and relax 13
Anatomic snuffbox 112
Anconeus 312
Angle of Louis 131
Ankle anterior drawer test 41
Anterior deltoid 190
Anterior draw test 35
Anterior inferior iliac spine 143
Anterior rib cage 131
Anterior superior iliac spine 143
Anterior talus 153
APB 363
Apley's compression test 37
Apley's distraction test 37
Apley's scratch test 42
Appropriate pressure 3, 16
AROM 21
Articular pillar 130
Articular processes 130
Art of muscle palpation 9
ASIS 143
ASLR test 32
Attachment TrPs 59
Auricularis 257

### [B]

Baby steps 13
Biceps brachii 299
Biceps femoris 470
Bicipital groove 107
Body mechanic 87
Bowstring test 33
BPTT 28
Brace 100
Brachialis 303
Brachial plexus tension test 28
Brachioradialis 305
Brachioradialis 322
Buccinator 285

### [C]

Calcaneal tuberosity 155
Calcaneus 150
Capitate 113
Carotid tubercle 128
Central TrPs 59
Cervical distraction test 25
Cervical multifidus 243
Cervical pillar 130
Clarke's test 37
Clavicle 103
Closed-packed position 90
Coccygeus 456
Coccyx 142
Compression 55
Contoured draping 50
Contractile tissues 24
Contraction-ischemia cycle 63
Contract relax agonist contract stretching 82
Contract relax stretching 81
Contracture 63
Convergence-projection theory 67
Coracobrachialis 306
Coracoid process of the scapula 103
Cord spillover theory 69
Core alignment 92
Coronoid process of the mandible 124
Corrugator supercilii 271
Costal cartilages 131
Cough test 26
Coupled actions 14
Cricoid cartilages 128
Cross over test 44
Cuboid 152
Cuneiform 149

### [D]

Deep distal four group 349
Deep-stroking massage 70
Deltoid 295
Deltoid tuberosity 108
Depressor anguli oris 282
Depressor labii inferioris 283
Depressor septi nasi 275
Depth of pressure 53
Diaphragm 427
DIM 382
DIP 151, 550
Direction 53
Direction of force 98
Distal generation of force 98
Dorsal interossei manus 382
Dorsal interossei pedis 550
Dorsal tubercle 111
Dorsiflexion eversion test 40
Double-support 100
Drag 53, 89
Draping 50
Drop arm test 42
Duration 54
Dynamic stretching 78
Dysfunctional endplate hypothesis 64

### [E]

ECRB 338
ECRL 338
ECU 343
EDB 546
Eden's test 27
EDL 508
Effleurage 54
EHB 546
EHL 512
Empty can test 43
Energy crisis hypothesis 62
Enthesopathy 64
EOP 126
Erector spinae group 401
Essential referral zone 66
Extensor carpi radialis brevis 338
Extensor carpi radialis longus 338
Extensor carpi ulnaris 343

Extensor digiti minimi 341
Extensor digitorum 341
Extensor digitorum brevis 546
Extensor digitorum longus 508
Extensor hallucis brevis 546
Extensor hallucis longus 512
Extensor indicis 349
Extensor pollicis brevis 349
Extensor pollicis longus 349
External abdominal obliques 422
External force 87
External intercostals 415
External occipital protuberance 126

**[F]**

Facet joints 130
FCR 328
FCU 328
FDB 564
FDL 529
FDMM 368
FDMP 559
Femoral condyles 145
FHB 554
FHL 529
Fibularis brevis 515
Fibularis longus 515
Fibularis tertius 511
Fibular shaft 148
Fifth metacarpal base 115
Finklestein's test 47
Flat draping 50
Flexor carpi radialis 328
Flexor carpi ulnaris 328
Flexor digiti minimi manus 368
Flexor digiti minimi pedis 559
Flexor digitorum brevis 564
Flexor digitorum longus 529
Flexor digitorum superficialis 332
Flexor hallucis brevis 554
Flexor hallucis longus 529
Flexor pollicis brevis 363
Flexor pollicis longus 335
Fontal plane stance 94
Foraminal compression test 24
FPB 363
Frequency 54
Friction 55
Froment's sign 47
Frontal bone 125

**[G]**

Gaenslen's test 31
Gastrocnemius 518
General orthopedic assessment tests 20
Ggliding 54
Gluteus maximus 447
Gluteus medius 450
Gluteus minimus 453
Golgi tendon organ reflex 81
Good pain 77
Gracilis 492
Greater trochanter 144
Greater tubercle 107

**[H]**

Hamate 115
Hamstring group 470
Hawkins-Kennedy impingement test 43
Head of the fibula 146
Head of the talus 150
Head position 95
Hook of the hamate 116
Humerus 107
Hyoid bone 128
Hyoid group 228
Hypothenar group 368

**[I]**

Iliac crest 141
Iliopsoas 430
Inferior angle of the scapula 106
Inferior nuchal line 126
Infraglenoid tubercle of the scapula 106
Infraspinatus 180
Infraspinous fossa of the scapula 104
Integrated TrP hypothesis 64
Intercostal sapces 131
Interdigital squeeze test 39
Internal abdominal obliques 422
Internal force 87
Internal intercostals 415
Interphalangeal joints 117, 149
Interspinales 412
Interspinous space 132
Intertransversarii 414
Ischemia 63
Ischemic compression 70
Ischial tuberosity 142
Isolated contraction 8

**[J]**

Joint compression forces 98
Jugular notch 131

**[K]**

Key TrP 65
Kneading 54
Knee joint 145

**[L]**

Laminar groove 130, 134
Latent TrPs 59
Lateral border of the scapula 106
Lateral calcaneus 152
Lateral collateral ligament test 36
Lateral humeral shaft 109
Lateralis 227
Lateral malleolus 147
Lateral pterygoid 263
Lateral shaft of the radius 110
Lateral supracondylar ridge 109
Latissimus dorsi 395
Lesser trochanter 145
Lesser tubercle 107
Levator anguli oris 280
Levator ani 456
Levatores costarum 414
Levator labii superioris 277
Levator labii superioris alaeque nasi 276
Levator palpebrae superioris 272
Levator scapulae 174, 234
Line of force 98
Line of tension 74
Longissimus capitis 243
Longitudinal stance 94
Longus capitis 224
Longus colli 224
Look before you touch 12
Lotion 89
Lower trapezius 166
Lumbar extension for Facet syndrome 32
Lumbricals manus 376
Lumbricals pedis 563
Lunate 113

**[M]**

Manual resistance 22, 32
Masseter 260
Maxilla 124
Maximal foraminal compression test 25
MCP 117
Medial border of the scapula 106
Medial collateral ligament test 36
Medial humeral shaft 109
Medial malleolus 147

Medial pterygoid 266
Medial supracondylar ridge 109
Medial tubercle 150
Medley of SIJ compression tests 30
Mentalis 284
Metacarpals 117
Metacarpophalangeal joints 117
Metatarsal 149
Metatarsal head assessment 38
Metatarsophalangeal joint 149
Middle trapezius 166
Military brace position 27
Mindful intent 2
Mindful touch 2
Mobilization 78
Morton's compression/squeeze test 39
Motor point 60
MR 22, 32
MTP joint 149
Multiplane stretching 75
Muscle cell 60
Muscle fiber 60
Muscles of facial expression 269
Muscle spindle reflex 77
Myofascial TrP 59
Myofibroblast 75

[N]
Nachlas test 29
Nasal bone 125
Nasalis 274
Navicular tuberosity 149
Neural inhibition 14
Neural inhibition stretching 81
Noble compression test 35
Noncontractile tissues 24

[O]
Ober's test 34
Obliquus capitis inferior 244
Obliquus capitis superior 244
Occipital bone 126
Occipitofrontalis 255
OCI 244
OCS 244
ODM 369
Olecranon fossa 108
Oolecranon process 108
Omohyoid inferior belly 223
One-leg lumbar extension test 33
OP 364
Open-packed position 90
Opponens digiti minimi 369
Opponens pollicis 364
Optimal palpation position 17
Orbicularis oculi 270
Orbicularis oris 286
Oscillation 56

[P]
Pace abduction test 34
Pain-spasm-ischemia cycle 63
Pain-spasm-pain cycle 63, 77
Palmar interossei 379
Palmaris brevis 373
Palmaris longus 328
Palpation 2
Palpation hand 10
Palpatory literacy 5
Parietal bone 125
Passive range of motion 22
Passive straight leg raise test 32
Passive stretch 78
Passive tension 74
Patella 145
Patellofemoral mobility test 38
Patellofemoral syndrome test 37
Patrick FABER test 31
Pectineus 484
Pectoralis major 199
Pectoralis minor 202
Percussion 56
Petrissage 54
Phalanges 117, 149
Phalen's test 46
PI 379
Pin and stretch 80
Pincer grip 71
Pinch grip test 47
PIP 151
Piriformis 454
Piriformis syndrome test 34
Pisiform 116
PL 328
Plantar interossei 563
Plantaris 522
Platysma 219
Popliteus 526
Posterior deltoid 177
Posterior drawer test 36
Posterior rib cage 134
Posterior superior iliac spine 141
Postisometric relaxation stretching 81
Prayer test 46
Pressure 87
Primary referral zone 66
Procerus 273
Profundus 332
PROM 22
Pronator quadratus 337
Pronator teres 325
Proprioceptive neurologic reflex 81
Proprioceptive neuromuscular facilitation 81
Proprioceptive neuromuscular facilitation stretching 81
Proximal generation of force 98
PSIS 141
PSLR test 32
Psoas minor 434
Pubic bone 144
Pubic tubercle 144

[Q]
QL 408
Quadratus femoris 457
Quadratus lumborum 408
Quadratus plantae 566
Quadriceps femoris group 480

[R]
Radial group 338
Radial head 109
Radial tunnel syndrome/posterior interosseus nerve syndrome assessment 45
Ramus of the mandible 124
RCPMaj 244
RCPMin 244
Reciprocal inhibition 14
Rectus abdominis 419
Rectus capitis anterior 227
Rectus capitis posterior major 244
Rectus capitis posterior minor 244
Rhomboids 170
Rhythm 54
Risorius 281
Root of the spine of the scapula 106
Rotatores cervicis 243

[S]
Sacral tubercles 141
Sacrum 141
Saddle joint 112
Sagittal plane stance 94
Sarcomere 59
Sartorius 476
Satellite TrPs 65
Scalene group 220

Scaphoid 111
Science of muscle palpation 8
Sclerotogenous referred pain 67
SCM 217
Secondary referral zone 66
Second metacarpal base 114
Self-support 88
Semimembranosus 470
Semispinalis capitis 240
Semispinalis cervicis 243
Semitendinosus 470
Serratus anterior 196
Serratus posterior inferior 399
Shortened active insufficiency 65
Shoulder Girdle 103
Slide 89
Sliding filament mechanism 59, 60
Slump test 26
Soleus 523
Special orthopedic assessment tests 24
Speed 53
Speed's test 44
SPI 399
Spillover referral zone 66
Spine of the scapula 104
Spinous processes 129
Splenius capitis 237
Splenius cervicis 239
SPs 129
Spurling's test 24
Squat bend 90
Squat bend with the truck inclined forward 92
Squat bend with the trunk vertically positioned 92
Stabilization 76
Stabilization hand 10
Stacked joints 96
Static stretching 78
Sternoclavicular joint 103
Sternocleidomastoid 217
Sternum 131
Stoop bend 90
Stretching 74
Stripping massage 70
Strumming perpendicularly 13
Styloid process of the radius 111
Subacromial bursitis abduction ROM test 43
Subclavius 205
Subcostales 417
Suboccipital group 244
Subscapular fossa of the scapula 107
Subscapularis 192
Superior angle of the scapula 106
Superior border of the scapula 107
Superior nuchal line 126
Supinator 346
Supraspinatus 186
Supraspinous fossa 104
Suprasternal notch 131
Sustained compression 70
Sustentaculum tali 150

**[T]**

TA 426
Talar tilt test 41
Talus 150
Tapotement 56
Target muscle 2, 7, 74
Target structure 2, 7
Target tissue 74
Tarsal sinus 153
Taut band 70
Temporal bone 126
Temporalis 258
Temporomandibular joint 124
Temporoparietalis 257
Tension 74
Tensor fasciae latae 474
Teres major 183
Teres minor 180
Tethered median nerve stress test 46
TFL 474
Thenar group 363
Third metacarpal base 113
Thomas test 33
Thyroid cartilage 128
Tibial condyles 145
Tibialis anterior 506
Tibialis posterior 529
Tibial shaft 147
Tibial tuberosity 146
Tinel's sign at the ankle 40
Tinel's sign at the wrist 46
Tissue barrier 3
Tissue tension 77
TMJ 124
TP 529
TPs 128, 133
Transverse processes 128, 133
Transverse stance 94
Transversospinalis group 404
Transversus abdominis 426
Transversus thoracis 417
Trapezium 112
Trapezius 166
Trapezoid 114
Triceps brachii 309
Triquetrum 115
Trochlear groove 145
TrP 59
TrP pressure release 70
Twitch response 70

**[U]**

Ulnar shaft 110
Upper trapezius 166, 231

**[V]**

Valsalva test/maneuver 26
Vertebral artery competency test 26
Vertebra prominens 129
Vibration 57
Visceral referred pain 67
Visual observation 11

**[W]**

Weight 87
Wright's test 28
Wrist flexor group 328

**[X]**

Xiphoid process 131

**[Y]**

Yeoman's test 29

**[Z]**

Zygomatic bone 125
Zygomaticus major 279
Zygomaticus minor 278